Röntgenatlas
rheumatischer Krankheiten

Röntgenatlas rheumatischer Krankheiten

Von Wolfgang Dihlmann

470 Abbildungen
in 893 Einzel-
darstellungen

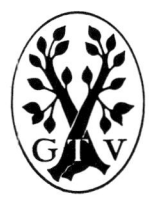

1985
Georg Thieme Verlag
Stuttgart · New York

Prof Dr. med. W. Dihlmann
Chefarzt des Röntgeninstituts
Allgemeines Krankenhaus Barmbek
Akademisches Lehrkrankenhaus der Universität Hamburg
Rübenkamp 148
2000 Hamburg 60

CIP-Kurztitelaufnahme der Deutschen Bibliothek

Dihlmann, Wolfgang:
Röntgenatlas rheumatischer Krankheiten / von
Wolfgang Dihlmann. – Stuttgart ; New
York : Thieme, 1985.

> **Wichtiger Hinweis:** Medizin als Wissenschaft ist ständig im Fluß. Forschung und klinische Erfahrung erweitern unsere Kenntnisse, insbesondere was Behandlung und medikamentöse Therapie anbelangt. Soweit in diesem Werk eine Dosierung oder eine Applikation erwähnt wird, darf der Leser zwar darauf vertrauen, daß Autoren, Herausgeber und Verlag größte Mühe darauf verwandt haben, daß diese Angabe genau dem **Wissensstand bei Fertigstellung des Werkes** entspricht. Dennoch ist jeder Benutzer aufgefordert, die Beipackzettel der verwendeten Präparate zu prüfen, um in eigener Verantwortung festzustellen, ob die dort angegebene Empfehlung für Dosierungen oder die Beachtung von Kontraindikationen gegenüber der Angabe in diesem Buch abweicht. Das gilt besonders bei selten verwendeten oder neu auf den Markt gebrachten Präparaten und bei denjenigen, welche vom Bundesgesundheitsamt (BGA) in ihrer Anwendbarkeit eingeschränkt worden sind.

© 1985 Georg Thieme Verlag, Rüdigerstraße 14, D-7000 Stuttgart 30
Printed in Germany
Satz: R. Hurler GmbH, Notzingen, gesetzt auf Linotron 202
Druck: K. Grammlich, Pliezhausen
ISBN 3-13-662201-4   1 2 3 4 5 6

Vorwort

Wenn man sich aus der Sicht und Tätigkeit des Radiologen mehr als 20 Jahre mit der Diagnostik von Skeletterkrankungen, namentlich der Gelenkpathologie, befaßt hat, gewinnt man nicht nur Erfahrungen und diagnostische Sicherheit, sondern gelangt auch zu einer Sammlung interessanter Röntgenaufnahmen, die zur Publikation anregt. Außerdem sei hier die Feststellung erlaubt, daß es derzeit außer MARTIN SCHACHERLS Werk keinen aktuellen Röntgenatlas der in diesem Buch abgehandelten rheumatischen Gelenkerkrankungen im Schrifttum der Kultursprachen gibt, jedenfalls keinen Atlas, dessen Autor von der Röntgenbildanalyse ausgeht, um aus nativen Röntgenaufnahmen, konventionellen Tomogrammen und Computertomogrammen systematisch alle diejenigen Informationen über das Gleitgewebe zu sammeln, welche von diesen radiologischen Informationsträgern überhaupt angeboten werden. Beim Durchblättern dieses Buches stößt der Leser daher manchmal auf Reproduktionen von Röntgenaufnahmen, die entweder „doppelt", nämlich in zweierlei Reproduktionstechnik — Knochen- und Weichteildarstellung — abgebildet sind, oder er liest beispielsweise in der Legende den Hinweis „Reproduktion wie bei Betrachtung vor einer starken Lichtquelle" o. ä. Tatsächlich ist die Röntgen*früh*diagnose der Gelenkerkrankungen eine Funktion der Beachtung artikulärer und periartikulärer Gelenkweichteile. Diese Gedanken und Erfahrung vertritt ERNST FISCHER, Radiologe in Stuttgart, seit vielen Jahren und beschreibt mit der von ihm entwickelten Weichstrahlaufnahmetechnik geradezu minutiös Frühbefunde arthritisch erkrankter kleiner Extremitätengelenke, beispielsweise an den Gelenkkapseln, Ligamenten, Bursen, Sehnenscheiden usw. In der Praxis wird die Methode FISCHERS aus vielerlei Gründen leider nur wenig angewandt. Die Hinweise in den Legenden und die abgebildeten Beispiele pathologisch veränderter Gelenkweichteile beziehen sich in diesem Buch daher auf Röntgenaufnahmen kleiner, mittelgroßer und großer Knochenverbindungen, denen eine übliche objektgerechte Belichtung des Röntgenfilms zugrunde liegt. Dazu wurde eine Gradation gewählt, die alle interessierenden Objektdetails im visuell auswertbaren Schwärzungsbereich wiedergibt. Hinter dieser Feststellung verbirgt sich die Forderung, keine Röntgenaufnahme irgendeines Gelenkes zu beurteilen, ohne sie nicht auch vor einer starken Lichtquelle, z. B. Irisblende, betrachtet zu haben. Diesem „kategorischen Imperativ der Gelenkradiologie" wird gerecht, daß in diesem Buch krankhafte Gelenkbefunde — das sei noch einmal hervorgehoben — manchmal in der Weichteildarstellung, manchmal in der üblichen Reproduktionstechnik mit dem Schwerpunkt auf der Wiedergabe gelenknaher Knochenstrukturen oder in beiden Arten, gewissermaßen dynamisch, abgebildet werden. Auf diese Weise ist ein Buch entstanden, dem der interessierte Leser optimale Informationen über die Röntgendiagnostik der Gelenkerkrankungen entnehmen kann. Dies ist das Anliegen des Autors, das in dankenswerter Weise vom Verleger, Herrn Dr. GÜNTHER HAUFF, und seinen Mitarbeitern unterstützt wurde.

W. DIHLMANN
Hamburg, Herbst 1984

Inhaltsverzeichnis

Einleitung — oder: Was bedeutet eigentlich „Rheumatismus"?

Die *etymologische* Analyse des Wortes „Rheumatismus" bereitet keine Schwierigkeiten. Als Stammwörter entdecken wir ῥεῖν (*fließen*) und τὸ ῥεῦμα (*das Fließen, der Fluß, die Blutung*) sowohl in Rheumatismus als auch in Rhabarber — Rheum rhabarbarum; in „rha" und nicht etwa in rheum (= Wurzel) finden wir das Etymon — und in Rhein (Rhenus). Doch was fließt? Der tibetanische — Barbaren! — Rhabarber bringt die Faeces zum „Fließen"; er laxiert. Der fließende Rheinstrom ist zwar eine Tautologie, jedoch mit antik-philosophischem, auch heute noch denkbarem Hintergrund. Für den Vorsokratiker Heraklit von Ephesos (etwa 544—483 v. Chr.) galt nämlich: In denselben Fluß steigen wir und steigen wir nicht; wir sind und sind nicht. So wie ein Fluß derselbe bleibt, ob wir gestern oder heute in ihm schwimmen, so wechseln seine Wasser doch unaufhörlich. „. . . So *sind* wir zwar heute nach Namen und Art die gleichen wie gestern, aber unsere Stoffe wechseln unablässig, und darum *sind* wir zugleich *nicht*, sondern wir *werden*."
In diesem Werden ist sowohl Sein wie Nichtsein enthalten.
Der Strom des Werdens ist ein wichtiges Symbol Heraklits; seine weiche ionische Sprache in ihrem leise wogenden Rhythmus — dieses Wort bedeutet eigentlich (auch) „Fluß" — verstärkt die Wirkung des Symbols: „Wir hören den Strom des Lebens rauschen". Diese Betrachtungen aus der Feder von WALTHER KRANZ[1] deuten die philosophischen Gedanken des Nichtarztes Heraklit, dessen Lehre *später* in der Formel „πάντα ῥεῖ" zusammengefaßt wurde und der λόγος (Logos) als Wort, Gedanke, Sinn und Vernunft dachte.
Das für uns tröstliche, heraklitische

„Fließen" — Werden (*Entstehen*) und Vergehen (*Abheilen*) — der Krankheiten finden wir in der Antike bei dem Arzt Hippokrates von Kos (um 460—370 v. Chr.) formuliert. Die Hippokratiker vertraten die Säftelehre — Humoralbiologie. Die harmonische oder gestörte Mischung der Körpersäfte bestimmt bei ihnen, ob Gesundheit — *Eukrasie* — oder Krankheit — *Dyskrasie* — vorliegt.
„Körpersaft" und „Mischung" beinhalten biologische Vorgänge, die mit „Fließen" im Zusammenhang stehen, und ebenso „fließende" Übergänge zwischen Gesund- und Kranksein. Die humoralbiologischen Vorstellungen spiegeln sich auch im therapeutischen Vorgehen der Hippokratiker und ihrer Epigonen wider. Purgieren nach oben (Erbrechen) und unten (Abführen) — „qui bene purgat, bene curat" —, Blutentziehung, Diaphorese, z. B. Schwitzen, sowie Ableitung über die Haut — von den Rubefazientien über das Kantharidenpflaster und die Pustulantien bis zur heroischen Kauterisation — und die diuretische Heilmethode fußen auf humoralbiologischen Vorstellungen. Ihre Anwender berufen sich nicht nur auf Empedokles und Hippokrates, sondern auch auf den römischen Gladiatorenarzt, kaiserlichen „Hofarzt" und Schriftsteller griechischer Herkunft Claudius Galenus von Pergamon (um 129—199 n. Chr.).
„Fließen" und „Herabfließen" (καταρρεῖν; Katarrh) werden auf dem Boden humoralbiologischer Vorstellungen zum pathogenetischen und therapeutischen Prinzip, dessen sich der Körper bedient, wenn die vier Kardinalsäfte — Blut, Schleim (φλέγμα), gelbe und schwarze Galle — *fehlerhaft* zusammengesetzt oder vermischt sind. Im Rahmen dieser Dyskrasie soll zuviel produzierter Schleim — wofür man die Hypophyse verantwortlich machte — vom Gehirn herab

in die übrigen Körperteile, darunter auch in die Gelenke, fließen. Hippokrates kannte daher das Wort „Arthritis" und unterschied in diesem Zusammenhang Chiragra, Omagra, Podagra, Gonagra usw. Galenus soll als erster den Begriff „Nosos rheumatismos" zur Charakterisierung des dyskrasischen Schmerzes durch Ausscheidungen aus dem Blut in die Körperhöhlen benutzt haben. Das lateinische Wort „fluxus" („fluxio") ist als Übersetzung von Rheuma(tismos) bekannt, jedoch kaum verwandt worden; denn Griechisch war in der Antike die Sprache des Geistes, Lateinisch die Sprache der Kämpfer und Staatsmänner (trotzdem lesen wir bei Plinius d. Ä. von den „Fluctiones quae Graeci rheumatismos vocant").
Ursprünglich ist also der Rheumatismus als grundsätzliches pathogenetisches Geschehen betrachtet worden, das von den alten Ärzten auf typisch deduktive Weise abgeleitet wurde. Blut, Schleim und Gallenflüssigkeit kannten die Ärzte der Antike; logisch denken konnten sie. Aber auch bei ihnen reichte die Vernunft *ohne* Erfahrung — wir würden heute von „Experiment" oder von „Versuch" sprechen — nicht aus, um die Wahrheit zu ergründen. Zur grundsätzlichen terminologischen Verknüpfung der Bewegungsorgane mit dem Rheumatismusbegriff kam es erst im Laufe der Geschichte.
Beispielsweise grenzte der französische Arzt Guillaume de Baillou (Ballonius, 1538—1616 n. Chr.) — zwar noch Humoralpathologe, für den der „Schleim" aber nicht mehr in der Hypophyse, sondern überall im Körper entstehen und sich auf alle Organe aufpropfen konnte — den Rheumatismus vom „Katarrh", der mit entzündlicher Sekretion einhergehenden Schleimhauterkrankung, ab. Er beschrieb den Rheumatismus als eine nicht durch „Erkältung" verursachte

[1] Kranz, W.: Die griechische Philosophie. Schibli-Doppler, Birsfelden-Basel 1955

Allgemeinerkrankung, die vornehmlich durch herumziehende Schmerzen in den Gelenken charakterisiert ist. Damit kommt er dem heutigen Rheumatismusbegriff nahe (s. unten). Baillou differenzierte in seinem posthum erschienenen Buch „Liber de rheumatismo et pleuritide dorsale" auch schon zwischen dem Rheumatismus — der Allgemeinkrankheit des Stütz- und Bewegungsapparates — und der Gicht, die er als Arthritis dem Rheumatismus gegenüberstellte.

Der Engländer Thomas Sydenham (1624–1689) gab schließlich die genauen differentialdiagnostischen Unterscheidungsmerkmale des Gelenkrheumatismus und der Gicht an. Damit begann eine Zeitepoche, in der zunehmend erkannt wurde, daß unter dem Rheumatismusbegriff offenbar verschiedene Erkrankungen mit ebenso unterschiedlichen Therapieerfordernissen und Therapiemöglichkeiten subsumiert werden. Die klinischen, serologischen, pathologisch-anatomischen und — nicht zuletzt — die röntgenologischen Merkmale der verschiedenen Erkrankungen mit Schwerpunktbeteiligung der Bewegungsorgane wurden nun erforscht, geordnet und dabei auch geprüft, ob sie rheumatisch genannt werden können oder nicht. Maßstab für die Zuordnung als rheumatisch oder nichtrheumatisch waren (und sind heute noch) folgende symptomatologisch-phänomenologische Kriterien:

Rheumatisch genannte Krankheiten der Gelenke, Bänder, Faszien, Sehnen(-insertionen), Sehnenscheiden, Schleimbeutel, Muskulatur, des Fettgewebes sowie des Bindegewebes der Extremitäten, des Achsenorgans und auch mancher innerer Organe *zeichnen sich durch im Körper herumwandernde — „fließende" — Schmerzen aus, die oft durch Bewegung, Kälte und Nässe ausgelöst oder verstärkt werden und am auffälligsten die Bewegungsfunktion beeinträchtigen.*

Diese moderne Definition des Rheumatismus impliziert, daß Krankheiten verschiedenster Ätiologie und Pathogenese, differentester histologischer Befunde und Serologie rheumatisch genannt werden dürfen; „denn eben wo Begriffe fehlen, da stellt ein Wort

zur rechten Zeit sich ein" (J. W. von Goethe, Faust I).

Nach pragmatischen Gesichtspunkten wurde der Rheumatismusbegriff zusätzlich präzisiert, indem entzündlich-rheumatische, degenerativ-rheumatische und metabolisch-rheumatische Erkrankungen sowie der Weichteilrheumatismus unterschieden werden. Manche Autoren sprechen außerdem noch von pararheumatischen Krankheiten, bei denen die Rheumatismussymptomatologie (s. obige Definition) das klinische Zeichen einer Erkrankung ist, deren Schwerpunkt *nicht* im Bewegungsapparat liegt.

Die Anwendung des Rheumatismusbegriffes hat also sowohl für den Arzt als auch für den Patienten einen weiten subjektiven Spielraum! Das spiegelt sich auch in der Terminologie wider. Beispielsweise wird der klassische chronische Rheumatismus der peripheren Gelenke im angloamerikanischen Sprachraum, aber zunehmend auch im Deutschen auf Vorschlag von Sir Alfred B. Garrod (1819–1907) als *rheumatoide* Arthritis bezeichnet. Durch das Suffix „-id" bekommt das Adjektiv „rheumatisch" jedoch den Charakter des „Rheumaähnlichen". Der *klassische* chronische Gelenkrheumatismus wird also zu einer *„rheumaähnlichen"* Erkrankung[2].

Die Subjektivität bei der Namensgebung rheumatischer Erkrankungen spiegelt sich bei der Spondylitis ankylosans in mindestens 17 Synonymen, darunter auch das Eponym Morbus Bechterew, wider. Nur einen einzigen dieser Termini erkennen heute alle Sach- und Fachkenner als obsolet an, nämlich „rheumatoide Spondylitis" („rheumatoid spondylitis"). Die anderen Bezeichnungen des genannten Krankheitsbildes, das als der klassische entzündliche Wirbelsäulenrheumatismus anzusehen ist, werden im zeitgenössischen Schrifttum synonym gebraucht.

Unter der Subjektivität bei der Terminologie und unter den oft noch unerforschten ätiologischen und pathogenetischen Details rheumatischer Erkrankungen darf ihre Diagnostik jedoch nicht leiden. Das Ergebnis der hiervon unberührten Röntgendiagnostik ist daher bei dieser Krankheitsgruppe sehr oft das krankheitsentscheidende Kriterium, manchmal nur ein Baustein des diagnostischen Mosaiks, in jedem Fall für die Beurtei-

lung der als rheumatisch bezeichneten Krankheiten hinsichtlich Diagnose, Verlauf und einzuschlagender Therapie aber grundsätzlich unerläßlich.

---

[2] Mathies, H.: Die Terminologie der primär chronischen Polyarthritis. Klin. Wschr. 48 (1970) 513–518

Röntgenaufnahmemethodik bei rheumatischen Erkrankungen der Bewegungsorgane

Röntgenaufnahmen spiegeln vergleichsweise Vereinfachungen und sogar Verfälschungen des für uns Realen wider. Wir erkennen auf ihnen also Abstraktionen. Beispielsweise bilden Röntgenaufnahmen dreidimensionale Körperteile, Organe oder Gewebe auf zweidimensionale Weise ohne Berücksichtigung der Perspektive ab. Die Gesetze der Zentralprojektion reichen also nicht aus, um auf der Röntgenaufnahme den Eindruck des Räumlichen zu vermitteln.

Der Gelenkspalt ist ein weiteres Beispiel für die Abstraktion des Realen auf Röntgenaufnahmen. Der *röntgenologische* Gelenkspalt umfaßt nämlich die Dicke des Gelenkknorpels *und* die Weite des Gelenkkavums. In der *Anatomie* dagegen wird ausschließlich das Gelenkkavum als Gelenkspalt definiert.

Schließlich entsteht das Röntgenbild der Materie in Abhängigkeit von der Ordnungszahl ihrer Atome, ihrer Dichte und Dicke. Die Wellenlänge der verwandten Röntgenstrahlung beeinflußt ebenfalls die Wiedergabe der Materie auf Röntgenaufnahmen. In der Röntgendiagnostik gehen daher ganz andere physikalische Vorgänge dem photographischen Prozeß voraus als bei der Lichtphotographie. Der technische Kunstgriff, eine fluoreszierende Verstärkerfolie zwischen Röntgenuntersuchungsobjekt und Röntgenfilm einzuschalten, ändert nichts an diesem prinzipiellen Unterschied zwischen Röntgenphotographie und Lichtphotographie. Trotzdem gelingt es, auf der Röntgenaufnahme zwischen „normal" und „abnormal" zu unterscheiden. Diese Differenzierung, die letztlich „gesund" und „krank"

beinhaltet, wird durch bestimmte Voraussetzungen erleichtert oder manchmal überhaupt erst ermöglicht. Der Röntgenuntersucher sollte nämlich

1. die Anamnese des Patienten kennen und Informationen über dessen klinische Daten besitzen, um die Röntgenuntersuchung als gezielte, auf ein bestimmtes Organ oder Gewebe gerichtete diagnostische Maßnahme durchzuführen, d. h. um *Differentialtopik* betreiben zu können,
2. über profunde anatomische und topographische Kenntnisse verfügen und
3. Vorstellungen von den pathologisch-anatomischen Vorgängen derjenigen Krankheit haben, welche er nach der Anamnese und nach dem klinischen Bild vermutet.

Sobald über die Differentialtopik (*Punkt 1*) entschieden ist, also nach der Auswahl des optimal röntgenologisch darzustellenden Organs oder Gewebes, gewährleistet die *Röntgenaufnahmemethodik*, daß auch die Implikationen der *Punkte 2 und 3* ausgeschöpft werden können. Für die Röntgendiagnostik der rheumatischen Erkrankungen an den Bewegungsorganen gelten daher folgende methodische Regeln:

Paarig angelegte Gelenke und andere Knochenverbindungen sollen „paarig" röntgenuntersucht werden. *Diskrete* Kontur- und Strukturveränderungen der artikulierenden Knochen, Störungen ihrer Mineralisation und Fehlstellungen — dazu seien hier auch die Verschmälerung und Erweiterung des Gelenkspaltes („axiale" Fehlstellungen) gezählt — sowie Entwicklungsvarianten und Anomalien sind nämlich durch Seitenvergleich früher und sicherer zu erkennen als ohne diese Möglichkeit. Heute wird diese Maxime allerdings aus ökonomischen Gründen relativiert, da die Silberressourcen endlich sind[3], ein argentoider

Ersatzstoff nicht in Sicht ist und die Ausgaben für das Gesundheitswesen aus verschiedenen Gründen nicht weiter ansteigen dürfen (sollen). Deshalb empfiehlt sich folgendes methodisches Vorgehen bei der Röntgenuntersuchung paarig angelegter, aber nur einseitig erkrankter Knochenverbindungen:

Das erkrankte Gelenk wird zunächst in zwei Ebenen röntgenuntersucht. Kann daraus bereits der klinisch vermutete oder ein nicht erwarteter *ursächlicher* pathologischer Röntgenbefund abgelesen werden, so ist die Untersuchung beendet. Die Röntgenuntersuchung des kontralateralen Gelenkes schließt sich nur dann an, wenn krankheits*verdächtige* Befunde durch den Vergleich mit der gesunden Seite bestätigt oder negiert werden sollen (können).

Die grundsätzlich richtige Forderung, ein erkranktes Gelenk in zwei, möglichst senkrecht zueinander stehenden Ebenen röntgenologisch darzustellen, bedarf ebenfalls der Erläuterung bzw. unterliegt pragmatischen und heute auch ökonomischen Restriktionen. Beispielsweise verschafft die Röntgenaufnahme beider *Sakroiliakalgelenke* in Rückenlage (oder Bauchlage) — also in *einer* Ebene — brauchbare Informationen über das Vorliegen einer HLA-B27-assoziierten oder andersartigen Sakroiliitis. Die Darstellung der zweiten Aufnahmeebene, z. B. durch eine sogenannte Schrägaufnahme, welcher Einstellungstechnik auch immer, wäre in diesem Fall eine überflüssige Maßnahme, da sie keinen zusätzlichen Informationswert hat. Diese negative Einschätzung gilt übrigens auch für die sakroiliakale Schrägaufnahme als *einzige* Röntgenaufnahmemethode. Die sakroiliakale Schrägaufnahme eignet sich aus morphologischen, durch den Aufbau der Sakroiliakalgelenke bedingten Gründen nicht zur Beantwortung der Frage, ob eine Sakroiliitis vorliegt oder nicht[4]!

3 Felix, R., G. Demuth: Einige Gedanken zum Thema Strahlenschutz und Silber. Röntgen-Bl. 27 (1974) 472—474

4 Dihlmann, W.: Röntgendiagnostik der Sakroiliakalgelenke und ihrer nahen Umgebung. 2. Auflage. Thieme, Stuttgart 1978 (Abb. 13—15).

Bei einem *zweifelhaft* normalen oder *fraglich* pathologischen Befund auf der Übersichtsaufnahme der Sakroiliakalgelenke führt die konventionelle Tomographie dieser Gelenke diagnostisch weiter. Dazu wird der Patient auf den Rücken gelagert, ein- oder besser noch mehrdimensionale Verwischungsrichtung, Schichtebenen 4 bis 8 (9) cm beim normalgewichtigen Erwachsenen, 1 cm Schichtabstand — eventuell 0,5 cm Zwischenschichten — Filmformat 18 x 24 cm zur Abbildung beider Gelenke auf einem Film (Abb. 1 u. 2). Zur Einschätzung der sakroiliakalen Computertomographie s. S. 136.

Bei der Fahndung nach polyartikulären Krankheiten hat die Röntgenuntersuchung der *Hand* und des *Vorfußes* besondere praktische Bedeutung. Einerseits lehrt die Erfahrung, daß die Gelenke an der Hand und am Vorfuß besonders häufig und frühzeitig bei polytopen Gelenkerkrankungen ergriffen werden. Andererseits ist schon aus Gründen der Wahrscheinlichkeit auf einer dorsovolaren Röntgenaufnahme der Hand, die mindestens 30 Gelenke bzw. Gelenkspalte abbildet, zu vermuten, daß polyartikuläre Krankheiten sich auf ihr, scheinbar bevorzugt, manifestieren. Die Röntgenaufnahme der Hand oder des Vorfußes in der zweiten Ebene spielt bei polytopen Gelenkerkrankungen nur eine untergeordnete Rolle. Am Vorfuß ist sie meistens überflüssig, es sei denn, der Befall eines Sesambeins der Großzehe (durch einen Gichttophus) oder die Röntgenkriterien der Hallux-rigidus-Arthrose (beispielsweise) sollen dokumentiert werden. Die Röntgenaufnahme in der zweiten Ebene hat am Vorfuß daher den Charakter einer präzisierenden

Ergänzung und nicht denjenigen einer Routinemaßnahme. Ähnliche Überlegungen gelten für die Röntgenaufnahme der Hand in der zweiten Ebene. Zwei Einstellungen bieten sich dafür an:
1. die dorsovolare Aufnahme in der sogenannten Zitherspielerhaltung,
2. die volodorsale Aufnahme in 45°-Supination (sogenannte Halbsupinationsaufnahme) mit stark gespreizten und gestreckten Fingern.

Bei polyartikulären Erkrankungen bevorzugen wir die volodorsale Halbsupinationsaufnahme. Sie gibt nämlich nicht nur den Blick auf die Gelenke aus der zweiten Richtung (s. oben) wieder, sondern ermöglicht zusätzlich die Beurteilung des Gelenkes zwischen dem Os pisiforme und dem Os triquetrum (Abb. 3). Dieses Gelenk ist weder auf der dorsovolaren (posterior-anterioren) Röntgenaufnahme noch auf der Aufnahme in Zitherspielerhaltung dargestellt. Außerdem kann auf der volodorsalen Halbsupinationsaufnahme nach den sogenannten Nørgaard-Erosionen[5] gefahndet werden, die an der dorsoradialen Kontur der Grundphalangen in den Metakarpophalangealgelenken 2 bis 5 bei Patienten mit rheumatoider Arthritis auftreten. Deren von F. NØRGAARD hervorgehobene frühdiagnostische Bedeutung für die rheumatoide Arthritis wird allerdings dadurch wesentlich geschmälert, daß sie nicht nur bei der rheumatoiden Arthritis, sondern auch bei anderen Gelenkerkrankungen und als Spielart des Normalen auftreten[6]. Dies bekräftigt die oben gemachte Aussage, daß die Darstellung der Hand in der zweiten Ebene bei polyartikulären Erkrankungen keine imperative, sondern eine ergänzende, manchmal diagnostisch präzisierende Röntgenuntersuchung ist. Der Informationsgehalt von *Kniegelenksröntgenaufnahmen* wird — namentlich bei polyartikulären Erkrankungen — gesteigert, wenn auf ihnen nicht nur die drei Kompartimente des Kniegelenks (femoropatellarer, femorotibialer, femorofibularer Abschnitt) zu übersehen sind, sondern auch noch das Tibiofibulargelenk. Einen Teileinblick in das Tibiofibulargelenk verschafft auf der seitlichen Kniegelenkaufnahme (bei etwa 30° Beugung aus der Streckstellung) die leichte Unterpolsterung der Ferse (Abb. 4). Anterior-posteriore Röntgenaufnah-

men des Kniegelenks im Stehen, am besten im Einbeinstand (wenn nur ein Gelenk untersucht wird), geben die Gelenkknorpeldicke und den Zustand des Kapsel-Band-Apparates genauer wieder als Röntgenaufnahmen vom liegenden Patienten (vgl. Abb. 145). Ähnliche Überlegungen gelten für die Röntgenuntersuchung des *Talokruralgelenkes* und des *Fußgewölbes* und sollten in der täglichen Praxis auch bei den rheumatischen Gelenkkrankheiten berücksichtigt werden. Die Computertomographie bietet erstmals in der Geschichte der Röntgendiagnostik eine Möglichkeit, die gesunde und die krankhaft veränderte *Kapsel des Hüftgelenkes* direkt abzubilden (Abb. 5)[7]. Besonders ihr vorderer präkollärer Abschnitt stellt sich mit großer Regelmäßigkeit dar. Im Computertomogramm gibt sich auch der Hüftgelenkerguß zu erkennen. Auf der seitlichen Röntgenaufnahme der *Lendenwirbelsäule im Stehen* ist das Ausmaß von Gefügestörungen, z. B. die Spondyloretrolisthesis, genauer zu beurteilen als auf der seitlichen Lendenwirbelsäulenaufnahme vom liegenden Patienten, da das Gewicht des Körperstammes Fehlstellungen provoziert. Gefügestörungen kommen nicht nur bei degenerativen Diskopathien vor, sondern auch beim Befall der Lendenwirbelsäule durch die rheumatoide Arthritis. Bei der Spondylitis ankylosans dagegen, also bei einer *versteifenden* Wirbelsäulenerkrankung sind die (seitlichen) Lendenwirbelsäulenaufnahmen *im Stehen* nicht unabdingbar. Auf diesen Röntgenaufnahmen, die auch bei liegendem Patienten angefertigt werden können, kommt es vielmehr darauf an, nicht nur alle Bewegungssegmente der Lendenwirbelsäule, sondern auch noch beide Sakroiliakalgelenke und das 12., wenn möglich auch noch das 11. Thorakalsegment abzubilden. Die Beurteilung der Sakroiliakalgelenke ist nämlich für die (Früh-)Diagnose der Spondylitis ankylosans unerläßlich (s. S. 134ff.), und im thorakolumbalen Übergang entstehen bei dieser Krankheit gewöhnlich die ersten Syndesmophyten.

Schrägaufnahmen der Lendenwirbelsäule haben für die Diagnose, namentlich für die Frühdiagnose der Spondylitis ankylosans entgegen weit verbreiteter Meinung *keine* Bedeutung. Das hat mindestens 3 Gründe.

[5] Nørgaard, F.: Earliest roentgenological changes in polyarthritis of the rheumatoid type: rheumatoid arthritis. Radiology 84 (1965) 325–329
Nørgaard, F.: Earliest roentgen changes in polyarthritis of the rheumatoid type. Continued investigations. Radiology 92 (1969) 299–303

[6] Dihlmann, W.: Die praktische Bedeutung und Problematik der Röntgenfrühsymptome — dargestellt am Nørgaard-Zeichen der chronischen rheumatischen Polyarthritis. Fortschr. Röntgenstr. 112 (1970) 247–253

[7] Dihlmann, W.: Koxale Computertomographie (KCT). Fortschr. Röntgenstr. 135 (1981) 333–342
Dihlmann, W., G. Nebel: Computed tomography of the hip joint capsule. J. Comp. ass. Tomogr. 7 (1983) 278–285

Erstens sind bei den meisten Patienten die frühesten krankhaften Befunde dieser Krankheit an den Intervertebralgelenken zarte Kapselverknöcherungen oder die grundsätzlich röntgenologisch invisible Verschmelzung der beiden Gelenkknorpellagen an korrespondierenden Processus articulares[8]. Dadurch versteift das befallene Intervertebralgelenk in gleicher Weise wie durch die entzündliche knöcherne Ankylose nach Gelenkknorpelzerstörung. *Zweitens* variieren die Form und Stellung der lumbalen Processus articulares intraindividuell (Abb. 6). Dies birgt die Gefahr der Fehldiagnose von Gelenkspaltverschmälerung – dem röntgenologischen Maß für die Gelenkknorpelzerstörung – und von unscharfen Konturen, die als Entzündungsröntgenzeichen bekannt sind. *Drittens* kommen sowohl bei der Spondylitis ankylosans als auch bei der (degenerativen) Spondylarthrosis deformans kleine Substanzdefekte – Erosionen – an den Konturen der Gelenkfortsätze vor (s. Abb. 257); bei der Spondylarthrose entstehen sie wahrscheinlich durch Einbrüche des sklerosierten und dadurch spröden subchondralen Knochens.

Vermutete oder bekannte entzündlich-rheumatische Erkrankungen erfordern, die seitliche, im Sitzen belichtete Halswirbelsäulenaufnahme grundsätzlich in Anteflexion dieses Wirbelsäulenabschnitts anzufertigen. Diese Provokationshaltung macht Gefügestörungen nämlich besser sichtbar, beispielsweise die ventrale Atlasdislokation. Sie kommt übrigens nicht nur beim Halswirbelsäulenbefall durch die rheumatoide Arthritis, sondern *beispielsweise* auch bei der Spondylitis ankylosans, bei der Arthritis psoriatica, beim Reiter-Syndrom, beim Lupus erythematodes disseminatus und bei der Gicht vor, geht mit der Gefahr einer Kompressionsmyelopathie einher und bedarf daher auch bei fehlender neurologischer Symptomatik der laufenden Kontrolle.

Den genauesten Überblick der anatomischen bzw. pathologisch-anatomischen Situation der Gelenke und artikulierenden Knochen des *okzipitozervikalen Überganges* vermittelt die konventionelle Tomographie in Rückenlage des Patienten, also die Schichtuntersuchung in der Frontalebene.

Die konventionelle Tomographie des *Temporomandibulargelenkes*, der *Sternoklavikulargelenke* und der *oberen Brustbeinfuge* (Synchondrosis manubriosternalis) ist die adäquate Röntgenuntersuchungsmethode bei Patienten mit entzündlich-rheumatischen Gelenkkrankheiten.

---

[8] Aufdermaur, M.: Die Pathogenese der Synchondrose bei der Spondylitis ankylopoetica. Dtsch. med. Wschr. 96 (1970) 110–112

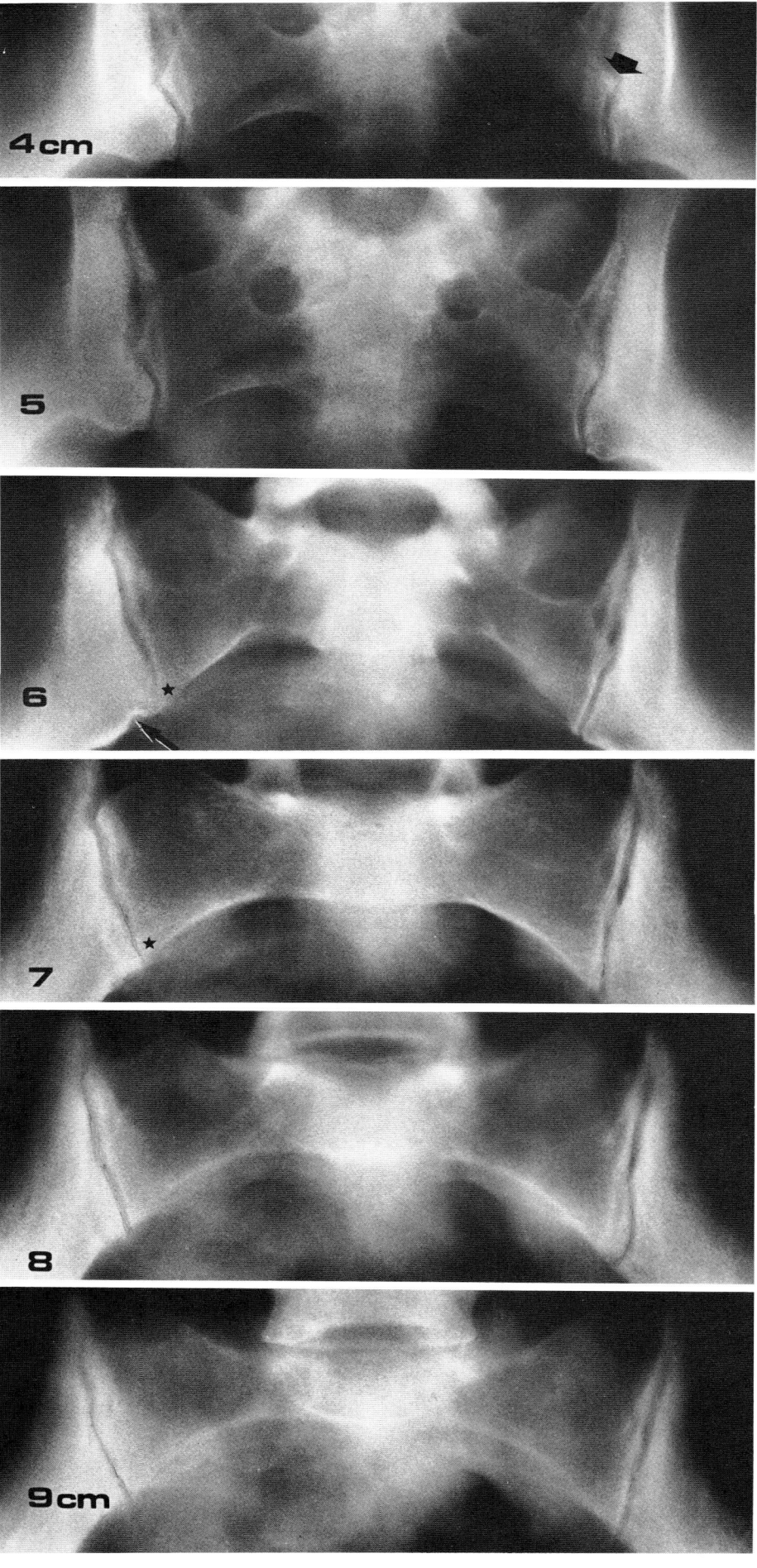

Abb. 1 **Sakroiliakaltomographie** bei einer 29jährigen Frau. Die menstruations-zyklische und gestative hormonelle „Auf-lockerung" des sakroiliakalen Kapsel-Band-Apparates schafft bei Frauen Vor-aussetzungen für vielfältige Überlastungs-schäden der Gelenkweichteile, des Gelenkknorpels und des subchondralen Knochens: ★ = partielle knöcherne Durchbauung nach Gelenkknorpelzerstö-rung; ➤ = reparative fokale Ossifikation der Gelenkkapsel. Diese oft schon bei jungen Frauen feststellbaren „Narben des täglichen Lebens" erschweren auch auf Tomogrammen die Beurteilung hinsicht-lich des Vorliegens *früher* entzündlicher Sakroiliakalveränderungen (mutatis mutan-dis gilt dies auch für Männer).
Der Pfeil ➝ zeigt auf den Sulcus para-glenoidalis, der als Spielart des Normalen der Gelenkkapsel zum Ansatz dient.
Die Konturunschärfe auf der Schicht 9 cm weist darauf hin, daß bei dieser Patientin vor allem am rechten Sakroiliakalgelenk die Schichtebene geringfügig *vor* dem vorderen Gelenkrand in den Becken-weichteilen liegt.

Abb. 2 **Vergleich des Informationsge-
haltes der sakroiliakalen Übersichtsaufnahme in Rückenlage mit dem
Sakroiliakaltomogramm.** Die Erosionen,
die Knochenknospen und Knochenbrük-
ken der linksseitigen Sakroiliitis vom Typ
„buntes Bild" (s. S. 135f.) sind erst auf
den Schichtaufnahmen zu erkennen.
Nicht einmal die vieldeutige gelenknahe
Spongiosasklerose ist auf der Übersichtsaufnahme sicher zu identifizieren.

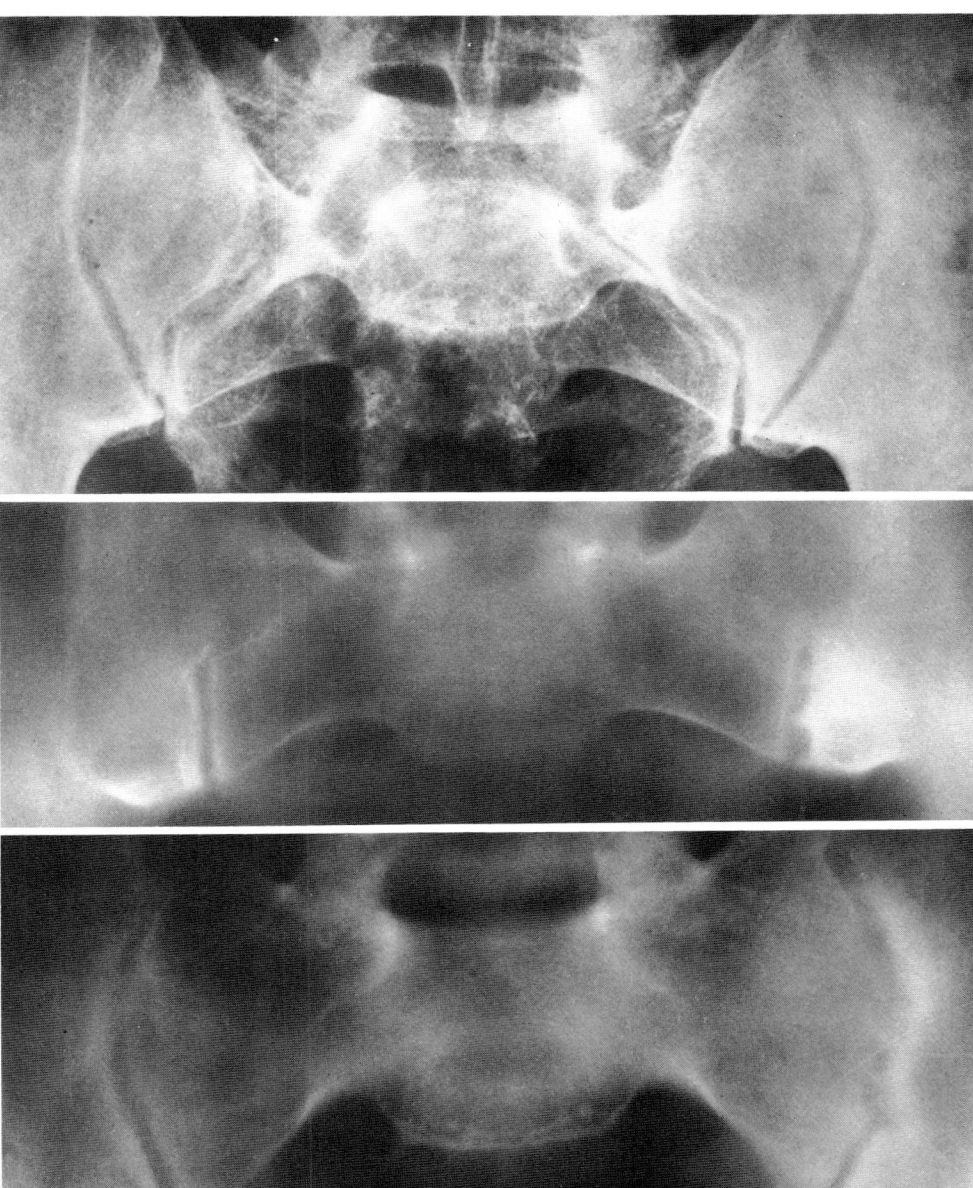

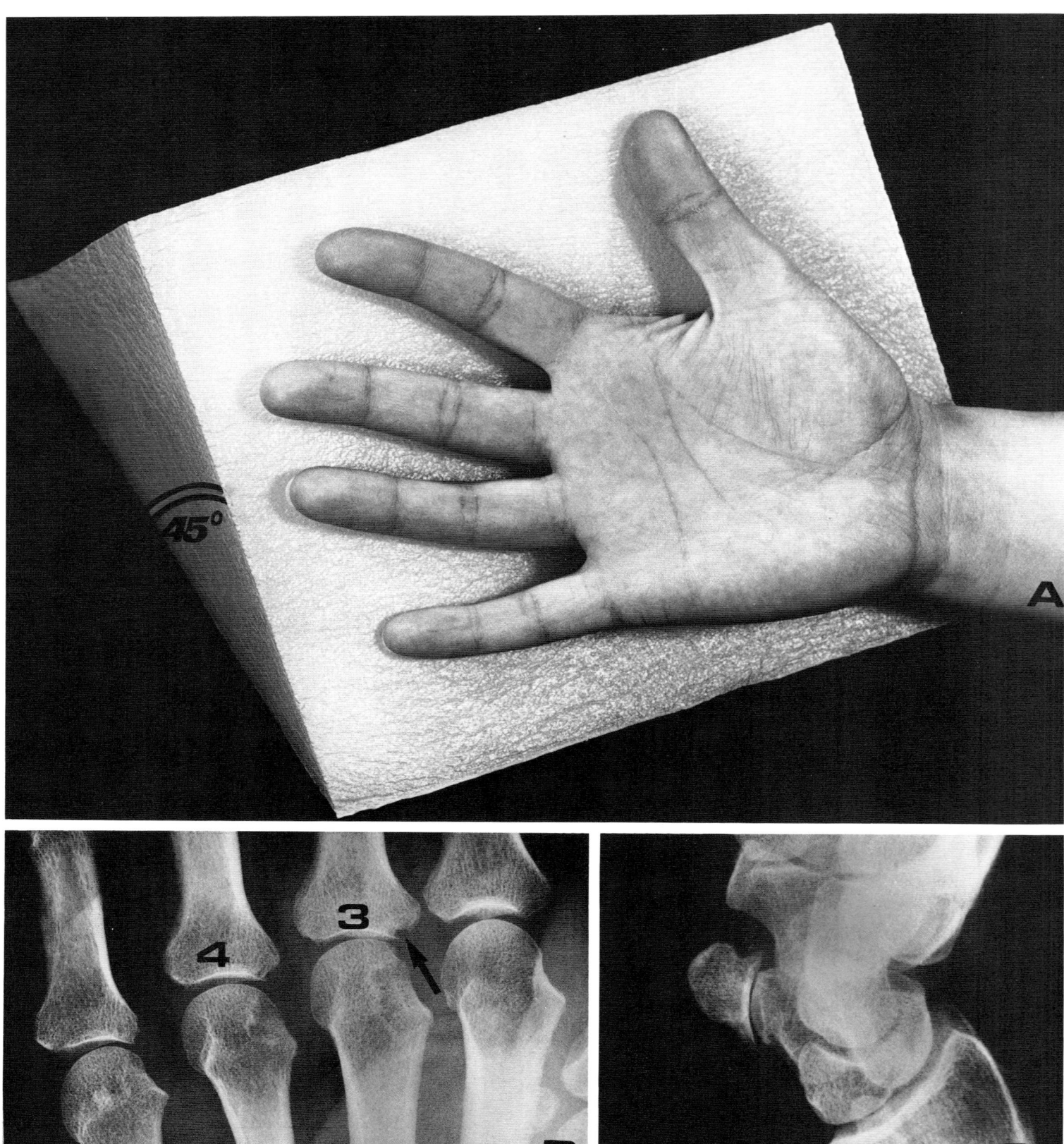

Abb. 3 **Handlagerung zur sogenannten Halbsupinationsaufnahme (A).**
Nørgaard-Erosion (*B*, ➡) an der Dorso-
radialkontur der Grundphalanx 3. An der
Dorsalseite der Grundphalanx 4 ist eine
Konturunregelmäßigkeit zu erkennen, die
entweder eine beginnende Erodierung
oder auch nur eine Spielart des Normalen
widerspiegelt. Dies zeigt die diagnostische Unsicherheit der Nørgaard-Erosionen (s. Text).
*Arthrosis deformans des Gelenkes zwi-
schen dem Os pisiforme und dem Os triquetrum* auf der Halbsupinationsaufnahme
(*C*).

Abb. 4   **Vergleich zwischen der streng seitlichen Röntgenaufnahme des Kniegelenkes (A) und der seitlichen Aufnahme mit leichter Unterpolsterung der ipsilateralen Ferse** (B). Auf der Röntgenaufnahme B ist als zusätzliche Information der Hauptteil des Tibiofibulargelenkes abgebildet (——►).

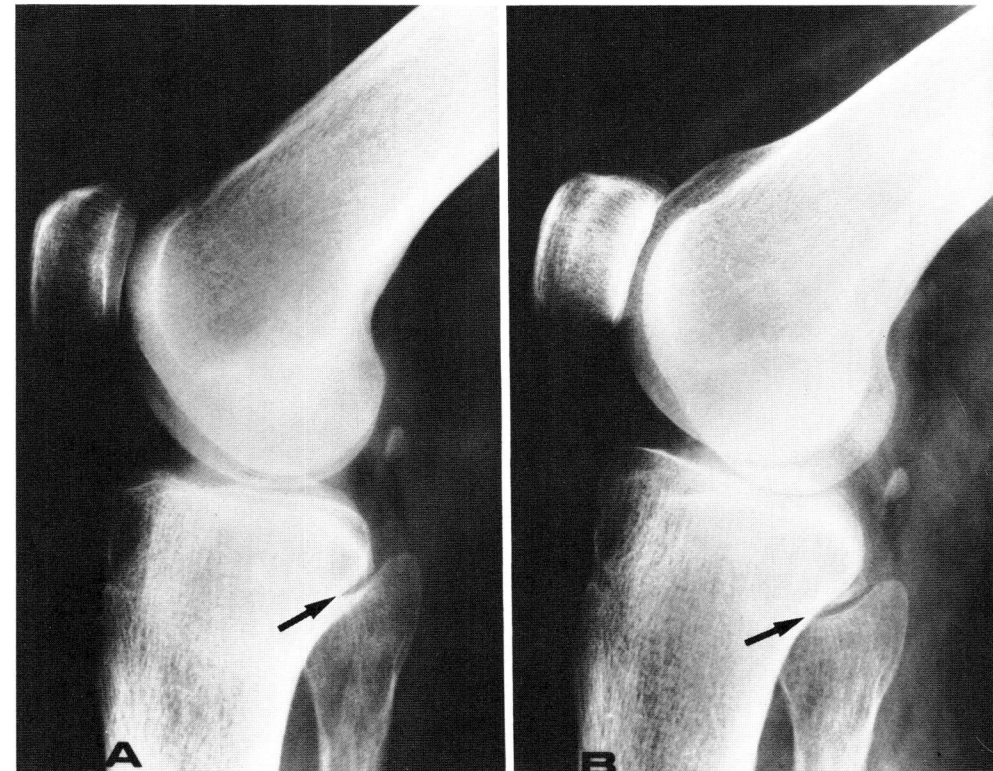

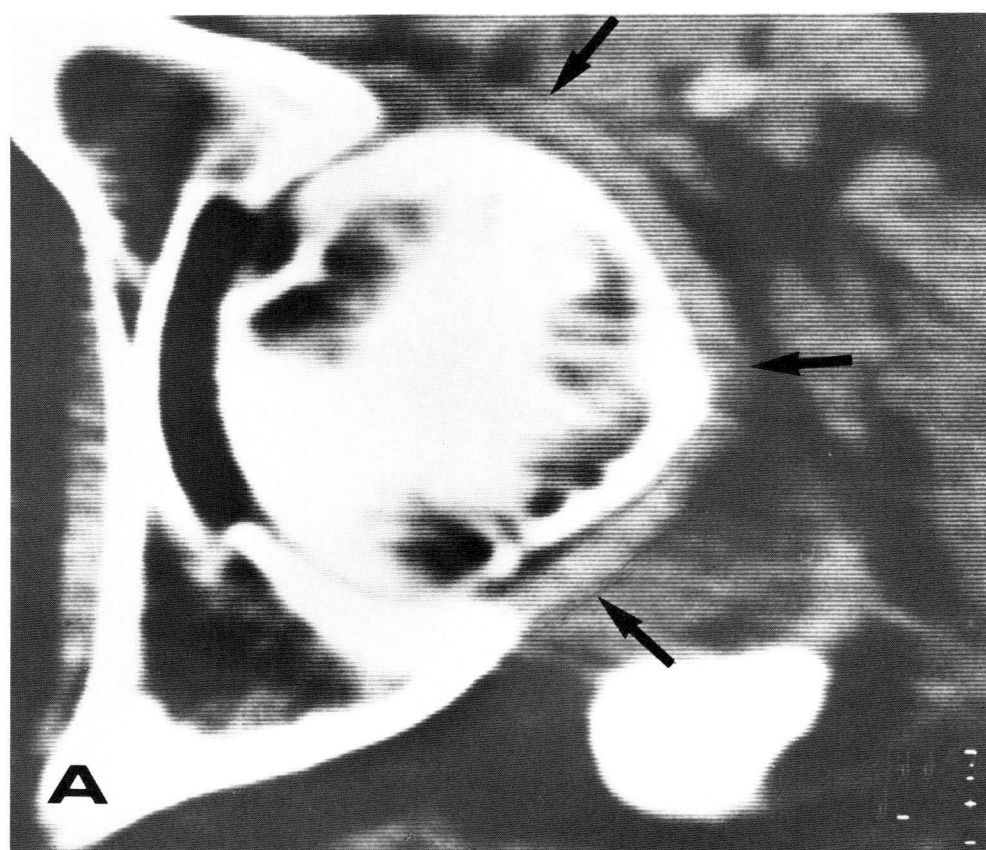

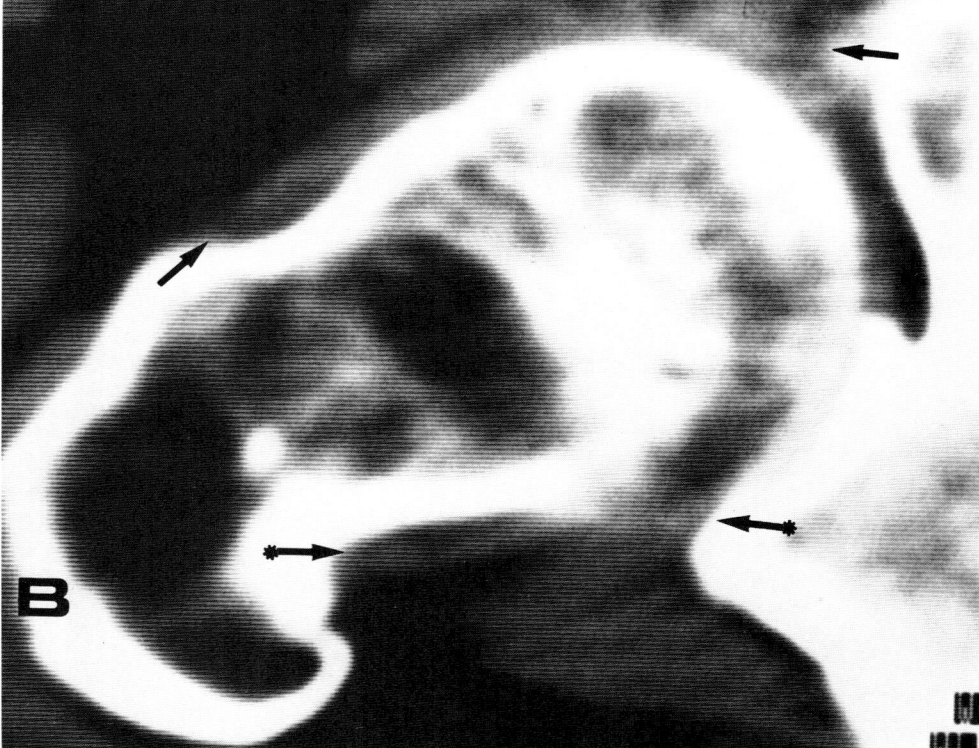

Abb. 5 **Computertomographische Darstellung der Hüftgelenkkapsel (sog. Weichteilfenster).**
A = Gelenkkapsel an der vorderen, seitlichen und hinteren Femurkopfzirkumferenz (—►).
B = Vorderer Kapselanteil (—►) und hinterer Kapselbereich (*—►). Der hintere Kapselbereich läßt sich weniger häufig abgrenzen als der vordere Kapselteil, wie überhaupt die computertomographische Kapseldarstellung am Hüftgelenk abhängig ist vom Vorhandensein perikapsulären Fettgewebes.
(A = *Schnitt durch den Femurkopf in Höhe der Fovea capitis,*
B = *Schnitt durch Femurkopf, Femurhals und Trochanter major, also subfoveale Schichtebene.*)

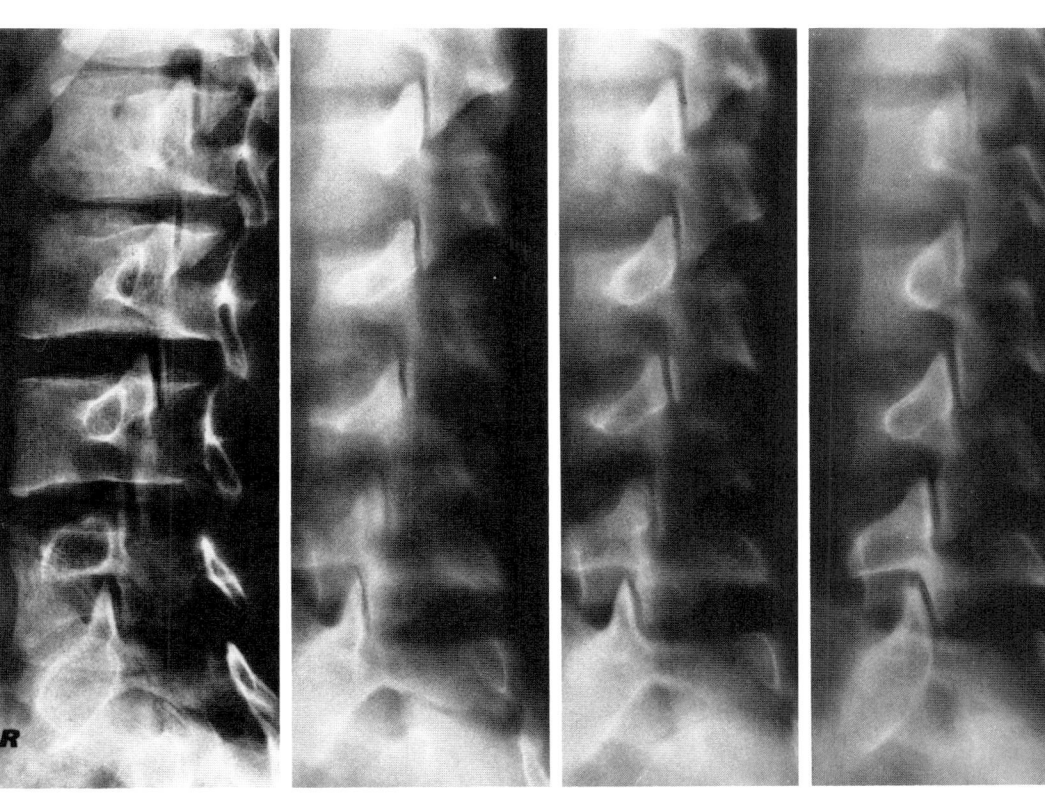

Abb. 6 **Die intraindividuelle Variation von Form und Stellung der Processus articulares lumbales** ist sowohl auf der nativen Schrägaufnahme als auch auf den konventionellen Tomogrammen zu erkennen. Dadurch sind nicht alle lumbalen Intervertebralgelenke gleich gut dargestellt.

Das Arthritismosaik

Das Röntgenbild der Arthritis entsteht als Folge von biologischen Vorgängen, die aus der Sicht des Pathologen als Hyperämie, Exsudation, Infiltration und Proliferation charakterisiert werden. Auf die Röntgenmorphologie der Gelenkentzündung nehmen darüber hinaus der anatomische Aufbau des erkrankten Gelenkes, die Arthritisaktivität (akut, chronisch), die Arthritisursache − das Zell-Alterans des Pathologen − und ihr ursprünglicher Sitz (in der Synovialmembran, im Knochenmark), die „Functio laesa" (Schonung, Immobilisation), aber auch die unvermeidbare Mitbewegung eines (chronisch) entzündeten Gelenkes Einfluß. Da die Arthritis ein phasenhaftes Geschehen ist, spiegelt sich das Zeitintervall zwischen Arthritisbeginn und Röntgenuntersuchung ebenfalls im Röntgenbild wider − Δ t (in Abb. 7). Diese Feststellung soll verdeutlichen, daß der Zeitpunkt der Diagnosestellung und damit das Einsetzen einer adäquaten Therapie die Röntgenmorphologie der Arthritis mitgestalten. Das Röntgenbild der Arthritis setzt sich also wie ein Mosaik − Arthritismosaik, Abb. 7 − aus vielfältigen „Steinchen" zusammen, deren genaue Analyse erst zur Diagnose führt.

Die *arthritischen Weichteilzeichen* sind Tage bis Wochen nach Arthritisbeginn im Röntgenbild zu erwarten. Sie entstehen durch den Gelenkerguß sowie durch das kapsuläre und periartikuläre Ödem und zeigen daher eine artikuläre und periartikuläre Volumenzunahme an. Im weiteren (zeitlichen) Verlauf der Arthritis prägen aber auch entzündliche Synovialisproliferationen die Weichteilzeichen mit. Allerdings löst ein traumatisches Häma-

tom oder Tumorwachstum ebenfalls eine intra- und/oder periartikuläre Volumenzunahme aus. Die Weichteilzeichen dürfen daher nur im klinischen Kontext oder in Verbindung mit den anderen „Steinchen" des Arthritismosaiks als arthritisch eingeordnet werden. Außerdem ist zu berücksichtigen, daß die Anatomie des erkrankten Gelenkes maßgeblich mitbestimmt, ob eine intraartikuläre Volumenzunahme (Erguß usw.) röntgenologisch sichtbar wird oder nicht. Auf Röntgenaufnahmen folgender Gelenke kann nach (arthritischen) Weichteilzeichen gefahndet werden: distale und proximale Interphalangealgelenke der Hände und Füße (Abb. 8 u. 9), Metakarpo-, Metatarsophalangealgelenke (Abb. 9−13), Karpalregion und distales Radioulnargelenk (Abb. 14−21), Ellbogengelenk (Abb. 22 u. 23), Schultergelenk (nur beim Säugling und Kleinkind: Distensionsluxation; beim Erwachsenen kann ein starkes periartikuläres Ödem die Weichteile seitlich und oberhalb des Schultergelenkes „verbreitern" und vergleichsweise verdichten, Abb. 24), Akromioklavikulargelenk (Abb. 25), Hüftgelenk (Abb. 26−30), Kniegelenk (Abb. 31−37), Talokruralgelenk (Abb. 38−40), Subtalargelenk (hinterer Anteil des unteren Sprunggelenkes, Vorwölbung des ergußbedingt aufgeblähten Gelenkkavum nach hinten, auf der seitlichen Röntgenaufnahme in die Nähe des Processus posterior tali und der oberen hinteren Kalkaneuskontur projiziert), Talonavikulargelenk (Talokalkaneonavikulargelenk = vorderer Anteil des unteren Sprunggelenkes, Abb. 39 u. 41), extraartikuläre (Vor-)Fußweichteile (Abb. 42).

Die *arthritischen Kollateralphänomene* geben sich als subchondrale Entkalkung − „Osteoporose" − im Röntgenbild zu erkennen (Abb. 43−53). Nach Wochen bis Monaten (Abb. 43)

entstehen bei der Arthritis unscharf oder scharf strukturierte, fleckige, diffuse (gleichmäßige), unmittelbar subchondral und metaphysär auch bandförmige Entkalkungszonen. Je *chronischer* der Arthritisverlauf ist, desto *gleichmäßiger ausgebreitet* und *schärfer strukturiert* erscheint die Demineralisation im gelenknahen Knochen. Die arthritischen Kollateralphänomene werden durch eine örtliche, arthritisch induzierte Kreislaufstörung im gelenknahen Knochenmark ausgelöst, die den physiologischen Knochenumbau beeinträchtigt, umstrukturiert[9]. Aber auch die schmerzbedingte oder therapeutische Immobilisation des entzündeten Gelenkes fördert die subchondrale Entkalkung. Schließlich wird bei manchen Arthritiden, beispielsweise bei der Gelenktuberkulose oder bei der fortgeschrittenen rheumatoiden Arthritis, eine direkte Hemmung der Osteoblastentätigkeit durch die Krankheitsursache bzw. Krankheitsvorgänge angenommen. Dies führt zu einer Verstärkung der Knochenentkalkung (Abb. 50). *Längerdauernde* Arthritiden des Wachstumsalters, aber grundsätzlich auch *langzeitige* Gelenkimmobilisationen in diesem Lebensabschnitt haben strähnige Entkalkungen und strähnigen Spongiosaumbau zur Folge (Abb. 51). Dieser Röntgenbefund kommt aber auch im Endstadium des Sudeck-Syndroms während jedes Lebensalters vor. Der strähnige Spongiosaumbau bleibt das ganze Leben über bestehen. Die arthritischen Kollateralphänomene und Immobilisationsfolgen *im Erwachsenenalter*, also *nach* Wachstumsabschluß, sind dagegen reversibel. Auch für die arthritischen Kollateralphänomene gilt, daß sie nur im Zusammenhang mit anderen Arthritisröntgenzeichen, beispielsweise Weichteilzeichen oder Direktzeichen (s. unten), oder unter Berücksichtigung klinischer Arthritisbefunde als Entzündungsindi-

---

[9] Rutishauser, E., F. Jacqueline: Die rheumatischen Koxitiden. Eine pathologisch-anatomische und röntgenologische Studie. Docum. rheum. 16. J. R. Geigy, Basel 1959

katoren einzuordnen sind. Außer bei der schon erwähnten (posttraumatischen, postoperativen) Immobilisation (Abb. 46, linker Abbildungsteil) zeigen sich auch bei Reflexdystrophien, wie z. B. beim Sudeck-Syndrom (Abb. 54 u. 55, linker Abbildungsteil), beim Schulter-Hand-Syndrom und bei der Kausalgie Entkalkungen vom Erscheinungstyp der kollateralarthritischen Demineralisation. Zur Differentialdiagnose sei hier auf eine „Sudeck-Variante" hingewiesen, die als transitorische Osteoporose (des Kniegelenkes, des Hüftgelenkes [Abb. 56], der Fußgelenke usw.) bezeichnet wird[10]. Diese polyätiologische Reflexdystrophie entwickelt sich klinisch als eine schmerzhafte Bewegungsstörung und heilt nach Monaten spontan ab, kann aber auch rezidivieren oder manchmal sukzessive andere Gelenke ergreifen. Die nach Monaten reversible erhebliche Entkalkung der Gelenkumgebung ist ein entscheidender Röntgenbefund, der in keinem Verhältnis zu der klinisch fehlenden oder geringfügigen Entzündungssymptomatologie (Blutsenkungsgeschwindigkeit normal, selten gering beschleunigt) steht und auch *ohne* Gelenkspaltverschmälerung verläuft. Trotzdem wird oft die Fehldiagnose „Monarthritis" gestellt und die Spontanheilung der transitorischen Osteoporose als Therapieerfolg bewertet. Damit soll allerdings keinem therapeutischen Nihilismus das Wort geredet werden; denn schon die Schmerzen des Patienten verlangen nach einer entsprechenden Behandlung, beispielsweise mit Antirheumatika, und Immobilisation, z. B. durch Unterarmstützen.

Die *arthritischen Direktzeichen* entstehen *vor allem* durch die chondroosteolytische Wirkung des (eitrigen) Gelenkergusses und/oder durch die zerstörerische Potenz der proliferierten entzündeten Synovialmembran. Die Gelenkknorpelzerstörung wird von der *gleichmäßigen Verschmäle-*

rung des röntgenologischen Gelenkspaltes angezeigt. Die *arthritische* Gelenkspaltverschmälerung tritt konzentrisch auf, d. h. von vornherein ist der gesamte Gelenkspaltbereich befallen. Außerdem verläuft diese Gelenkspaltverschmälerung *reaktionslos* (Abb. 57 u. 58), also ohne Randosteophyten und subchondrale Spongiosaverdichtung. Die *arthrotische* Gelenkspaltverschmälerung tritt dagegen an asymmetrisch belasteten Gelenken zunächst in der sogenannten Druckaufnahmezone, also exzentrisch auf und wird von marginalen, d. h. an der Knorpel-Knochen-Grenze wachsenden Osteophyten sowie von subchondralen Knochenverdichtungen begleitet. Die arthrotische Gelenkspaltverschmälerung geht also mit einer knöchernen Reaktion einher.

Die *Erweiterung des röntgenologischen Gelenkspaltes* durch den inkompressiblen Gelenkerguß hat eine geringere praktische diagnostische Bedeutung als die Gelenkspaltverschmälerung. Sie kann nur bei gleichzeitiger stärkerer Schädigung des Gelenkkapsel-Band-Apparates, vor allem an Gelenken, die das Körpergewicht *nicht* mittragen, auftreten (s. Abb. 21) oder setzt eine physiologische Relaxation von Kapsel und Ligamenten voraus, wie sie nur beim Neonatus und Säugling beobachtet wird (s. Abb. 26). An straffen Gelenken — Amphiarthrosen —, namentlich am Sakroiliakalgelenk, und an Synchondrosen gibt es noch eine besondere Reaktionsweise, die *Pseudoerweiterung des Gelenkspaltes*. Die traumatische Sprengung der (sakroiliakalen) Gelenkkapsel führt zu einem „echten" Klaffen des (sakroiliakalen) Gelenkspaltes *mit scharfen Konturen* (Abb. 59). Die Pseudoerweiterung entsteht dagegen durch marginale Resorption der artikulierenden Knochen, befällt kleinere oder größere Gelenkabschnitte und bietet einen *unscharf konturierten, oft girlandenförmigen Aspekt* (Abb. 60 u. 61). Die Pseudoerweiterung ist zwar eine gelenkspezifische bzw. fugenspezifische Reaktion. Sie hat jedoch vielerlei Ursachen, beispielsweise Entzündung, Hyperparathyreoidismus, Gicht oder Tumorwachstum.

Die Kontur des röntgenologischen Gelenkspaltes entsteht durch die sogenannte *subchondrale Grenzlamelle*. Sie baut sich aus einer Schicht verkalkten Gelenkknorpels und aus der

gelenktragenden Kortikalis auf und ist röntgenologisch besonders an konvexen Gelenkflächen zu identifizieren (Abb. 62). Der *Abbau* oder auch nur die *Entkalkung der subchondralen Grenzlamelle* kann auf arthritische Vorgänge, aber auch auf Tumorwachstum hinweisen (Abb. 63–66), wird aber auch bei *systemischen* Kalziumstoffwechselstörungen, beispielsweise bei Rachitis und Osteomalazie sowie beim Hyperparathyreoidismus, beobachtet.

Arthritischer Knochenabbau offenbart sich auch an der *Erosion* (Abb. 67–70), einem zarten, oft marginalen, d. h. an der Gelenkknorpel-Knochen-Grenze der Gelenkrezessus auffallenden Konturdefekt. Die *floride* Erosion hat einen unscharfen Rand; die *geglättete* Erosion stellt sich scharfrandig mit einer kortikalisartigen Randzone dar, die auf eine *örtliche* Defektheilung hinweist (Abb. 71 u. 72). Selten zeigt sich die lokale Ausheilung arthritischer Zerstörungen am Verschwinden von Erosionen oder sogar am knöchernen Wiederaufbau zerstörter artikulierender Knochenanteile[11] (Abb. 73).

Die arthritische *Destruktion* (Abb. 74) unterscheidet sich von der Erosion durch ihre größere Ausdehnung; sie erfaßt also größere Teile der Gelenkkonturen.

Bei der arthritischen Verstümmelung (*Mutilation*, Abb. 75, 85) sind nicht nur unmittelbar gelenknahe, sondern auch gelenkfernere Knochenanteile von der Zerstörung ergriffen.

Die arthritische *Dissektion* (Ab. 76) an den Gelenkkonturen entspricht formal dem intraossären Sequester, ist also ein nekrotischer, herausgelöster, eventuell sogar in das Gelenkkavum dislozierter Teil des gelenktragenden Knochens.

Zystische Osteolysen (Geoden) des subchondralen Knochens (Abb. 77) treten entweder mit den anderen Arthritisröntgenzeichen gemeinsam auf — *arthritische Begleitzyste* — oder entstehen sogar als erstes arthritisches Direktzeichen — *arthritische Signalzyste*.

Die Arthritis kann in Gelenknähe eine periostale Reaktion auslösen. Besonders im Kindesalter ist dies der Fall (Abb. 78). Außerdem neigen bestimmte rheumatische Krankheiten, beispielsweise das Reiter-Syndrom und die Arthritis psoriatica grundsätz-

[10] Lequesne, M.: Transient osteoporosis of the hip. A nontraumatic variety of Sudeck's atrophy. Ann. rheum. Dis. 27 (1968) 463–471
Dihlmann, W., W. Thomas: Diagnostischer Algorithmus für die transitorische Hüftosteoporose – unter Einbeziehung der Computertomographie. Fortschr. Röntgenstr. 138 (1983) 214–219
[11] Dihlmann, W.: Über die Arthritis reformans. Fortschr. Röntgenstr. 111 (1969) 245–251

lich zu osteoproliferativen Vorgängen, darunter auch zur periostalen Knochenneubildung.

Gelenkfehlstellungen – quantitativ geordnet als *arthritische Deviation* (Abb. 79), *Subluxation* und *Luxation* (Abb. 80 u. 81) – sind Folgen von schweren Schädigungen des Gelenkkapsel-Band-Apparates, deren Richtung der Muskelzug und die Gravitation beeinflussen.

Die arthritische Mutilation ist *das eine* Endstadium der Arthritis. Die im Schrifttum gelegentlich noch anzutreffende synonyme Bezeichnung „Arthritis mutilans" kennzeichnet also *keine* Krankheitsentität, sondern eine Arthritis – welcher Ätiologie auch immer –, deren Endstadium sich an diesem oder jenem Gelenk als Mutilation offenbart. Häufiger als die Mutilation tritt als *das andere* arthritische Endstadium die (*fibröse und knöcherne*) *Ankylose* auf (Abb. 75 u. 82–85).

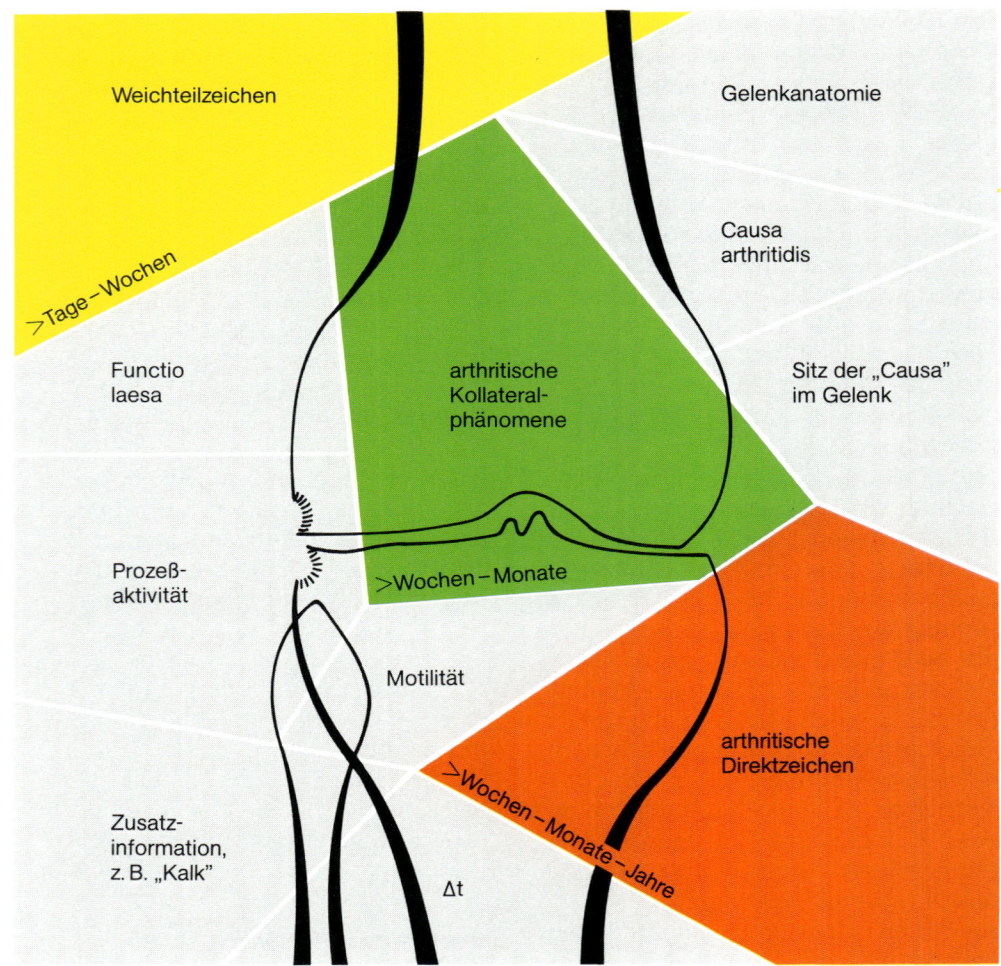

Abb. 7   **Röntgendiagnostisches Arthritismosaik:** Erst die Analyse der vielfältigen Arthritisröntgenzeichen *und* derjenigen Faktoren, welche Einfluß auf die Röntgenmorphologie der Arthritis nehmen, führt zur richtigen Diagnose. Δt = Zeitintervall zwischen Arthritisbeginn und Röntgenuntersuchung.

Abb. 8 Aktivierte distale Interphalangealarthrose 3, deren Weichteilschwellung (Erguß, zusätzliches periartikuläres Ödem?) sich weitgehend zurückbildet. Im Zeigefinger entsteht jedoch solch eine Weichteilschwellung im distalen Interphalangealgelenk.

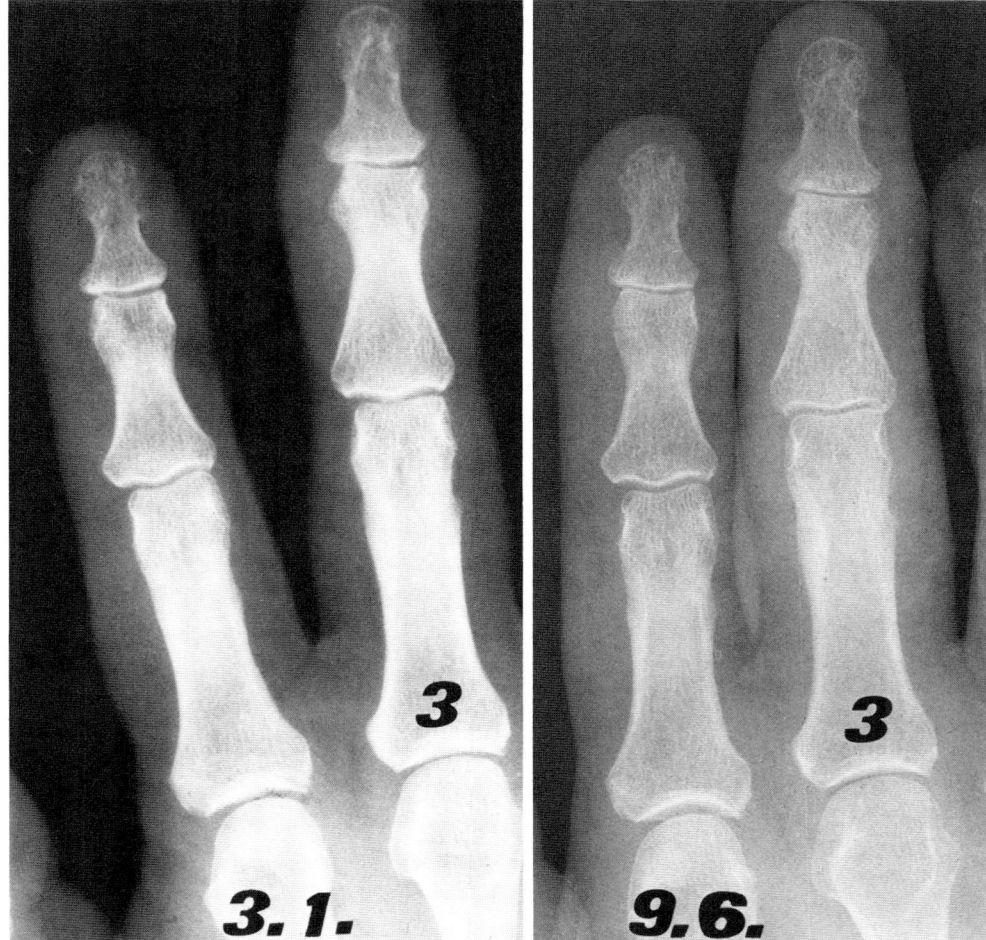

Abb. 9 Arthritische Weichteilzeichnung (spindelförmige Anschwellung) an den proximalen Interphalangealgelenken 2 und 3 (★). Am proximalen Interphalangealgelenk 2 setzt sich die Weichteilschwellung extraartikulär nach proximal fort (✱). Dieser Befund erweckt den Verdacht einer begleitenden Sehnenscheidenentzündung. Die einseitige (laterale) Weichteilschwellung der distalen und proximalen Interphalangealgelenke des 5. Fingers (★) an Stelle einer spindelförmigen Schwellung ist die Folge einer leichten physiologischen Supinationsstellung des 5. Fingers und zeigt hier ebenfalls eine Arthritis an. Arthritis des Metakarpophalangealgelenkes 5 (▷), erkennbar an Weichteilzeichen (Distanzierung der Metakarpusköpfe 4/5, Vorwölbung der lateralen Gelenkkontur).
Patientin mit *rheumatoider Arthritis.* An den DIP-Gelenken 2 und 3 sowie am Interphalangealgelenk des Daumens gibt sich eine Polyarthrose *(Heberden-Polyarthrose)* zu erkennen. Man spricht dann auch von einer **Pfropfarthritis;** denn die rheumatoide Arthritis hat sich auf die Arthrose-Hand aufgepfropft. In diesen Fällen berichten häufig die Patienten, daß die „gewohnte" (arthrotische) Morgensteifigkeit der Fingergelenke, die höchstens eine halbe Stunde dauere, jetzt viel länger anhalte *(Daumenregel:* die *arthritische* Morgensteifigkeit dauert >30 min, die *arthrotische* Morgensteifigkeit <30 min).

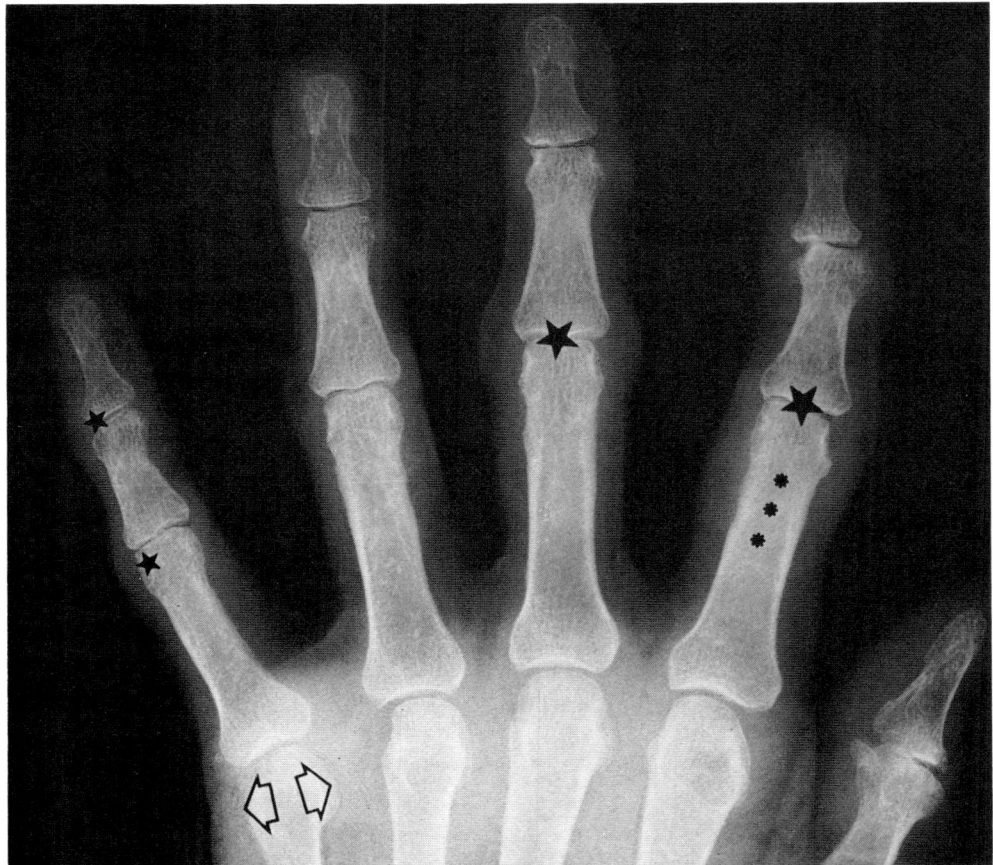

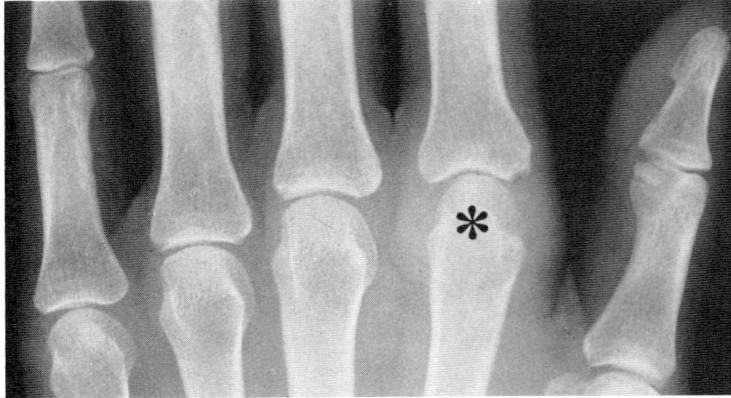 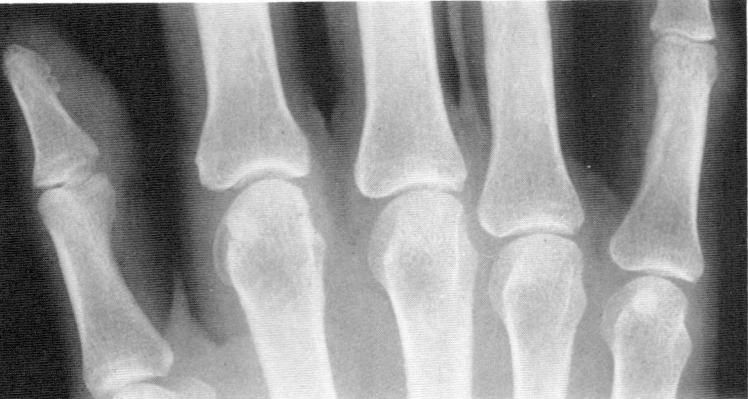

**Abb. 10   Arthritis im linken Metakar-
pophalangealgelenk 2** (✳). Weichteilanschwellung am Metakarpophalangealgelenk und Metakarpuskopfdistanzierung 2/3
links (vgl. mit der gesunden rechten
Seite) zeigen die intraartikuläre Volumenzunahme (Erguß, Synovialisproliferation)
an. Arthritische Direktzeichen sind die
Erosion, das Unsichtbarwerden der subchondralen Grenzlamelle (vgl. Radialseite
des Metakarpuskopfes 2 links mit rechts)
und die gleichmäßige Gelenkspaltverschmälerung am Metakarpophalangealgelenk 2 links (Reproduktion wie bei
Betrachtung der Röntgenaufnahme vor
einer starken Lichtquelle).

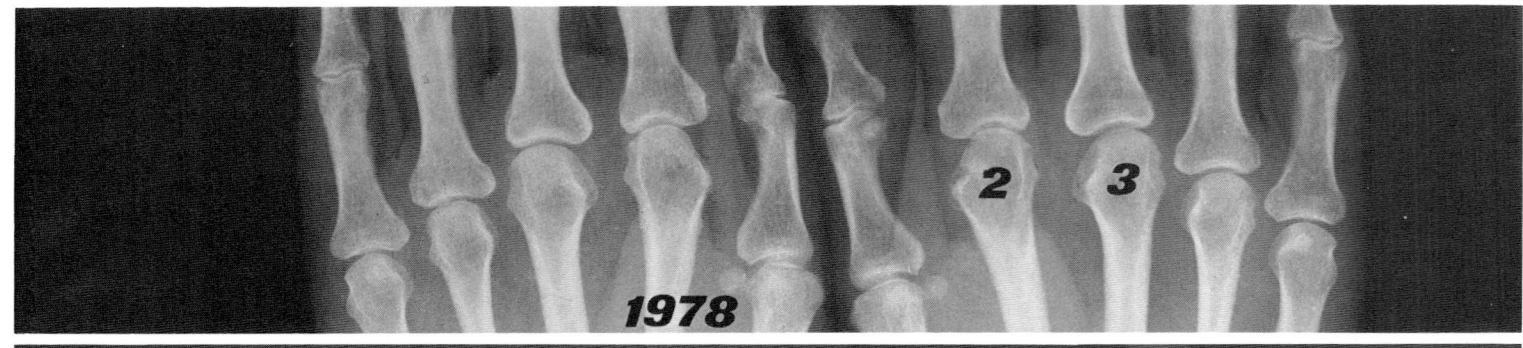

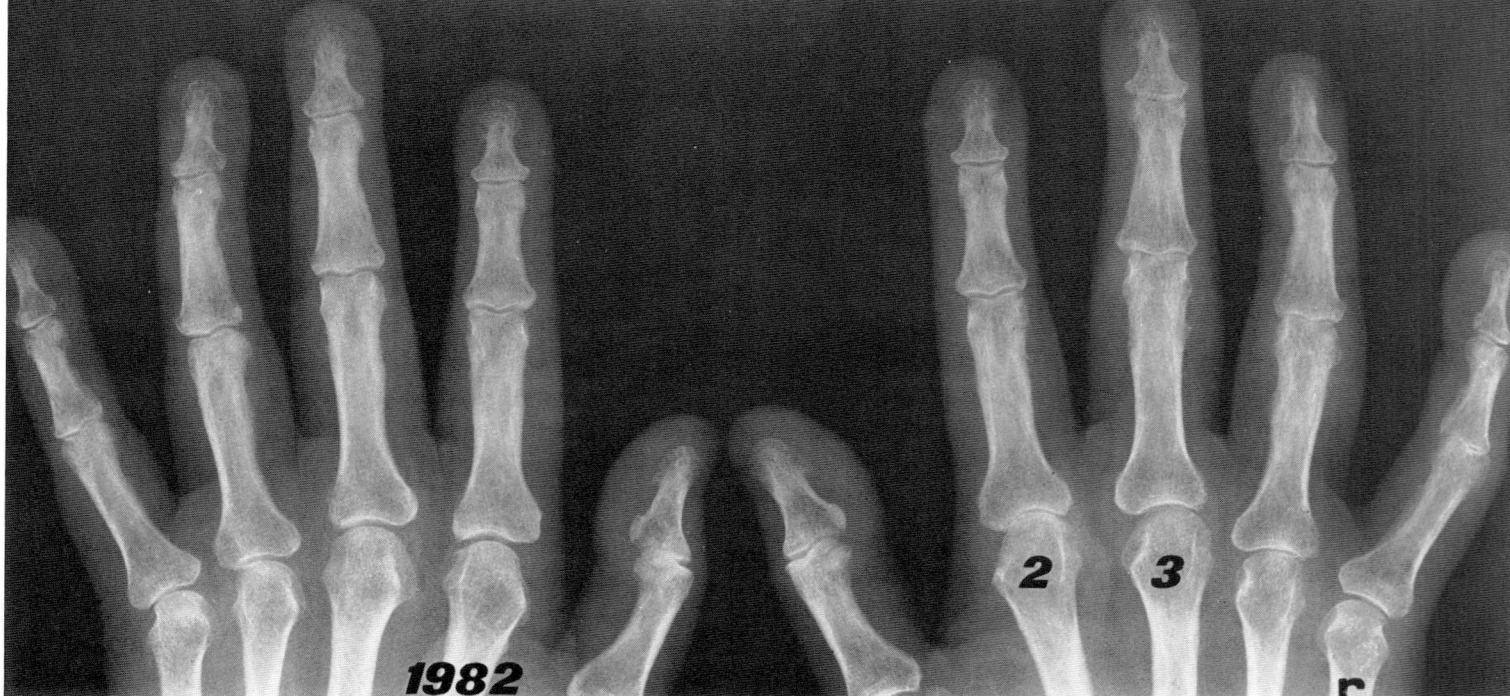

**Abb. 11   Verlaufsbeobachtung bei
rheumatoider Arthritis.** Man achte
besonders auf die Metakarpuskopfdistanzierung 2/3 rechts und (1982) auf die
gleichmäßige Gelenkspaltverschmälerung
an den meisten Metakarpophalangealgelenken (arthritisches Direktzeichen).
Nebenbefund: distale Interphalangealarthrose.

Abb. 12 **Volumenzunahme (Erguß, Synovialisproliferation) im entzünde- ten Metatarsophalangealgelenk 1** (→).

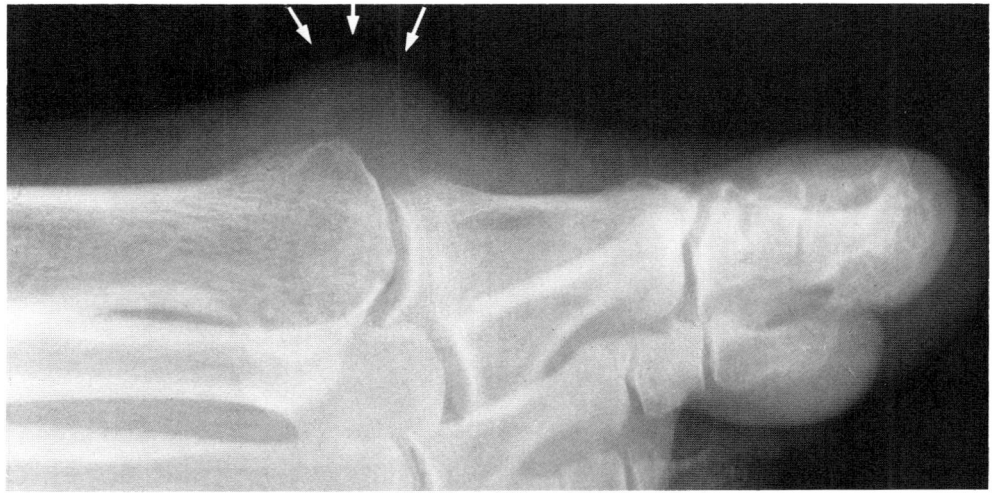

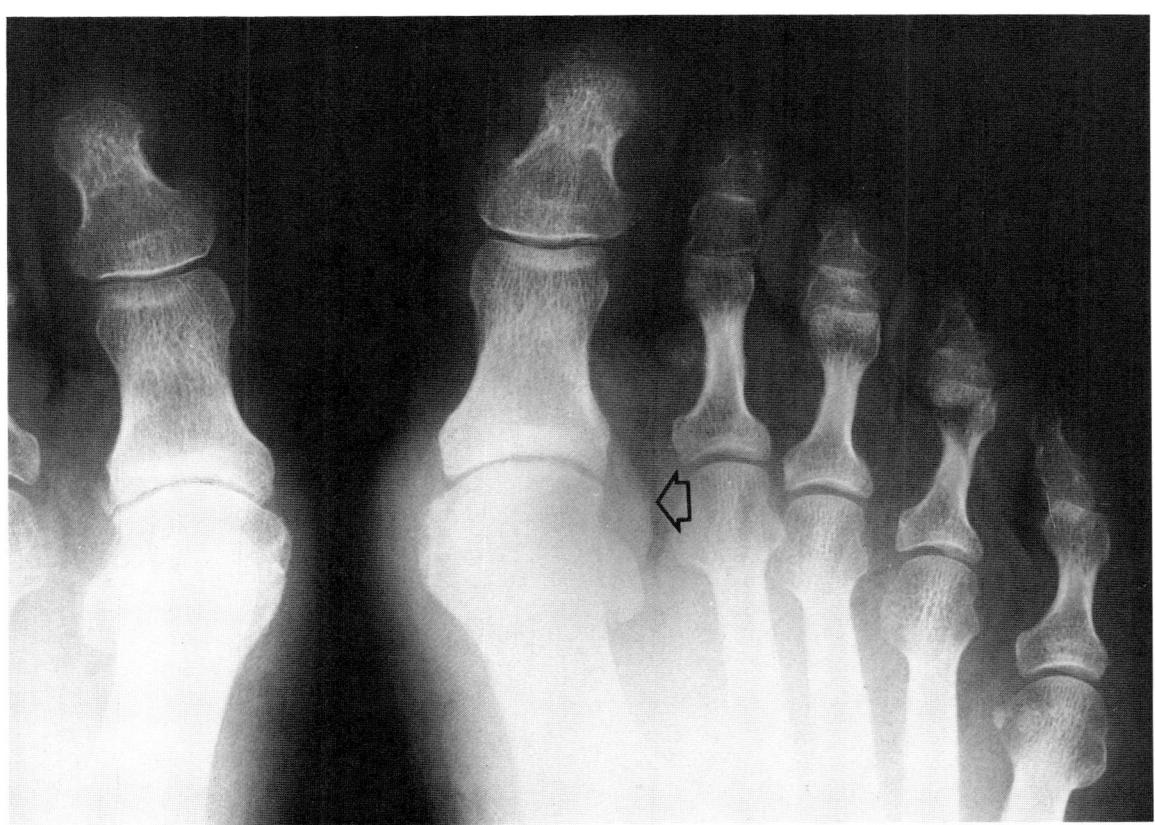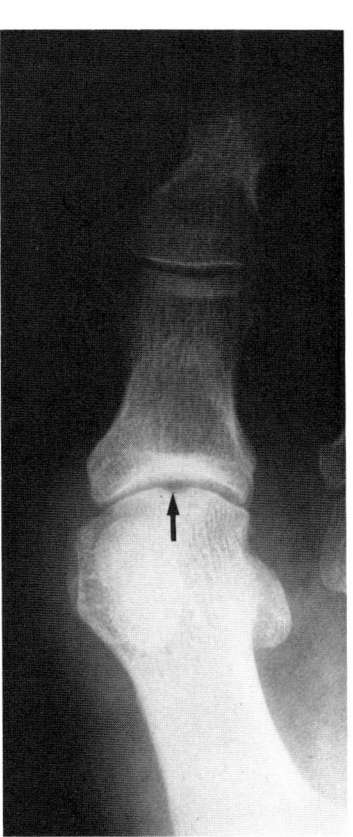

Abb. 13 **Gichtarthropathie (Podagra- anfall) mit Erguß (▷) und periartikulä- rem Ödem des rechten 1. Metatarso- phalangealgelenkes.** Der *linke* Aufnah- meteil zeigt die Weichteile so, als würde die normal belichtete Röntgenaufnahme vor einer Irisblende betrachtet werden. *Rechts* ist die Röntgenaufnahme *(Aus- schnitt)* so wiedergegeben, als wenn sie an einem Wandschaukasten hängen würde (Weichteilstrukturen kaum zu beur- teilen). S. die sogenannte *zentrale Erosion* am Metatarsuskopf 1 (Gicht*ver- dachts*zeichen, vgl. Abb. 438 [→]).

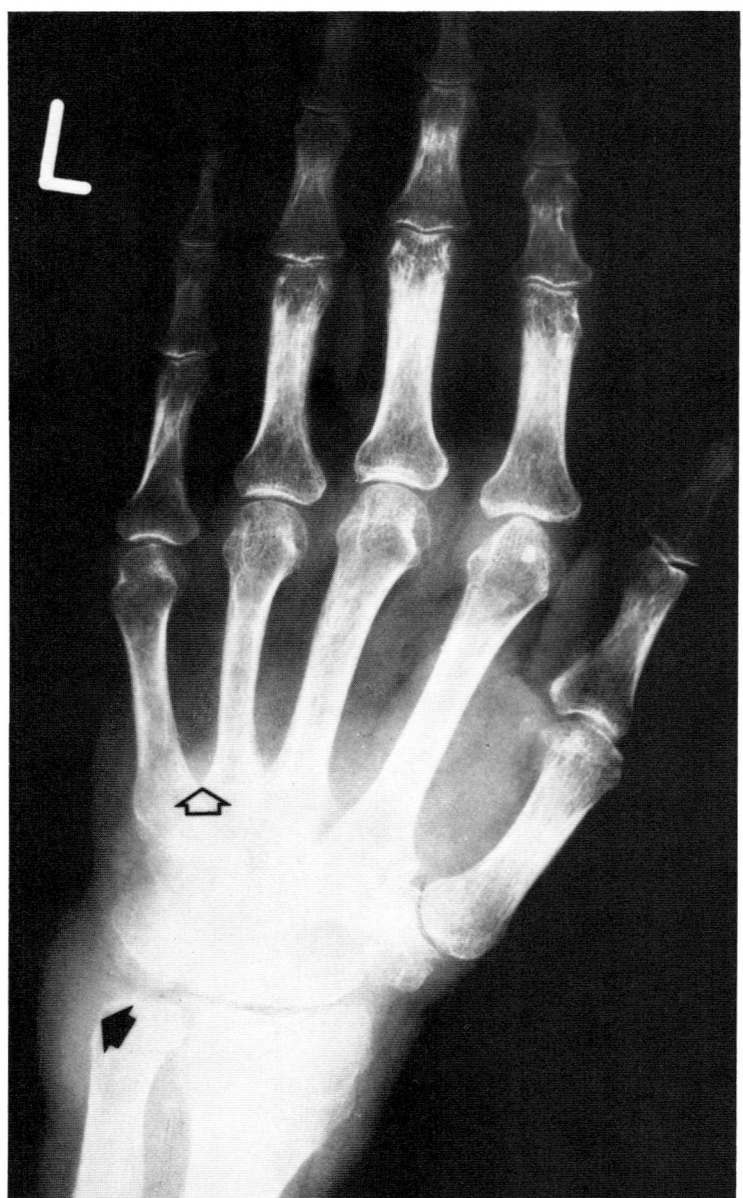

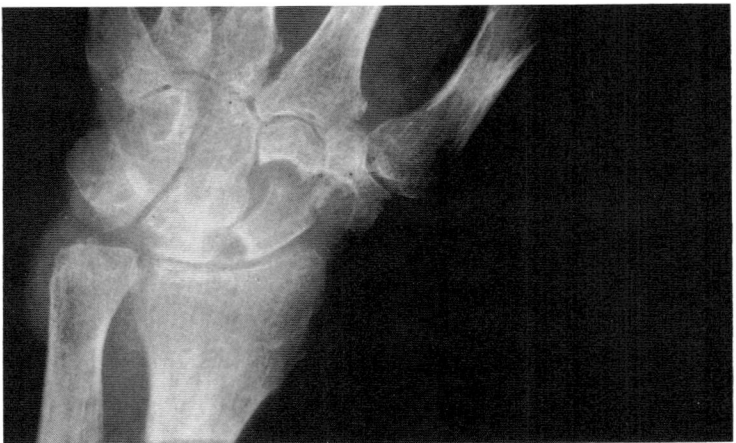

Abb. 14 **Erguß oder Synovialisproliferation in der Sehnenscheide des M. extensor digitorum** (▷). Außerdem Volumenzunahme auch im 2. und 3. Metakarpophalangealgelenk sowie verdickte (entzündete) Sehnenscheide des ulnaren Handgelenkstreckers (▶) bei rheumatoider Arthritis. *Links:* Betrachtung vor starker Lichtquelle, z. B. Irisblende; *rechts:* der Ausschnitt gibt Informationen über die erosiven arthritischen Veränderungen im Handwurzelbereich wieder, wie sie sich bei Betrachtung der Röntgenaufnahme vor einem üblichen Filmbetrachtungsgerät darstellen.

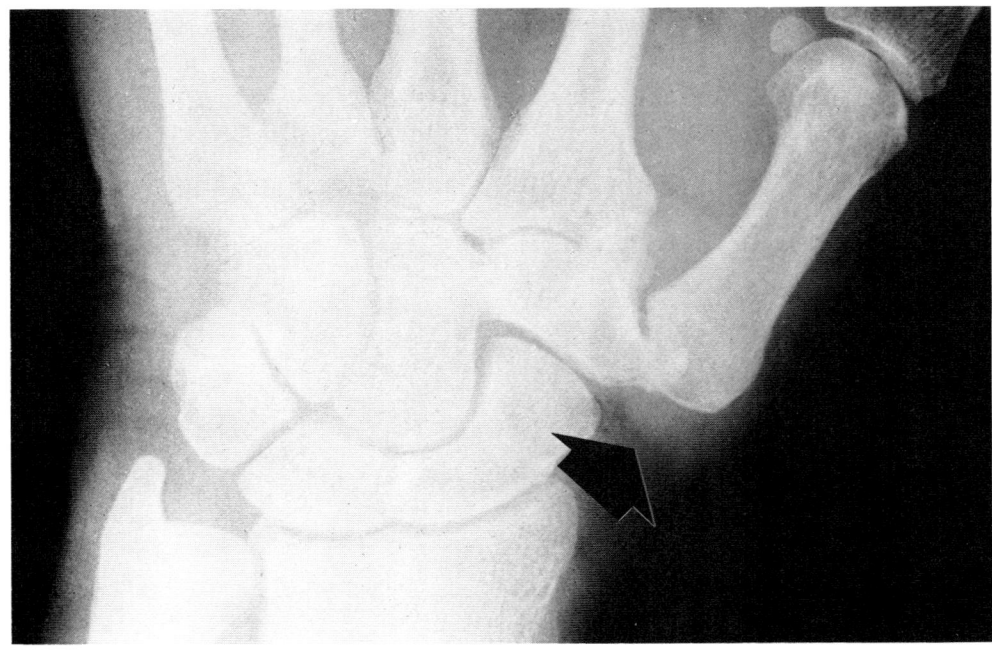

Abb. 15 **Erguß im Karpometakarpalgelenk 1 (▶) bei aktivierter Rhizarthrose mit Gelenkfehlstellung** (Betrachtung vor einer starken Lichtquelle).

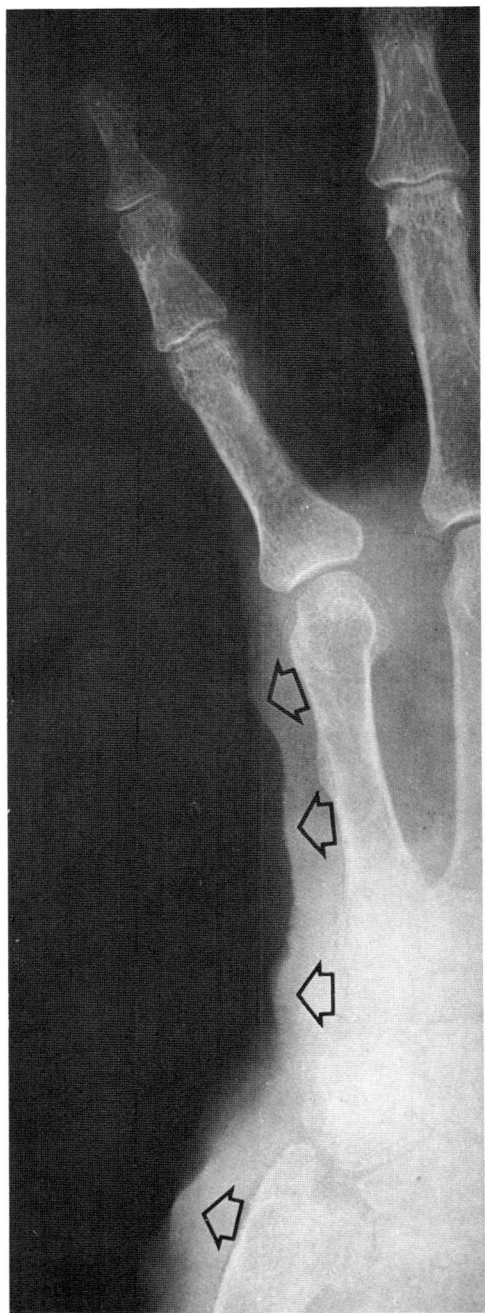

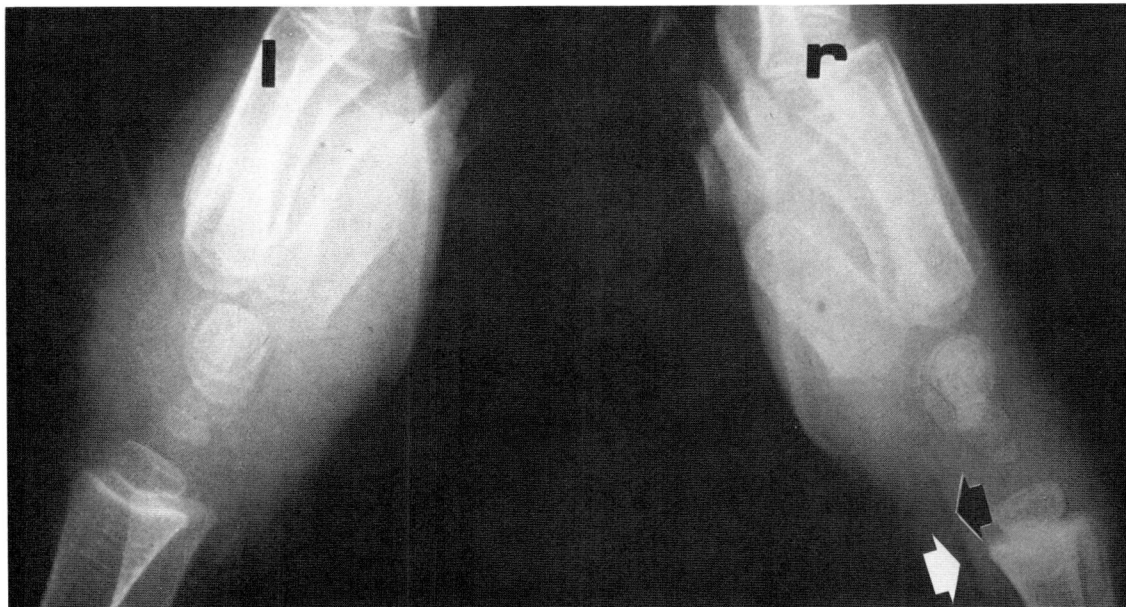

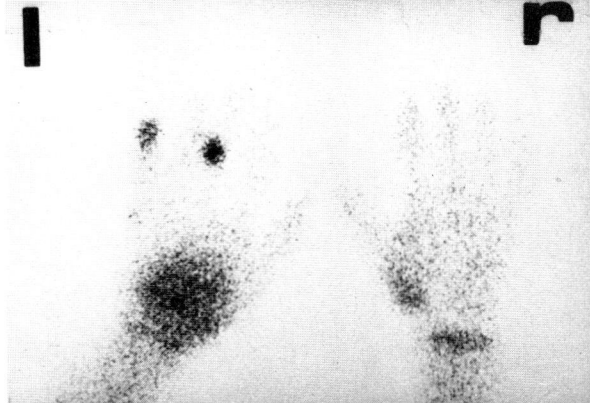

Abb. 16 **Weichteilzeichen (unregelmäßige Anschwellung) an der lateralen (ulnaren) Handkontur, die auf Sehnenscheidenentzündungen hinweisen.**
Die 3 *distalen Pfeile* (⇨) zeigen den Befall der Vagina tendinis m. extensoris digiti minimi, der *proximale Pfeil* (⇨) die Tenosynovialitis (Tenosynovitis) m. extensoris carpi ulnaris an (rheumatoide Arthritis) (Weichteilbetrachtung vor starker Lichtquelle).

Abb. 17 **Juvenile (chronische) Arthritis** mit starkem perikarpalem Ödem links. Dadurch ist auf dieser Seite das *Pronatorquadratus-Zeichen* ausgelöscht (s. das normale Pronator-quadratus-Zeichen an der *rechten* Hand [➡], das als *schwarzer Streifen* eine Fettlage zwischen M. pronator quadratus einerseits und Mm. flexor digitorum profundus et flexor pollicis longus andererseits anzeigt). Der polyartikuläre (rheumatische) Charakter der Erkrankung gibt sich erst auf dem Szintigramm zu erkennen (s. die pathologische Tracerakkumulation an 2 Fingergelenken derselben Hand, die röntgenologisch normal dargestellt waren).
Merke: Der nächste radiodiagnostische Schritt nach der röntgenologischen Entdeckung einer *Mon*arthritis ist die Gelenkszintigraphie.

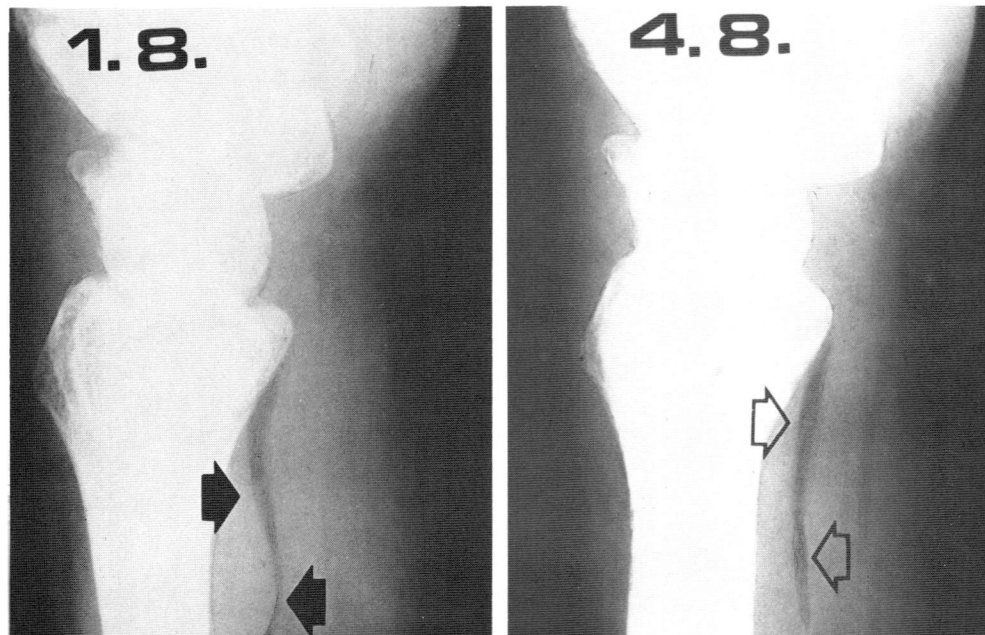

Abb. 18 **Pathologisch verlagertes und verschmälertes Pronator-quadratus-Zeichen** (➡), in diesem Fall durch traumatisches Hämatom, das sich nach wenigen Tagen resorbiert — dann stellt sich das Zeichen wieder normal dar (▷). Bildwiedergabe wie bei Betrachtung vor einer starken Irisblende.

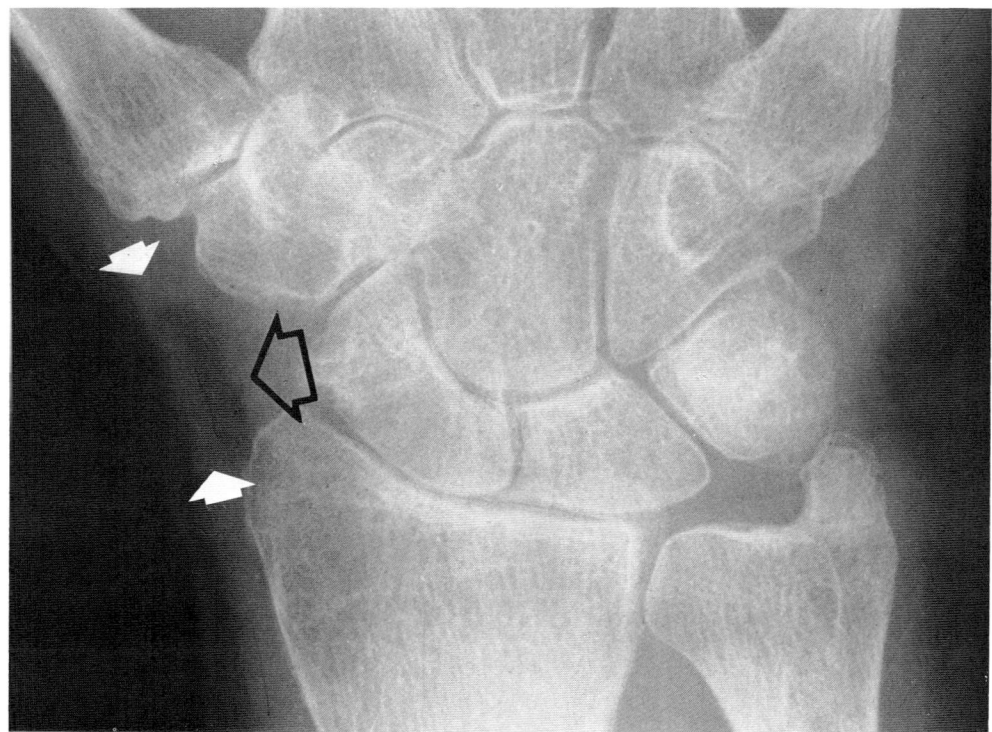

Abb. 19 **Normaler Skaphoidfettstreifen** (▷). Dieser „schwarze" Streifen zeigt eine Fettlage zwischen Lig. collaterale carpi radiale und der gemeinsamen Sehnenscheide mm. abductoris longi et extensoris brevis pollicis (➡) an. Weichteilödem und Hämatom machen den Skaphoidfettstreifen unsichtbar; ein Erguß im Radiokarpalgelenk kann ihn daumenwärts verlagern.

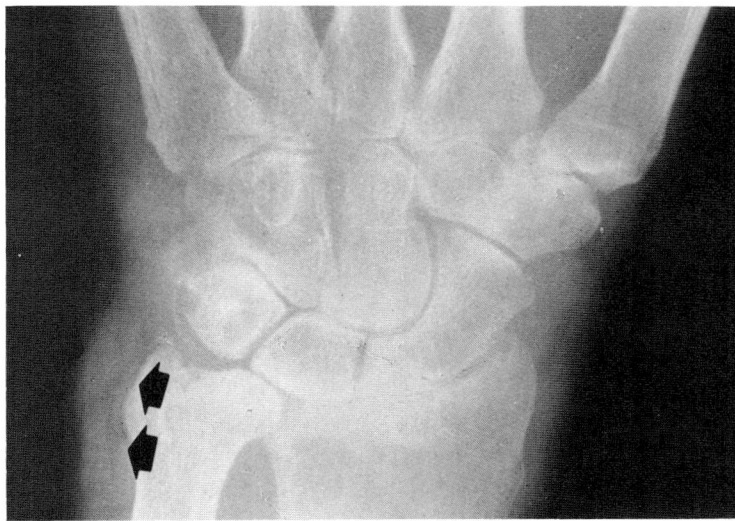

Abb. 20 **Weichteilanschwellung neben dem Griffelfortsatz der linken Elle** (➡) durch Sehnenscheidenentzündung des M. extensor carpi ulnaris – ein häufiger Begletbefund der rheumatoiden Arthritis (Betrachtung vor starker Irisblende, dadurch Überstrahlung der arthritischen Gelenkspaltverschmälerung in den Articulationes radiocarpea, mediocarpea et carpometacarpea).

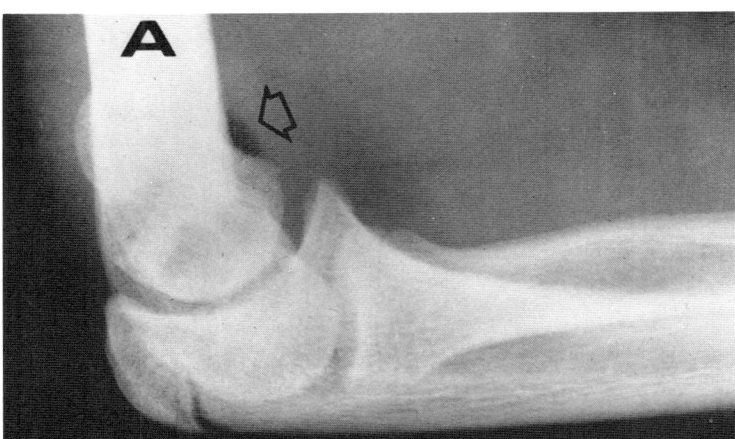

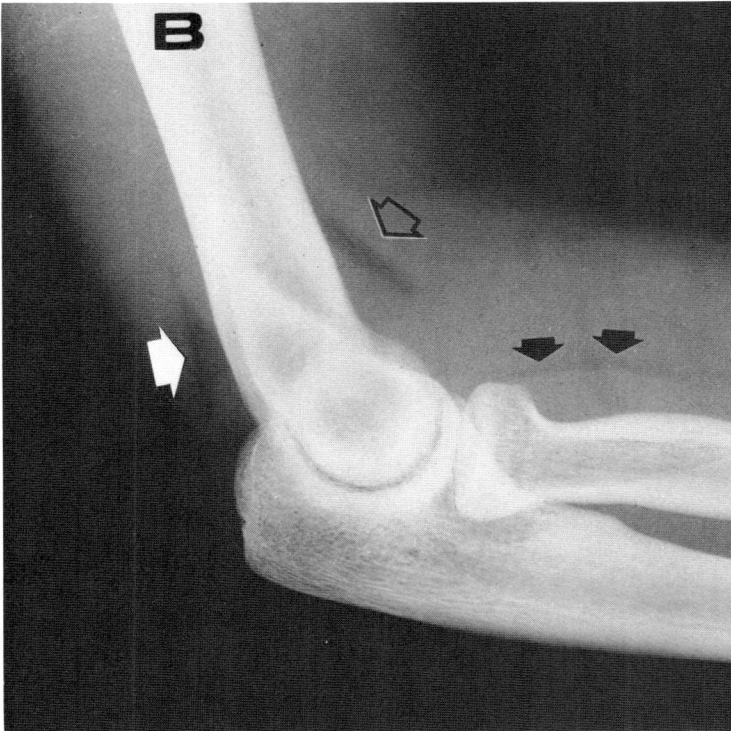

Abb. 22 *A:* **Normales kubitales Fettpolsterzeichen** (▷).
B: **Bei intraartikulärer Volumenzunahme** (Erguß, Synovialisproliferation) wird das *vordere* Fettpolster abgehoben (▷) und das hintere Fettpolster überhaupt erst sichtbar (➡). S. auch die *Supinatorfettlinie* (➡). Sie kann bei Arthritiden, Synovialzysten, Hämatomen usw. verlagert und/oder deformiert werden.

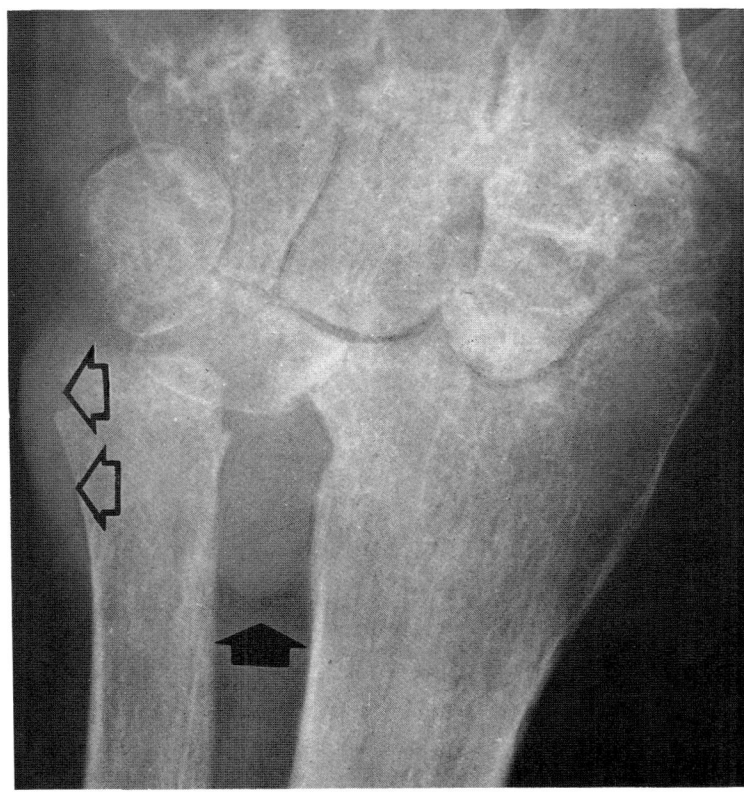

Abb. 21 **Fortgeschrittene rheumatoide Arthritis,** s. die Anschwellung der Vagina tendinis m. extensoris carpi ulnaris (▷) sowie die Spreizung des distalen Radioulnargelenkes (➡) (Ergußindikator unter der Voraussetzung einer schweren Schädigung des Kapselapparates).

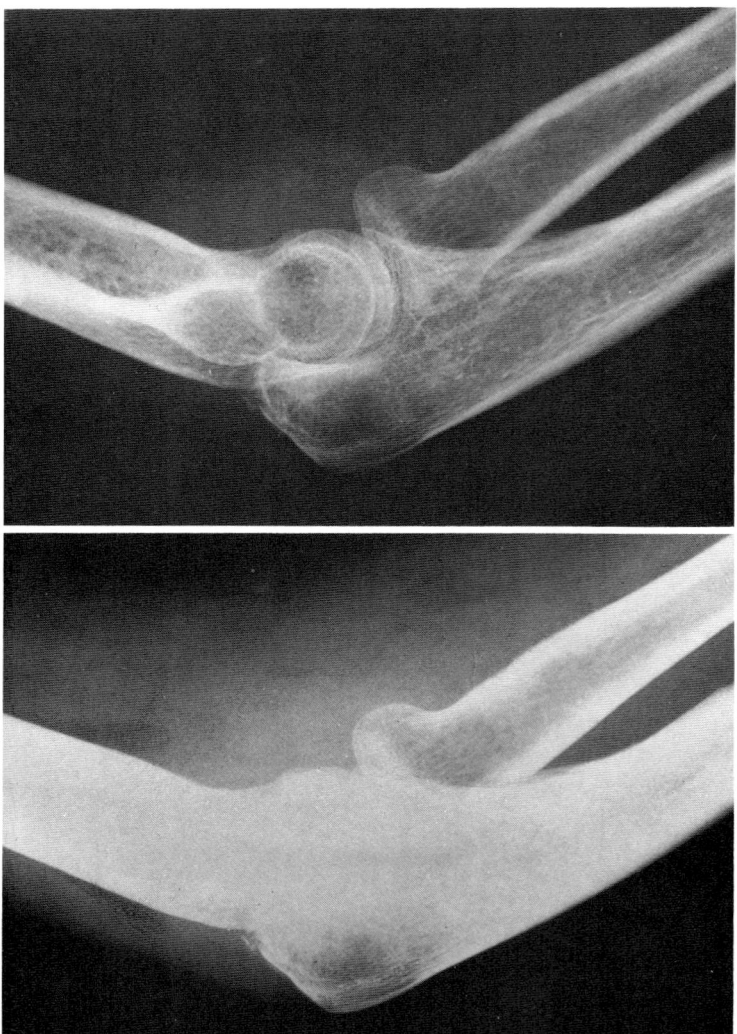

Abb. 23 **Anhebung der Supinatorfett-linie** (vgl. Abb. 22 B) **und des vorderen kubitalen Fettpolsters, außerdem polyzyklischer Weichteilschatten in der Ellenbeuge** (Differentialdiagnose: villonoduläre Synovialitis, Synovialzyste, Weichteiltumor).
Oben: Betrachtung vor dem Röntgen-schaukasten.
Unten: Betrachtung vor einer Irisblende.

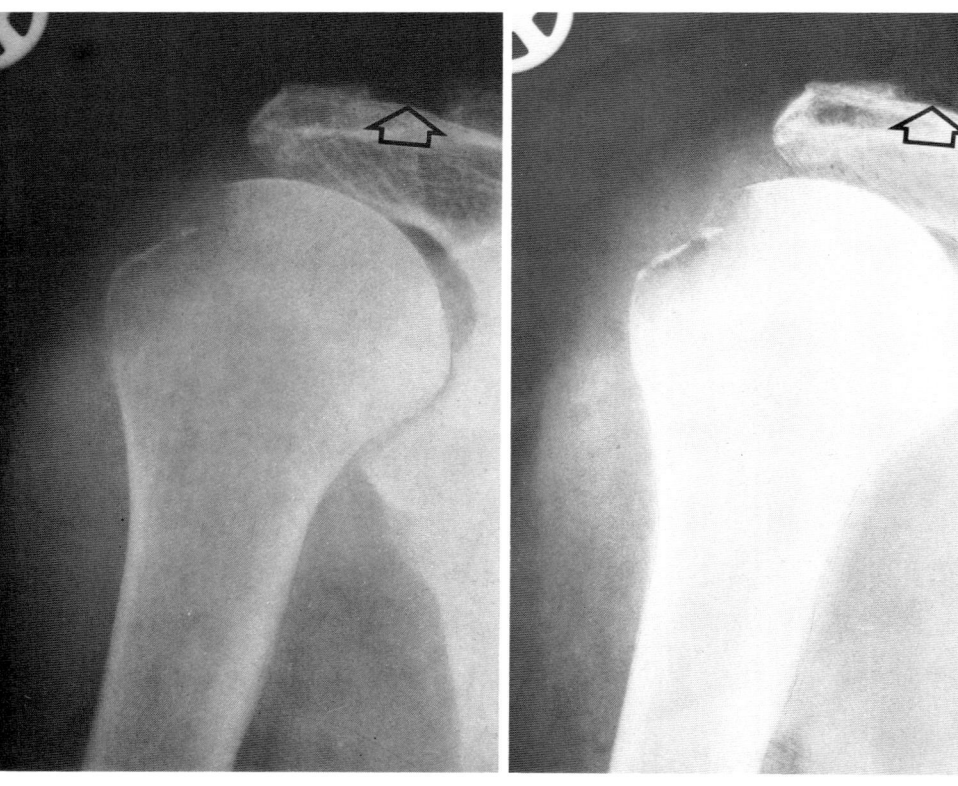

Abb. 24 **Periartikuläre Weichteil-schwellung durch pyogene Omarthri-tis** 4 Tage nach intraartikulärer Injektion eines Kortikosteroidderivates (rheumatoide Arthritis, s. die arthritische Destruktion des Akromioklavikulargelenkes [▷]).
Links: Betrachtung vor dem Schaukasten.
Rechts: Betrachtung vor der Irisblende (die starke periartikuläre Weichteilschwellung [Ödem] wird erst jetzt sichtbar).

Abb. 25 **Kleines Kapselosteom in der verdickten akromioklavikulären Gelenkkapsel.** Der Weichteilbefund ist nur bei Betrachtung der Röntgenaufnahme vor einer starken Lichtquelle (dargestellt im *oberen* Bildteil) zu erkennen. Ein größerer Erguß im Akromioklavikulargelenk führt zu einem entsprechenden Weichteilröntgenbefund.

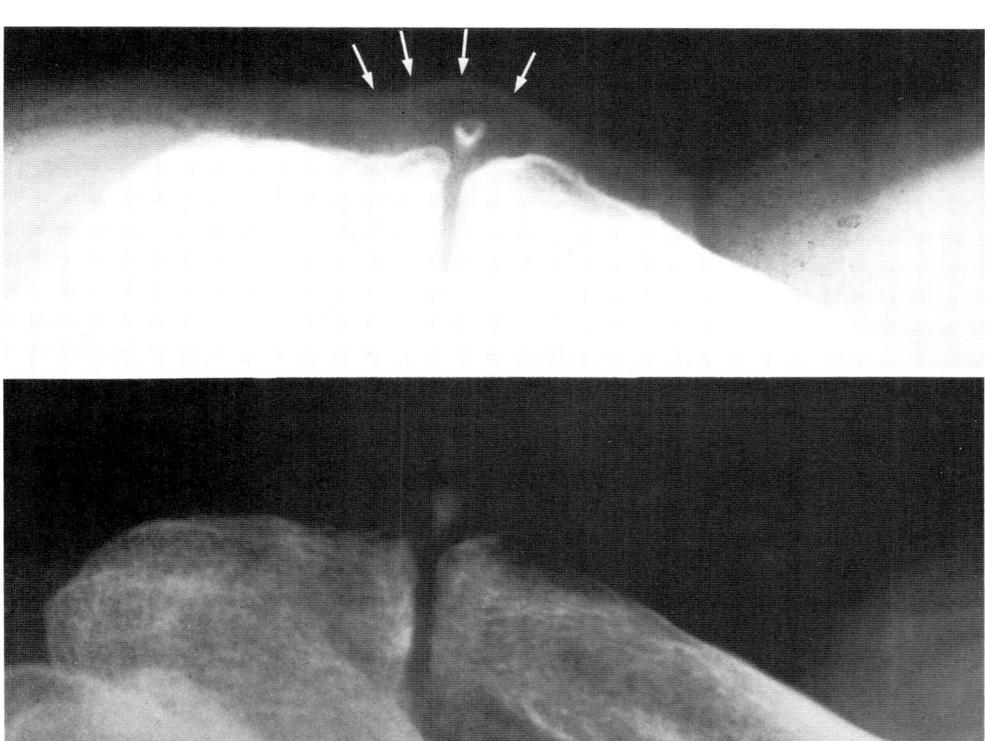

Abb. 26 **Linksseitige Distensionsluxation durch den Gelenkerguß einer pyogenen Koxarthritis** nach Einbruch einer Azetabulumosteomyelitis (▷), 3 Wochen alter Säugling.

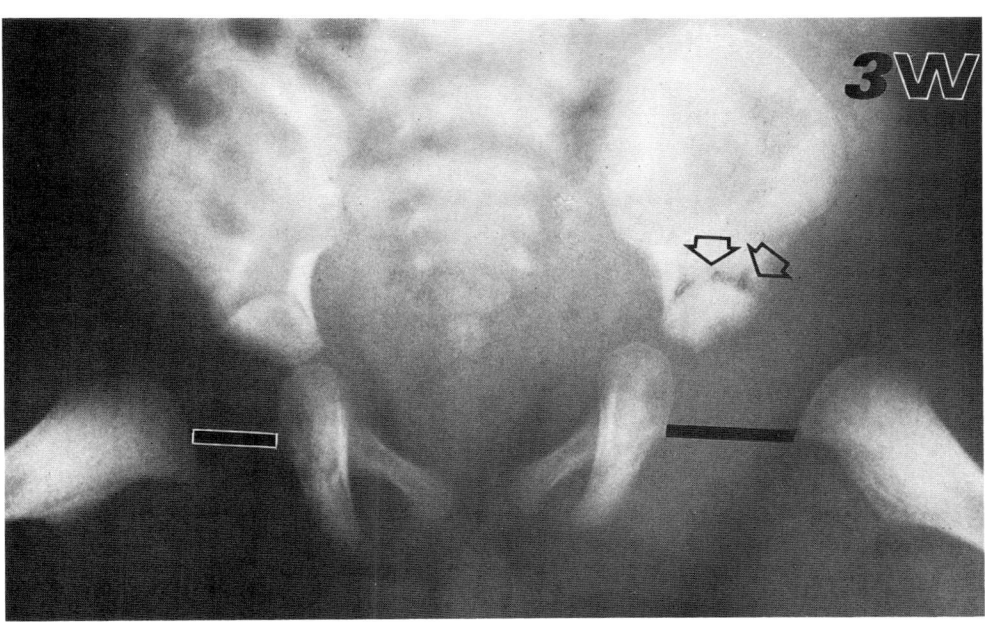

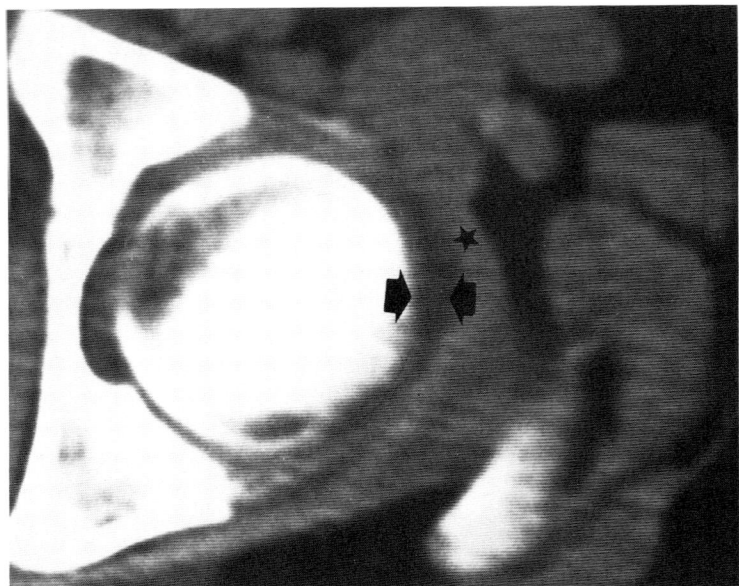
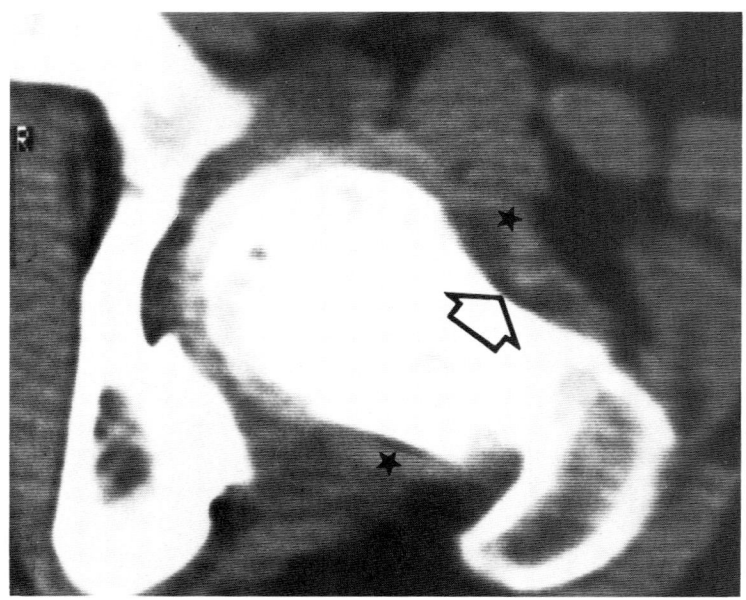

Abb. 27 **Computertomographischer Nachweis eines Hüft-
gelenksergusses** (hypodense „Sichel" zwischen den Spitzen
der Pfeile [➡]). Hüftgelenkkapsel dargestellt, normal bis 6 mm
breit (★). Der lichte Pfeil (▷) weist auf eine Kapselfalte (vgl. mit
Abb. 5: Hüftgelenk ohne Erguß).

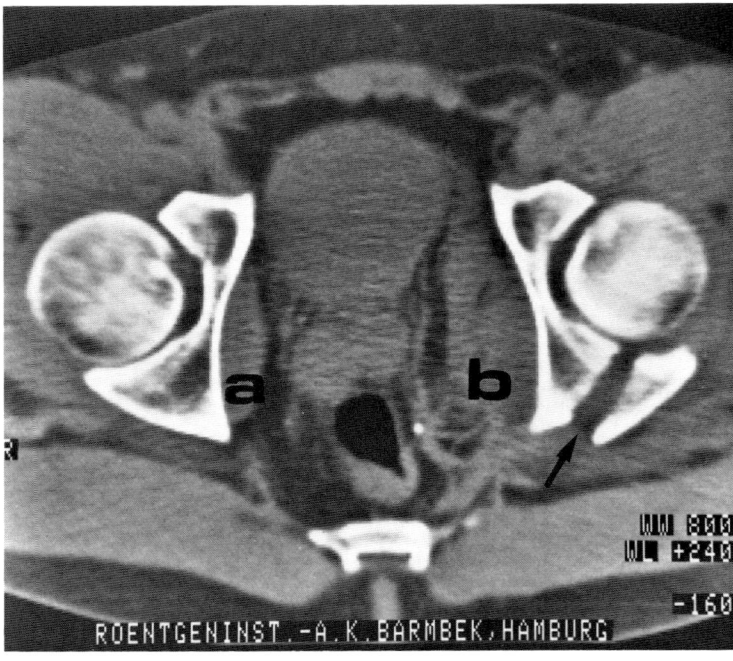

Abb. 28 **Computertomographische Darstellung der Mm.
obturatorii interni beiderseits** a: normales Bild dieses Mus-
kels. b: massive Obturatoriusverbreiterung, in diesem Fall durch
traumatisches Hämatom nach Azetabulumfraktur (➡),
s. Legende Abb. 29.

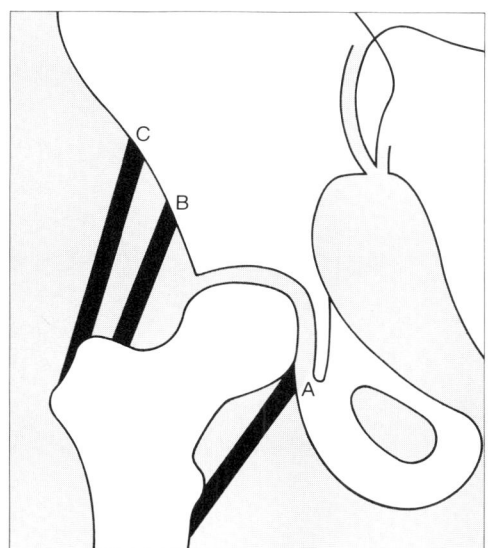

Abb. 29 **Linksseitige Azetabulum-osteomyelitis** (∗) **mit pyogener Kox-arthritis** (14 Jahre alt). Die perikoxalen Fettstreifen sind durch das entzündliche periartikuläre Ödem weitgehend ausge-löscht (vgl. mit rechter Seite); M. obtura-torius internus links vorgewölbt (▷). Letz-terer Befund wird bei Hämatomen nach Azetabulumfrakturen (s. Abb. 28) und durch ein entzündliches Ödem bei (pyogenen) Koxarthritiden angetroffen. (Bilddarstellung wie bei Filmbetrachtung vor einer Irisblende.)

Links: A = Iliopsoas-, B = Glutaeus-mini-mus-, C = inkonstanter Glutaeus-medius-Fettstreifen (schematisch).

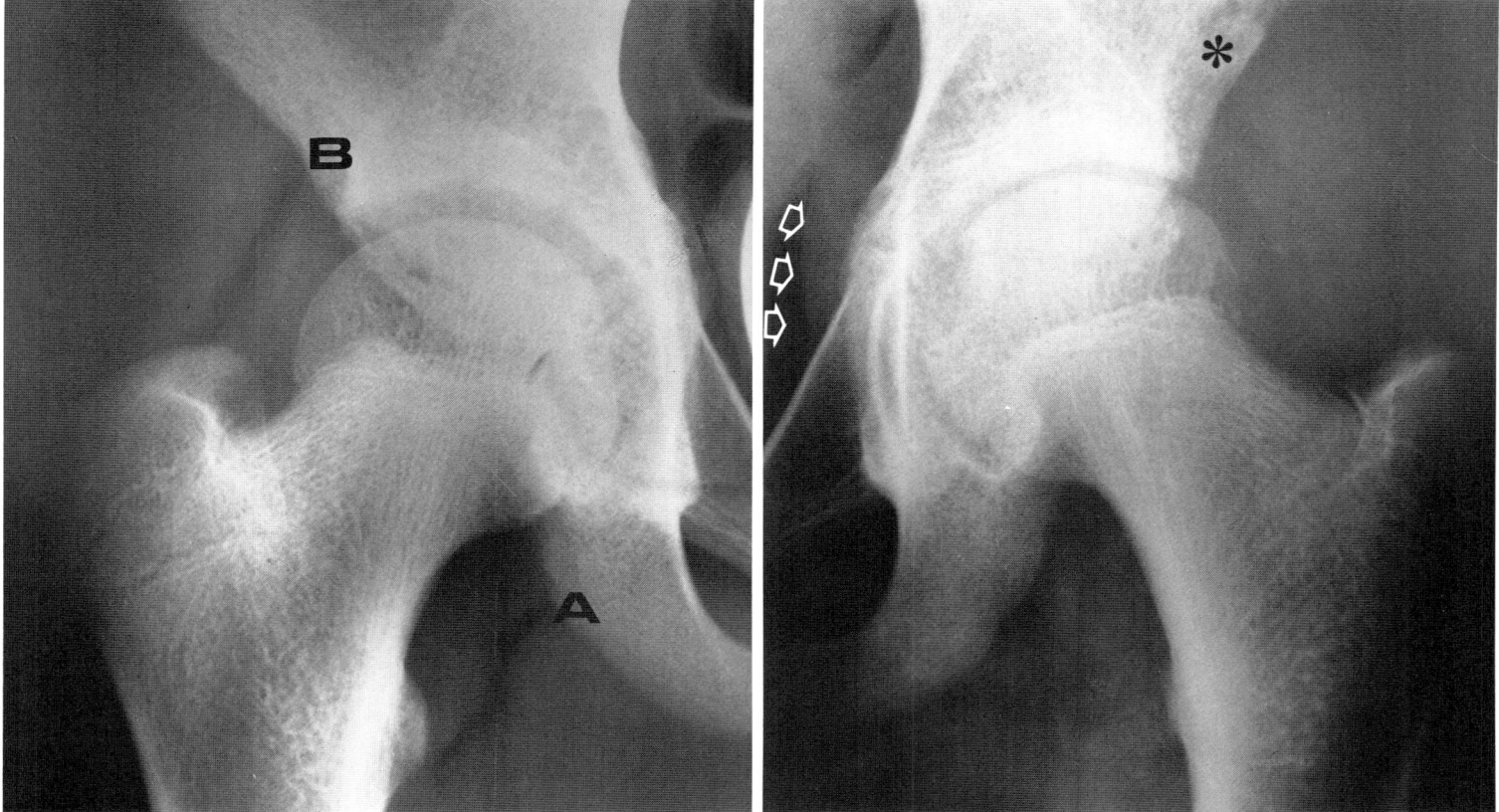

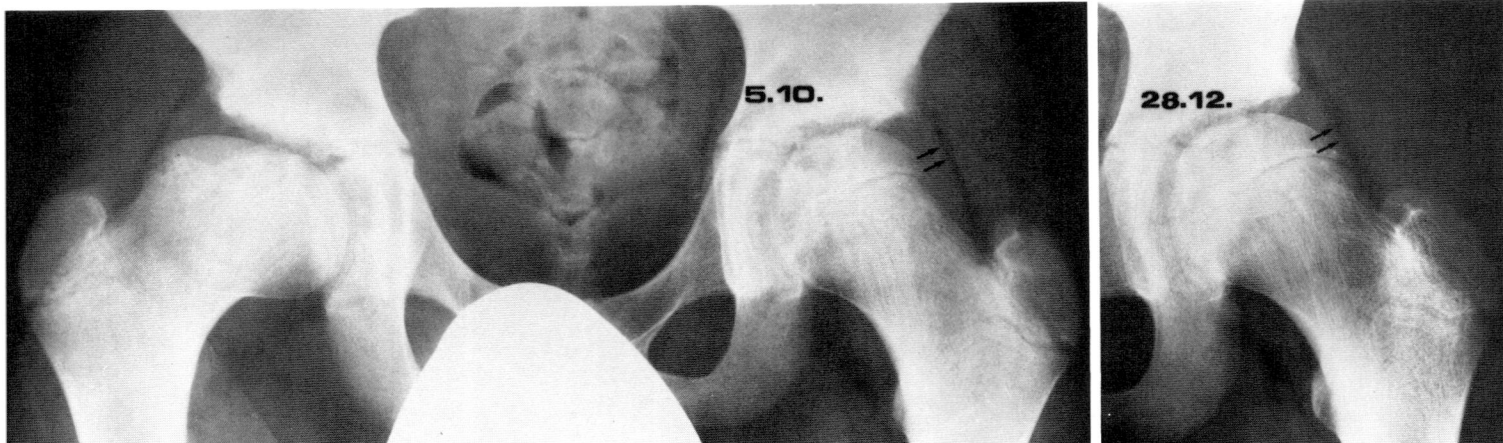

Abb. 30 **(Reversible) Verlagerung des linksseitigen Glutaeus-minimus-Fettstreifens** (───►) **durch den Erguß einer Femurkopfosteomyelitis** bei einem Zwölfjährigen. Als Nebenbefund erkennt man an der rechten Hüfte den Zustand nach Morbus Perthes. (Betrachtung vor einer starken Lichtquelle, z. B. Irisblende.)

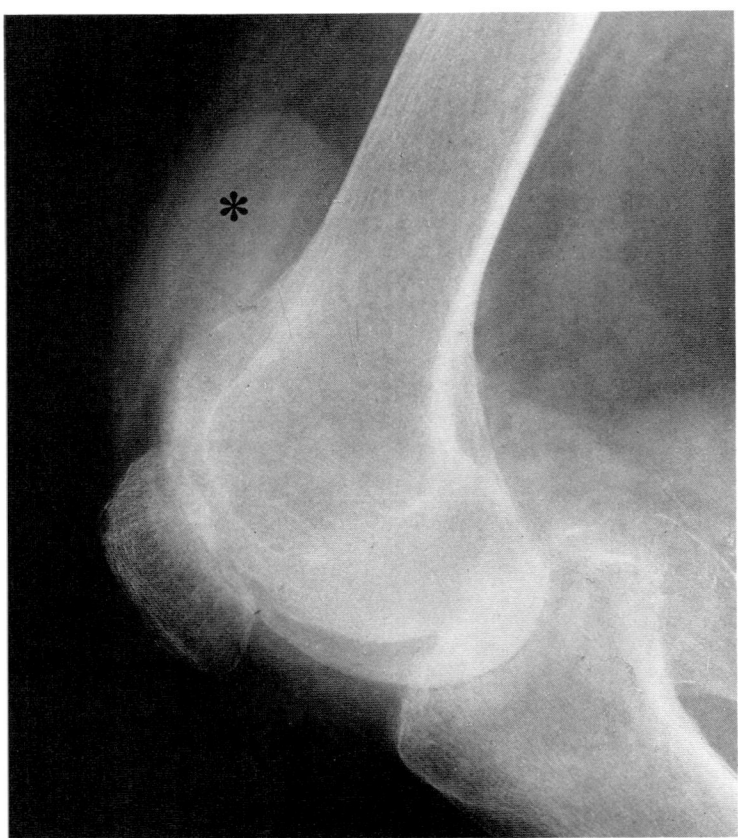

Abb. 31 **Erguß im Kniegelenk** (ballonierte kommunizierende Bursa [„Recessus"] suprapatellaris [✻]). (Reproduktion wie bei Betrachtung vor einer starken Lichtquelle.)

Abb. 32 **Computertomographische Darstellung einer Volumenvermehrung (Erguß, Synovialisproliferation) bei adulter rheumatoider Arthritis im Kniegelenk** (*rechts* ★). *Links* ist ein Normalbefund wiedergegeben.

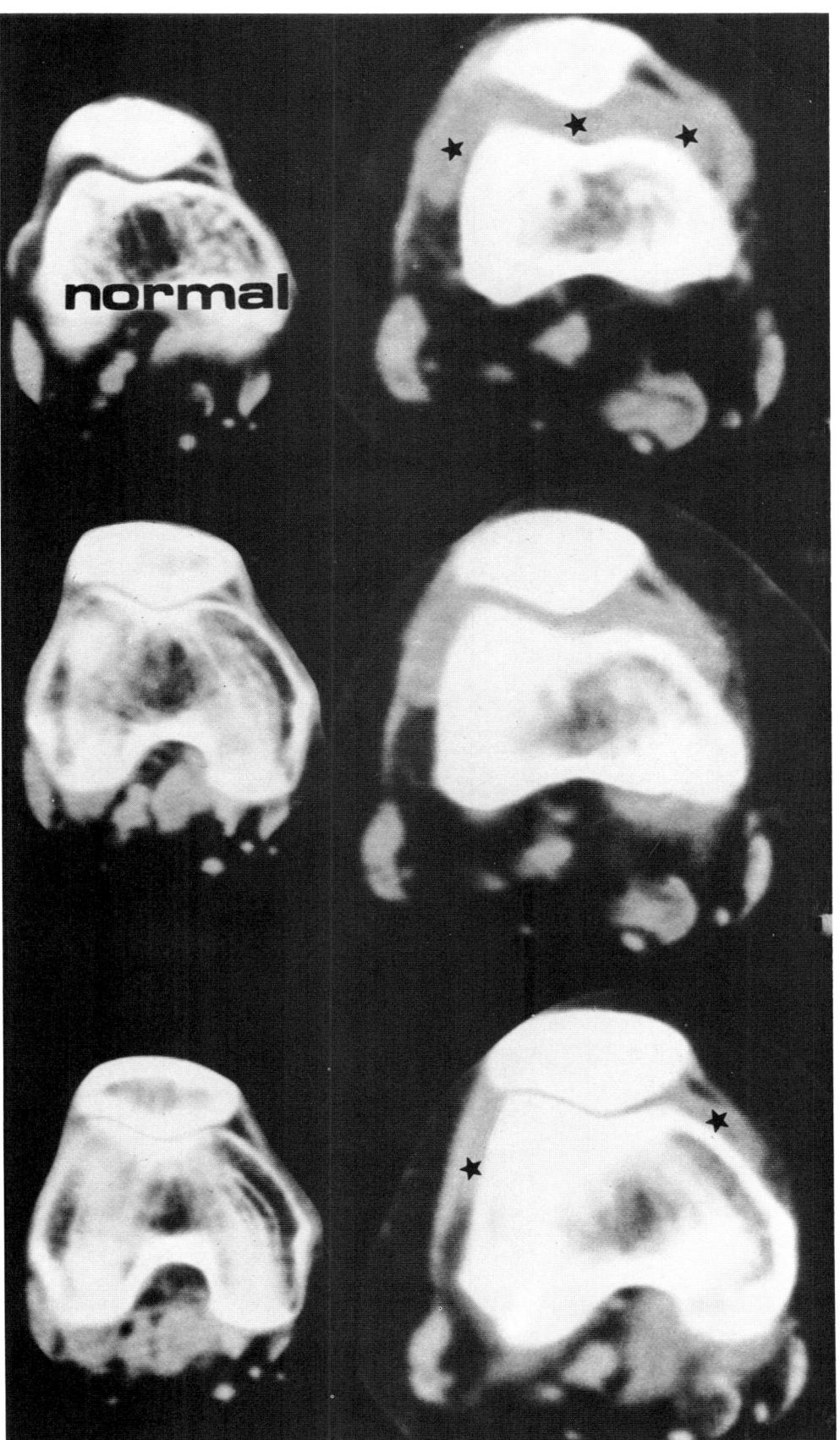

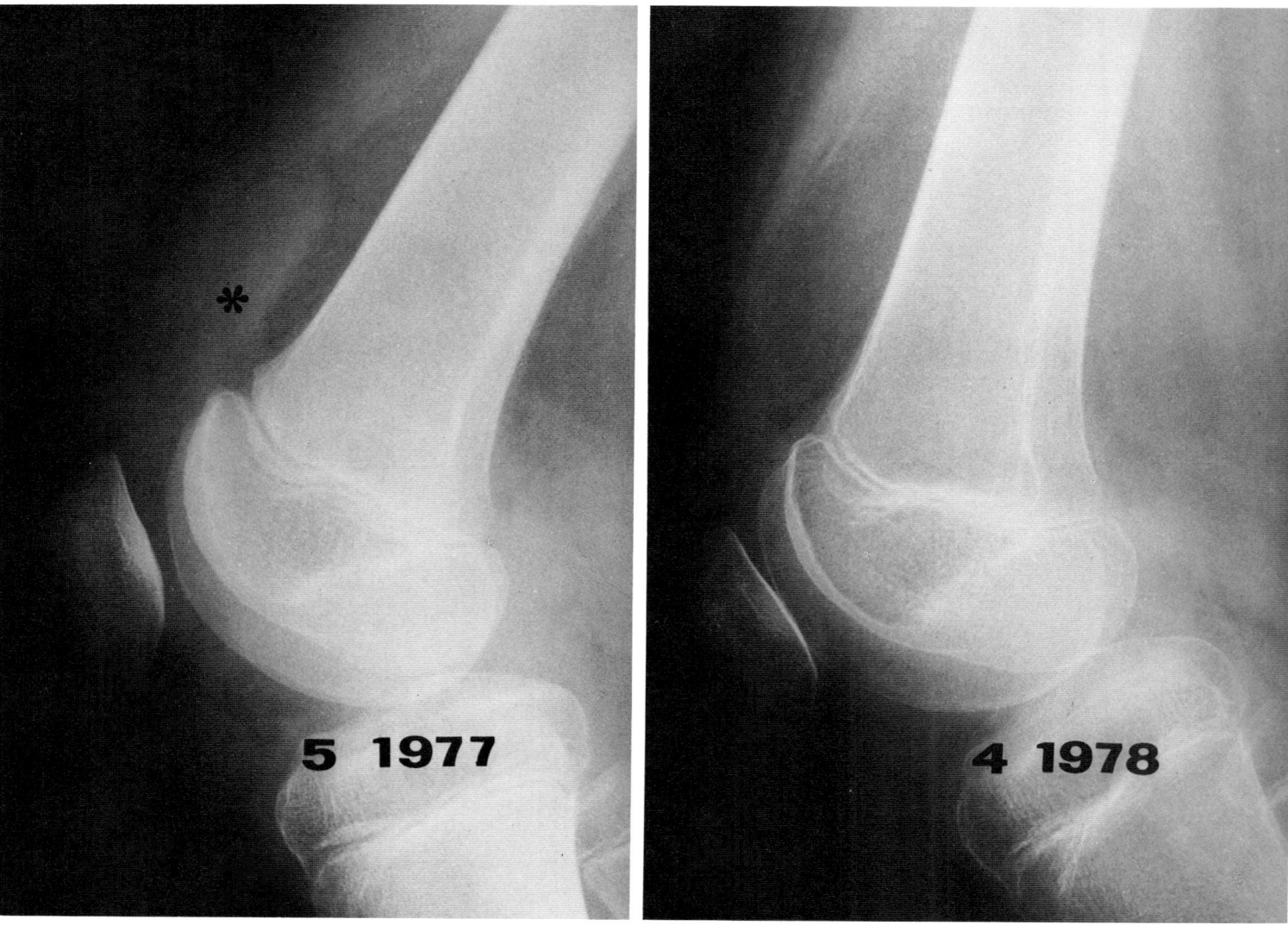

Abb. 33 **Rückbildung eines Kniege-
lenksergusses bei juveniler chronischer Arthritis** (∗).

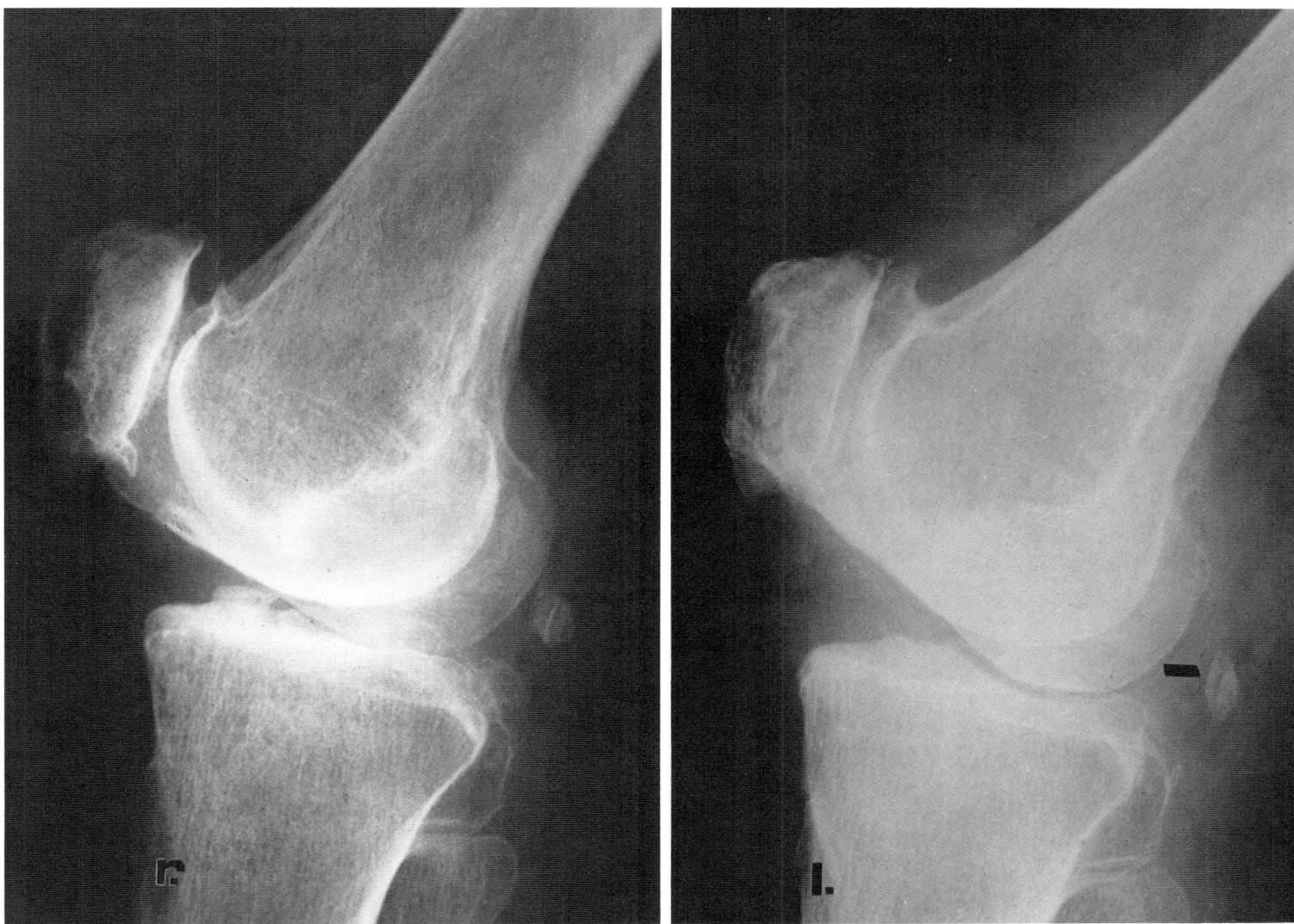

Abb. 34 **Dorsalverlagerung der
Fabella durch den Erguß einer aktivierten linksseitigen Gonarthrose.**
Rechts (r.) ist die Arthrose nicht aktiviert,
daher kein Erguß und keine Fabellaverla-
gerung.

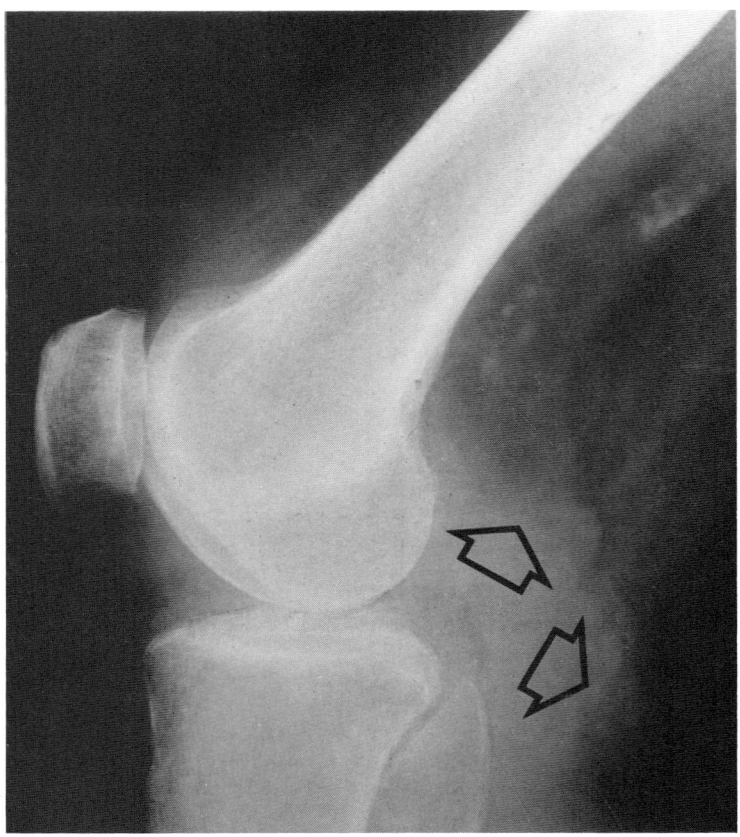

Abb. 35 **Erguß und Synovialisprolife-rationen im Kniegelenk bei villonodu-lärer Synovialitis.** Die Pfeile (▷) zeigen auf die polyzyklischen Synovialiswuche-rungen (Differentialdiagnose: malignes Synovialom oder anderer Weichteiltumor).

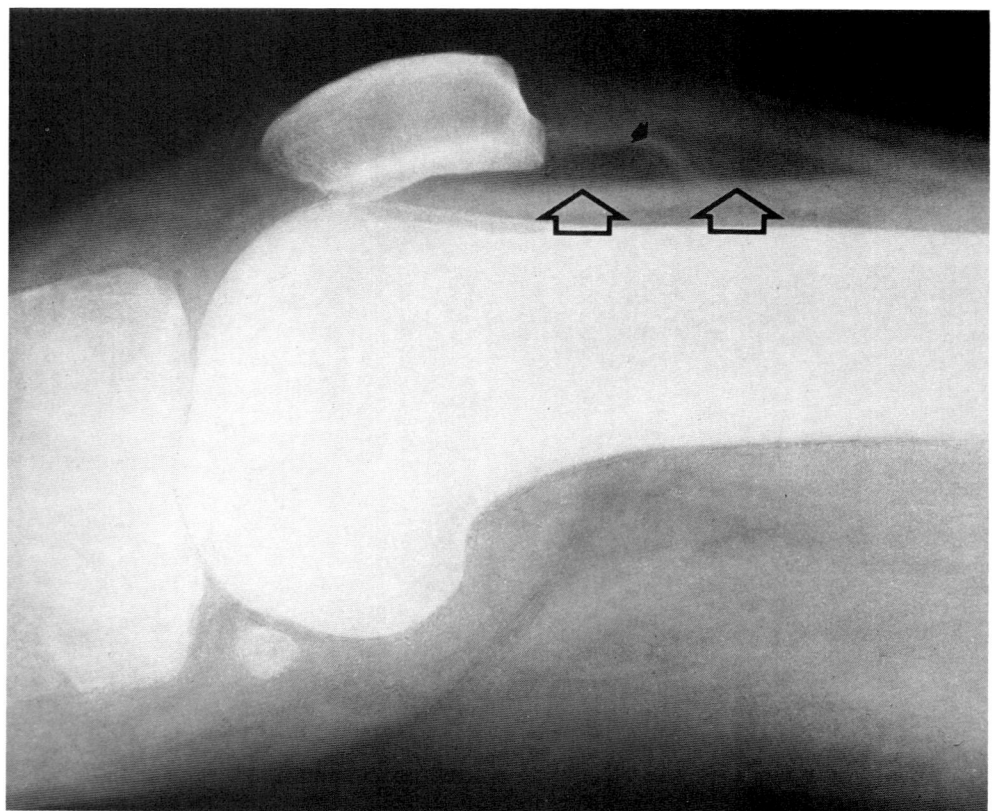

Abb. 36 **Lipohämarthros auf der seit-lichen Röntgenaufnahme bei horizon-talem Strahlengang (sogenannte Niveauaufnahme).** Die lichten Pfeile (▷) zeigen auf die Spiegelbildung (Knochen-markfett oder Fett des zerquetschten infrapatellaren Fettkörpers und/oder der Plicae alares schwimmt auf dem blutigen Erguß). Indikationen zur Niveauaufnahme sind also schwere Kniegelenktraumen. Der kleine Pfeil (➡) markiert die suprapa-tellare Synovialplika zwischen Gelenkka-vum und Bursa suprapatellaris. (Plicae sind persistierende embryonale Synovial-septen des Kniegelenkes, die sich supra-, medio- und infrapatellar zu erkennen geben. Gelegentlich entwickeln sie nach [sportlichen] Überanstrengungen einen chronischen entzündlichen Reizzustand [Plika-Syndrom], der bei der Arthroskopie oder Arthrotomie erkannt wird und Anlaß für Schmerzen, Gelenkerguß und Instabi-litätsgefühl sein kann.)

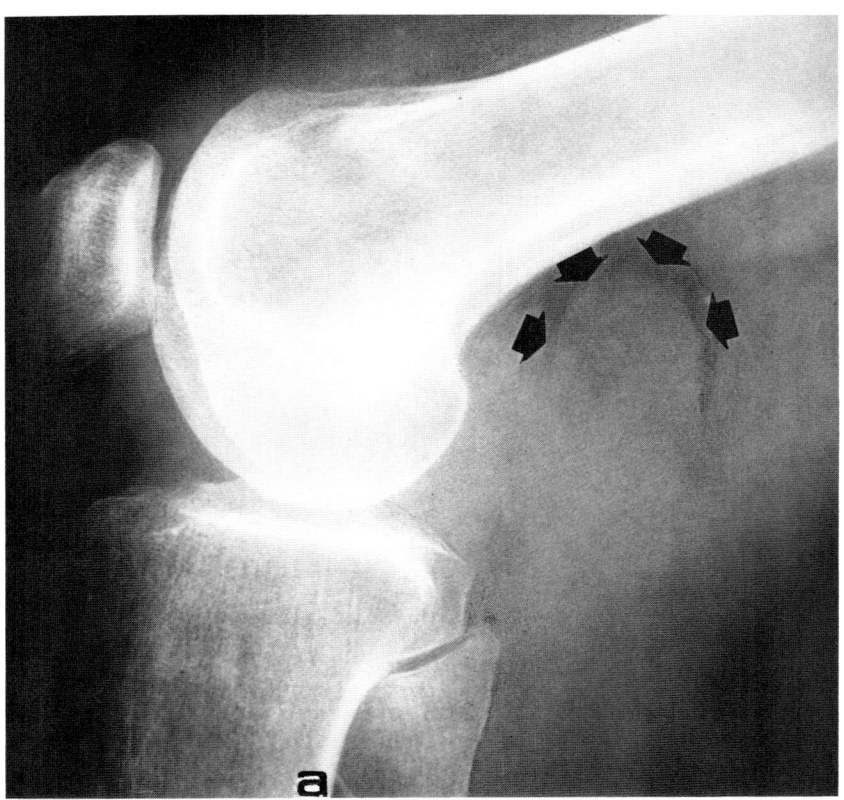

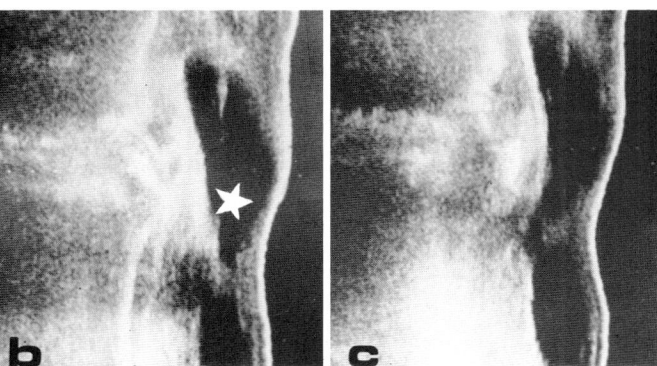

Abb. 37 **Darstellung einer Baker-Zyste (Popliteazyste, Arthrozele, Synovial-zyste) im seitlichen Röntgenbild des Kniegelenkes** (a ➡) **und im Sonogramm** (b, c ★). Die Zyste dehnt sich weit wadenwärts aus.

Abb. 38 **Erguß im oberen Sprungge-lenk** (★), **normale Darstellung des Kagerschen Dreiecks** (Fettgewebe vor der Achillessehne [▷]). Sein Vorderrand ist normalerweise nicht so scharf konturiert wie seine Dorsalkontur. Hämatome und periartikuläre Ödeme machen das Fettgewebe dort, wo sie das Dreieck durchsetzen, wasseräquivalent und löschen dadurch das „schwarze" Dreieck mehr oder weniger aus (Filmbetrachtung vor einer Irisblende).

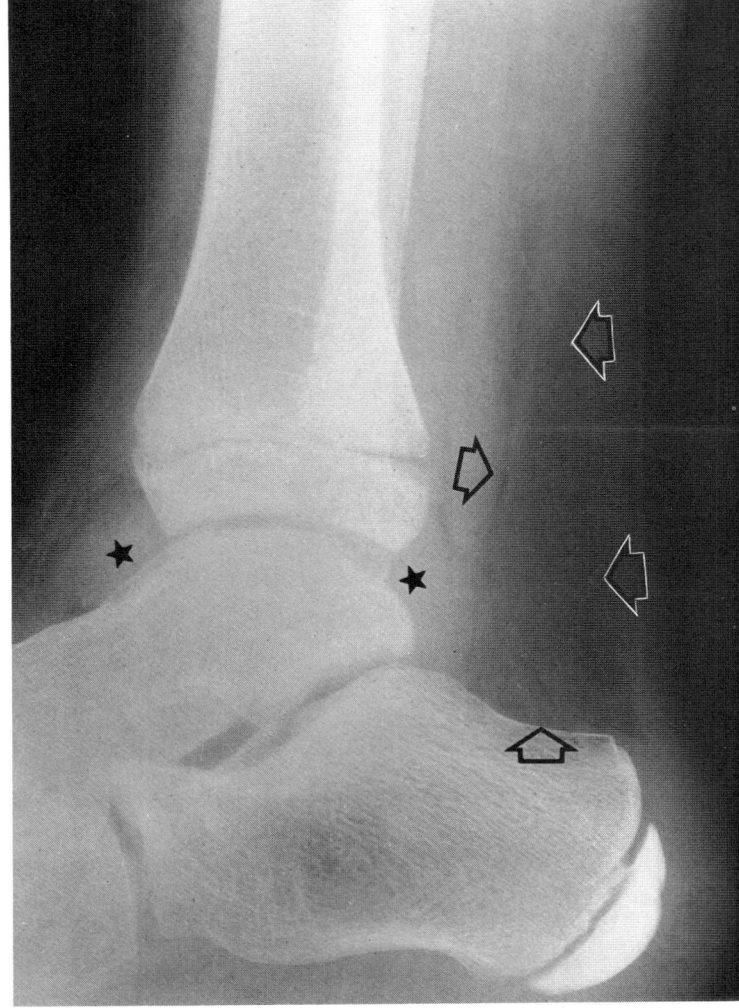

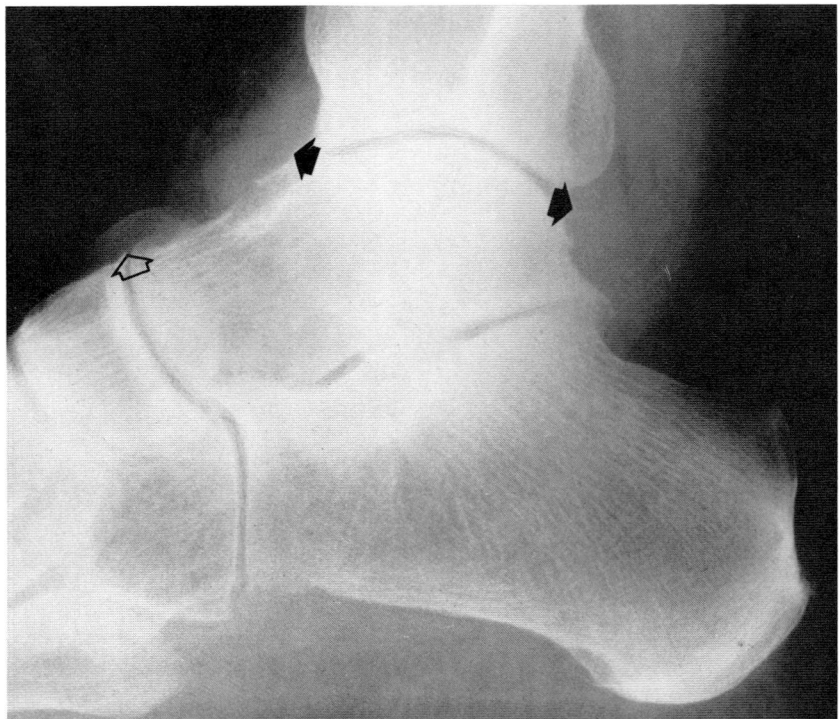

Abb. 39   **Erguß im Talokruralgelenk (►) sowie im Talokalkaneonavikular-gelenk (vordere Kammer des unteren Sprunggelenkes, (▷))**. Betrachtung vor starker Lichtquelle.

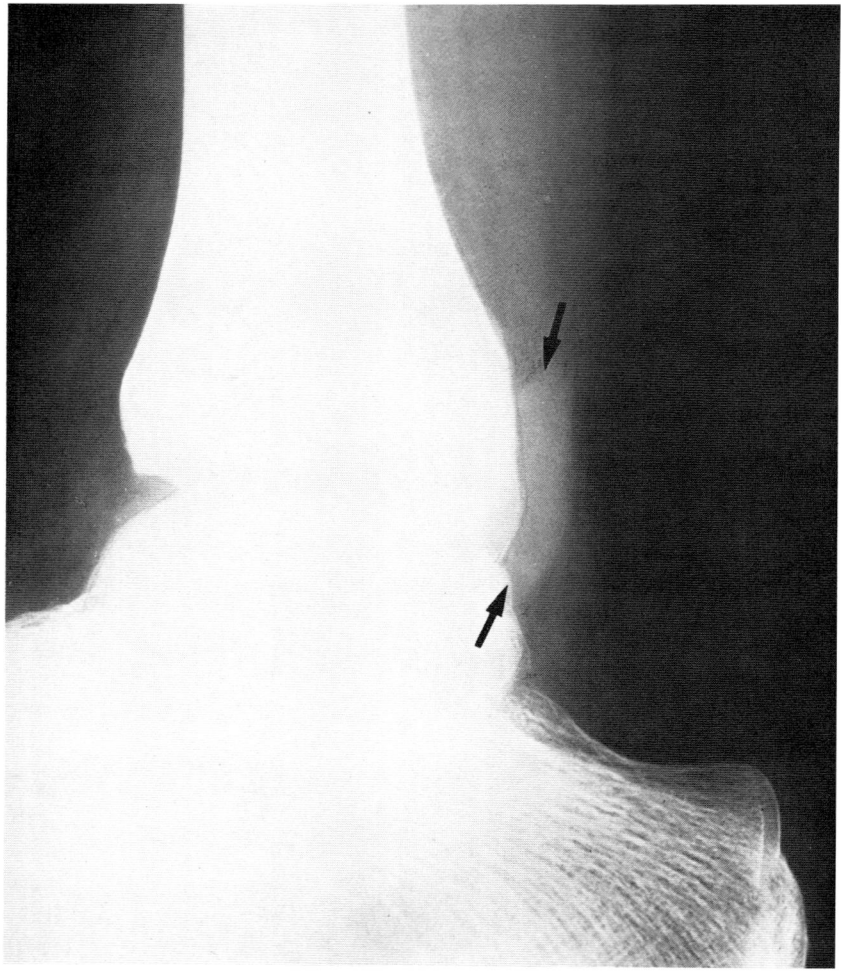

Abb. 40   **Anschwellung der Sehnen-scheide des M. tibialis posterior (—►) durch Sehnenscheidenentzündung** (entzündlich rheumatisch, bakteriell, mykotisch, villonoduläre Synovialitis, „idiopathisch"). Topographische Differen-tialdiagnose gegenüber Sehnenscheiden-entzündung m. flexoris digitorum pedis longi oder m. flexoris hallucis longi (Betrachtung der Röntgenaufnahme vor einer sehr hellen Irisblende).

Abb. 41   Darstellung eines Ergusses im Talokalkaneonavikulargelenk (→) auf der Fußschrägaufnahme. (Betrachtung vor einer starken Lichtquelle.)

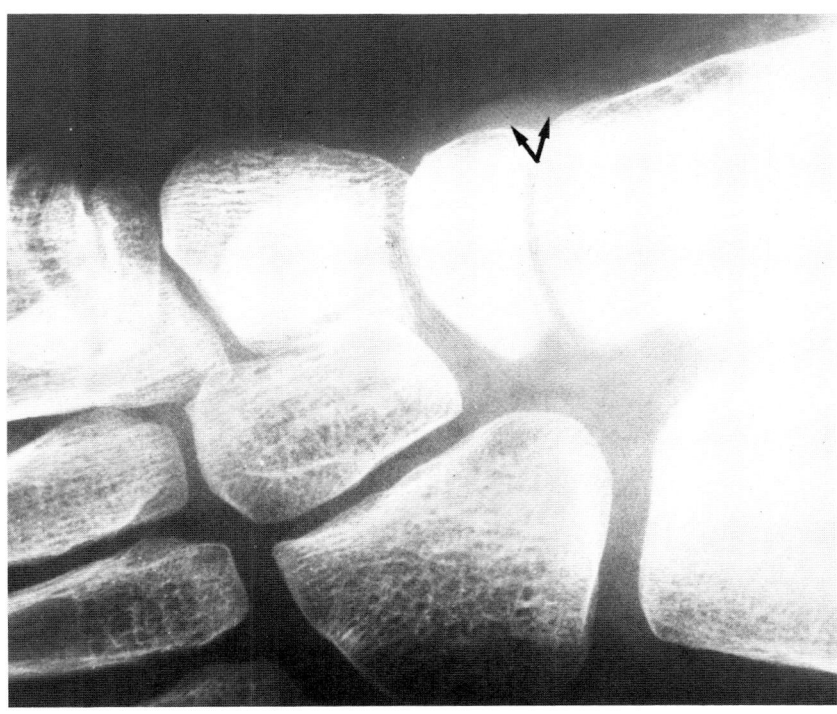

Abb. 42   Gasbildung in den medialen Vorfußweichteilen nach oder ohne vorausgegangene Verletzung (Infektion mit Anaërobiern oder Kolibakterien oder enzymatischer Glukoseabbau bei Diabetes mellitus).

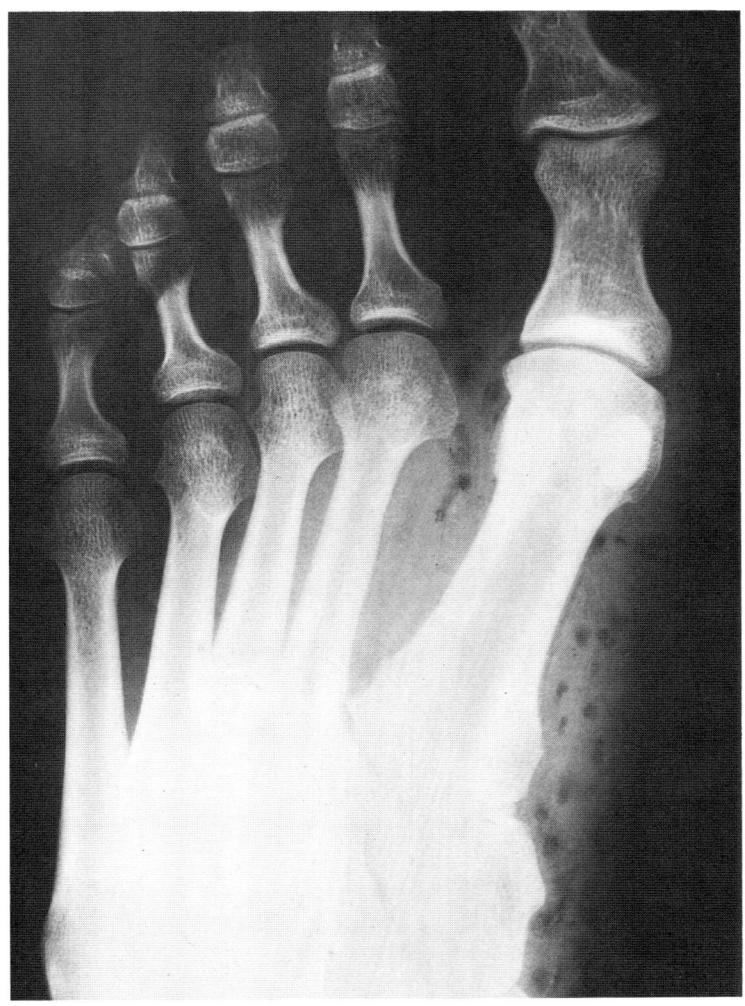

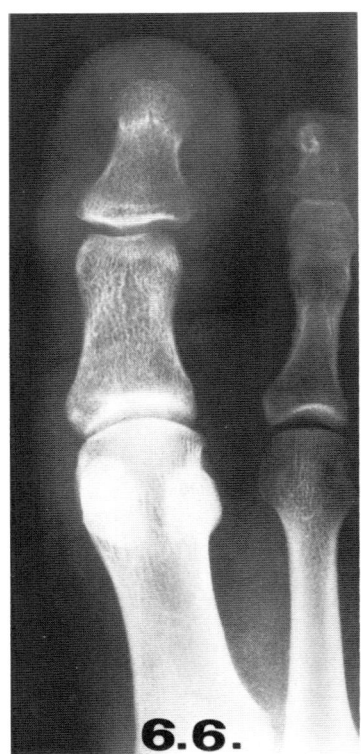
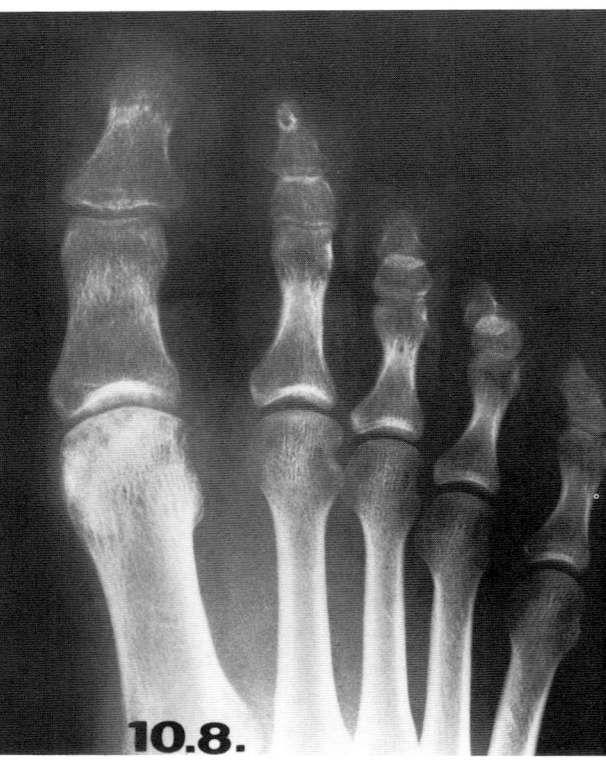

Abb. 43 **Eine fleckige Demineralisation — arthritisches Kollateralphänomen** — hat sich etwa 2 Monate (10.8.) nach Beginn der Monarthritis des ersten Metatarsophalangealgelenkes im Verlauf der Spondylitis ankylosans entwickelt.

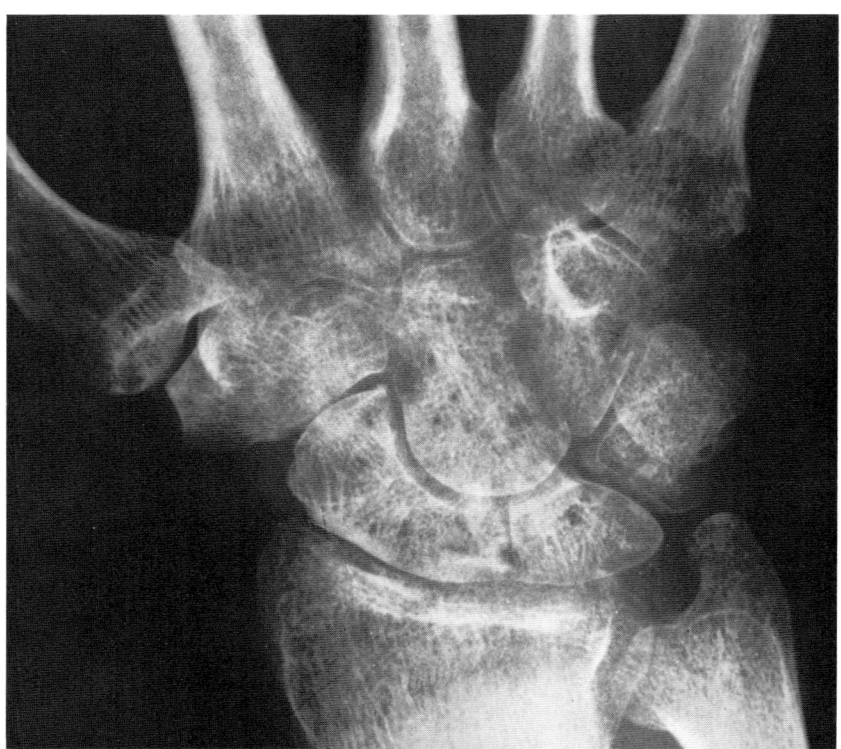

Abb. 44 **Übergang einer fleckigen gelenknahen Demineralisation in eine diffuse Entkalkung als Kollateralphänomen einer Karpalarthritis.** Die Differentialdiagnose gegenüber Entkalkungen anderer Genese, z. B. bei Reflexdystrophien, ist aus diesem Ausschnitt einer Röntgenaufnahme der Hand nicht zu stellen (s. Text).

Abb. 45 **Karpalarthritis im Verlauf der rheumatoiden Arthritis** mit gleichmäßiger Karpal- und Metakarpalentkalkung sowie metaphysärer bandförmiger Demineralisation im Bereich der ehemaligen (geschlossenen) distalen Wachstumsfuge des Radius (▷). Der Pfeil (➤) weist auf die entzündete (angeschwollene) Sehnenscheide des M. extensor carpi ulnaris hin (vgl. Abb. 20).

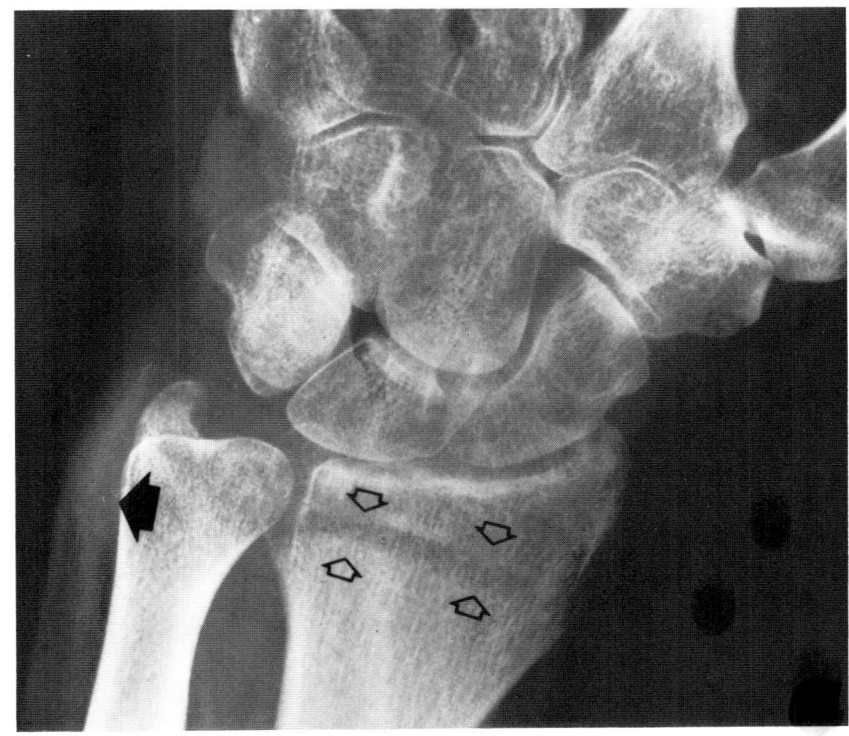

Abb. 46 **Unmittelbar subchondral gelegene bandförmige Entkalkungszone am distalen Femur** (▷) **bei subakuter Arthritis** *(rechts)* **und bei Zustand nach Arthrotomie** *(links)*. Das arthritische Kollateralphänomen und die Inaktivitätsdemineralisation stellen sich also röntgenologisch identisch dar!

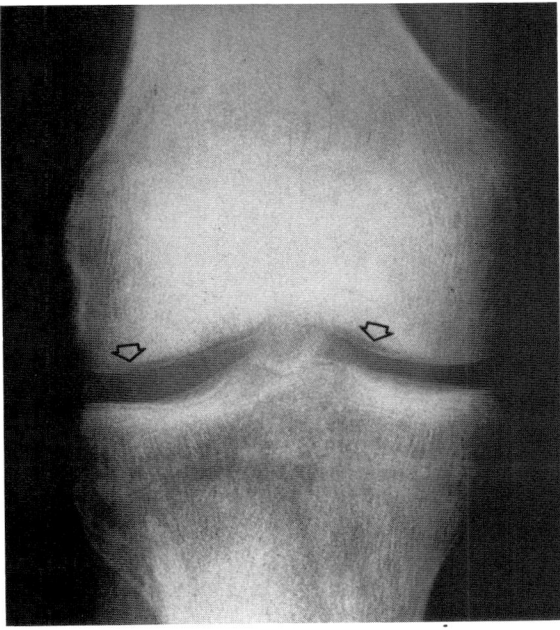
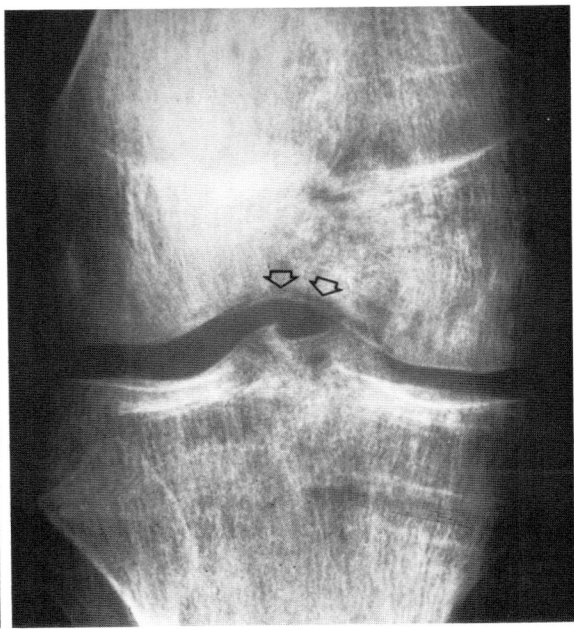

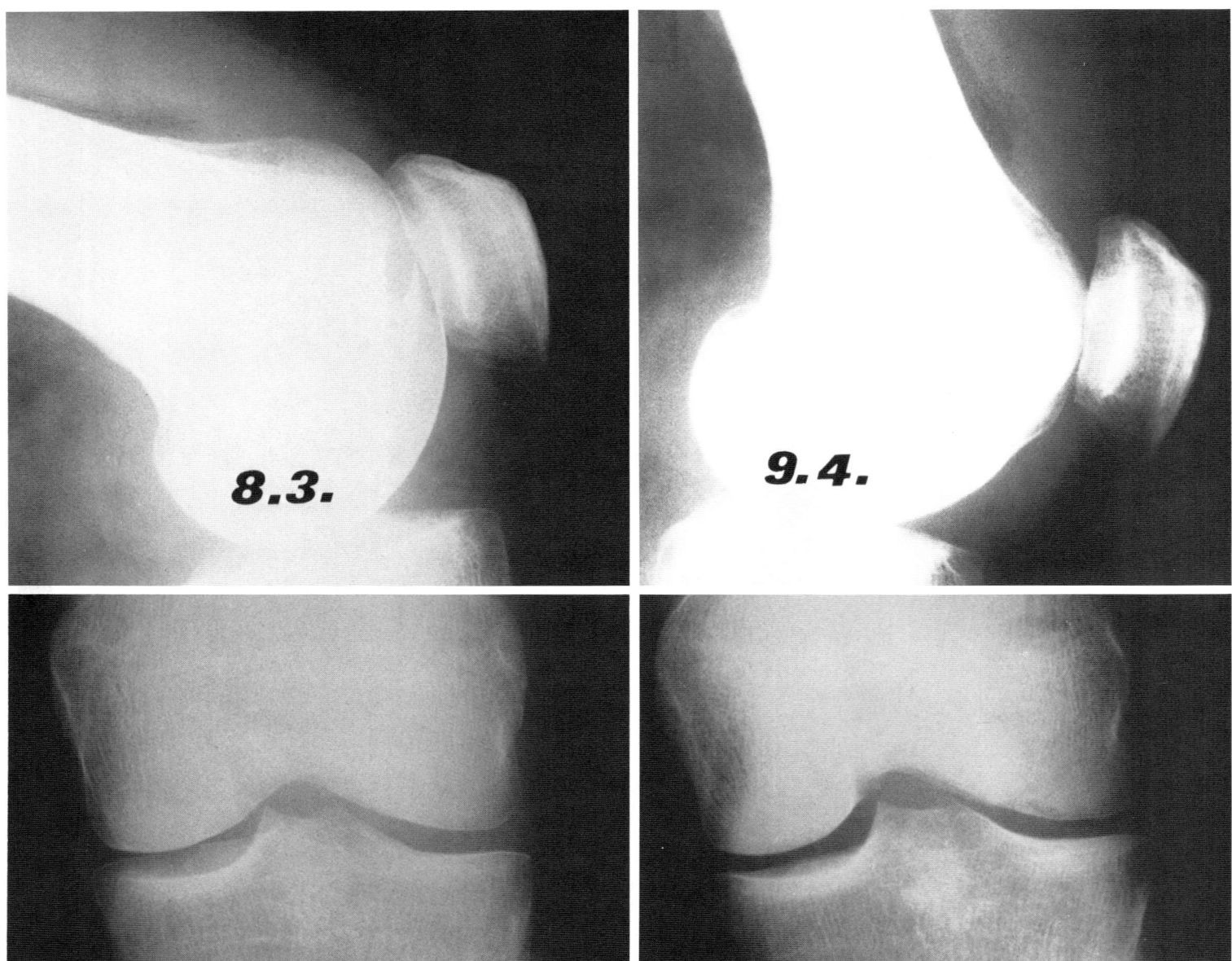

Abb. 47 **Entstehung einer unmittelbar
subchondral gelegenen bandförmigen
Demineralisationszone am lateralen
Femurkondylus als arthritisches Kollateralphänomen einer Synovialtuberku-
lose des linken Kniegelenkes** (vgl.
Abb. 48). Siehe auch die „Ballonierung"
der Bursa („Recessus") suprapatellaris.

Abb. 48 **Ausschnittvergrößerung von Abb. 47** (rechter unterer Bildanteil) zur besseren Darstellung der subchondral (unter der Grenzlamelle) im distalen Femur gelegenen bandförmigen Entkalkungszone (*arthritisches Kollateralphänomen* [▷]).

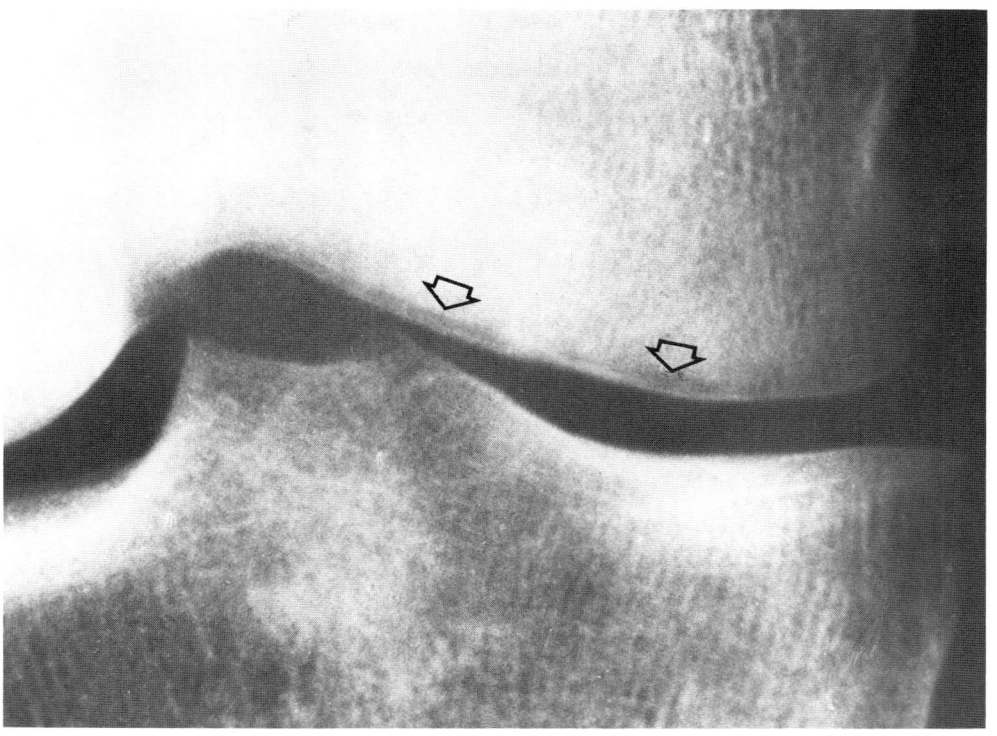

Abb. 49 **Aspekt der sogenannten relativen Diaphysensklerose bei peripherer chronischer Arthritis im Verlauf der Spondylitis ankylosans.** Durch die ausgeprägte gelenknahe Entkalkung der Röhrenknochenepiphysen erscheinen die normal mineralisierten Diaphysen verdichtet (relativ sklerosiert).

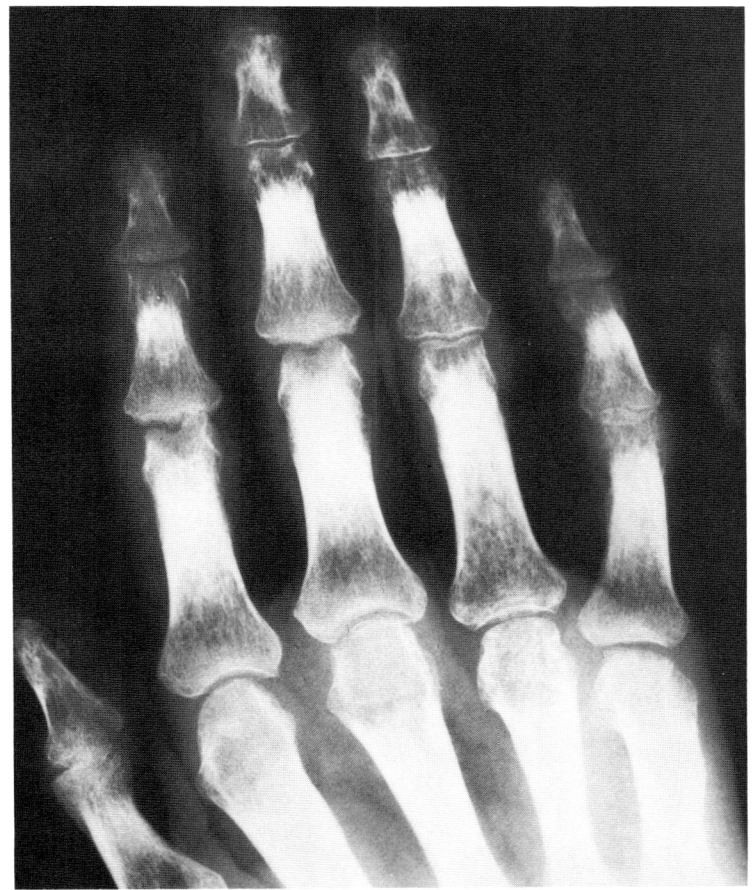

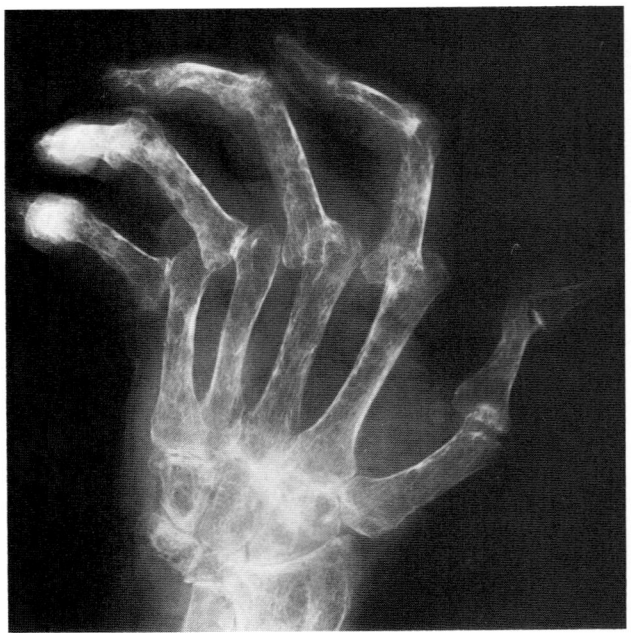

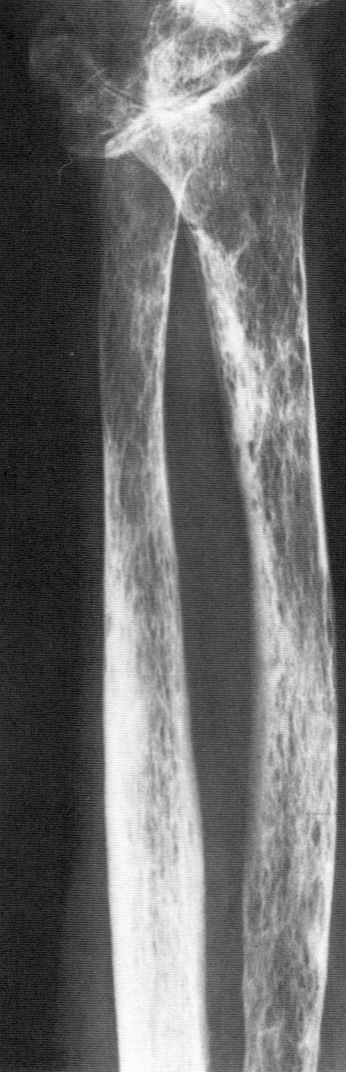

Abb. 50 **Diffuse, alle Knochenab-
schnitte der Hand ergreifende Demineralisation** *(links)* bei jahrzehntelang
abgelaufener rheumatoider Arthritis.
Rechts ist die gelenkferne Entkalkung am
Unterarm derselben Patientin wiedergegeben.

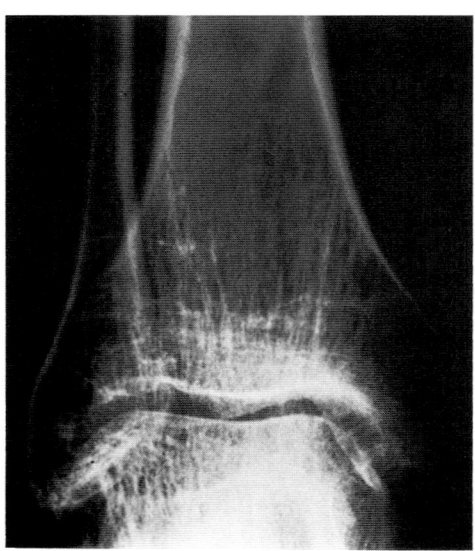

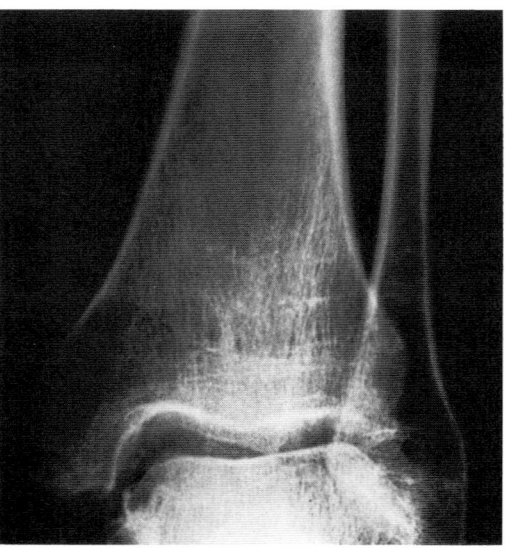

Abb. 51 **Strähnige Entkalkung
(Umbau) nach Wachstumsalterarthritis**
oder **nach langzeitiger Gelenkimmobi-
lisation im Wachstumsalter** *oder* **als
Hinweis auf die sogenannte Endatro-
phie des Sudeck-Syndroms.** Bei diesem Patienten war eine Talokruraltuberku-
lose als Schulkind die Ursache der strähnigen Demineralisation.

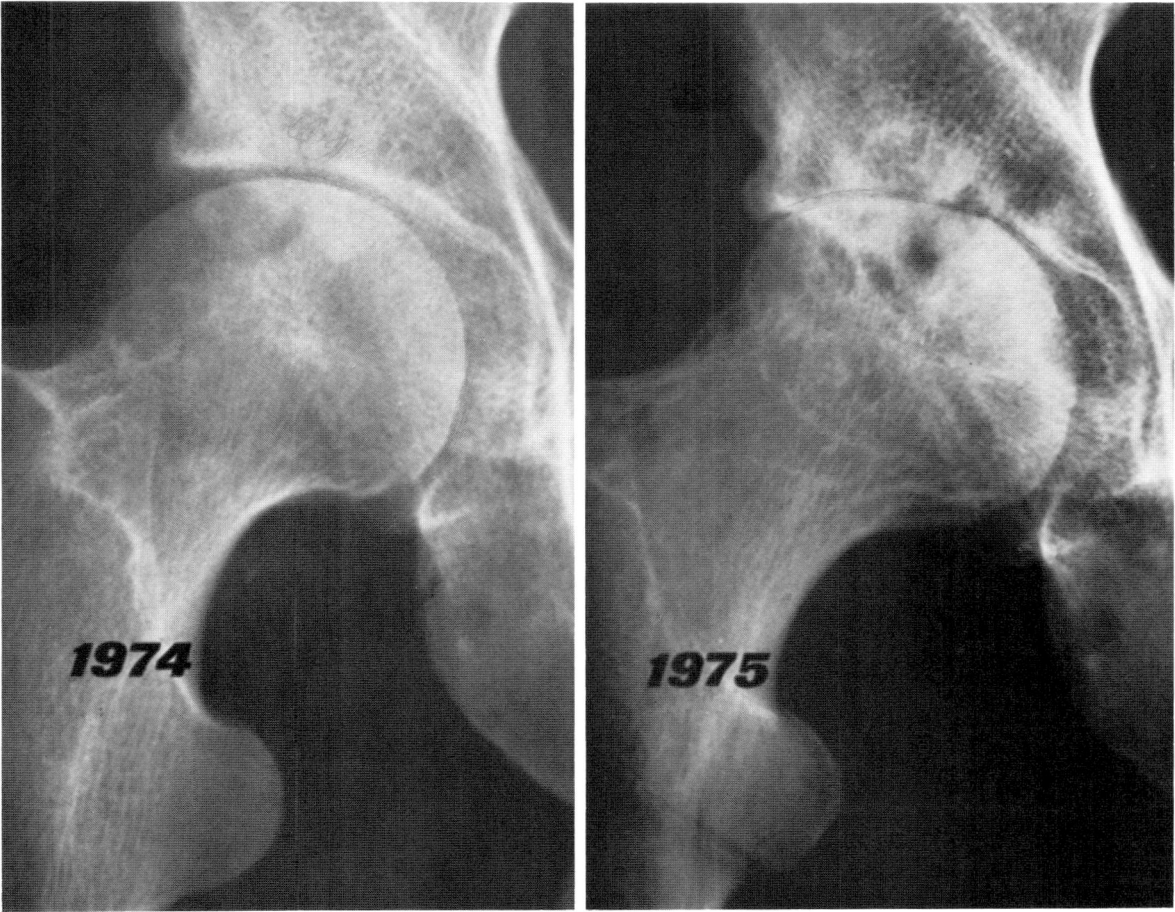

Abb. 52 **Mit zunehmender Chronizität der Koxarthritis im Verlauf der rheumatoiden Arthritis erscheinen die kollateralarthritisch unscharf strukturierten Spongiosatrabekel** (s. Femurkopf 1974, vgl. Abb. 53) **wieder schärfer gezeichnet** (s. Femurkopf 1975), und die arthritischen Direktzeichen schieben sich in den Vordergrund der Röntgenmorphologie.

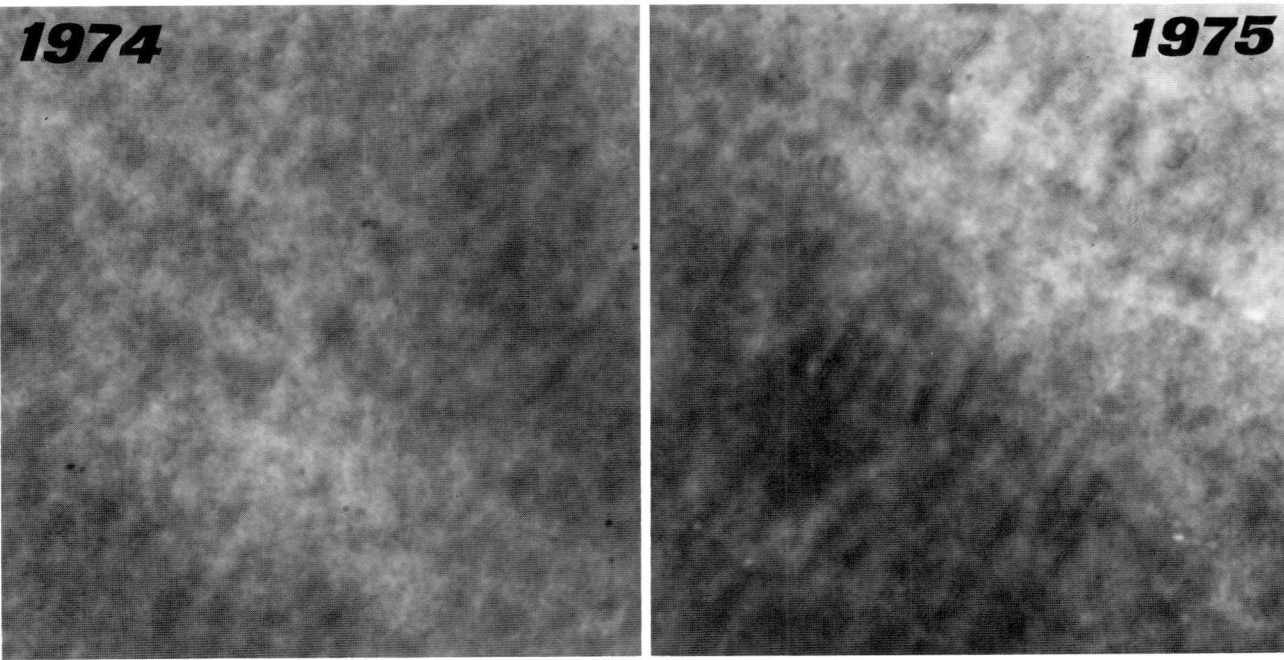

Abb. 53 **Ausschnittvergrößerung aus den beiden Femurköpfen der Koxarthritis in Abb. 52** zur Demonstration der *Unschärfe* (1974) und *Schärfe* (1975) der Spongiosatrabekel (s. Legende Abb. 52).

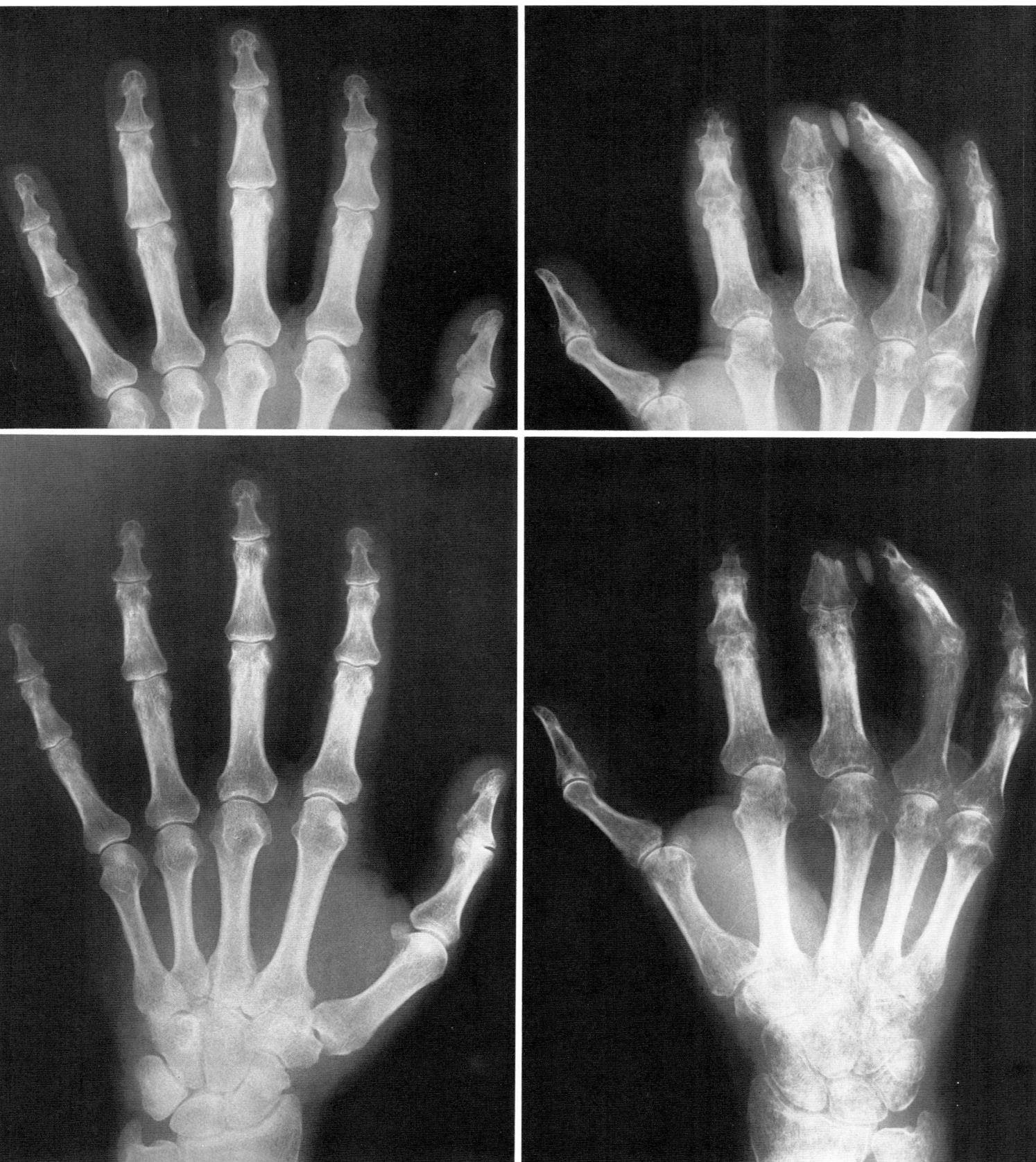

Abb. 54 **Fleckige bis diffuse Demine-**
ralisation der rechten Hand bei post-
traumatischem Sudeck-Syndrom. Zum
Röntgenbild des Sudeck-Syndroms
gehört die nichtgelenkbezogene Weichteilschwellung (der Hand), vgl. *unten*
(übliche Röntgendarstellung) mit *oben*
(Reproduktion wie bei Betrachtung der
Röntgenaufnahmen vor einer *starken*
Lichtquelle).

Abb. 55 **Identische flek-
kige Demineralisation der
Kniescheibe beim Sudeck-
Syndrom** (links) **und subakuter Arthritis** (rechts).

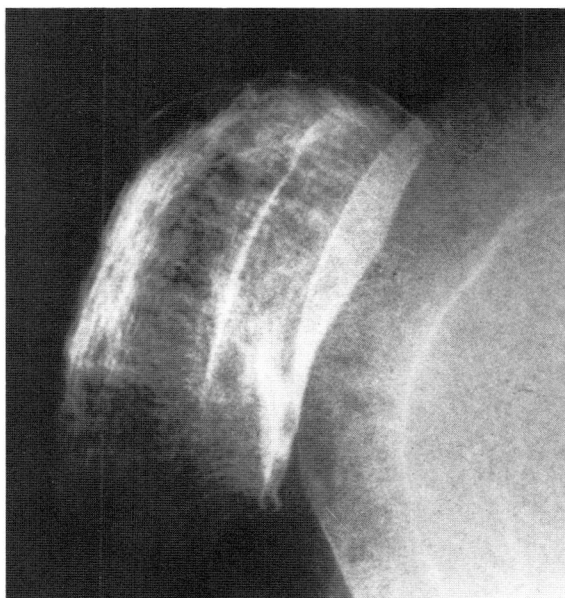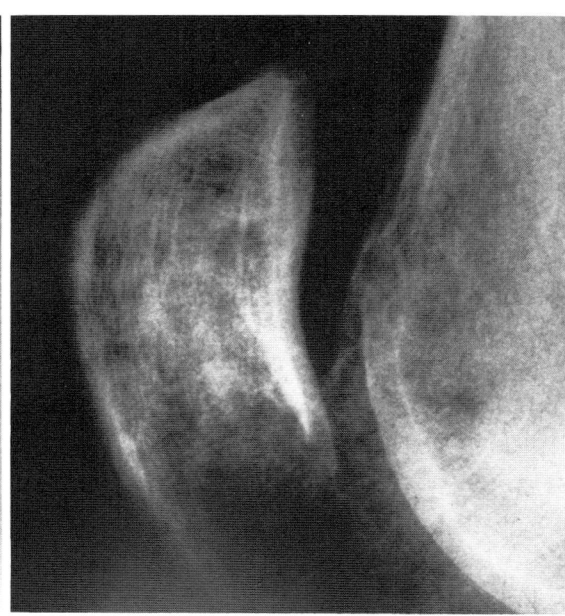

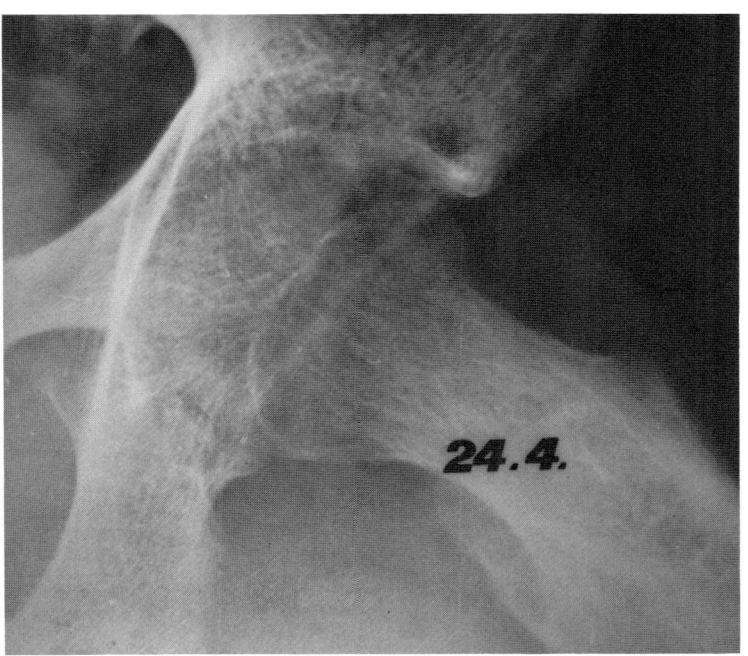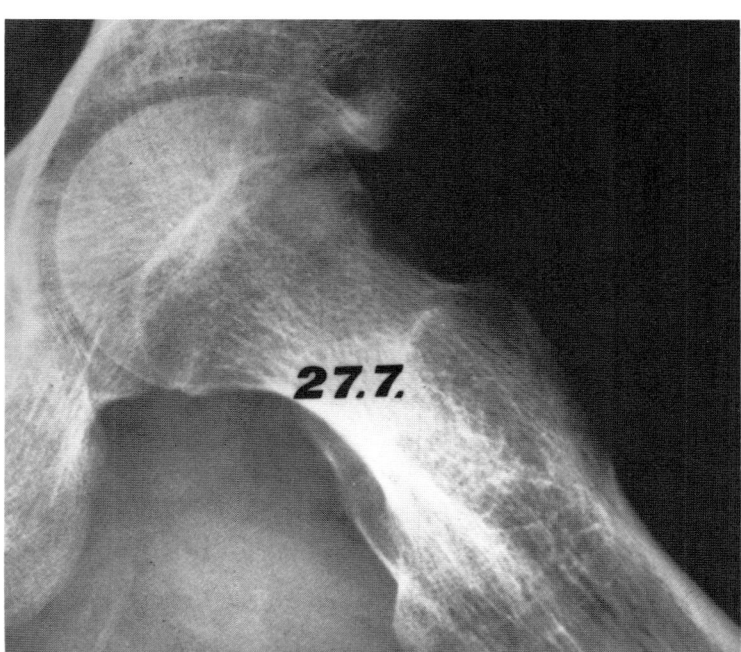

Abb. 56 **Reversible, unscharf struktu-
rierte Entkalkung des Femurkopfes
(ohne Verschmälerung des röntgenologischen Gelenkspaltes verlaufend)
bei transitorischer Osteoporose** (des Hüftgelenkes). Frauen mit dieser Reflexdystrophie haben häufig eine charakteristi-
sche Anamnese! Sie berichten nämlich,
daß die Hüftbeschwerden *in der zweiten
Hälfte der Gravidität* nach einem banalen Trauma aufgetreten seien. Auch bei Männern schließt sich dieses schmerzhafte
Krankheitsbild manchmal einem inadäqua-
ten Trauma an.

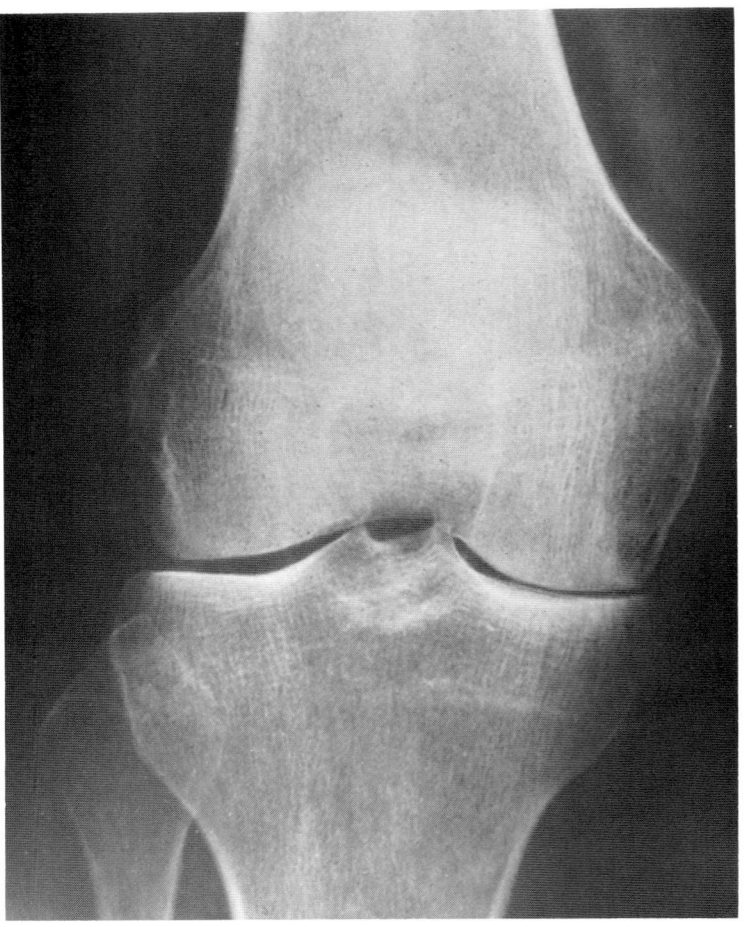

Abb. 57 **Gleichmäßige „reaktionslose" Verschmälerung des röntgenologischen Gelenkspaltes** am rechten
Kniegelenk bei rheumatoider Arthritis.

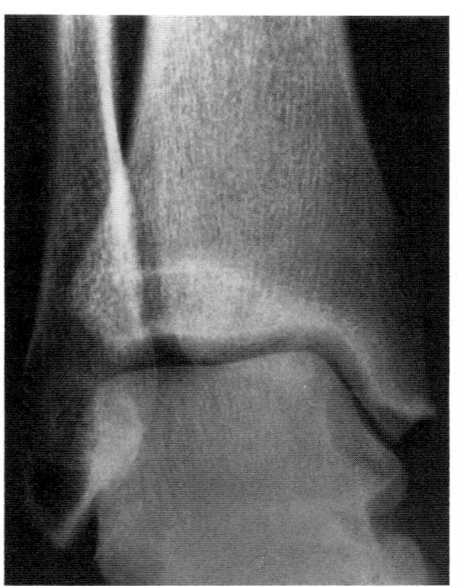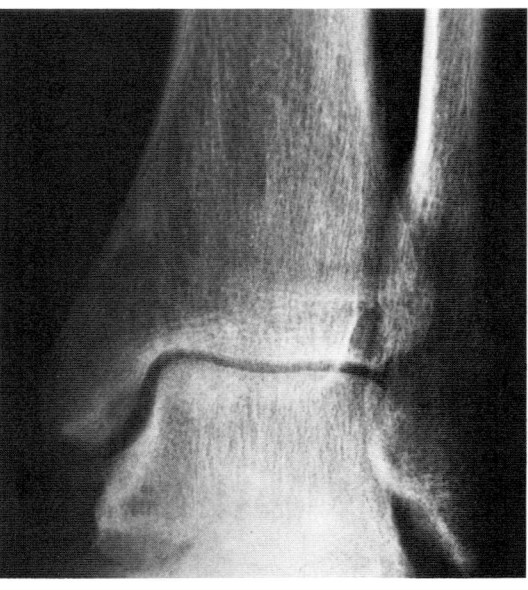

Abb. 58 **Arthritische reaktionslose,
gleichmäßige Verschmälerung des
röntgenologischen Gelenkspaltes im
linken Talokruralgelenk** (pyogene Arthritis).

Abb. 59 **„Echte" Erweiterung des rechten sakroiliakalen Gelenkspaltes** nach traumatischer Sprengung (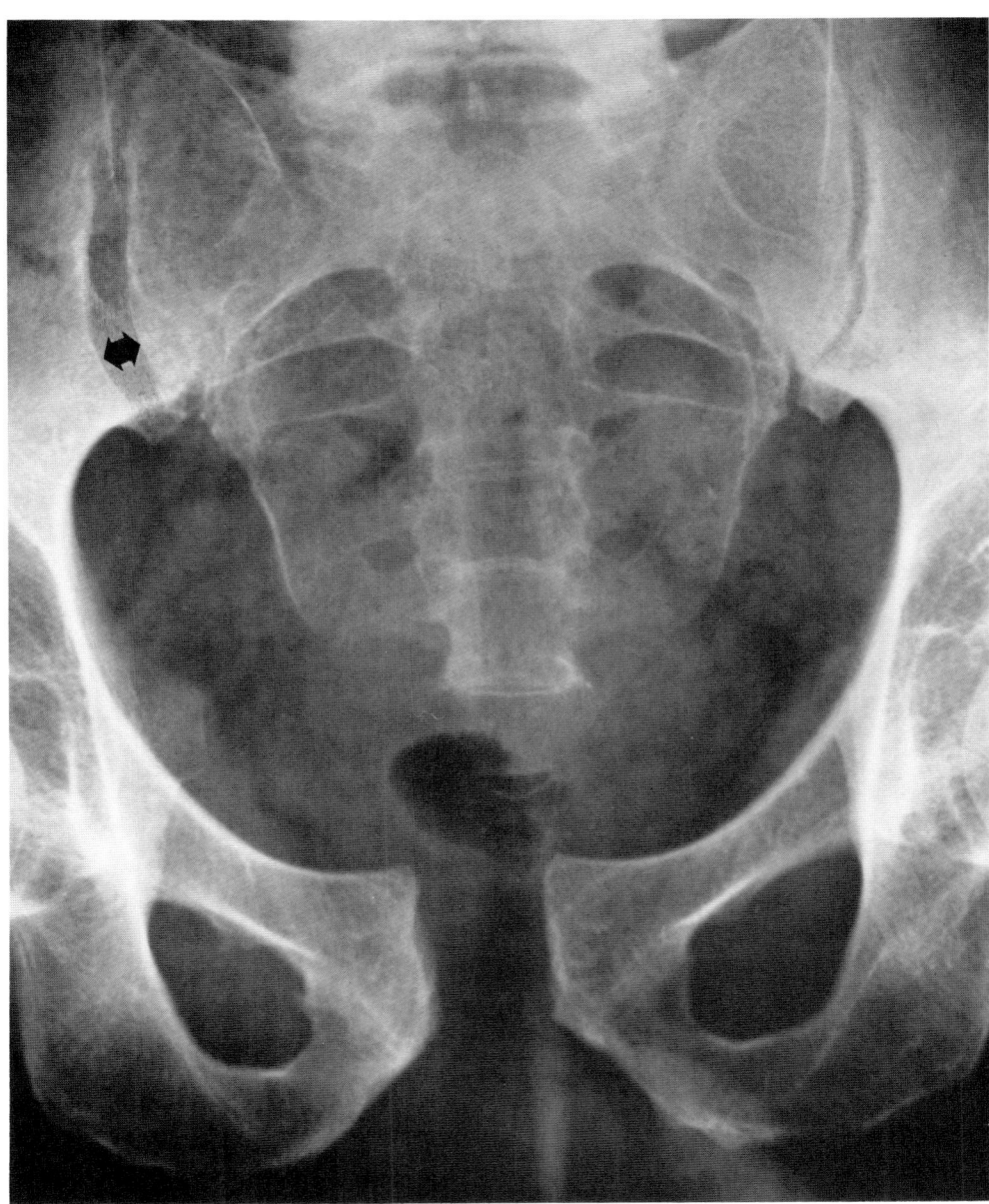),
s. auch die gleichzeitig gesprengte
(klaffende) Schambeinfuge.

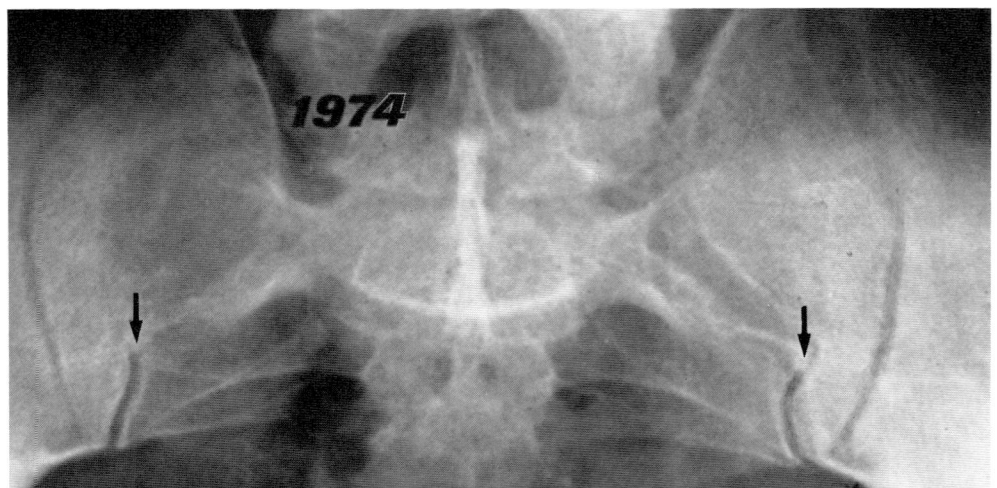

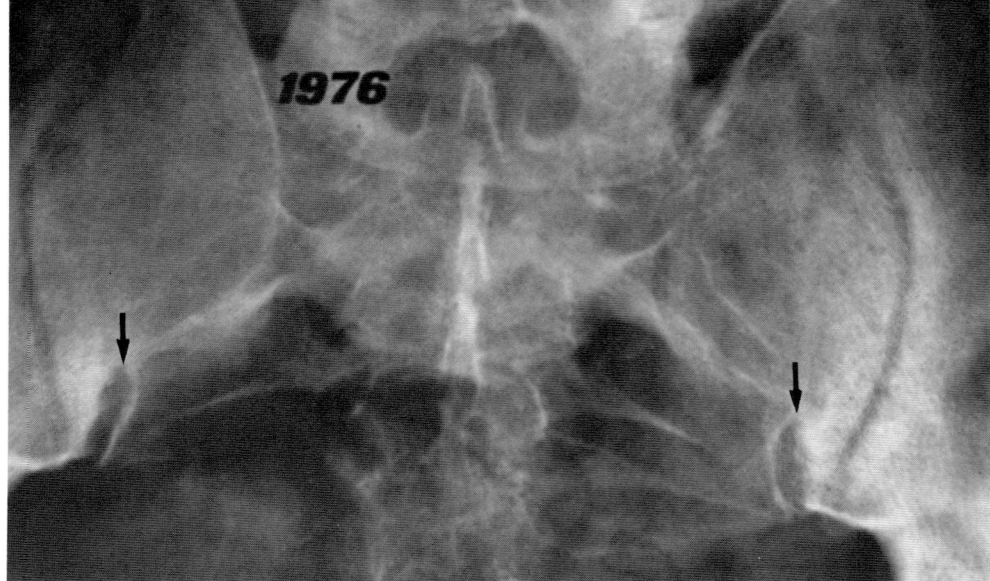

Abb. 60 **Entstehung einer Pseudoerweiterung durch marginale Knochenresorption** (———▶) im unteren hinteren
Abschnitt beider Sakroiliakalgelenke
(1976) bei Spondylitis ankylosans. Die
Knochenresorption zeigt sich in diesem
Fall ausschließlich auf der Iliumseite.

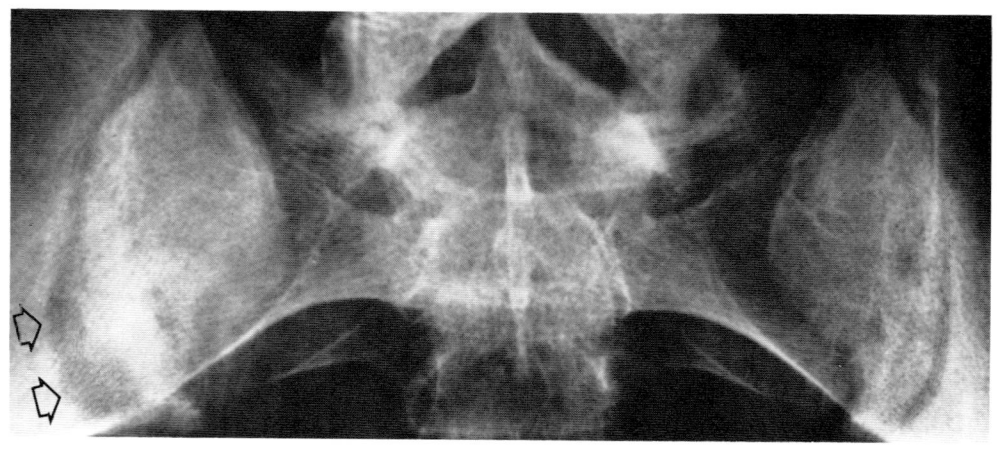

Abb. 61 **Girlandenförmig sich darstellende Pseudoerweiterung des rechten
Sakroiliakalgelenkes** (▷, vgl. mit dem
linken Sakroiliakalgelenk) im Rahmen des
Befalls durch die *juvenile* Spondylitis
ankylosans (Beginn der Erkrankung also
vor Vollendung des 16. Lebensjahres).

Abb. 62 **Die subchondrale Grenz-lamelle** (am distalen Femur, Autopsie-präparat) stellt sich als zarte „weiße" Linie (➡) dar.

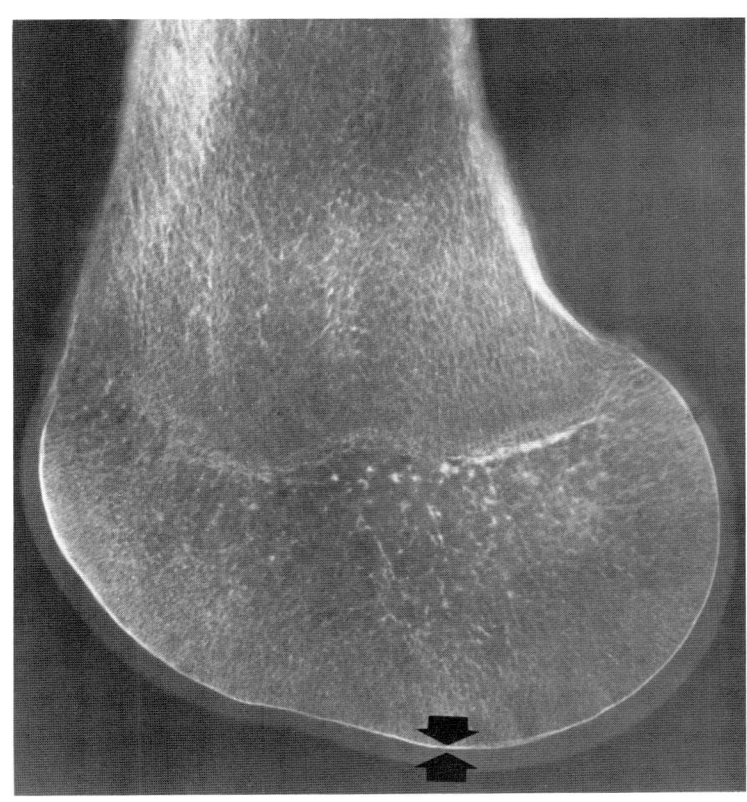

Abb. 63 **Partieller Abbau der sub-chondralen Grenzlamelle** am Metakar-puskopf 2 (1963, vgl. 1961 mit 1963 [▷]) bei rheumatoider Arthritis.

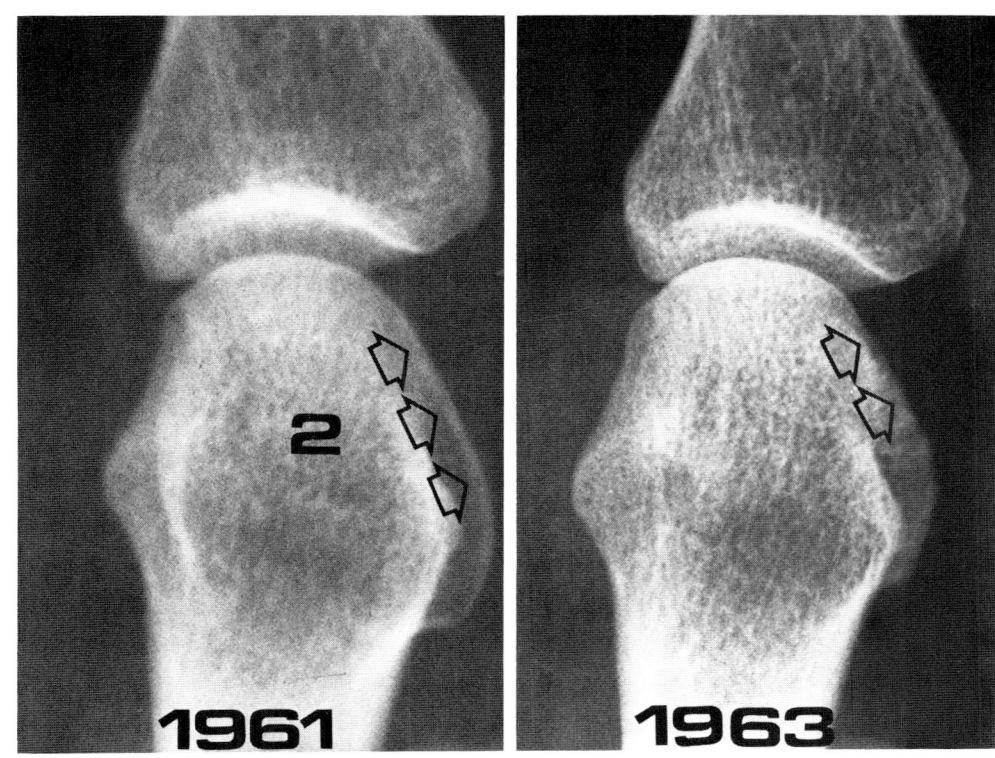

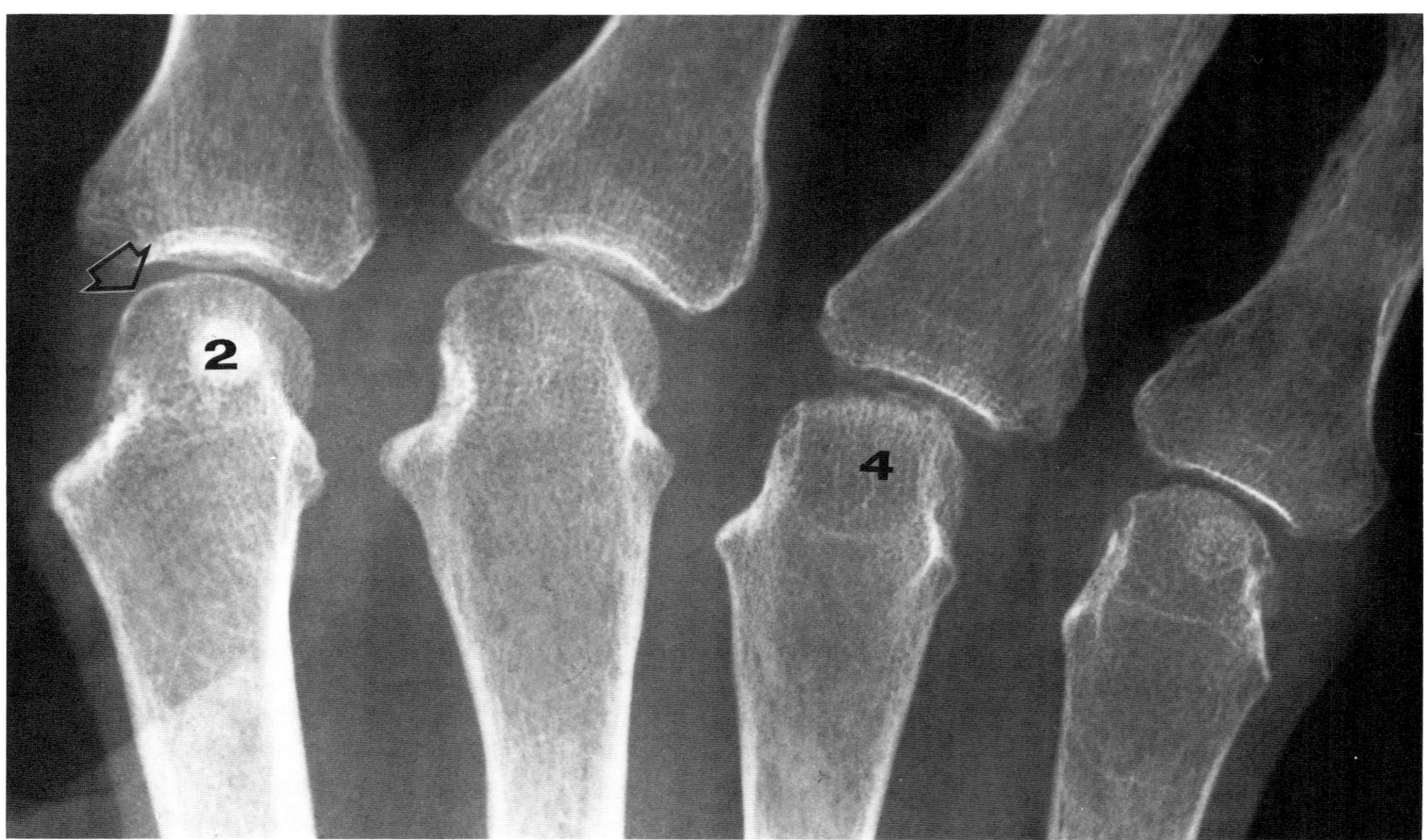

Abb. 64   **Arthritische Alteration der subchondralen Grenzlamelle, z. T. schon flache Erosion** (s. Metakarpuskopf 4). Die
Veränderungen sind nur an den konvexen Gelenkkonturen zu
erkennen. Reste der subchondralen Grenzlamelle sind am Metakarpuskopf 2 noch sichtbar (▷); an den übrigen ist sie
geschwunden.

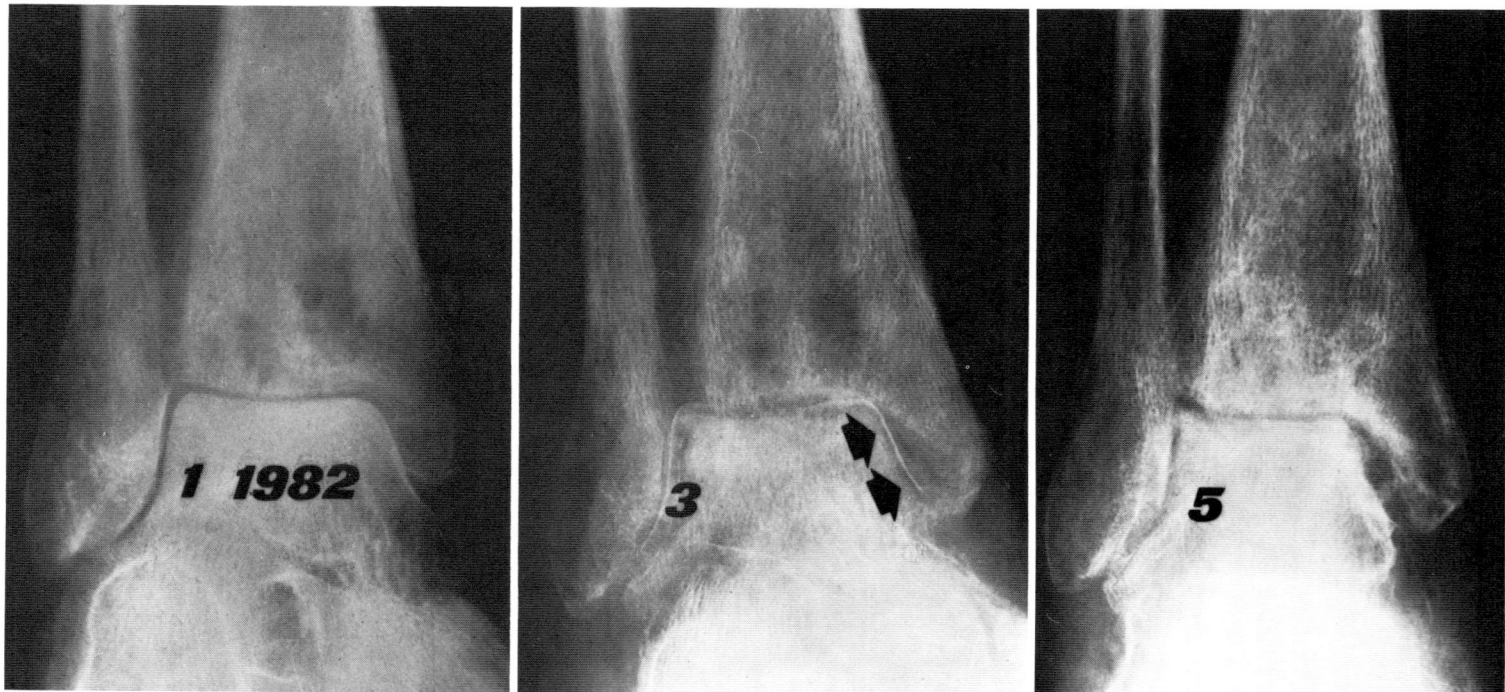

Abb. 65   **Widerstandsfähigkeit der subchondralen Grenzlamelle** (vgl. z. B. ➡) **gegenüber pyogener Infektion** (Einbruch
einer chronischen Osteomyelitis der Tibia in das obere Sprunggelenk). Mit dem „Zusammenbruch" (Abbau) der Grenzlamelle
ist das Schicksal des Gelenkes besiegelt (s. 5/1982).

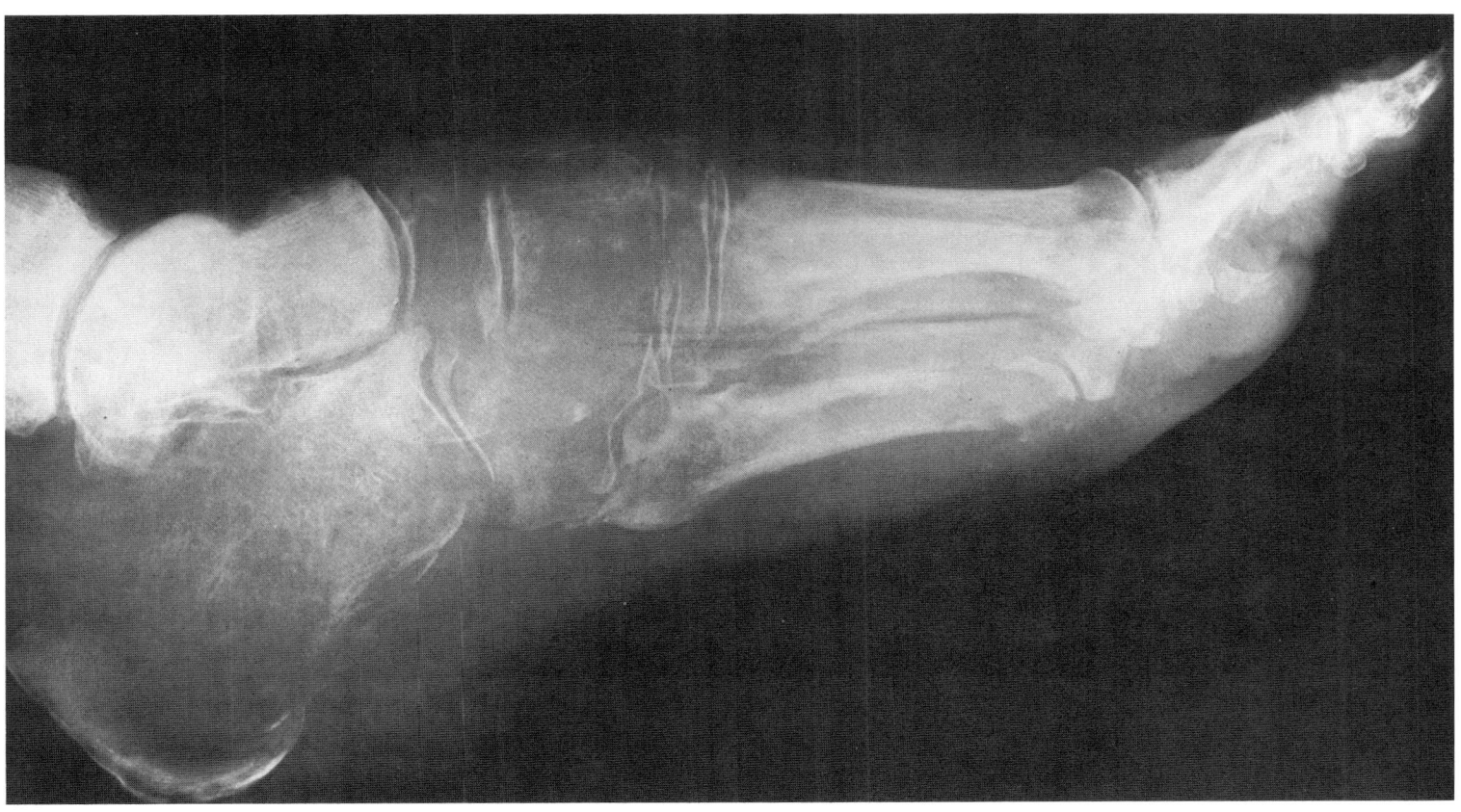

△
Abb. 66   **Teilweise Resistenz der sub-chondralen Grenzlamelle gegenüber Metastasenwachstum in Tarsalia.**

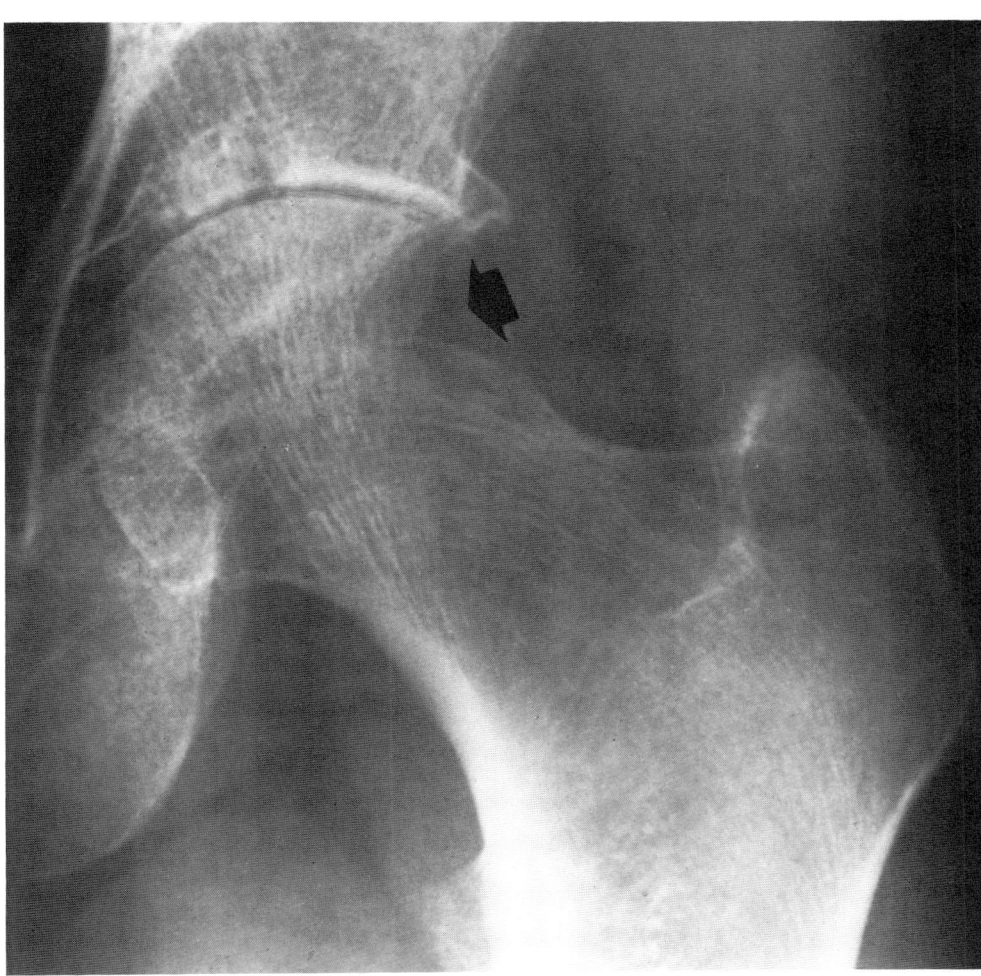

Abb. 67   **Arthritische Erosion (▸) und arthritische gleichmäßige (konzentrische) Verschmälerung des röntgenologischen Gelenkspaltes.**

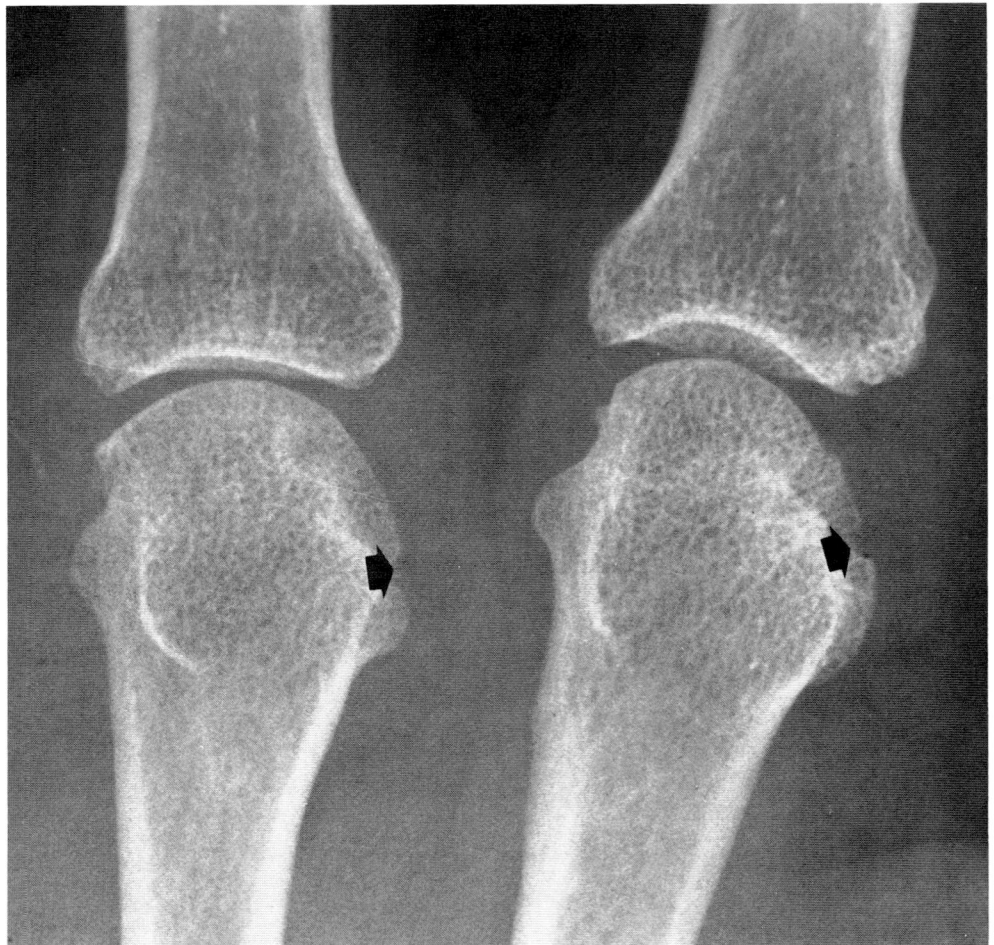

Abb. 69   **Rheumatoide Arthritis mit**   ▷
Erosionen an der Gelenkknorpel-Kno-
chen-Grenze des Humeruskopfes. Sie
werden, wie der Vergleich beider Aufnah-
meebenen miteinander zeigt, auf der a.-p.
Röntgenaufnahme z. T. als „Zyste" (★)
abgebildet.

Abb. 68   **Sogenannte zentrale Erosio-**
nen (➡) an Metakarpusköpfen. Das
Attribut weist darauf hin, daß die Erosion
nicht — wie sehr häufig — an der Gelenkknorpel-Knochen-Grenze — marginal —
sitzt (vgl. Abb. 67).

Abb. 70   **Auf a.-p. Röntgenaufnahmen**   ▷
wird unterhalb der Fovea capitis
femoris (▷) manchmal eine Erosion
vorgetäuscht (vgl. mit den beiden
Schichtaufnahmen).

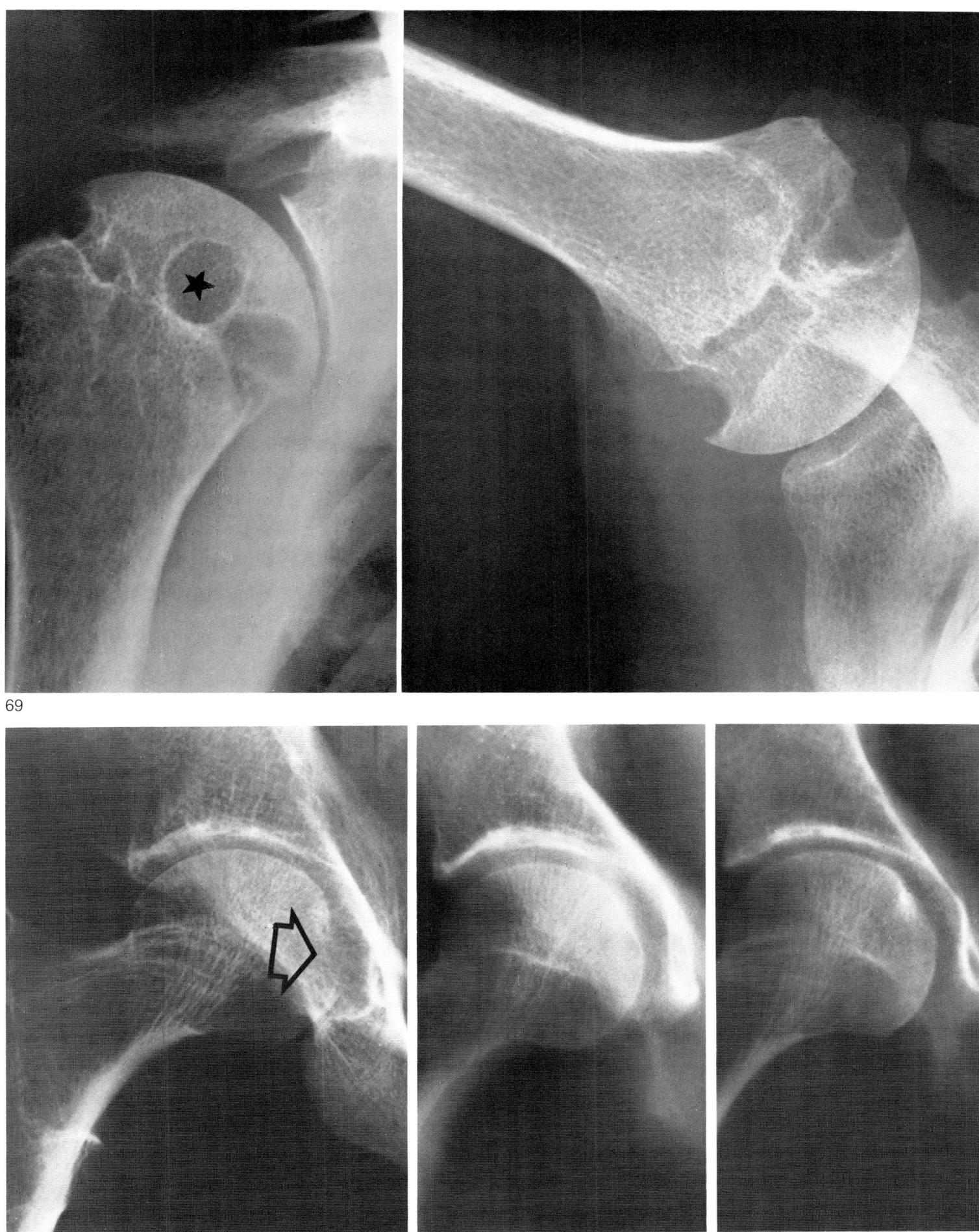

69

70

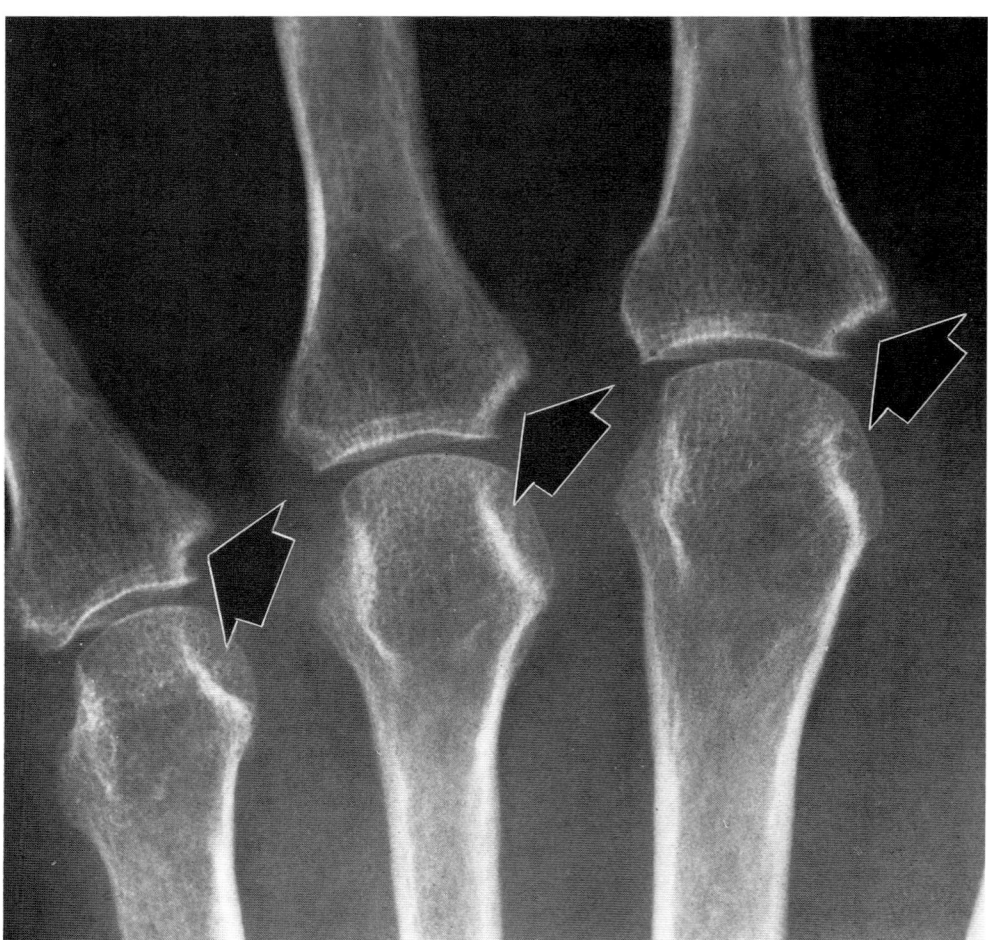

Abb. 71 **Geglättete (kortikalisierte)
Erosionen** (➡) bei rheumatoider Arthritis
als Hinweis auf lokalen Stillstand (Remission) des arthritischen Prozesses.

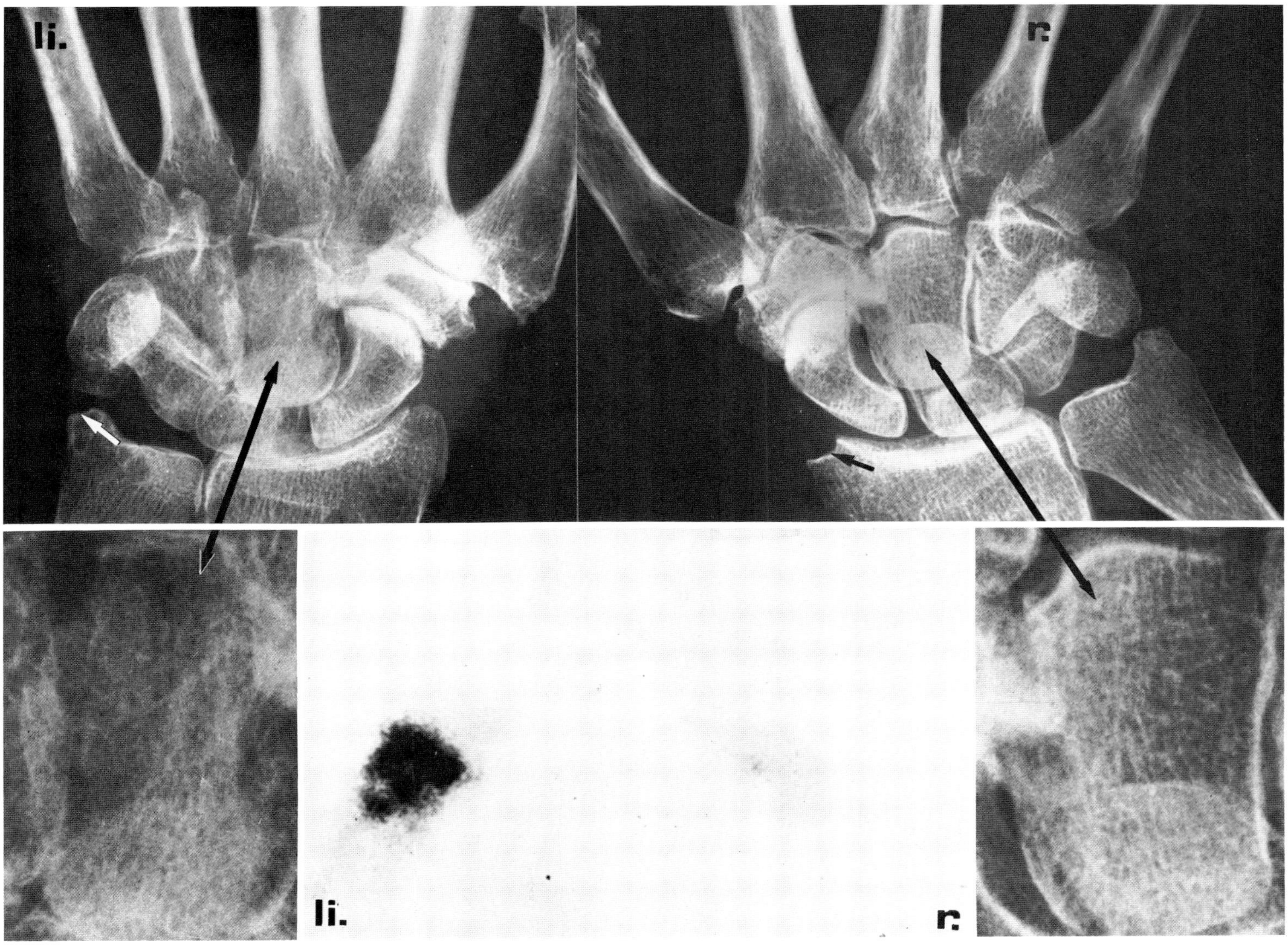

li.

r.

li.

r.

Abb. 72 Linksseitiges Karpalrezidiv einer rheumatoiden Arthritis bei einer 74jährigen Patientin (Remission vor etwa 5 Jahren).
Radiologische Befundanalyse: Rhizarthrose links, Trapez-Skaphoidarthrose beiderseits. Geglättete (kortikalisierte) Erosionen am Processus styloideus ulnae links und Processus styloideus radii

rechts (➤). „Verwaschene" (unscharfe) Spongiosastrukturen, besonders erkennbar im Os capitatum links (vgl. die Ausschnittvergrößerungen – Doppelpfeile – beider Ossa capitata). Das Szintigramm zeigt eine linksseitige pathologische Karpalakkumulation des verabfolgten knochensuchenden Radionuklids (dargestellt mit starker Untergrundunterdrückung).

Beurteilung: Die anamnestisch erfahrene jahrelange Remission der rheumatoiden Arthritis läßt sich durch geglättete Erosionen bestätigen. Das Rezidiv zeigt sich im linken Karpalbereich am arthritischen Kollateralphänomen und an der verstärkten Tracerakkumulation.

Abb. 73 Örtliche Reparation – Wiederaufbau – an der distalen Ulna (distales Radioulnargelenk) bei rheumatoider Arthritis. Im Karpalbereich jedoch Progredienz der arthritischen Veränderungen.

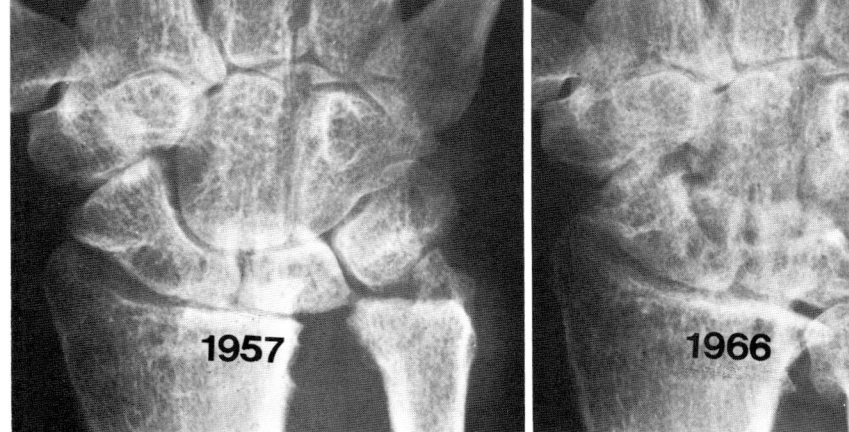

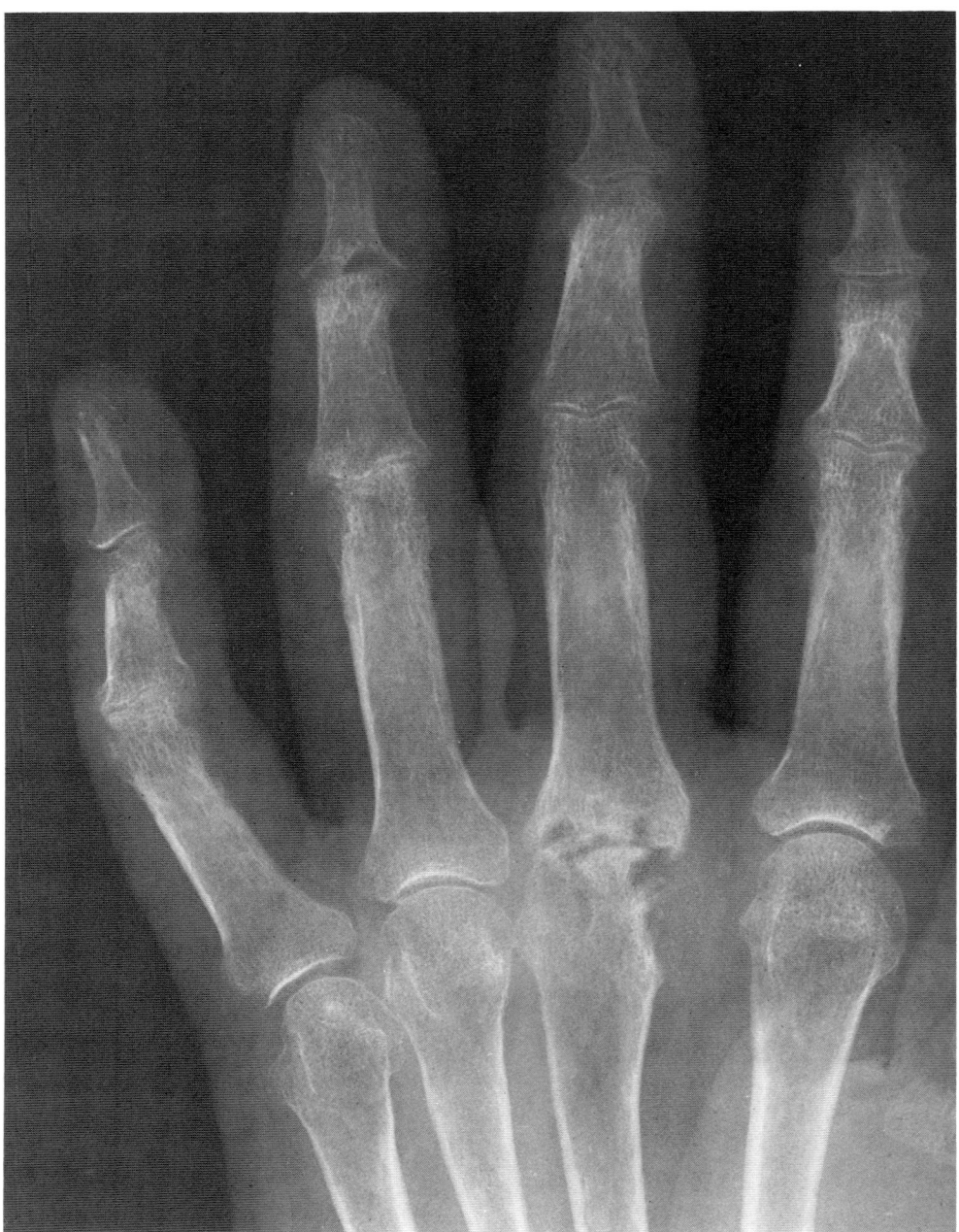

Abb. 74 **Arthritische Destruktionen**
am 3. Metakarpophalangealgelenk und am
4. distalen Interphalangealgelenk bei
Arthritis psoriatica.

Abb. 75 **Mutilation der MTP-Gelenke**
bei Arthritis psoriatica. Im Interphalangealgelenk der Großzehe erkennt man eine
knöcherne Ankylose.

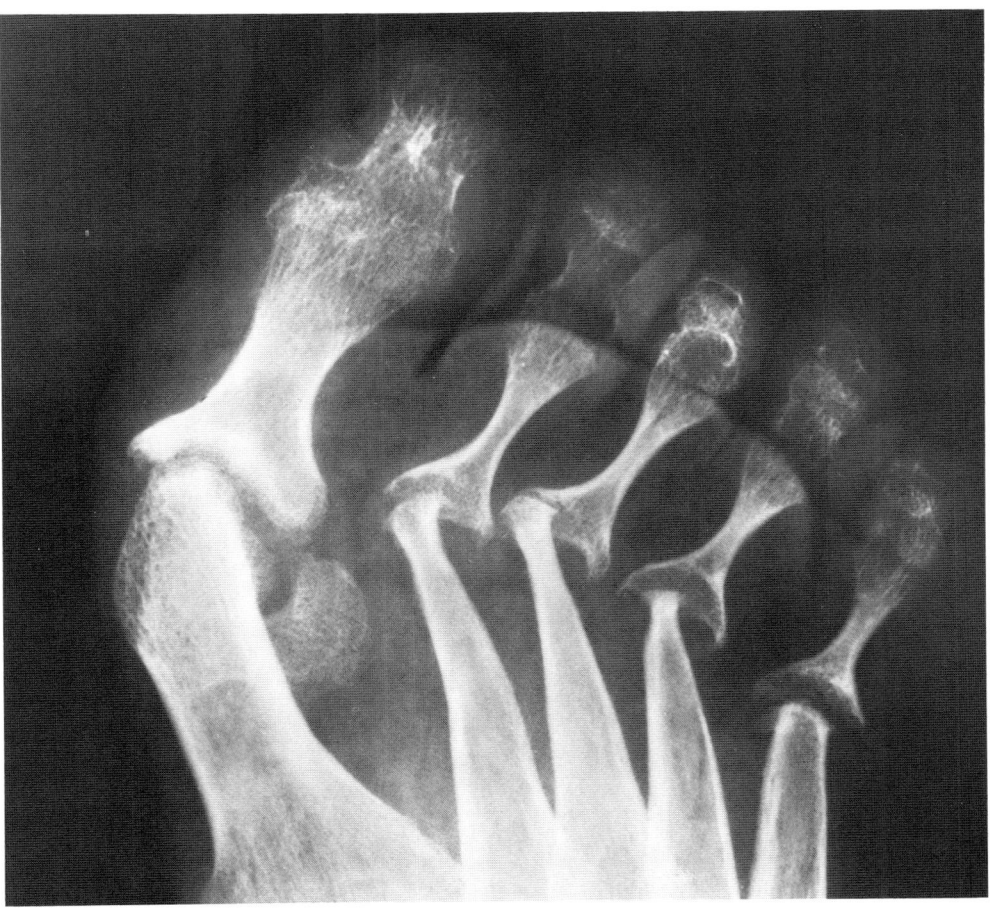

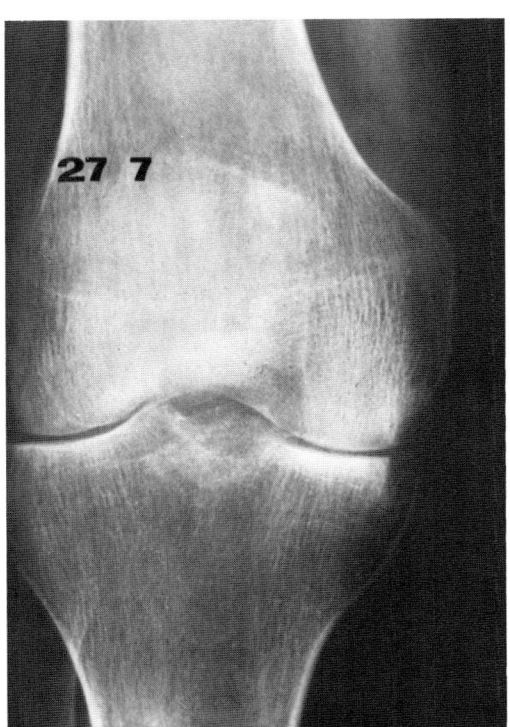
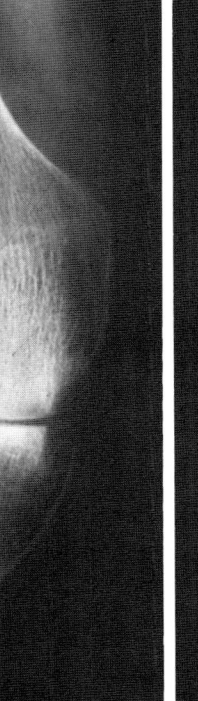
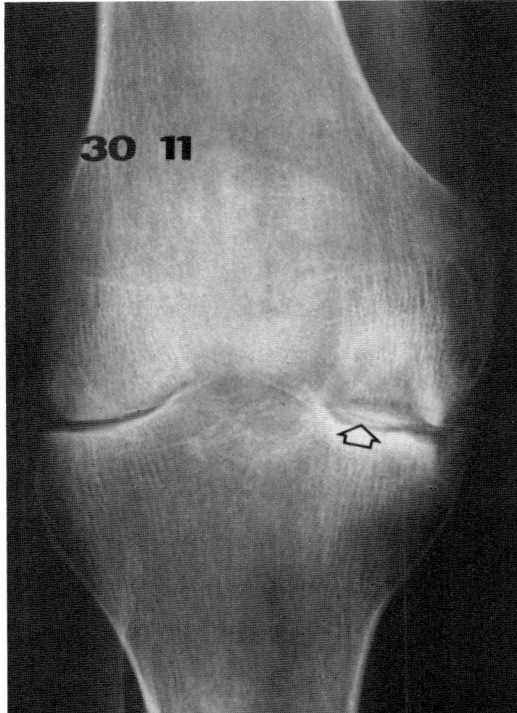
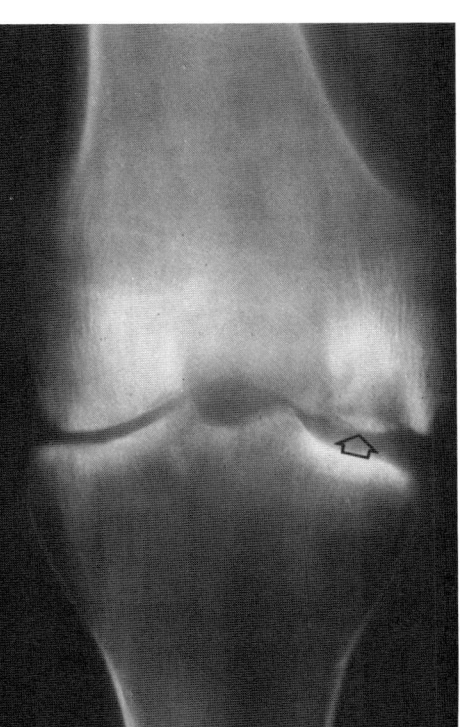

Abb. 76 **Entstehung einer Dissektion**
(▷) **aus dem medialen Femurkondylus**
bei rheumatoider Arthritis, wahrscheinlich über lokale Durchblutungsstörungen.
Die chronische Arthritis des Kniegelenkes
gibt sich auf der a.-p. Röntgenaufnahme
schon am 27. 7. durch die gleichmäßige,
reaktionslose Verschmälerung des röntgenologischen Gelenkspaltes zu erkennen.

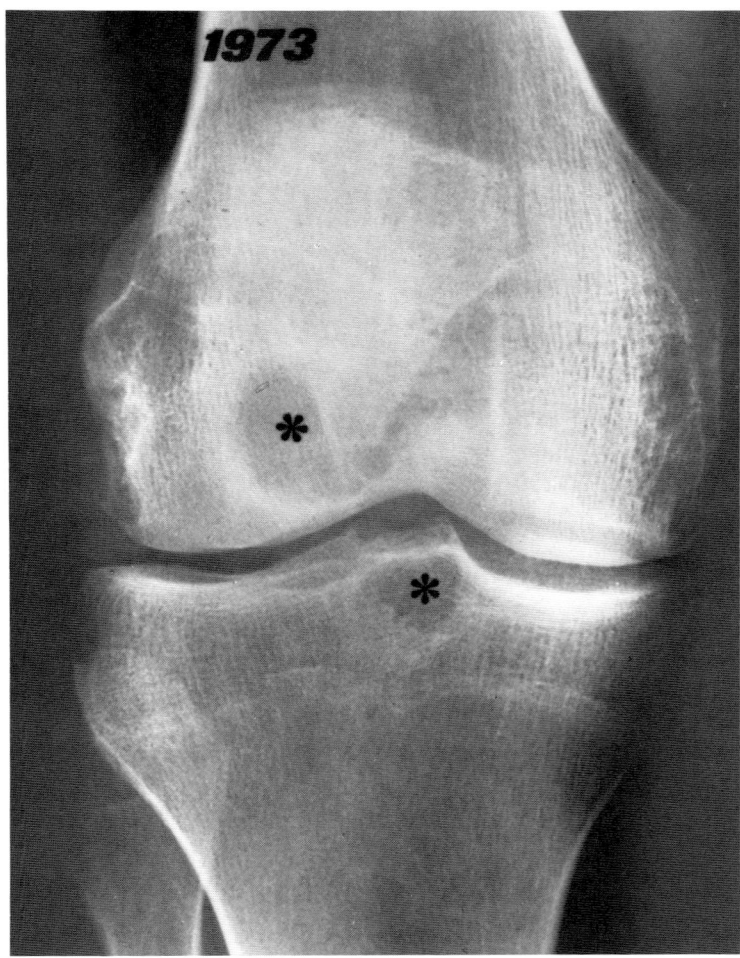 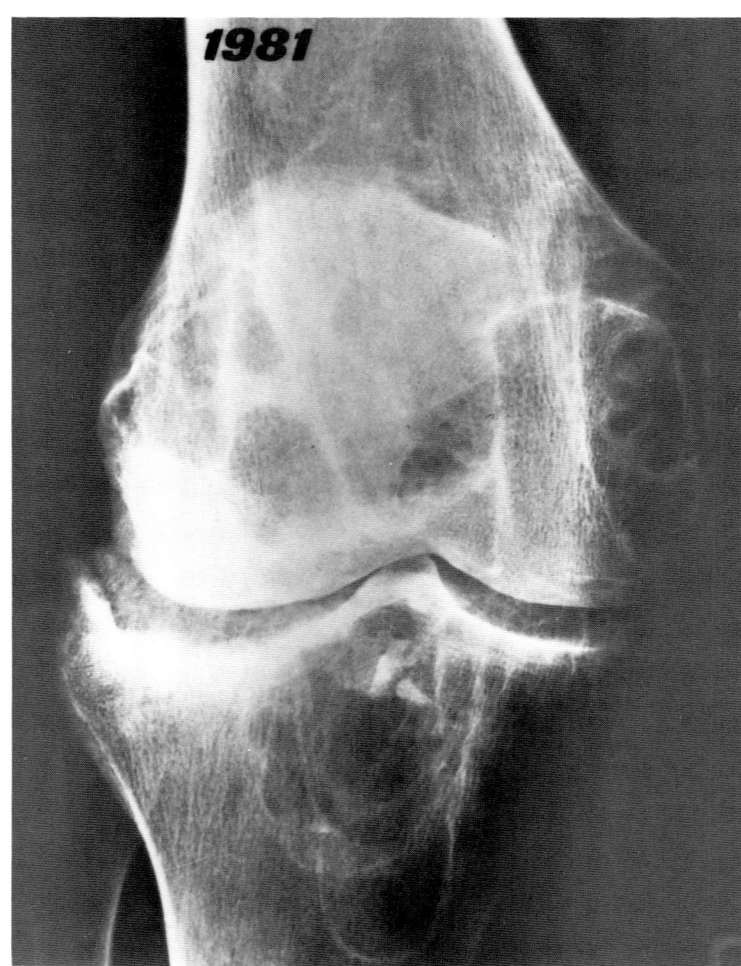

Abb. 77   Arthritische Signalzysten (1973) werden im weiteren Krankheitsverlauf zu Begleitzysten (1981) der rheumatoiden Arthritis. 1973 bestand klinisch und röntgenologisch eine rheumatoide Arthritis (beider Hände). Kniegelenkbeschwerden führten zur Röntgenuntersuchung, die 2 arthritische Signalzysten aufdeckte (∗). 1981 haben die zystischen Veränderungen der artikulierenden Knochen nicht nur an Größe, sondern auch an Zahl zugenommen, daneben Destruktionen an der Tibia (jetzt also: arthritische Begleitzysten).

Abb. 78 **Epi-diaphysäre Periostreak-** ▷
tionen an den beiden abgebildeten
Grundphalangen bei juveniler (chronischer) Arthritis (s. die Erosionen an den
Metakarpusköpfen).

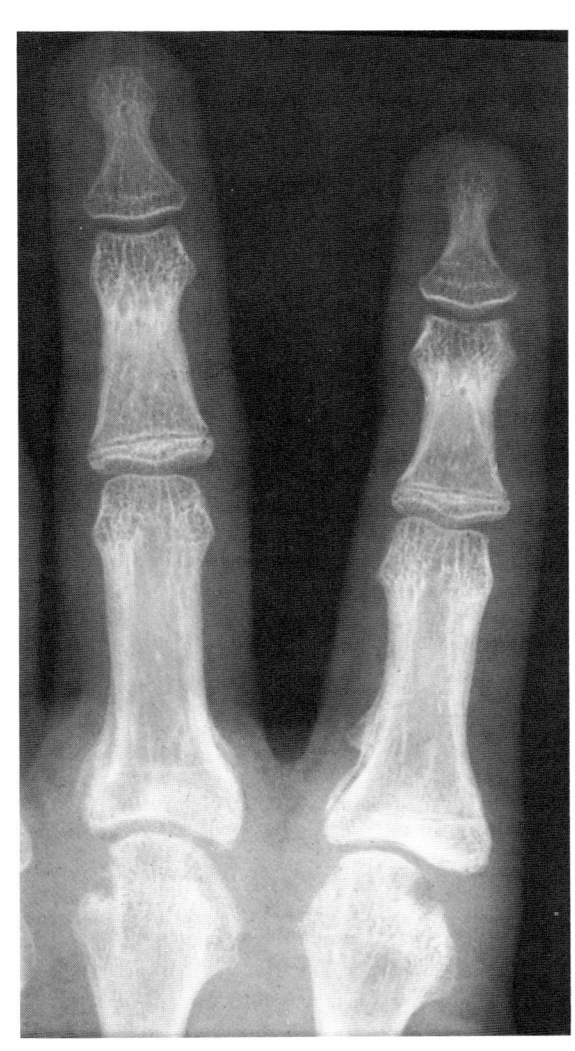

Abb. 79 **Entwicklung einer ulnaren**
Deviation der Metakarpophalangeal-
gelenke 2—5 bei rheumatoider Arthritis
(wegen der fehlenden erosiven Gelenkveränderungen müßte allein nach dem
Röntgenbild — Fehlstellungen ohne
Erosionen — differentialdiagnostisch auch
an die Jaccoud-Arthritis (vgl. S. 293)
gedacht werden. S. den Erguß (oder die
Synovialisproliferation) MCP 5 (➡).
▽

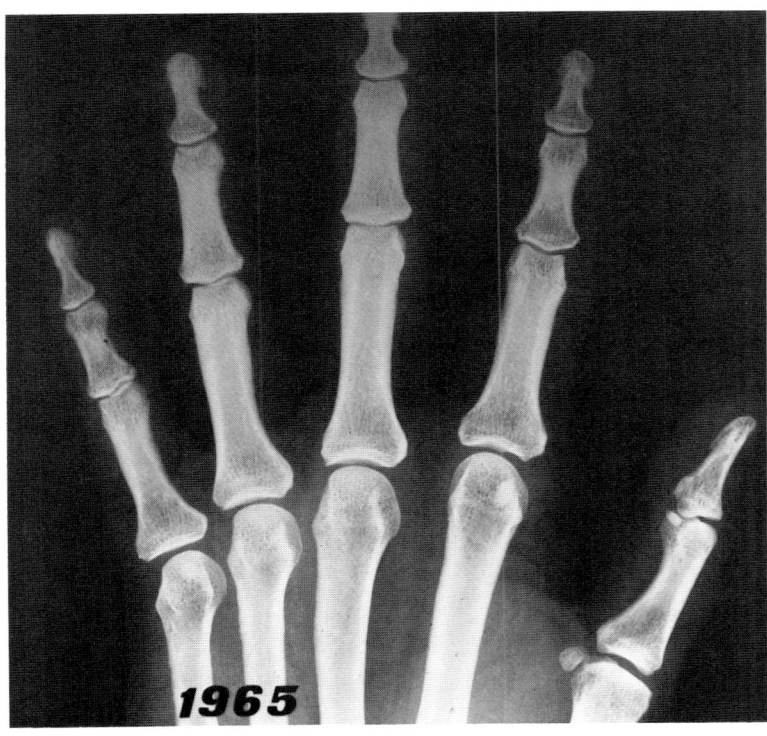

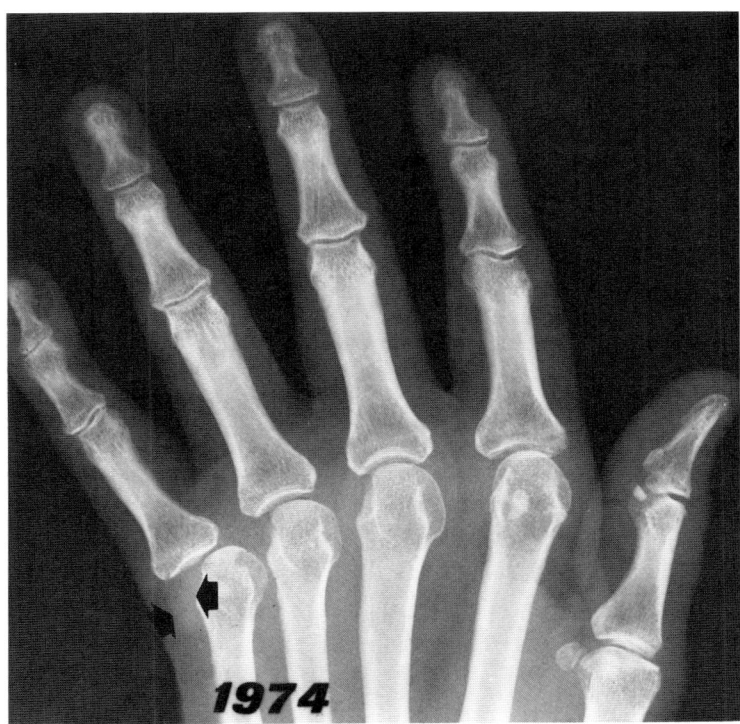

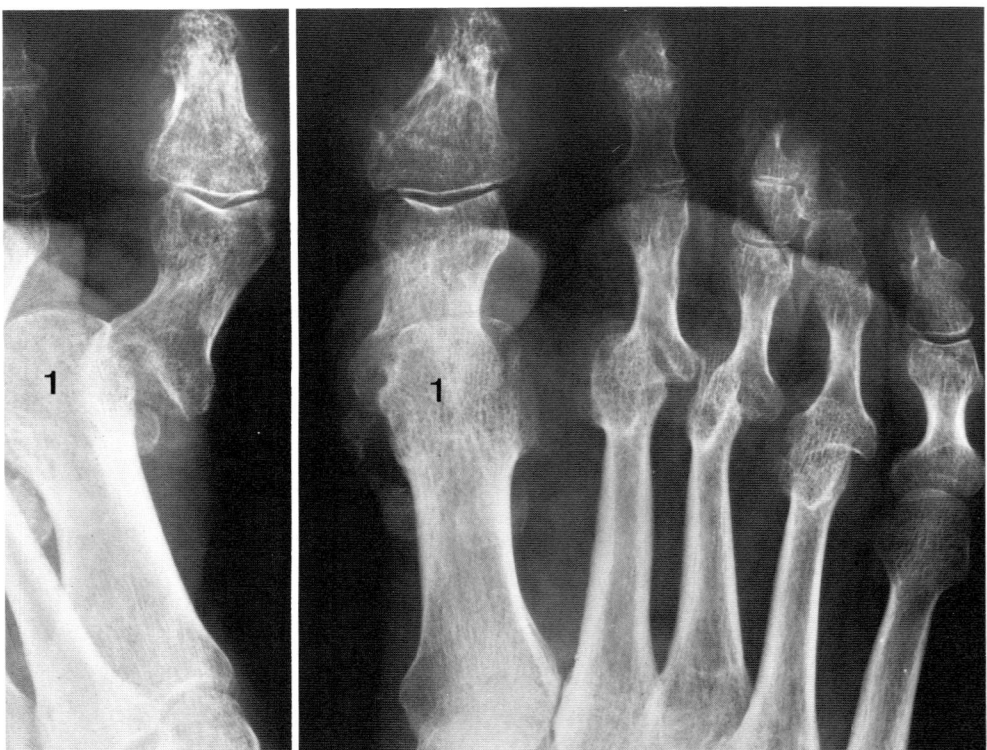

Abb. 80   **Vorfuß-Luxationen (MTP 1—4)** bei rheumatoider Arthritis.

Abb. 82   **Fibröse Ankylose** nach (antibiotisch behandeltem) Pyarthros durch Einbruch einer posttraumatischen Femurosteomyelitis in das Kniegelenk. *Klinisch:* Gelenkversteifung. Im *Röntgenbild* fallen der erheblich verschmälerte röntgenologische Gelenkspalt, die „begradigten" Gelenkflächen und das Fehlen durchziehender Trajektorien auf.
▽

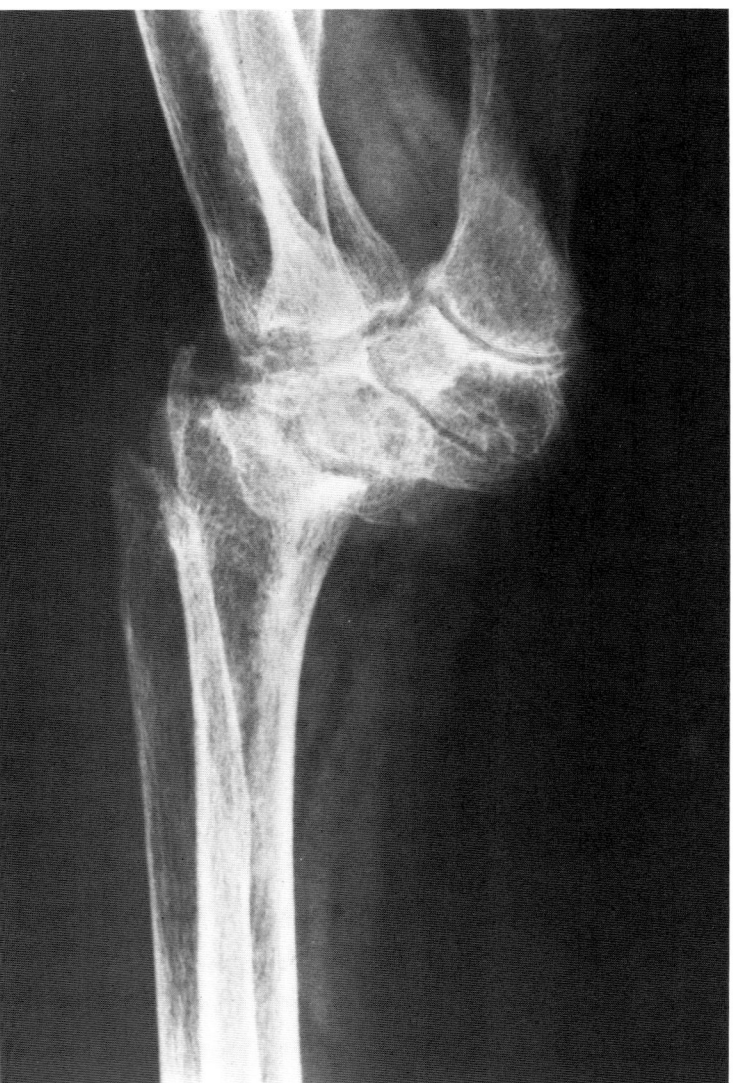

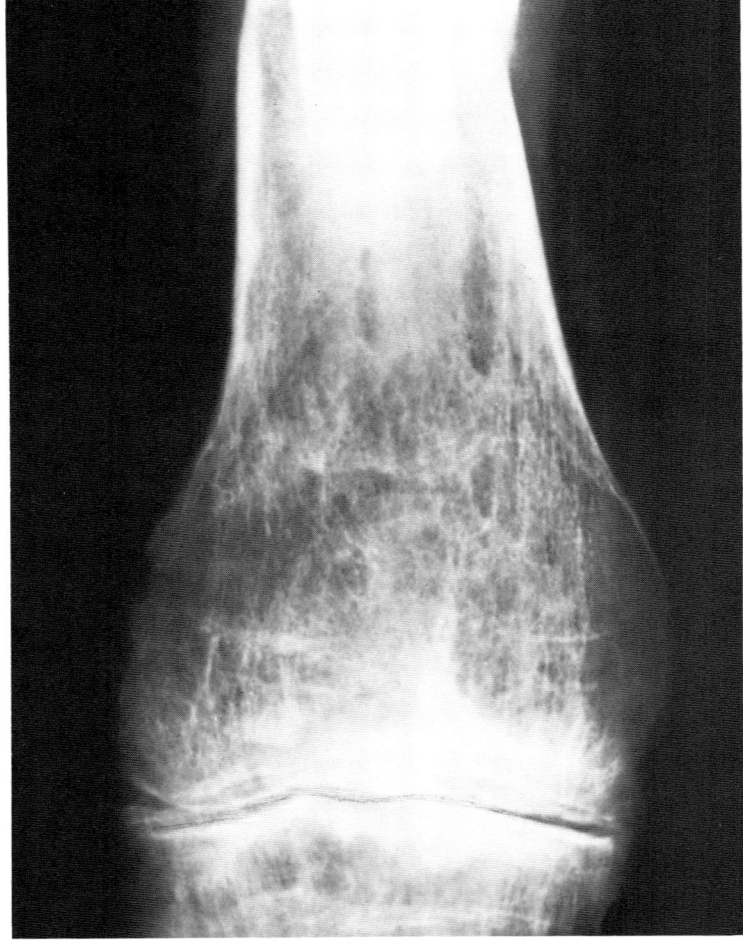

◁ Abb. 81   **Volarluxation des Karpus** bei langjähriger rheumatoider Arthritis.

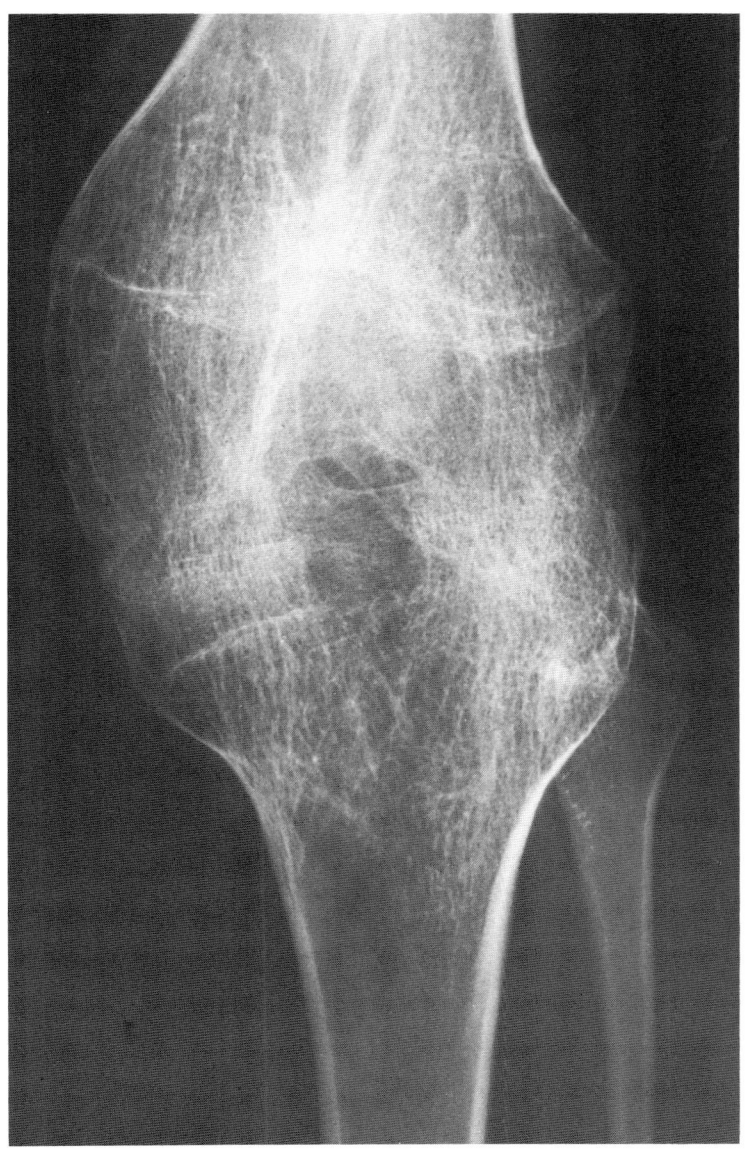

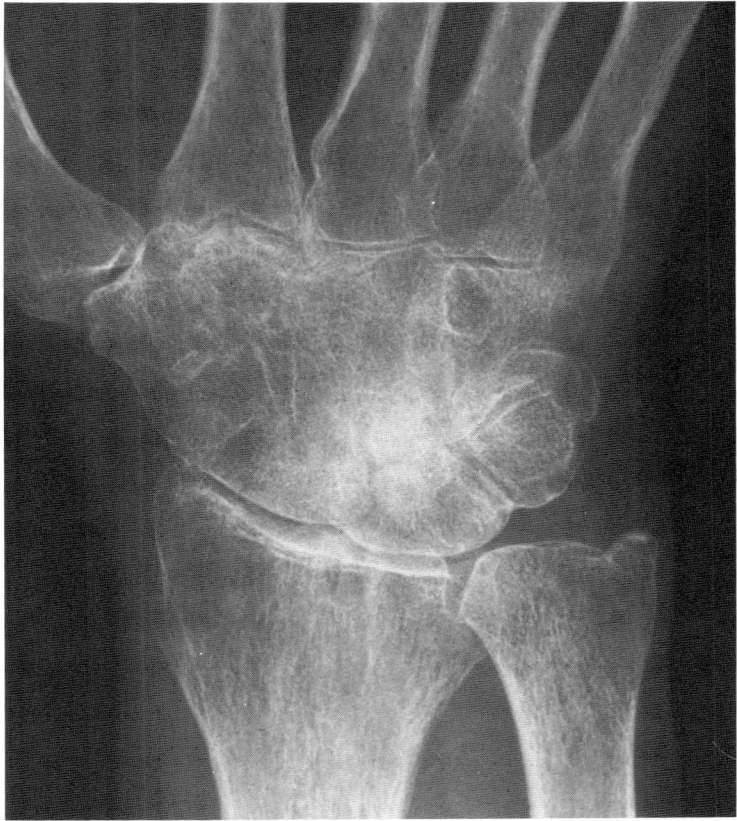

Abb. 84   **Arthritisches Os carpale (knöcherne Ankylose)** bei rheumatoider Arthritis.

Abb. 83   **Knöcherne Ankylose des linken Kniegelenkes** bei juveniler (chronischer) Arthritis.

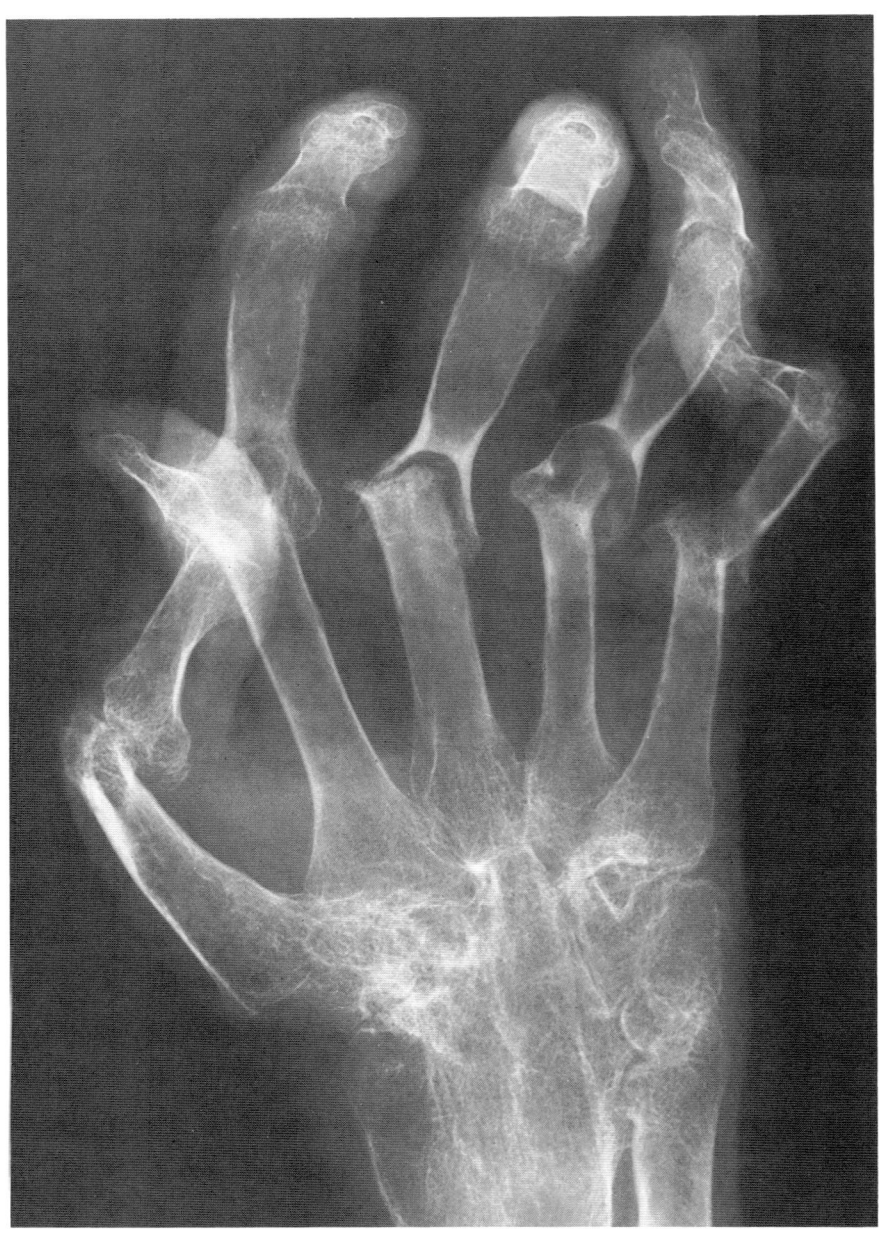

Abb. 85 **Darstellung der arthritischen Endstadien,** nämlich *knöcherne Anky-lose* (proximaler Handbereich) und *Mutila-tion* (metakarpophalangeal). Extreme Ent-kalkung *(„Glasknochen")*.

Adulte rheumatoide Arthritis (Abb. 86–173)

Die rheumatoide Arthritis (chronische Polyarthritis) ist eine Allgemeinerkrankung des Bindegewebes mit bevorzugter und daher namensprägender Lokalisation im Synovialgewebe der *Gelenke*, Sehnenscheiden und Schleimbeutel. Zahlreiche Indizien sprechen dafür, daß die rheumatoide Arthritis zu den Autoimmunerkrankungen gehört, bei denen Antikörper gegen körpereigene Proteine auftreten. Die sogenannten *Rheumafaktoren* sind formal Anti-Antikörper (Autoantikörper). Zu ihnen gehören auch diagnostisch interessante großmolekulare Antigammaglobuline – 19S-IgM-Immunglobuline –, die vor allem in der erkrankten Synovialmembran gebildet werden und sich im Serum der meisten Patienten nachweisen lassen. Diese Rheumafaktoren agglutinieren mit tierischem oder menschlichem γ-Globulin beladene Erythrozyten – z. B. Schaferythrozyten im Waaler-Rose-Test – oder mit γ-Globulin beladene biologisch inerte Partikel – z. B. beim Latex-Fixations-Test von Singer und Plotz und seinen Modifikationen. Die Antigammaglobulinfaktoren der Klasse IgM sind allerdings keine spezifischen Indikatoren der rheumatoiden Arthritis. Sie lassen sich nämlich in geringem Prozentsatz und nur mit niedrigem Titer bei zahlreichen anderen Erkrankungen nachweisen. Dazu gehören chronische bakterielle Infektionen (z. B. Tuberkulose, Lues, Lepra, Bruzellosen, Salmonellosen, subakute bakterielle Endokarditis), tropische Parasiteninfektionen (z. B. Malaria), akute Viruserkrankungen (z. B. Virushepatitis, infektiöse Mononukleose) und andere Krankheiten, die mit einer Hyperglobulinämie einhergehen, wie Sarkoidose und chronische Hepatitiden. Rheumafaktoren treten manchmal im Se-

rum von Krebspatienten auf, die mit ionisierenden Strahlen oder chemotherapeutisch behandelt werden, sowie beim Lupus erythematodes disseminatus, bei progressiver Sklerodermie, beim Sjögren- und Sharp-Syndrom (Mischkollagenose). Seropositiv – Träger von Rheumafaktoren – sind schließlich etwa 2 bis 4% aller klinisch gesunden Personen. Dieser Prozentsatz nimmt mit steigendem Alter sogar noch zu. Je nach angewandtem Test zeigen bis zu 90% der erwachsenen Patienten mit rheumatoider Arthritis IgM-Rheumafaktoren in ihrem Serum. Dabei wird ein hochtitriger Waaler-Rose-Test „beweisender" als der Latex-Test bewertet; letzterer gilt hinsichtlich seiner Titerhöhe jedoch als empfindlicher[12]. Außerdem soll der Waaler-Rose-Test eine prognostische Bedeutung haben: Je höher sein Titer ist, desto ungünstiger (progredienter) wird der Krankheitsverlauf (und umgekehrt). Sind beide Rheumafaktoren-Tests positiv, so gibt dies größere diagnostische Sicherheit, als wenn nur eine Untersuchungsmethode positiv ausfällt. Der Rheumafaktorennachweis ist jedoch kein Frühdiagnostikum der rheumatoiden Arthritis. Gewöhnlich vergehen mehrere Monate, bis der serologische Nachweis von IgM-Rheumafaktoren gelingt.
Die Kenntnis der *klinischen* (1.) und *pathomorphologischen* (2.) Befunde oder sogar von Besonderheiten der rheumatoiden Arthritis erleichtert einerseits, die artikulären und extraartikulären Röntgenbefunde als Manifestationen dieser Krankheit zu deuten und gibt andererseits Auskunft darüber, welche pathologischen Röntgenmerkmale bzw. Befundkonstellationen bei der rheumatoiden Arthritis aufgrund ihrer morphologischen Veränderungen überhaupt zu erwarten sind:
1.
Die *American Rheumatism Association* hat klinisch-diagnostische Krite-

rien – *ARA-Kriterien* – der rheumatoiden Arthritis aufgestellt, die sich auf 11 Befunde stützen. Je mehr von diesen Befunden bei einem Patienten über einen längeren Zeitraum (von Wochen) nachzuweisen sind, desto sicherer ist die Diagnose rheumatoide Arthritis zu stellen. Daher wird in diesem Zusammenhang mit abnehmendem Wahrscheinlichkeitsgrad von der *klassischen* (mindestens 7 Kriterien erfüllt), *eindeutigen* (5–6 Kriterien), *wahrscheinlichen* (3–4 Kriterien) und *möglichen* (nur 1 oder 2 Kriterien nachweisbar) rheumatoiden Arthritis gesprochen. Den 11 diagnostischen Kriterien stehen (mindestens) 20 sogenannte „Ausschlußbefunde" gegenüber. Diese Ausschlußbefunde entwerten die ARA-Kriterien im Einzelfall. Sie schließen also die rheumatoide Arthritis aus, da es noch andere Krankheitsbilder gibt, in deren Verlauf die ARA-Kriterien beobachtet werden können. Allerdings darf nicht außer acht gelassen werden, daß Koinzidenzen vorkommen können, beispielsweise Gicht und rheumatoide Arthritis beim selben Patienten auftreten. Zu den Ausschlußbefunden gehören u. a. das schmetterlingsförmige Gesichtserythem des Lupus erythematodes disseminatus und das stark positive L.-E.-Zellphänomen im Blutausstrich, die Hautveränderungen der progressiven Sklerodermie und der Psoriasis, das Erythema nodosum, die (histologischen) Befunde der Polyarteriitis (nodosa), die Muskelschwäche der Dermatomyositis-Polymyositis (Nacken-, Rumpf-, Rachenmuskulatur), das klinische Bild des rheumatischen Fiebers, der Gicht (Tophi usw.), des Reiter-Syndroms sowie akute und chronische Gelenkinfektionen (Bakteriennachweis im Gelenk, histologische Dokumentation spezifischen Granulationsgewebes), Sarkoidosebefunde, Trommelschlegelfinger und/oder die Röntgenbefunde der hy-

---

[12] Vorlaender, K. O.: Immundiagnostik bei entzündlich rheumatischen Erkrankungen. Akt. Rheumatol. 6 (1981) 194–201

pertrophischen Osteoarthropathie, klinische und röntgenologische Symptome der neurogenen Osteoarthropathien, des Schulter-Hand-Syndroms, der Nachweis von Homogentisinsäure im alkalisierten Urin, von Paraproteinen, von Agammaglobulinämie (Hypogammaglobulinämie) und die (histologische) Diagnose eines Hodgkin-Lymphoms oder einer Leukämie. Durch Zusammenfassung („Zusammenlegung") der ARA-Kriterien zu insgesamt 7 typischen, statistisch ermittelten klinischen Befundkonstellationen — 7 Syndromen — haben MITCHELL und FRIES (1982)[13] einen wichtigen Beitrag zur Praktikabilität der ARA-Kriterien — auch für den Radiologen — geleistet:

Eine *klassische rheumatoide Arthritis* liegt vor, wenn sich eine seropositive Polyarthritis[14] mit bilateral-symmetrischem Gelenkbefall, mit subkutanen Rheumaknoten und/oder röntgenologisch erkennbaren erosiven (arthritischen) Gelenkveränderungen[15] nachweisen läßt.

Eine *eindeutige rheumatoide Arthritis* kann diagnostiziert werden, wenn eine bilateral-symmetrische Polyarthritis entweder seropositiv ist oder mit subkutanen Rheumaknoten oder erosiven Röntgenbefunden einhergeht.

Eine *wahrscheinliche rheumatoide Arthritis* zeigen an:
- seropositive Monarthritis oder eine seronegative Monarthritis, die das Symptom Morgensteifigkeit (> 30 min) aufweist,
- seronegative Polyarthritis.

---

[13] Mitchell, D. M., J. F. Fries: An analysis of the American Rheumatism Association criteria for rheumatoid arthritis. Arthr. and Rheum. 25 (1982) 481–487

[14] Die Differentialdiagnose der Arthr*itis* gegenüber der Arthr*algie* setzt den Nachweis mindestens eines geschwollenen Gelenkes (Erguß und/oder periartikuläres Ödem) voraus. „Arthritis" bedeutet *hier* 1 entzündetes Gelenk, „Polyarthritis" mindestens 2 entzündete Gelenke (vgl. aber auch S. 137 zur Definition Oligoarthritis/Polyarthritis).

[15] Das Spektrum der röntgenologischen arthritischen Weichteilzeichen, arthritischen Kollateralphänomene und arthritischen Direktzeichen (s. S. 12ff.) wird hier simplifizierend unter dem Terminus „erosive Röntgenbefunde" subsumiert, was bedeuten soll, daß eindeutige Arthritis-Röntgenbefunde vorliegen müssen.

[16] Fassbender, H. G.: Pathologie rheumatischer Erkrankungen. Springer, Berlin 1975

[17] Mohr, W.: Morphologie der Knorpeldestruktion bei der chronischen Polyarthritis. In Otte, P.: Gelenkdestruktion bei Polyarthritis. Steinkopff, Darmstadt 1982.

Die Annahme einer *möglichen rheumatoiden Arthritis* stützt sich auf:
- seropositive Arthralgien,
- Arthralgien mit Morgensteifigkeit (> 30 min) sowie Bewegungs- oder Druckschmerz,
- seronegative Monarthritis.

2.
Die Schilderung der Pathogenese und der pathomorphologischen Gelenkbefunde bei der rheumatoiden Arthritis muß davon ausgehen, daß diese Erkrankung auf dem Boden einer *genetischen Prädisposition* entsteht — beispielsweise erkennbar an ihrer hochprozentigen Assoziation mit dem HLA-Dw4-Antigen und dem HLA-DR4-Antigen. Außerdem muß berücksichtigt werden, daß die Synovialmembran der Gelenke, Sehnenscheiden und Schleimbeutel morphologische Besonderheiten zeigt, die den chronischen, selbsterhaltenden Krankheitsverlauf begünstigen. Das Gelenkkavum, Sehnenscheiden und Bursen gehören nämlich im Gegensatz zur Pleura, zum Perikard und Peritoneum zu den mesodermalen Spaltbildungen *ohne* abgeschlossenen Endothel- oder Epithelzellverband. Den speziell ausdifferenzierten, die Oberfläche abschließenden Bindegewebszellen — den Synovialdeckzellen — fehlt die sogenannte Basalmembran[16]. Liegt zwischen den Synovialkapillaren und dem Gelenkkavum *keine* solche „solide" Grenzschicht, so können vielfältige Ursachen vom Gelenkkavum her eine entzündliche Reaktion der Synovialgefäße induzieren oder — umgekehrt — ergießt sich Plasma aus geschädigten und daher leckgewordenen Kapillaren, durchwandert das lockere Synovialstroma und dringt ohne die Basalmembranbarriere in den Gelenkbinnenraum ein. Die entzündliche Plasmaexsudation und der dabei entstehende Fibrinniederschlag auf der Deckzelloberfläche lösen eine Proliferation dieser Zellen aus. Zusätzlich kann es durch die Plasmaexsudation zu starken Wucherungen ortsständiger Zellen des Synovialstromas kommen. Häufig dominiert dabei eine *monoforme* Umwandlung der proliferierten Synovialstromazellen, die Fassbender tumorartig nennt und als *mesenchymoide Transformation* bezeichnet. Die mesenchymoide Transformation ist eine Reaktions*möglichkeit* der Synovialmembran, die allerdings nicht in jedem Fall von rheumatoider Arthritis

einsetzt. (Dies und die „Kurzlebigkeit" [s. unten] der mesenchymoidtransformierten Stromazellen erklären die unterschiedlich beschriebene Histomorphologie rheumatoid-arthritisch erkrankter Gelenke.) An der Oberfläche der entzündlich gewucherten Synovialmembran differenzieren sich im weiteren Verlauf durch Kontakt mit dem Synoviamilieu wiederum Deckzellen und Stromazellen, die neuen exsudativen Attacken zur Verfügung stehen. Es entsteht also kein typisches Granulationsgewebe mit der Tendenz zur Bildung einer reaktionsschwachen Narbe. Die aggressiv aus den Gelenkrezessus heraus den Gelenkknorpel überwachsenden, offenbar lysosomalenzymatisch destruierenden Stromazellen der mesenchymoiden Transformation haben nur eine kurze Lebensdauer, da die kapilläre „Infrastruktur" der schnellen Stromazellproliferation nicht nachkommt. Daher gehen diese Zellen bald zugrunde oder differenzieren sich mit dem Abklingen der exsudativ-entzündlichen Phase zu Fibroblasten und bilden Kollagenfasern. Das proliferierte Gewebe wird dadurch zellärmer, faserreicher und formt nun auch Blutgefäße — der aus den Gelenkrezessus hervorwachsende, persistierende Pannus ist entstanden. Als Oberflächenpannus (Gelenkknorpelpannus) überzieht er den Gelenkknorpel (vgl. Abb. 144) und/oder dringt als Markpannus von den Kapselrezessus aus in den subchondralen Knochen ein. Der Gelenkknorpel wird dadurch in die „Zange" genommen[17]. Die geschilderten morphologischen Phänomene der rheumatoiden Arthritis geben sich im Röntgenbild (Abb. 87–161) zu erkennen. Sie spiegeln sich in den Röntgenweichteilzeichen und in den arthritischen Direktzeichen wider.

Im histologischen Präparat beherrschen mit zunehmender Involution der mesenchymoiden Transformation oder auch grundsätzlich Lymphozyten- und Plasmazelleninfiltrate, in denen Rheumafaktoren synthetisiert werden, das Bild.

Auf die Einlagerung von Immunkomplexen gehen wahrscheinlich die bei der rheumatoiden Arthritis neben den soeben beschriebenen Veränderungen vorkommenden primär nekrotischen Vorgänge zurück. Ihr bekanntestes Beispiel ist der subkutane Rheumaknoten. Solche *rheumatoiden (foka-*

len) *Nekrosen* sind aber auch in den Sehnen, in der Herzmuskulatur, im Perikard, in der Sklera des Auges und in Gefäßwänden zu beobachten. Sie werden sequesterartig durch Zellpalisaden aus Bindegewebszellen und Makrophagen von der Umgebung abgegrenzt. Im gelenknahen Knochenmark geben sie manchmal Anlaß zur Entstehung röntgenologisch visibler zystischer Herde (vgl. Abb. 77, 148 u. 149).

Das *Sjögren-Syndrom* − eine autoimmune Exokrinopathie (der Tränen- und Speicheldrüsen) −, das *Felty-Syndrom* − eine seropositive chronische Polyarthritis mit ausgeprägter Aktivierung des lymphoretikulären Systems (Milzvergrößerung, Lymphknotenanschwellung) −, das *Caplan-Syndrom* (Kombination einer Rundherdpneumokoniose mit einer seropositiven Polyarthritis) und die *Autoimmun-Thyreoiditis Hashimoto* gehen obligatorisch oder auch nur fakultativ mit der Röntgenmorphologie der rheumatoiden Arthritis einher. Vor der Annahme einer rheumatoiden Arthritis müssen also nicht nur die ARA-Ausschlußbefunde (S. 59f.) berücksichtigt werden, sondern auch die soeben angeführten Syndrome bzw. Krankheiten klinisch ausgeschlossen werden. Statistische Auswertungen haben gezeigt, daß die „eindeutige" rheumatoide Arthritis in der „Normalbevölkerung" mit einer Häufigkeit um 1% auftritt. Unter denjenigen Patienten, deren rheumatoide Arthritis nach den ARA-Kriterien als „eindeutig" klassifiziert wird, erkranken etwa 2- bis 3mal mehr Frauen als Männer. Folgende Gelenke werden uni- und bilateral schon im Initialstadium der rheumatoiden Arthritis in abnehmender Häufigkeit befallen[18]:
Metakarpophalangealgelenke > Karpalgelenke > proximale Interphalangealgelenke > Metatarsophalangealgelenke. Diese Erkenntnis führt zum differentialdiagnostisch wichtigen *manuellen Befallmuster polytoper Gelenkerkrankungen* (Abb. 86). Die Röntgendiagnose der rheumatoiden Arthritis stützt sich *an der Hand* daher regelhaft auf den gleichzeitigen − simul-

tanen − oder sukzessiven, oft bilateral-symmetrischen Befall (Abb. 87) bestimmter Gelenke.
Im Zusammenhang mit dem manuellen Befallmuster sei erwähnt, daß die Sehnenscheide des M. extensor carpi ulnaris ebenfalls oft schon frühzeitig im Verlauf der rheumatoiden Arthritis unter dem Bild einer gewöhnlich schmerzlosen Tenosynovitis (Tenosynovialitis) erkrankt (Abb. 93−97). Wegen ihrer engen topographischen Beziehungen zum Griffelfortsatz der Elle gibt sie sich als Weichteilverdichtung und -verdickung neben diesem Prozessus zu erkennen. Im weiteren Verlauf der Erkrankung kann der ulnare Griffelfortsatz erodiert oder sogar „amputiert" werden, und/oder an seinen Konturen treten periostale Knochenproliferationen auf.
An den Gelenken der Handwurzel manifestiert sich die rheumatoide Arthritis ebenfalls häufig und frühzeitig (s. oben). Diese Eigenschaft teilt die rheumatoide Arthritis allerdings mit anderen entzündlich-rheumatischen Gelenkerkrankungen, so daß der Handwurzelbereich *nicht* zum differentialdiagnostisch bedeutsamen manuellen Befallmuster der rheumatoiden Arthritis gehört.
In der Vorfußregion spricht man nicht von einem Befallmuster der rheumatoiden Arthritis, sondern von einer (regelhaften) *Ausbreitungstendenz.* Dieser Ausdruck wird von der Beobachtung abgeleitet, daß die rheumatoide Arthritis *oft* die *lateralen* Metatarsophalangealgelenke *zuerst* ergreift und erst *im weiteren Krankheitsverlauf* auch die *medialwärts* gelegenen Metatarsophalangealgelenke befällt. Umgekehrt, d. h. von den *medialen* auf die *lateralen* Metatarsophalangealgelenke breitet sich die chronische Gichtarthropathie aus (Abb. 159).
An der Hand und in eingeschränktem Maße auch am Vorfuß stützt sich die Röntgendiagnose der rheumatoiden Arthritis (und anderer polytoper Gelenkerkrankungen) daher
1. auf das manuelle Befallmuster (und auf die metatarsophalangeale Ausbreitungstendenz),
2. auf das Erkennen der arthritischen Weichteilzeichen (S. 12), der arthritischen Kollateralphänomene (S. 12f.) und der arthritischen Direktzeichen (S. 13f.) und
3. auf die Unterscheidung des *destruktiven* Gesamtbildes der Arthri-

tis − *Röntgenleitmerkmal ist die Erosion der Gelenkkonturen* − vom *deformierten* Gesamtbild der Arthrose − *Röntgenleitmerkmal der Arthrose ist der marginale Osteophyt* (Abb. 106 u. 131).

An den übrigen Gelenken des Körpers fahndet der Röntgenuntersucher nur nach den Punkten 2. und 3., berücksichtigt jedoch durch die Kenntnis des Befalls mehrerer Gelenke den polytopen Charakter der von ihm zu beschreibenden Gelenkerkrankung. Röntgenologisch erkennbare Krankheitsmerkmale der adulten rheumatoiden Arthritis treten an den Sakroiliakalgelenken (Abb. 162 u. 163) und an der Wirbelsäule gewöhnlich erst im fortgeschrittenen Stadium auf. Die Halswirbelsäule wird dabei offensichtlich so „bevorzugt", als ob sie die 5. Extremität des Körpers wäre (Abb. 164−171). Die Manifestation der rheumatoiden Arthritis an der Lendenwirbelsäule gibt sich vor allem als Spondylodiszitis mit charakteristischem Röntgenaspekt zu erkennen (Abb. 172 u. 173).

---

18 Harris jr., E.D.: Rheumatoid arthritis: The clinical spectrum.
In Kelley, W. N., E. D. Harris jr., S. Ruddy, C. B. Sledge: Textbook of Rheumatology. Saunders, Philadelphia 1981 (pp. 928−963)

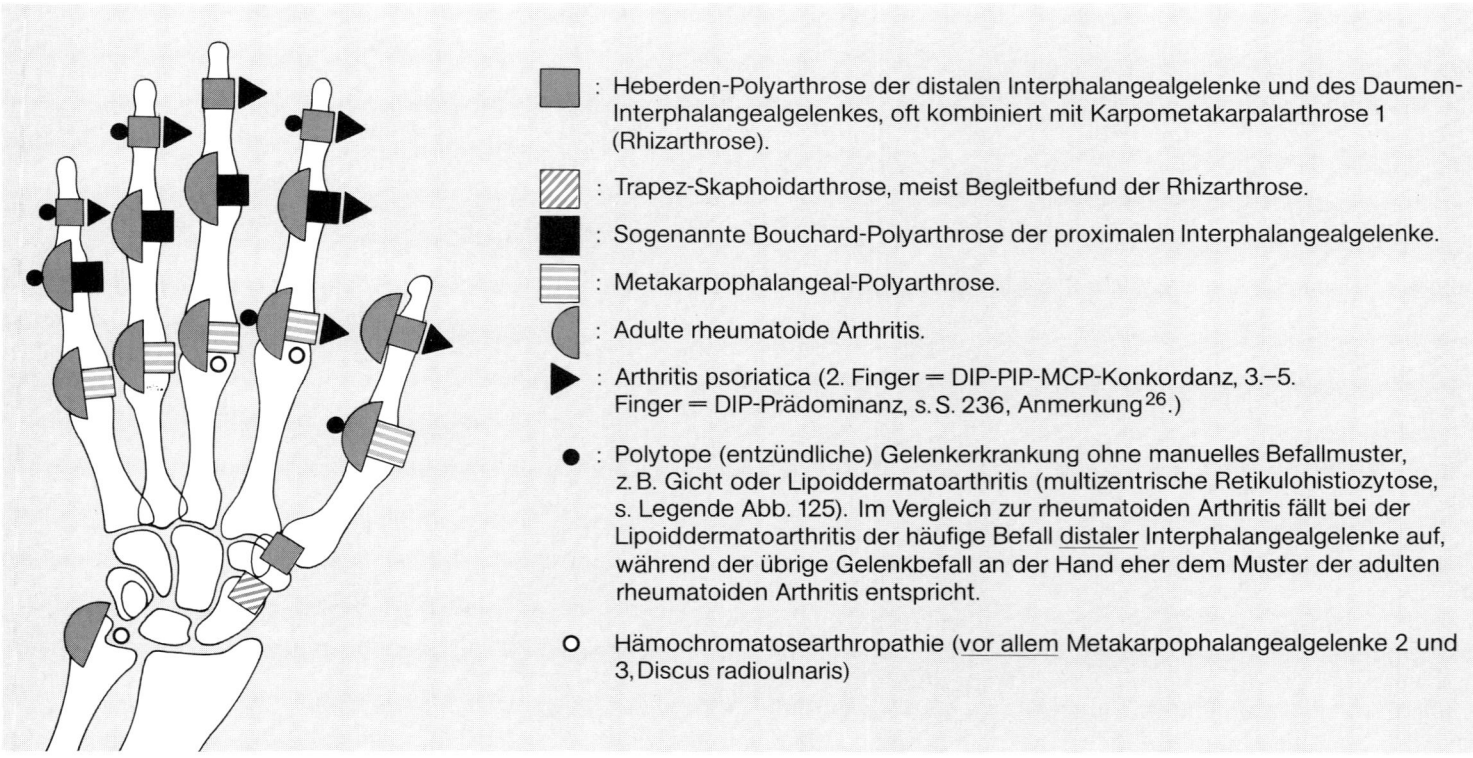

■ : Heberden-Polyarthrose der distalen Interphalangealgelenke und des Daumen-Interphalangealgelenkes, oft kombiniert mit Karpometakarpalarthrose 1 (Rhizarthrose).

▨ : Trapez-Skaphoidarthrose, meist Begleitbefund der Rhizarthrose.

■ : Sogenannte Bouchard-Polyarthrose der proximalen Interphalangealgelenke.

▤ : Metakarpophalangeal-Polyarthrose.

◖ : Adulte rheumatoide Arthritis.

▶ : Arthritis psoriatica (2. Finger = DIP-PIP-MCP-Konkordanz, 3.–5. Finger = DIP-Prädominanz, s. S. 236, Anmerkung[26].)

● : Polytope (entzündliche) Gelenkerkrankung ohne manuelles Befallmuster, z. B. Gicht oder Lipoiddermatoarthritis (multizentrische Retikulohistiozytose, s. Legende Abb. 125). Im Vergleich zur rheumatoiden Arthritis fällt bei der Lipoiddermatoarthritis der häufige Befall distaler Interphalangealgelenke auf, während der übrige Gelenkbefall an der Hand eher dem Muster der adulten rheumatoiden Arthritis entspricht.

○ : Hämochromatosearthropathie (vor allem Metakarpophalangealgelenke 2 und 3, Discus radioulnaris)

Abb. 86   Manuelle Befallmuster polytoper Gelenkerkrankungen.

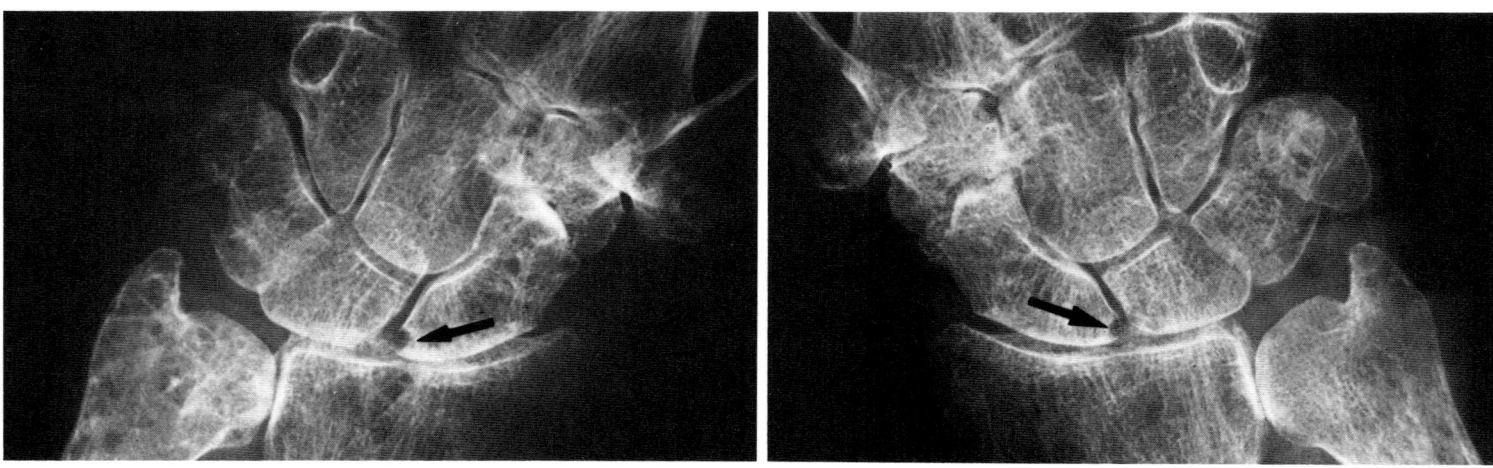

Abb. 87   **Die bilaterale Symmetrie**
zeigt sich in diesem Fall von rheumatoider
Arthritis sogar an den zarten Skaphoidero-
sionen (━▶).

Abb. 88 Befallmustertypisches Bild der ausgeprägten rheumatoiden Arthritis (s. die destruierten proximalen Interphalangealgelenke — PIP — und Metakarpophalangealgelenke — MCP — bei röntgenologischem Normalbefund an den distalen Interphalangealgelenken — DIP — bzw. arthrotischem Bild des DIP 2).

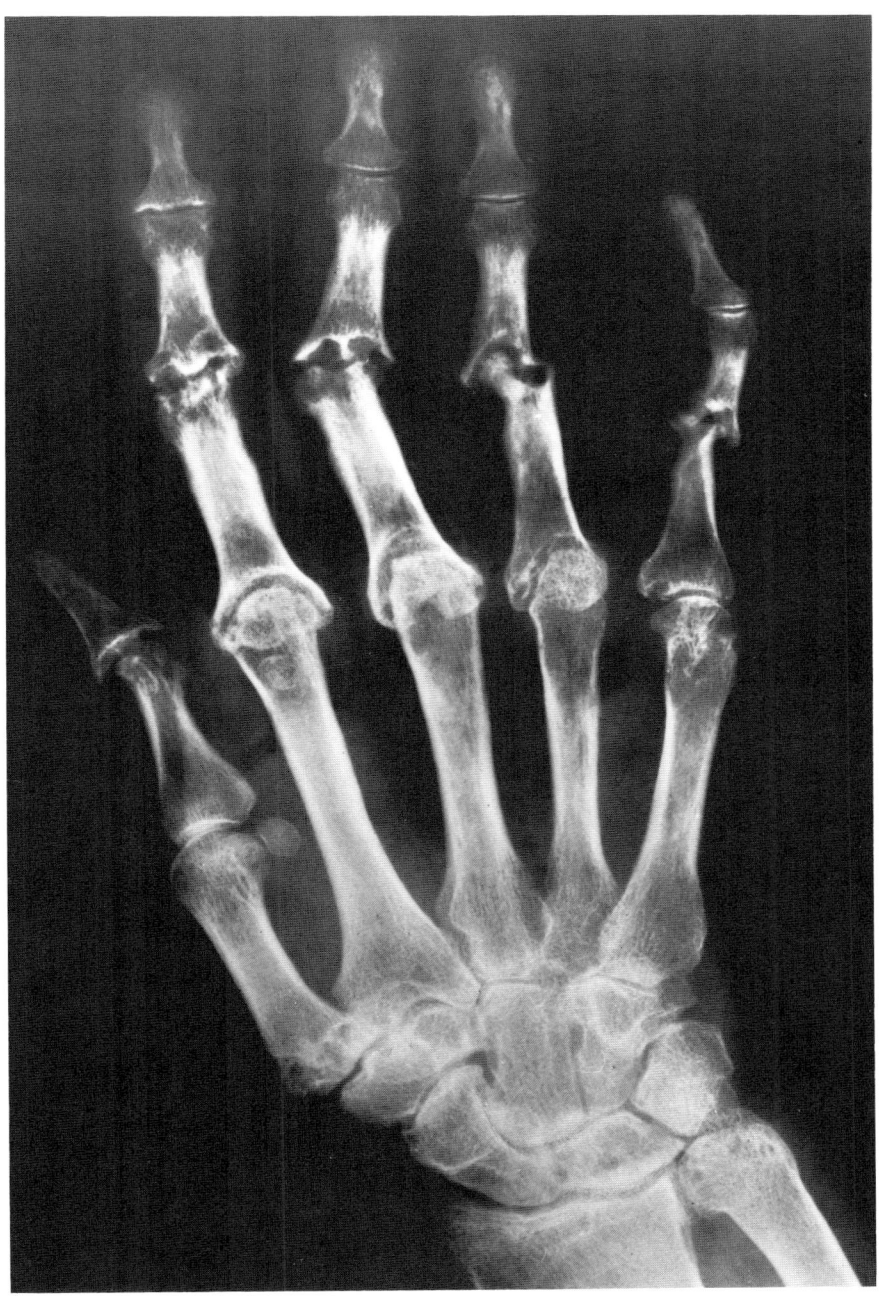

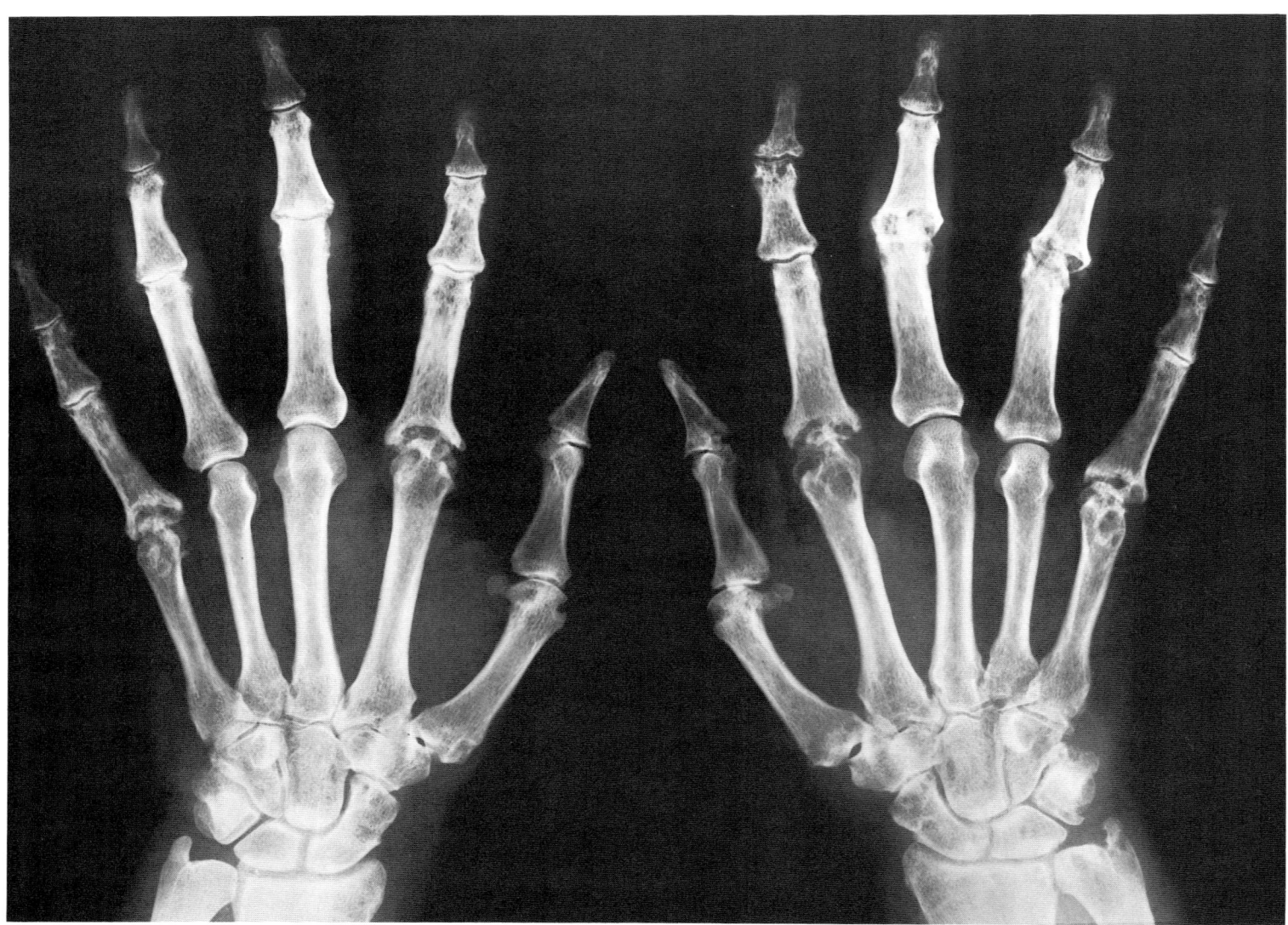

Abb. 89 **Die Regel vom bilateralsym-
metrischen Befall der Gelenke** –
s. MCP 2 und 5 – **bei rheumatoider
Arthritis** findet ihre Bestätigung durch die
Ausnahme – Asymmetrie – im PIP –
und Karpoantebrachialbereich dieser
Patientin.

Abb. 90 (1.–3. Teil) **Langsam progredienter Verlauf einer rheumatoiden Arthritis.** Beginn im Handwurzelbereich (1958). Dann folgen MCP-2- und Radioulnargelenk (1964) und schließlich (1969) auch PIP-Gelenke. (Die Sterne [★] zeigen chronologisch den fortschreitenden Befall an.)

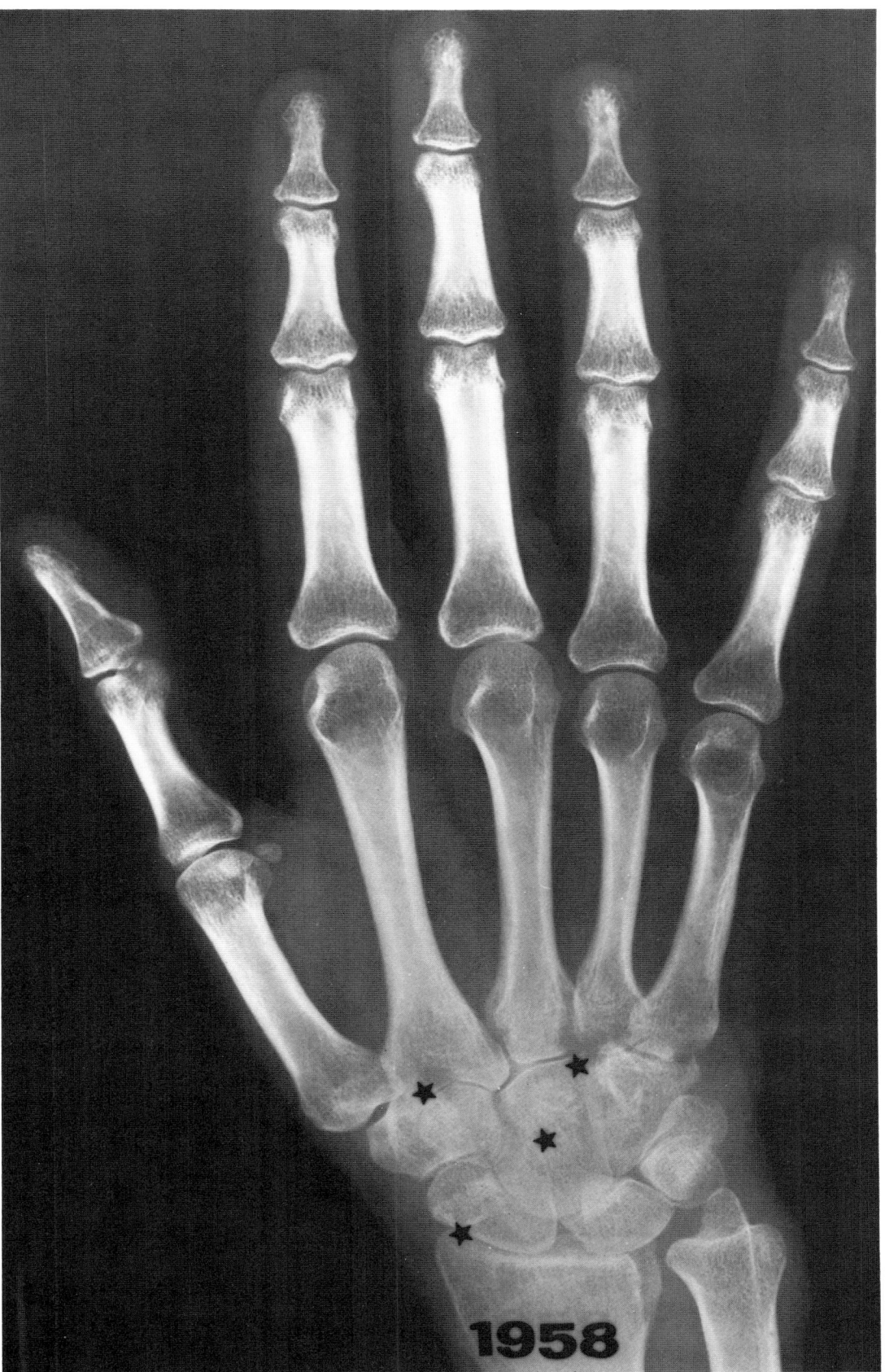

1958

Abb. 90 (1. Teil)

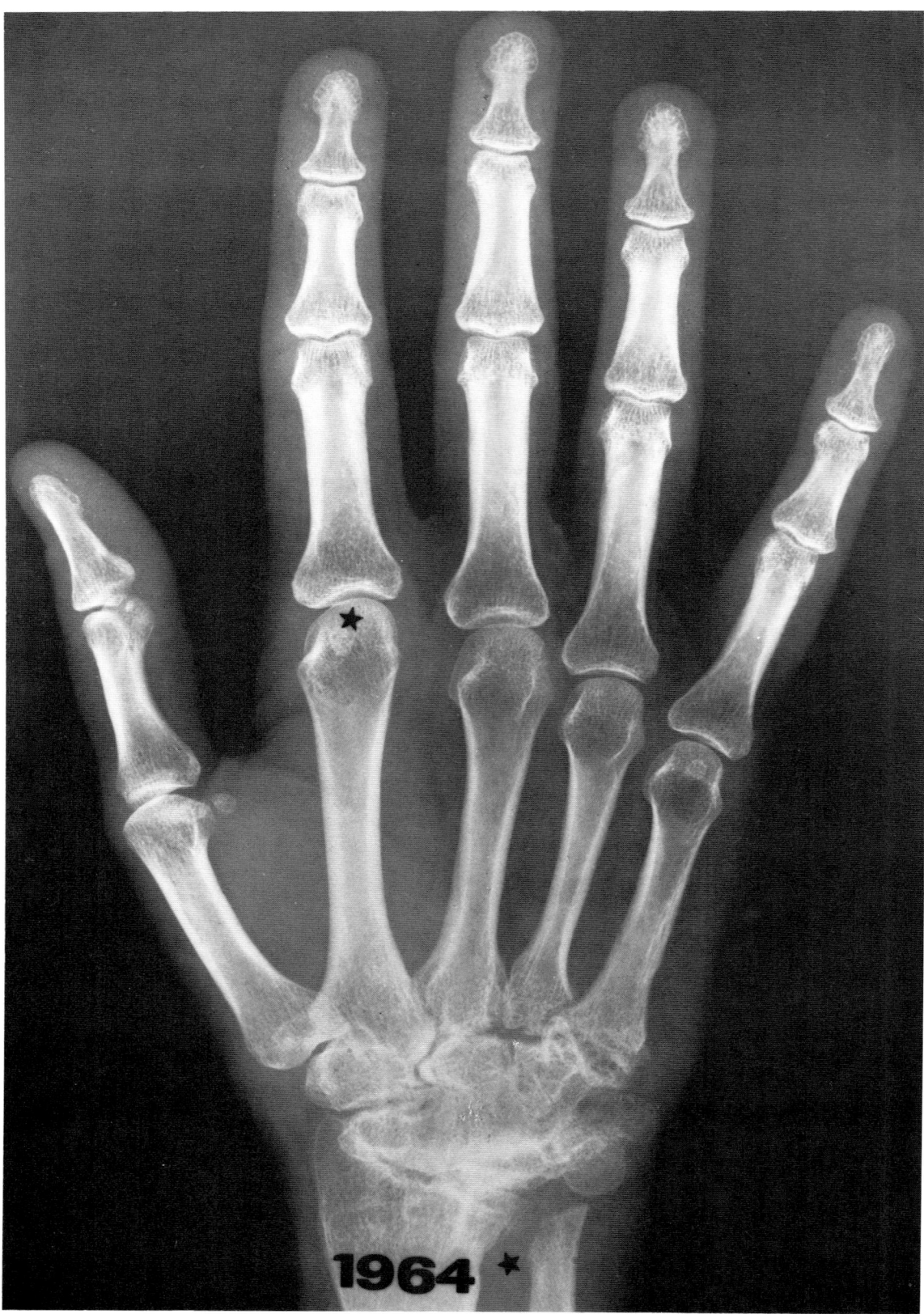

Abb. 90 (2. Teil)

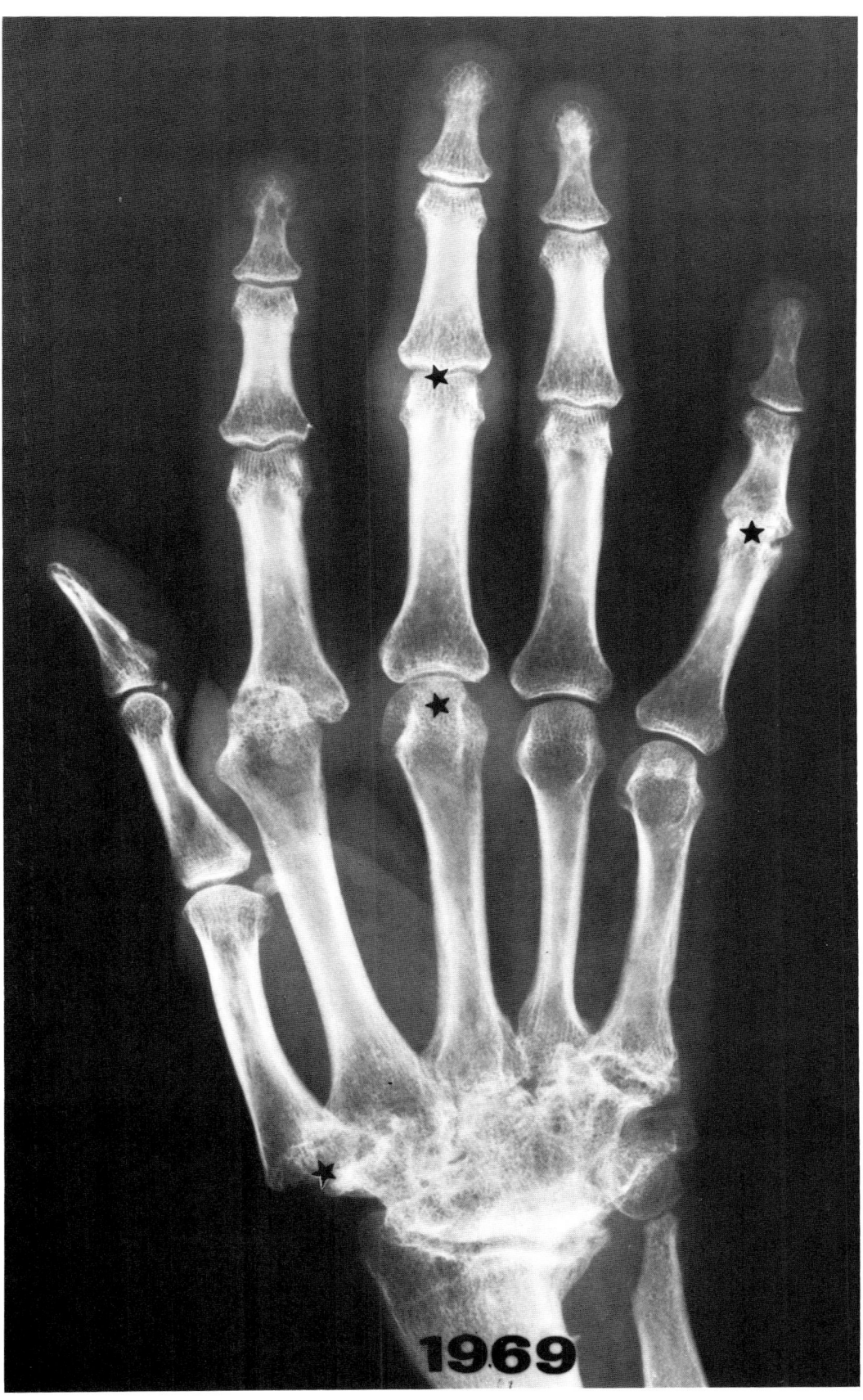

Abb. 90 (3. Teil)

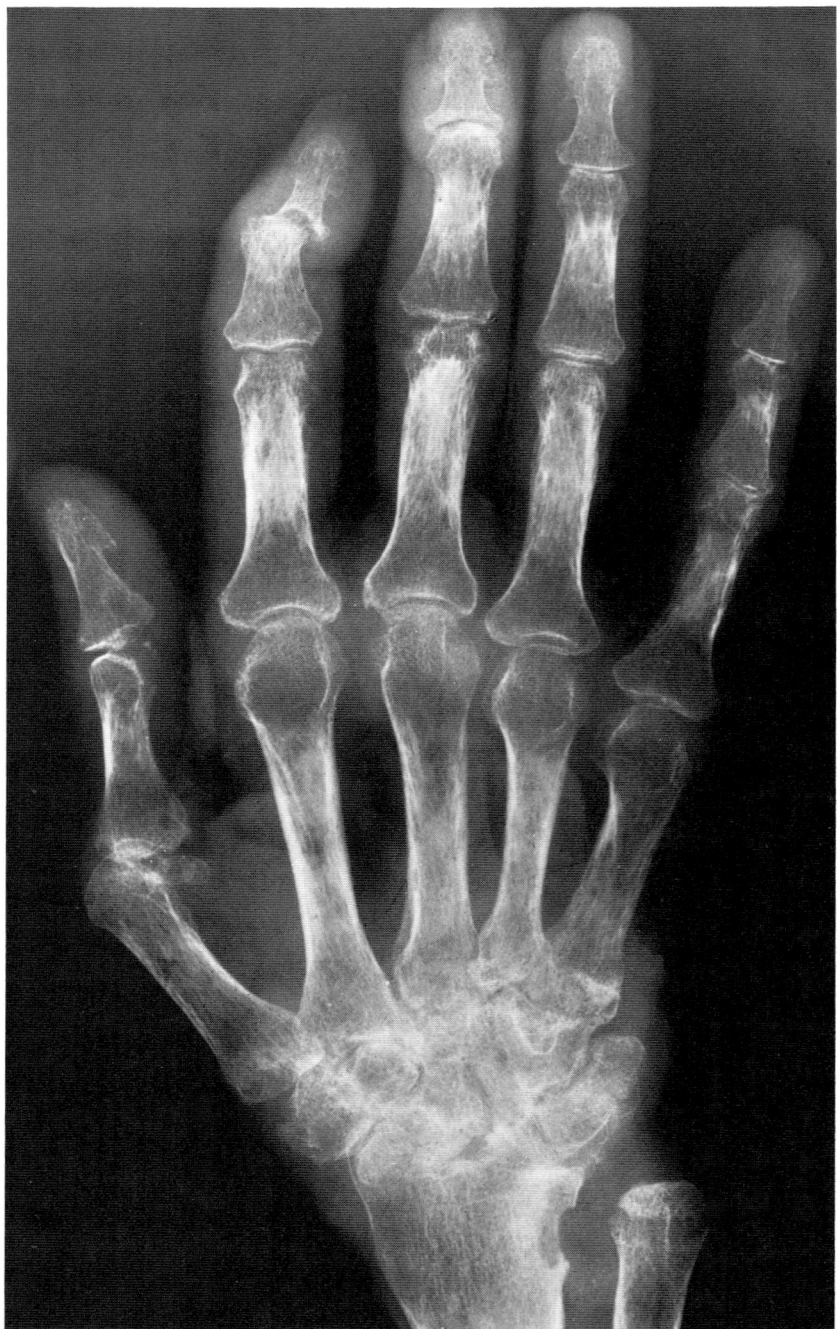

Abb. 91   **Atypisches manuelles Befall-**
muster bei rheumatoider Arthritis; atypisch, weil auch DIP 2 und 3 ergriffen
sind. Bei etwa 10% der Patienten mit
rheumatoider Arthritis erkranken die DIP-
Gelenke im Krankheitsverlauf. S. die
„Amputation" des Styloidfortsatzes der
Elle (vgl. S. 61).

Abb. 92   **Rheumatoide Arthritis bei**   ▷
einer alten Frau (71 Jahre alt bei der
Röntgenuntersuchung, Beginn der rheumatoiden Arthritis mit 68 Lebensjahren;
damals litt die Patientin schon an einer
Heberden-Polyarthrose. Es handelt sich
jetzt also um eine Pfropfarthritis. Vgl.
Legende Abb. 9). Die Sterne (★, s. auch
die Ausschnittvergrößerungen zur verglei-
chenden Darstellung der Volumenvermehrung im 2. MCP-Gelenk links) markieren
die arthritischen Röntgenzeichen.
Der Pfeil (◀▶) zeigt die Distanzierung
der Metakarpusköpfe 2 und 3 durch
intraartikuläre Volumenzunahme (Erguß,
Synovialisproliferation) an, vgl. mit der
rechten Hand. Die Röntgenaufnahme der
linken Hand wurde so reproduziert, als ob
sie vor einer starken Lichtquelle betrachtet würde (Weichteilbeurteilung).

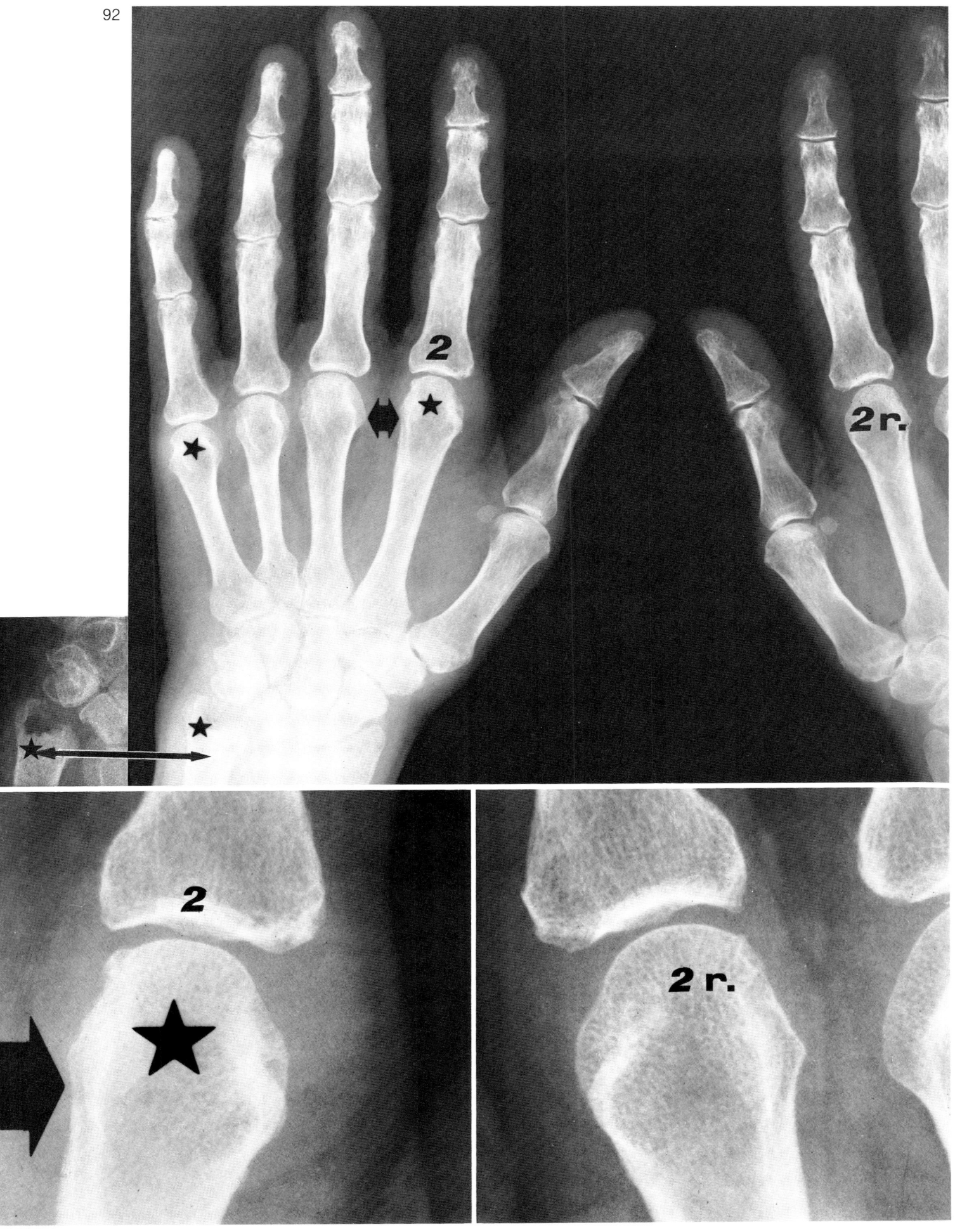

92

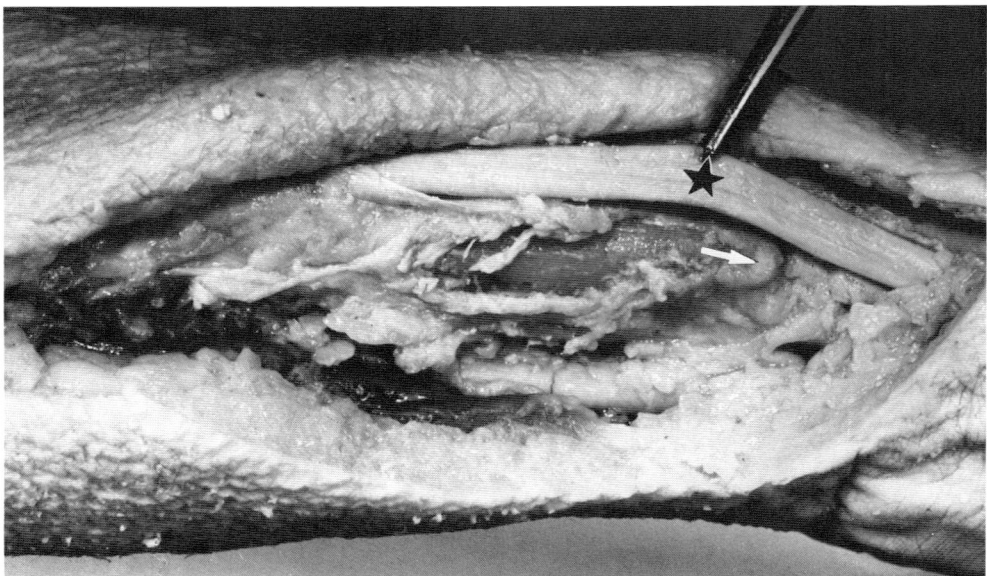

Abb. 93   **Situs der topographischen Beziehungen zwischen Processus styloideus ulnae (→) und der Sehne (Sehnenscheide aufgeschlitzt) des M. extensor carpi ulnaris (★).**

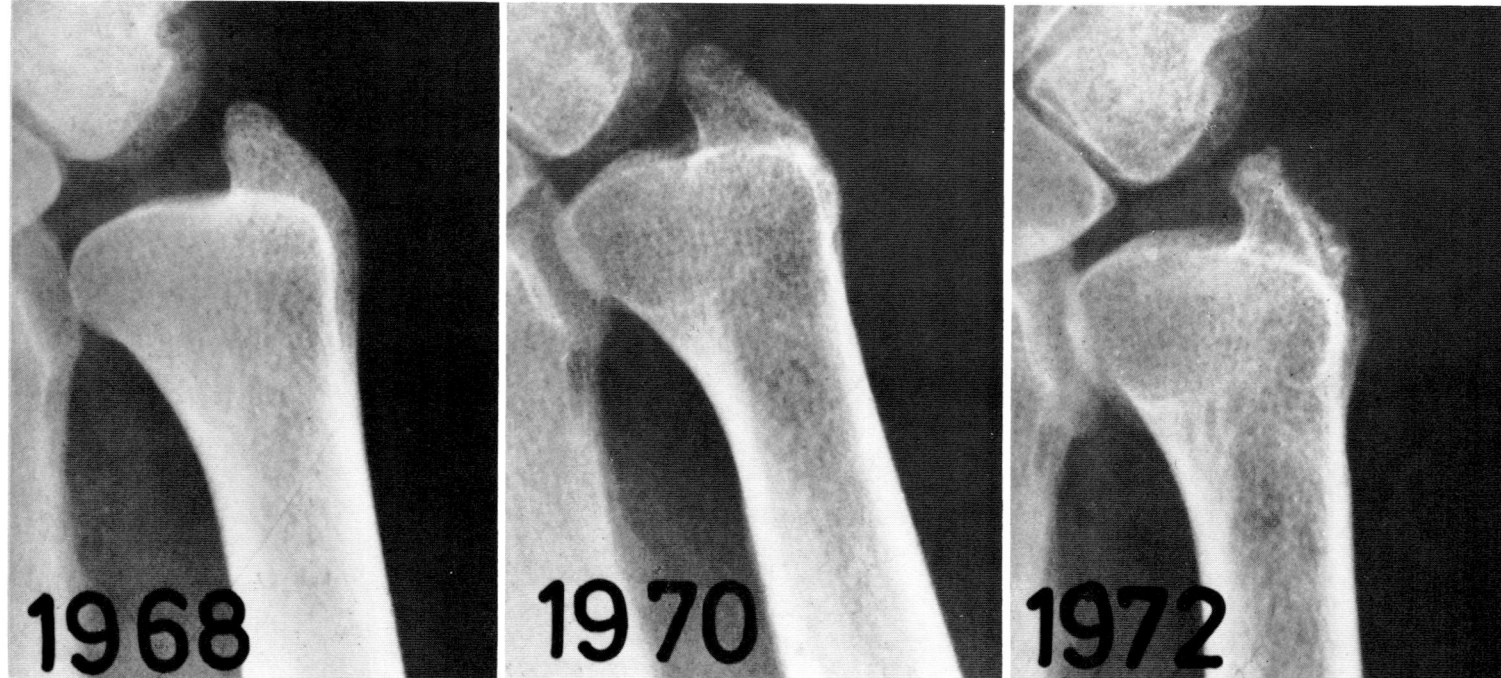

Abb. 94   **Entstehung von Erosionen am Processus styloideus ulnae** im Verlauf einer rheumatoiden Arthritis.

Abb. 95 **Verlaufsbeobachtung einer Tenosynovitis m. extensoris carpi ulnaris** bei rheumatoider Arthritis.
1977: normaler Röntgenbefund am Processus styloideus ulnae.
1978: die entzündete Sehnenscheide stellt sich als leichte Weichteilverdickung neben dem Griffelfortsatz dar.
1981: verstärkte Weichteilschwellung und zusätzliche zarte Erosion des Griffelfortsatzes.

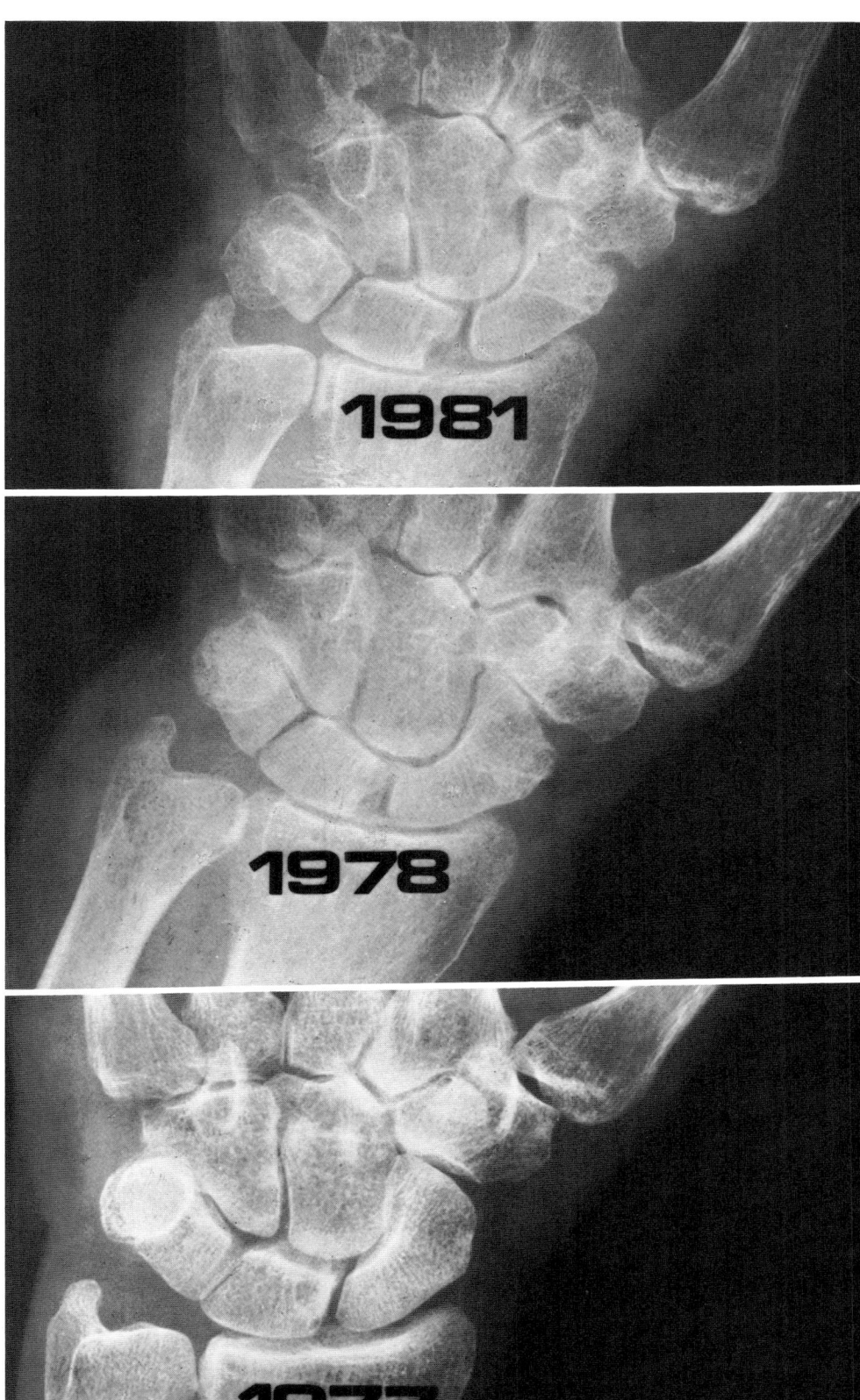

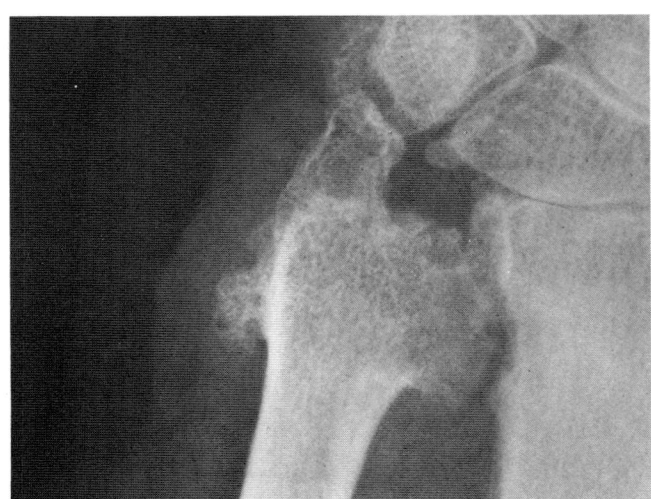
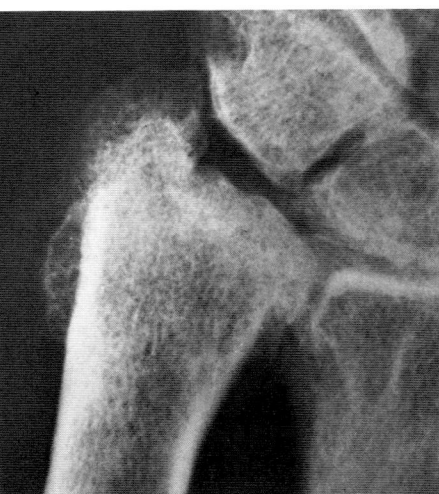

Abb. 96 **Osteoproliferative Veränderungen am Processus styloideus ulnae durch Tenosynovitis m. extensoris carpi ulnaris** bei rheumatoider Arthritis (2 Patienten).

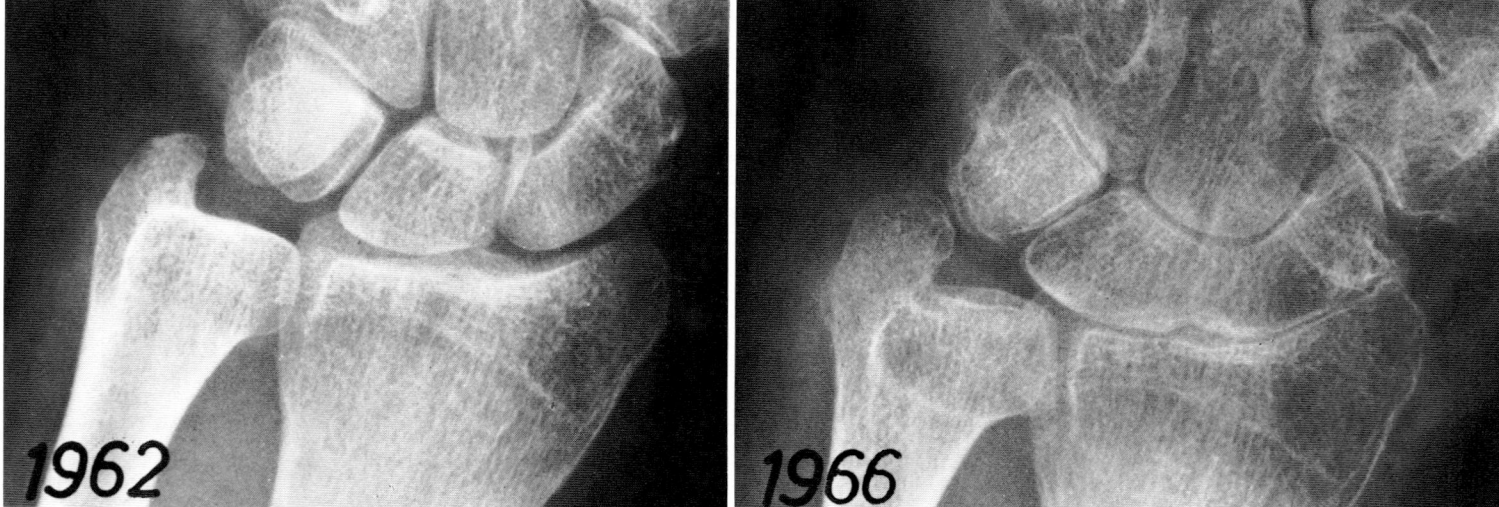

Abb. 97 **Entstehung einer sogenannten Ballonierung des Processus styloideus ulnae** *(1966)*, d. h. harmonische Größenzunahme durch den Entzündungsreiz bei adulter rheumatoider Arthritis.

Abb. 98   Arthritische Weichteilzeichen (PIP und MCP) und arthritische Direktzeichen (Gelenkspaltverschmälerung, Erosionen, Begleitzysten) bei rheumatoider Arthritis.
1.: die Betrachtung am Röntgenschaukasten läßt die Diagnose zu.
2: die starke entzündliche Anschwellung der PIP-Gelenke stellt sich erst bei Betrachtung vor einer starken Lichtquelle, z. B. Irisblende, dar − also dadurch *Informationssteigerung!*

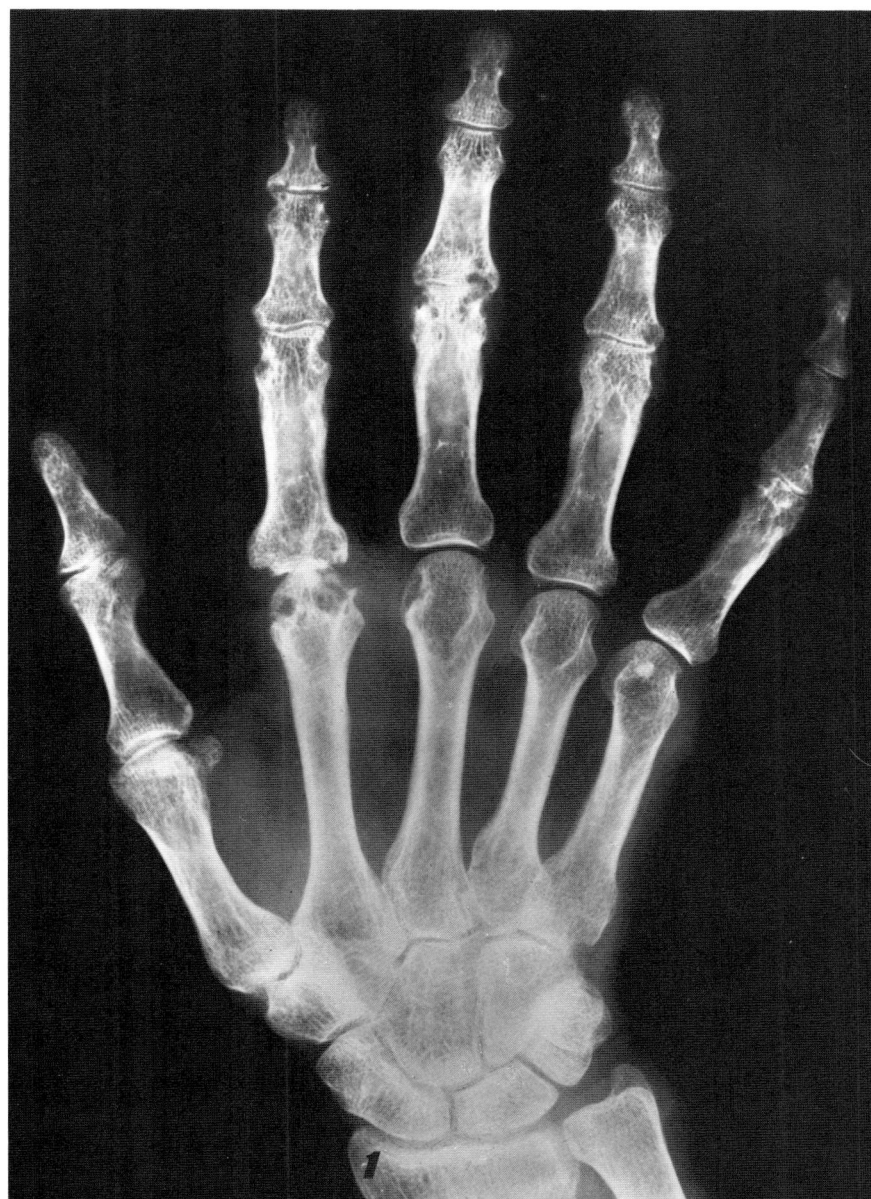

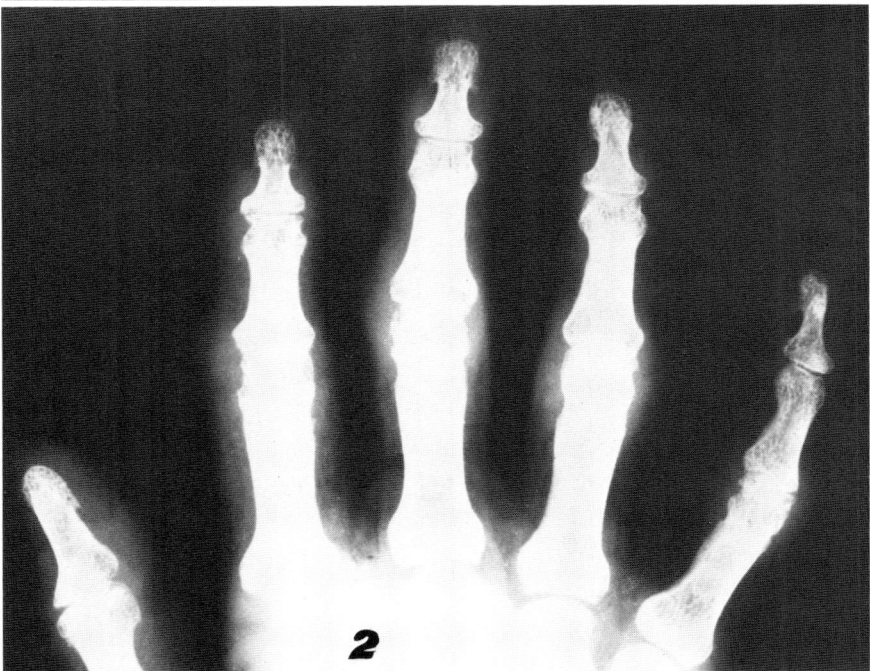

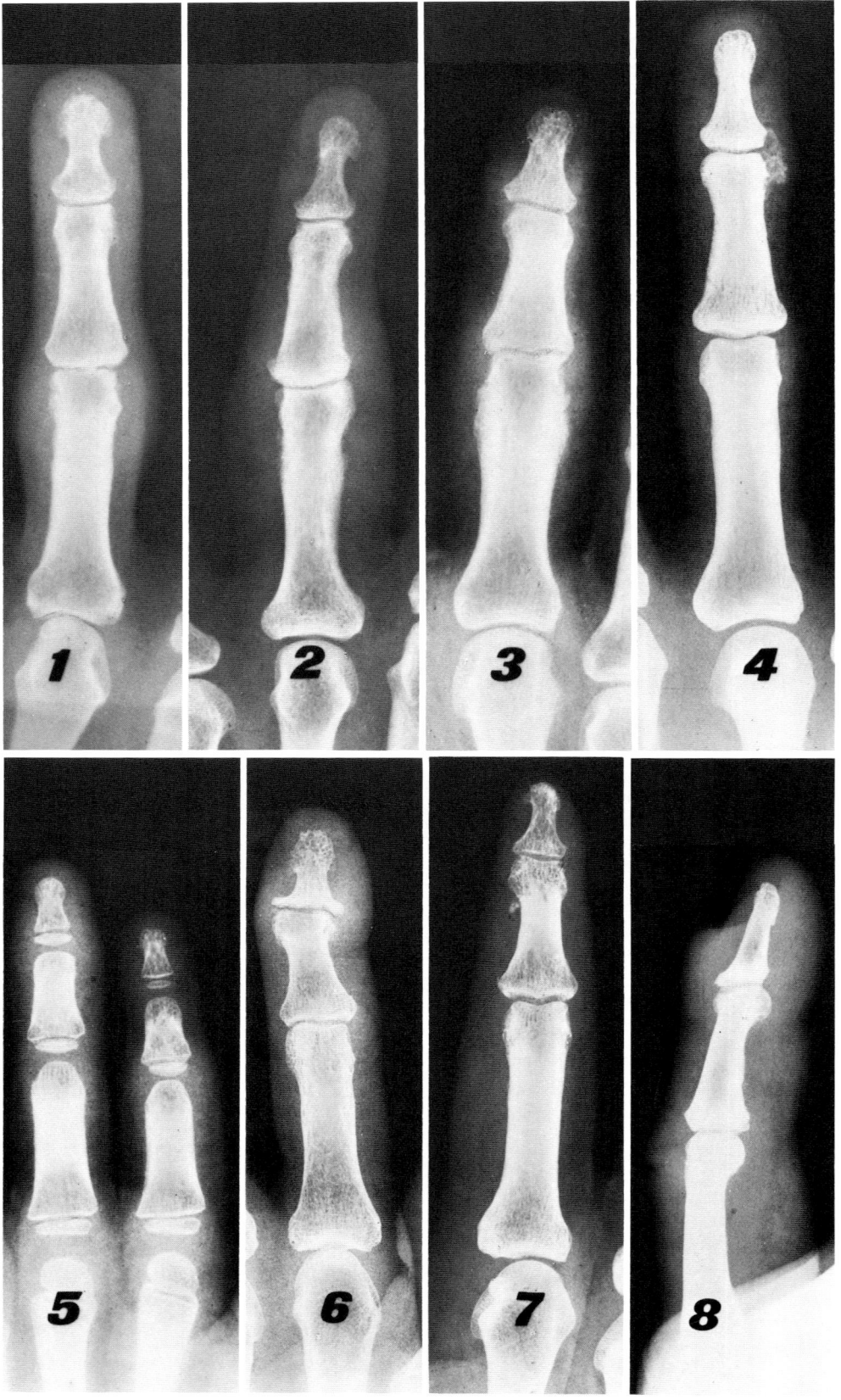

Abb. 99 **Röntgensilhouetten pathologisch veränderter Fingerweichteile**
(Betrachtung vor einer starken Lichtquelle).
1: spindelförmige Schwellung des PIP-
Gelenkes bei adulter rheumatoider Arthritis.
2: PIP-Befall und Sehnenscheidenerkran-
kung (Fingerflexoren) bei adulter rheumatoider Arthritis.
3: PIP- und DIP-Befall bei Arthritis psoriatica („Wurstfinger").
4: Entzündung des DIP-Gelenkes mit
periartikulären Weichteilverkalkungen bei
einem dauerdialysierten chronischen
Urämiepatienten (sogenannte Dialyse-
Arthritis).
5: DIP- (3. Finger) und PIP-Befall (2. Finger) bei juveniler (chronischer) Arthritis.
6: DIP-Deformierung bei der Heberden-
Arthrose.
7: Zuckerhutform des Fingerweichteil-
schattens bei progressiver Sklerodermie.
Zusätzlich sind eine subkutan lokalisierte
interstitielle Kalzinose und eine beginnende Akroosteolyse des Nagelfortsatzes
zu erkennen.
8: Fingerphlegmone von einer Paronychie
ausgehend.

Abb. 100 **Subkutane Rheumaknoten** ▷
an den Fingern bei seropositiver rheumatoider Arthritis (*oben:* Darstellung wie
bei Betrachtung vor einer starken Lichtquelle). Da an den Händen im Gegensatz
zu anderen (nicht abgebildeten) Gelenken
keine arthritischen Direktzeichen zu
erkennen sind, muß röntgendifferentialdiagnostisch auch an hypercholesterinämi-
sche Weichteilxanthome gedacht werden.

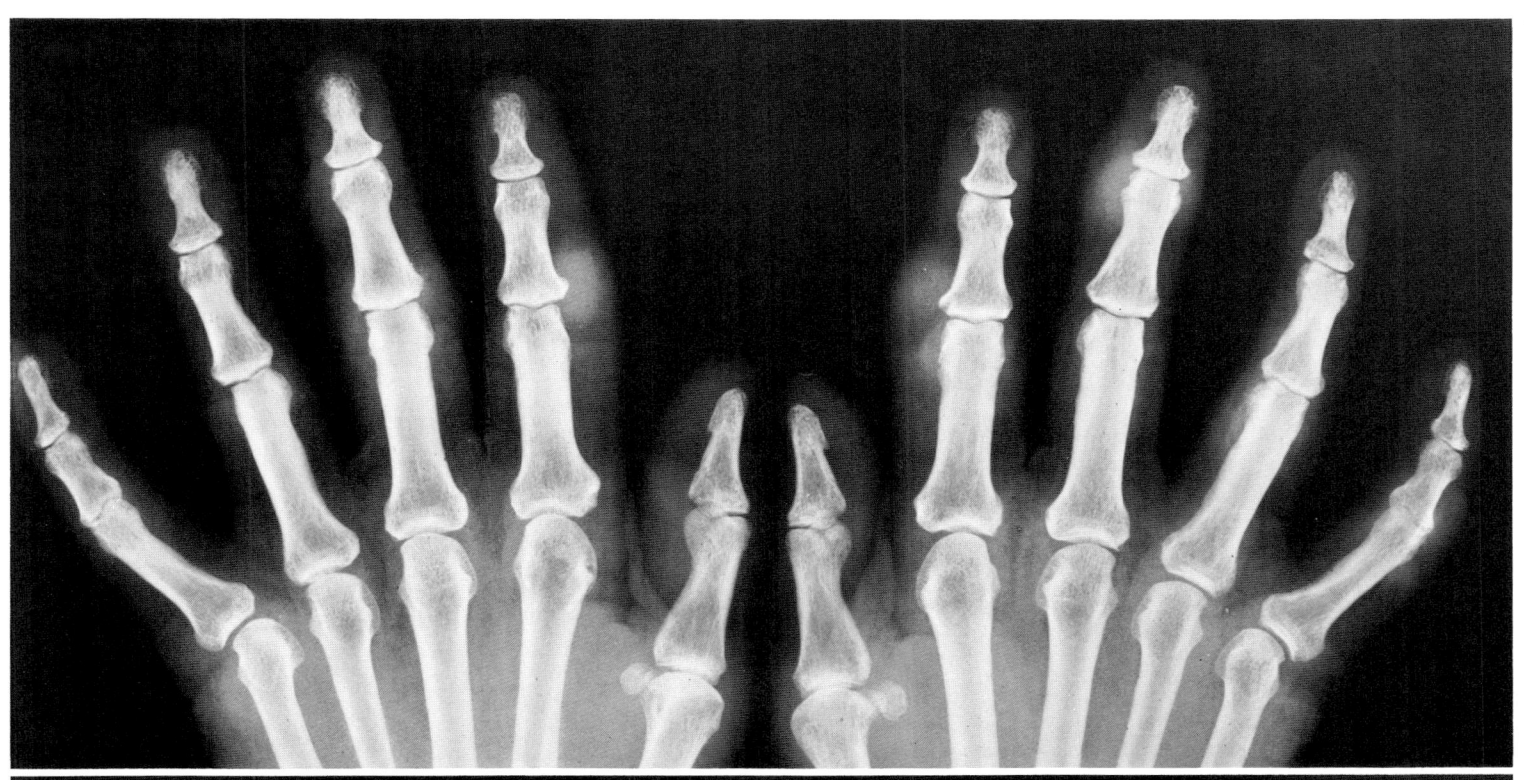

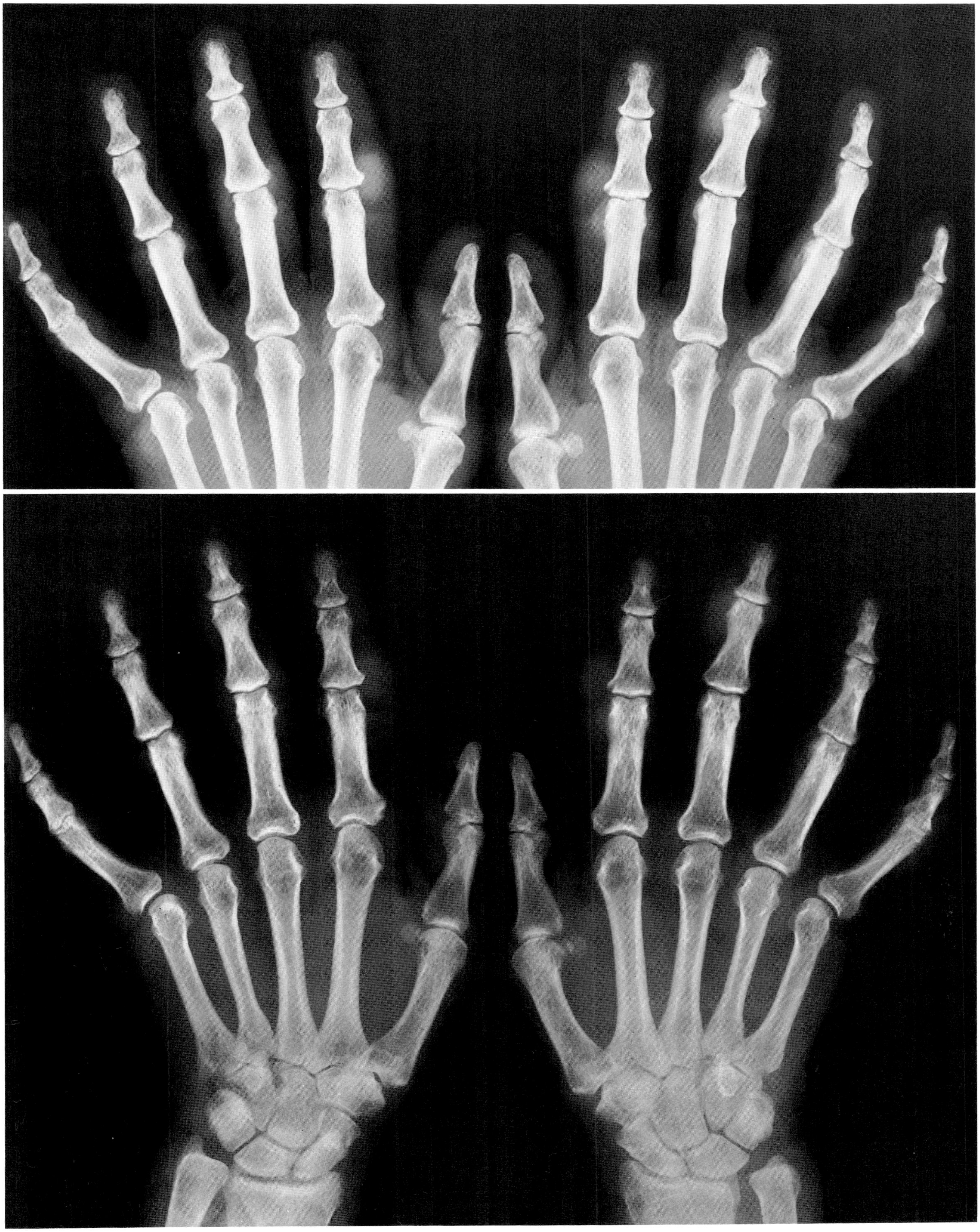

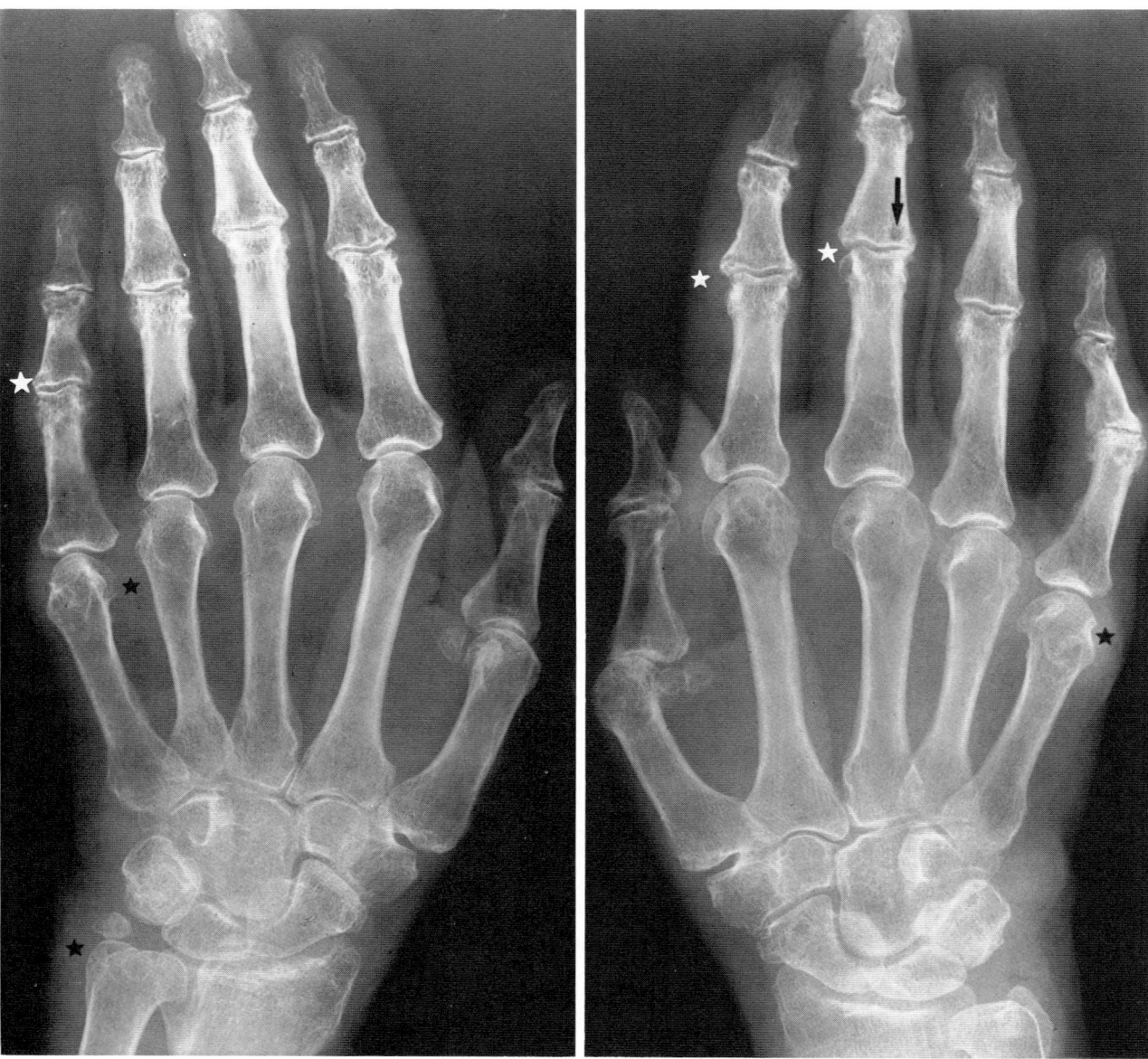

Abb. 101 **Röntgenologisches Frühstadium einer rheumatoiden Arthritis an
den Händen.** Siehe die arthritischen
Weichteilzeichen (★) und die *Signalzyste*
ohne Randsklerose (——▶). 75 Jahre alte
Frau mit DIP- und PIP-Polyarthrose, also
Pfropfarthritis (s. Legende Abb. 9).

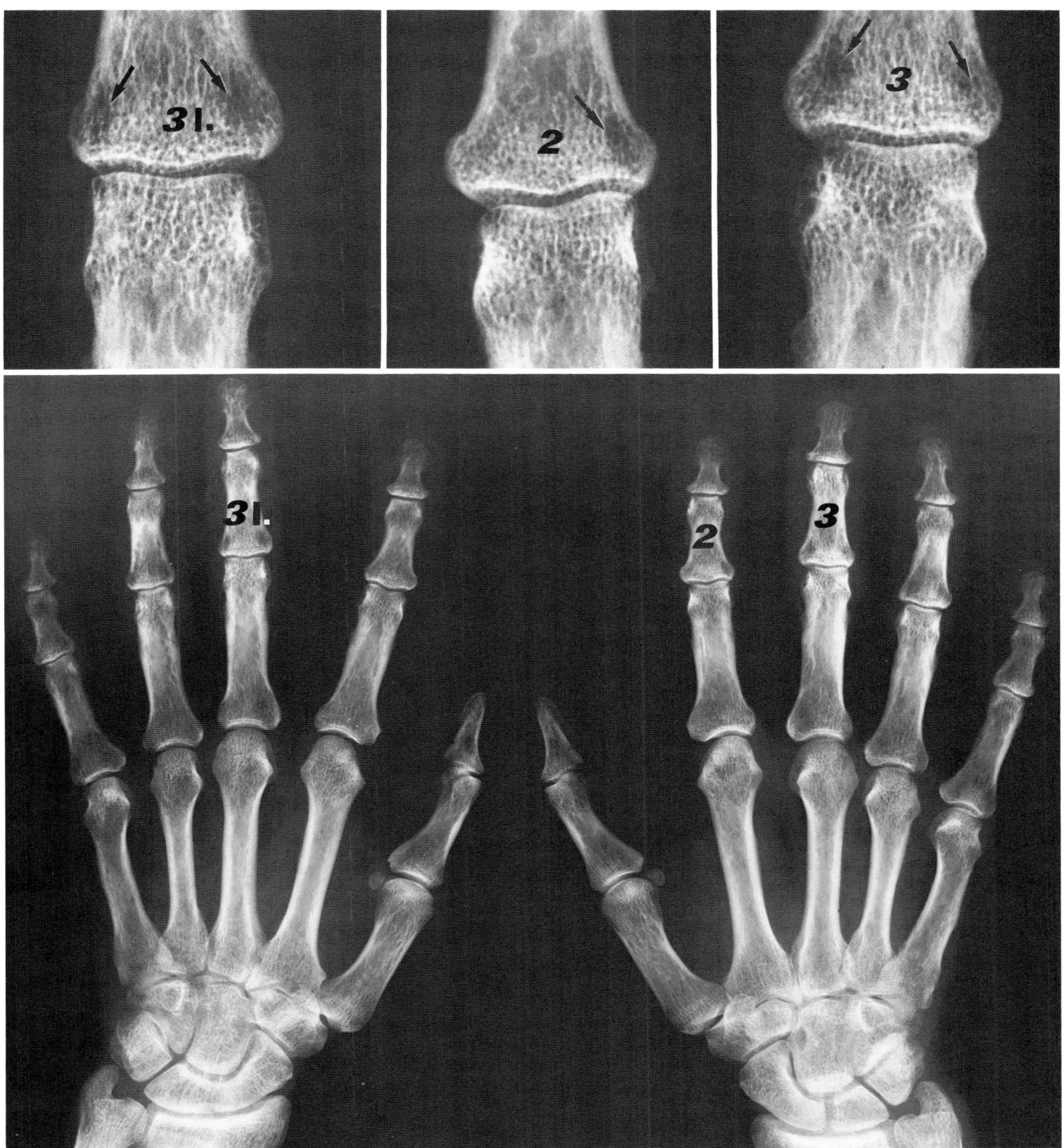

Abb. 102 **PIP-Signalzysten** im Frühstadium einer rheumatoiden Arthritis. Wahrscheinlich spiegeln diese zarten zystenartigen Osteolysen (⟶) an den Basen mehrerer Mittelphalangen fokale rheumatoide Knochen(mark)nekrosen wider.

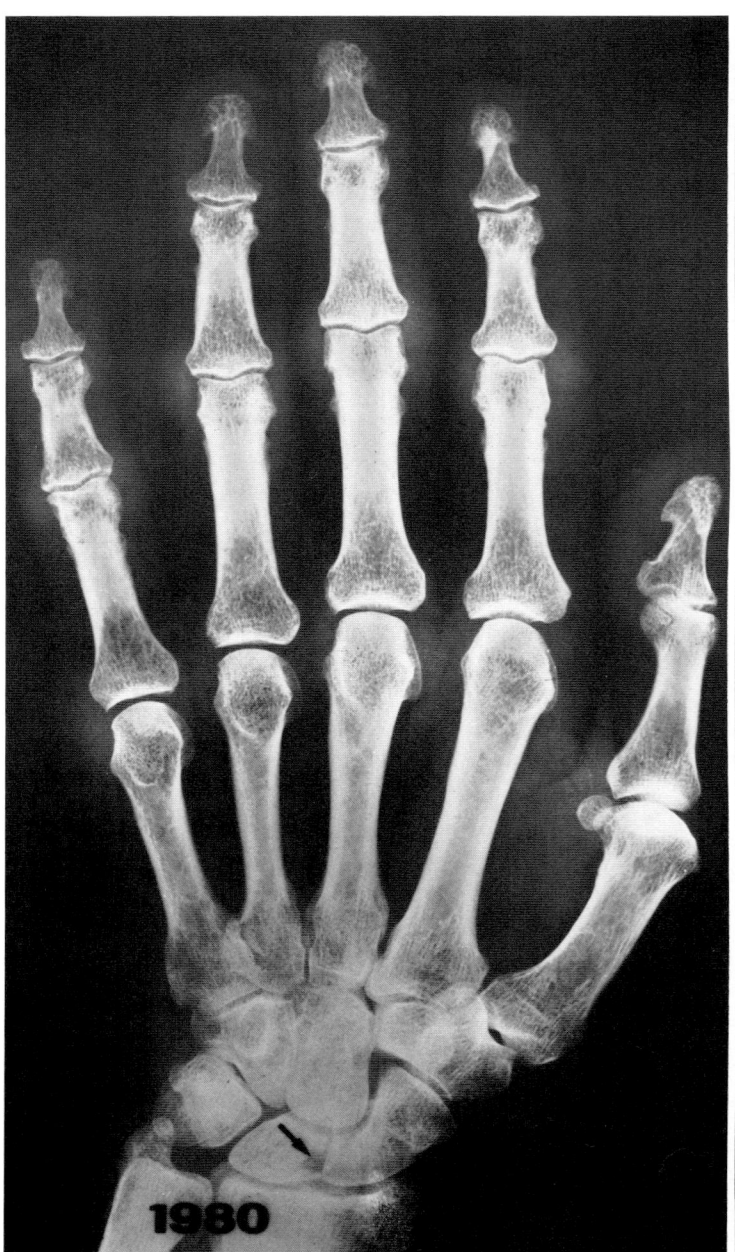
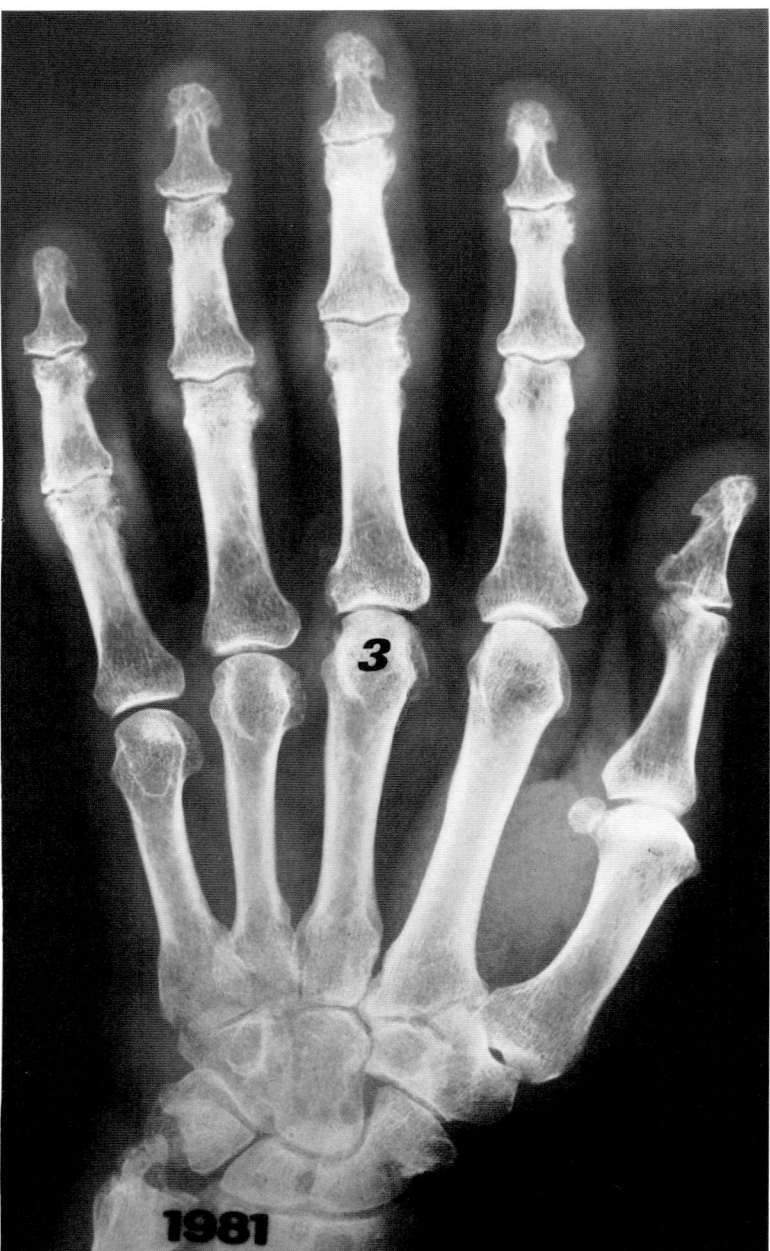
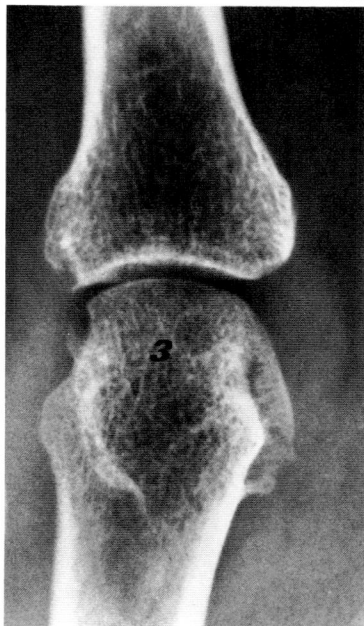

Abb. 103 **1980 nicht als solche identifizierte arthritische Signalzyste im Lunatum** (——►). Deutung der Gelenkbeschwerden als Polyarthralgien unbekannter Ursache. (Die diskreten PIP-2—4- und MCP-5-Anschwellungen wurden übersehen. Arthralgie: klinisch und radiologisch nicht objektivierbarer Gelenkschmerz.)
1981 Röntgendiagnose der rheumatoiden Arthritis (vgl. das Befallmuster, die Erosionen am MCP-Gelenk 3, karpale arthritische Begleitzysten usw.). Vgl. das MCP 5 1980 mit 1981: der Erguß — arthritisches Weichteilzeichen — hat sich dort 1981 zurückgebildet.

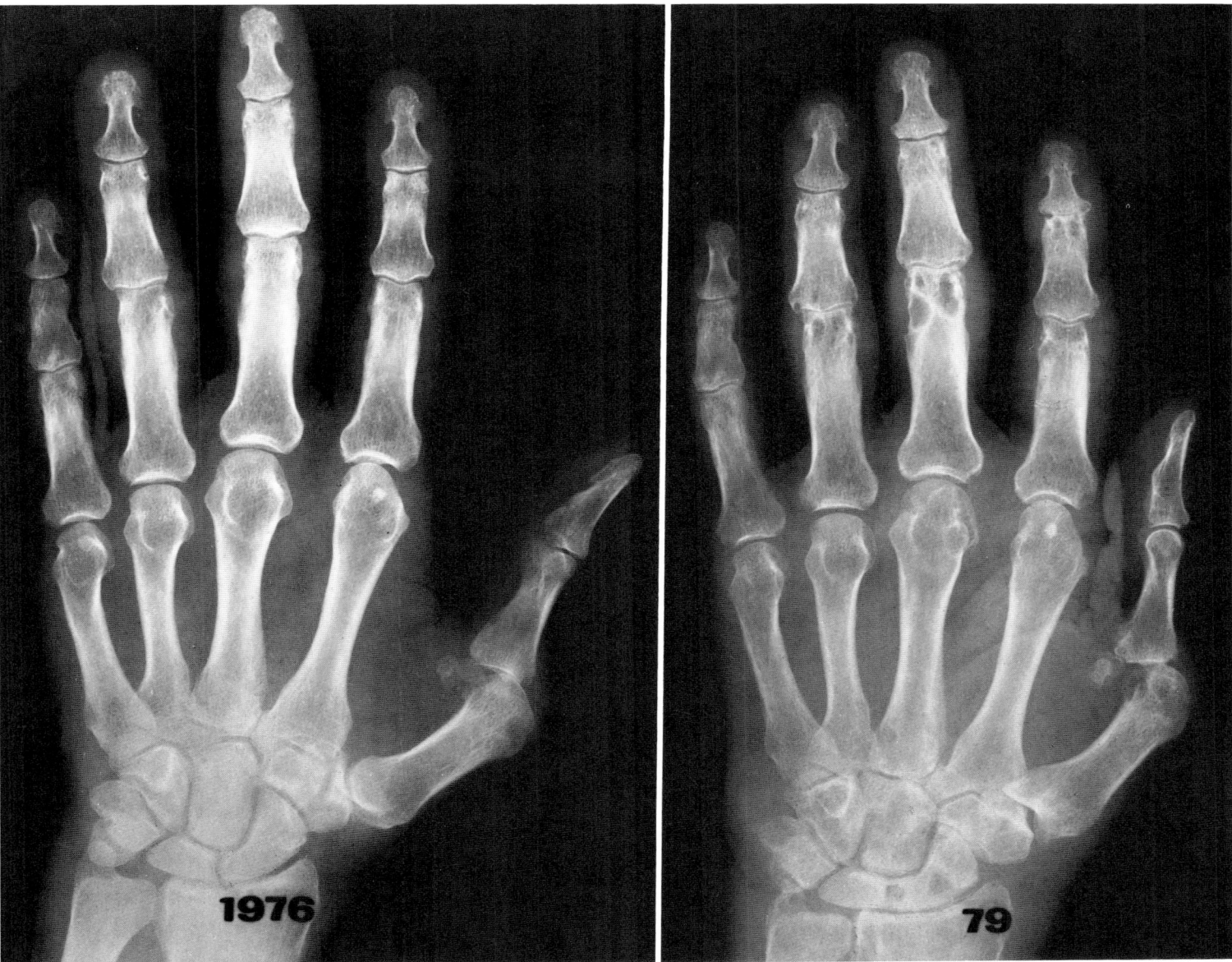

Abb. 104 **Rheumatoide Arthritis,** bei
der im PIP- und Karpalbereich ausgedehnte *arthritische Begleitzysten* entstehen. Atypischer arthritischer Befall des
DIP 3 (1976) und 2 (1979), vgl. Legende
Abb. 91.

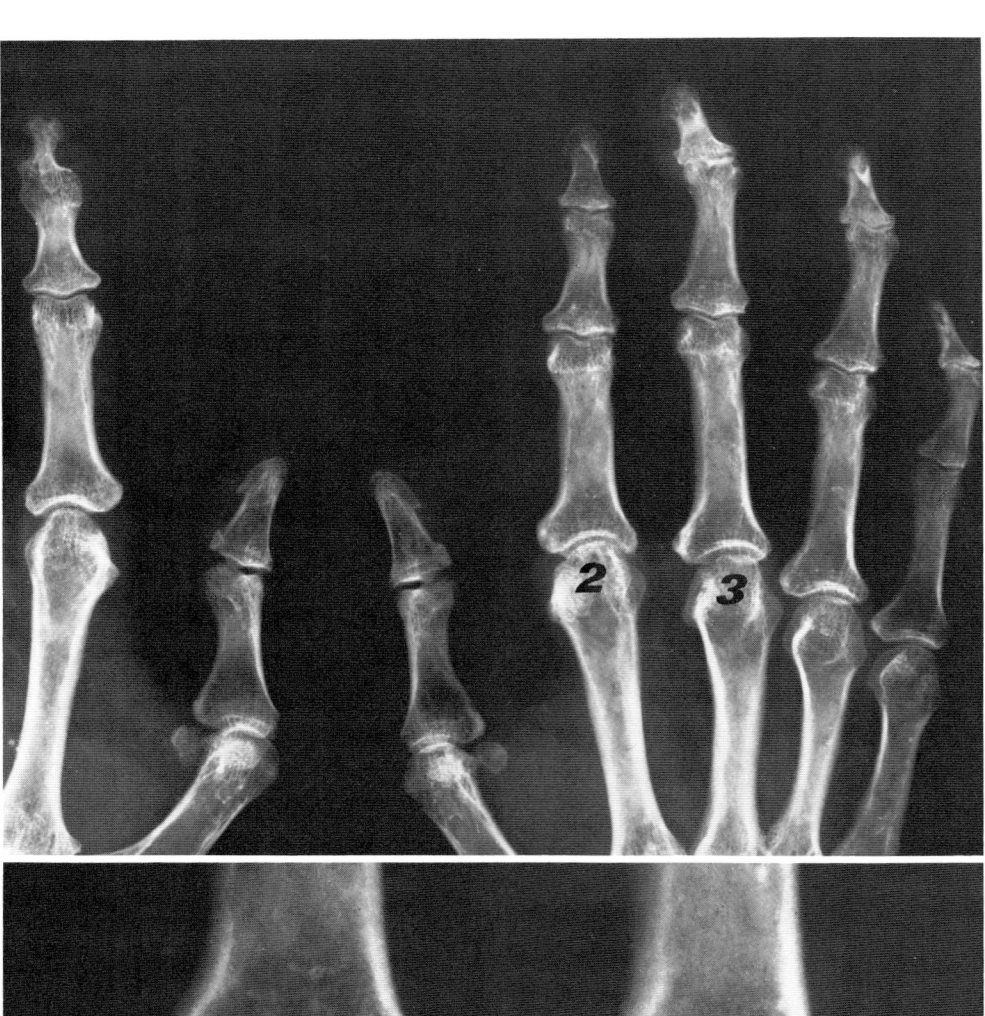

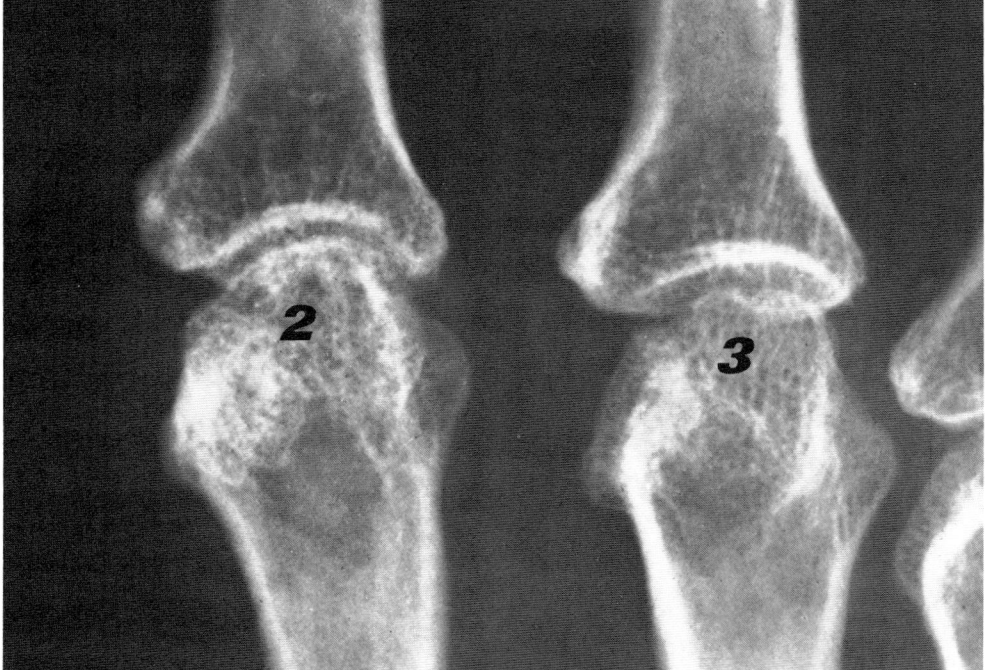

Abb. 105 **Rheumatoide Pfropfarthritis**
(s. Legende Abb. 9) mit arthritischer
Erkrankung (Grenzlamellenalteration, zen-
trale Erosionen des MCP 2 bzw. MCP 3,
vgl. auch die Ausschnittvergrößerung).
Nebenbefund: arthritische Ankylose des
DIP-Gelenkes 2 links nach bakterieller
Infektion vor Jahren.

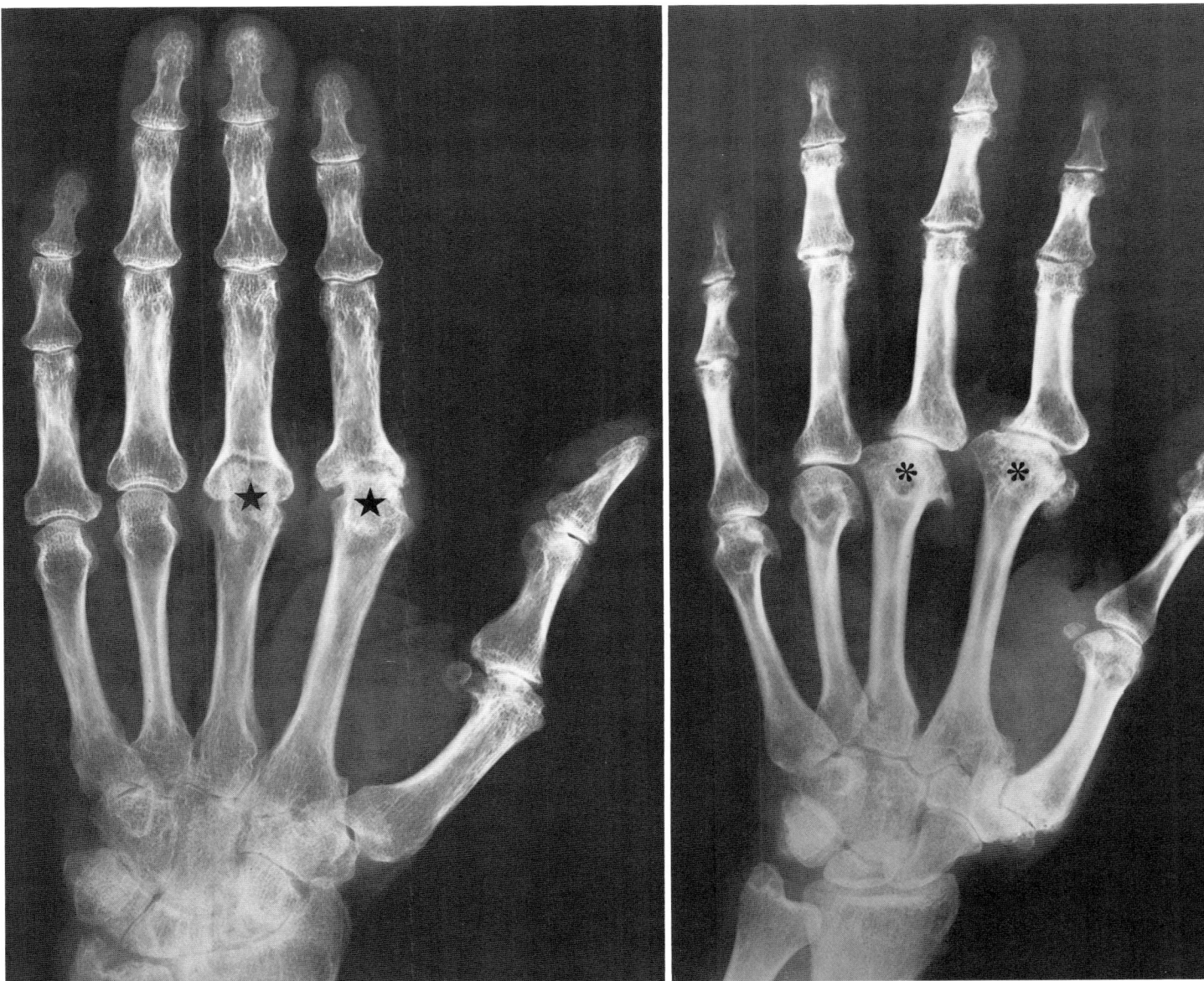

Abb. 106 **Gegenüberstellung des „destruktiven" Röntgenbildes der Arthritis (★) — Röntgenleitmerkmal: Erosion — und des „deformierten" Röntgenbildes der Arthrose (✳) — Leitmerkmal: marginaler Osteophyt** (vgl. S. 61).

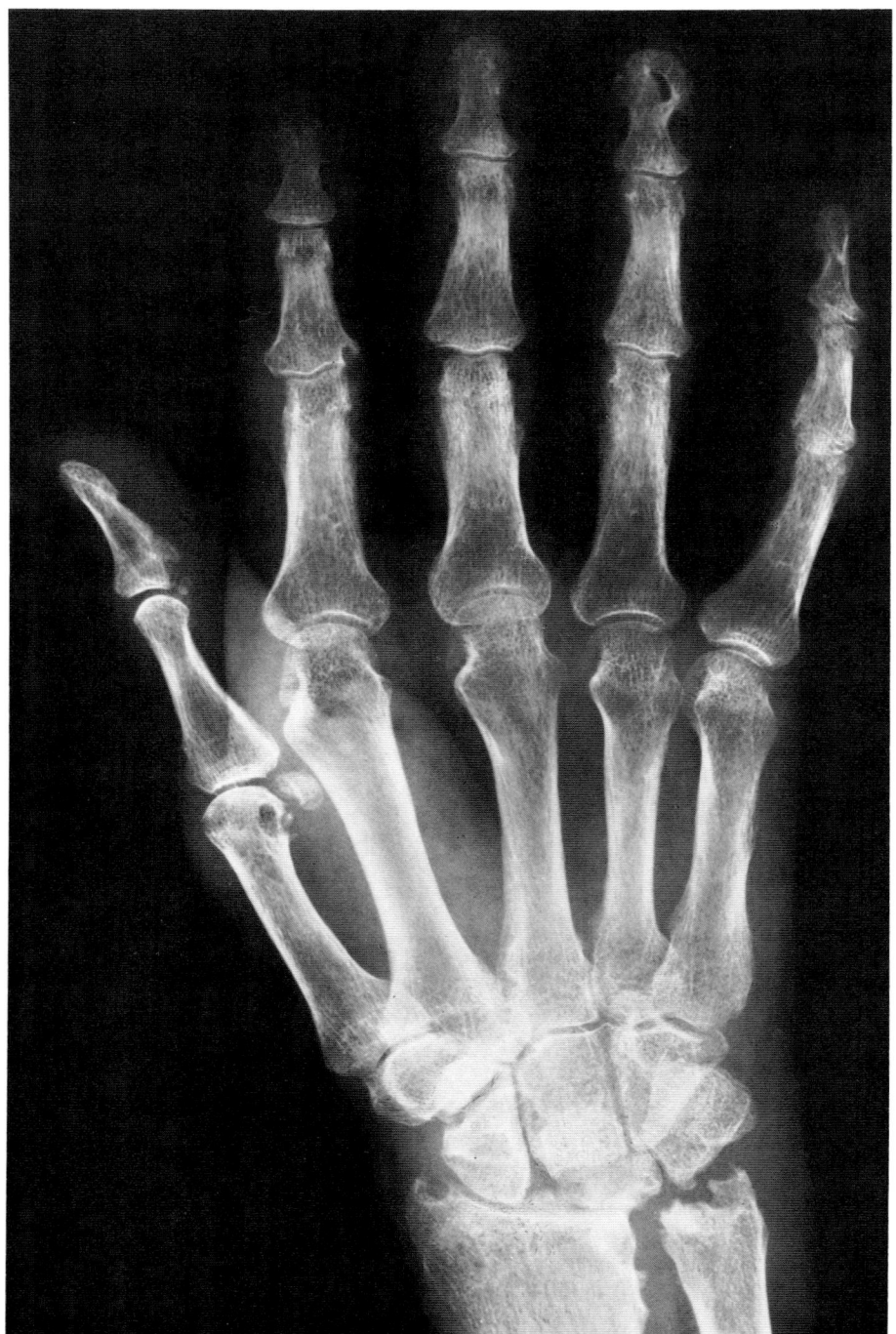

Abb. 107   **Skaphoid-, Lunatum- und Triquetrum-Luxation bei rheumatoider Arthritis,** also Luxation der Articulatio mediocarpea.
Nebenbefund: posttraumatische Deformierung des Nagelfortsatzes 4.

Abb. 109   **Visueller und röntgenologi- ▷ scher Aspekt der linken Hand bei fortgeschrittener rheumatoider Arthritis.**

Abb. 108 **Darstellung des Gelenkes zwischen Os triquetrum und Os pisiforme auf der Röntgenaufnahme in 45°-Halbsupination** (vgl. Abb. 3).
1: Normalbefund.
2: Arthrosis deformans bei Subluxationsstellung.
3: Arthrosis deformans.
4: rheumatoide Arthritis.

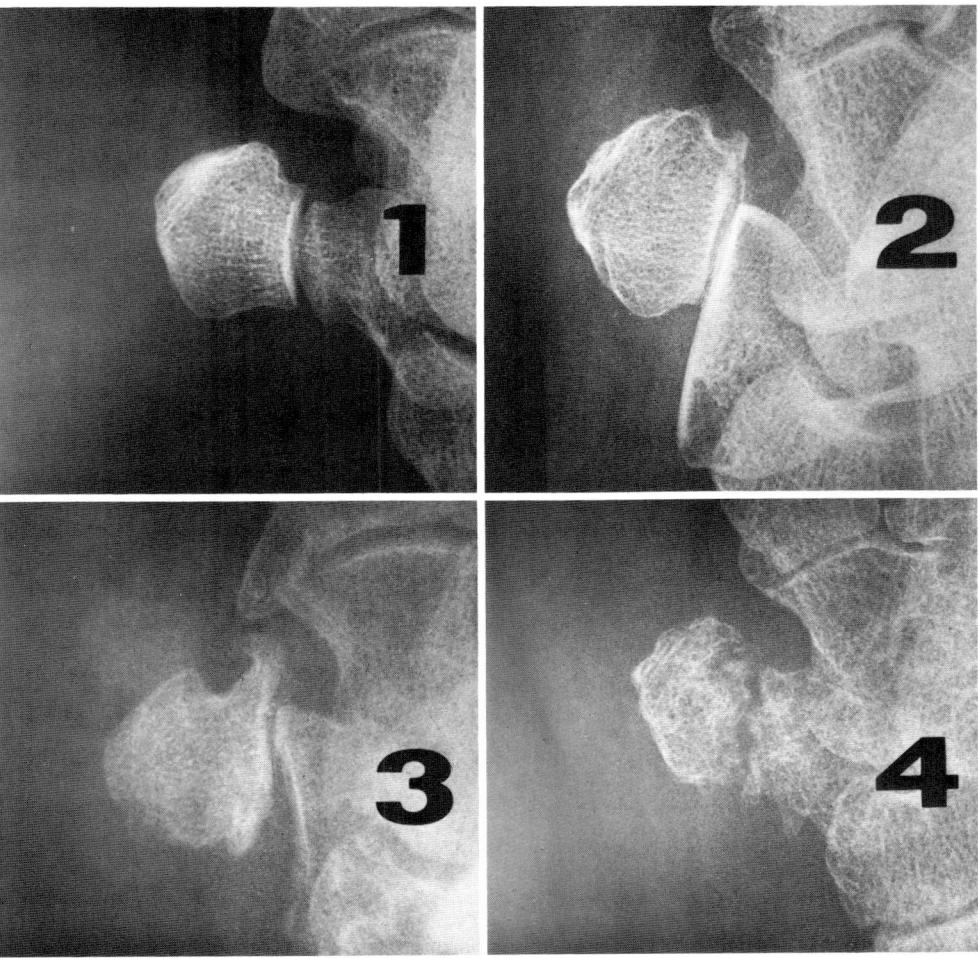

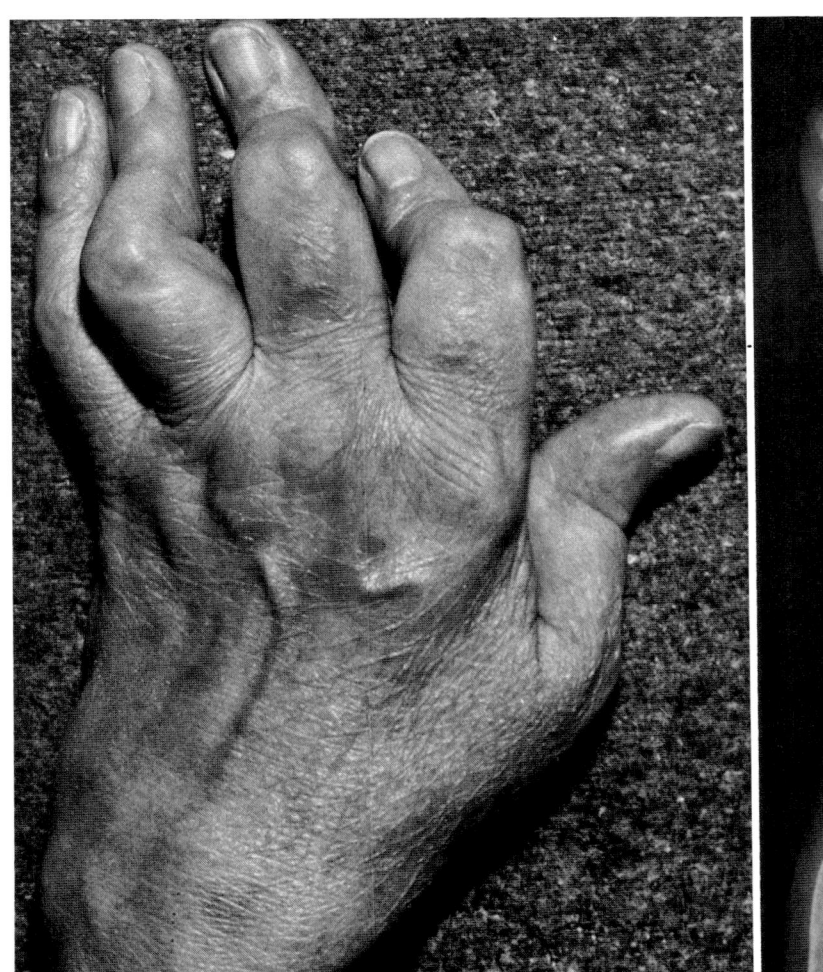

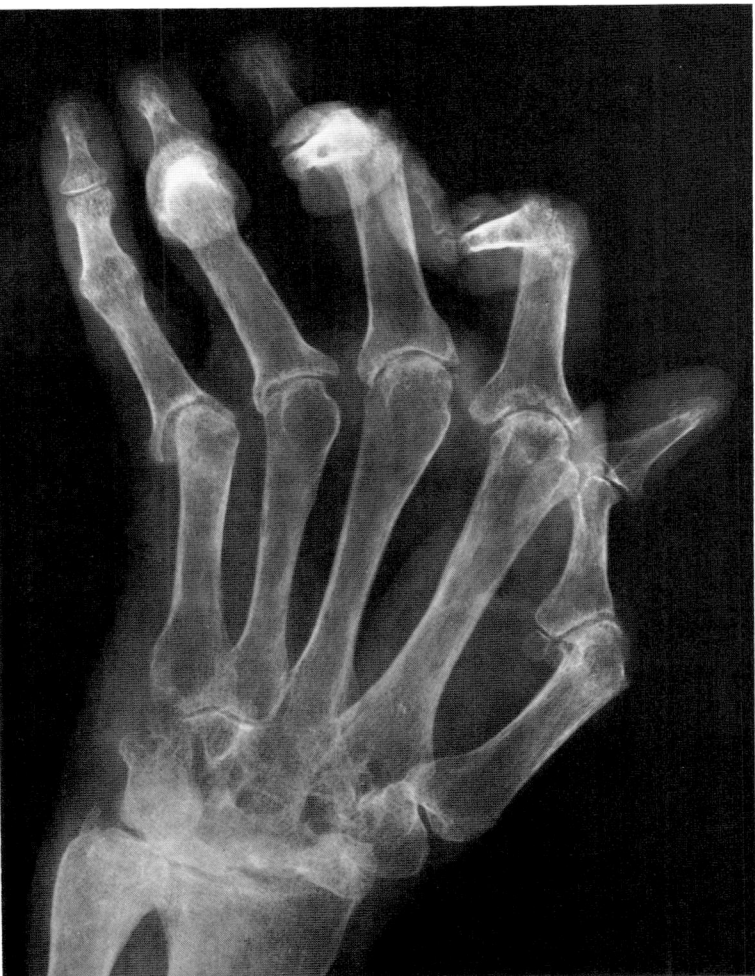

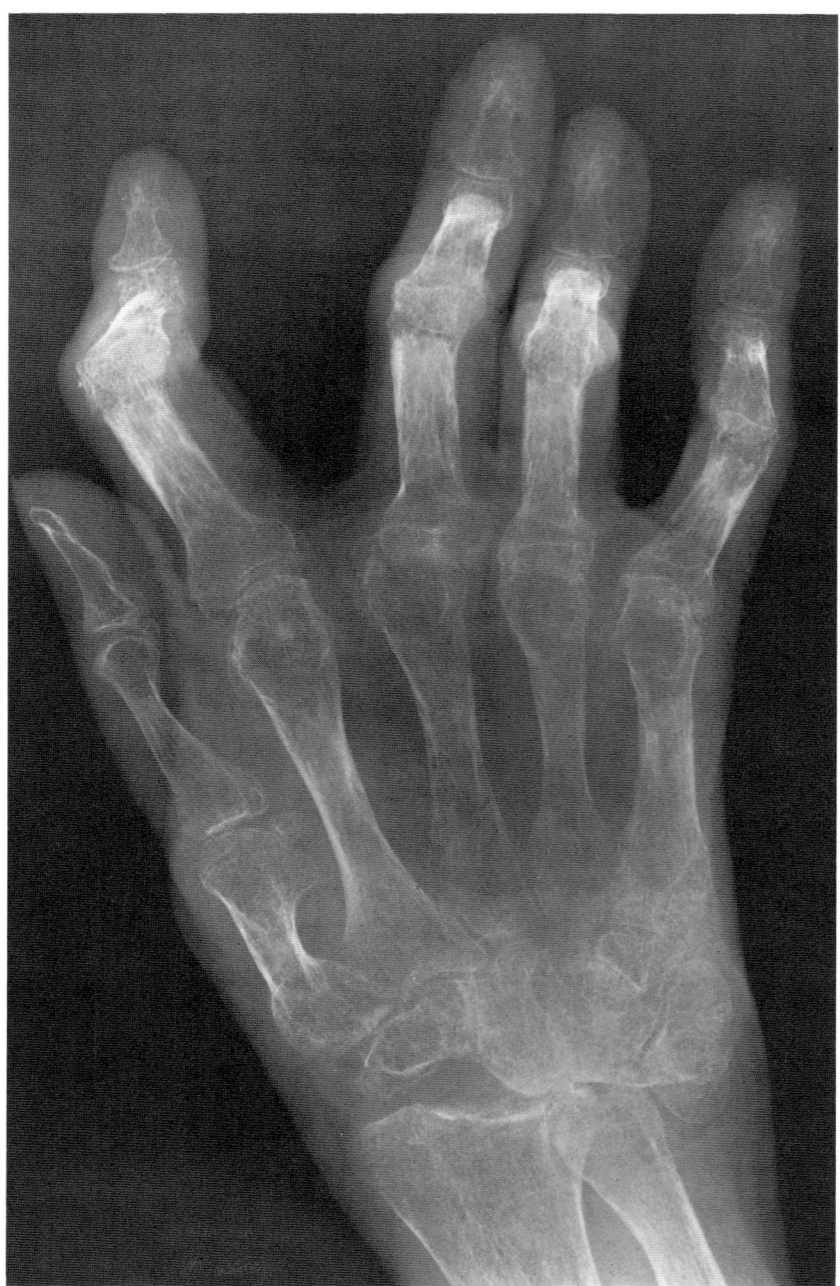

Abb. 110 **Fortgeschrittenes Stadium des Handbefalls bei rheumatoider Arthritis,** s. auch die karpoantebrachiale Luxation und die starke Entkalkung („Glasknochen").

Abb. 111   Schwerstes Mutilations- und Ankylosestadium bei adulter rheumatoider Arthritis nach jahrzehntelangem Krankheitsverlauf.

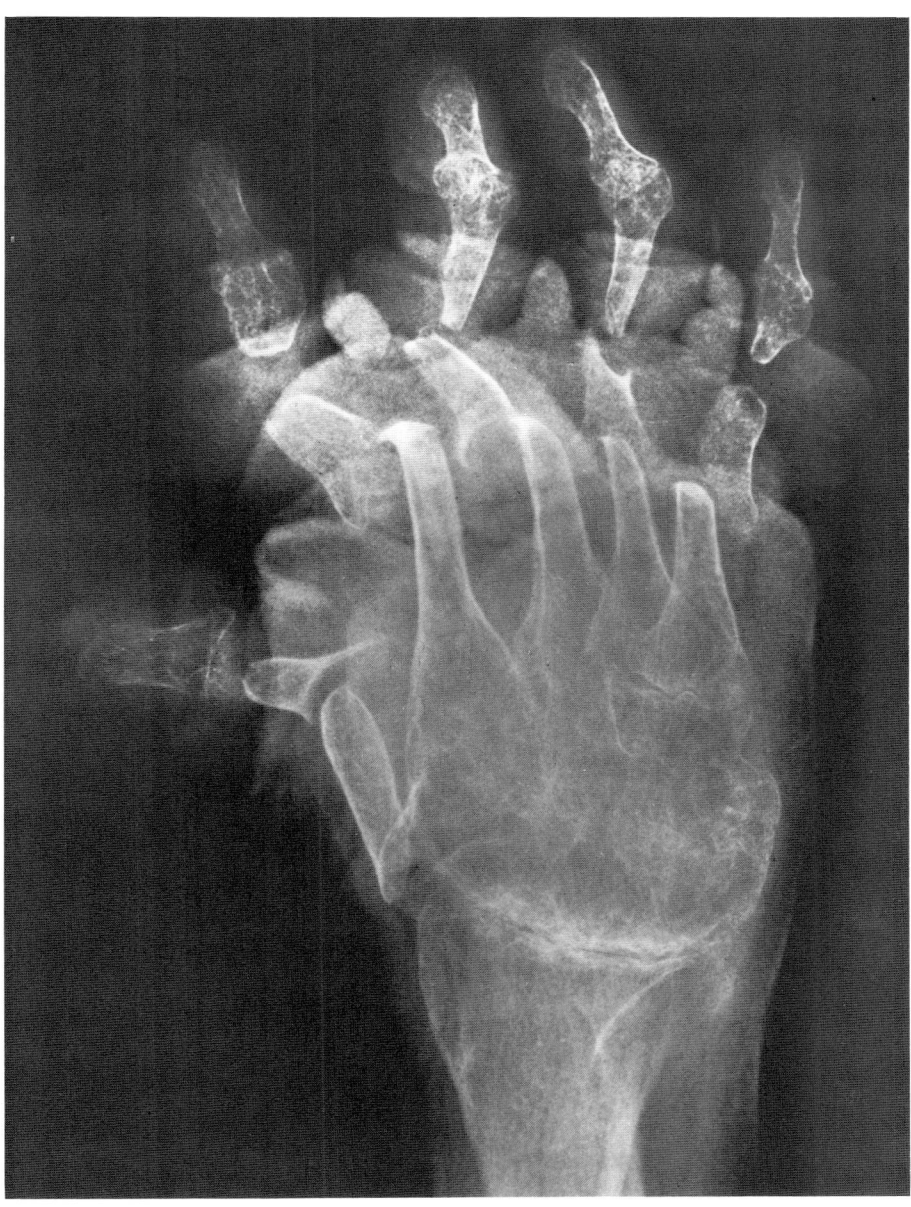

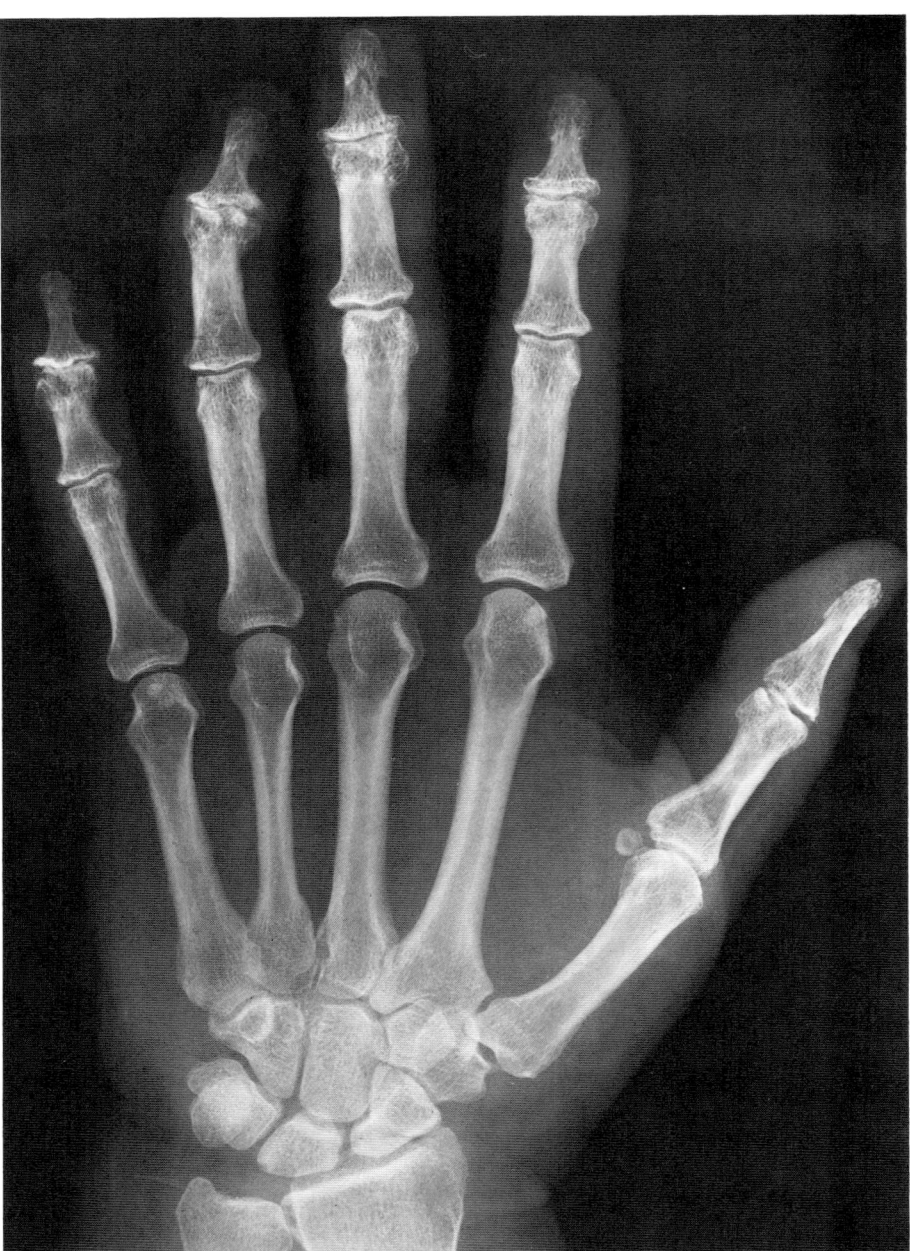

Abb. 112 **Röntgendifferentialdiagnose der rheumatoiden Arthritis an der Hand** (s. Abb. 112–127). **DIP-Polyarthrose (Heberden-Arthrose).**

Abb. 113   DIP- und PIP-Polyarthrose, s. auch die begleitende, leichte Rhizarthrose (vgl. Abb. 86).

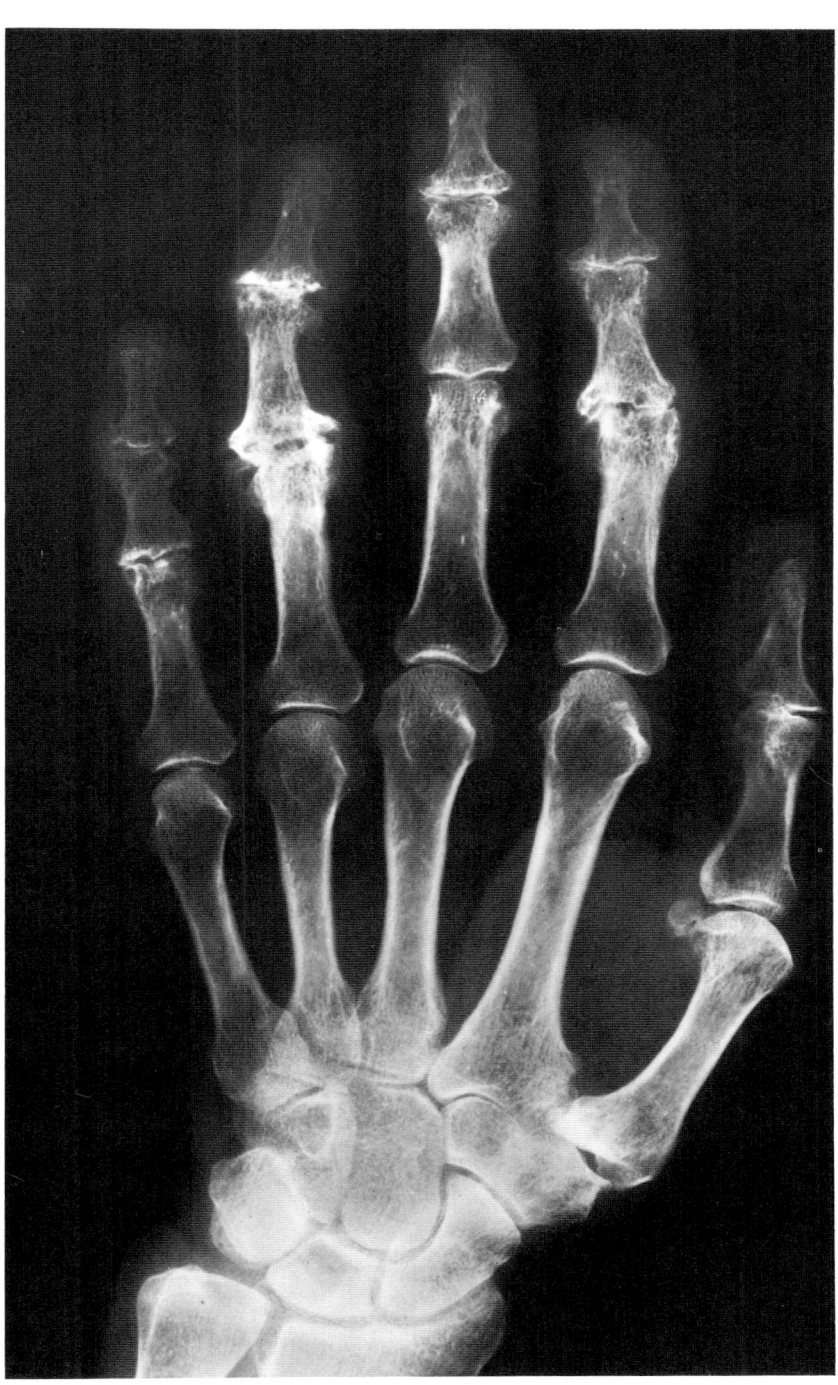

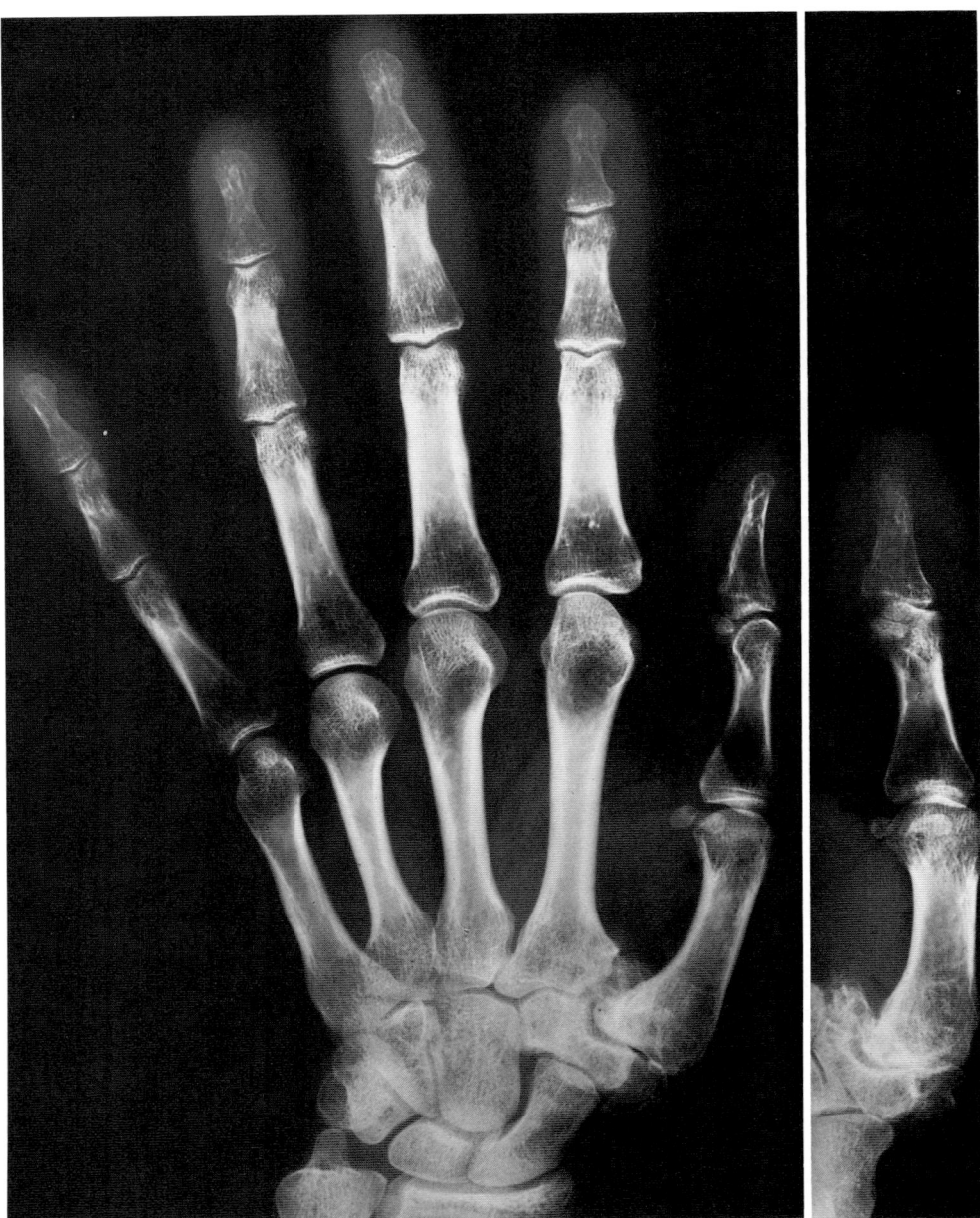

Abb. 114   **Isolierte fortgeschrittene Rhizarthrose** (Darstellung in 2 Ebenen).

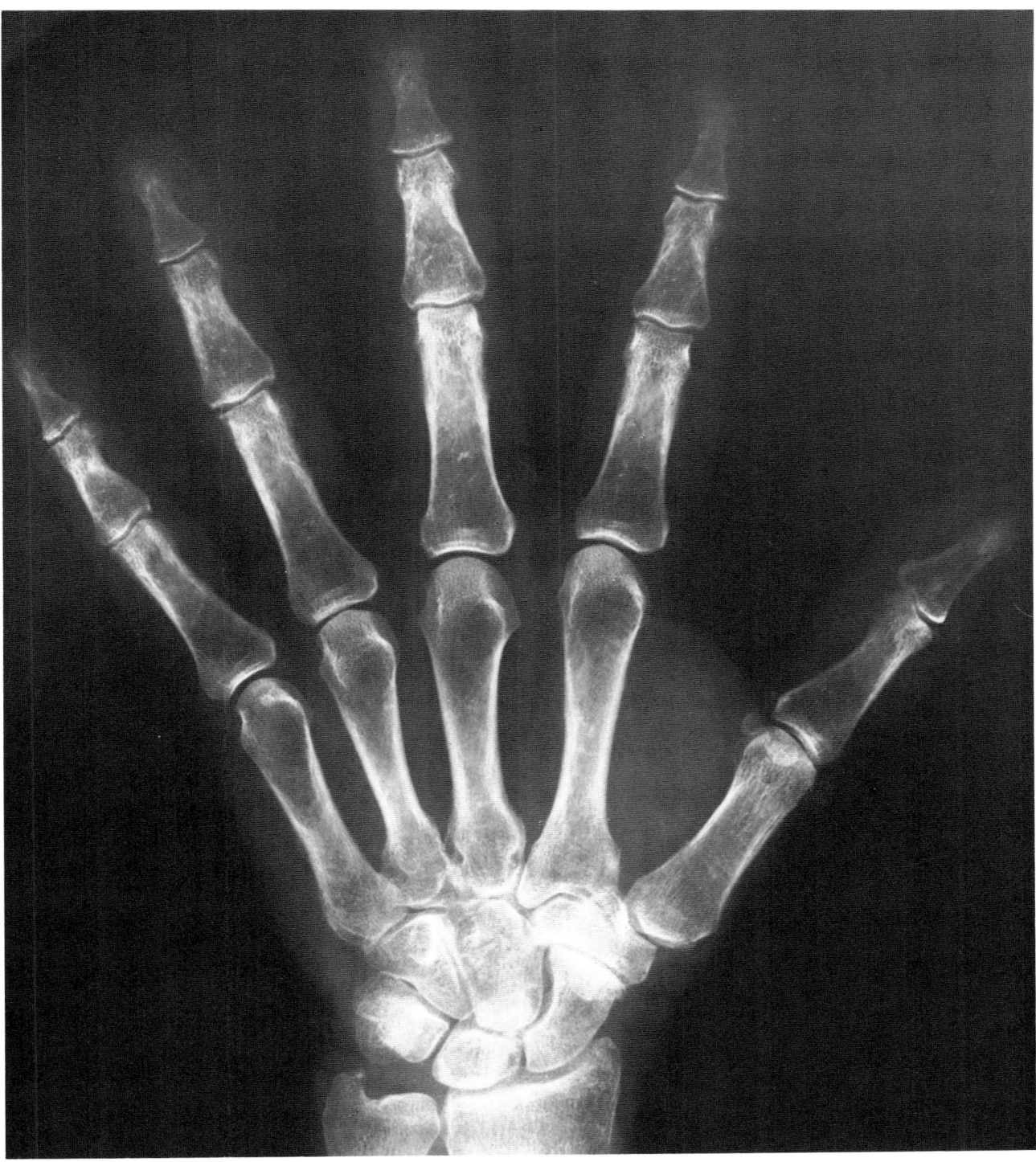

Abb. 115 **Trapez-Skaphoid-Arthrose,**
s. die Verschmälerung des (röntgenologischen) Gelenkspaltes, die subchondrale
Spongiosasklerose und den zarten marginalen Osteophyten am Skaphoid.

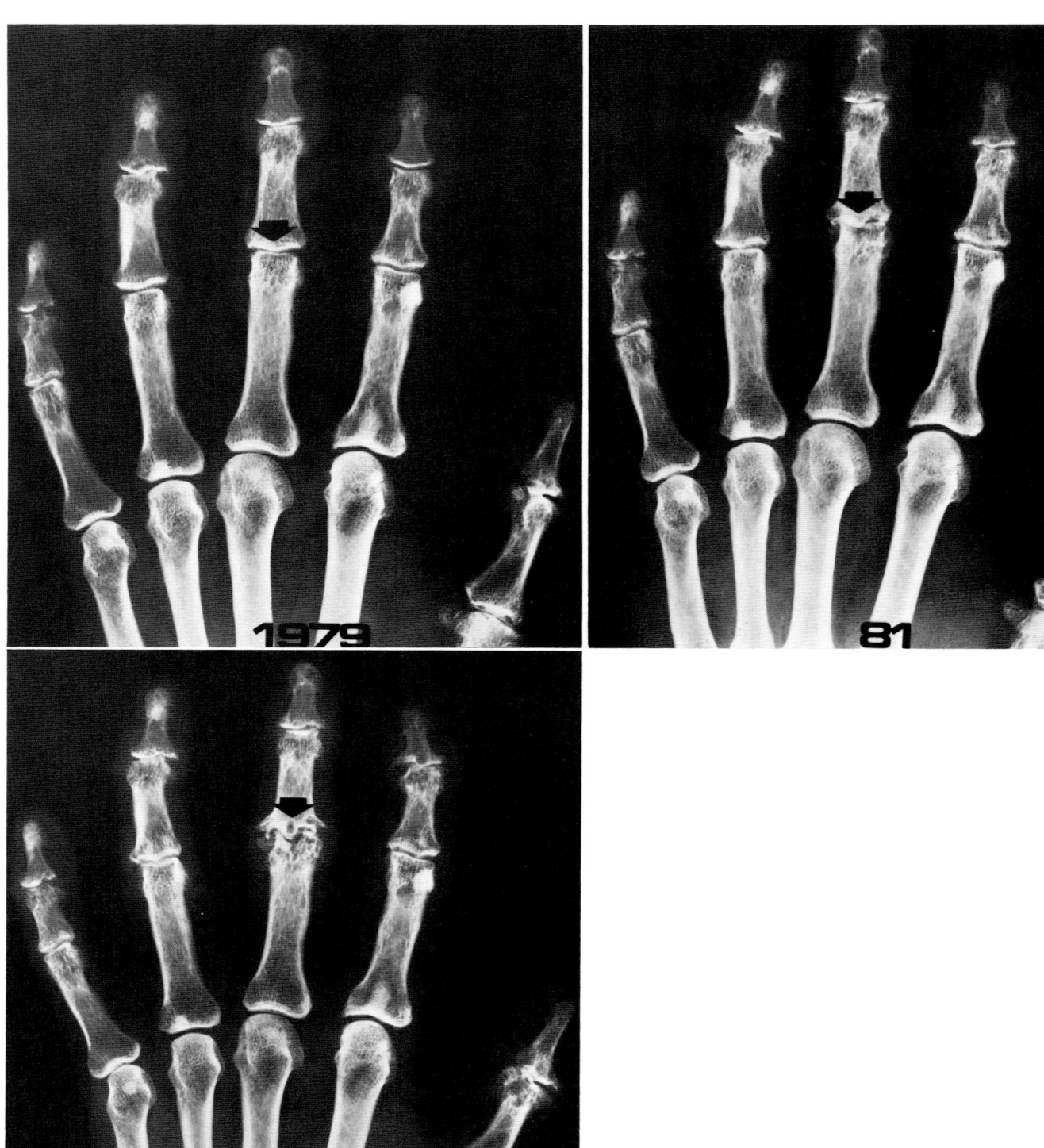

Abb. 116 **Entstehung einer erosiven PIP-Arthrose an der linken Hand** (➡). Eine gelenknahe Entkalkung fehlt. Die gleichzeitige DIP-Polyarthrose zeigt keine erosive Komponente.

Abb. 117 Visueller und röntgenologischer Aspekt einer erosiven DIP-Arthrose am Zeigefinger.

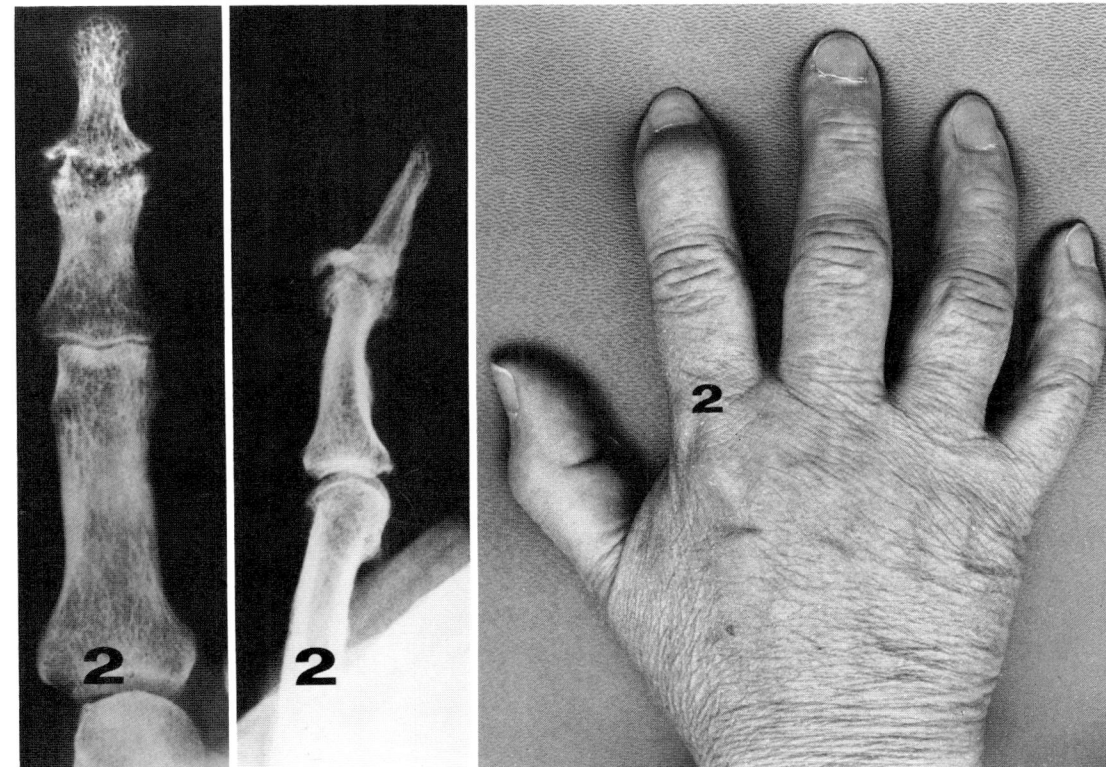

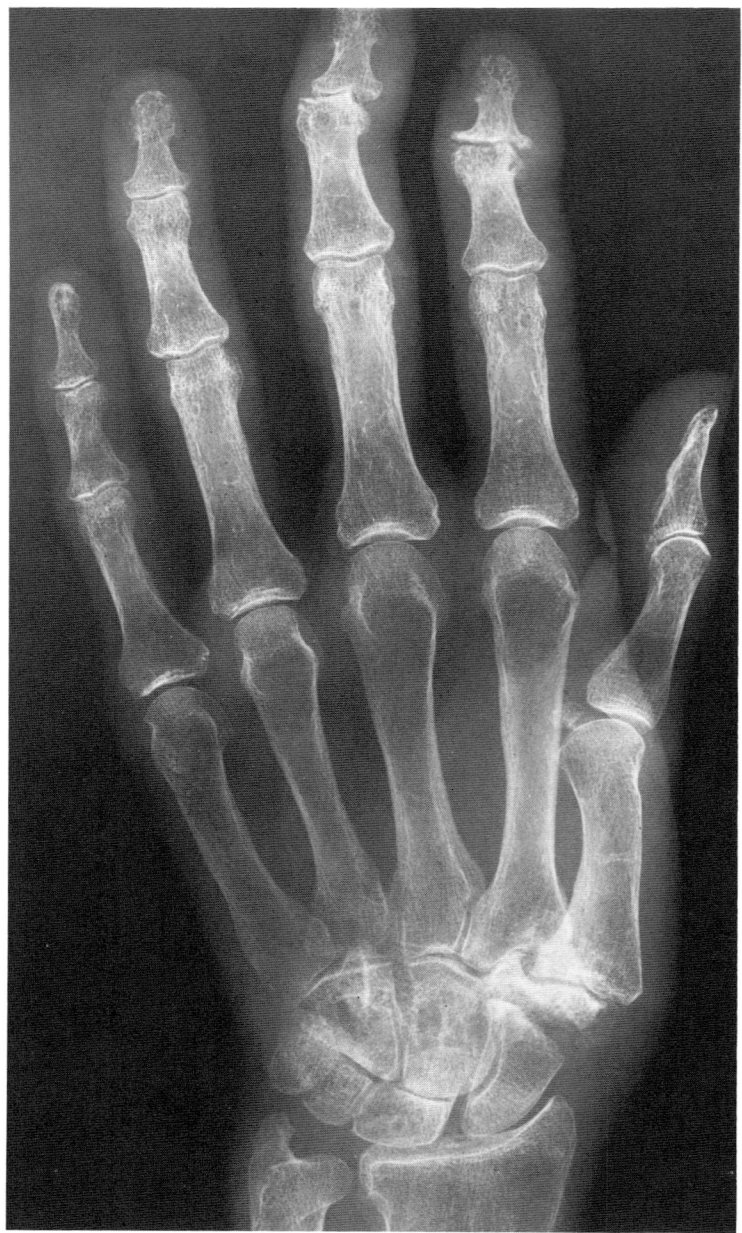

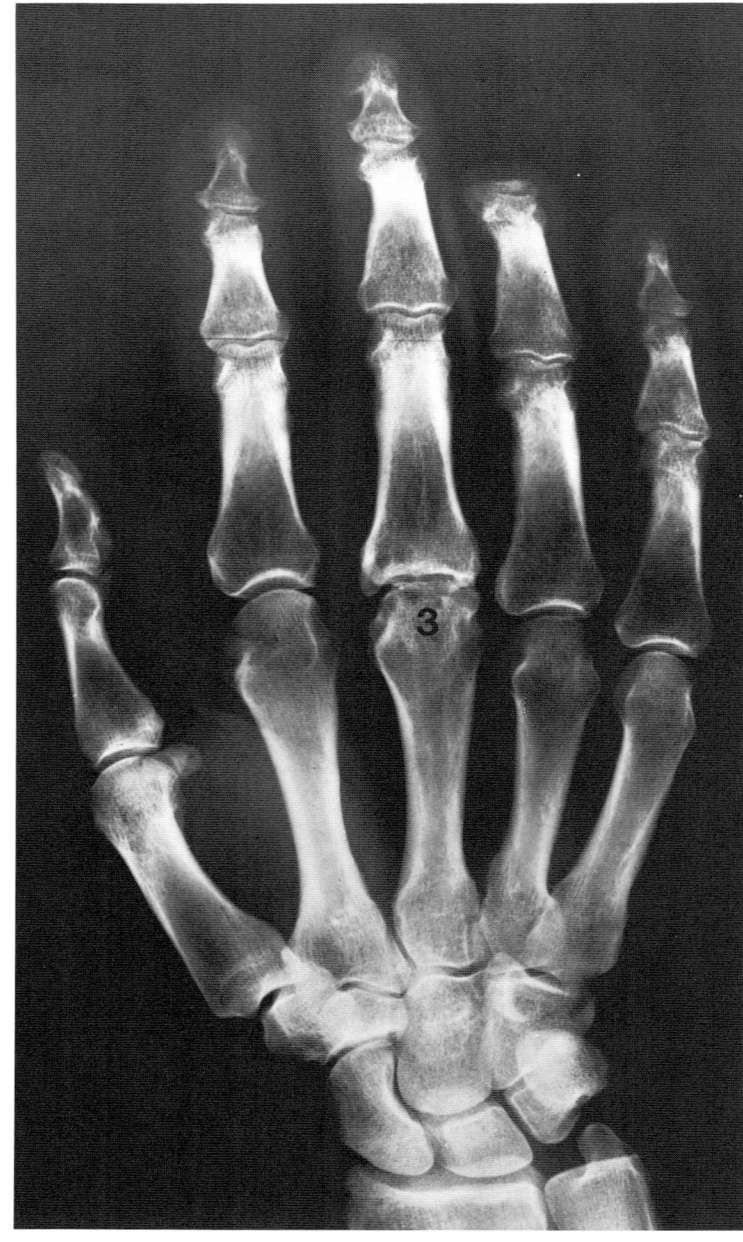

Abb. 118 **DIP- und Rhizarthrose.** Die Rhizarthrose verläuft als erosive Arthrose.

Abb. 119 **MCP-3-Arthrose nach Morbus Dieterich (aseptische avaskuläre Epiphysennekrose des Metakarpuskopfes 3).** *Nebenbefund:* Teilamputation der Endphalanx 4.

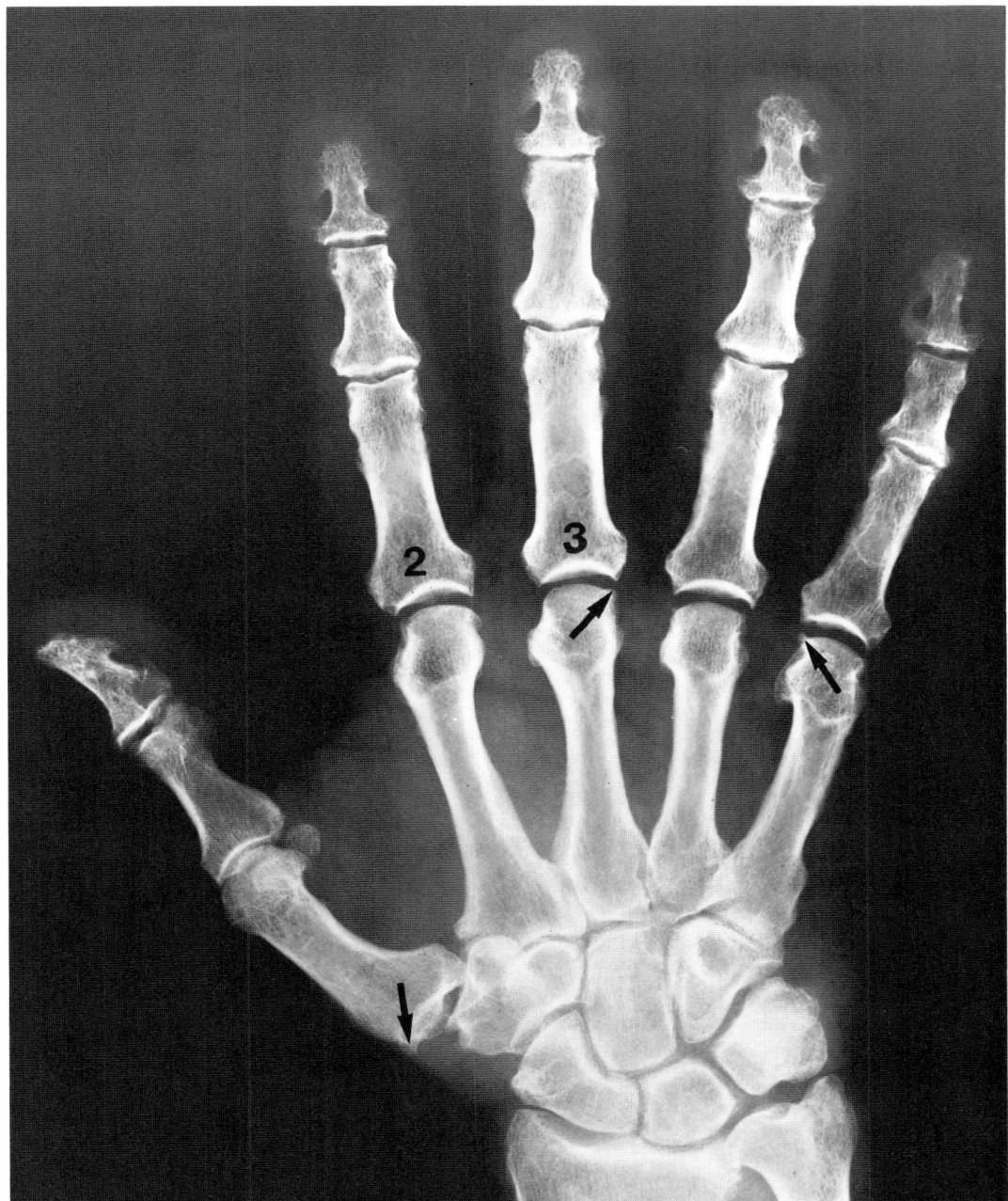

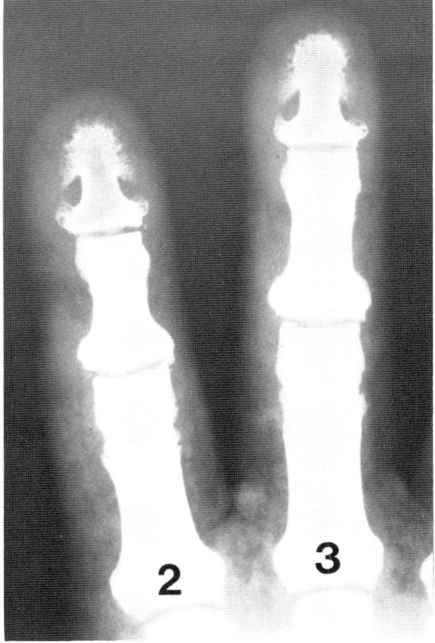

Abb. 120 **Akromegalie-Hand.**
Röntgenaspekt der „Arthrose mit
breitem Gelenkspalt". Die Pfeile
(—►) zeigen beispielhaft auf
„Osteophyten". Die Finger 2 und 3
wurden *rechts oben* so dargestellt,
als ob sie vor einer starken Lichtquelle betrachtet würden. Dabei
erkennt man die bei der Akromegalie auftretende Vermehrung der
gelenknahen und gelenkfernen
Weichteile. Dadurch wird das subkutane Fettgewebe von „wasser-
äquivalentem" Bindegewebe
ersetzt, und die Fingerweichteile
stellen sich im Röntgenbild „homo-
genisiert" dar. Siehe auch die
„Spatenform" der Nagelfortsätze.

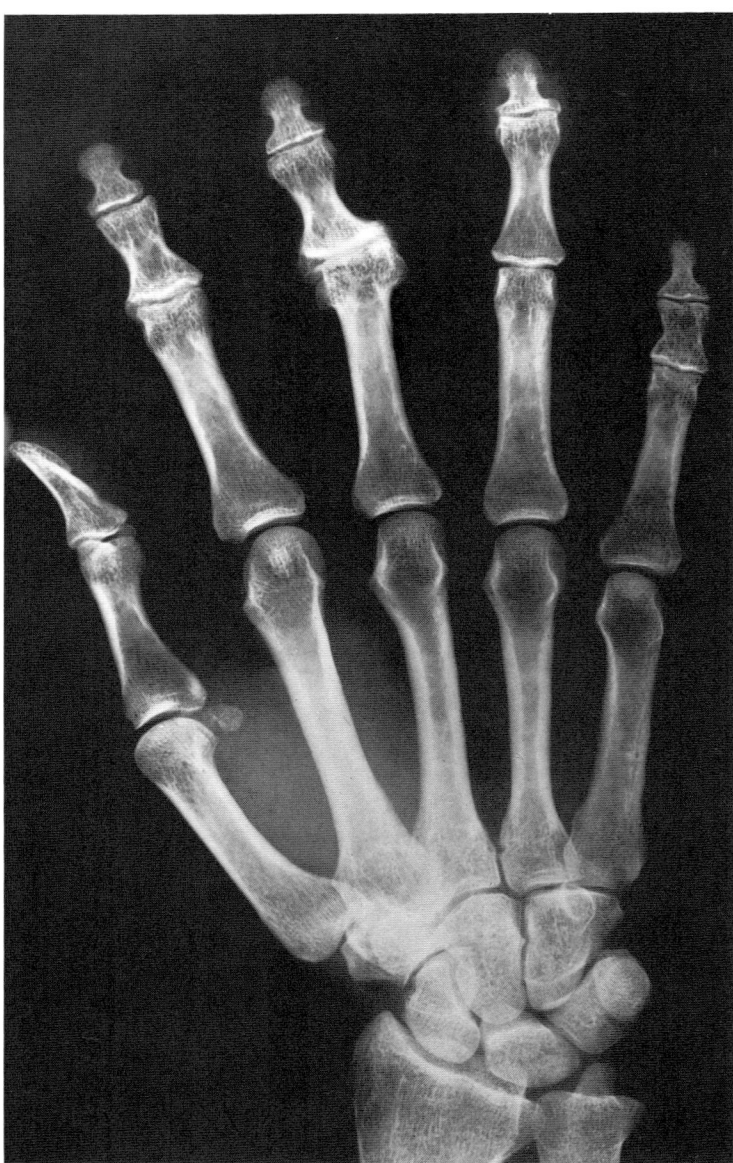

Abb. 121   **Zustand nach Frostschaden der rechten Finger als Kind mit konsekutiven Wachstumsstörungen und (jetzt auch) DIP- und PIP-Arthrosen** (45jährige Frau).

Abb. 122 **Hämochromatosearthropa-thie.** Charakteristisch ist die Kombination einer deformierenden Arthropathie der MCP-Gelenke (vor allem 2 und 3) − „aty-pische" Arthrose, vgl. Abb. 123, 464, oder „typische" Arthrose wie bei dieser Patientin − mit einer manuellen Chondro-kalzinose (*Inset:* Betrachtung vor starker Lichtquelle, U = Ulna).
Natürlich können MCP-Arthrose und Chondrokalzinose auch zufällig zusam-men auftreten. Dann gelingt der *klinische* Hämochromatosenachweis nicht.

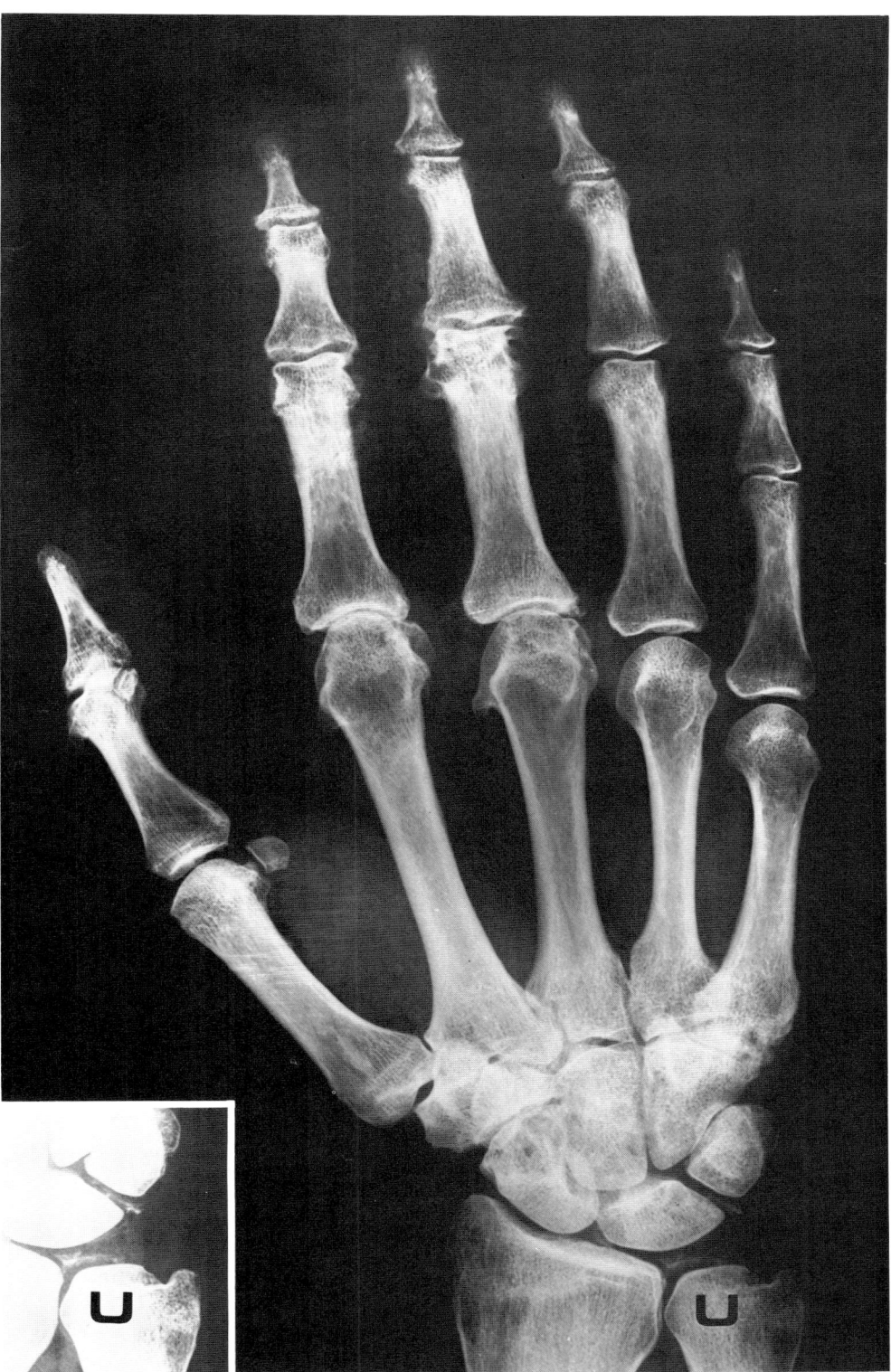

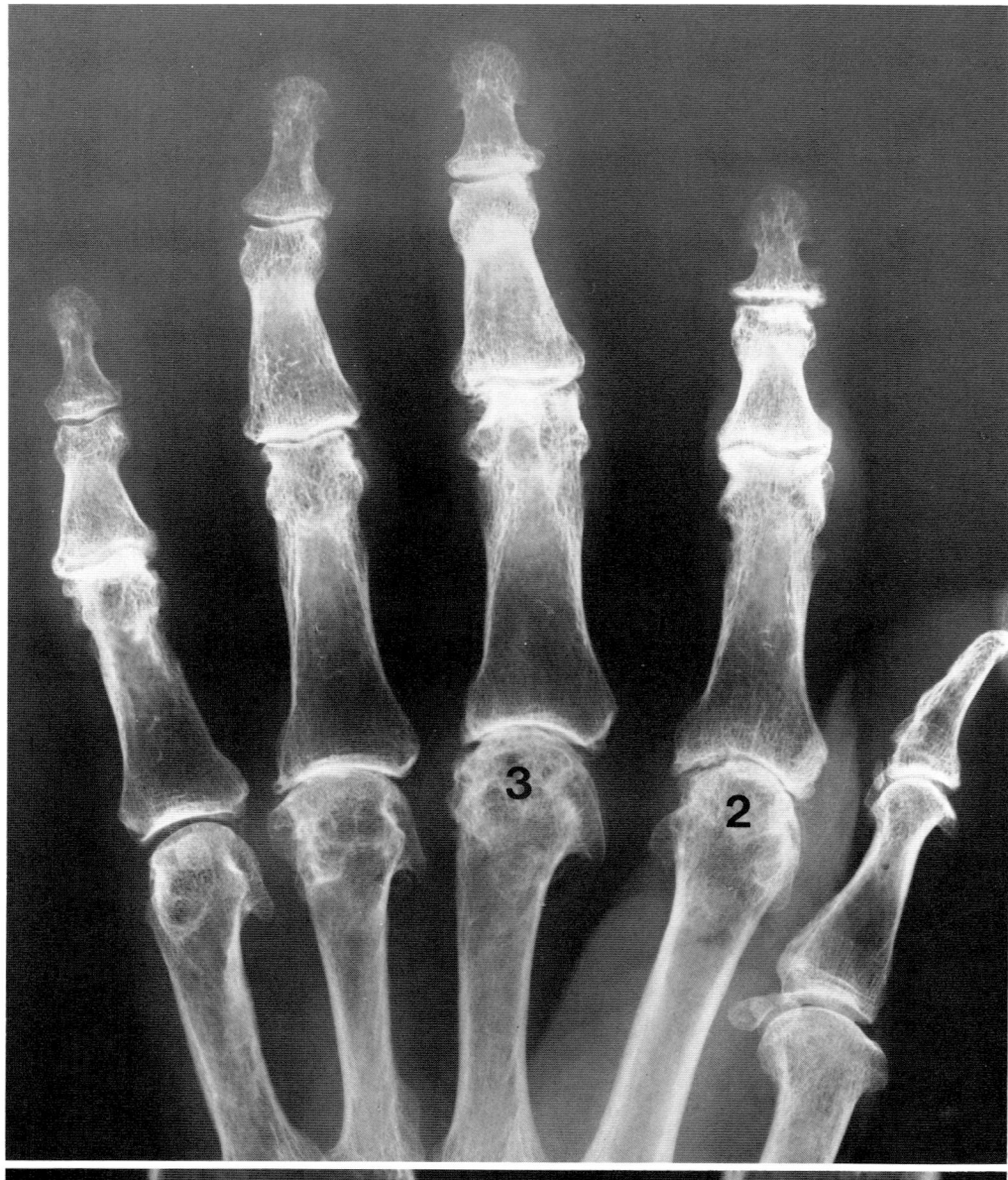

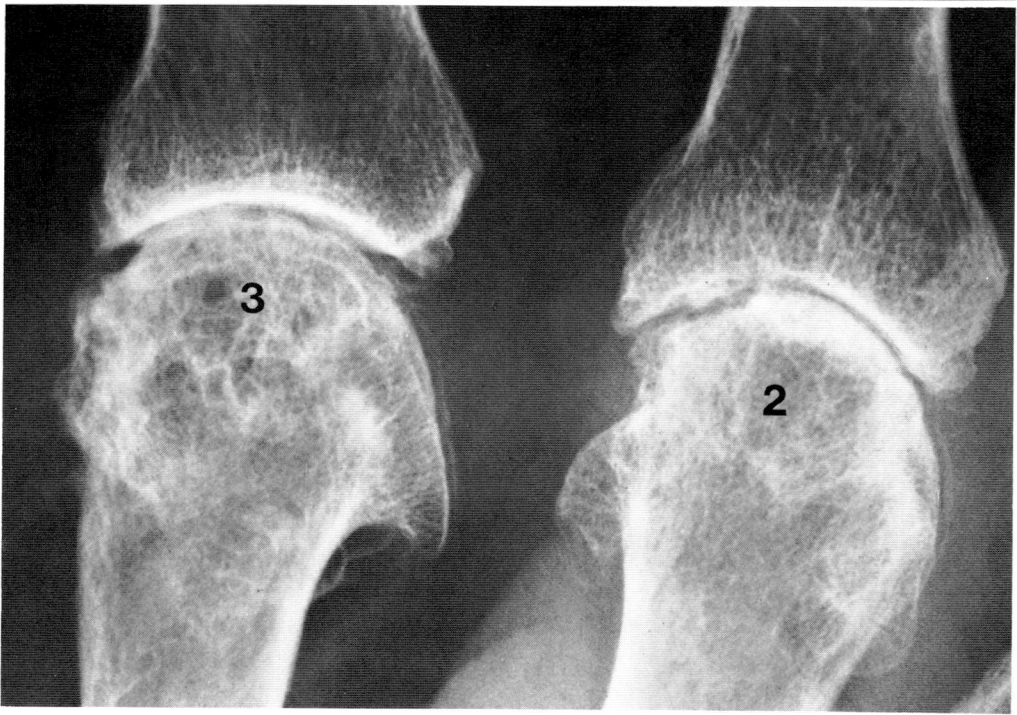

Abb. 123 **Hämochromatosearthropa-thie.** Nur bei oberflächlicher Betrachtung der Röntgenbefunde an den MCP-Gelenken würde man von einer MCP-Arthrose sprechen. Tatsächlich könnte man das Bild als „atypische" MCP-Arthrose deuten und müßte dann an die Hämochromatose denken. Atypisch für die MCP-Arthrose sind nämlich die oberflächlichen Erosionen an den Metakarpusköpfen 2 und 3 (vgl. Ausschnittvergrößerung) und die zarte Chondrokalzinose der MCP-Gelenke 2 und 3.

Abb. 124 **Bild einer milden multiplen epiphysären Dysplasie (Typ Ribbing).** Die 41jährige Patientin klagt seit dem 15. Lebensjahr über Beschwerden in den Fingergelenken. Die Fehlform der Metakarpusköpfe 2−4 fällt auf. Keine Verschmälerung des röntgenologischen Gelenkspaltes, keine subchondrale Spongiosaverdichtung.

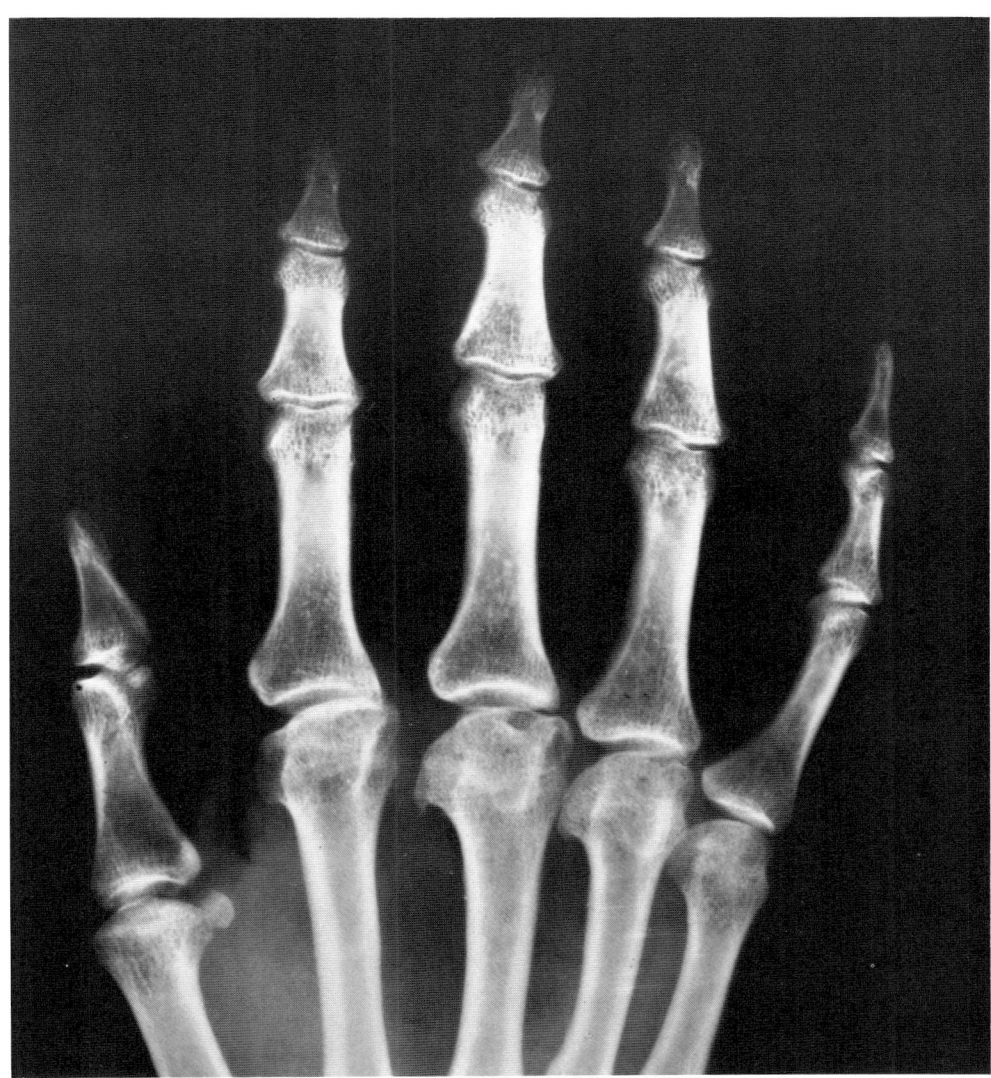

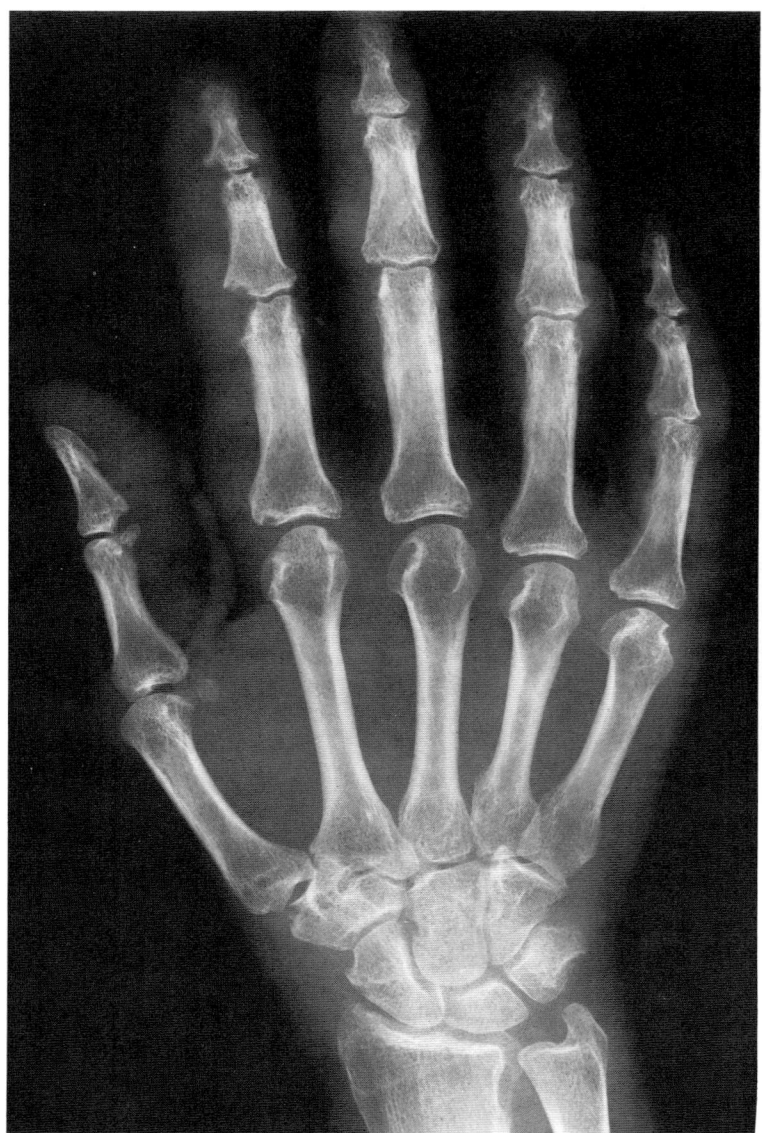
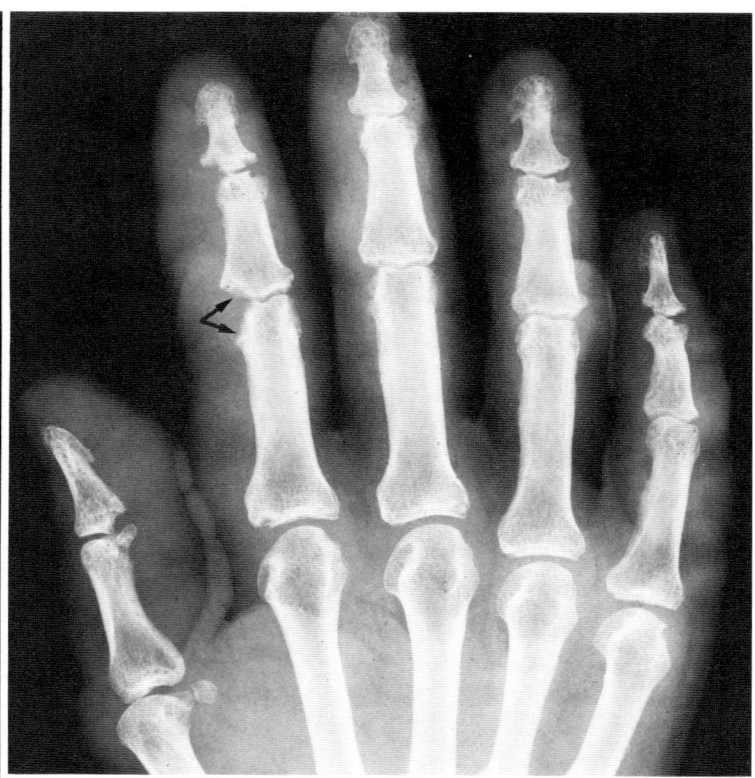

Abb. 125   Manifestation der Lipoiddermatoarthritis (Synonym: multizentrische Retikulohistiozytose) an der (rechten) Hand. Es handelt sich um eine seltene gynäkotrope Systemerkrankung mit Gelenkbeschwerden, bei der vor allem in der Haut und Unterhaut (vgl. die Weichteilauftreibungen an den Fingern), in den Schleimhäuten, in den Synovialmembranen der Gelenke und Sehnenscheiden sowie an Sehneninsertionen, manchmal auch im Knochen Lipidstoffe abgelagert werden. Die allmählich entstehenden Hautknoten zeigen eine gelb- bis rotbraune Farbe (im Gegensatz zu den subkutanen Rheumaknoten, über denen die Haut normal gefärbt bleibt). Die Lipoiddermatoarthritis hat kein manuelles Befallmuster. Sie neigt zur baldigen Mutilation befallener (kleiner) Gelenke und gibt sich darüber hinaus auch an *juxtaartikulären* Erosionen zu erkennen (⟶). Bei der Lipoiddermatoarthritis bilden sich noduläre Infiltrate von wenigen Millimetern bis einigen Zentimetern Durchmesser, in denen sich histologisch vielkernige, mit PAS-positivem Material und Fettstoffen beladene Riesenzellen und einkernige Histiozyten nachweisen lassen. (*Rechts:* Reproduktion wie bei Filmbetrachtung vor starker Lichtquelle, s. die Silhouetten der Hautknoten.)

**Abb. 126 Keine arthritischen Finger-
gelenkankylosen, sondern Aplasien
verschiedener Interphalangealgelenke.** Aplasien zeigen eine regelrecht
durchziehende Spongiosabälkchenstruktur
bei fehlender oder nur angedeuteter
spindelförmiger Auftreibung (anstelle des
zu erwartenden Gelenkes).

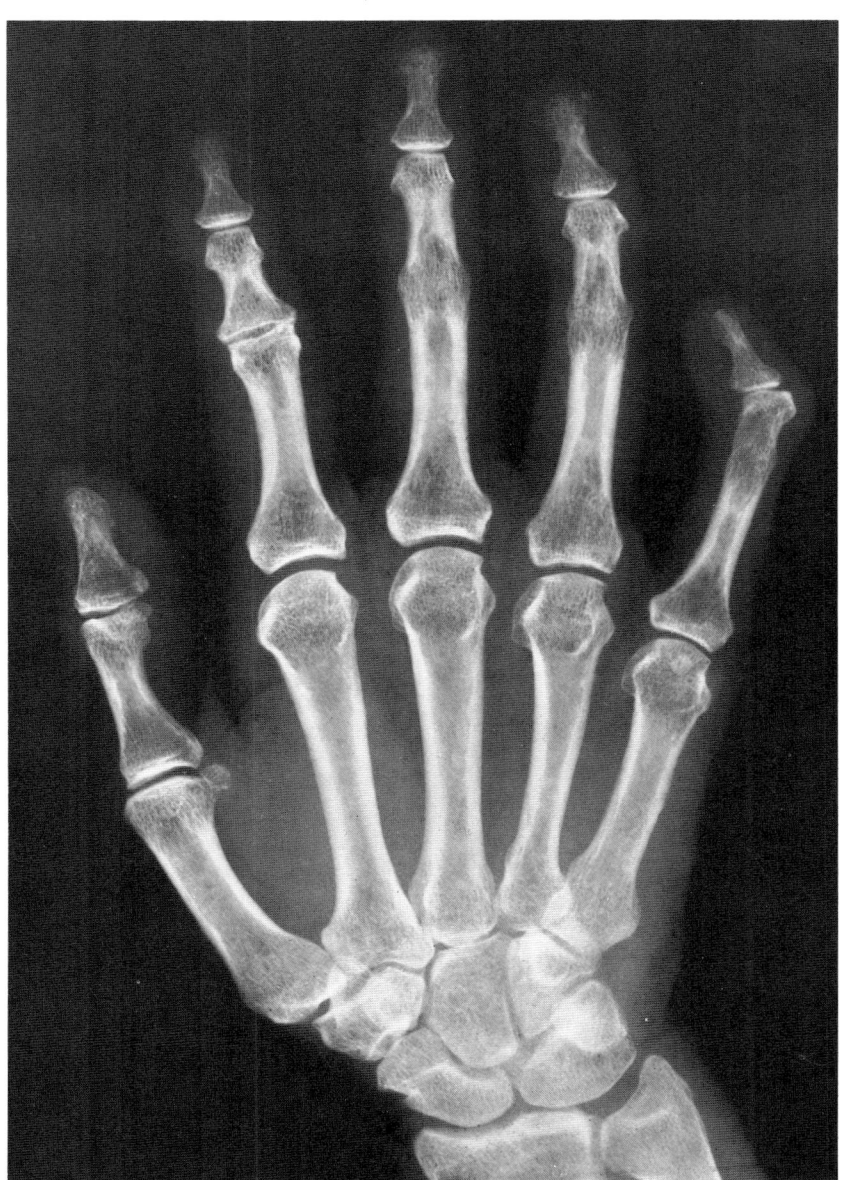

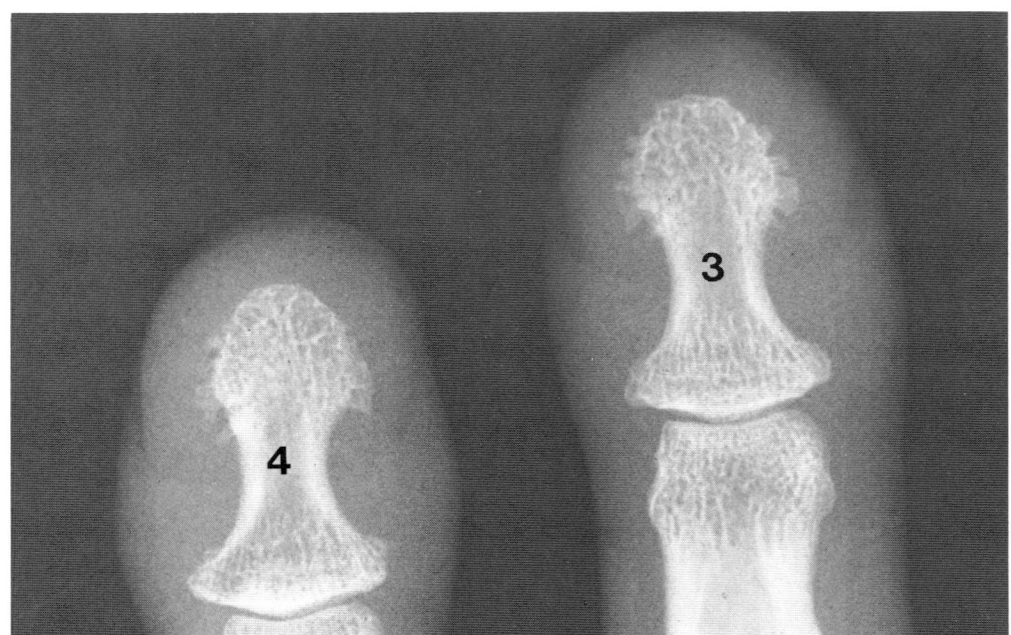

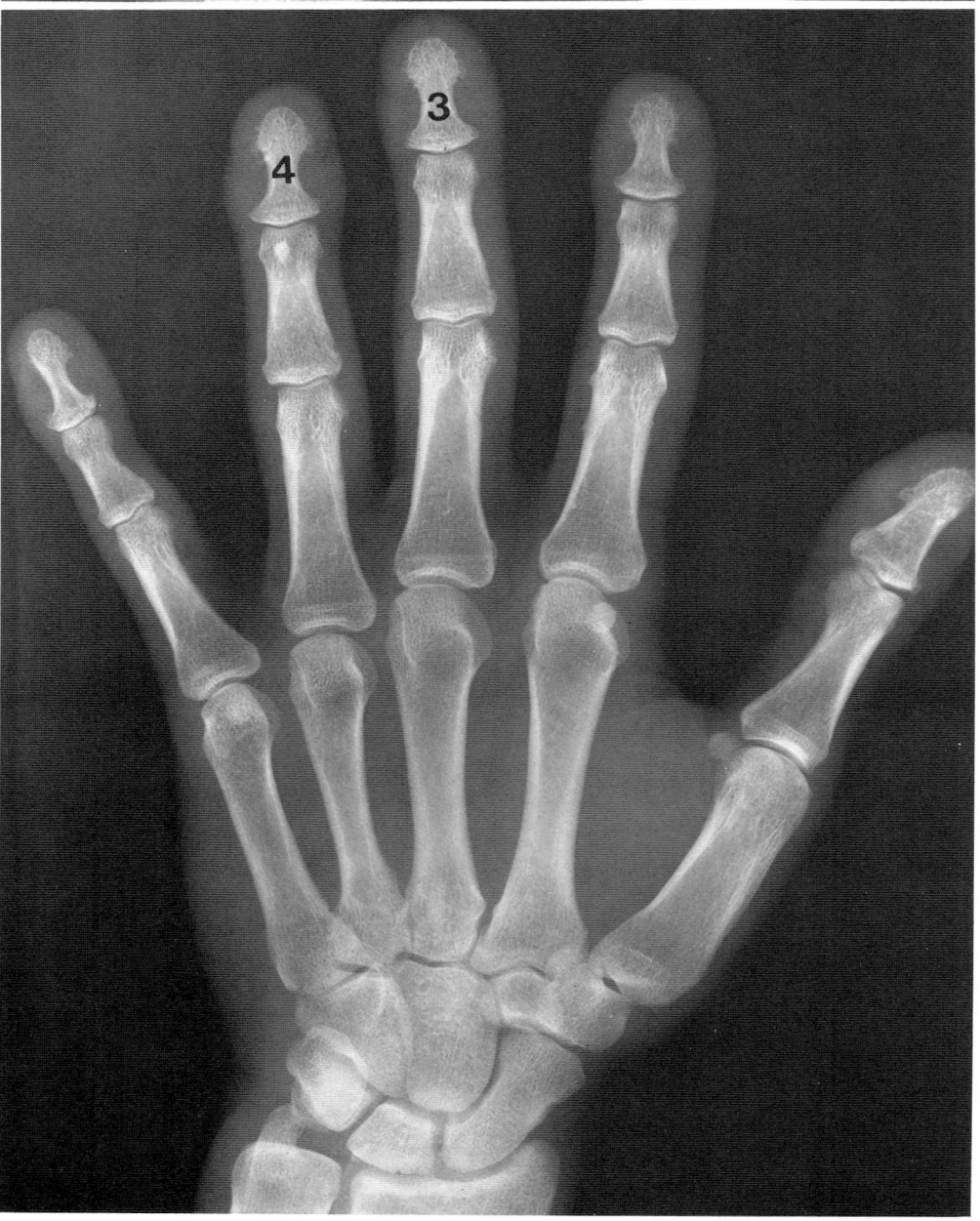

Abb. 127 **Trommelschlegelfinger mit Uhrglasnägeln und zarten wärzchenartigen Osteoproliferationen an den Nagelfortsätzen der Endphalangen** (vgl. Ausschnittvergrößerung). Der Patient klagt über Gelenkbeschwerden an den Fingern. Die Ursache der Trommelschlegelfinger ist nicht bekannt. Es liegt keine *symptomatische* Pachydermoperiostose (Marie-Bamberger-Syndrom, hypertrophische Osteoarthropathie) vor.

Abb. 128 **Entwicklung einer chroni-schen Kubitalarthritis (im Verlauf der rheumatoiden Arthritis)** mit Gelenk-spaltverschmälerung, Erosionen, Begleit-zysten (da die Röntgenaufnahme nur in einer Ebene vorliegt, könnte es sich aller-dings auch um große, en face abgebildete Erosionen handeln).

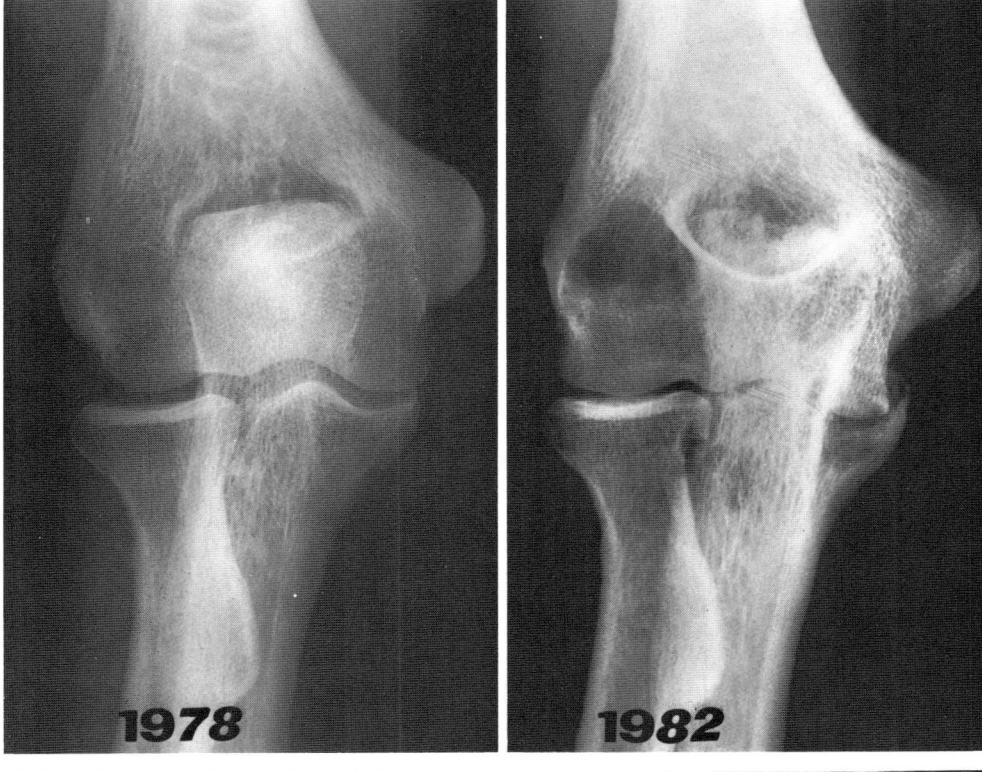

Abb. 129 **Arthritische Signalzysten** stehen im Vordergrund der pathologi-schen Röntgenbefunde, darüber hinaus aber auch schon Verschmälerung des röntgenologischen Gelenkspaltes (rheu-matoide Arthritis).

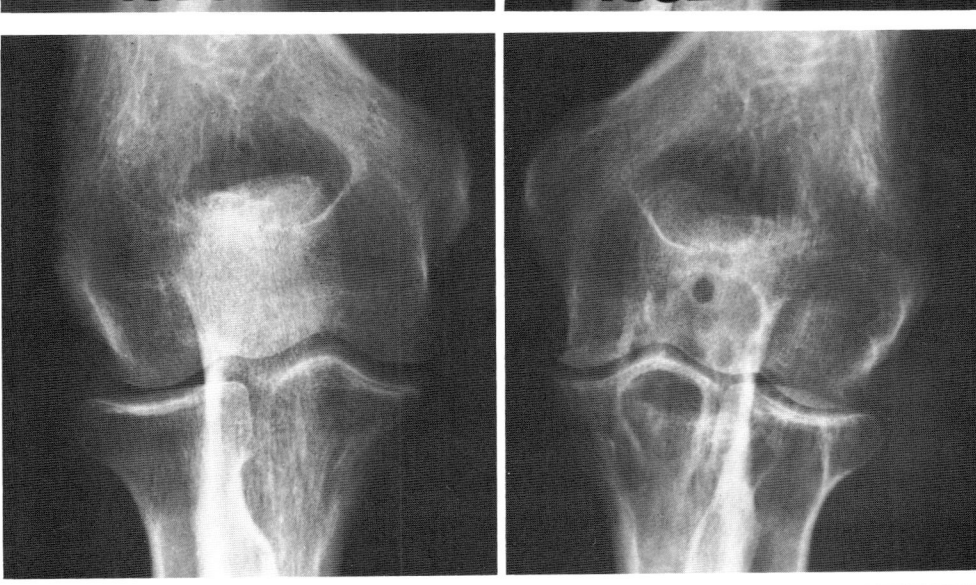

Abb. 130 **Mutilationsstadium** einer Kubitalarthritis bei rheumatoider Arthritis.

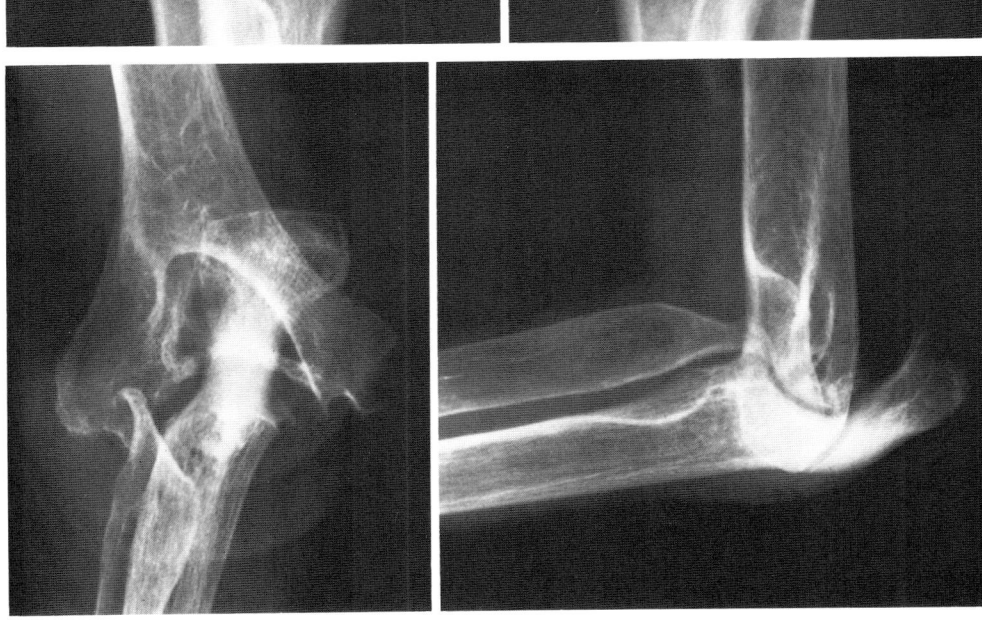

131

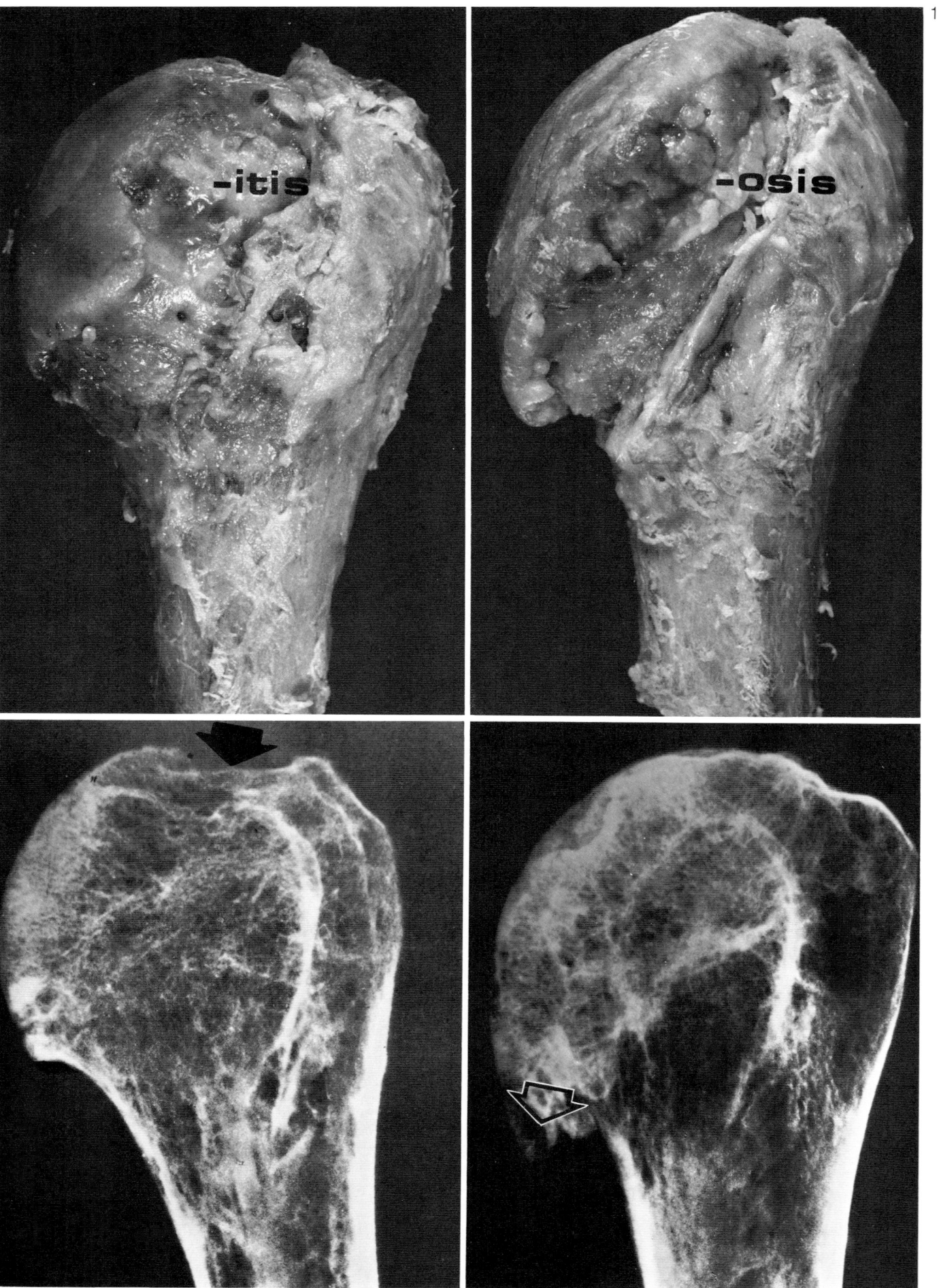

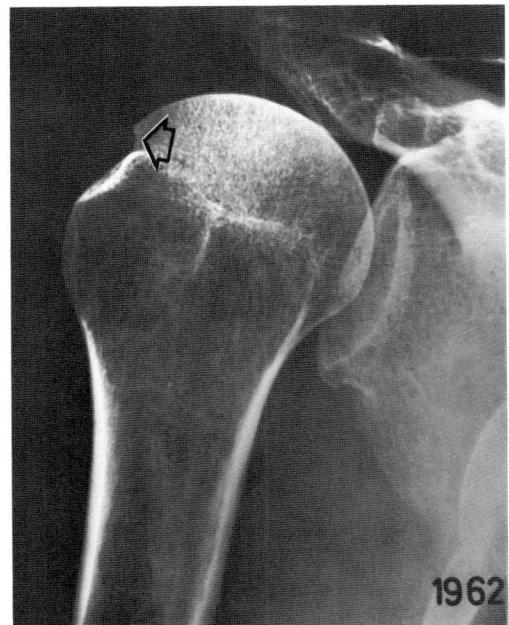 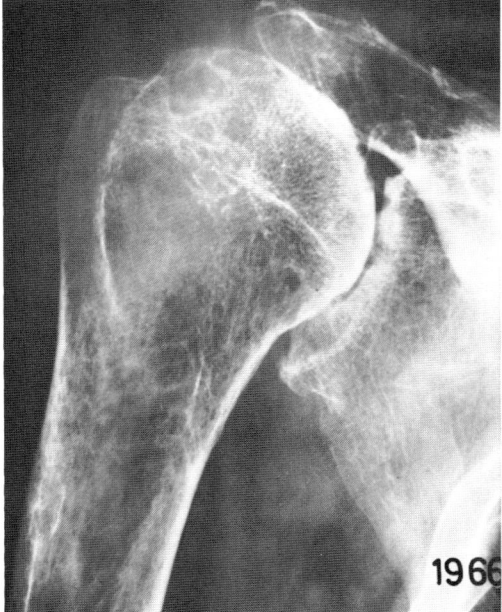 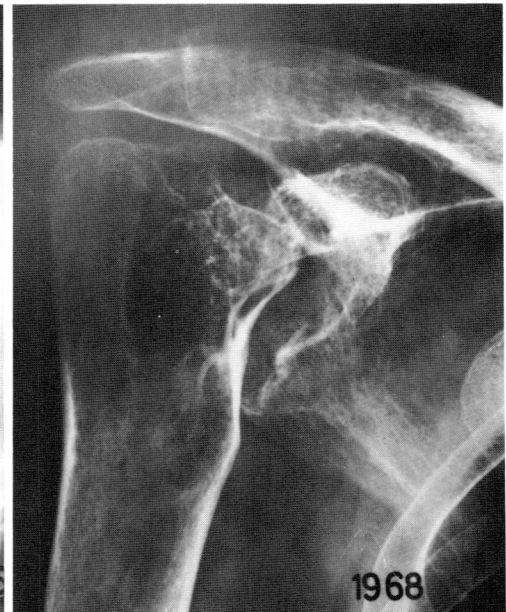

Abb. 132 Verlaufsbeobachtung einer therapeutisch unbeeinflußbaren Omarthritis bei rheumatoider Arthritis. Beginn der rheumatoiden Arthritis 1952, seit 1961 Befall des rechten Schultergelenkes, seitdem auch orale Kortikosteroid-therapie. *1962:* Erosion am (oberen) Kapselansatz (▷). *1966:* die arthritische Zerstörung hat zugenommen. *1968:* schwerste Verstümmelung der artikulierenden Knochen (Superposition von Arthritis *und* Kortikosteroidschaden?). Vgl. den Humeruskopfhochstand im Bezug zur Skapulapfanne im Jahr 1968: Röntgenzeichen einer schweren Schädigung (Ruptur) der Rotatorensehnenmanschette.

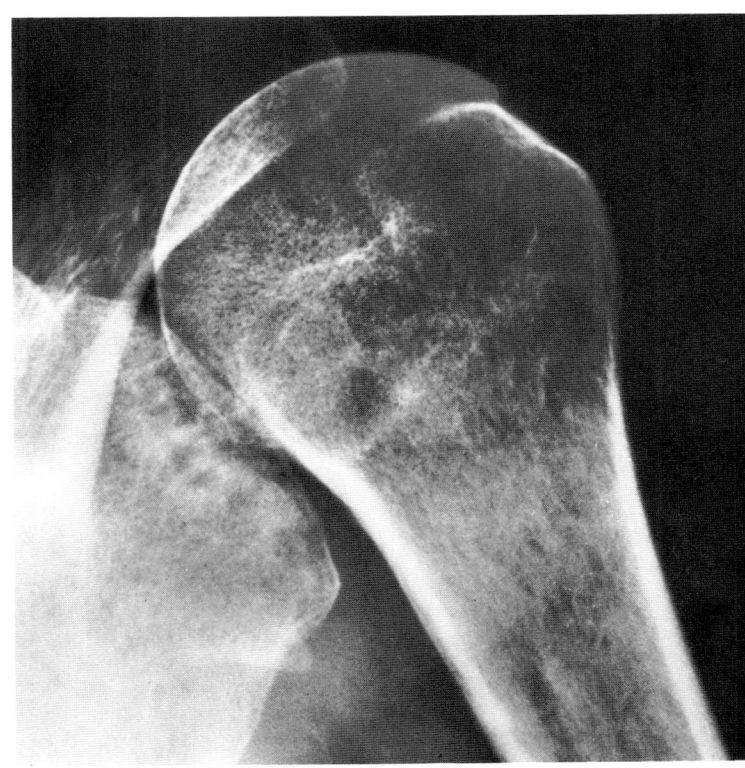

◁ **Abb. 131 Gegenüberstellung des makromorphologischen Aspektes und Röntgenbefundes des „destruktiven" arthritischen** (links) **und „deformierten" arthrotischen Bildes** (rechts) **am proximalen Humerus.** Das arthritische Leitmerkmal ist die Erosion (➧); das arthrotische Leitmerkmal ist der marginale Osteophyt (▷).

Abb. 133 Omarthritis im Rahmen der ▷ rheumatoiden Arthritis. Zwei Röntgenbefunde fallen auf, *erstens* die Pfannenerosionen und *zweitens* der Humeruskopfhochstand. Letzterer entsteht durch den Tonus des Deltamuskels und setzt eine schwere Schädigung (Ruptur) der Rotatorensehnenmanschette – des fibrösen Humeruskopfwiderlagers – voraus.

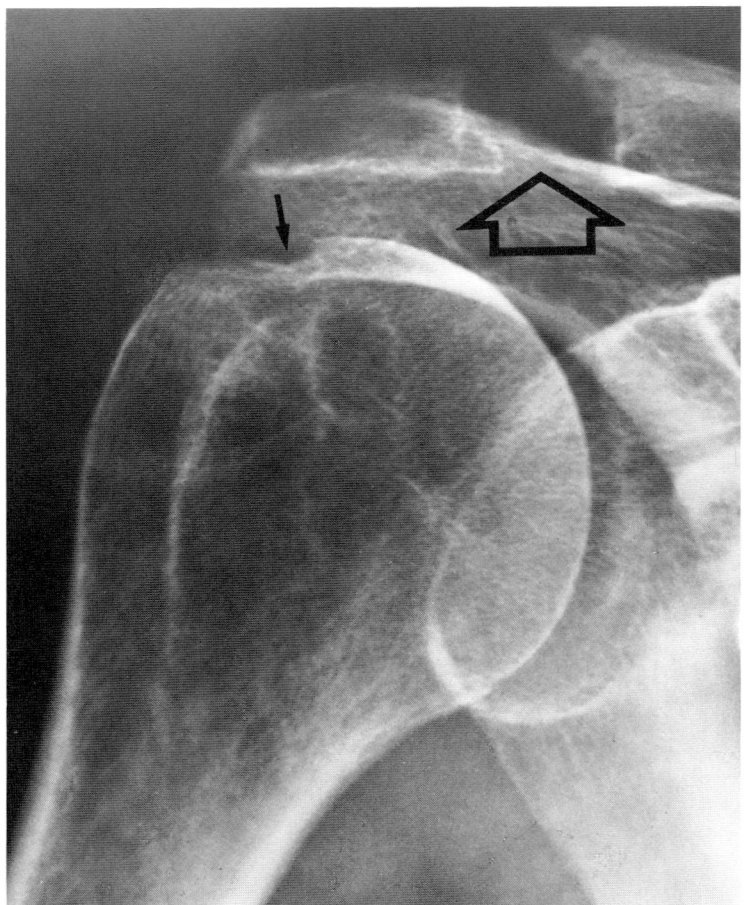

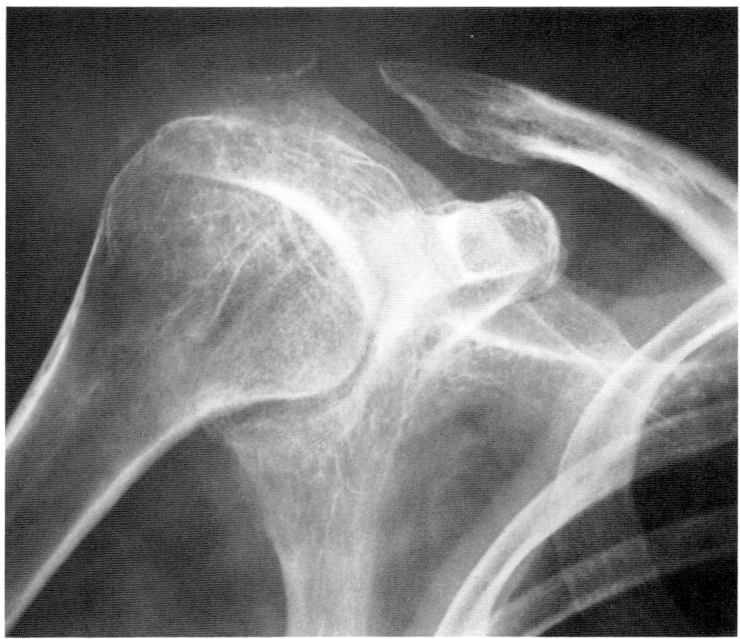

Abb. 135   **Omarthritis und Akromioklavikulararthritis bei rheumatoider Arthritis.** S. die erosive „Anspitzung" der Klavikula.

Abb. 134   **Omarthritis und Akromioklavikulararthritis bei rheumatoider Arthritis.** Die arthritische Destruktion der Klavikula und des Akromions haben zur „Erweiterung" des Gelenkspaltes geführt (▷). Erosion an der oberen Kontur des Kapselansatzes am Humeruskopf (➡).

Abb. 136   **Arthritische und arthrotische Verschmälerung des röntgenologischen Hüftgelenkspaltes,** der bekanntlich die Gelenkknorpelbreite widerspiegelt.
1: *konzentrische* (gleichmäßige) *und reaktionslose* Gelenkspaltverschmälerung bei rheumatoider Arthritis (reaktionslos bedeutet, daß weder subchondrale Spongiosaverdichtungen noch marginale Osteophyten aufgetreten sind).
2: arthrotische Gelenkspaltverschmälerung in der Druckaufnahmezone (➡).
3: mediale Gelenkspaltverschmälerung bei Koxarthrose (➡).
4: zentrale Gelenkspaltverschmälerung bei Koxarthrose (➡).

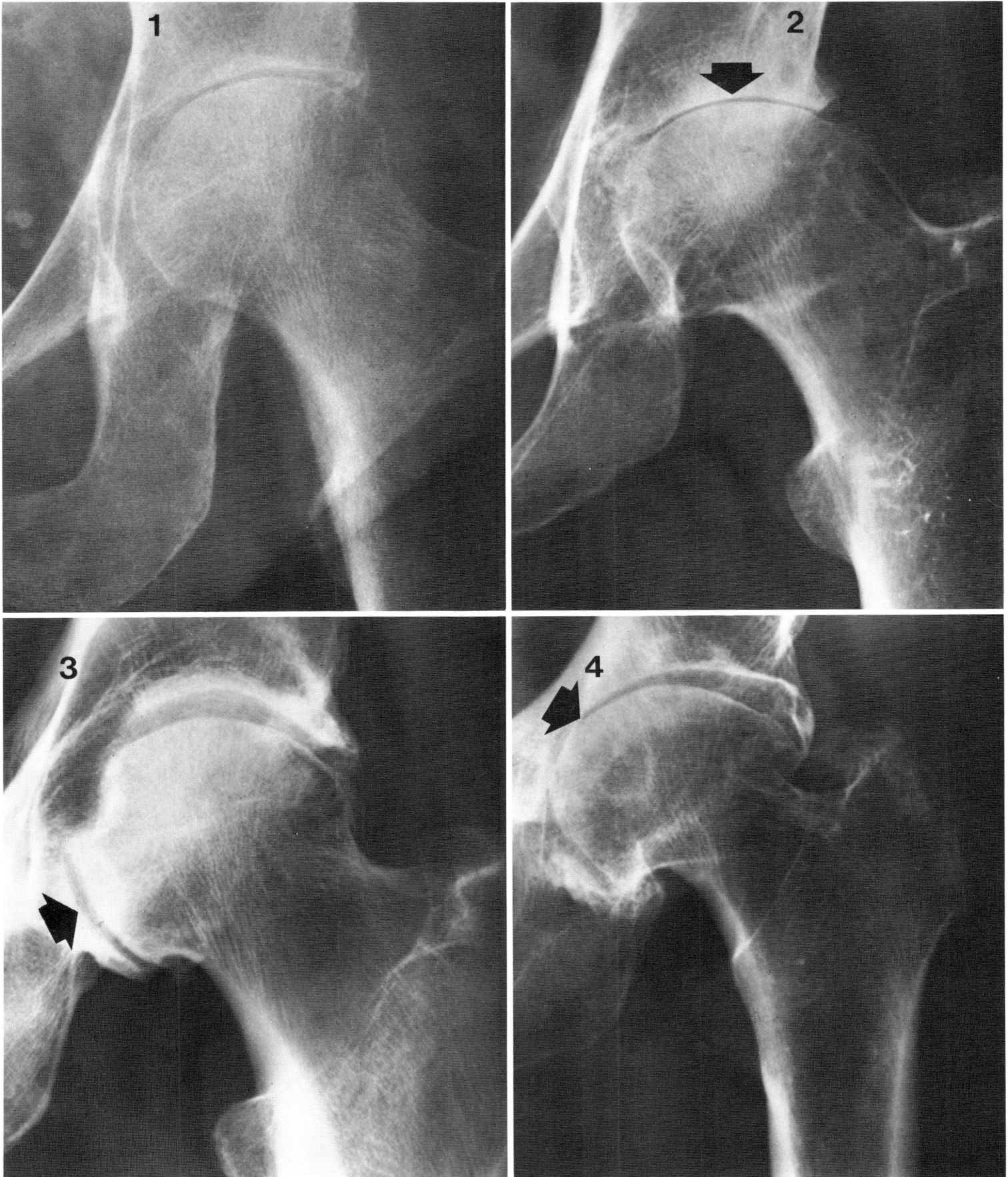

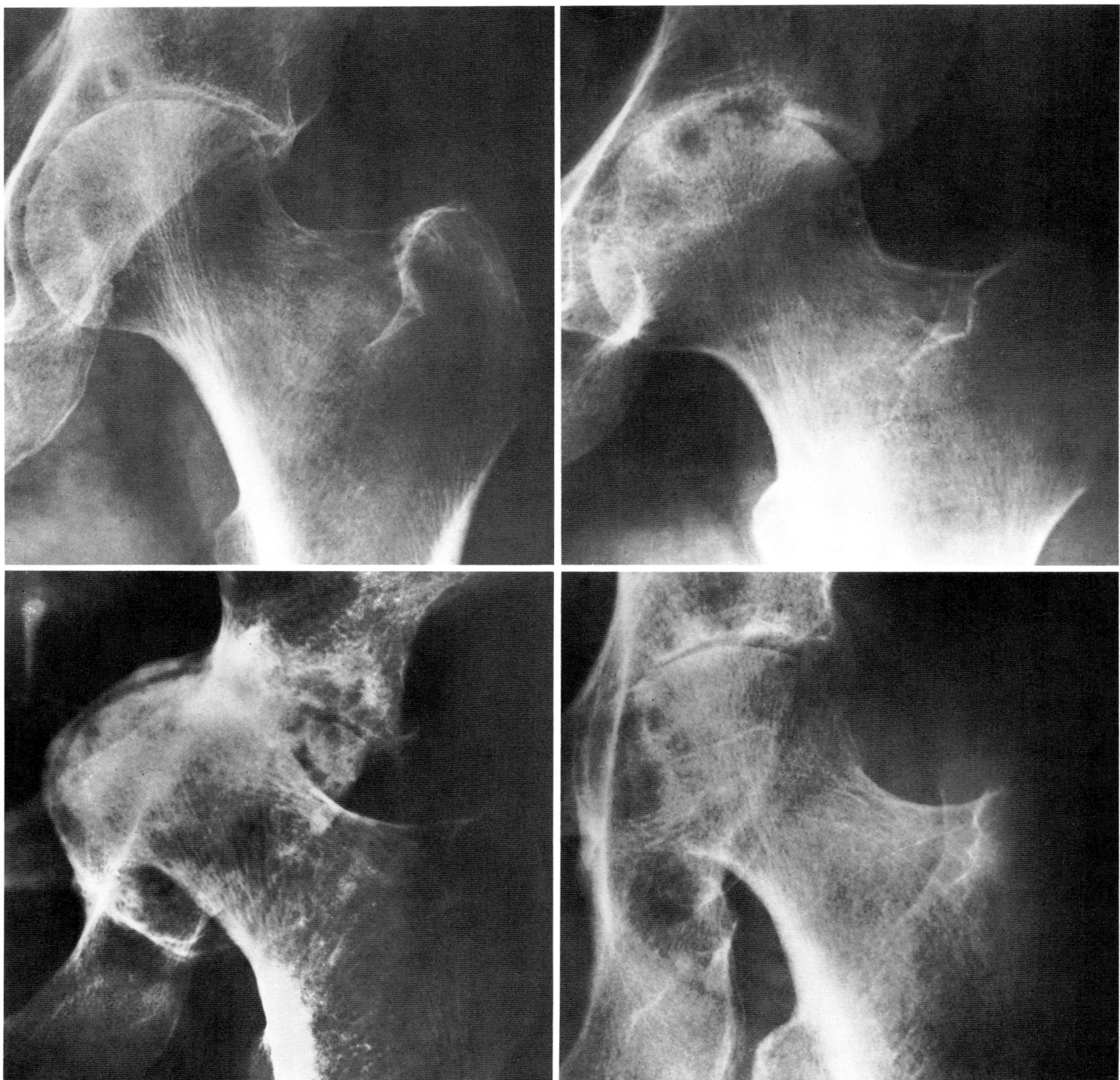

Abb. 137 **Koxarthritisaspekte** (im Verlauf der rheumatoiden Arthritis, 4 Patienten). S. die konzentrische (gleichmäßige) und reaktionslose Gelenkspaltverschmälerung, Erosionen, Begleitzysten und die sekundäre Hüftpfannenprotrusion *(links unten)* durch arthritische Zerstörung des Azetabulums und Einwirkung der Motilität (Schwerkraft).

**Abb. 138 Koxarthritis bei rheumato-
ider Arthritis mit ovaler Osteolyse im
Schenkelkopf-Hals-Übergang (➡),**
bedingt durch ossären Rheumaknoten
oder durch Auswirkung des sogenannten
Markpannus (Tomogramm).

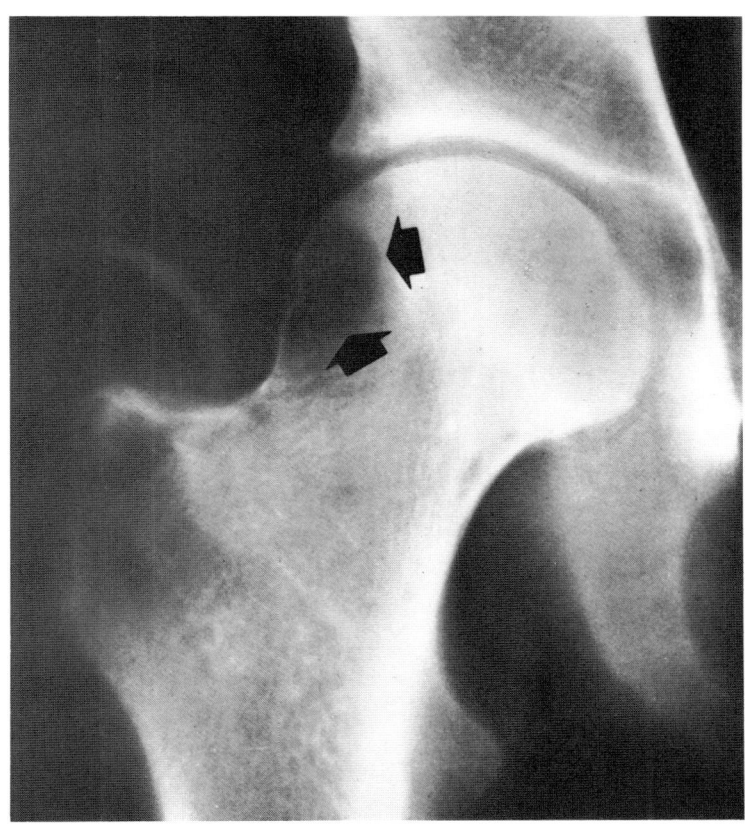

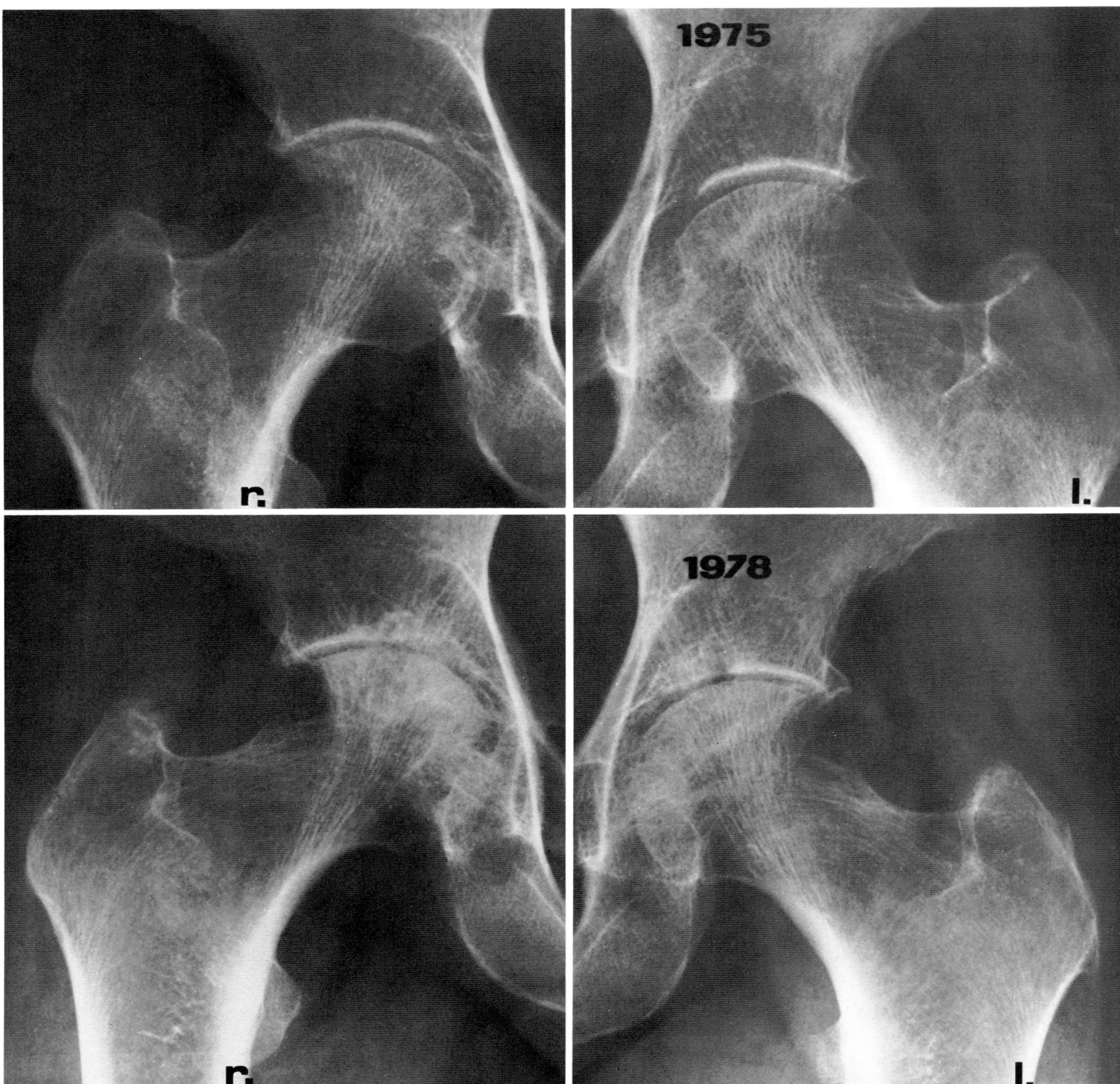

Abb. 139 **Verlaufsbeobachtung einer beiderseitigen chronischen Koxarthritis bei rheumatoider Arthritis.** Vgl. die Zunahme *(rechtes Gelenk)* bzw. Entstehung *(linkes Gelenk)* der Gelenkspaltverschmälerung und das Auftreten von Erosionen.

Abb. 141 **Die außergewöhnlich schnelle Progredienz einer ▷ chronischen Arthritis des linken Hüftgelenkes bei rheumatoider Arthritis erweckt den Verdacht einer bakteriellen Infektion, die sich auf die rheumatische Entzündung aufgepfropft hat** (bakteriologisch nach Gelenkpunktion bestätigt). Hämatogene Infektionen entzündlich-rheumatisch veränderter Gelenke hat es auch schon vor der Kortikosteroid-Ära gegeben (Folge einer allgemeinen und/oder lokalen Resistenzminderung?).

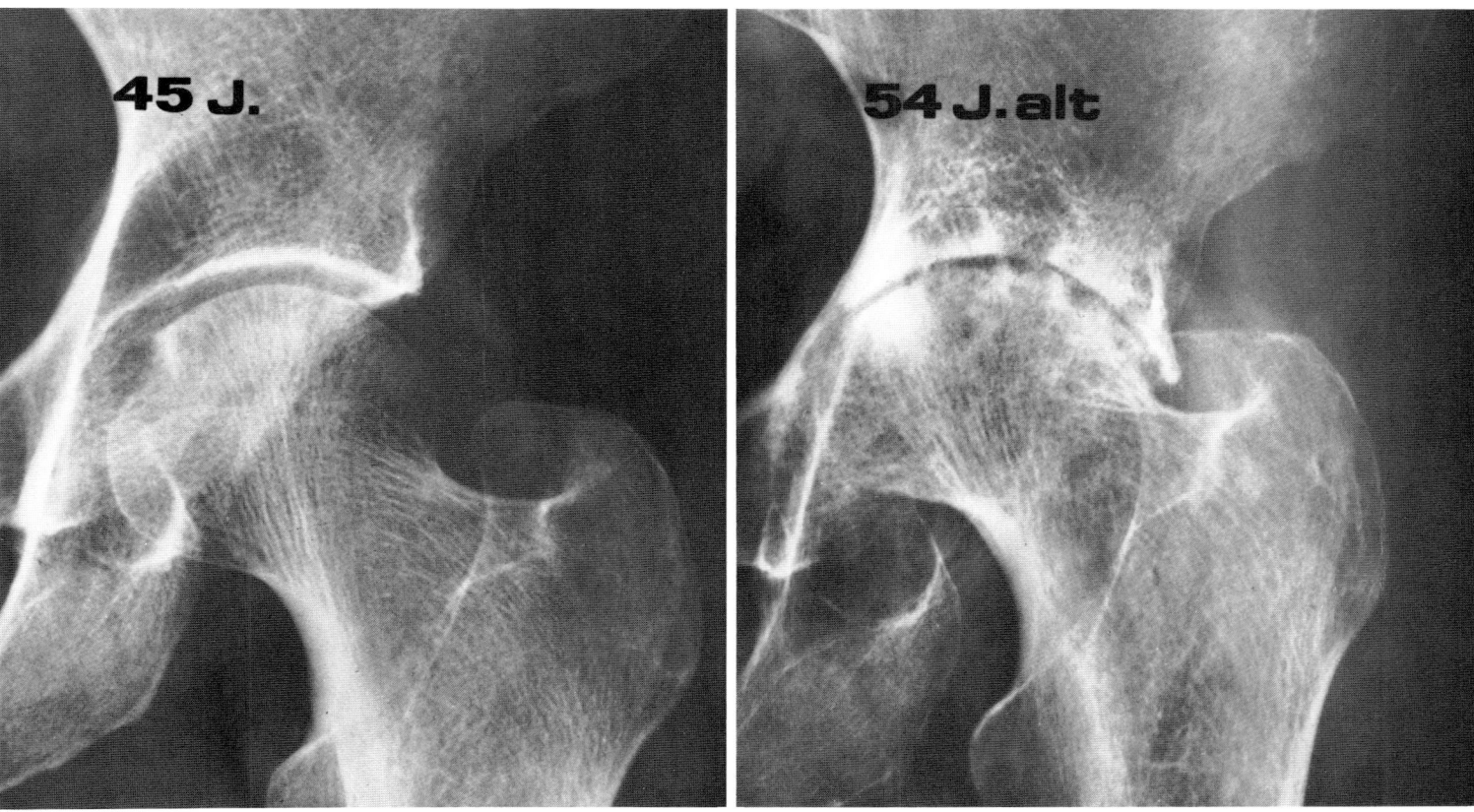

Abb. 140 **Entstehung einer Koxarthritis bei rheumatoider Arthritis innerhalb von 9 Jahren.** Die *Formveränderung* des Femurkopfes spiegelt vor allem die Einwirkung der Motilität auf die chronische Arthritis wider, da sie in gleicher Weise auch bei Koxarthrosen beobachtet wird.

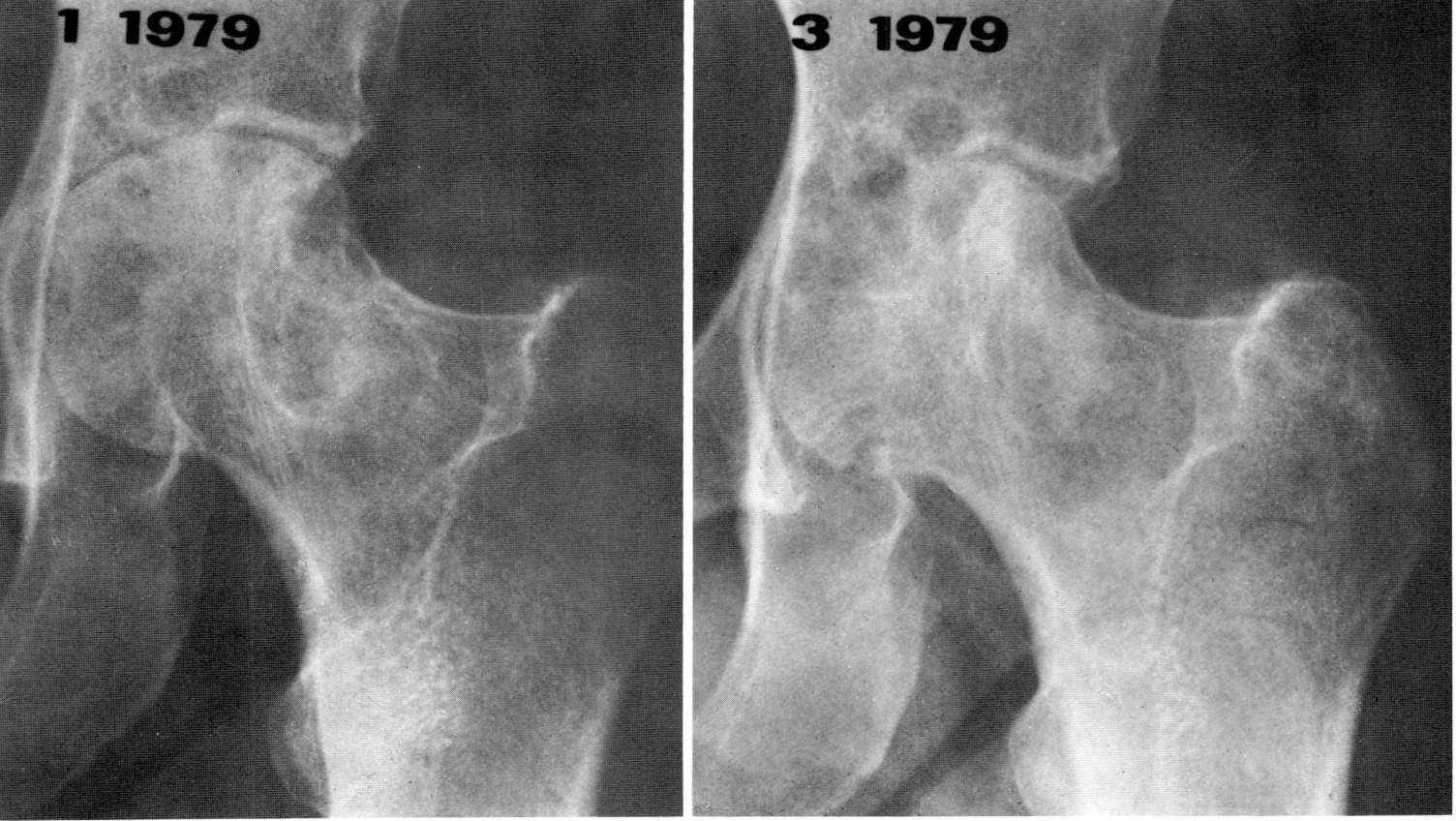

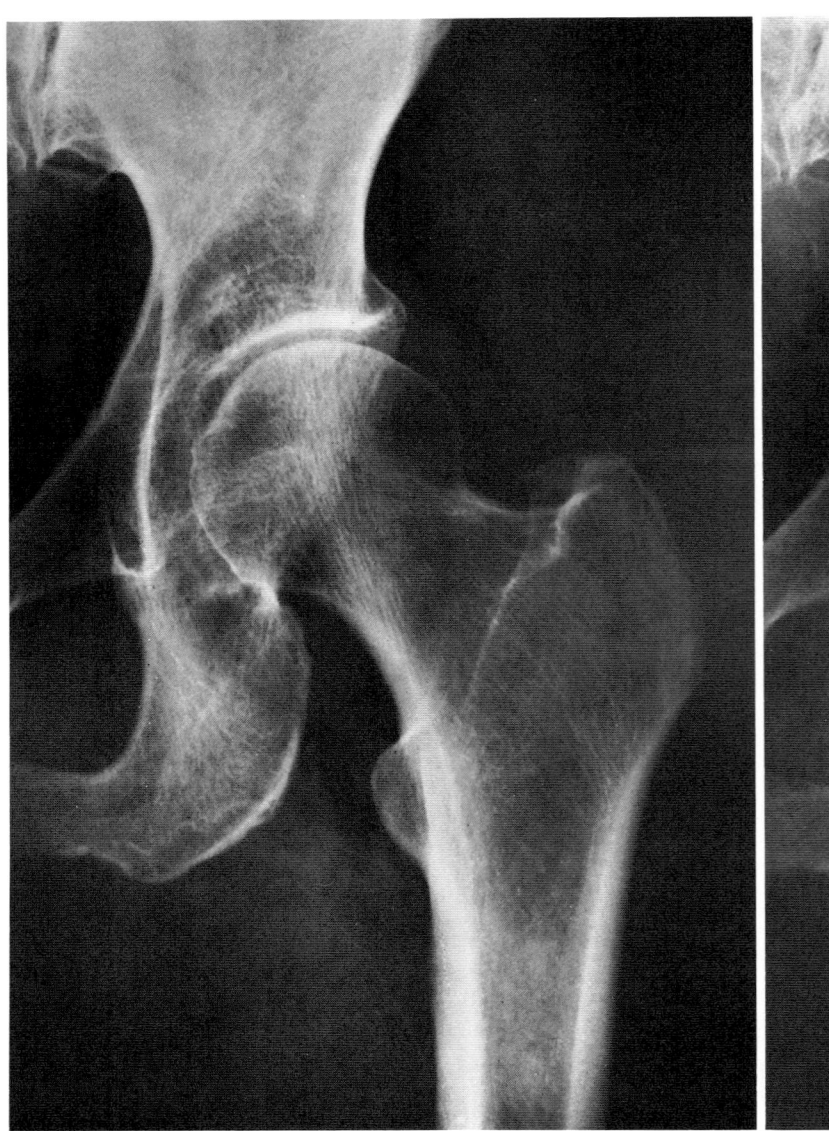

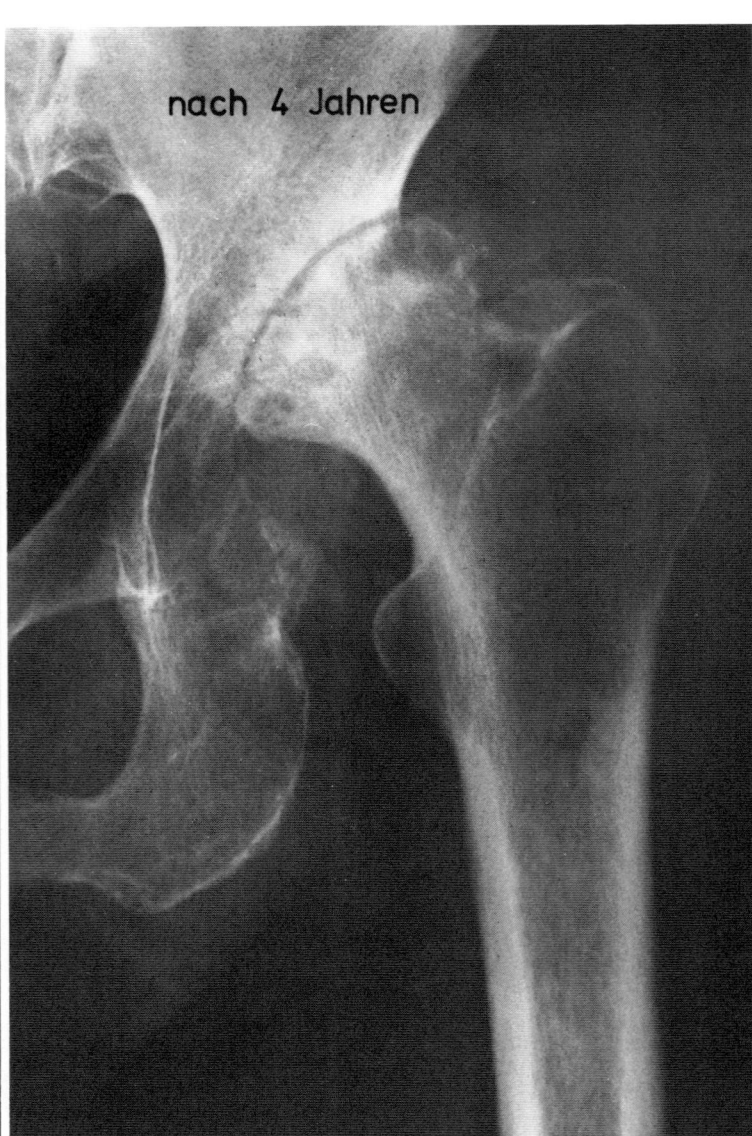

nach 4 Jahren

Abb. 142 Destruktionsluxation bei chronischer Koxarthritis im Krankheitsverlauf der rheumatoiden Arthritis. *Ohne* Kenntnis des Röntgen*vor*befundes und der *Krankheitsgeschichte* (rheumatoide Arthritis seit Jahren) besteht die Gefahr der Fehldiagnose „kongenitale Hüftluxation mit Sekundärpfannenbildung und Sekundärarthrose".

Abb. 143 Die starke, asymmetrische ▷ **Zerstörung des linken Femurkopfes im Verlauf des beiderseitigen Hüftbefalls durch die rheumatoide Arthritis erweckt den Verdacht einer zusätzlichen lokalen Ischämie (aseptische Femurkopfnekrose), z. B. als Folge der Kortikosteroidtherapie.** Schon vor der Arthritis bestand im *rechten* Hüftgelenk eine idiopathische Hüftpfannenprotrusion mit leichter Sekundärarthrose.

Abb. 144 Zerstörung des linken Hüft- ▷ **gelenkes durch rheumatoide Arthritis (1).** *2−4* zeigen den histologischen Befund (zunehmende Vergrößerung von *2* nach *4,* Hämatoxylin-Eosin) bei der Totalendoprothesenoperation. Entzündlich aktiver Oberflächenpannus (3, 4) an der mit Pfeilen (→) gekennzeichneten Stelle des Gelenkknorpels.

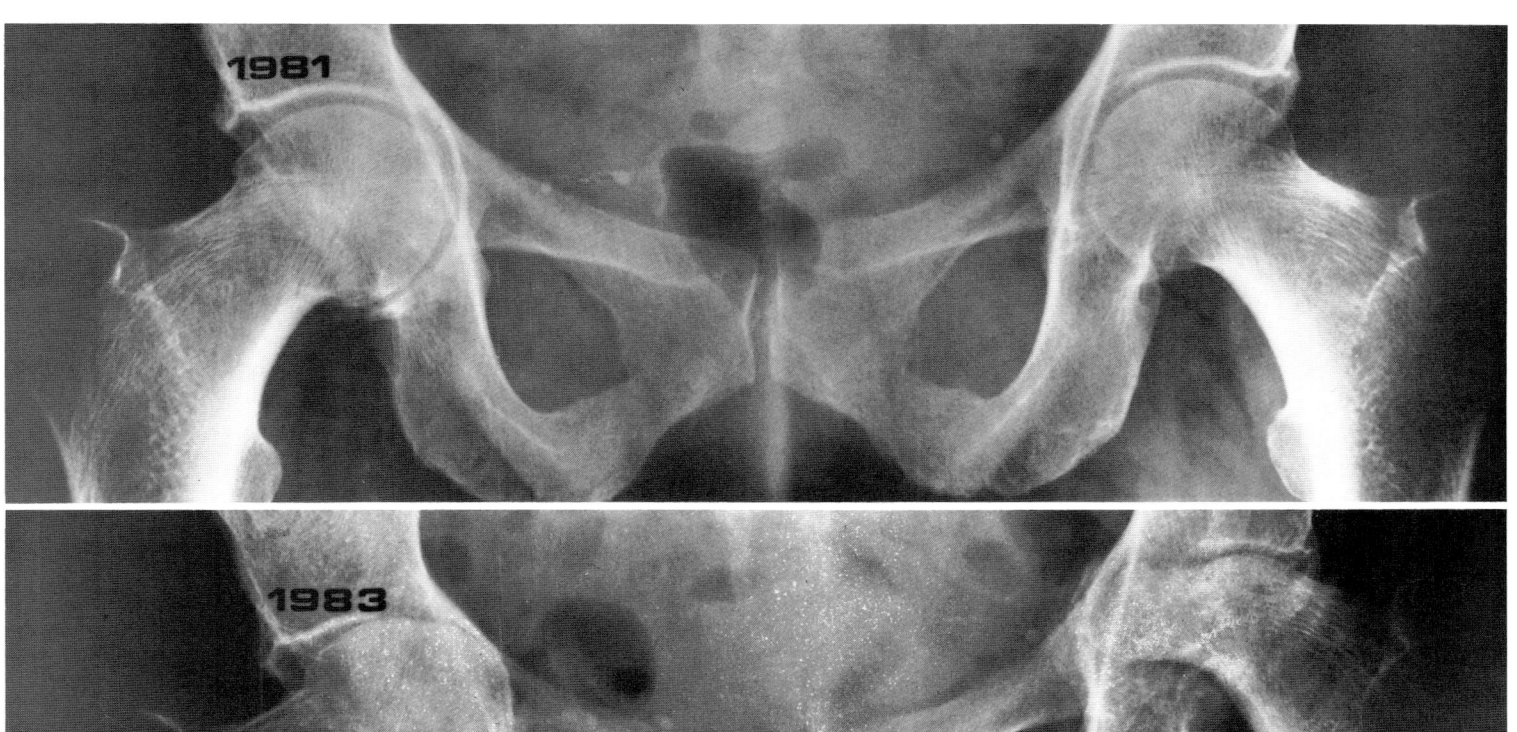

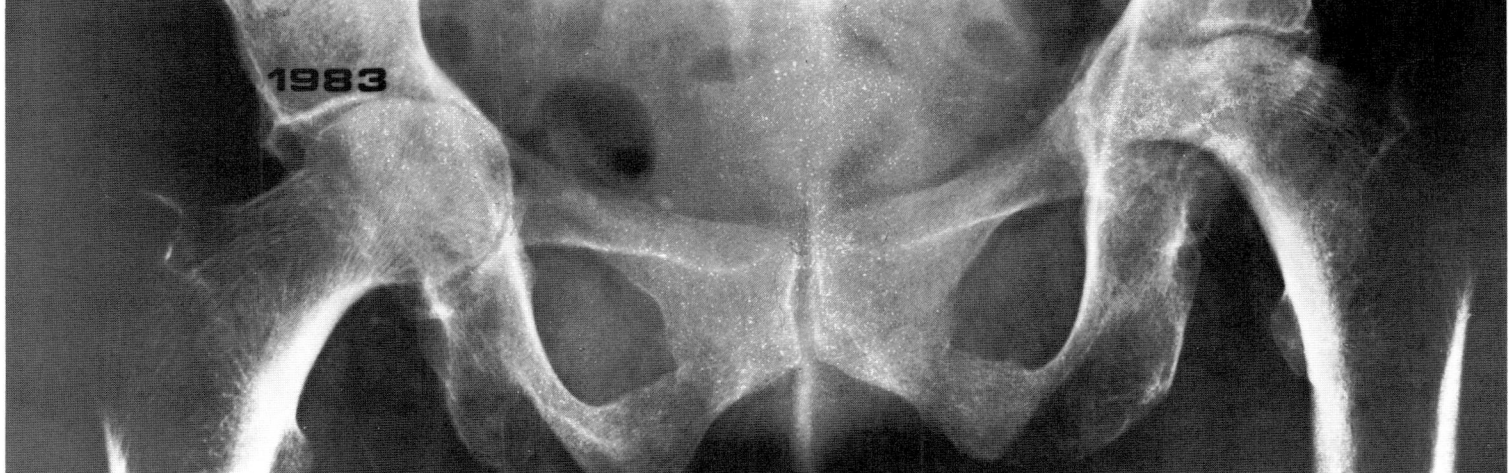

143

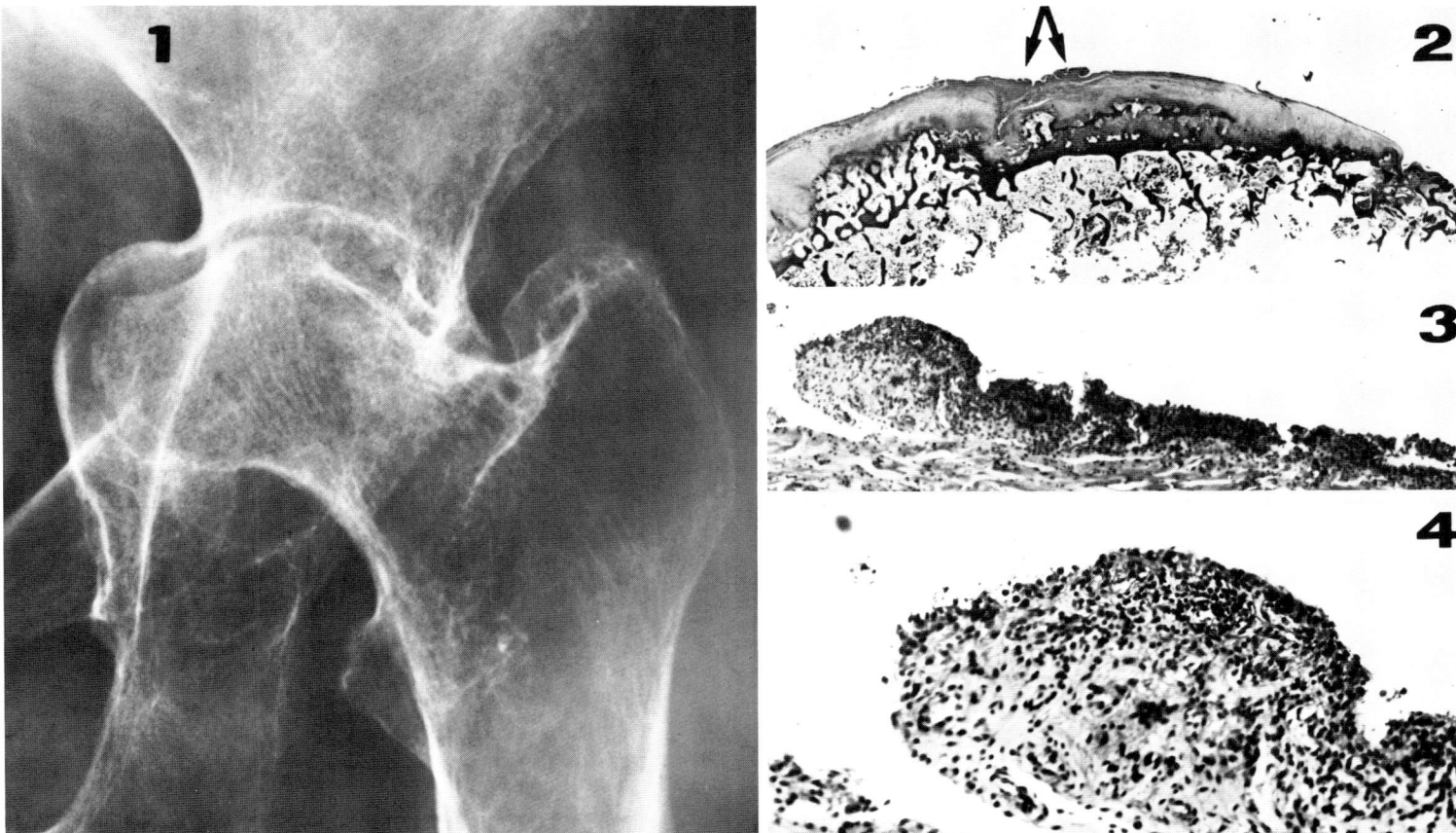

144

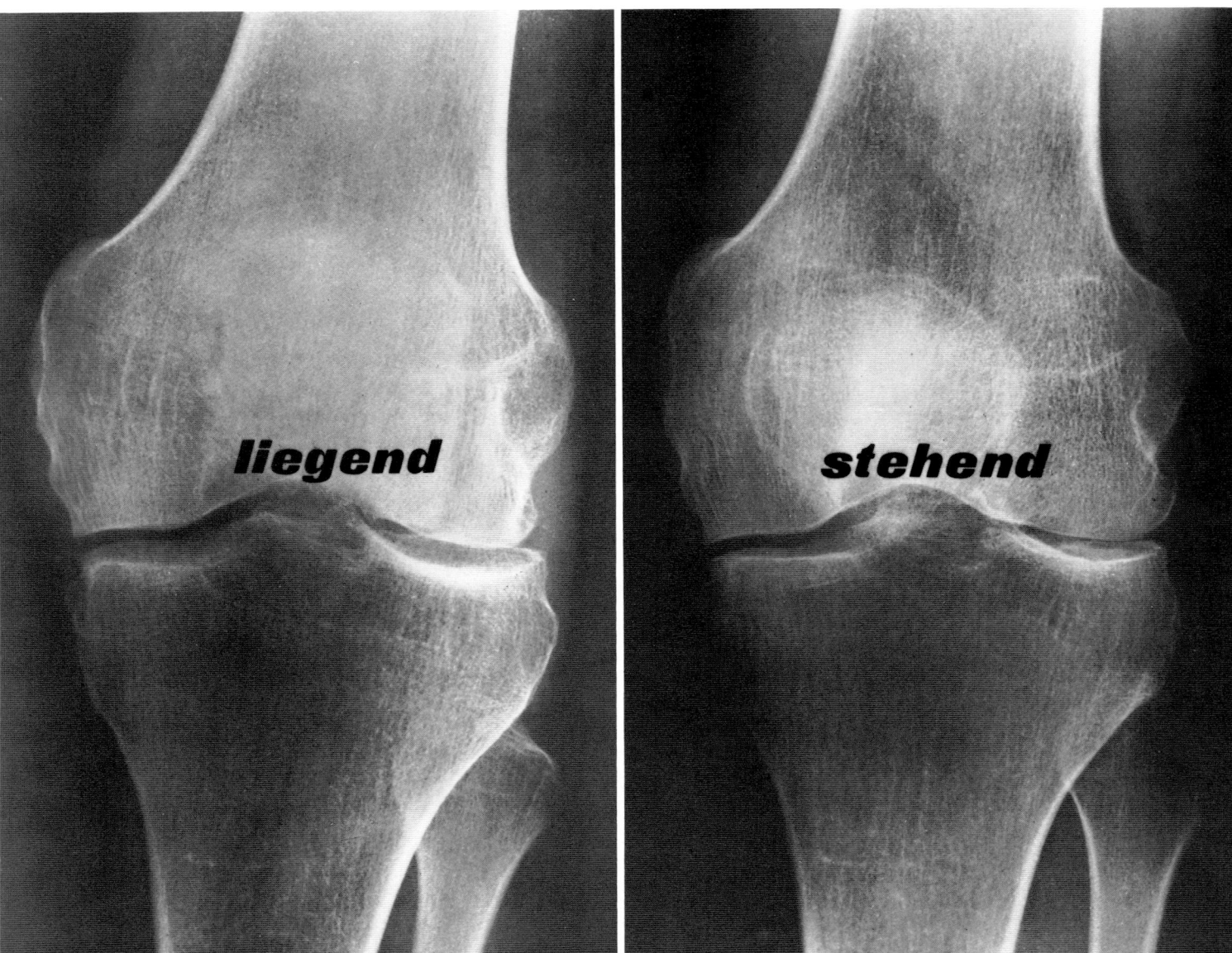

Abb. 145 **Anterior-posteriore Röntgenaufnahmen der Kniegelenke (im
Ein- oder Zweibeinstand) geben die
tatsächliche Dicke des Gelenkknorpels besser wieder als Aufnahmen,
die vom liegenden Patienten angefertigt werden** (*Beispiel:* rheumatoide
Arthritis).

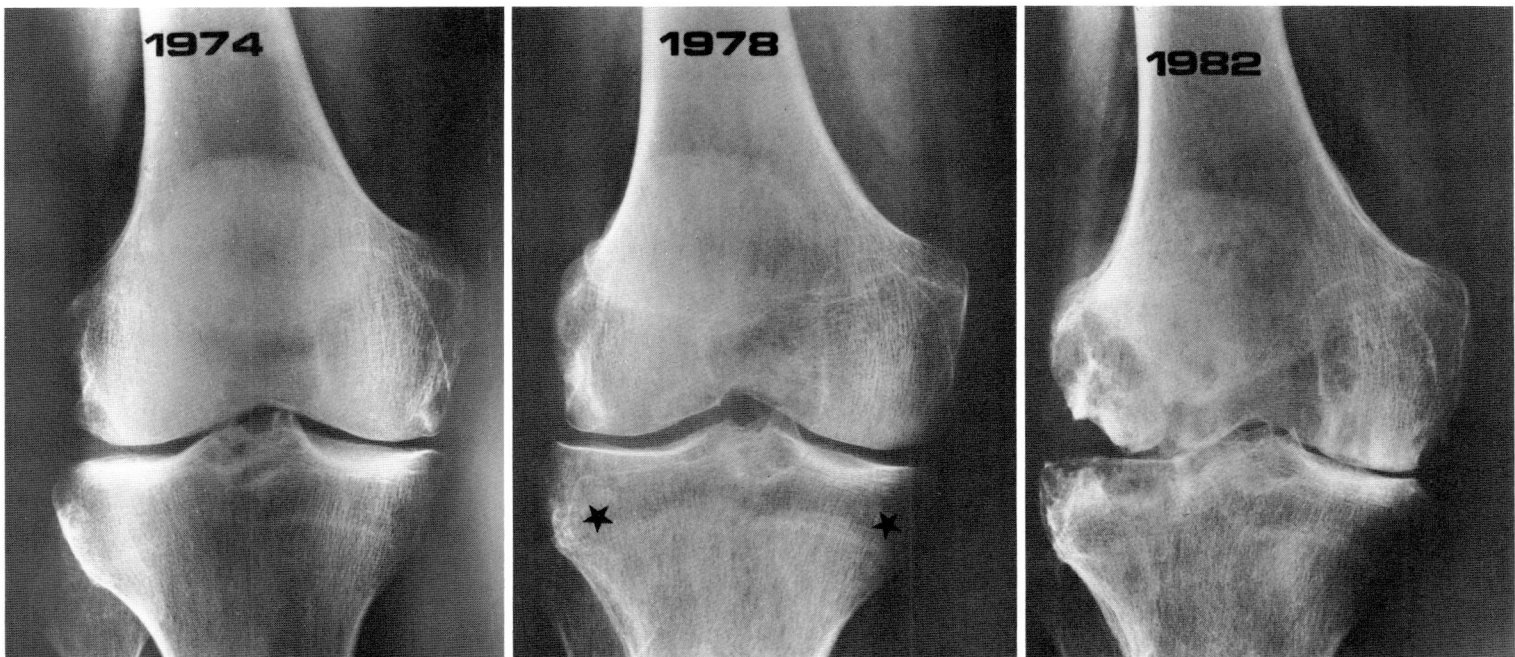

Abb. 146 **Therapeutisch unbeein-
flußter Verlauf einer chronischen
Gonarthritis bei rheumatoider Arthritis.** Siehe die zunehmende Gelenkspaltverschmälerung und das (am Kniegelenk
charakteristische) späte Auftreten von
Erosionen. Die metaphysäre bandartige
Aufhellungszone der Tibia (zwischen den
Sternen [★]) ist ein arthritisches Kollateralphänomen (vgl. Abb. 45).

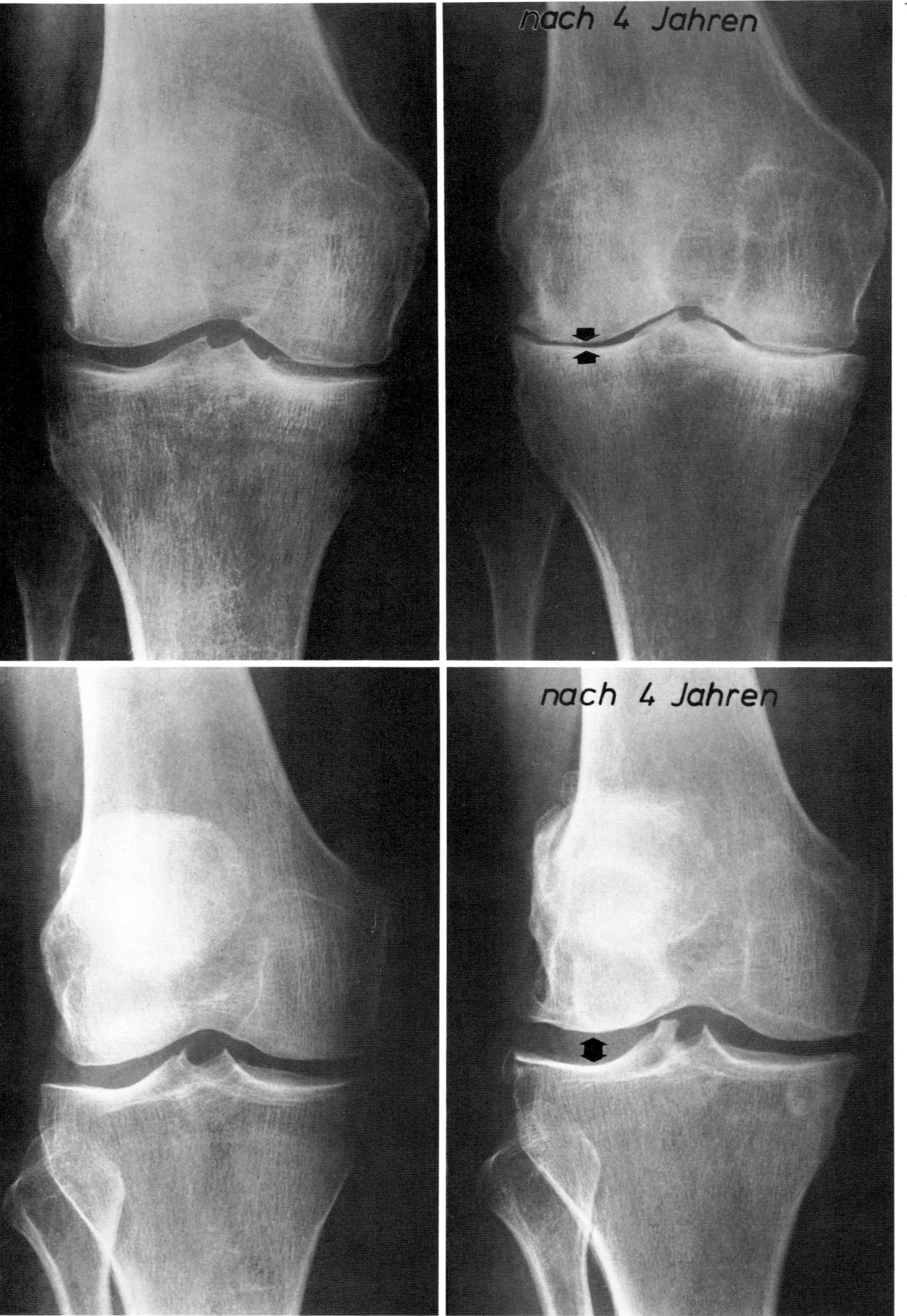

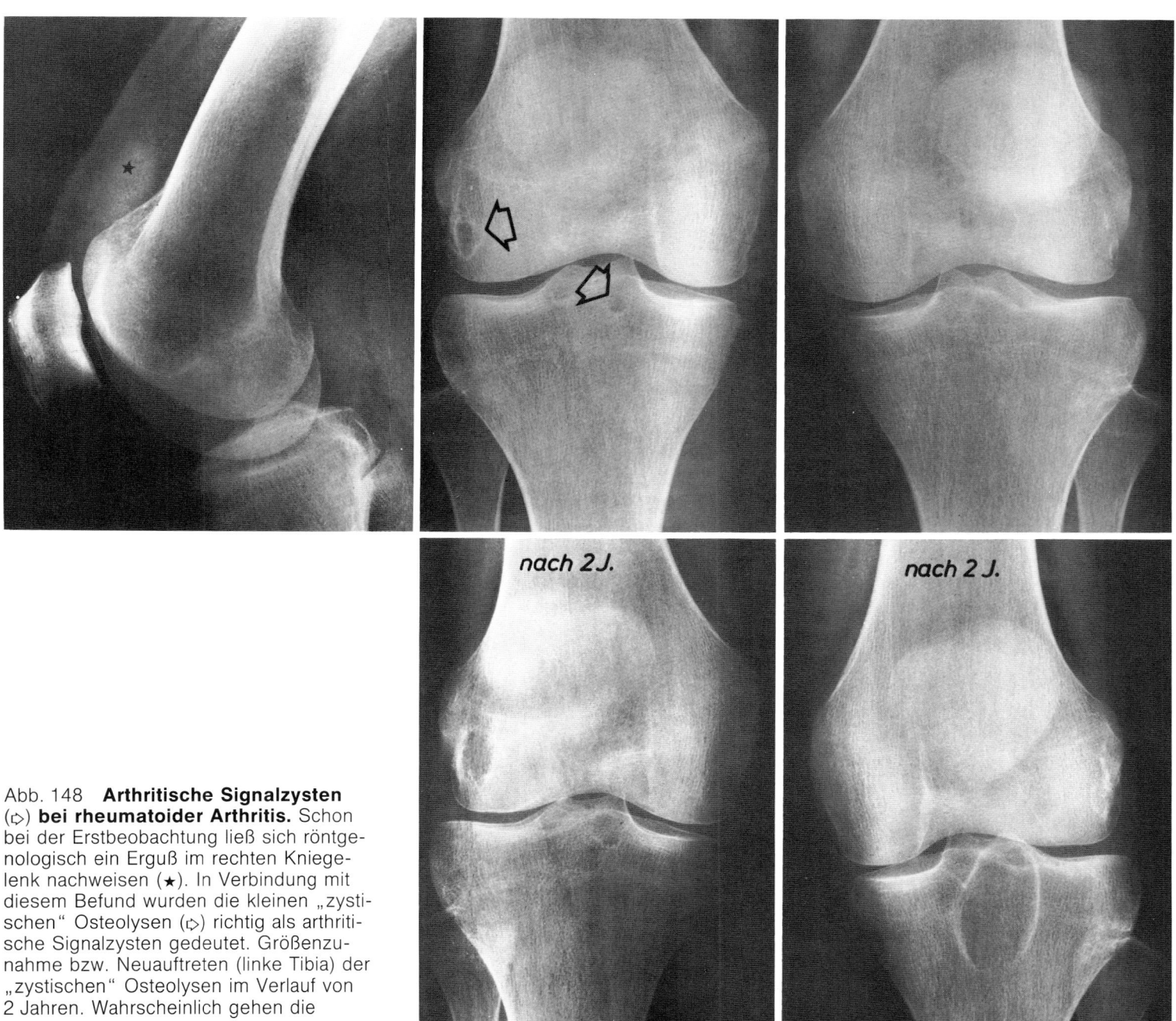

nach 2 J.   nach 2 J.

**Abb. 148   Arthritische Signalzysten
(▷) bei rheumatoider Arthritis.** Schon
bei der Erstbeobachtung ließ sich röntgenologisch ein Erguß im rechten Kniegelenk nachweisen (★). In Verbindung mit
diesem Befund wurden die kleinen „zystischen" Osteolysen (▷) richtig als arthritische Signalzysten gedeutet. Größenzunahme bzw. Neuauftreten (linke Tibia) der
„zystischen" Osteolysen im Verlauf von
2 Jahren. Wahrscheinlich gehen die
„Zysten" auf fokale rheumatoide Nekrosen im Knochenmark zurück (s. S. 61).

◁ Abb. 147   **Röntgendifferentialdiagnose
der Verschmälerung** *(oben)* **und
Erweiterung** *(unten)* **des röntgenologischen Gelenkspaltes.** *Oben:* Arthritis
(hier: rheumatoide Arthritis). *Unten:* adulte
Akromegalie. Bild der „Arthrose mit wei-
tem Gelenkspalt".

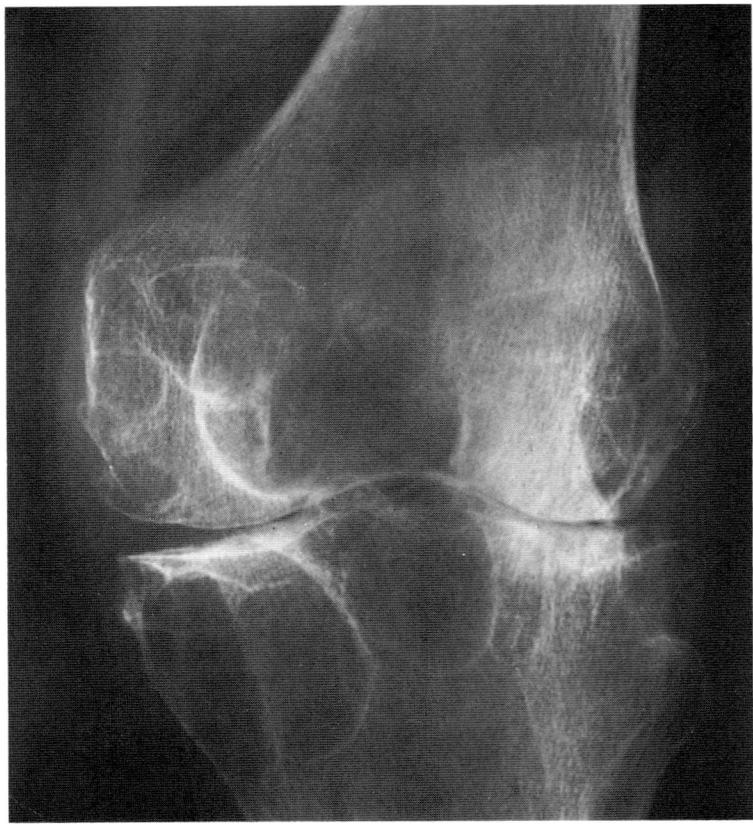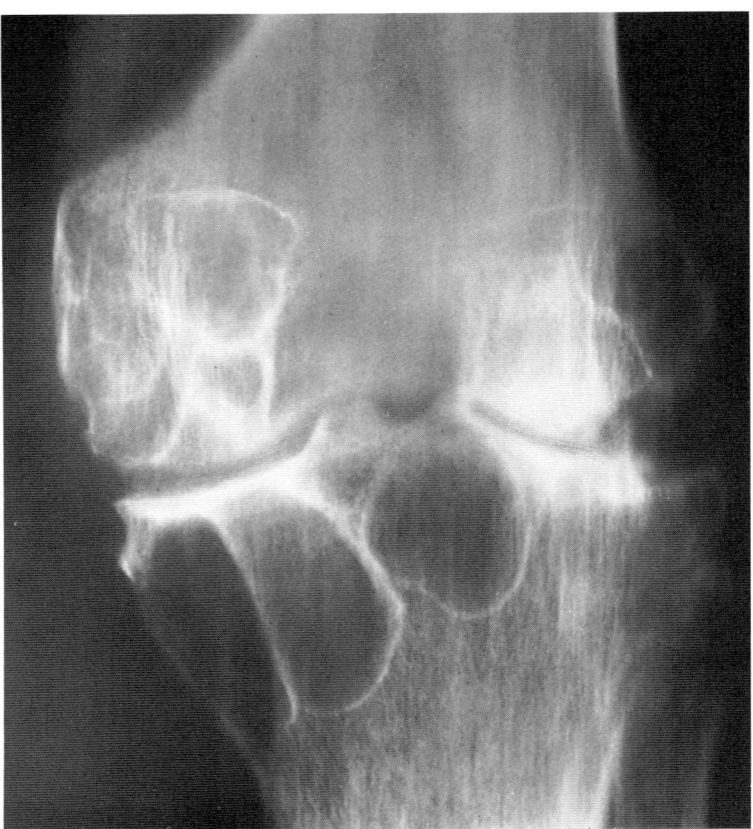

Abb. 149   Ausgedehnte arthritische Begleitzysten (s. auch die Gelenkspaltverschmälerung und Erosionen) am linken **Kniegelenk (rheumatoide Arthritis),** Übersichtsaufnahme *(links),* Tomographie *(rechts).*

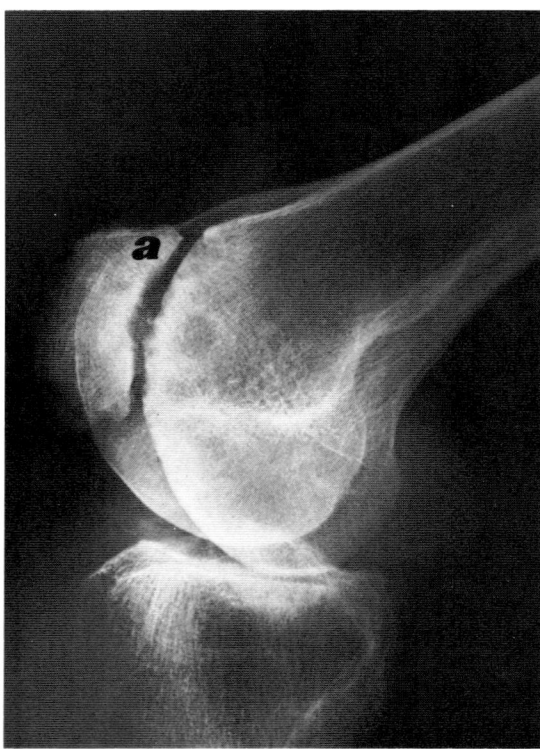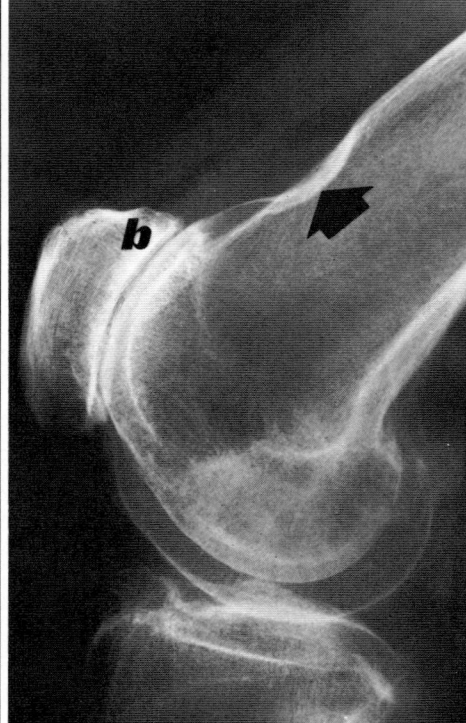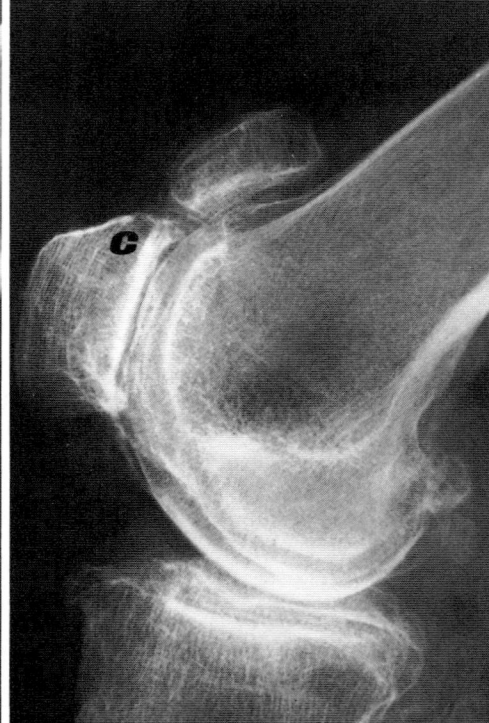

Abb. 150   Differentialaspekt der Arthritis und der Arthrose im femoropatellaren Kompartiment des Kniegelenkes.
a: Arthritis mit Gelenkspaltverschmälerung und Erosionen (hier: rheumatoide Arthritis).
b: arthrotische Schlifffläche. Der Pfeil (➤) zeigt auf den typischen *muldenförmigen Konturdefekt an der Vorderfläche des distalen*

Femurs, der häufig bei Gonarthrose beobachtet wird und der wahrscheinlich als Druckerosion durch einen chronischen Gelenkerguß entsteht.
c: Femoropatellararthrose mit großem (arthrotischem) Kapselosteom.

Abb. 151 **Knöcherne Kniegelenksan-
kylose** (rheumatoide Arthritis). Der Pfeil
(▷) zeigt auf Trajektorien, die beide artiku-
lierende Knochen miteinander verbinden.

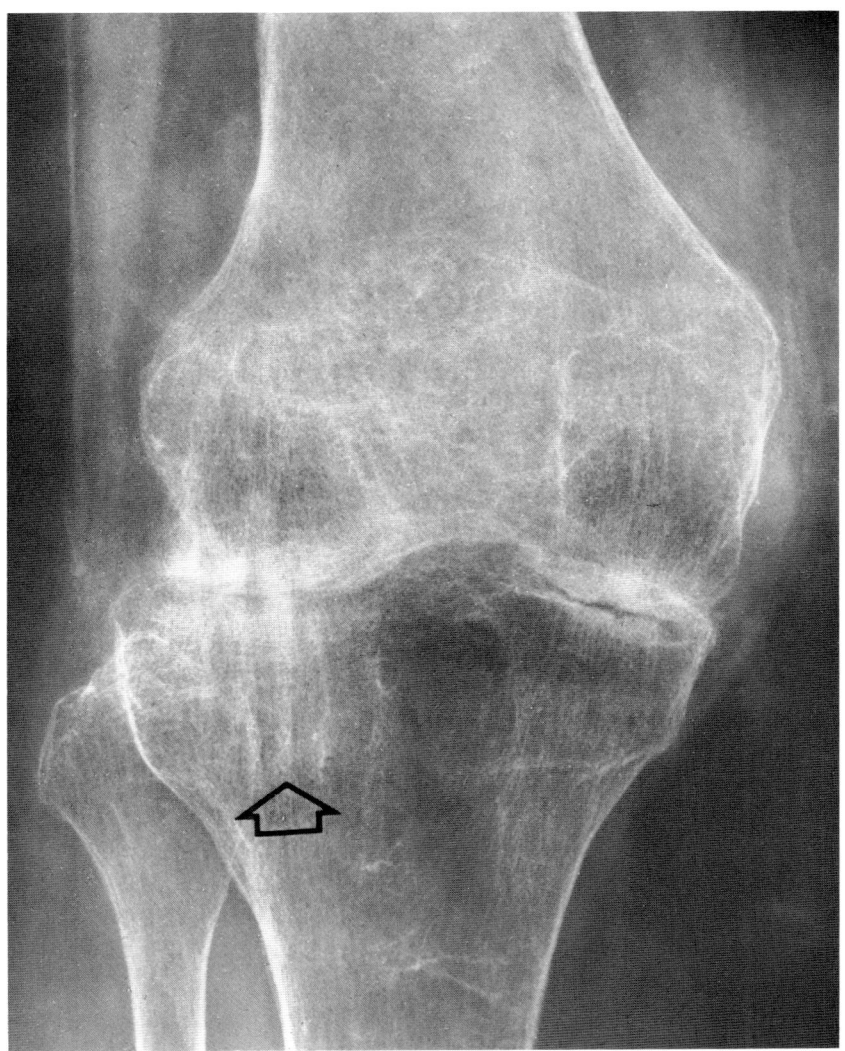

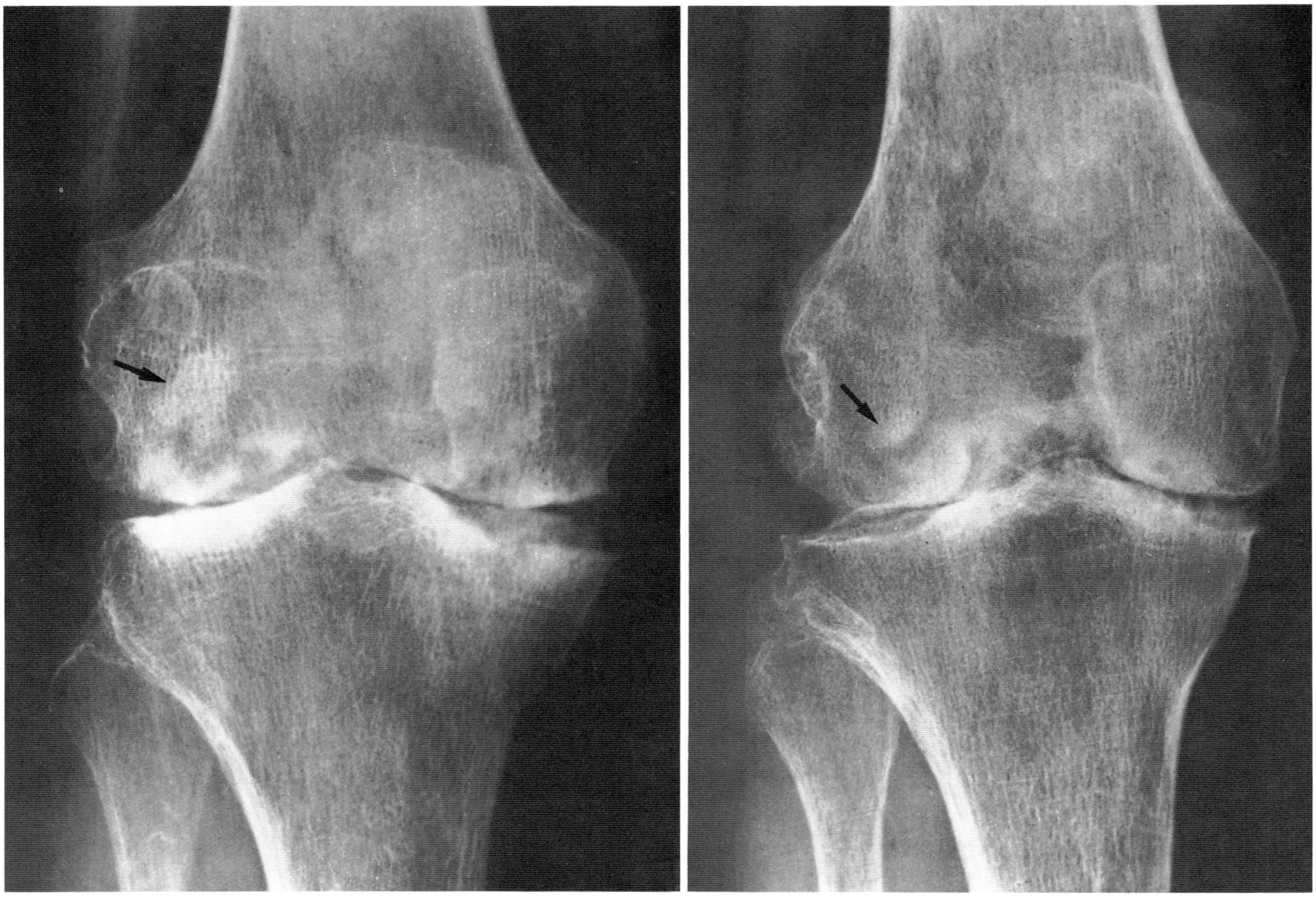

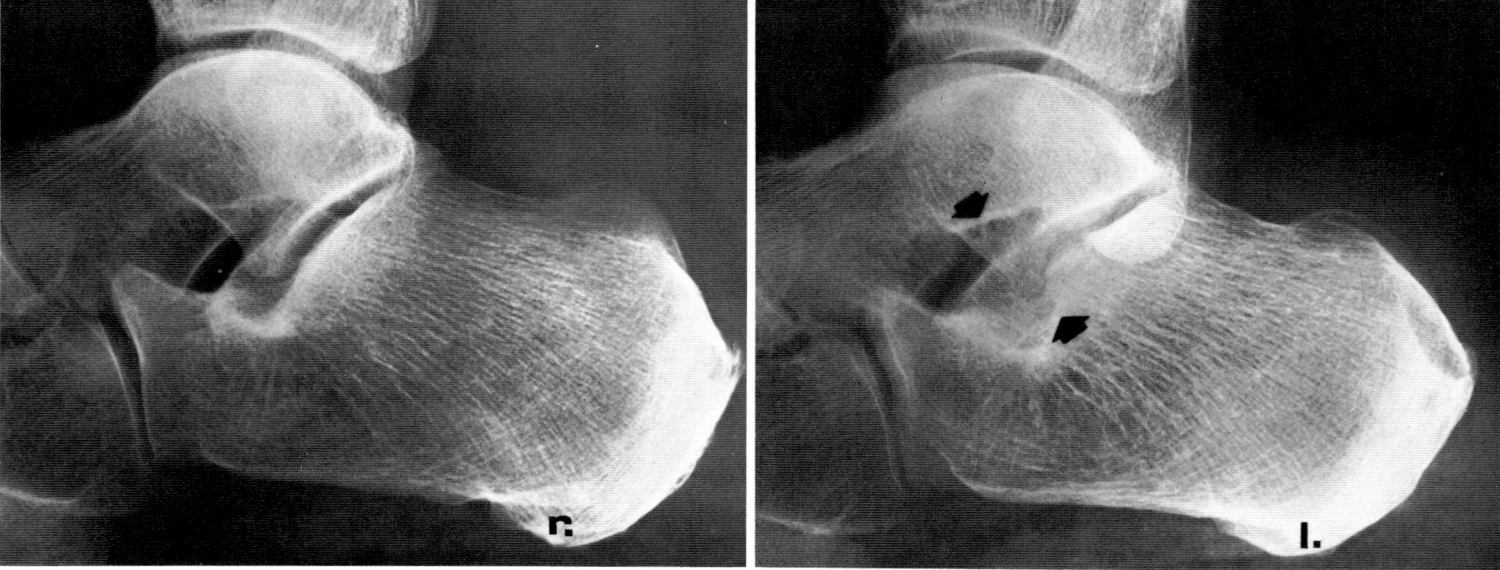

Abb. 152 Kortikosteroidschaden bei chronischer Gonarthritis (2 Patienten mit rheumatoider Arthritis). Nicht nur die unmittelbar subchondrale sehr dichte, multiforme Spongiosasklerose, sondern vor allem auch *gelenkferne* Sklerosefoci (→) zeigen Knochenischämien an, die höchst wahrscheinlich im Zusammenhang mit langzeitiger oraler Kortikosteroidmedikation entstanden sind. (Nekrotisches Knochenmark ist ein „Kalkfänger"; außerdem führt die Revaskularisation zur Entstehung und Anlagerung neugebildeten Knochengewebes an die nekrotischen Bälkchen.)

Abb. 153 Arthritis im linken unteren Sprunggelenk (vgl. mit der Gegenseite) **bei rheumatoider Arthritis.** Man erkennt Erosionen (➡).

Abb. 154 **Talokrural- und Rückfuß-
arthritis bei rheumatoider Arthritis.**
Im Vordergrund des Röntgenbildes steht
die Gelenkspaltverschmälerung.

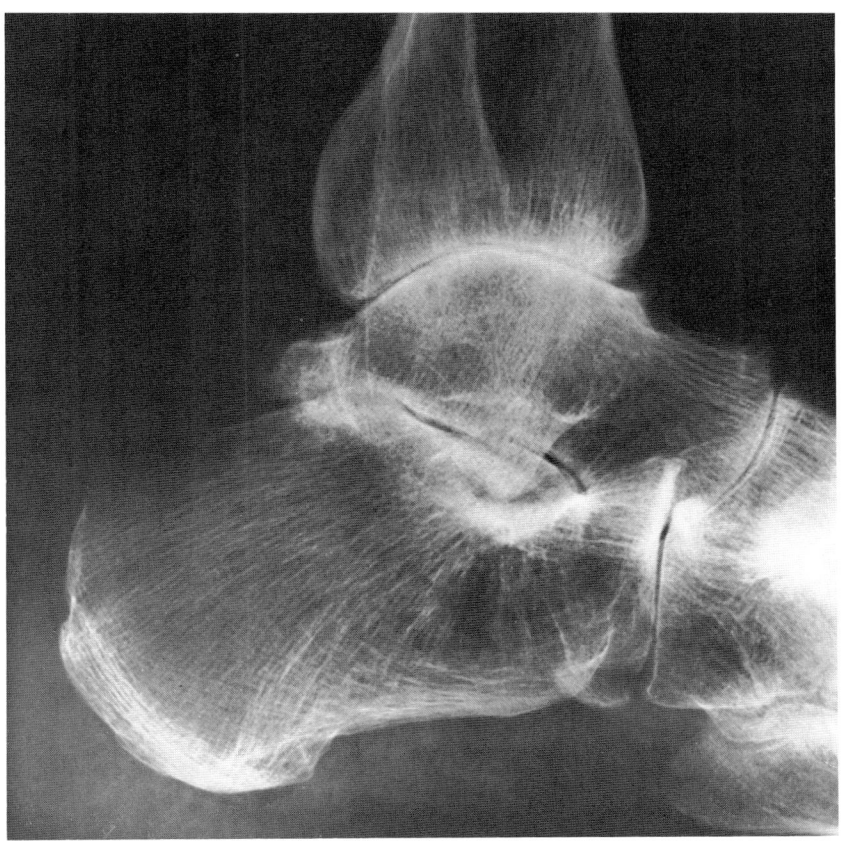

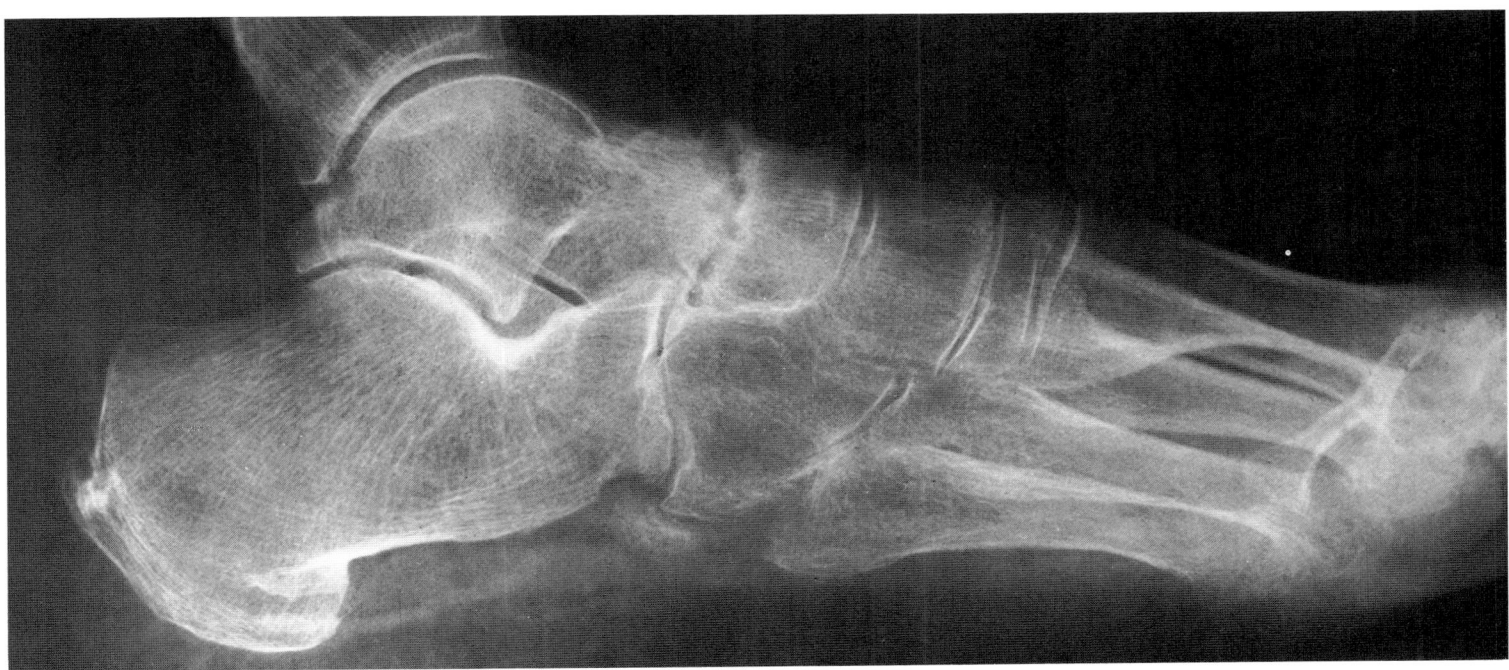

Abb. 155 **Arthritis in der Chopartschen Gelenkebene**
(rheumatoide Arthritis). Man beachte die Gelenkspaltverschmälerung und Erosionen.

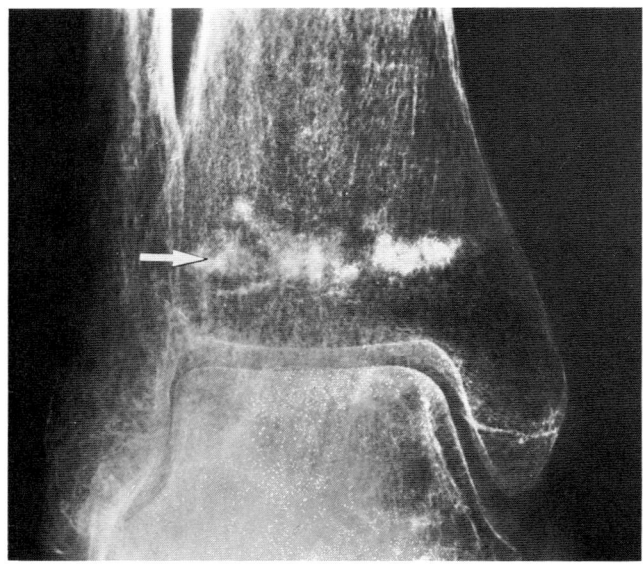

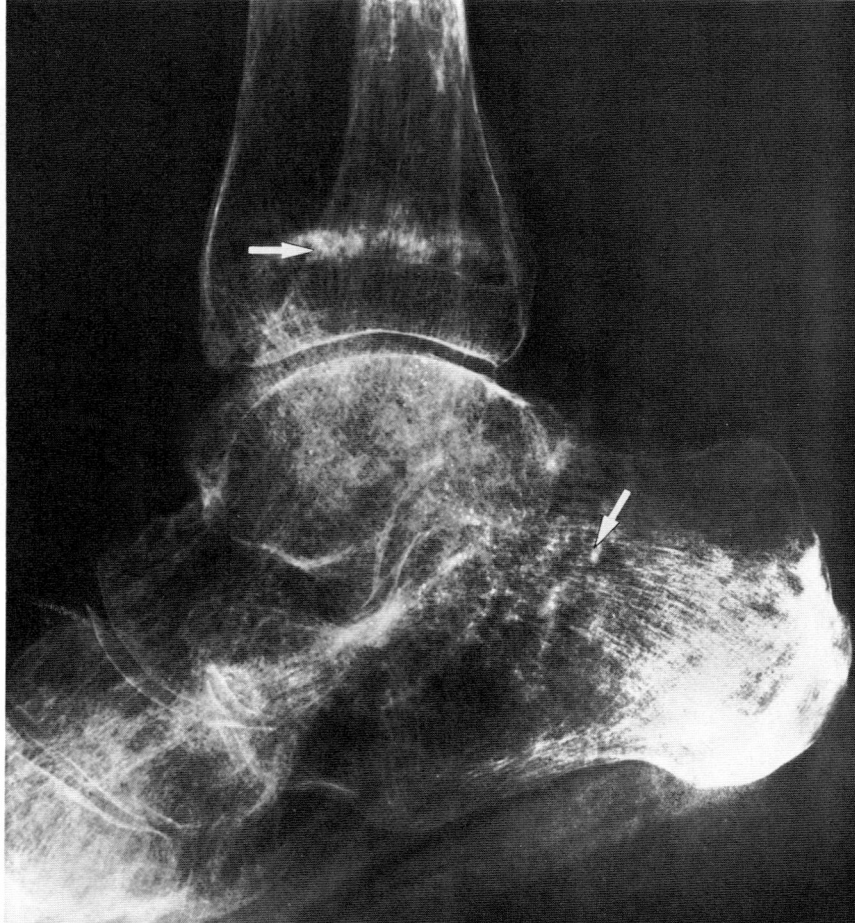

Abb. 156 **Rheumatoide Arthritis nach langjähriger Kortikosteroidtherapie. Im osteoporotischen Skelett ist es zu Ermüdungsfrakturen („Streßfrakturen") gekommen** (—►, typischer Aspekt durch den Frakturkallus).
Die Streßfrakturen verlaufen grundsätzlich senkrecht zu den Trajektorien.

Abb. 157 **Sogenannte Früherosion am Metatarsuskopf 5** (▷) **als einziges (erstes) arthritisches Direktzeichen am Fuß bei rheumatoider Arthritis.**

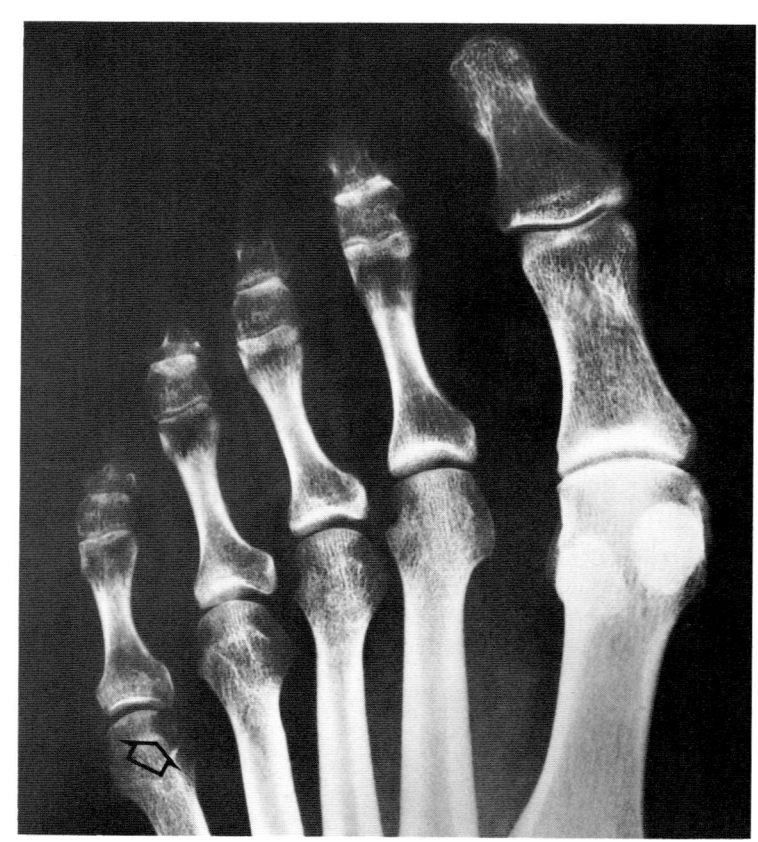

**Abb. 158 Fortgeschrittener Vorfußbe-
fall bei rheumatoider Arthritis** mit den
Schwerpunkten MTP-Gelenke 2—5 und
Interphalangealgelenk 1.

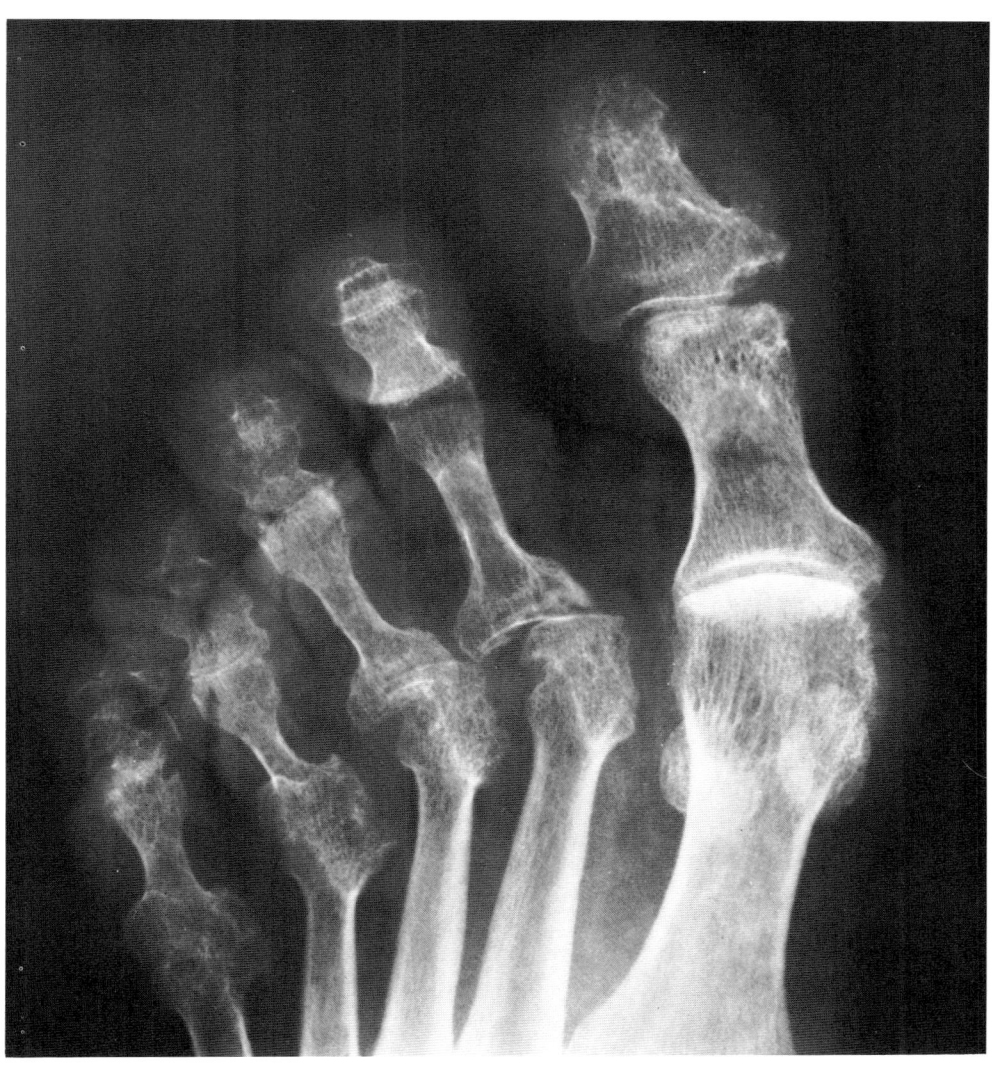

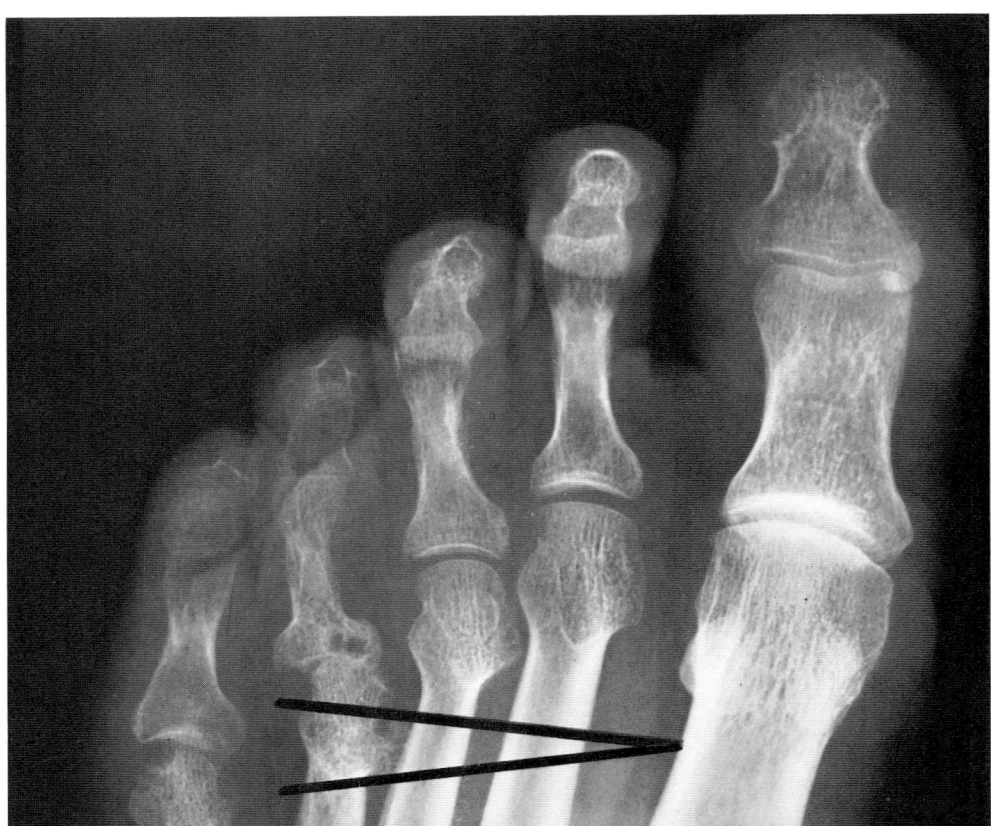

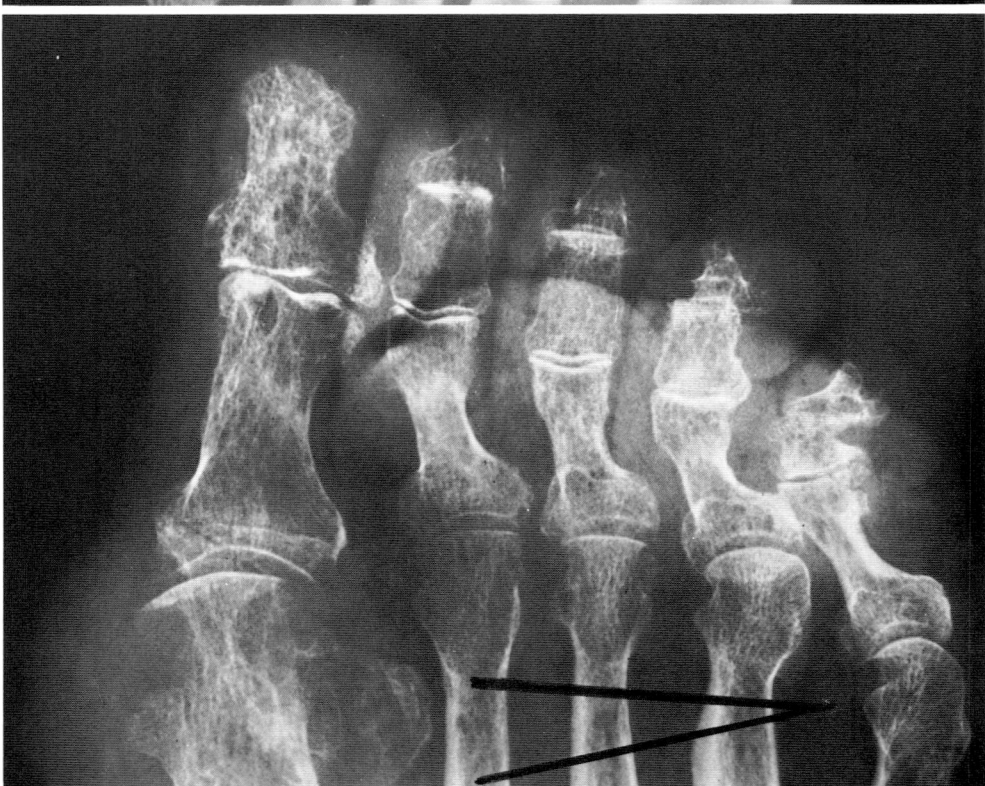

Abb. 159 **Regel von den unterschied-lichen Ausbreitungstendenzen der rheumatoiden Arthritis und Gicht-arthropathie im Vorfußbereich.** *Oben:* rheumatoide Arthritis (von lateral nach medial). *Unten:* Gicht (von medial nach lateral).

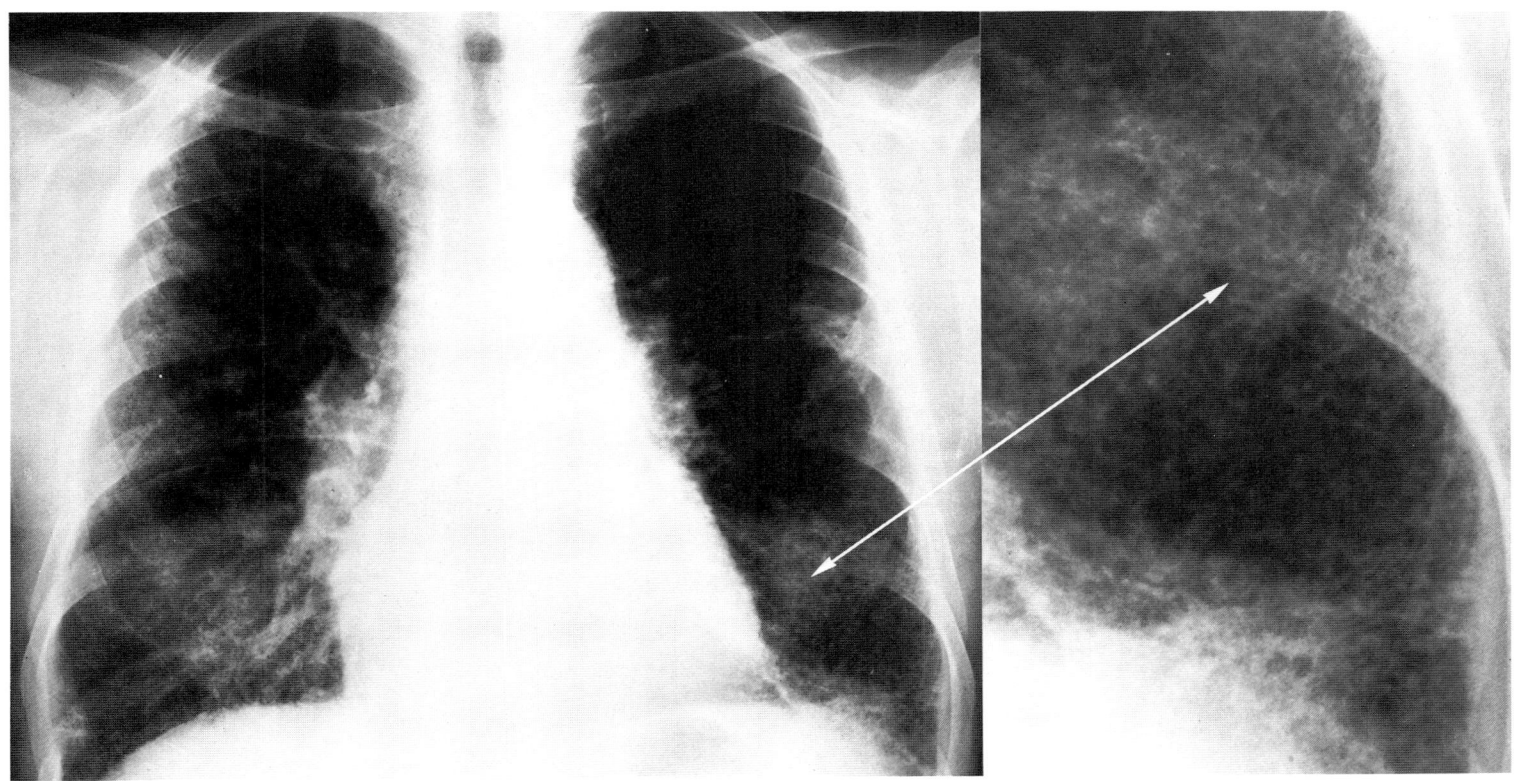

Abb. 160 **Lungenfibrose mit Umbau in sekundäre Wabenlunge bei langjähriger rheumatoider Arthritis** (Übersicht, Ausschnittvergrößerung); s. auch die Röntgenzeichen der „Rechtsbelastung" des Herzens, pulmonale Hypertonie.

Abb. 161 **Arthritische Erosionen und** ▷ **Gelenkspaltverschmälerung im Temporomandibulargelenk bei rheumatoider Arthritis** (Tomogramm).

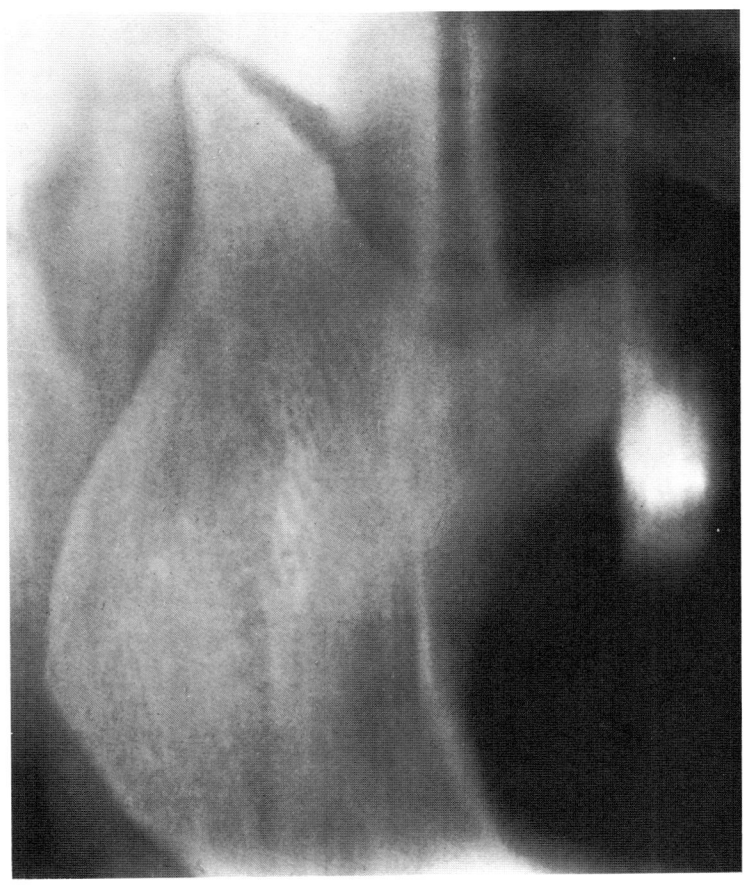

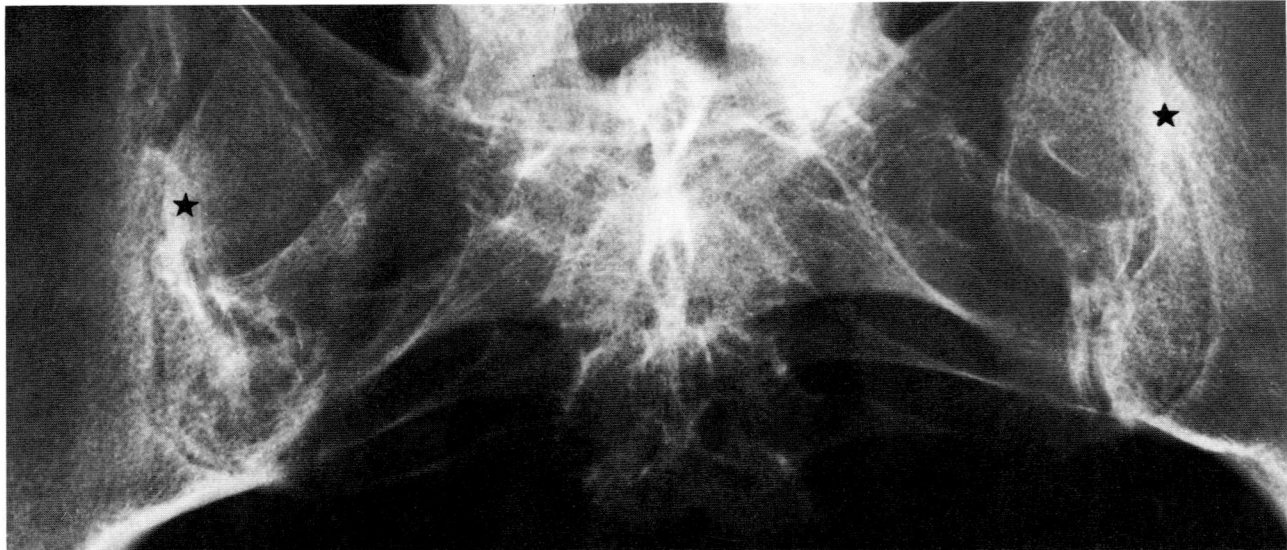

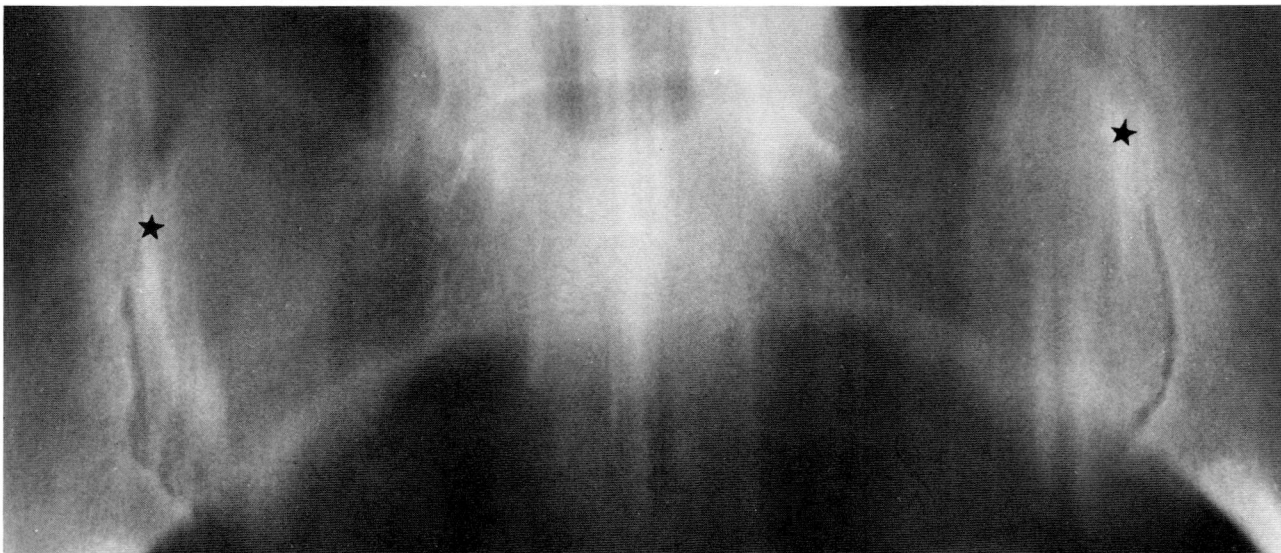

Abb. 162 Sakroiliakalmanifestation einer langjährigen rheumatoiden Arthritis (Übersichtsaufnahme in Rückenlage, Tomogramm). Gelenkspaltverschmälerung und zarte Erosionen kennzeichnen den pathologischen Röntgenbefund. Die verdichteten Areale spiegeln eine unabhängig von der rheumatoiden Arthritis entstandene reparative Ossifikation der vorderen sakroiliakalen Gelenkkapsel wider (vgl. Abb. 191). Dadurch erscheint der Gelenkspalt partiell ausgelöscht (da von der Kapselverknöcherung überlagert, ★). Der sakroiliakale Röntgenbefund bei adulter rheumatoider Arthritis unterscheidet sich vom „bunten Bild" der Spondylitis ankylosans und verwandter Erkrankungen (vgl. z. B. Abb. 196 u. 199).

Abb. 163 Weitgehende knöcherne ▷ **Sakroiliakalankylose bei rheumatoider Arthritis** (Krankheitsbeginn vor etwa 15 Jahren).

Abb. 164 Verlaufsbeobachtung der ▷ **Halswirbelsäulenmanifestation bei adulter rheumatoider Arthritis.** Die ventrale Atlasdislokation, d. h. Atlantodentaldistanz bei Erwachsenen >3 mm, bei Kindern und Jugendlichen >4 mm, (*Synonym:* vordere Atlantoaxialsubluxation) nimmt zu. Densarrosion. Darüber hinaus geringe Ventraldislokation des 3. Halswirbels (entzündliche Gefügelockerung?). Unabhängig von der rheumatoiden Arthritis erkennt man eine degenerative Diskopathie (Osteochondrosis intervertebralis) in den Bewegungssegmenten C 5/6 (bereits 1957) und C 6/7 (1965), s. die Diskushöhenabnahme, schmale subdiskale Sklerose, Spondylophyten.

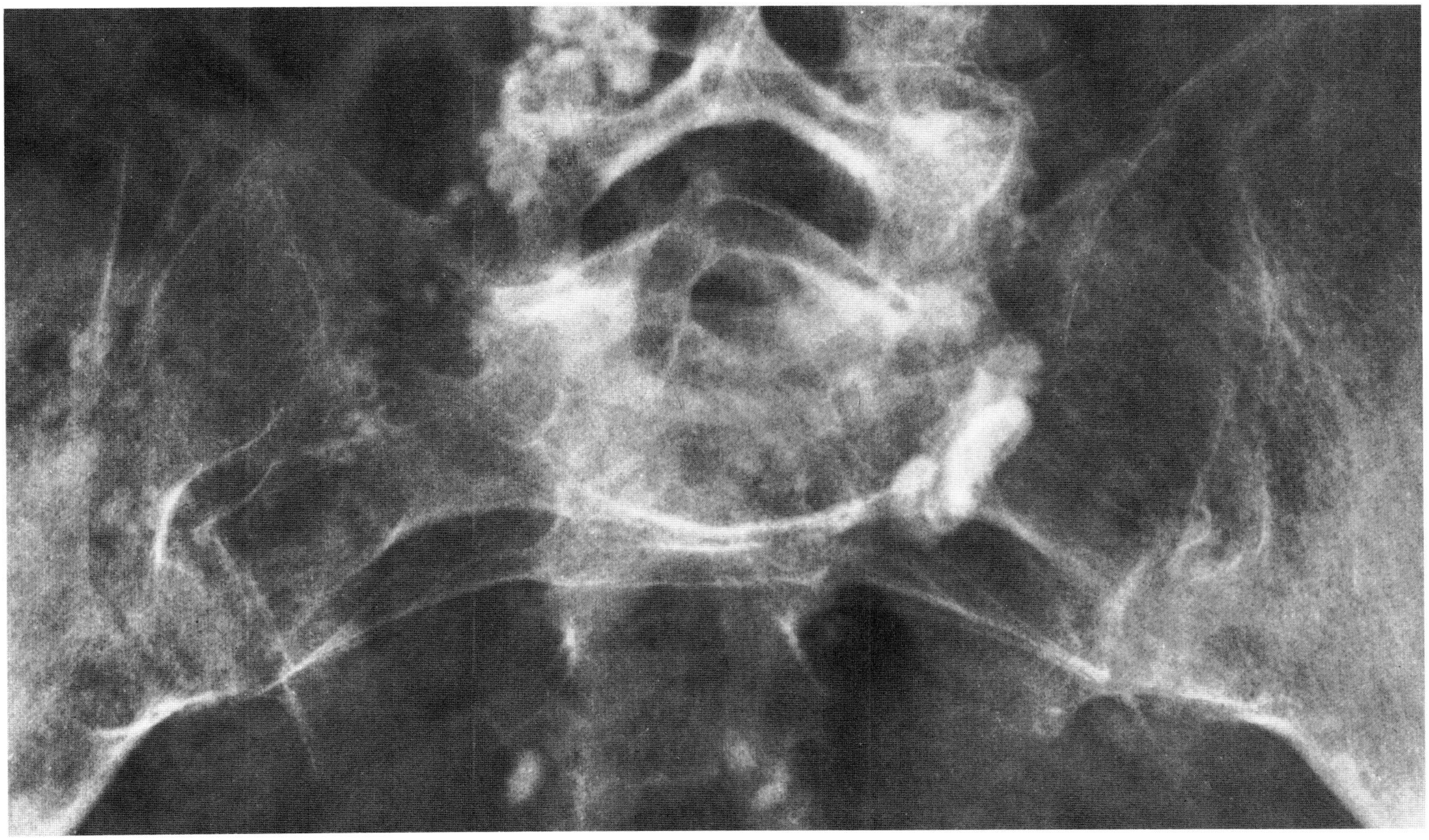

163
164

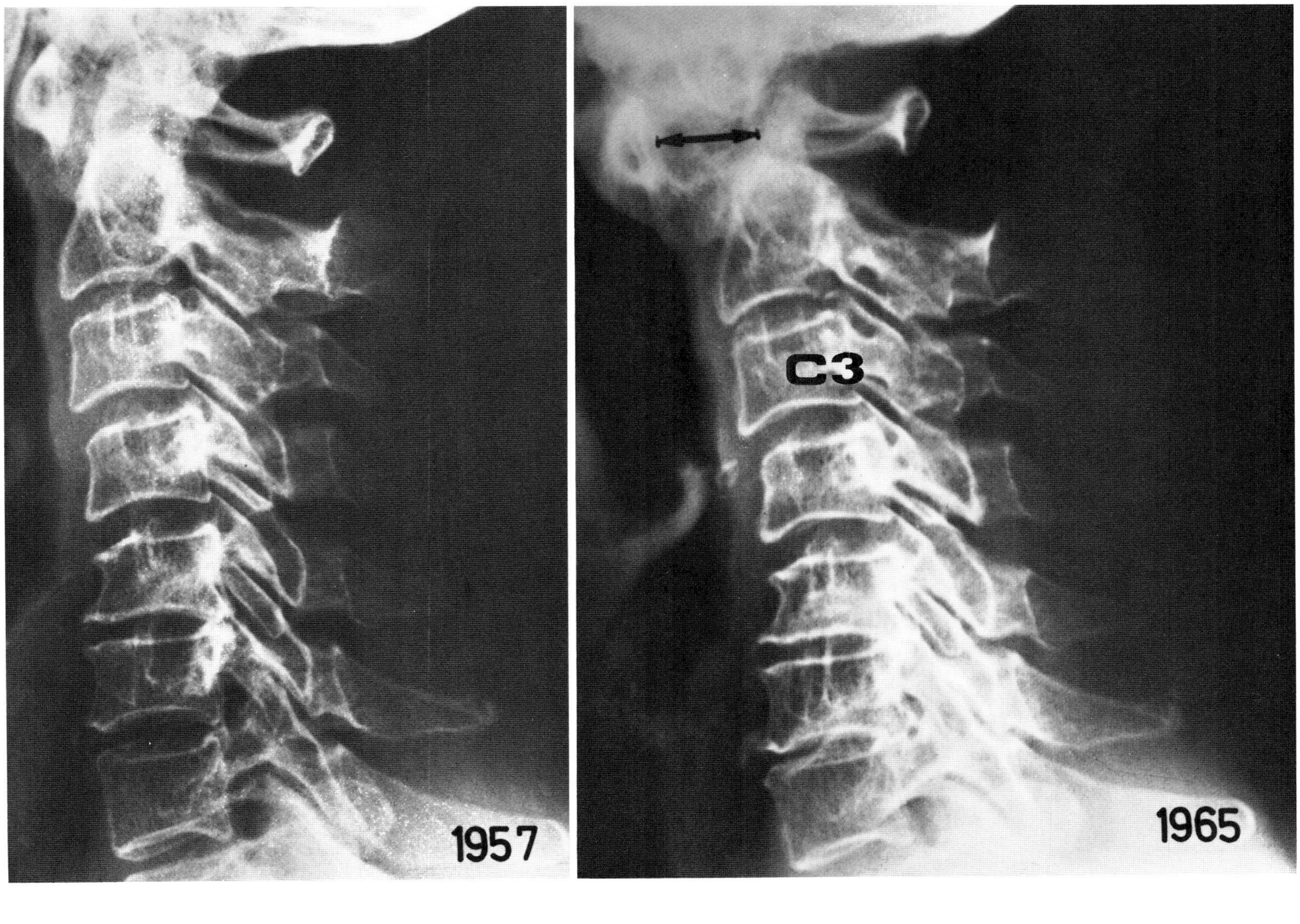

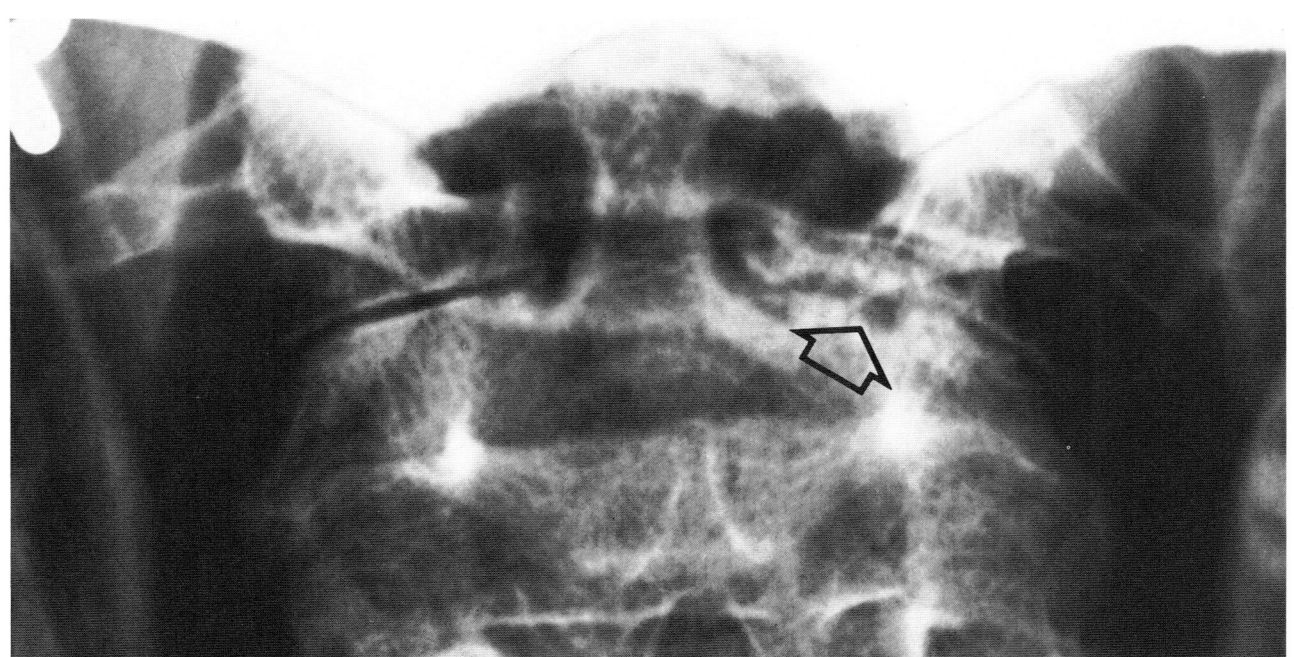

Abb. 165 **Arthritis des linken lateralen Atlantoaxialgelenkes** (⮕). Sein röntgenologischer Gelenkspalt ist verschmä-
lert; seine Konturen sind erodiert (rheumatoide Arthritis).

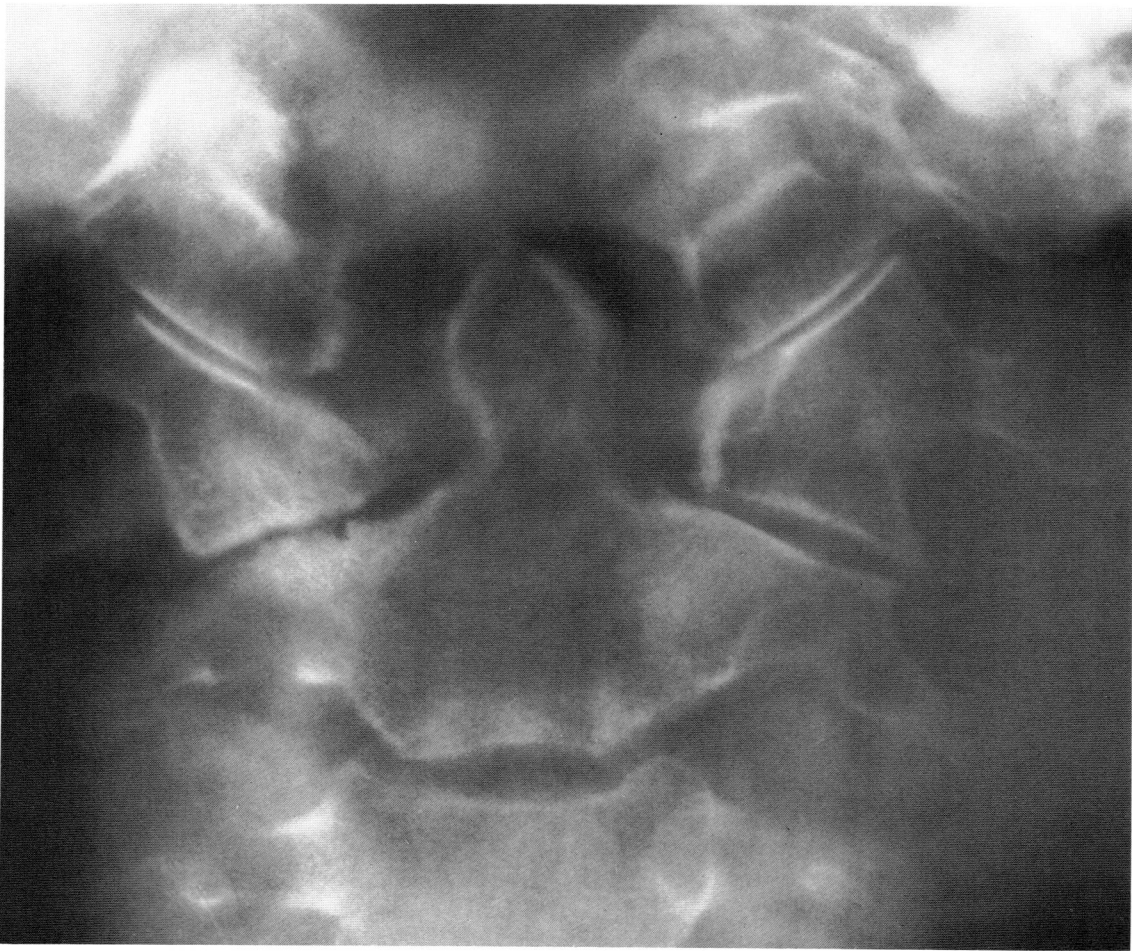

Abb. 166 **Rechtsseitige
Atlantoaxialarthritis
(Erosionen, Gelenkspalt-
verschmälerung) bei rheu-
matoider Arthritis, dargestellt mittels Vergröße-
rungstomographie (Makro-
tomographie)** (Aufnahme zur
Verfügung gestellt von Herrn
Prof. Dr. *S. Sakuma,* Universität Nagoya/Japan). Vgl. den
Informationszuwachs durch
die Vergrößerungstomogra-
phie gegenüber Abb. 167.

Abb. 167 **Schwere arthritische Zerstörungen an den lateralen Atlantoaxial-
gelenken (—▸) und am Atlantodental-
gelenk, dadurch (s. medianes Atlanto-
axialgelenk) Aufwärtsdislokation des
Dens axis ohne ventrale Atlasdislokation.** Die Densspitze hat die Foramen-
magnum-Linie (McRae-Linie) überschritten. Siehe auch die zarte „Denskorona",
d. h. in diesem Fall entzündlich ausgelö-
ste Knochenproliferationen am Dens (▷).
Darstellung der morphologischen Situation
auf konventionellen Tomogrammen (rheumatoide Arthritis).

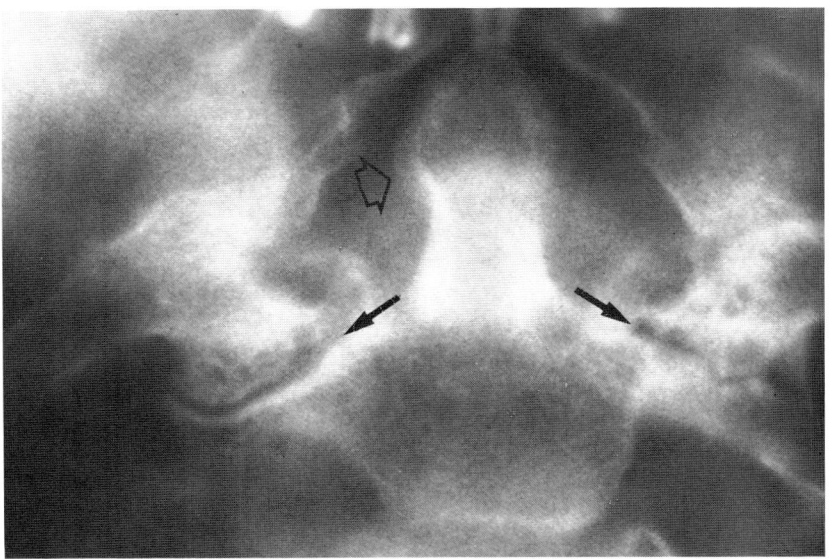

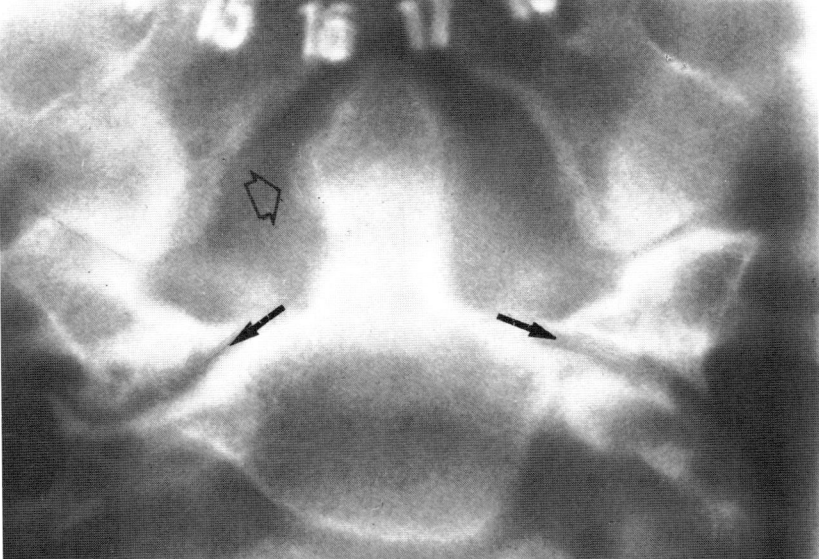

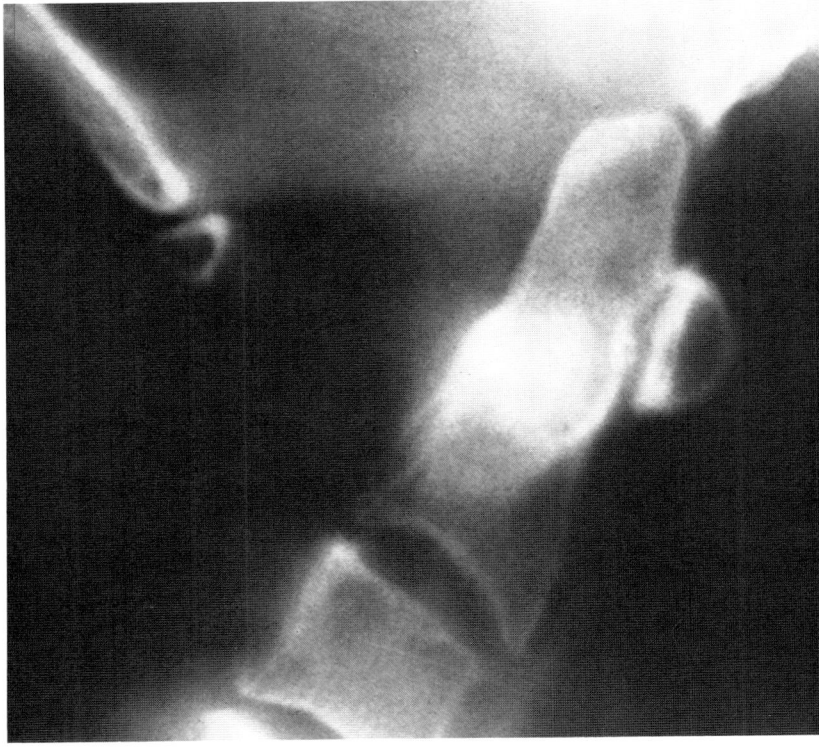

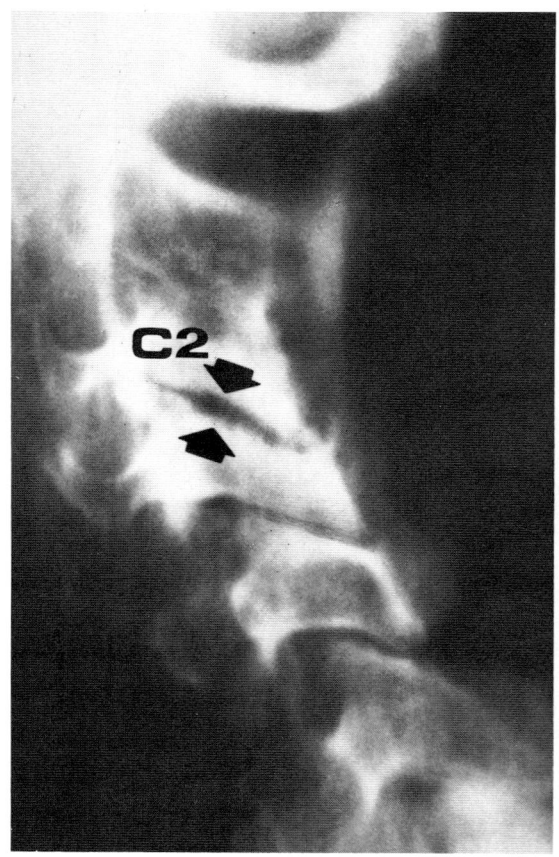

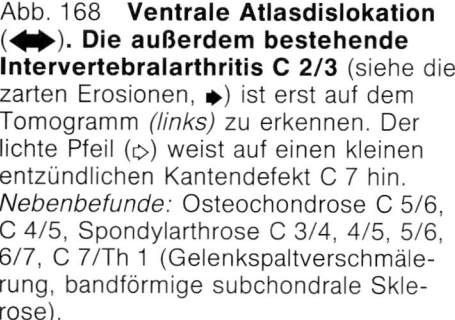

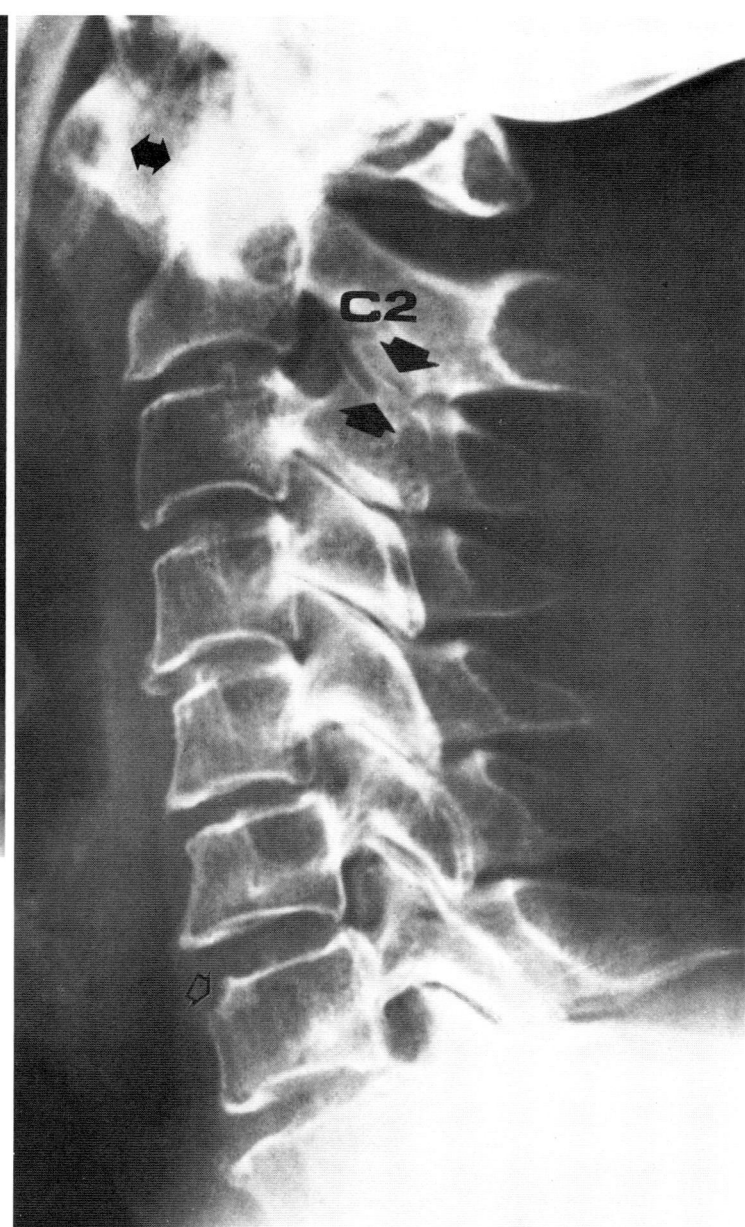

Abb. 168   **Ventrale Atlasdislokation
(◄►). Die außerdem bestehende
Intervertebralarthritis C 2/3** (siehe die
zarten Erosionen, ➤) ist erst auf dem
Tomogramm *(links)* zu erkennen. Der
lichte Pfeil (▷) weist auf einen kleinen
entzündlichen Kantendefekt C 7 hin.
Nebenbefunde: Osteochondrose C 5/6,
C 4/5, Spondylarthrose C 3/4, 4/5, 5/6,
6/7, C 7/Th 1 (Gelenkspaltverschmälerung, bandförmige subchondrale Sklerose).

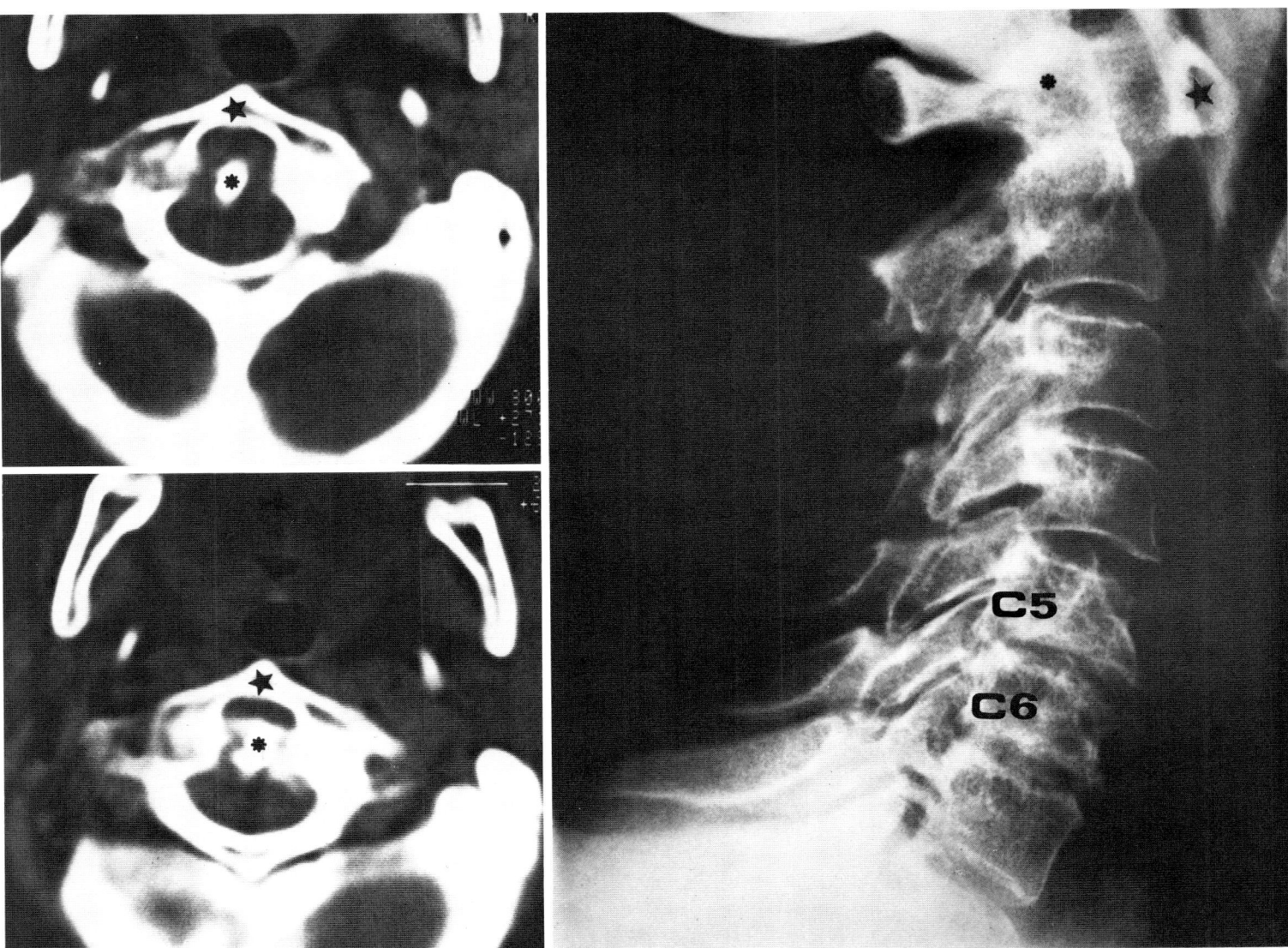

Abb. 169 **Darstellung der ventralen Atlasdislokation auf der seitlichen Röntgenaufnahme und auf Computertomogrammen** (★: vorderer Atlasbogen; ✱: Dens axis). Im Computertomogramm gelingt die genaue Ausmessung der *hinteren* Atlantodentaldistanz. Von ≤10 mm an droht eine Medullakompression. Auf die ursächliche rheumatoide Arthritis weist bei diesem Patienten die Spondylodiszitis (durch entzündliches Granulationsgewebe) in den Bewegungssegmenten C 5/6 und C 6/7 hin (s. die erodierten Abschlußplatten, vgl. mit den Abschlußplatten der oberhalb gelegenen Wirbelkörper). Röntgendifferentialdiagnose der Befunde in C 5/6 und C 6/7: erosive Osteochondrose; dabei handelt es sich um eine degenerative Diskopathie, bei der Erosionen, d. h. Einbrüche in den sklerosierten Abschlußplatten, auftreten.

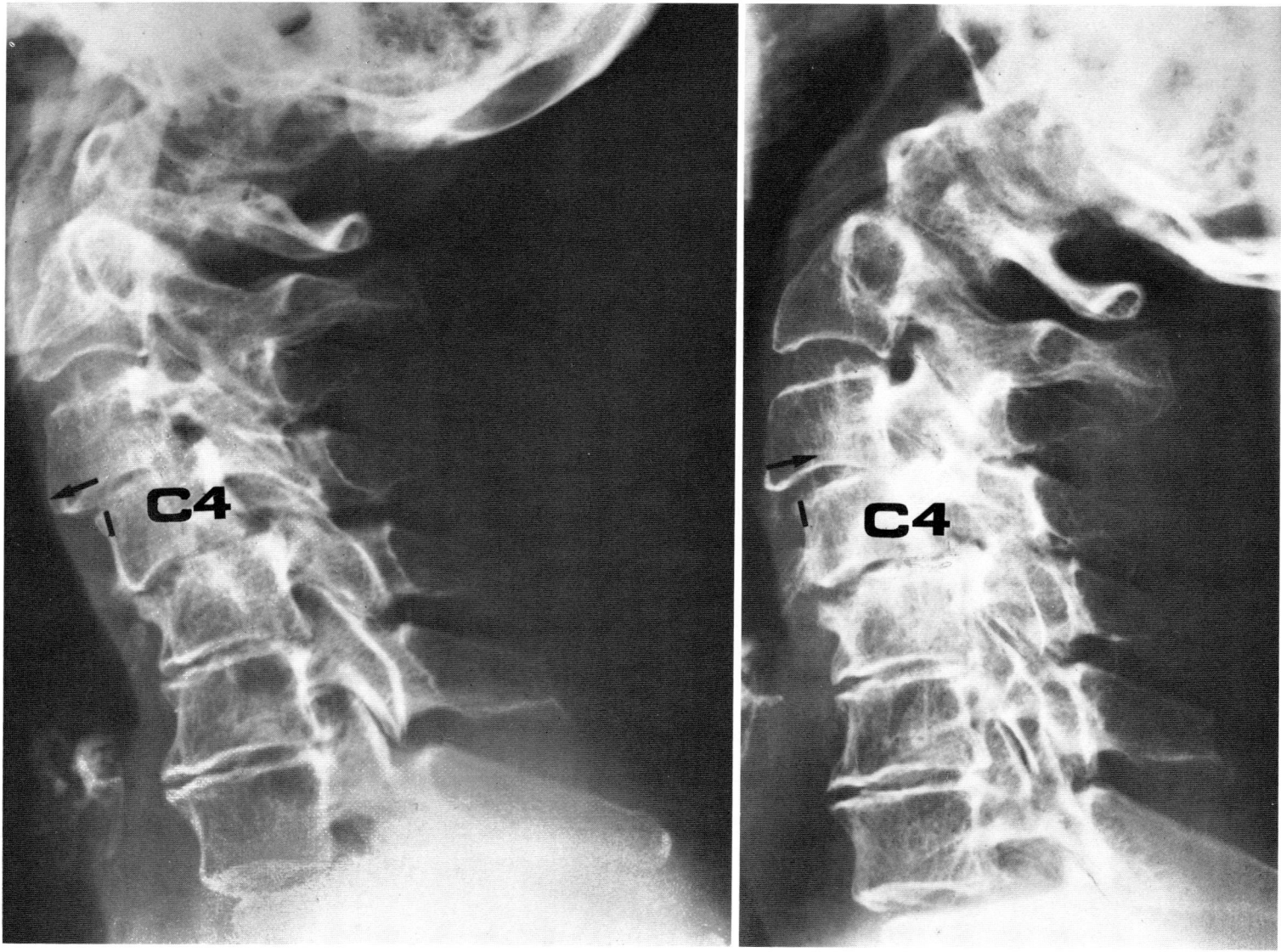

Abb. 170 **Rheumatoide Arthritis mit Halswirbelsäulenbefall, und zwar vor allem Spondylodiszitis und Intervertebralgelenkarthritis C 3/4 und C 4/5.**
Die Funktionsaufnahmen in Ante- und Retroflexion zeigen im Bewegungssegment C 3/4 eine Gefügelockerung *(vgl. die Markierungen)*. Darüber hinaus weist die Dorsaldislokation C 1 (Retroflexionsaufnahme, *rechts*) auf schwere arthritische Zerstörungen im Atlantoaxialbereich hin. *Nebenbefund:* Osteochondrose C 5/6 und 6/7.

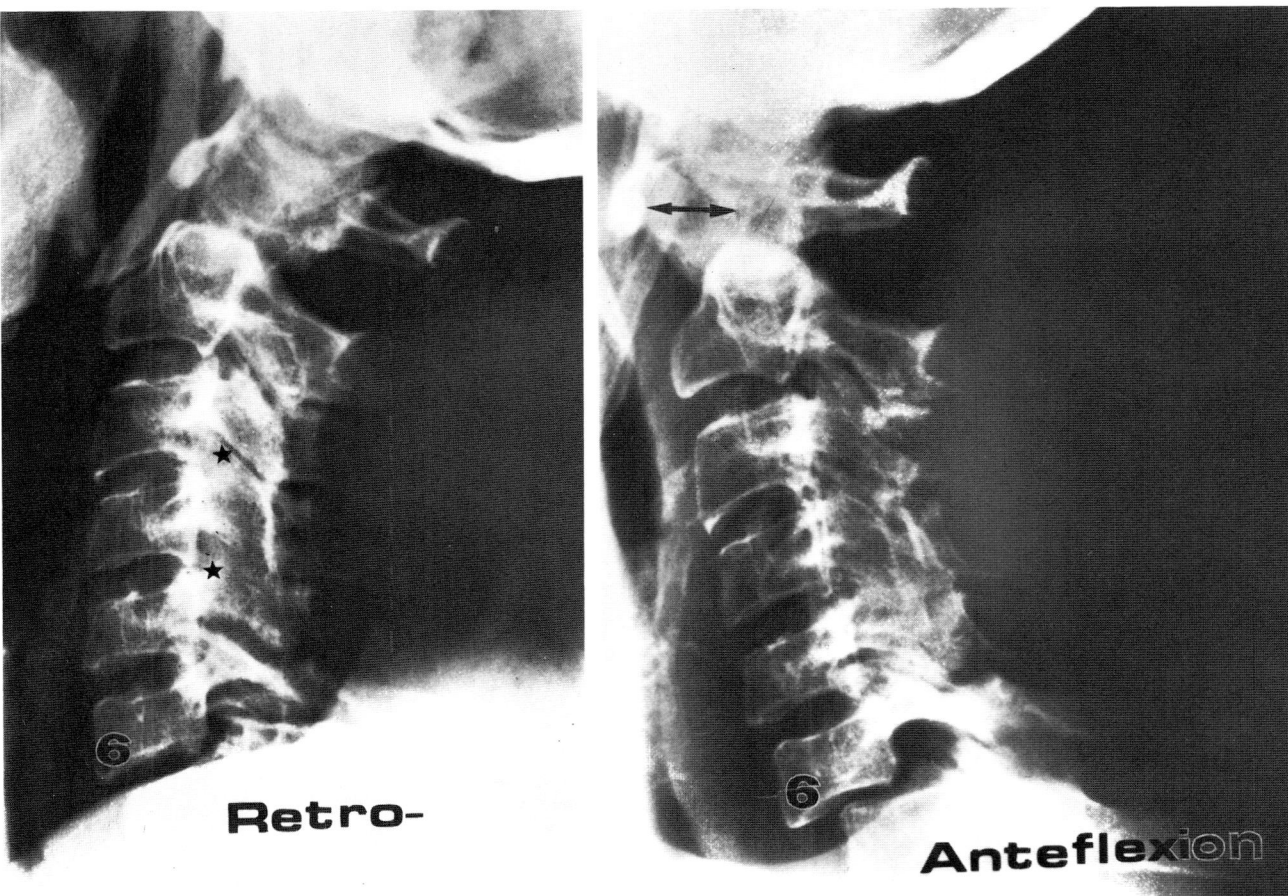

Abb. 171 **Rheumatoide Arthritis mit weitgehender knö-cherner Ankylose von Intervertebralgelenken an der mittleren Halswirbelsäule (★) und schwerer Intervertebralarthritis C 6/7, die zu einer erheblichen Gefügelockerung** **im befallenen Bewegungssegment geführt hat** (vgl. die Funktionsaufnahmen in Retro- und Anteflexion, auf denen auch eine leichtere Gefügelockerung von C 5 und C 6 sichtbar ist). Außerdem besteht eine ventrale Atlasdislokation (↔).

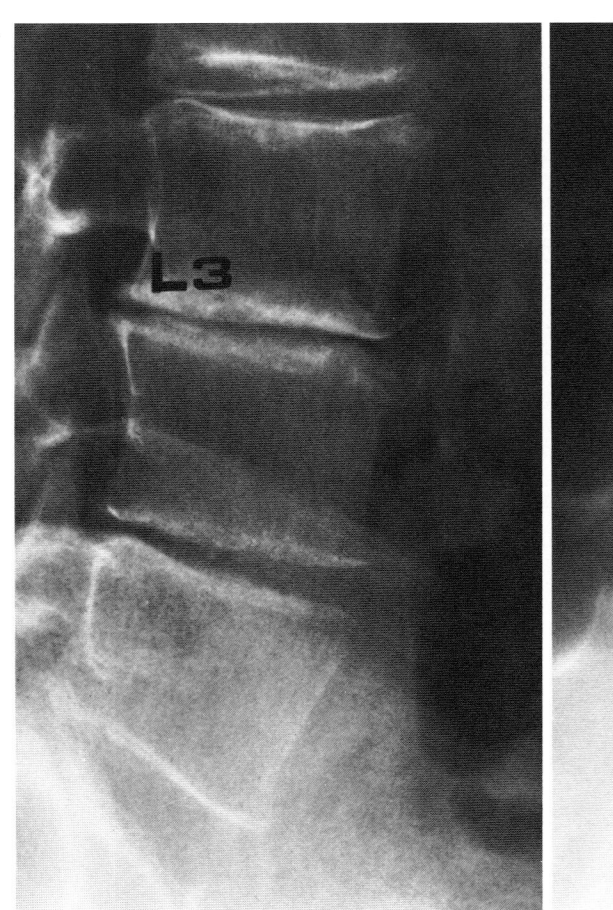
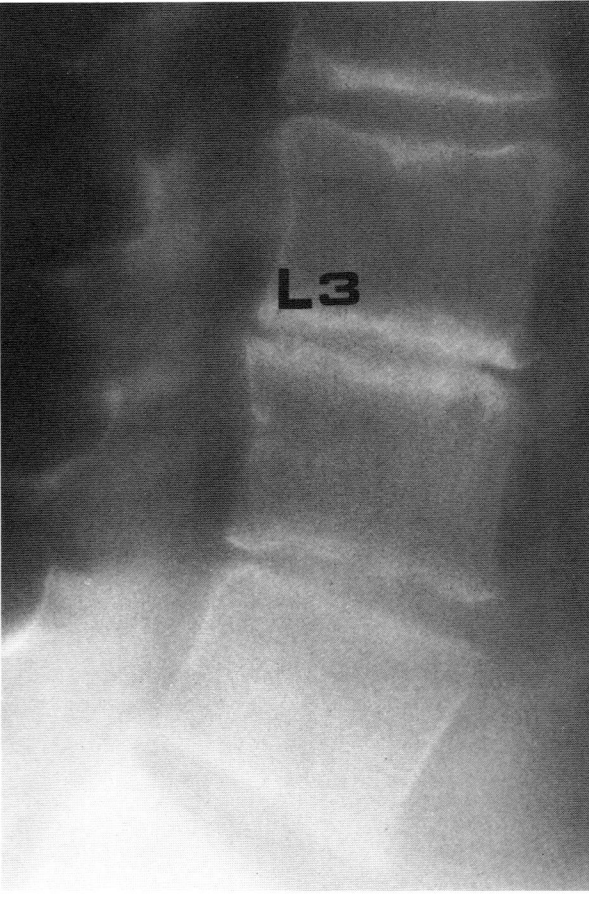

Abb. 172 **Spondylodiszitis L 3/4 und geringergradig 4/5 bei rheumatoider Arthritis** (seitliche konventionelle Röntgenaufnahme, Tomogramm). Charakteristisch für diesen granulomatös-entzündlichen Prozeß sind: *erhebliche* Höhenminderung des Diskusraumes, *keine* oder *geringfügige* Vertebralosteophyten, *zarte* Erosionen an den Abschlußplatten, die mäßig sklerosiert erscheinen, segmentale Streckstellung.

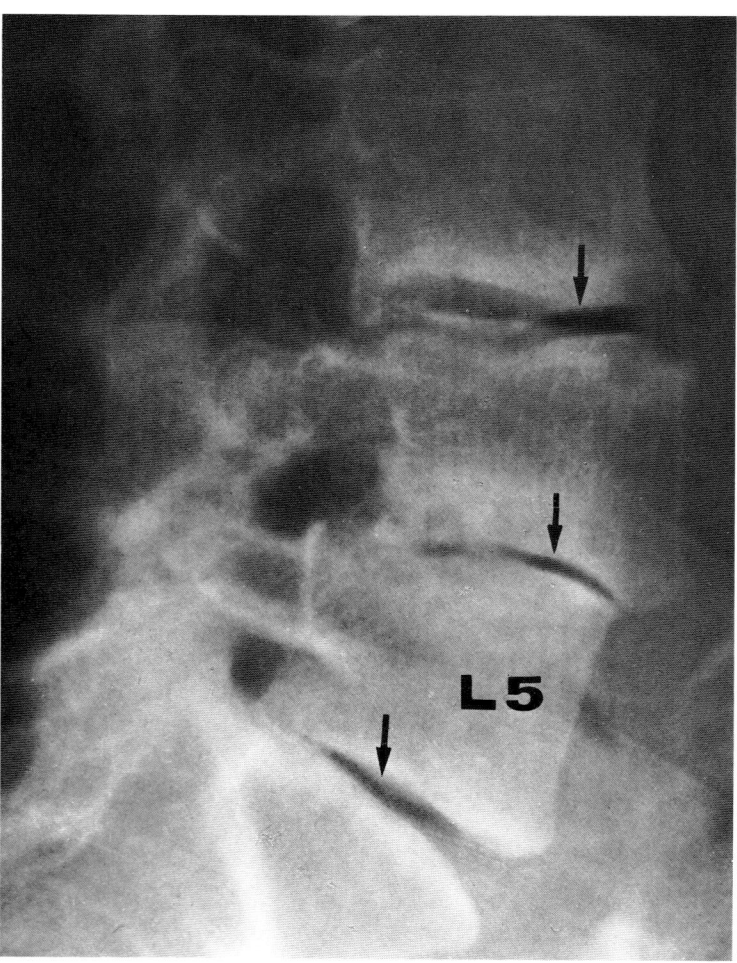

Abb. 173 **Spondylodiszitis L 3/4, L 4/5 und L 5/S 1 bei langjähriger rheumatoider Arthritis.** Auch bei dieser Beobachtung fallen die erhebliche Diskushöhenabnahme und die fehlenden vertebralen Osteophyten auf. Die befallenen Disci zeigen darüber hinaus Vakuumphänomene (➤). Die Pseudospondylolisthesis L 4 weist auf einen zusätzlichen Befall der zugehörigen Intervertebralgelenke hin.

Seronegative Spondarthritiden (seronegative Spondylarthropathien)

Das diagnostische Konzept von den *seronegativen Spondarthritiden* – etymologisch besser ist die synonyme Bezeichnung *seronegative Spondylarthropathien* – wurde 1974[19] begründet. Die unter diesem Terminus klassifizierten entzündlich-rheumatischen Krankheiten zeichnen sich nämlich durch bestimmte Gemeinsamkeiten und Beziehungen aus:

1. Die IgM-Rheumafaktoren lassen sich im Serum der Patienten nicht nachweisen; es handelt sich also um *seronegative* Krankheitsbilder;
2. subkutane Rheumaknoten werden *nicht* beobachtet;
3. eine oft asymmetrische *periphere Oligo- oder Polyarthritis* mit statistischer Häufung an den unteren Extremitäten tritt auf;
4. röntgenologisch ist oft eine *Sakroiliitis* (*vom Typ „buntes Bild"*, s. S. 135f.) oder sogar das typische Bild der *Spondylitis ankylosans* an der Wirbelsäule – manchmal auch nur eine „*atypische" Spondylitis ankylosans* (s. S. 238) – nachzuweisen;
5. die Patienten neigen zu *entzündlichen Enthesiophatien*, d. h. zur Bildung entzündlicher Sehnen- und Bandansatzsporne (s. S. 313f.);
6. mindestens zwei *extraartikuläre gemeinsame klinische Merkmale* dieser Erkrankungsgruppe kommen bei den einzelnen Spondarthritiden nebeneinander („überlappend") vor, nämlich *an der Haut* (psoriasiforme Haut- oder Nagelveränderungen, Erythema nodosum, Pyoderma gangraenosum, Ulzerationen am äußeren Genitale), *am Auge* (vor allem Konjunktivitis, Uveitis anterior),

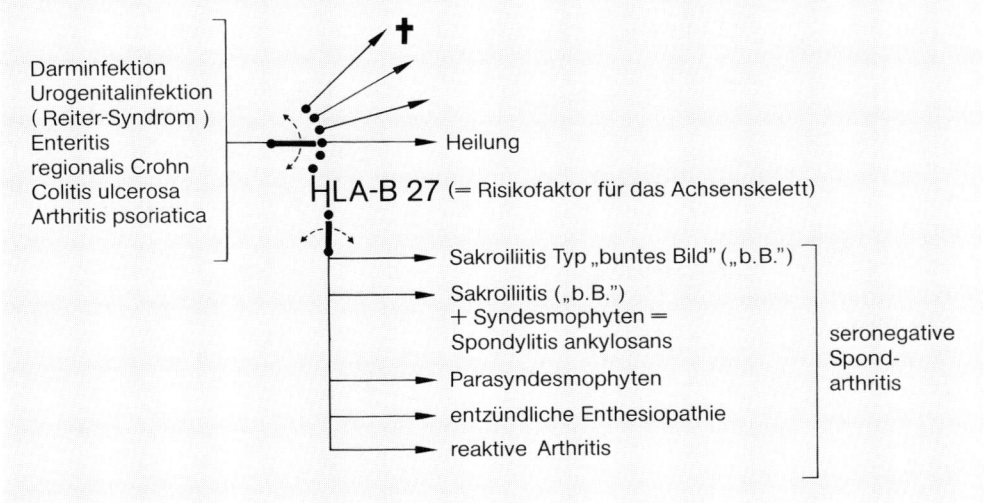

Abb. 174 **HLA-B27-Hypothese der seronegativen Spondarthritiden (seronegativen Spondylarthropathien).** Bestimmte Infektionen oder Krankheiten bekannter oder unbekannter Ätiologie („Umwelt", „Milieu") – *ganz links* – können im günstigsten Fall abheilen, im ungünstigsten Fall zum Tode führen. Zwischen diesen beiden Alternativen gibt es weitere Verlaufsmöglichkeiten *(angedeutet durch Pfeile)*, z. B. Chronifizierung oder rezidivierender Krankheitsverlauf. Das *erste Schaltersymbol* soll die biologischen Variationen dieser Krankheitsverläufe symbolisieren, darunter auch die Möglichkeit, daß ein Patient *zufällig* Träger des Histokompatibilitätsantigens HLA-B27 ist *(„Erbe", „Konstitution").* Bei diesem Patienten besteht das *Risiko,* an einer seronegativen Spondarthritis zu erkranken (fünf röntgenologisch am Stütz- und Gleitgewebe erkennbare, sich oft überschneidende biologische Reaktionsformen werden angeführt). Bei folgenden Mikroorganismen werden ätiologische Beziehungen zu den (verschiedenen) seronegativen Spondarthritiden bei HLA-B27-Trägern diskutiert: Salmonellen, Shigellen, Klebsiellen, Yersinien, Campylobacter, Gonokokken, bestimmte Chlamydien und Mykoplasmen. Am rechten „Fuß" des Buchstabens H (s. HLA-B27) wurde ein *zweites Schaltersymbol* gezeichnet, um hervorzuheben, daß die seronegativen spondarthritischen Reaktionsformen als Möglichkeiten – Risiken – drohen und nicht bei jedem Patienten mit dem genetischen Merkmal genannt HLA-B27 zu erwarten sind. Beispielsweise erkrankt nur etwa jeder 5. HLA-B27-positive Weiße an Spondylitis ankylosans.

an der *Wangenschleimhaut* (Makulae, Erosionen, Ulzera), *am Dünn- und Dickdarm* (ulzerierende Entzündungen), *am Urogenitaltrakt* (vor allem Urethritis und/oder Prostatitis) und *am Gefäßsystem* (Thrombophlebitis);

7. *Familiäre Häufung* der einzelnen Spondarthritiden, aber auch verschiedener Spondarthritiden unter Blutsverwandten sind bekannt geworden. Diese Erfahrungen fanden ihre Stütze in einer Assoziation der

meisten Spondarthritiden mit dem *Histokompatibilitätsantigen HLA-B27.*

Die HLA-Merkmale entsprechen serologisch definierten Oberflächenantigenen auf menschlichen Körperzellen, deren Entstehung von den Histokompatibilitätsgenen (HLA-Region auf dem kurzen Arm) des 6. Chromosoms gesteuert wird. Die HLA-Antigene sind also auf dem kurzen Arm des Chromosoms 6 kodiert. Die HLA-Merkmale „überwachen" die Immunreaktionen des Organismus. Beispielsweise haben sie praktische Bedeutung in der Transplantationschir-

[19] Moll, J. M. H., I. Haslock, I. F. Macrae, V. Wright: Associations between ankylosing spondylitis, psoriatic arthritis, Reiter's disease, the intestinal arthropathies, and Behçet's syndrome. Medicine 53 (1974) 343–364
Wright, V., J. M. H. Moll: Seronegative Polyarthritis. North-Holland, Amsterdam 1976

urgie. Je größer nämlich die HLA-Übereinstimmung zwischen Organspender und Organempfänger ist, desto länger wird die Überlebenszeit des Transplantats. Die klinische Bedeutung des HLA-Systems ergibt sich aber auch daraus, daß bestimmte Krankheiten bei ebenso bestimmten HLA-Merkmalen statistisch gehäuft auftreten; dies gilt auch für die meisten seronegativen Spondarthritiden. Sie entwickeln sich bei der Mehrzahl der Patienten also auf einem genetisch vorbereiteten biologischen Terrain (Abb. 174).

Zu den seronegativen Spondarthritiden gehören:
1. *mit HLA-B27-Assoziation:*
   Spondylitis ankylosans;
   Reiter-Syndrom;
   reaktive (= postinfektiöse) Arthritis;
   Arthritis psoriatica;
   enteropathische Osteoarthropathien bei Enteritis regionalis Crohn, Colitis ulcerosa;
   juvenile (chronische) Arthritis.
2. *HLA-B27-Koinzidenz, also ohne eindeutige HLA-B27-Assoziation:*
   Whipplesche Krankheit;
   Behçet-Syndrom;
   familiäres Mittelmeerfieber.

Spondylitis ankylosans
(Abb. 175−288)
Die Spondylitis ankylosans ist eine entzündlich-rheumatische chronische Erkrankung des Bewegungsapparates mit dem Schwerpunkt Achsenskelett. Fakultativ erkranken bei der Spondylitis ankylosans auch die peripheren Gelenke − bei durchschnittlich 50% der Patienten − sowie extraskelettale Gewebe und Organe (in absteigender Häufigkeit: Auge, Herz, Aorta, Lunge, Pleura). Mindestens 80% aller Erkrankungen beginnen zwischen dem vollendeten 16. und 40. Lebensjahr − (*adoleszente und*) *adulte Spondylitis ankylosans.* Nach dem 40. Lebensjahr − im 5. und 6. Lebensjahrzehnt −

[20] Dihlmann, W.: Spondylitis ankylopoetica − die Bechterewsche Krankheit. Thieme, Stuttgart 1968
Dihlmann, W., R. Lindenfelser, W. Selberg: Sakroiliakale Histomorphologie der ankylosierenden Spondylitis als Beitrag zur Therapie. Dtsch. med. Wschr. 102 (1977) 129−132
Mohr, W., C. J. Kirkpatrick, D. Wessinghage: Die chondroide Metaplasie des Pannusgewebes − ein „Ausheilungsbefund" bei der chronischen Polyarthritis. Akt. Rheumatol. 8 (1983) 193−196

setzen etwa 5, höchstens 10% der Erkrankungsfälle ein − *präsenile und senile Spondylitis ankylosans.* Die *juvenile Spondylitis ankylosans* umfaßt etwa 10% der Patienten und beginnt definitionsgemäß vor der Vollendung des 16. Lebensjahres.
Etwa 90−95% der weißrassigen Patienten mit Spondylitis ankylosans besitzen das Histokompatibilitätsantigen HLA-B27 als Ausdruck einer vererbten Krankheitsempfänglichkeit. Bei anderen Rassen tritt es seltener auf, beispielsweise bei japanischen Spondylitikern in etwa 60%, bei erkrankten Schwarzen (in den USA) in 50−60%. Bei den genannten Rassen ist die Morbidität der Spondylitis ankylosans geringer als bei den Weißen. In Europa liegt die Häufigkeit der *manifesten,* diagnostisch eindeutigen Spondylitis ankylosans bei Erwachsenen zwischen 0,8‰ und 1.8‰ (neuerdings diskutierte abortive Formen, bei denen die Krankheit den Sakroiliakalbefall nicht überschreitet, blieben bei diesen Angaben unberücksichtigt). Männer erkranken etwa 5- bis 8mal häufiger als weibliche Personen.
Zwei Grundvorgänge beherrschen bei der Spondylitis ankylosans am Achsenskelett das morphologische Bild. Erstens *entzündliche Reaktionen,* die von lockeren artikulären, peri- und extraartikulären Rundzelleninfiltraten bis zum Synovialpannus und zu extraartikulärem Granulationsgewebe reichen. Zweitens *Knochenneubildung.* Sie tritt *entweder* als Folge örtlicher entzündlicher Zerstörung auf − *sogenannter spondylarthritischer Typ der Spondylitis ankylosans,* der vor allem bei jungen Patienten zu beobachten ist und formal einer ossifizierenden Entzündung entspricht − *oder* setzt ohne direkten morphologischen Zusammenhang an „festgelegten" Stellen, z. B. in der Gelenkkapsel und in den äußeren Schichten des Anulus fibrosus der Zwischenwirbelscheibe, nach den Prinzipien der enchondralen Ossifikation ein. Daher geht der pathologischen Ossifikation oft eine Gelenkknorpelproliferation und/oder eine chondroide Metaplasie des Bindegewebes, z. B. im subchondralen Knochenmark (Abb. 175, Nr. 1), voraus. Die chondroide Metaplasie des Pannus bei der rheumatoiden Arthritis wird als Ausheilungsbefund dieses fibrovaskulären Resorptivgewebes diskutiert (MOHR u. Mitarb. 1983[20]). Die

aggressiv proliferierende chondroide Metaplasie, wie sie von DIHLMANN u. Mitarb. 1977[20] im Frühstadium der Spondylitis ankylosans an den Sakroiliakalgelenken beobachtet und abgebildet wurde, ist dagegen kein Befund, der sich aus einem Pannus entwickelt. Die pathologische Knochenneubildung nach den Prinzipien der enchondralen Ossifikation − das sei noch einmal hervorgehoben − entsteht *ohne* morphologisch nachweisbaren Zusammenhang mit dem Entzündungsvorgang am Achsenskelett − *sogenannter klassischer Typ der Spondylitis ankylosans,* der bei der Patientenmehrzahl vorkommt. Die morphologischen Grundphänomene der Spondylitis ankylosans zeigen jedoch beim einzelnen Patienten eine große individuelle biologische Variabilität. Dadurch erklären sich die vielfältigen, z. T. divergierenden histologischen Befunde bei Probeexzisionen und Autopsien von Patienten mit Spondylitis ankylosans[20].
Die Spondylitis ankylosans macht sich *subjektiv* sehr häufig durch einen *besonderen Schmerztyp* und durch *Funktionseinschränkungen des Achsenskeletts* bemerkbar. Längere Zeit bestehende, gewöhnlich *in den frühen Morgenstunden auftretende „Kreuzschmerzen"* (in der Lumbosakralregion), Rückenschmerzen im thorakolumbalen Übergang und Schmerzen im Thoraxbereich sind nämlich wichtige klinische Verdachtszeichen der Spondylitis ankylosans, namentlich wenn sie zwischen dem 20. und 40. Lebensjahr auftreten. Diese Schmerzphänomene werden oft vom Gefühl der (morgendlichen) Wirbelsäulensteifigkeit und der Brustwandstarre begleitet sowie von Pseudoischialgien, d. h. von Gesäßschmerzen, die über die Rückseite der Oberschenkel höchstens bis zum Kniegelenk ausstrahlen.
Objektiv lassen sich im Krankheitsverlauf als klinische Frühbefunde eine *Einschränkung* der Rumpfrotation (bei fixiertem Becken < 30°), der Rumpfseitenneigung (Abb. 176), der lumbalen Beugefähigkeit nach vorne (Schobersches Maß < 4 cm) und der Atemexkursionen (in Höhe des 4. Interkostalraumes < 3 cm) nachweisen. Die Frühdiagnose der Spondylitis ankylosans ist jedoch erst durch die Erkenntnis möglich geworden, daß diese Krankheit bei der überwiegenden Patientenmehrzahl sich zuerst an den Sa-

kroiliakalgelenken röntgenologisch zu erkennen gibt.

Die Frühdiagnose der Spondylitis ankylosans bietet (auch dem therapeutischen Pessimisten) folgende Vorteile und Möglichkeiten:

Der *Erkrankungsverlauf* kann beurteilt und damit die *Prognose* gestellt werden. Beispielsweise ist es die Regel, jedoch *kein* Gesetz, daß die Spondylitis ankylosans bei Frauen langsamer verläuft und die Wirbelsäulenhaltung bei ihnen nicht so stark verändert wird wie bei erkrankten Männern. Außerdem läßt die Verlaufsbeobachtung abschätzen, ob die Krankheit nach dem Befall beider Sakroiliakalgelenke in absehbarer Zeit oder überhaupt nicht (Abortivform der Spondylitis ankylosans) die Wirbelsäule ergreift.

Die *berufliche Beratung* des Patienten hängt auch vom Ergebnis der Röntgenuntersuchung ab. Nur die eindeutig gestellte Diagnose und der röntgenologisch ableitbare Krankheitsverlauf rechtfertigen Berufsänderung, Umschulung usw.

Beim Fortpflanzungswunsch des Patienten sollte eine *genetische Beratung* erfolgen, und zwar vor allem dann, wenn auch oder nur der Partner HLA-B27-positiv ist. Das HLA-B27-Merkmal wird autosomal dominant vererbt, und zwar nicht als Indikator der Spondylitis ankylosans, sondern als ein Risikofaktor für das Achsenskelett, auf bestimmte Reize (welche? Bestimmte Infektionen? Vgl. Abb. 174) mit den Merkmalen der Spondylitis ankylosans zu reagieren. Jede *therapeutische Maßnahme* spiegelt einen Versuch wider, der das gewünschte Ergebnis zwar nicht garantiert, jedoch in jedem Fall die eindeutige Diagnose voraussetzt. Dies gilt auch für die Spondylitis ankylosans. Ihre Therapie (antiphlogistisch, physikalisch-therapeutisch usw.) muß um so energischer durchgeführt werden, je früher das Erkrankungsalter ist. Jede diagnostische Verschleppung ist daher für den Patienten mit hoher Wahrscheinlichkeit von Nachteil. Zur Diagnose und Verlaufsbeurteilung der Spondylitis ankylosans wur-

den von uns folgende 9 pragmatische röntgendiagnostische Regeln aufgestellt[21]:

Regel 1:
Etwa 99% der Patienten zeigen die ersten pathologischen Röntgenbefunde an den Sakroiliakalgelenken (Abb. 177, vgl. auch Abb. 178).

Nur in äußerst seltenen Fällen geben sich beispielsweise Syndesmophyten oder Kastenwirbel *vor* den pathologischen Sakroiliakalbefunden röntgenologisch zu erkennen. Ihre Zuordnung zur Spondylitis ankylosans setzt in diesen Fällen jedoch eindeutige klinische Symptome und Befunde dieser Krankheit am Achsenskelett voraus (s. oben).

Regel 2:
Etwa 10% der Patienten mit Spondylitis ankylosans haben bei der ersten Röntgenuntersuchung nur unilaterale Sakroiliakalveränderungen, ehe Monate bis Jahre später auch am anderen Sakroiliakalgelenk krankhafte Veränderungen auffallen (Abb. 179, 180, 182, 183 u. 203).

Der Nachweis unilateralen Sakroiliakalbefalls hängt natürlich vom Zeitraum zwischen Beschwerdenbeginn und der ersten Röntgenuntersuchung dieser Gelenke ab. Je größer dieses Zeitintervall ist, desto seltener wird der unilaterale Gelenkbefall sein. Außerdem kommen unilaterale Sakroiliakalveränderungen bei der juvenilen Spondylitis ankylosans − Krankheitsbeginn vor dem vollendeten 16. Lebensjahr − viel häufiger vor als bei Einsetzen der Krankheit im Erwachsenenalter. Die von uns angegebenen 10% sind daher als ein Mittelwert aufzufassen.

Regel 3:
Bisher ist kein röntgenologisches Einzelzeichen an den Sakroiliakalgelenken bekannt geworden, das die Spondylitis ankylosans beweisen würde.

Es gibt jedoch sakroiliakale Röntgenbefunde, die in dieser Form an anderen Gelenken gar nicht oder nur sehr selten auftreten. Dazu gehört die sich girlandenförmig darstellende Pseudoerweiterung des sakroiliakalen Ge-

lenkspaltes durch marginale Knochenresorption (Abb. 181 u. 183). Sie kommt aber nicht nur bei der Spondylitis ankylosans vor, sondern auch bei der Gicht, bei bakteriellen Infektionen, bei der Osteomalazie, beim Hyperparathyreoidismus (Abb. 181, 413) usw.

Regel 4:
Die Spondylitis ankylosans schöpft die Reaktionsmöglichkeiten der Sakroiliakalgelenke voll aus. Deshalb sind im Rahmen dieser Krankheit auch sakroiliakale Röntgenbefunde zu erkennen, die bisher ganz anderen Sakroiliakalerkrankungen zugeschrieben wurden.

Dies gilt beispielsweise für die dreieckig projizierte iliakale Sklerosezone, die als das wichtigste Röntgenmerkmal der sogenannten Ostitis condensans ilii (*Hyperostosis triangularis ilii*) bekannt ist (Abb. 184−186). Diese dreieckige Verdichtungszone tritt manchmal auch im Rahmen der pathologischen Sakroiliakalveränderungen bei der Spondylitis ankylosans auf (Abb. 187, 188 u. 202). Dissektionen („Sequester") der Gelenkkonturen werden gelegentlich ebenfalls unter den Sakroiliakalbefunden der Spondylitis ankylosans beobachtet (Abb. 197 u. 200). Dies gilt auch für Verknöcherungen der vorderen Gelenkkapsel, die als Folgen von mechanisch bedingten sakroiliakalen Überlastungsschäden (Abb. 190−193) bekannt sind, aber ebenfalls im Verlauf der Spondylitis ankylosans entstehen können (Abb. 208).

Regel 5:
Das röntgenologische Charakteristikum der Spondylitis ankylosans ist an den Sakroiliakalgelenken das sogenannte „bunte" Bild (Sakroiliitis vom Typ „buntes Bild") (Abb. 194−206).

Dieser metaphorische Terminus spiegelt die Erfahrung wider, daß schon in frühen Sakroiliakalstadien − und damit auch im frühen Krankheitsstadium der Spondylitis ankylosans überhaupt − sich nicht nur erosive und subchondral spongiosasklerosierende Vorgänge abspielen, sondern parallel zu diesen Veränderungen auch *von Anfang* an intraartikuläre Knochenneubildungen auftreten. Letztere ge-

[21] Dihlmann, W.: Current radiodiagnostic concept of ankylosing spondylitis. Skeletal Radiol. 4 (1979) 179−188
Dihlmann, W.: Gelenke − Wirbelverbindungen. Klinische Radiologie, 2. Auflage. Thieme, Stuttgart 1982

ben sich als kleine, anfangs oft nur Millimeter lange und breite intraartikuläre Knochenknospen oder transartikuläre Knochenbrücken zu erkennen, und zwar vor allem auf Schichtaufnahmen.

Das Nebeneinander – die *Simultantrias* – von erosiven, sklerosierenden und ankylosierenden Röntgenbefunden zeigt offenbar eine besondere Reaktionsweise der Sakroiliakalgelenke bei der Spondylitis ankylosans im speziellen bzw. bei den seronegativen Spondarthritiden im allgemeinen an. Bei bakteriellen Sakroiliakalinfektionen treten die genannten drei Röntgenzeichen nacheinander auf, also als *Sukzedantrias*. Die erosiven Phänomene offenbaren die destruktive Potenz des infektiösen Agens und die entzündliche Abräumphase. Die subchondrale Spongiosasklerose gibt einen Hinweis auf die Stabilisationsphase der bakteriellen Infektion, und die knöcherne Ankylosetendenz ist ein Indikator der Reparation – Narbenbildung.

Röntgendiagnostische Schwierigkeiten, zwischen der Simultantrias und Sukzedantrias zu unterscheiden, können allerdings aufkommen, wenn tuberkulöse oder unspezifisch-bakterielle Sakroiliakalinfektionen chronisch-schleichend einsetzen, ohne Temperaturerhöhung verlaufen, verhältnismäßig geringe Beschwerden bereiten und aus diesen Gründen die Patienten erst nach monatelanger Verschleppung zur Röntgenuntersuchung kommen. Die Selbstheilungstendenz der wenig beweglichen, straffen Sakroiliakalgelenke kann sich zu diesem Zeitpunkt schon an subchondralen Sklerosierungsbefunden und an kleinen transartikulären Knochenbrücken offenbaren. Folgendes differentialdiagnostisches Vorgehen empfiehlt sich in diesen, allerdings seltenen Fällen:

Da die bakteriellen Sakroiliakalinfektionen unilateral auftreten – bilateraler Sakroiliakalbefall durch hämatogene Bakterienansiedlung gehört zu den sehr seltenen Ausnahmen –, muß die Differentialdiagnose gegenüber den unilateralen Sakroiliakalveränderungen der seronegativen Spondarthritiden gestellt werden (Klinik, s.S.135). Außerdem sollte anamnestisch und klinisch nach denjenigen subjektiven

Symptomen und objektiven klinischen Befunden gefahndet werden, welche einen röntgenologisch noch invisiblen oder vielleicht röntgenologisch schon manifesten Befall der Wirbelsäule durch die Spondylitis ankylosans ankündigen, obwohl erst *ein* Sakroiliakalgelenk krankhafte Veränderungen aufweist. Außerdem deckt die Tomographie der Sakroiliakalgelenke manchmal krankhafte Röntgenbefunde am kontralateralen Gelenk auf, die auf Nativaufnahmen nicht zur Darstellung kommen. *Daher ist die Sakroiliakaltomographie grundsätzlich eine wichtige Maßnahme zur Diagnose des frühen Sakroiliakalstadiums der Spondylitis ankylosans und der anderen seronegativen Spondarthritiden!*

Die *sakroiliakale Computertomographie* ist dagegen keine Routinemethode. Immerhin sollte man bedenken, daß die Computertomographie ein *digitales* Röntgenbild liefert, das aufgrund binärer Entscheidungen aufgebaut wird. Mit Hilfe der Computertomographie sind pro Bildpunkt 2000 Schwärzungswerte zu unterscheiden, die mittels Fenstertechnik auf den interessierenden Gewebsbereich eingestellt werden. Bei der *analoge* Bilder liefernden konventionellen Tomographie lassen sich dagegen höchstens 30 bis 40 Graustufen visuell differenzieren. Darüber hinaus führen Verwischungsschatten auf den konventionellen Schichtbildern zu Störinformationen. Daher liefert die computerisierte Tomographie schon aus informationstheoretischen Gründen Bilder, die der Empfänger (Arzt) besser beurteilen kann als die analogen konventionellen Schichtaufnahmen. Im Einzelfall eingesetzt kann die sakroiliakale Computertomographie deshalb ein zweifelhaft normales oder zweifelhaft pathologisches konventionelles Tomogramm durchaus korrigieren!

Die Skelettszintigraphie und die Thoraxröntgenuntersuchung können zur Differentialdiagnose einseitiger Sakroiliitiden beitragen, da tuberkulöse Sakroiliakalentzündungen häufig mit anderen Tuberkulosefoci einhergehen. Schließlich tragen auch serologische Untersuchungen zur ätiologischen Demaskierung einer chronischen bakteriellen Sakroiliakalinfektion bei, z. B. die serologische Fahndung nach einer Bruzellose.

Regel 6:
Das „bunte" Sakroiliakalbild weist auf die Spondylitis ankylosans oder auf eine andere seronegative Spondarthritis (s. S. 134, Abb. 199) hin. Es kann aber auch im Rahmen der renalen Osteopathie (Hyperparathyreoidismus, Abb. 181), bei der Osteomalazie und bei den möglichen Sakroiliakalveränderungen para- oder tetraplegisch gelähmter Patienten auftreten.

Zur Vermeidung einer Fehldeutung des „bunten" Sakroiliakalbildes empfiehlt es sich, in klinisch zweifelhaften Fällen auch den Serumkalzium- und Serumphosphatspiegel sowie die alkalische Phosphatase im Serum zu bestimmen.

Regel 7:
Der Syndesmophyt ist die charakteristische intervertebrale Knochenspange der Spondylitis ankylosans (Abb. 207–213, 218, 220, 222–224 u. 228).

Er muß aus differentialdiagnostischen und prognostischen Gründen von Intervertebralosteophyten anderer Genese abgegrenzt werden, so gegenüber dem *degenerativen Spondylophyten* (Abb. 214 u. 220), dem *hyperostotischen Spondylophyten* der Spondylosis hyperostotica (Abb. 215–217, 219, 220 u. 226–229), gegenüber dem *Parasyndesmophyten* des chronischen Reiter-Syndroms und des Wirbelsäulenbefalls durch die Arthritis psoriatica (Abb. 221, 297, 298, 322 u. 323) sowie gegenüber dem *Reparationsosteophyten* (Abb. 215) nach Wirbelsäulentrauma oder bakterieller Infektion.

Regel 8:
Im Verlauf der Spondylitis ankylosans kommt es an der Wirbelsäule auch zu destruktiven, d. h. mit Knochenabbau einhergehenden Röntgenbefunden, nämlich zum Kastenwirbel (Abb. 231–236 u. 241), zum Tonnenwirbel (Abb. 234), zur Romanus-Läsion (sogenannte Spondylitis anterior *sive marginalis*, Abb. 237–240) und zur Andersson-Läsion (sogenannte Spondylodiszitis, Abb. 242–246).

Differentialdiagnostisch besonders interessant ist die Andersson-Läsion. Sie gibt sich als diskovertebraler, destruktiver Prozeß zu erkennen, der an bakterielle Spondylitisbefunde erinnert, gelegentlich sogar das Ausmaß tumoröser Zerstörungen erreicht und auch unter dem Bild der Spondylosclerosis hemisphaerica auftreten kann[22] (Abb. 247−256). So wichtig es ist, die Andersson-Läsion nicht als eine koinzidierende tuberkulöse oder unspezifisch-bakterielle Spondylitis mit allen therapeutischen Implikationen fehlzudeuten, so schwerwiegend wäre es für den Patienten, den differentialdiagnostischen Gedanken einer Erkrankungskoinzidenz im Einzelfall völlig außer acht zu lassen! Die Andersson-Läsion geht entweder auf entzündliches Granulationsgewebe − sogenannter entzündlicher Typ − zurück, das im Verlauf der Spondylitis ankylosans auftreten kann, oder sie entsteht durch die pseudarthrotische Umwandlung eines transdiskalen oder transvertebralen Ermüdungsbruches im entkalkten Skelett des fortgeschrittenen Erkrankungsstadiums[23].

> **Regel 9:**
> Im Verlauf der Spondylitis ankylosans kommt es zu pathologischen Röntgenbefunden an den Intervertebral- und Kostovertebralgelenken (Abb. 257−260) sowie zur Verknöcherung der Wirbelsäulenbänder.
> Für die Frühdiagnose der Erkrankung haben diese Veränderungen jedoch keine Bedeutung.

Unter den *Knorpelverbindungen* des menschlichen Körpers können im Verlauf der Spondylitis ankylosans vor allem die Synchondrosis manubriosternalis (knorpelige Knochenverbindung, Abb. 261) und die Symphysis pubica (faserknorpelige Knochenverbindung, Abb. 262 u. 263) schmerzhaft erkranken.

Der *periphere Gelenkbefall* wird nach seinem Verteilungsmuster in 3 Typen eingeteilt (Abb. 264)[24]. Abgesehen von dieser schematisierenden Klassifizierung, die sich auf statistische Gegebenheiten bei der Auswertung größerer Fallzahlen stützt, kann man den peripheren Gelenkbefall bei der Spondylitis ankylosans für praktische Zwecke folgendermaßen charakterisieren:

Eine asymmetrische Oligoarthritis (bis 4 Gelenke erkrankt), die große Gelenke der *unteren* Extremitäten eindeutig am häufigsten ergreift (Abb. 265−267), tritt auf.

Bilateraler simultaner oder sukzessiver Gelenkbefall wird vor allem am Hüft-, Knie- und Schultergelenk beobachtet (Abb. 268−278).

Initial (bei jungen Männern) oft schmerzhafte Ergußbildung in einem oder beiden Kniegelenken (seröse oder serofibrinöse Gonarthritis) (Abb. 276 u. 279).

Die Handwurzel (meist einseitig) ist der häufigste Sitz an den Gelenken der *oberen* Extremitäten.

Falls Zehen- oder Fingerarthritiden auftreten, so zeigen sich diese häufig als Arthritis einer Zehe oder eines Fingers.

Dehnt sich eine Oligoarthritis zur Polyarthritis aus (also 5 und mehr Gelenke befallen), so bleiben trotzdem die unteren Extremitäten Prädilektionsstellen der entzündlichen Gelenkmanifestationen.

Als *Panarthritis ankylosans* (ankylosierende Panarthritis, Abb. 284−288) wird eine besonders bösartige, d. h. im Verlauf mehr oder weniger *alle* (axialen und peripheren) Gelenke des Körpers ergreifende und knöchern ankylosierende Sonderform der im Adoleszentenalter einsetzenden Spondylitis ankylosans (oft mit begleitender psoriasiformer Dermatose) bezeichnet. Der Krankheitsbeginn im Wachstumsalter kann außerdem zu Formstörungen der artikulierenden Knochen führen.

[22] Dihlmann, W.: Hemispherical spondylosclerosis − a polyetiologic syndrome. Skeletal Radiol. 7 (1981) 99−106
Dihlmann, W., G. Delling: Spondylosclerosis hemisphaerica. Röntgenmorphologischer und histomorphologischer Beitrag zu diesem Syndrom. Fortschr. Röntgenstr. 138 (1983) 592−599
[23] Dihlmann, W., G. Delling: Disco-vertebral destructive lesions (so-called Andersson lesions) associated with ankylosing spondylitis. Skeletal Radiol. 3 (1978) 10−16
[24] Schilling, F.: Die Spondylitis ankylosans (sog. Bechterewsche Krankheit) − eine aktuelle Übersicht. Immun. Infekt. 9 (1981) 189−203

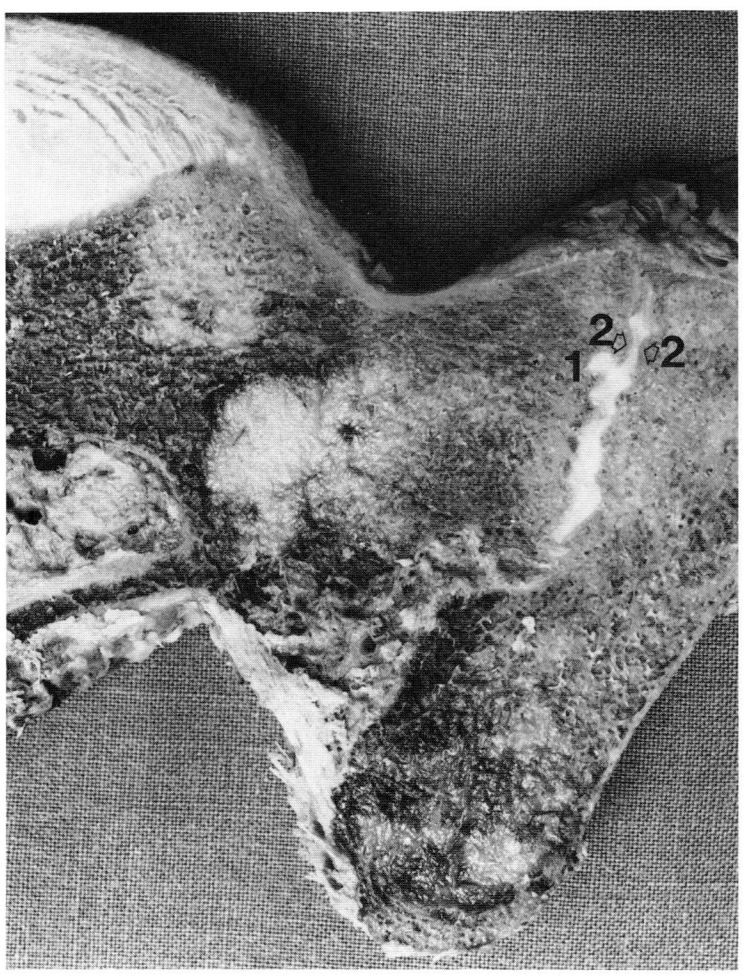

Abb. 175 **Sacroiliakale Frühbefunde bei der ankylosierenden Spondylitis** (*Dihlmann* u. Mitarb. 1977, s. Anmerkung[20])
1: aggressiv proliferierende chondroide Metaplasie, vgl. S. 135.
2: von beiden Seiten des Gelenkes schieben sich umschriebene Knochenneubildungen in den Gelenkknorpel (▷) vor und verschmälern auf diese Weise im Röntgenbild umschrieben den Gelenkspalt. Die Verschmelzung der iliakalen und sakralen Gelenkknorpellagen – es fehlt auf diesem Makrophoto daher ein anatomisches Gelenkkavum – ist eine *unspezifische* Reaktion. Sie kommt auch bei degenerativen Erkrankungen vor.

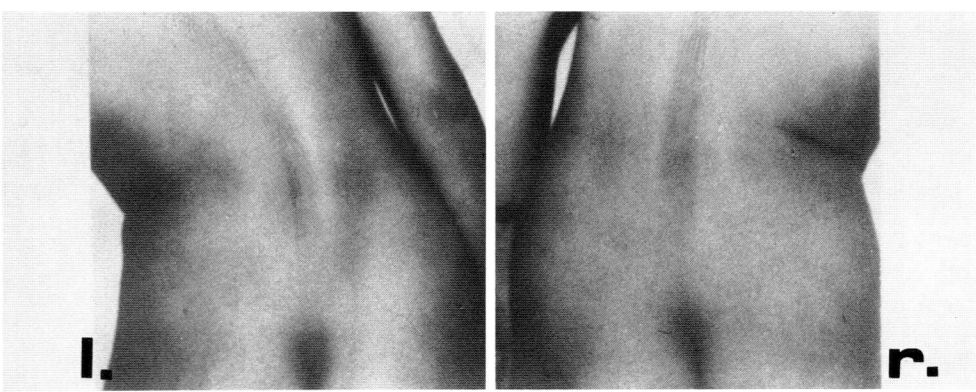

Abb. 176 **Frühzeitige Einschränkung der Seitenneigung bei Spondylitis ankylosans.** Röntgenologisch läßt sich bei dieser Patientin eine beiderseitige Sakroiliitis vom Typ „buntes Bild" nachweisen. Röntgenbefund an der Lenden- und Brustwirbelsäule normal. Die Seitenneigung nach rechts ist gegenüber dem Ausmaß dieser Bewegung auf der linken Seite reduziert, daher Verdacht auf röntgenologisch invisiblen Wirbelsäulenbefall durch die Spondylitis ankylosans. (Schobersches Maß [Anteflexionsfähigkeit der Lendenwirbelsäule] und Atembreite sind normal.)

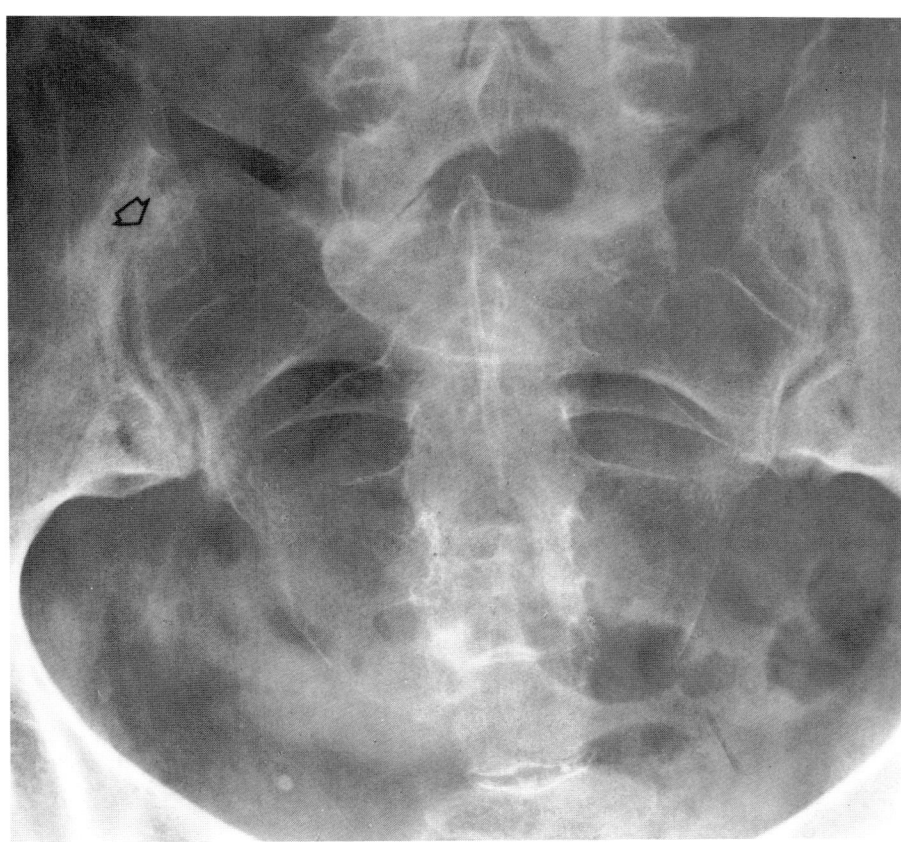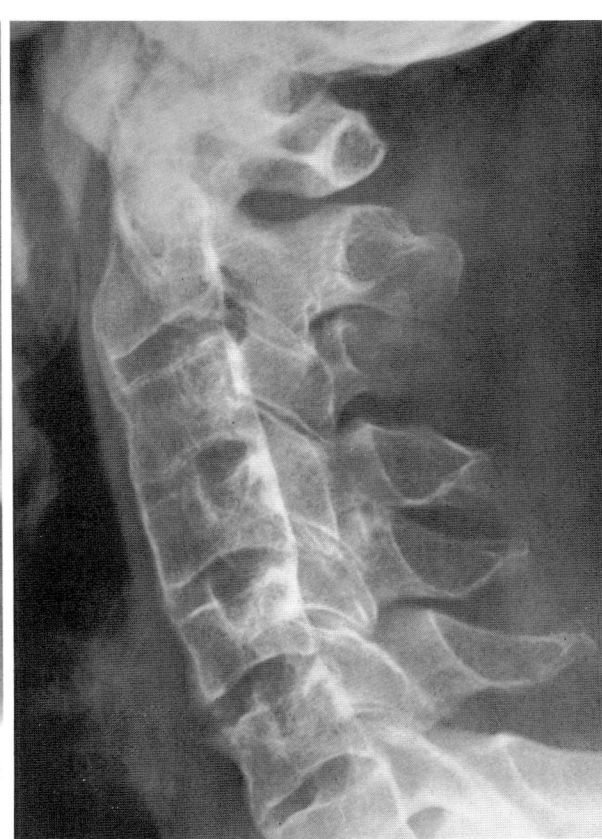

Abb. 177 **Nach der röntgendiagnostischen Regel 1** (s. S. 135) **zeigen etwa
99% der Patienten mit Spondylitis
ankylosans die ersten pathologischen
Röntgenbefunde an den Sakroiliakalgelenken. Der hier abgebildete Fall
gehört zu den Ausnahmen** (keine Entzündungszeichen an den Sakroiliakalgelenken – der Pfeil (▷) weist auf eine ätiologisch „unspezifische" reparative
Kapselossifikation [vgl. Abb. 191] hin –,
ausgeprägte zervikale Syndesmophytose).

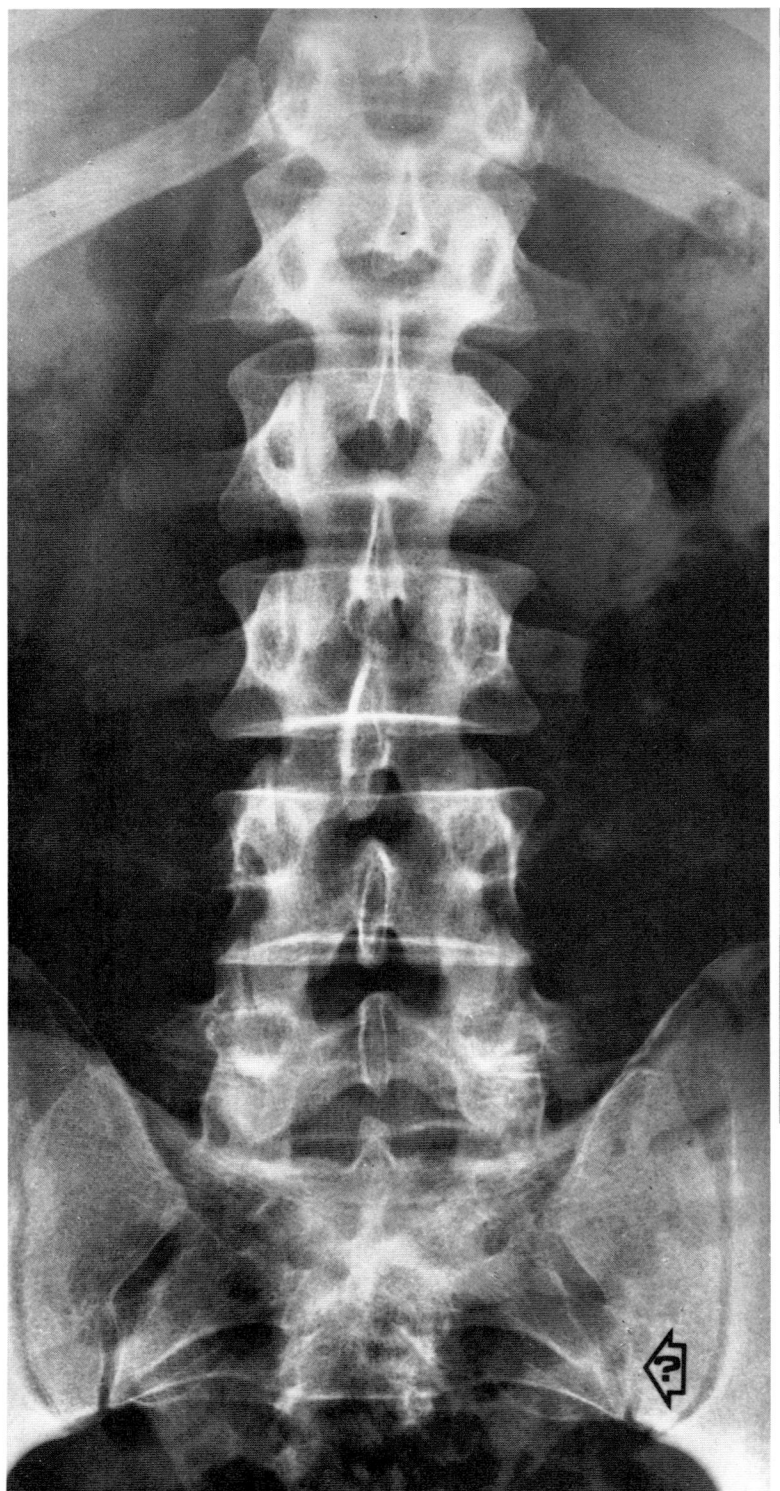

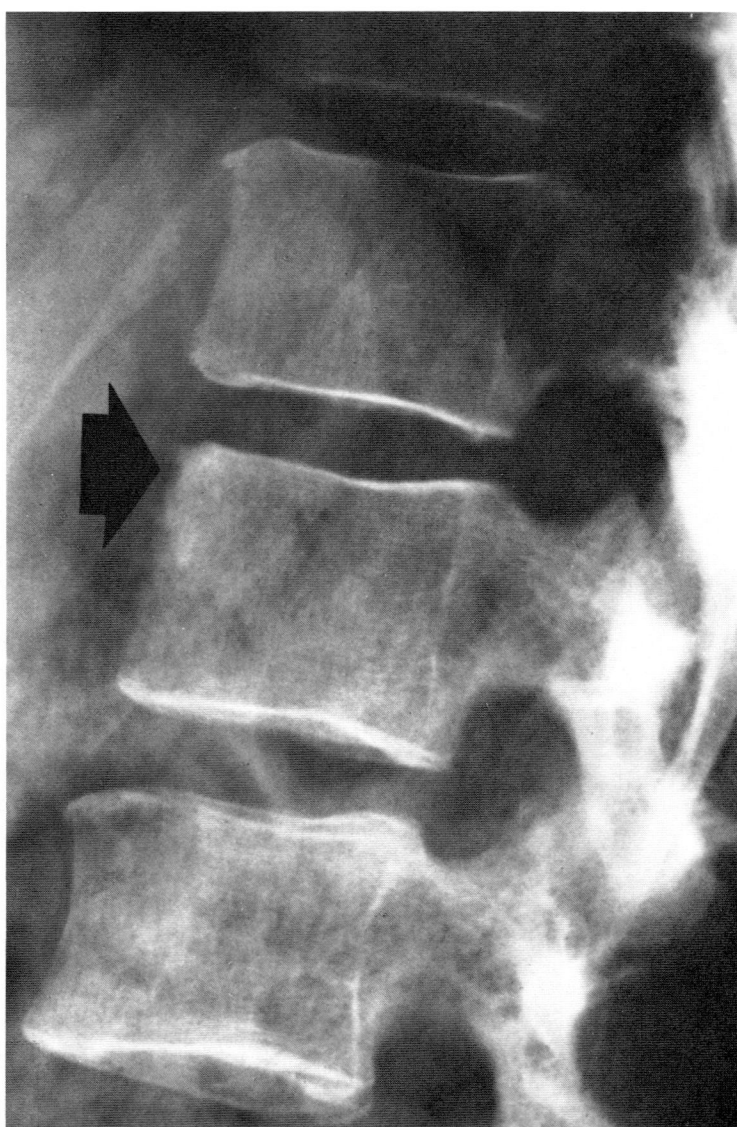

Abb. 178 **Spondylitis ankylosans mit diskreten pathologischen Veränderungen am linken Sakroiliakalgelenk** (▷), **aber röntgendiagnostisch entscheidender Romanus-Läsion (Spondylitis anterior sive marginalis) und Kastenwirbelbildung des 1. Lendenwirbels** (➤).

Abb. 179 **Unilaterale (linksseitige)** ▷ **Sakroiliitis bei Spondylitis ankylosans** (Nativaufnahme, konventionelles Tomogramm in Rückenlage, Computertomogramm). Im Vordergrund der pathologischen Röntgenbefunde steht die Pseudoerweiterung im unteren Gelenkbereich (➤ u. ▷).

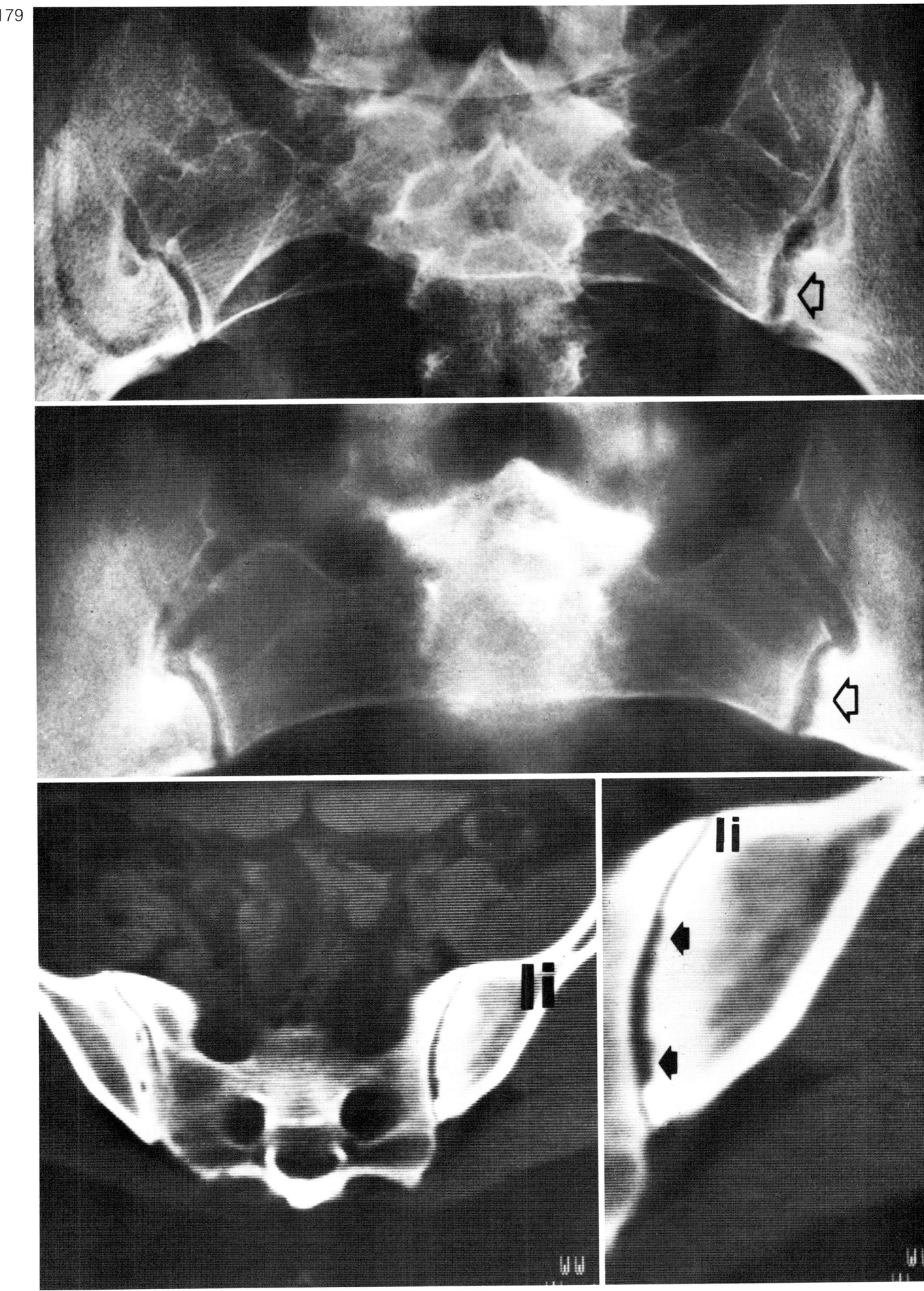

179

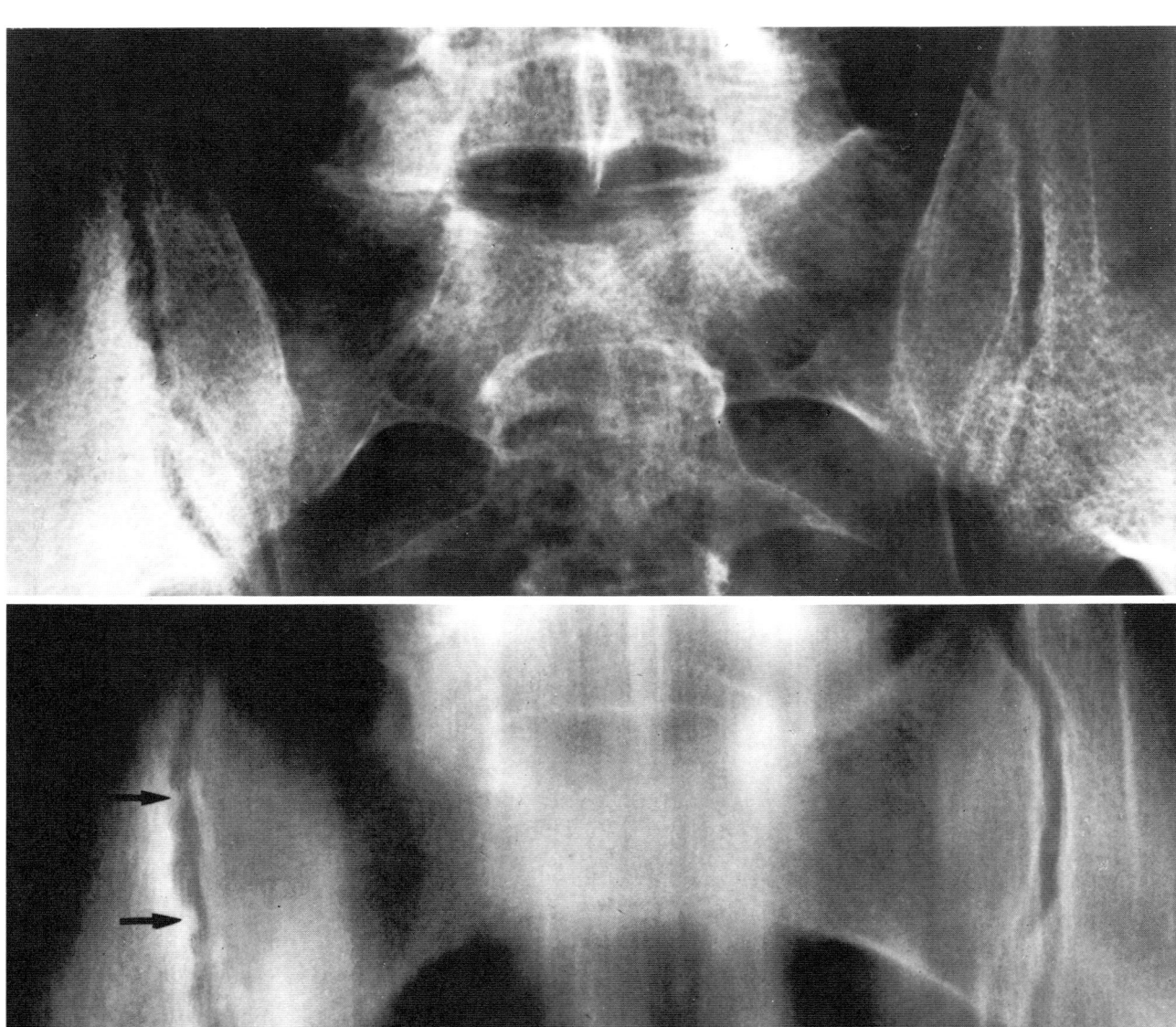

Abb. 180   **Unilaterale Sakroiliitis vom Typ „buntes Bild" bei Spondylitis ankylosans.** Der 27jährige Patient klagt seit etwa 4 Monaten über frühmorgendliche Kreuzschmerzen, die ihn aus dem Schlaf reißen, und über morgendliches Steifigkeitsgefühl der Wirbelsäule. Man erkennt, namentlich auf der Schichtaufnahme, die Komponenten des „bunten" Sakroiliakalbildes: Erosionen, subchondrale Spongiosasklerose und zarte intraartikuläre Knochenknospen (→), vgl. röntgendiagnostische Regeln 2 und 5 (S.135 u.136).

Abb. 181   **Identische sakroiliakale Reaktionsweise bei 2 verschiedenen Krankheiten, nämlich die hier bei der Spondylitis ankylosans (Sp. a.) und beim Hyperparathyreoidismus (renale Osteopathie, Hypp.) im Vordergrund stehende sakroiliakale Pseudoerweiterung,** vgl. die Regeln 3 und 6 zur Diagnose der Spondylitis ankylosans (S.135f.).

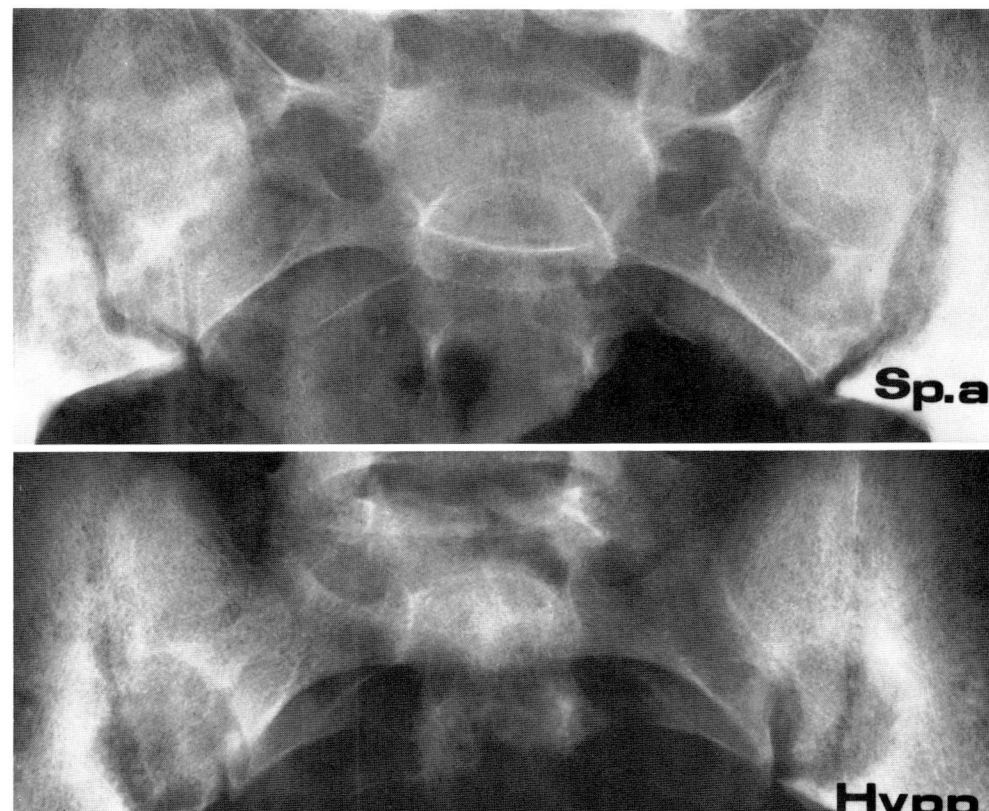

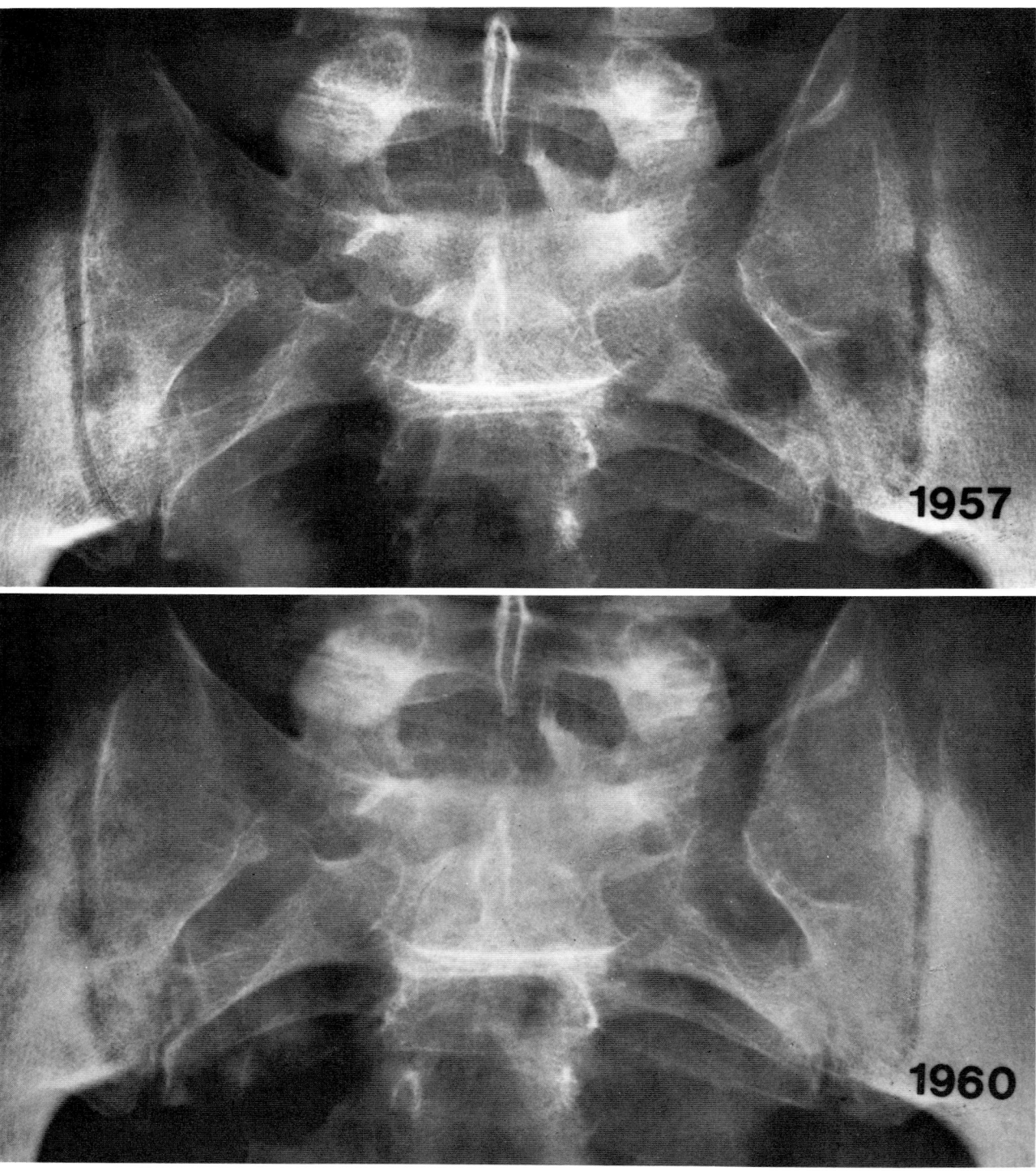

Abb. 182 **Übergang einer unilateralen**
Sakroiliitis in doppelseitigen Gelenk-
befall (Spondylitis ankylosans).

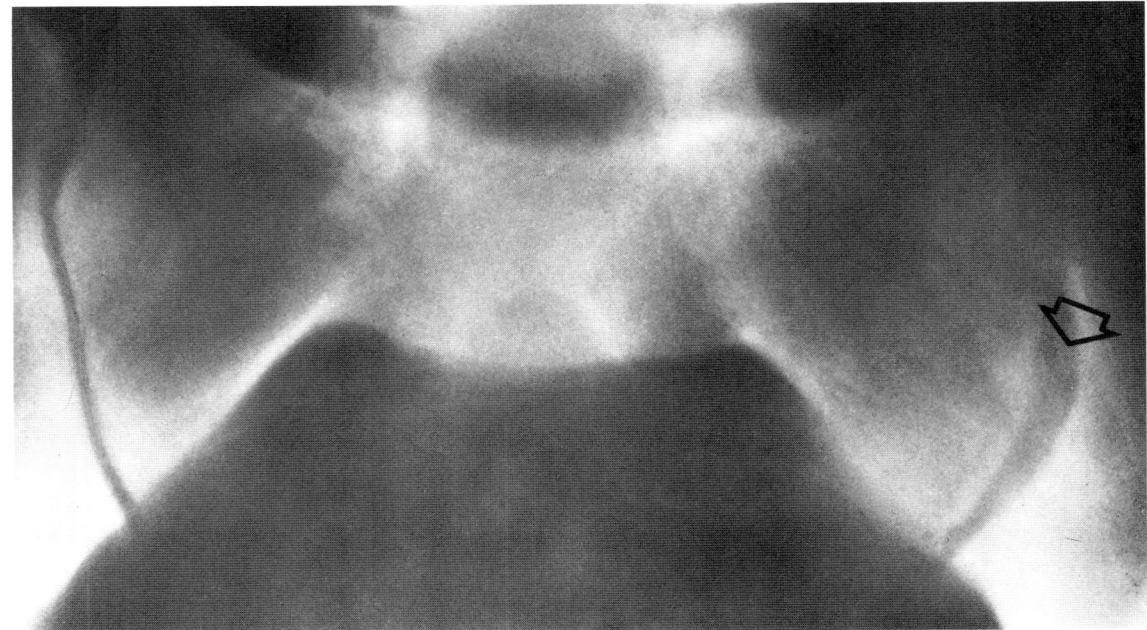

Abb. 183 **Tomographisch dargestellte Pseudoerwei- terung des linken Sakroilia- kalgelenkes** (▷) **bei Spon- dylitis ankylosans** (vgl. mit dem normalen rechten Gelenk).

184

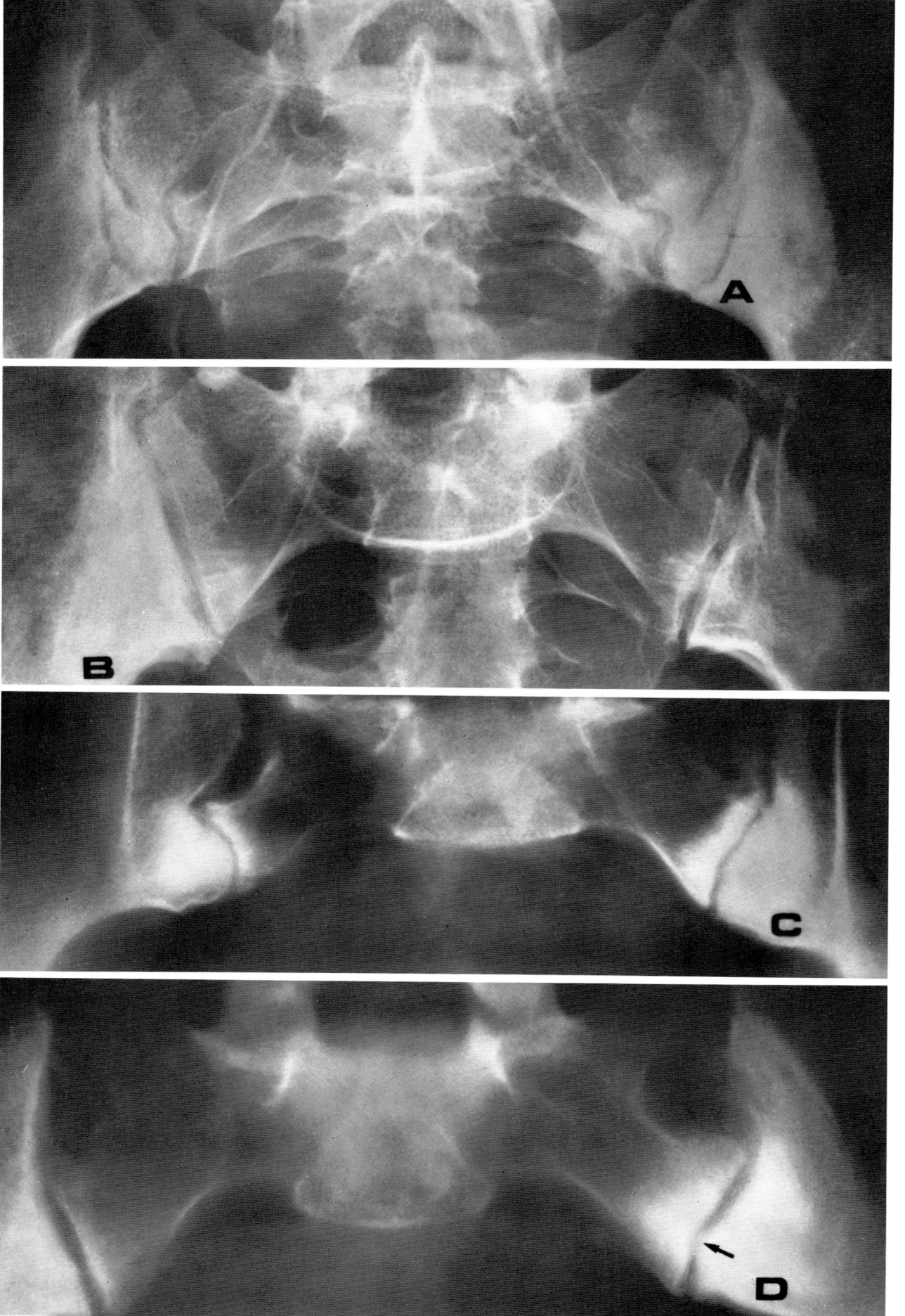

Abb. 184—188 **Röntgendiagnostische Problematik der dreieckigen Iliumsklerose am Sakroiliakalgelenk.**

◁ Abb. 184 **Hyperostosis triangularis ilii (früher Ostitis condensans ilii genannt).**
A, B: unilaterale Ausbildung.
C: bilateral (mit zusätzlicher Sakrumsklerose).
D: unilateral (mit Sakrumsklerose). Der Pfeil (→) weist auf eine Knochenbrük-ke, die bei der Hyperostosis triangularis als Hinweis auf eine gleichzeitige Gelenkknorpelschädigung auftreten kann — es liegt also ein Kombinationsschaden vor (s. unten).
3 Arten von Überlastungsschäden sind am Sakroiliakalgelenk bekannt:
1. Das Streßphänomen des Gelenkknorpels, die *Sakroiliakalarthrose* (s. Abb. 189).
2. Das Streßphänomen der fibrösen Gelenkkapsel und ihrer Verstärkungsbänder. Die Ruptur, der Ausriß und die Überdehnung dieser morphologischen Strukturen führen zu einer Gefügelockerung im Sakroiliakalgelenk — *Beckenlockerung,* Abb. 190 —, die mit einem Tiefertreten des Sakrums — *Sakrolisthesis* — einhergeht. Reparativ kann es zu einer Ossifikation der geschädigten Kapsel-Band-Anteile und ihrer Ansatzstellen kommen — *Beckenstarre* (s. Abb. 190—193). Dieser Ausdruck weist darauf hin, daß die reparative Kapsel-Band-Verknöcherung das Sakrum mit dem Ilium verbindet und dadurch immobilisiert, so daß hormonelle Auflockerungsvorgänge des Kapsel-Band-Apparates im Verlauf des Menstruationszyklus und während der Gravidität verhindert werden.
3. Die *Hyperostosis triangularis ilii* ist das knöcherne Streßphänomen der Sakroiliakalgelenke, und zwar des in der vorderen Iliumecke oder in ihrer unmittelbaren Nähe subchondral verlaufenden physiologischen „Lastübertragungsbalkens", von dem das Gewicht des Körperstamms auf die unteren Extremitäten übertragen wird. Im Transversalschnitt (des anatomischen Präparates oder des Computertomogramms) zeigt der „Lastübertragungsbalken" dreieckige Form; dreidimensional gesehen entspricht er einer dreiseitigen Pyramide, deren Basis in Höhe des unteren Sakroiliakalrandes liegt und die sich nach kranial verjüngt. Im Röntgenbild einschließlich des konventionellen Tomogramms stellt sich der physiologische „Lastübertragungsbalken" nicht dar. Im Computertomogramm ist er jedoch zu erkennen (s. Abb. 190). Bei etwa 50% der Patienten mit Hyperostosis triangularis ilii läßt sich (vor allem im Schichtbild) auch eine Sakrumhyperostose nachweisen, deren Form jedoch wechselt und nicht so konstant dreieckig im Röntgenbild erscheint wie die Darmbeinsklerose.

Wenn der beschriebene „Lastübertragungsbalken" in der vorderen Iliumecke durch mechanische Überlastung, durch entzündliche Prozesse oder tumoröse Proliferation geschädigt wird, vergrößert er sich *reaktiv* unter Beibehaltung seiner pyramidenförmigen Gestalt (dreieckigen Silhouette) und erscheint dann im Röntgenbild als Hyperostosis triangularis. Jede dreieckige Darmbeinsklerose am Sakroiliakalgelenk muß daher differentialdiagnostisch daraufhin beurteilt werden, ob es sich um die eigentliche Hyperostosis triangularis ilii als Folge mechanischer Überlastung handelt — manchmal treten auch Kombinationsschäden der 3 sakroiliakalen mechanischen Streßphänomene (s. oben) auf —, ob ein entzündlicher Prozeß, z. B. die Spondylitis ankylosans, oder ob ein osteoplastisch wachsender Tumor oder die Osteodystrophia deformans Paget die Vergrößerung des pyramidenförmigen (dreieckigen) iliakalen „Lastübertragungsbalken" ausgelöst hat.

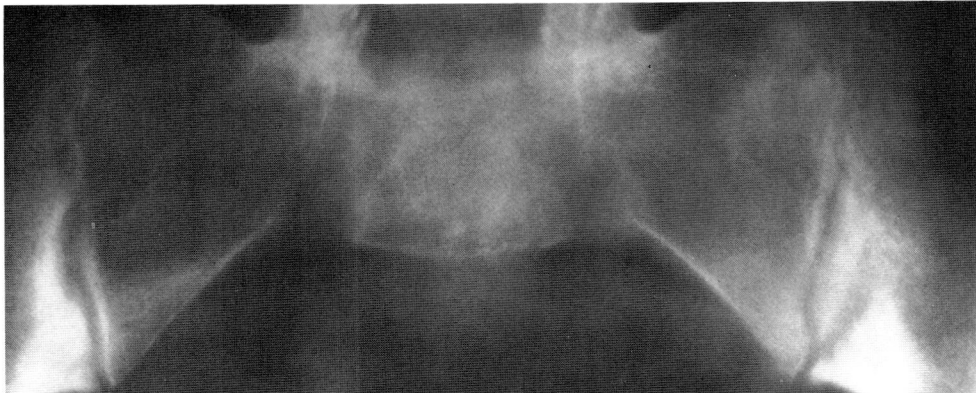
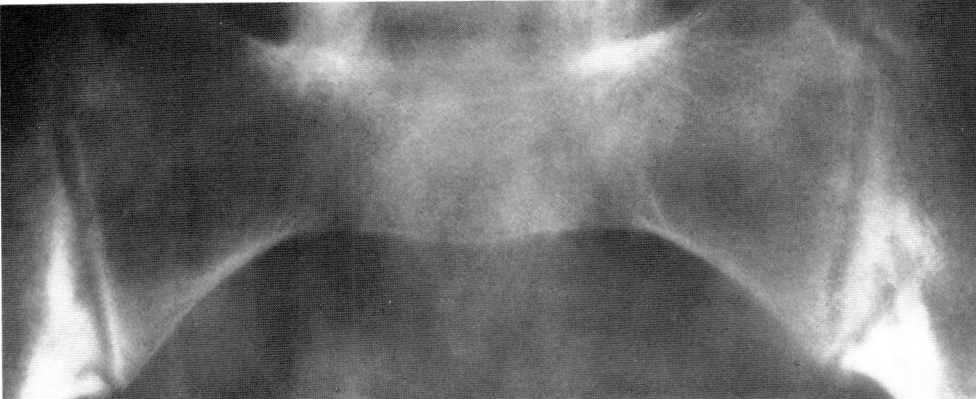
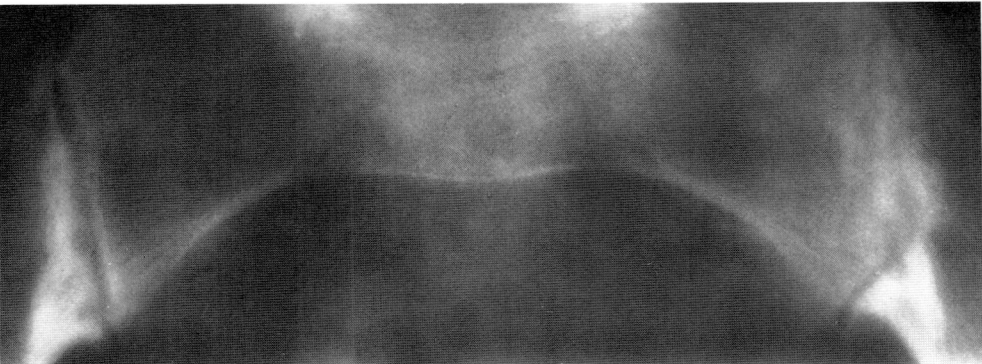

185

Abb. 185 **Grenzen der röntgenologischen Differentialdiagnose zwischen Hyperostosis triangularis ilii und der dreieckigen Iliumsklerose im Rahmen des „bunten" Sakroiliakalbildes der Spondylitis ankylosans oder anderer HLA-B27-assoziierter Erkrankungen** *(s. röntgendiagnostische Regel 6, S. 136).* Die Schichtaufnahmen zeigen neben der dreieckigen Sklerosezone auch Erosionen. 58jährige Multipara mit „Kreuzschmerzen", keine entzündliche Serologie, normale Wirbelsäulenbeweglichkeit, HLA-B27-negativ.
Diagnose: bilaterale Hyperostosis triangularis ilii mit Einbrüchen des spröden sklerosierten Knochens.

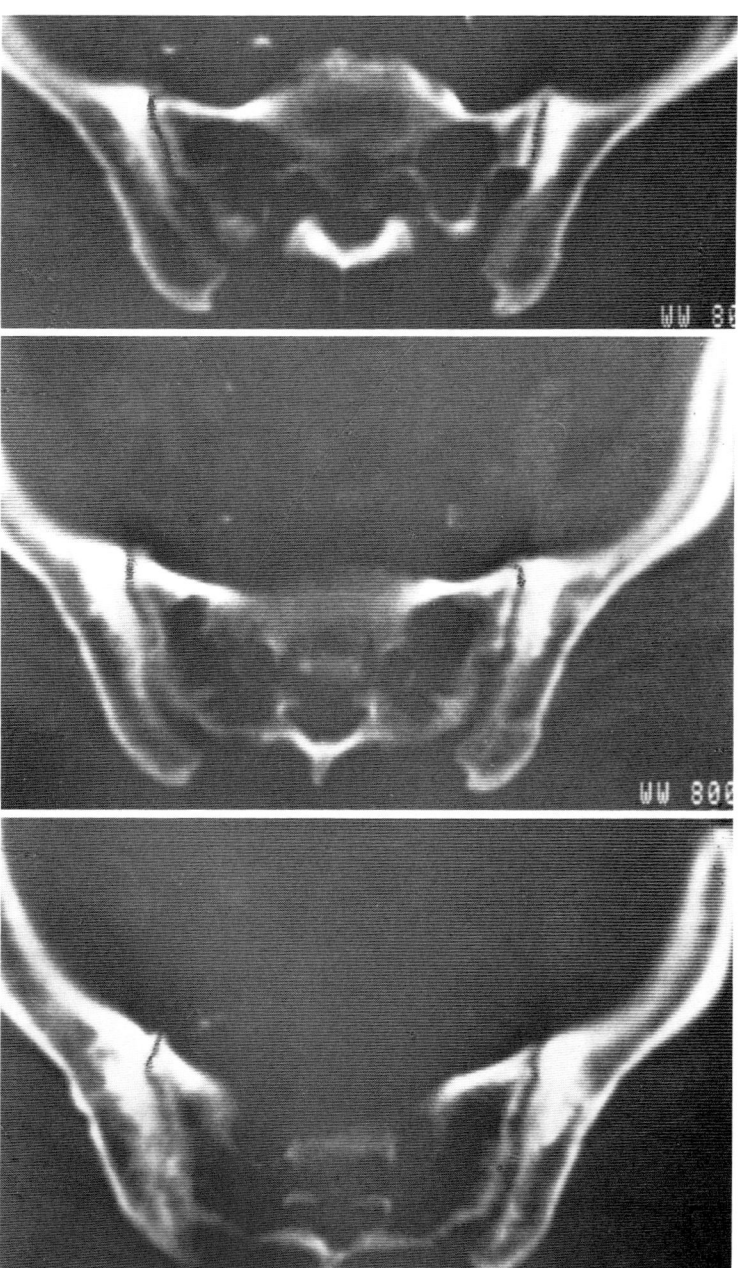

Abb. 186 **Computertomographische Darstellung einer beiderseitigen Hyperostosis triangularis ilii.** Der im Transversalschnitt dreieckig dargestellte physiologische „Lastübertragungsbalken" an der vorderen sakroiliakalen Iliumecke (vgl. Abb. 184, Legende) hat sich unter Beibehaltung der Dreiecksform vergrößert und nimmt von unten nach oben an Größe ab. Dadurch entsteht die Dreiecksform der Hyperostosis triangularis auf Röntgenübersichtsaufnahmen in Rückenlage. Am linken Sakroiliakalgelenk (Betrachtung von den Füßen des Patienten her) ist zusätzlich eine zarte reparative Kapselossifikation nachzuweisen.

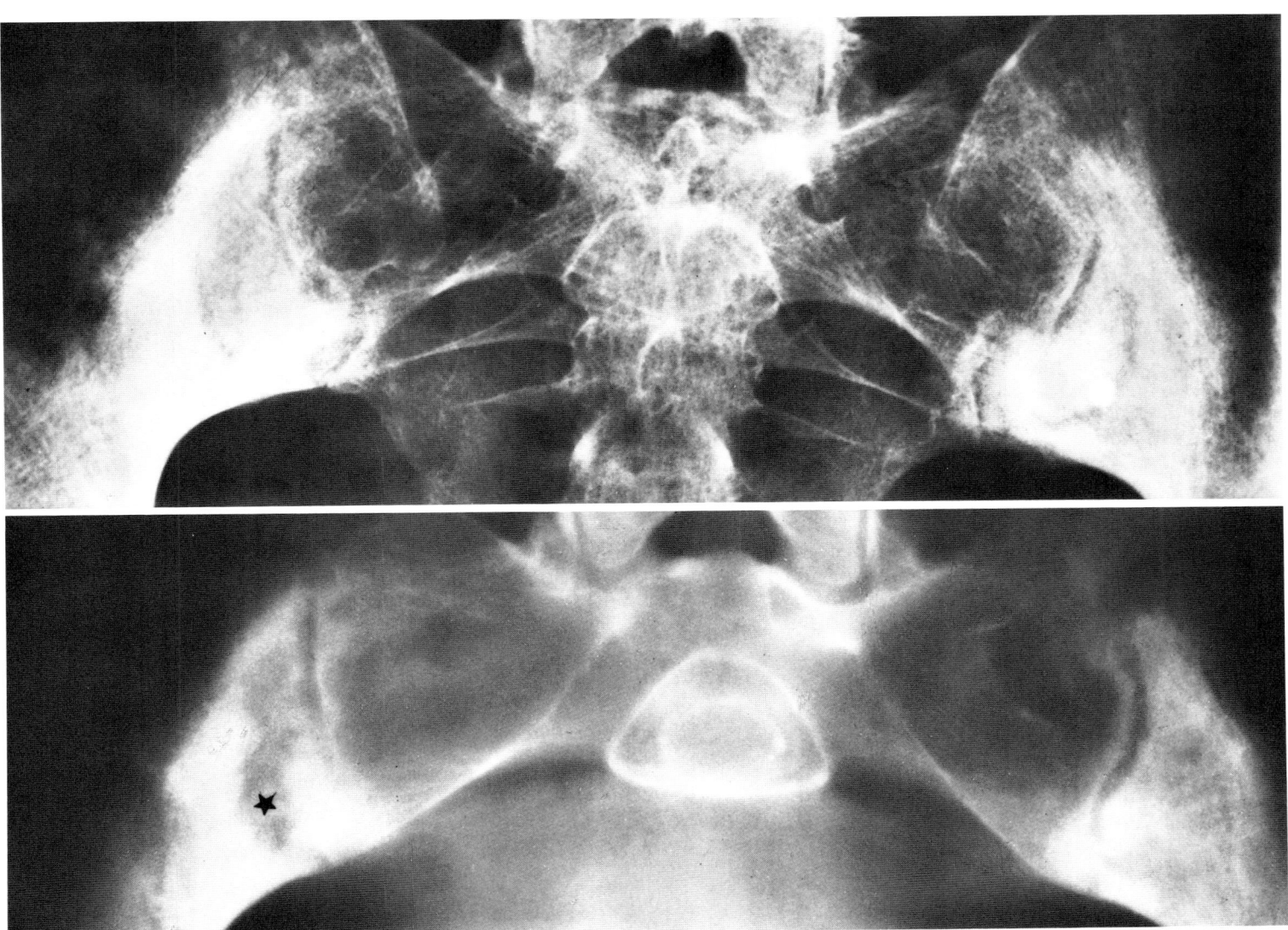

Abb. 187 **Spondylitis ankylosans mit
ausgeprägter dreieckig dargestellter
subchondraler Iliumsklerose, die zu
einer „Überdeckung" der anderen
Röntgenzeichen des „bunten" Sakroiliakalbildes führt** und Anlaß zur Über-
weisungsfehldiagnose „beiderseitige
Hyperostosis triangularis ilii" war. Die
Tomographie *(unten)* zeigt am rechten
Sakroiliakalgelenk als diagnostisch ent-
scheidende Information Reste einer Pseudoerweiterung (★) und beiderseits eine
partielle knöcherne Ankylose.

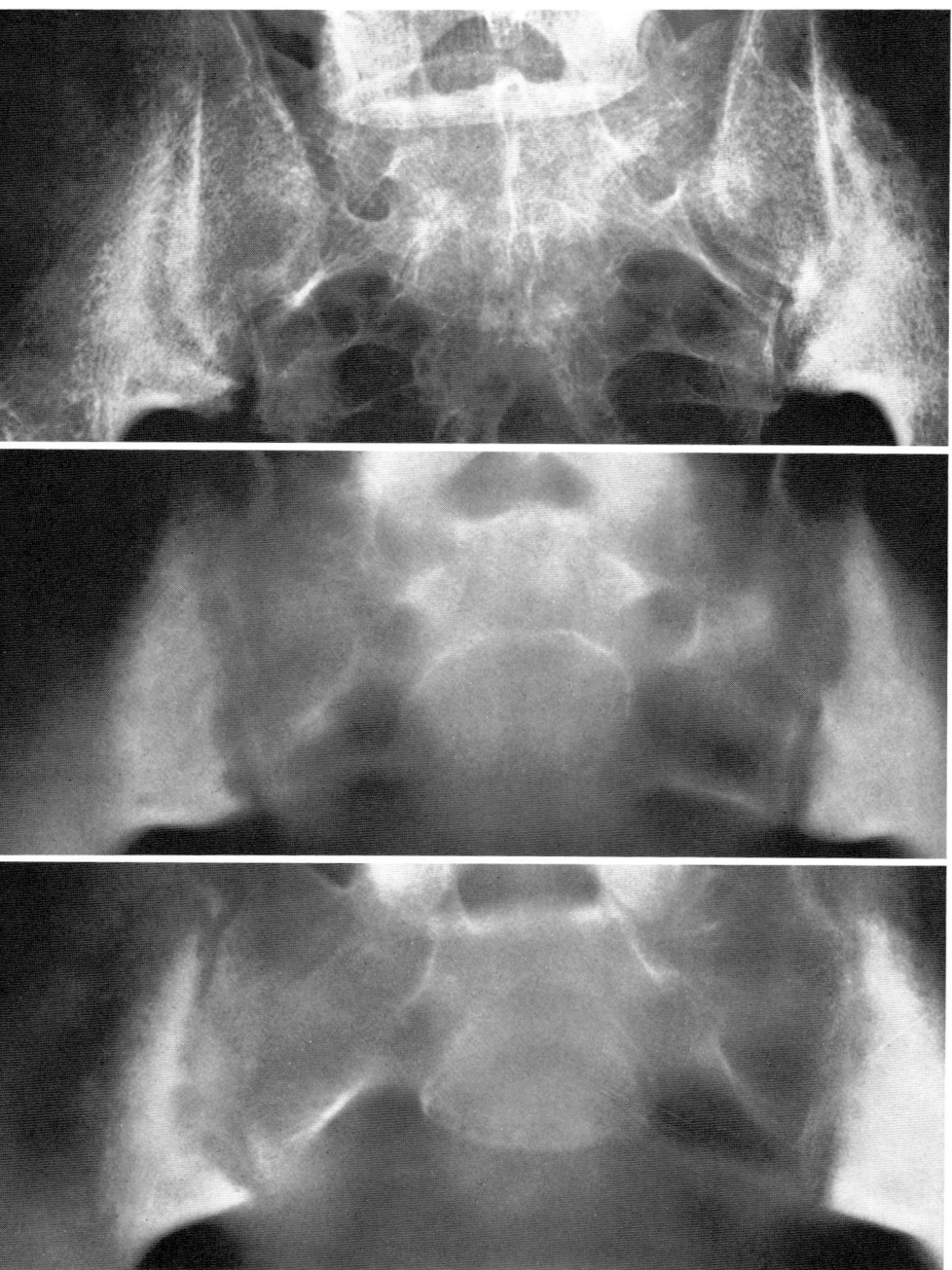

Abb. 188 **Dreieckige Iliumsklerose im Rahmen des „bunten" Sakroiliakalbildes bei Spondylitis ankylosans** (Übersicht, 2 Tomogramme). In diesem Fall ist die Schädigung des physiologischen „Lastübertragungsbalkens" an der vorderen Iliumecke (vgl. Abb. 184, Legende) durch entzündliche Vorgänge im Rahmen der ankylosierenden Spondylitis eingetreten. Die Reaktion, nämlich die dreieckige Iliumsklerose, läßt sich von der Hyperostosis triangularis abgrenzen, da *zahlreiche* Erosionen sichtbar sind.

Abb. 189 **Aspekte der Sakroiliakal-arthrose** (2 Patienten). Die *bandförmige* subchondrale Spongiosasklerose und die Verschmälerung des röntgenologischen Gelenkspaltes bestimmen das Röntgen-bild. Treten solche Röntgenbefunde bei jüngeren Menschen (Männern) mit „Kreuzschmerzen" auf, so muß die Indi-kation zur Tomographie der Sakroiliakal-gelenke gestellt werden, um das „bunte" Sakroiliakalbild infolge der vergleichs-weise ungünstigen röntgenologischen Darstellungsverhältnisse dieser Gelenke nicht zu übersehen. Außerdem sollte bei dem Nachweis einer bandförmigen sub-chondralen sakroiliakalen Sklerose daran gedacht werden, daß die Sklerosekompo-nente der „Buntes-Bild-Sakroiliitis" grundsätzlich polymorph ist, also gele-gentlich die bandförmige Sklerose der Sakroiliakalarthrose imitieren kann (vgl. Abb. 195).

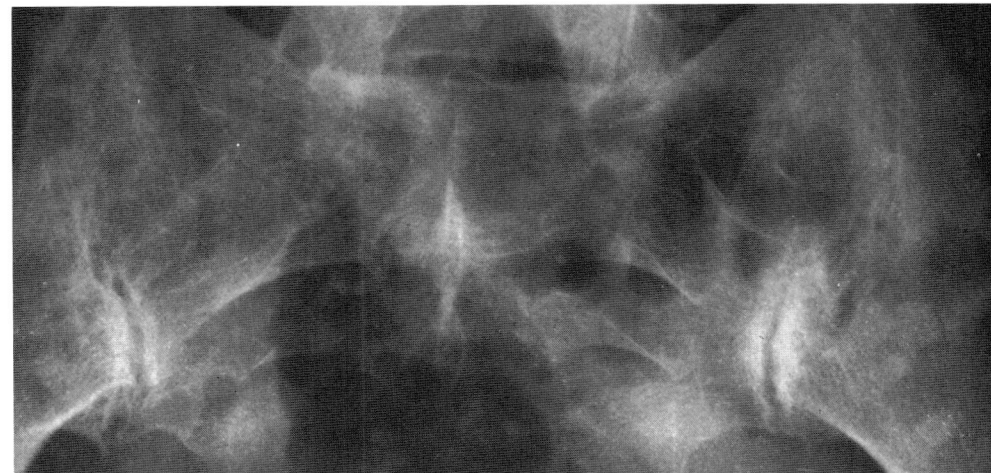
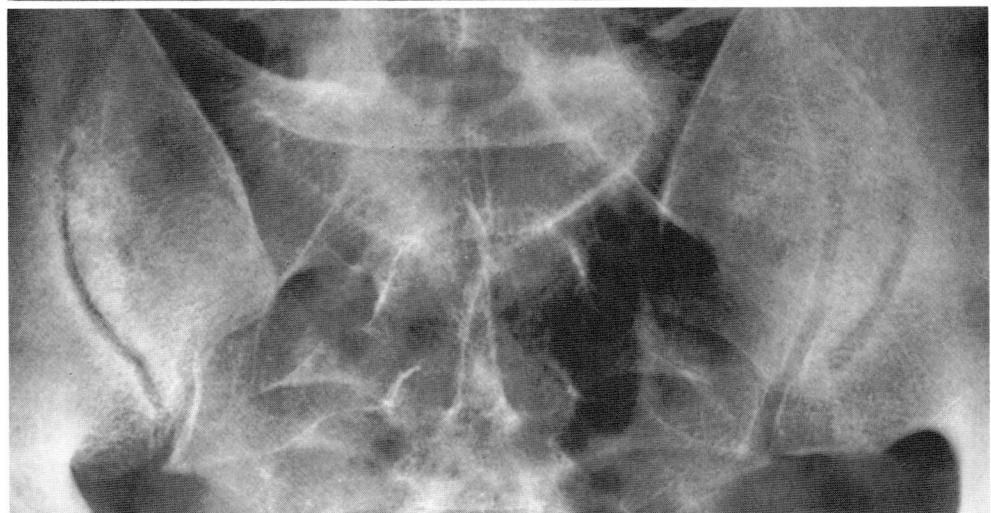

Abb. 190 **Röntgenbefunde bei „Bek-kenlockerung" und „Beckenstarre"** *(s. Legende Abb. 184).*
Oben: als Ausdruck der „Beckenlocke-rung" durch Überlastung des Kapsel-Band-Apparates am rechten Sakroiliakal-gelenk ist der rechte Sakrumflügel nach beckenwärts verschoben (*Sakrolisthesis,* ⟶).
Unten: reparative Ossifikation nach Über-lastungsschaden der linken vorderen Sakroiliakalgelenkkapsel (▷).
Beachte auch den physiologischen drei-eckigen Knochenverdichtungsbezirk (*„Lastübertragungsbalken"*) in der vorde-ren Iliumecke am rechten Sakroiliakalge-lenk (★). Auf Röntgenübersichtsauf-nahmen ist er invisibel. Erst nach seiner Vergrößerung wird er als dreieckige iliakale Verdichtungszone sichtbar (vgl. Legende Abb. 184).

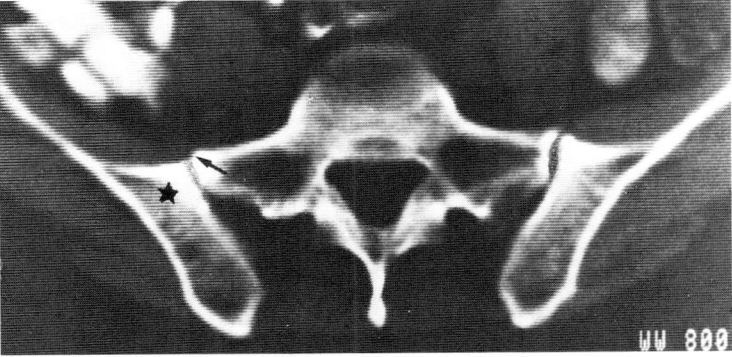
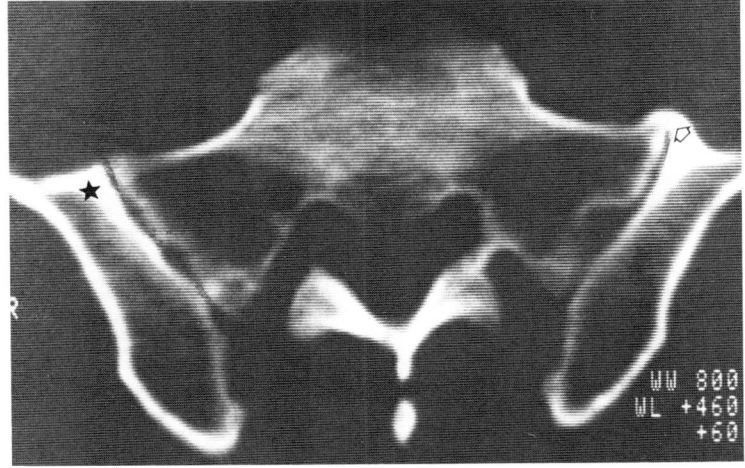

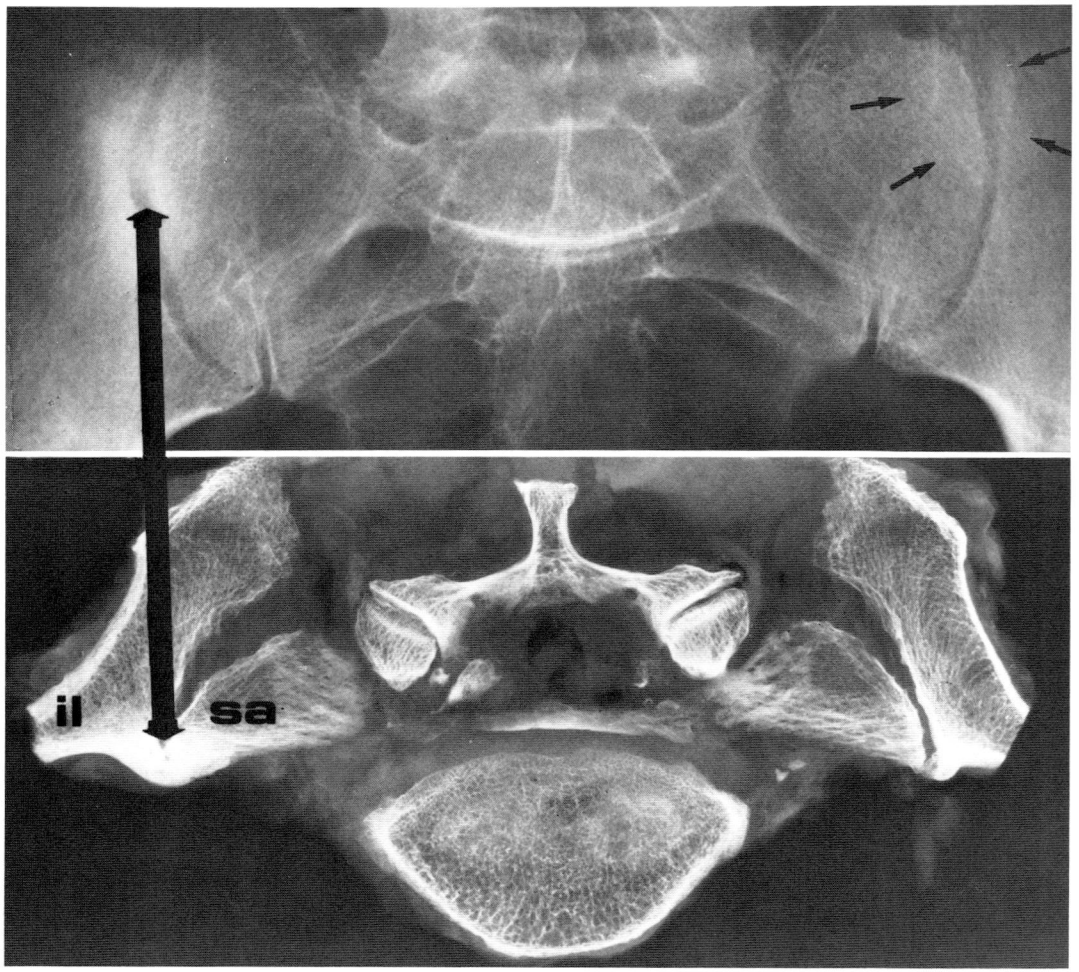

Abb. 191 **Vergleich zwischen dem in-vivo-Röntgenbefund und der Röntgenaufnahme einer „Scheibe" des zugehörigen Autopsiepräparates bei reparativer sakroiliakaler Kapsel-Band-Ossifikation.** Die dicke Kapselverknöcherung löscht den betroffenen sakroiliakalen Gelenkspaltbereich auf der *rechten* Seite weitgehend aus. Die geringere Kapselossifikation am *linken* Sakroiliakalgelenk stellt sich nativröntgenologisch nur als zarte Verdichtungszone (—►) dar.

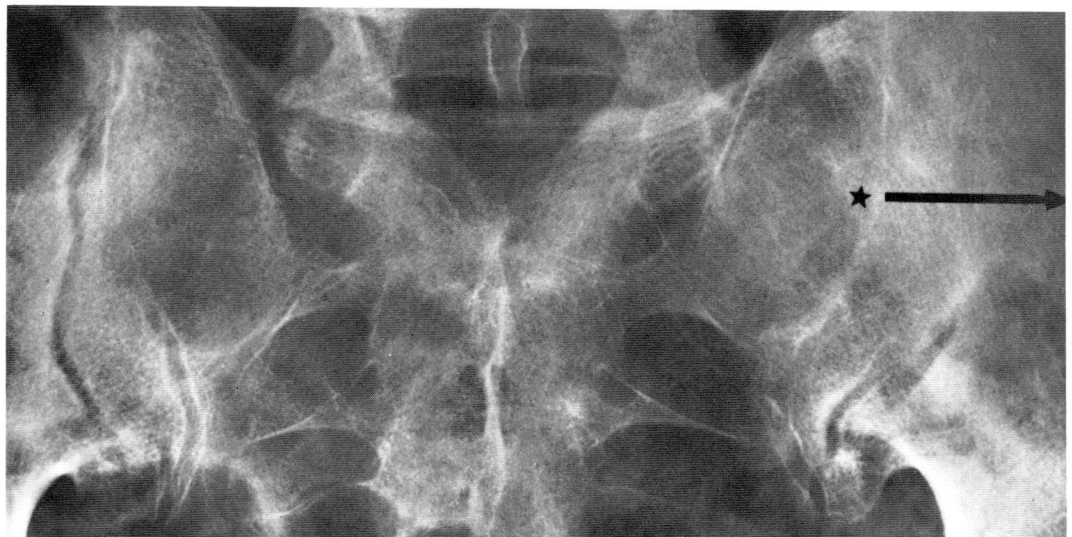

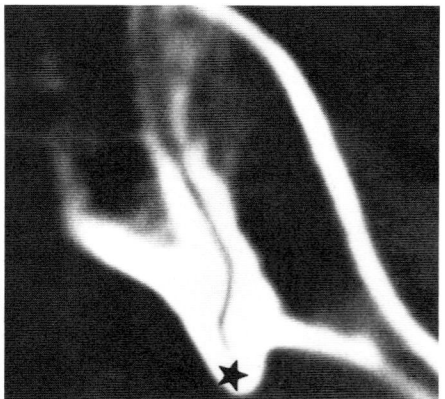

Abb. 192 **Sehr dick reparativ ossifizierte vordere Kapsel des linken Sakroiliakalgelenkes (★).** Im betroffenen Bereich ist dadurch der Gelenkspalt auf der Übersichtsaufnahme „ausge-löscht", obwohl noch vorhanden, s. das Computertomogramm. Solche reparativen sakroiliakalen Kapselossifikationen sind namentlich bei Männern in der 2. Lebenshälfte häufige Befunde.

Abb. 193 Beispiele für Verknöcherungen der vorderen sakroiliakalen Gelenkkapsel (➞), die als Folgen eines Überlastungsschadens der Kapsel und ihrer Verstärkungsbänder aufgetreten sind. Sie sitzen bei diesen beiden Patienten an der unteren Rundung beider Facies auriculares, so daß sie auf der Nativaufnahme in Rückenlage in die Beckenweichteile projiziert werden.

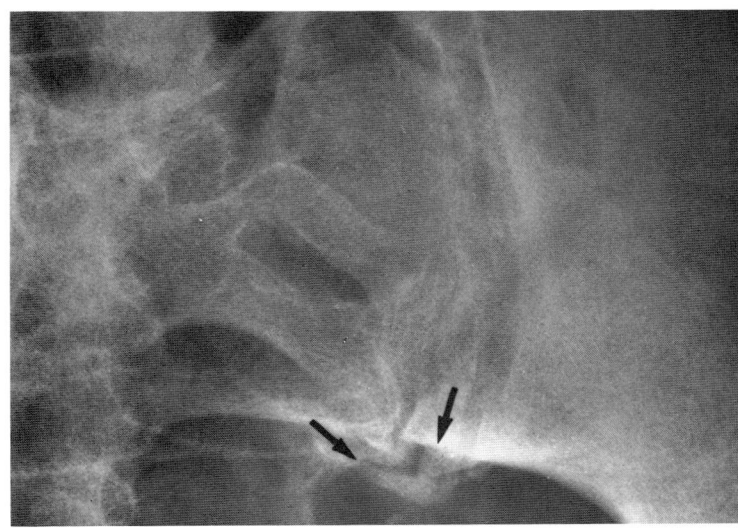

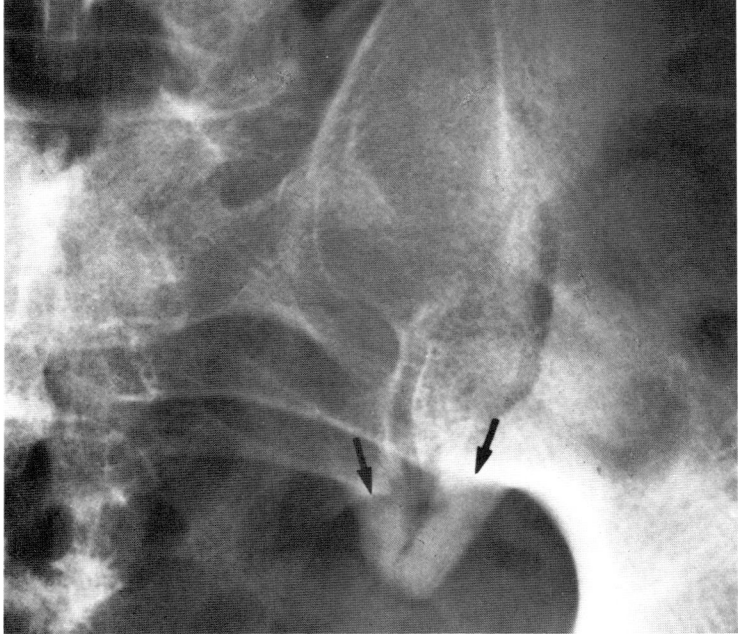

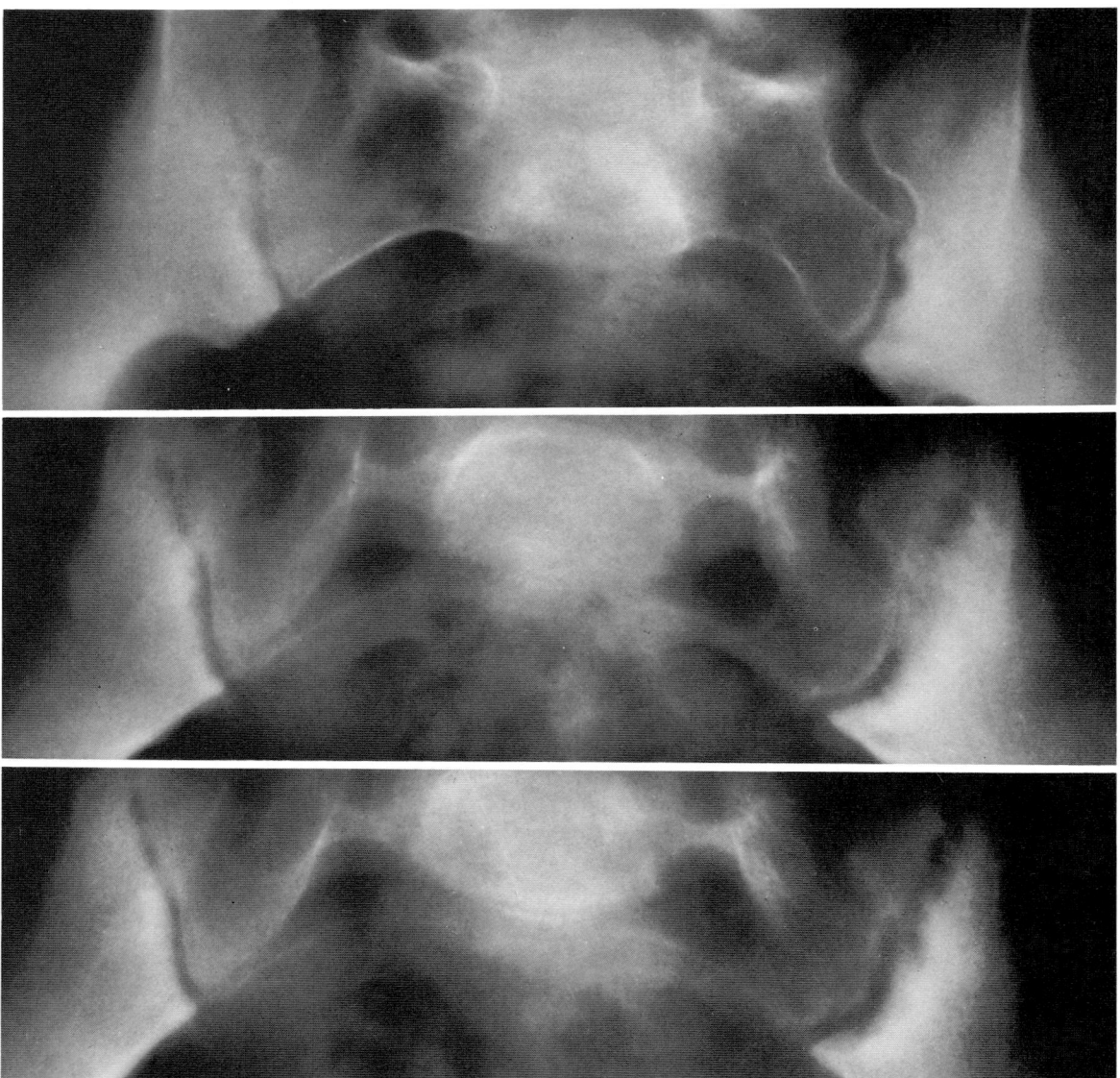

Abb. 194 **Asymmetrischer Befall der Sakroiliakalgelenke − „buntes" Bild. s. die Erosionen, intraartikulären Knochenknospen und transartikulären Knochenbrücken sowie die subchondrale Spongiosasklerose − bei Spondylitis ankylosans** (Tomographie).

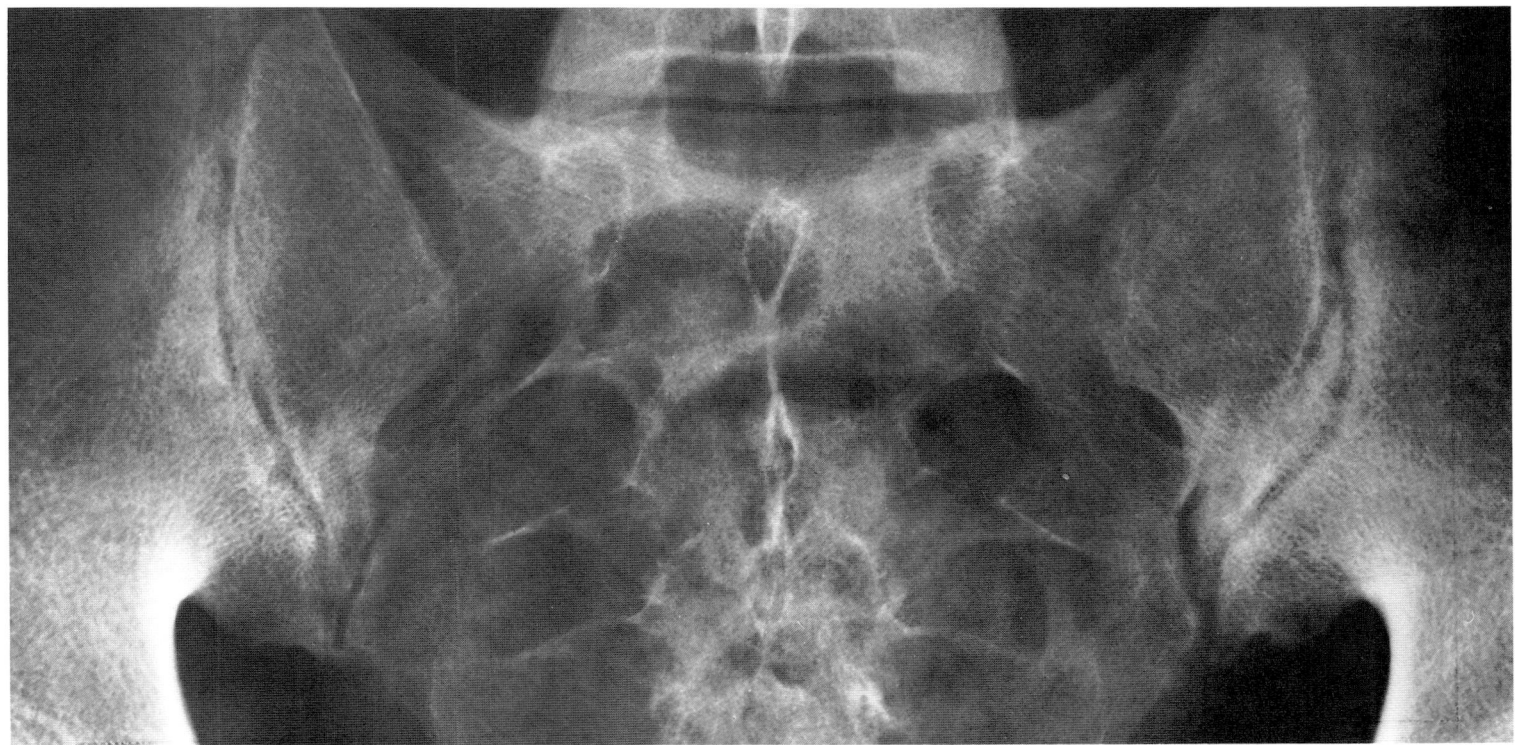

Abb. 195 **Frühes Stadium einer beiderseitigen Sakroiliitis bei Spondylitis ankylosans** („Kreuzschmerzen", entzündliche Serologie, rezidivierende Gonarthritis seit etwa 15 Monaten, 33jähriger Mann). Auf den Übersichtsaufnahmen fallen zarte Erosionen und polymorphe subchondrale Sklerosierungen auf.

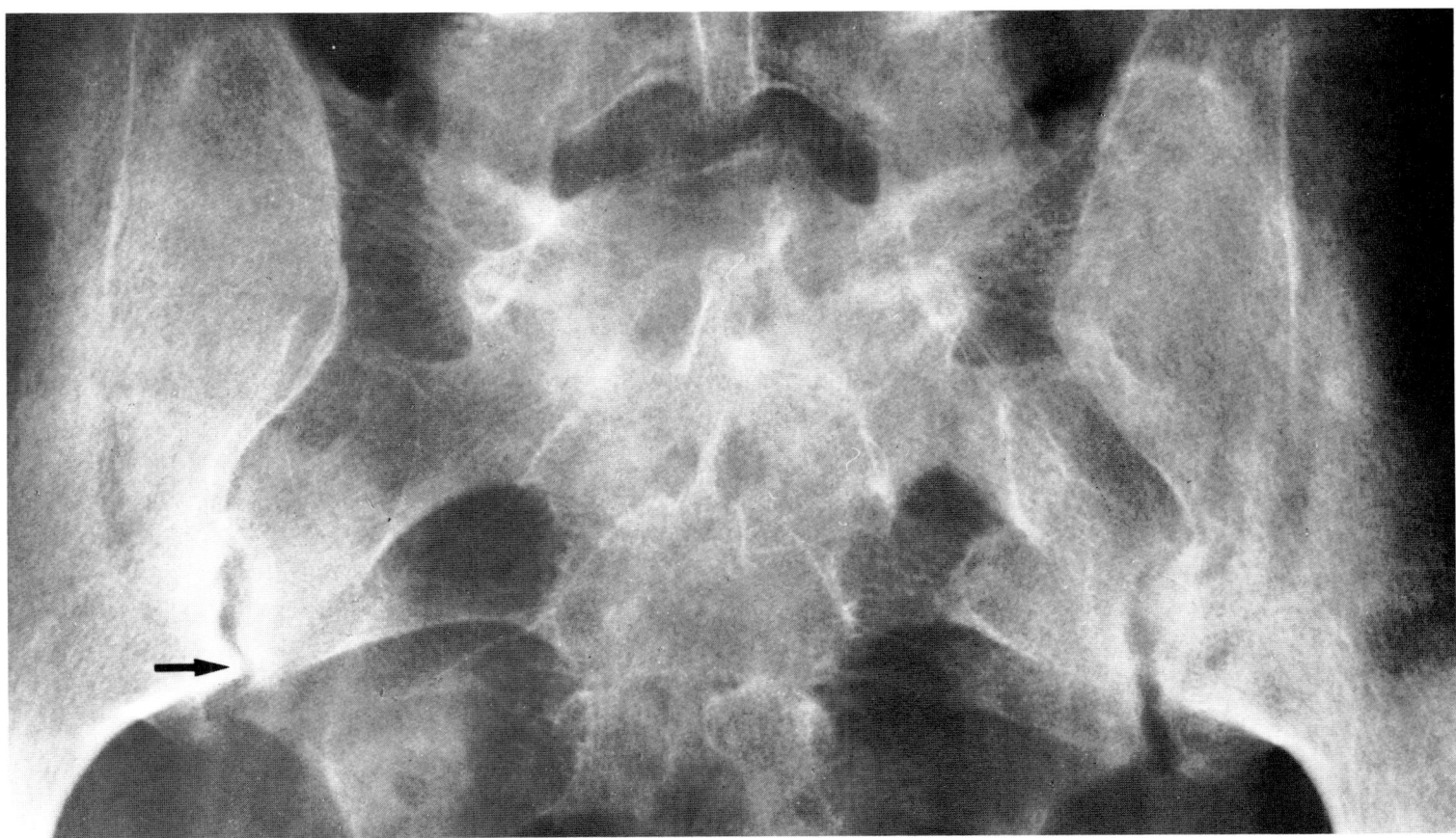

Abb. 196 **Bilaterale Sakroiliitis vom Typ „buntes Bild" bei ankylosierender Spondylitis.** Auf der Übersichtsaufnahme in Rückenlage stellen sich dar: Erosionen im beiderseitigen unteren Gelenkbereich oberhalb der Linea terminalis, unscharf struktu-rierte subchondrale Sklerosierungen beiderseits, intraartikuläre Knochenknospe (→) – also die drei Komponenten des „bun-ten" Bildes.

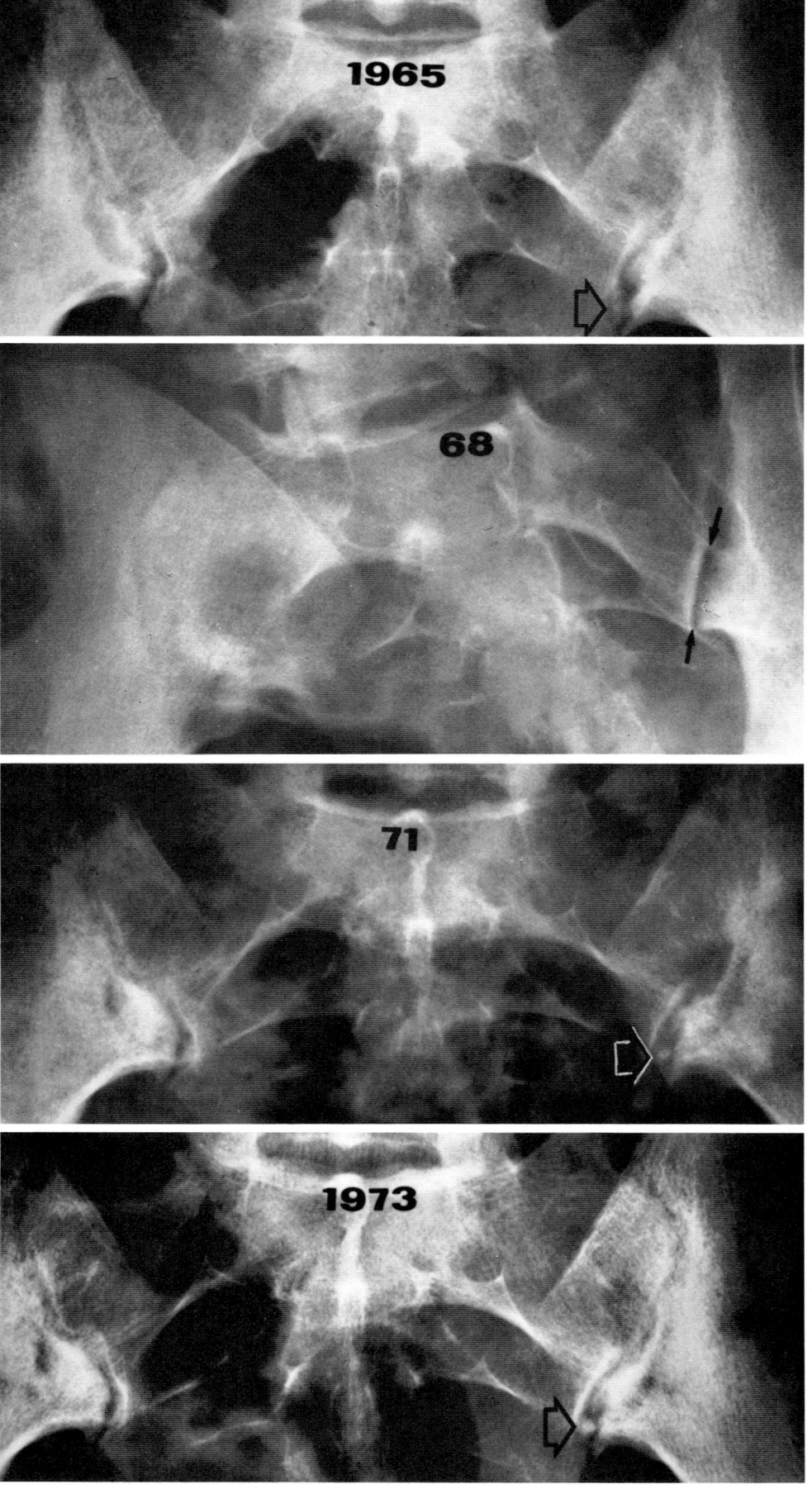

Abb. 197 **Verlaufsbeobachtung einer bilateralen, im Beobachtungszeitraum nur wenig progredienten Sakroiliitis bei Spondylitis ankylosans** (Patientin, geboren 1940). Entstehung einer *Dissektion* (▷, vgl. die röntgendiagnostische Regel 4, S. 135). 1968 wurde eine Schrägaufnahme des linken Sakroiliakalgelenkes angefertigt. Man erkennt den im Vergleich zur Übersichtsaufnahme in Rückenlage (1965) nur geringen Informationsgehalt dieser obsoleten Röntgenaufnahmemethodik (⟶, S. 3).

Abb. 198 **Erst die Tomographie der Sakroiliakalgelenke stellt die Erosionen, intraartikulären Knochenknospen und transartikulären Knochenbrücken des „bunten" Bildes der Spondylitis ankylosans dar, während auf der Übersichtsaufnahme nur die vieldeutige subchondrale Spongiosasklerose auffällt** (vgl. Abb. 2).
Merke: Für die Frühdiagnose der Spondylitis ankylosans ist die Tomographie der Sakroiliakalgelenke unerläßlich.

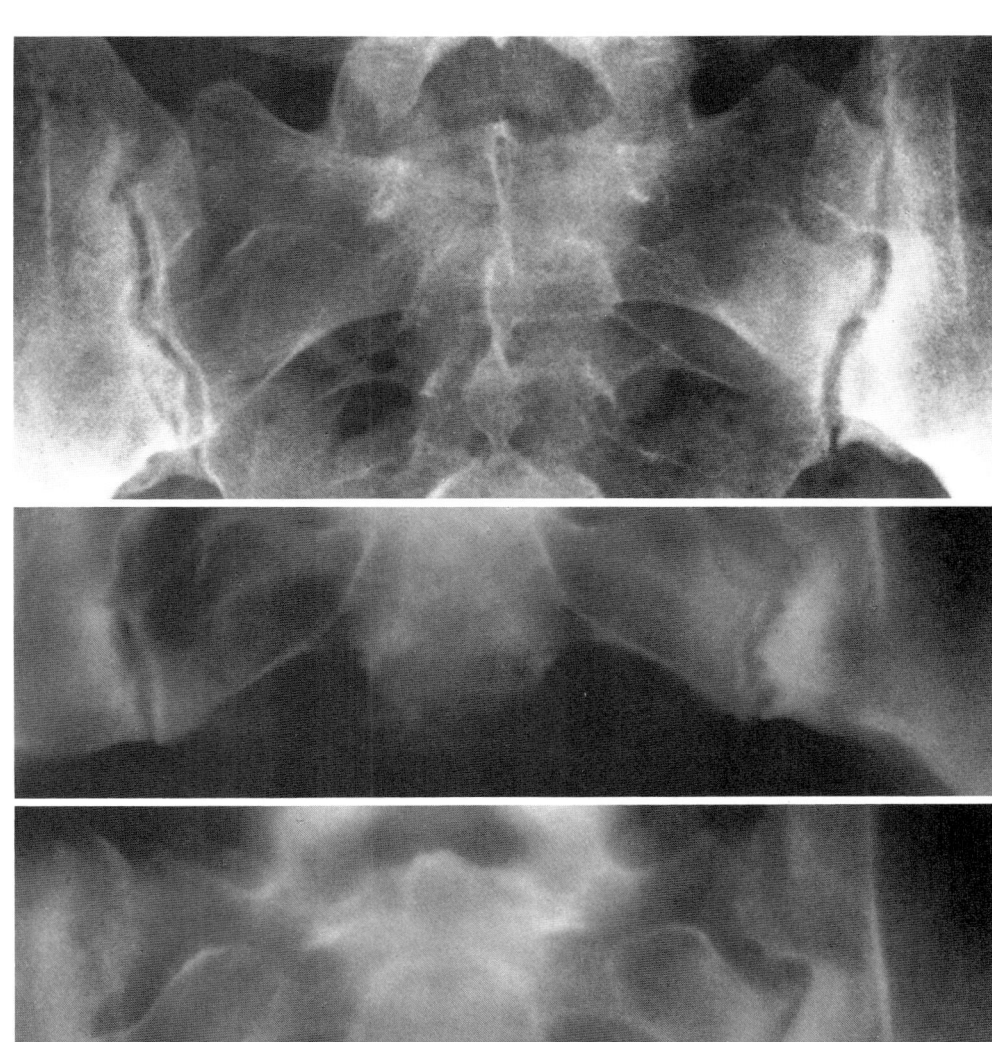

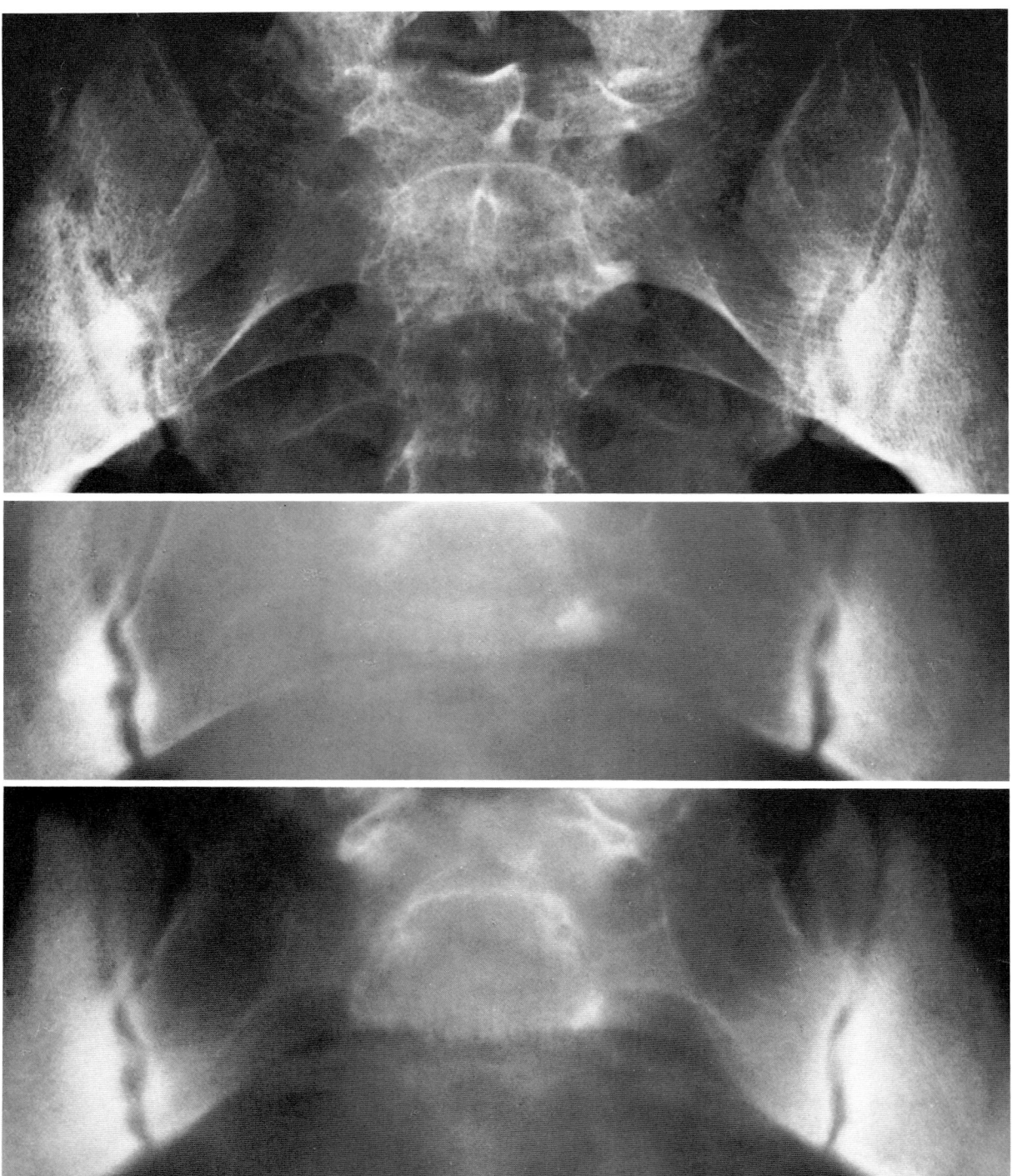

Abb. 199 **Vergleichende Darstellung des „bunten" Sakro-iliakalbildes auf der Nativaufnahme in Rückenlage und auf 2 Tomogrammen** (Patient mit chronischer Colitis ulcerosa, S. 134). Die Erosionen, die intraartikulären Knochenknospen und transartikulären Knochenbrücken sind eindeutig erst auf den Schichtaufnahmen zu erkennen (vgl. S. 4, Abb. 2).

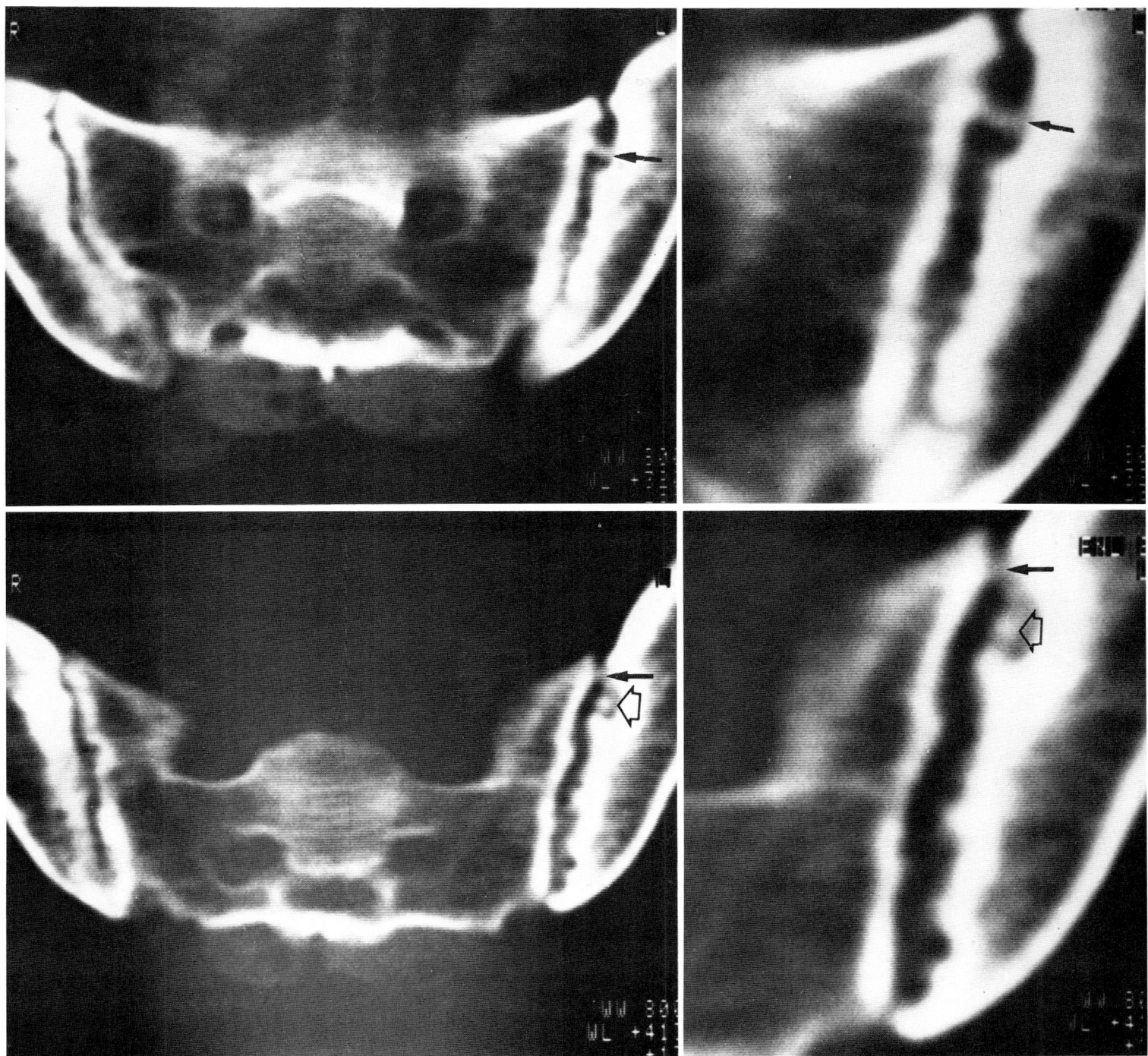

Abb. 200   **Beiderseitige Sakroiliitis vom Typ „buntes Bild"**
bei Spondylitis ankylosans. Neben Erosionen und der ausgeprägten subchondralen Sklerose erkennt man Ankylosezeichen
(s. auch die transartikuläre Knochenbrücke, [→]; *links:* Übersicht; *rechts:* Ausschnittvergrößerung des linken Sakroiliakalgelenkes). Außerdem ist eine Dissektion zu erkennen (▷).

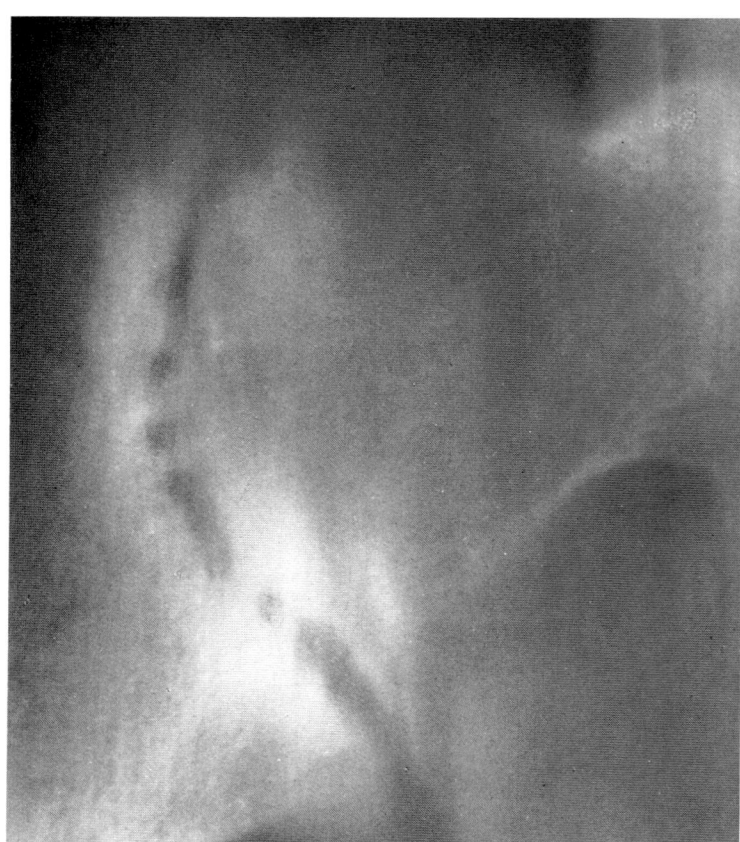

Abb. 201   „Perlenschnuraspekt" der Sakroiliitis bei ankylosierender Spondylitis (Tomogramm). Dieses Bild entsteht
durch korrespondierende Erosionen am Darm- und Kreuzbein.

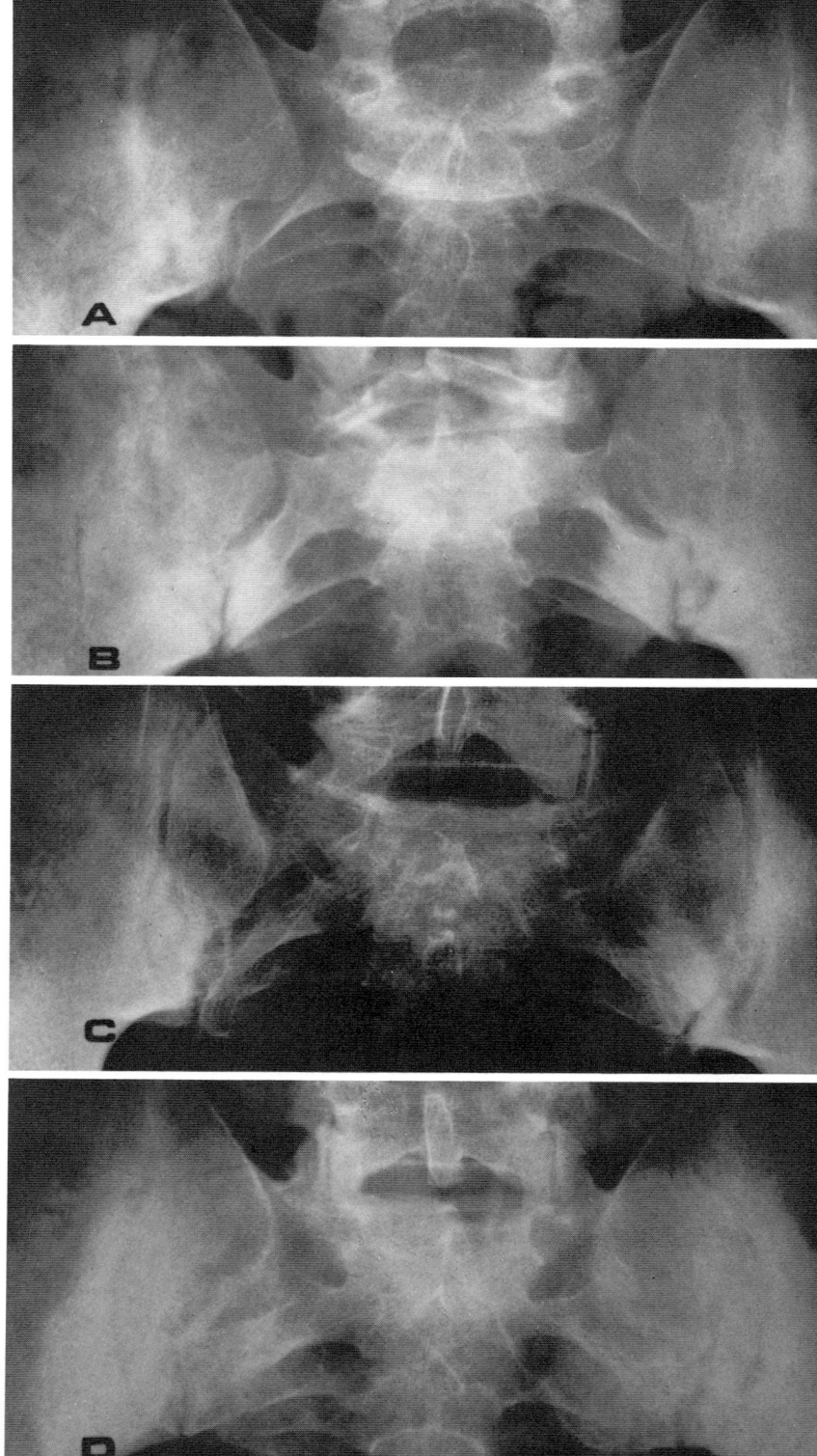

Abb. 202   Polymorphie der subchondralen Spongiosasklerose bei der Sakroiliitis vom Typ „buntes Bild" bei 4
Patienten (A–D) mit Spondylitis ankylosans. Zur Einschätzung der dreieckig dargestellten Iliumsklerose (D) s. Legende
Abb. 184.

Abb. 203   Langsamer Verlauf einer unilateralen (linksseitigen) Sakroiliitis bei Spondylitis ankylosans.
1975 klagte der Patient über frühmorgendliche „Kreuzschmerzen" mit Ausstrahlung in die linke Oberschenkelhinterfläche (Pseudoischialgie). Der Röntgenbefund wurde als normal bewertet, obwohl die unübersichtliche Darstellung des linken Sakroiliakalgelenkes (⊳) eine konventionelle Tomographie erfordert hätte. *1978:* linksseitige Sakroiliitis vom Typ „buntes Bild".

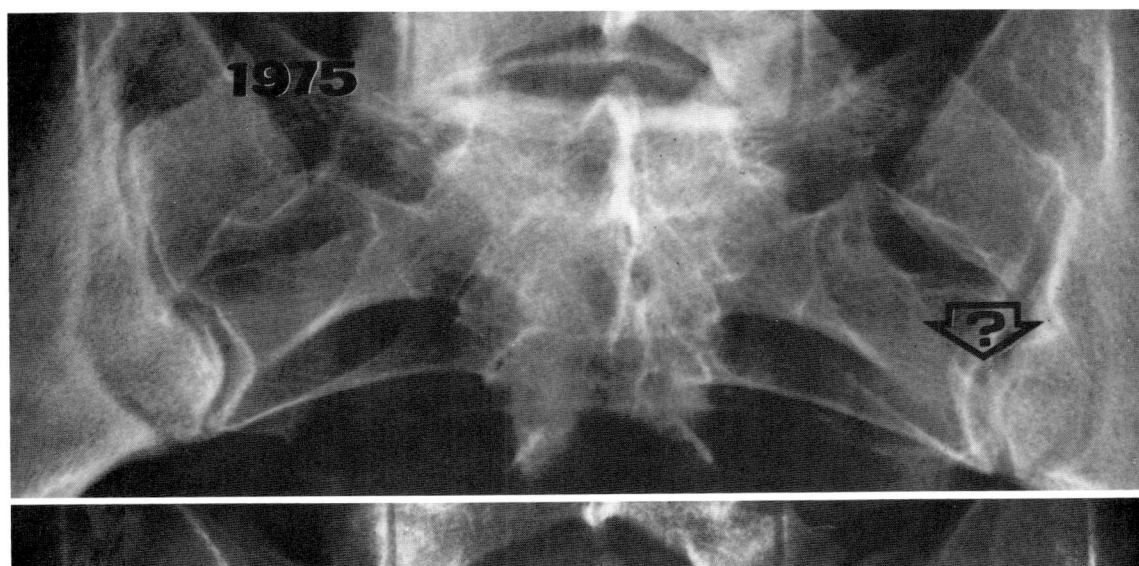

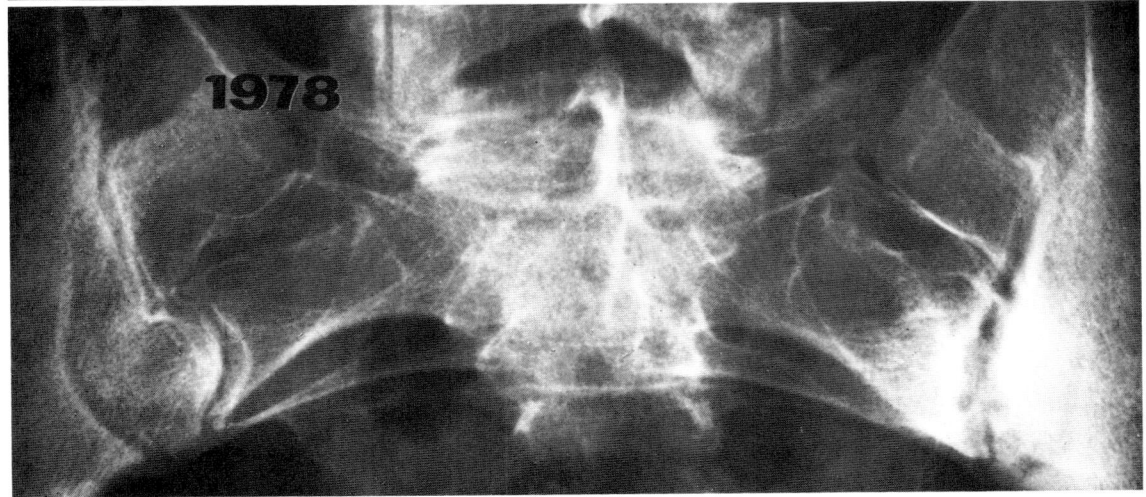

Abb. 204   „Frische" knöcherne Ankylose der Sakroiliakalgelenke im Verlauf der Spondylitis ankylosans, d. h., die zum „bunten" Sakroiliakalbild gehörende Spongiosasklerose hat sich nach Ankyloseeintritt noch nicht zurückgebildet (dies dauert nach abgeschlossener Ankylose einige Jahre).

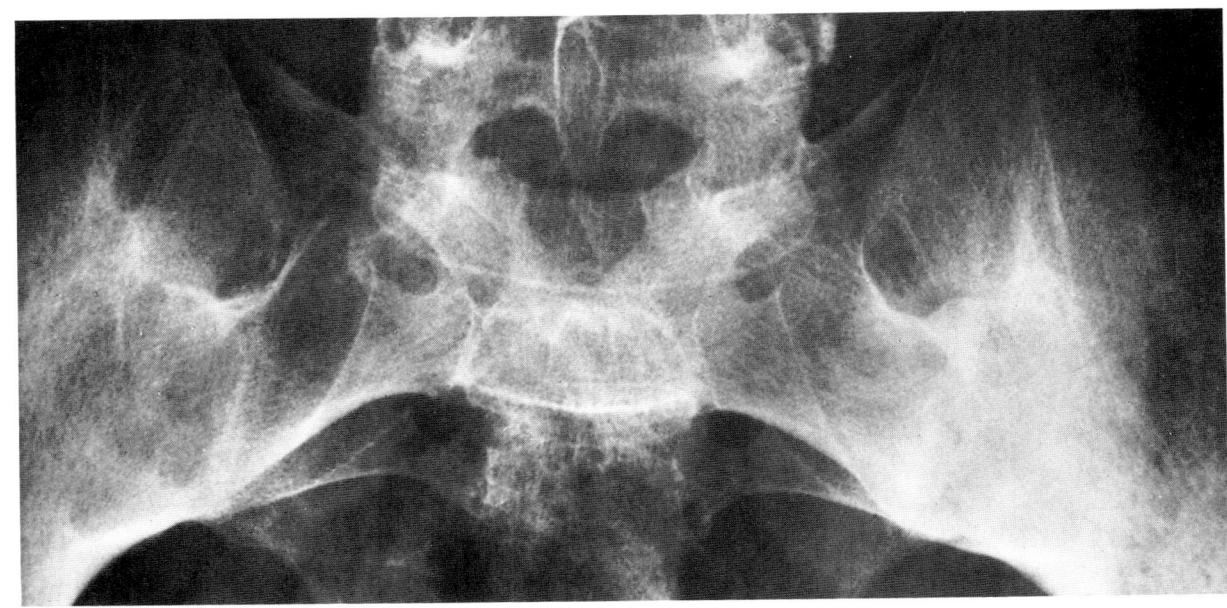

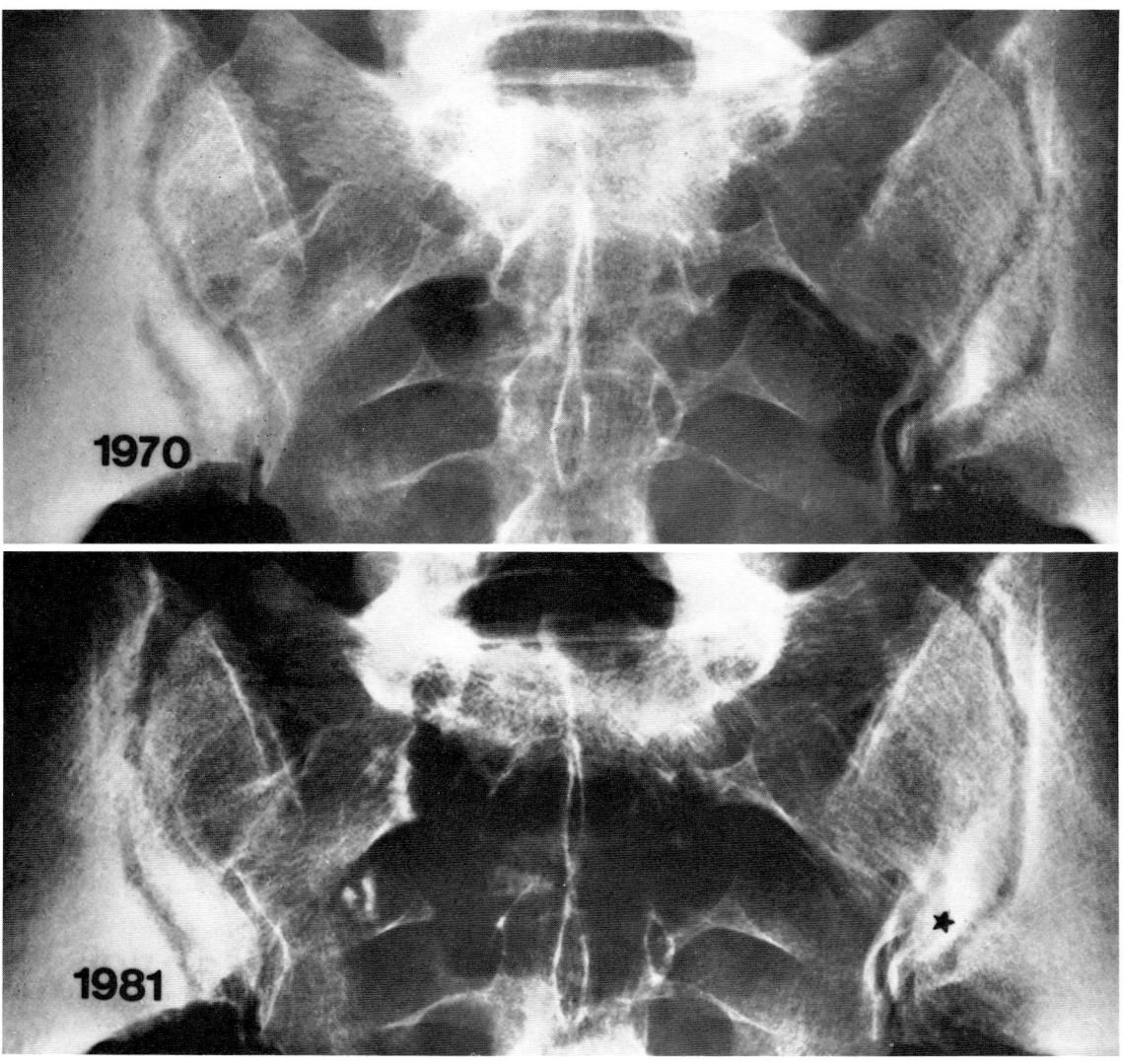

Abb. 205 **Beiderseitige Sakroiliitis vom Typ „buntes Bild",
die im Verlauf von 11 Jahren nur eine geringfügige
Zunahme der subchondralen Spongiosasklerose (★) zeigt.** Es handelt sich also um einen fast stationären Zustand, Remission?

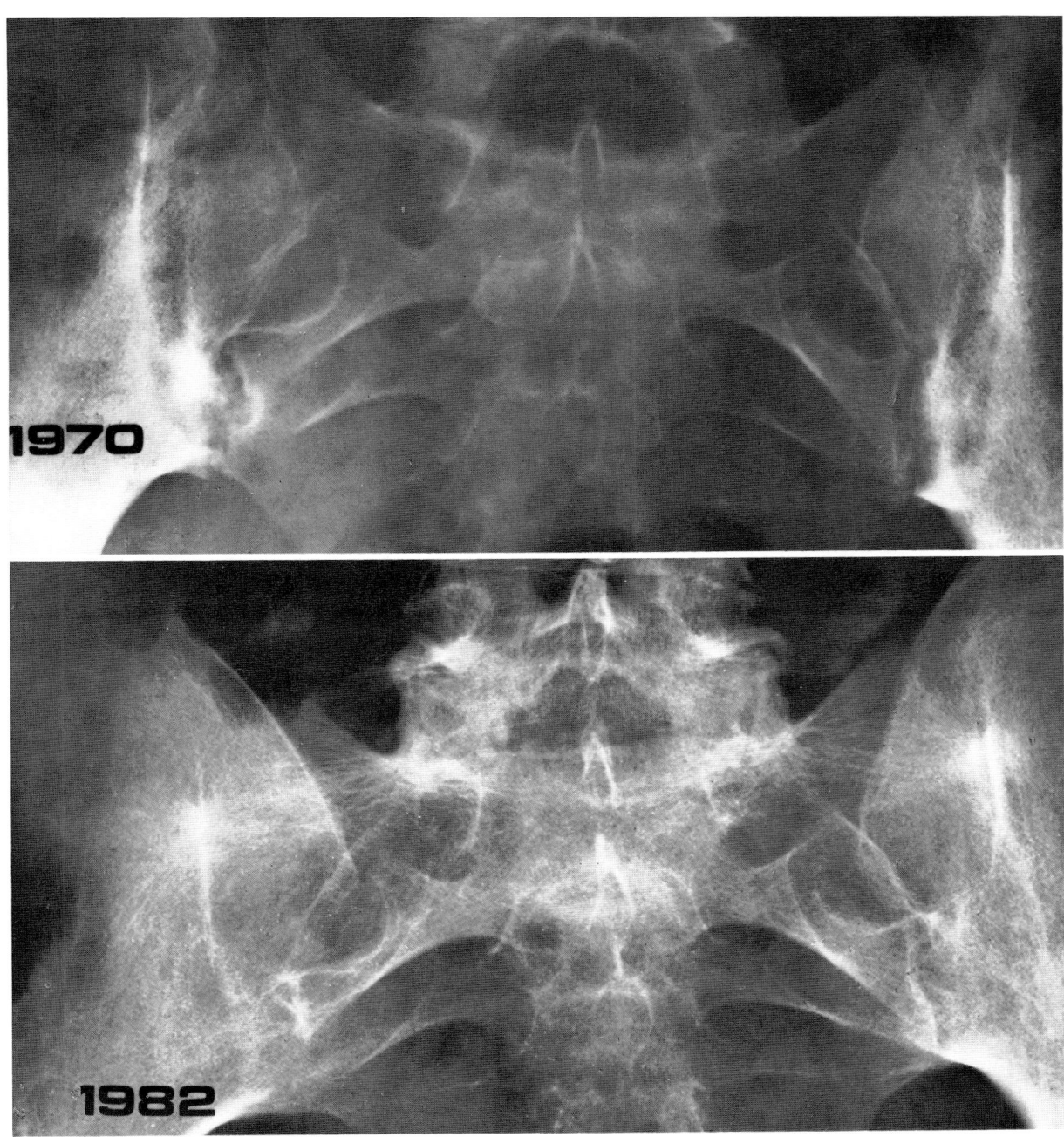

Abb. 206   Übergang einer bilateralen Sakroiliitis vom Typ „buntes Bild" (Spondylitis ankylosans) in die knöcherne Ankylose dieser Gelenke. Die Rückbildung der zugehörigen gelenknahen Spongiosasklerose im Jahr 1982 spricht dafür, daß die Ankylose schon vor einigen Jahren eingetreten ist (vgl. Abb. 204).

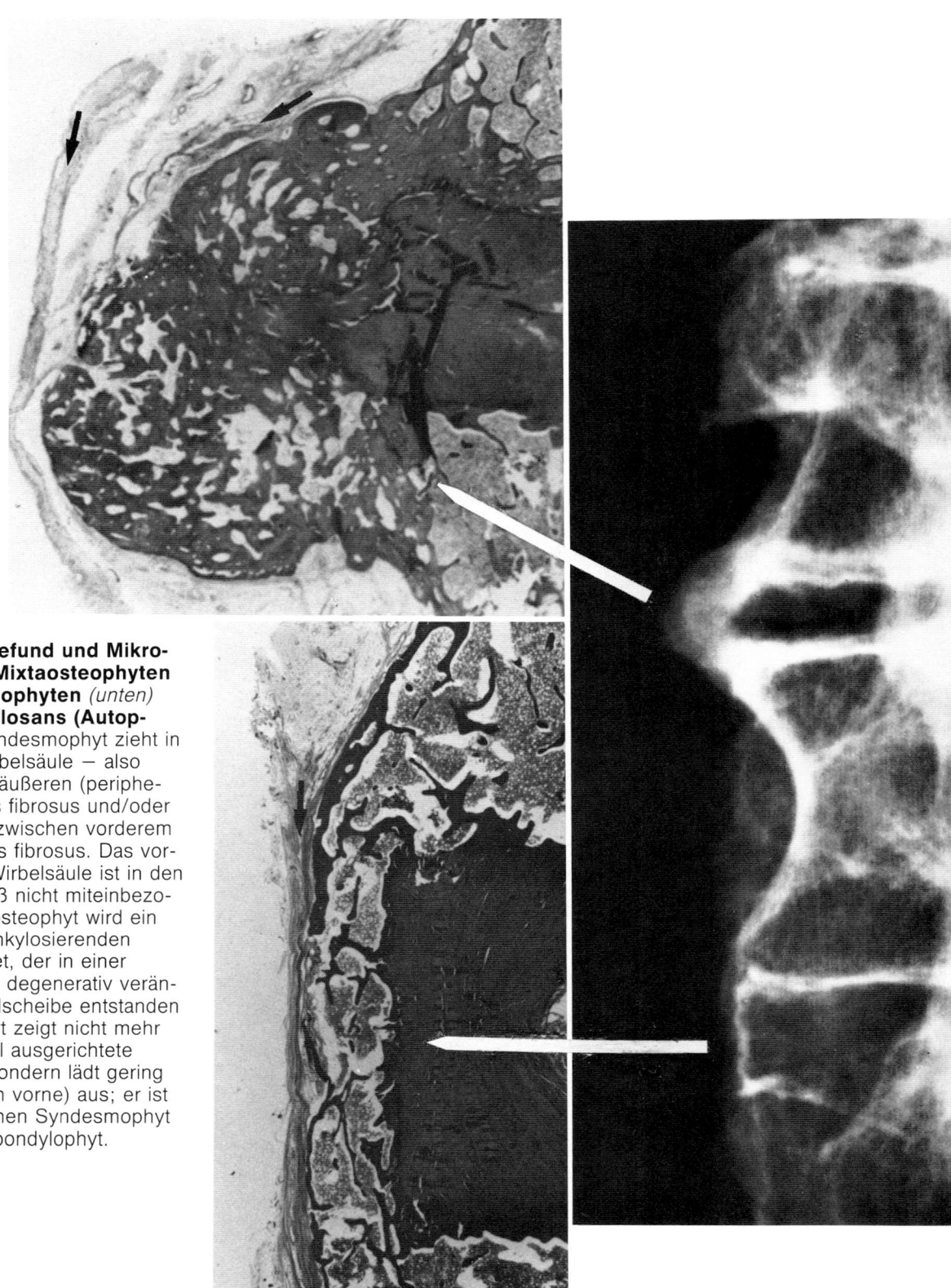

Abb. 207 **Röntgenbefund und Mikromorphologie eines Mixtaosteophyten**
(oben) **und Syndesmophyten** *(unten)*
**bei Spondylitis ankylosans (Autop-
siepräparat).** Der Syndesmophyt zieht in
Längsrichtung der Wirbelsäule — also
axial —; er wächst im äußeren (peripheren) Anteil des Anulus fibrosus und/oder
im prädiskalen Raum zwischen vorderem
Längsband und Anulus fibrosus. Das vordere Längsband der Wirbelsäule ist in den
Verknöcherungsprozeß nicht miteinbezo-
gen (➞). Als Mixtaosteophyt wird ein
Syndesmophyt (der ankylosierenden
Spondylitis) bezeichnet, der in einer
schon vorher (zufällig) degenerativ veränderten Zwischenwirbelscheibe entstanden
ist. Der Mixtaosteophyt zeigt nicht mehr
die ausschließlich axial ausgerichtete
Wachstumstendenz, sondern lädt gering
nach lateral (oder nach vorne) aus; er ist
eine Mischform zwischen Syndesmophyt
und degenerativem Spondylophyt.

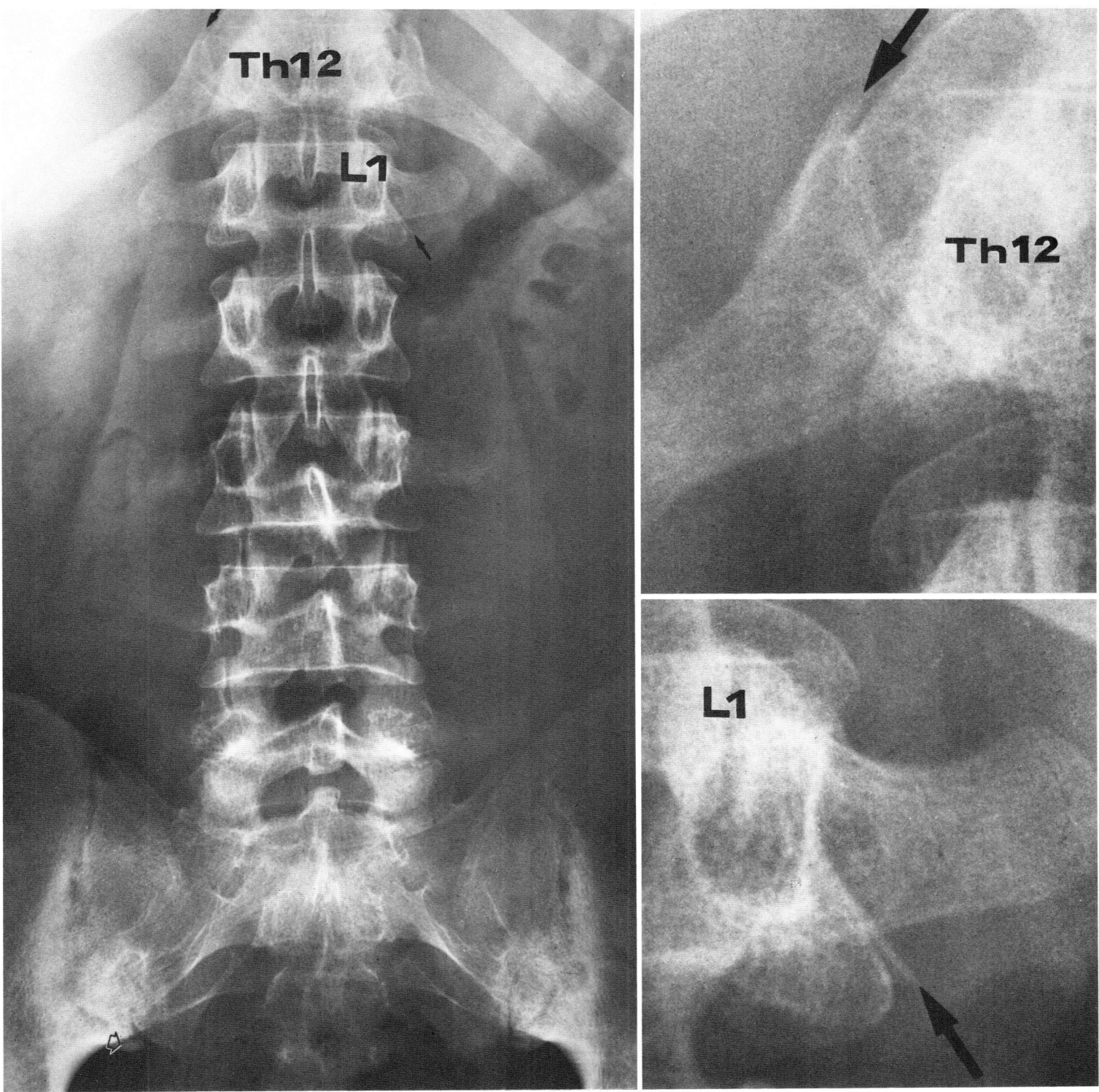

Abb. 208 **Spondylitis ankylosans mit beiderseitiger Sakroiliitis und Röntgenfrühzeichen im thorakolumbalen Übergang** (➞, beginnende Kapselossifikation am 12. Kostovertebralgelenk rechts, zarter prädiskaler Syndesmophyt L 1 links, s. die Ausschnittvergrößerungen). Der Pfeil (⇨) weist auf eine Kapselossifikation am rechten Sakroiliakalgelenk, die sowohl im Rahmen des „bunten" Sakroiliakalbildes als auch bei sakroiliakalen Überlastungsschäden auftritt (vgl. Legende Abb. 184).

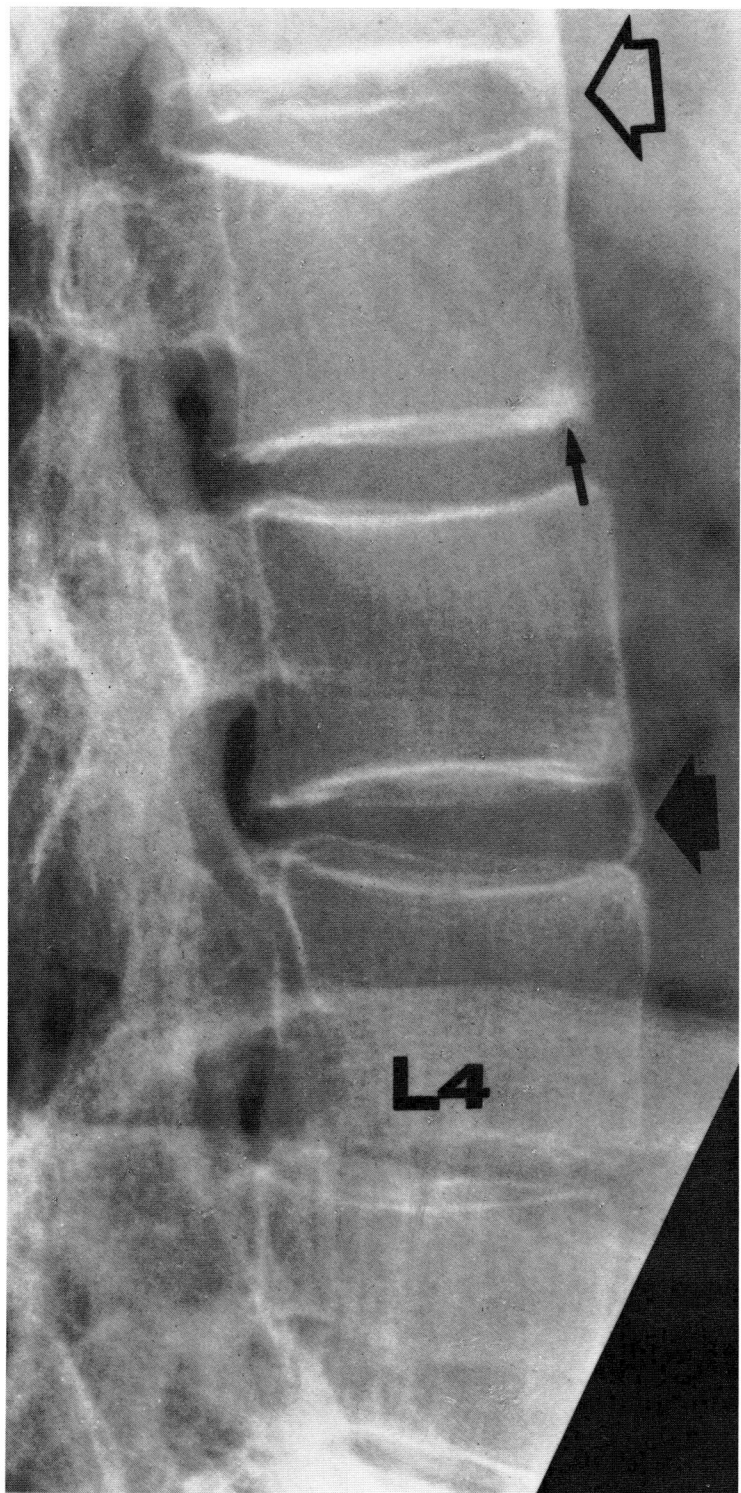

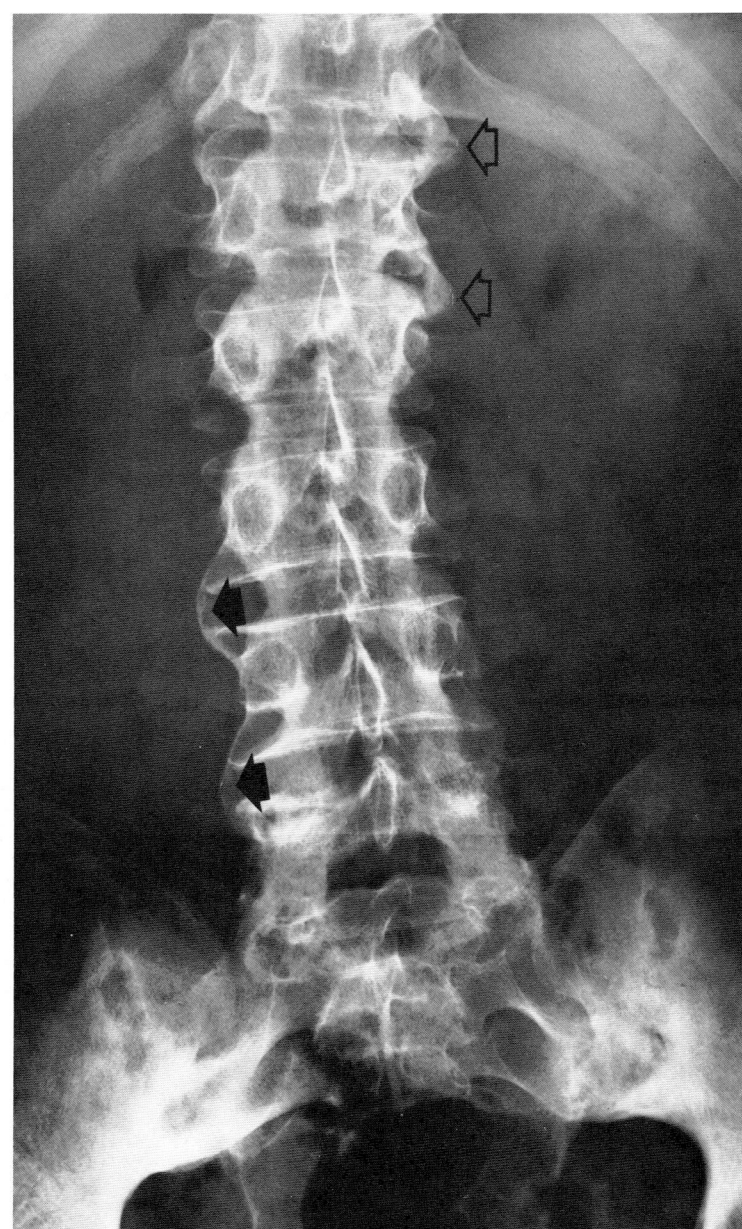

Abb. 210 **Spondylitis ankylosans mit Syndesmophyten (➡)**
und Mixtaosteophyten, d. h. Syndesmophytenwachstum in
schon vorher zufällig degenerativ veränderten Disci intervertebrales und deshalb nicht mehr in so harmonischer, in Längsrichtung der Wirbelsäule ausgerichteter Form (⇨).

Abb. 209 **Syndesmophytenröntgenmorphologie bei fortge-**
schrittener Spondylitis ankylosans. ⇨: Randleistensyndesmo-
phyt. ➡: *prädiskaler* Syndesmophyt (zwischen vorderem Längsband und äußerem Diskusrand). ➝: diskrete Spondylitis anterior mit perifokaler Sklerose. *L 4:* gleichmäßige Diskusossifika-
tion L 4/5, s.die durchziehenden Trajektorien.

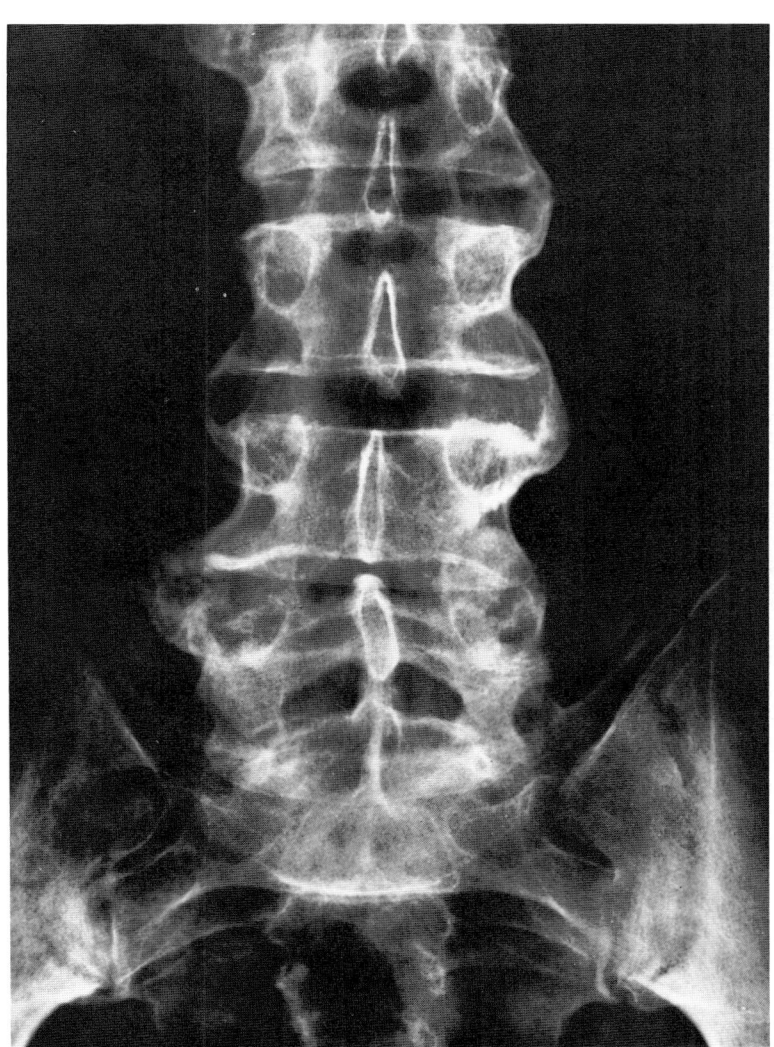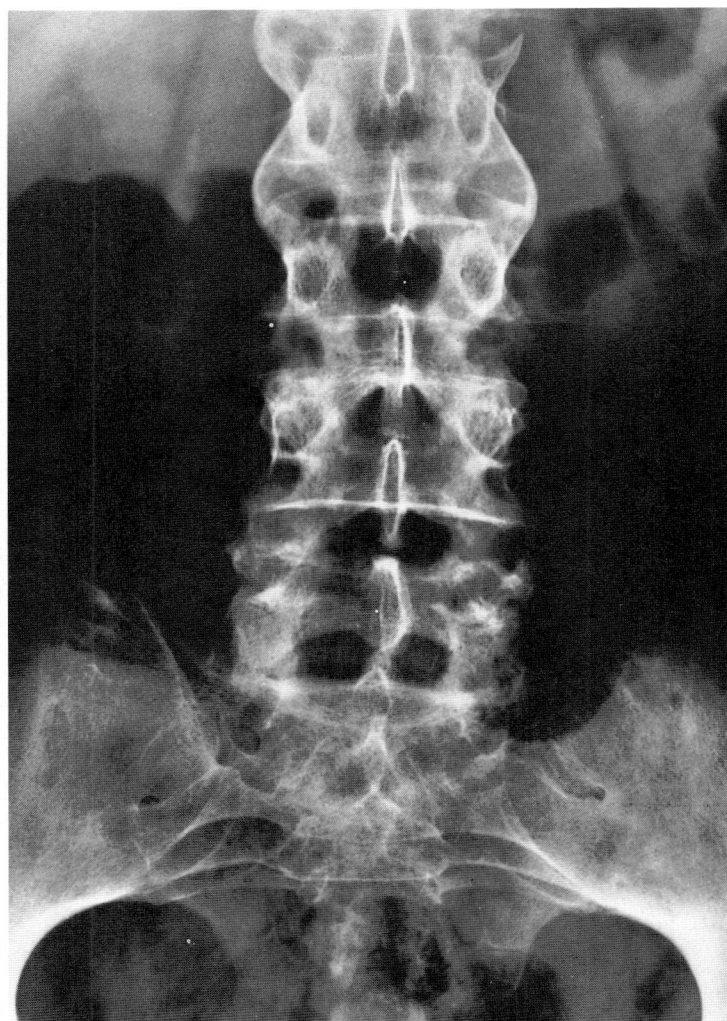

Abb. 211 **Das Syndesmophytenwachstum korreliert nicht streng mit
dem Ausmaß des Sakroiliakalbefalls**
(2 Patienten mit Spondylitis ankylosans,
links ausgeprägte Syndesmophythose bei
mäßig fortgeschrittenen Sakroiliakalveränderungen; *rechts* Sakroiliakalankylose, Syndesmophyten nur an den
oberen Lendenwirbeln.

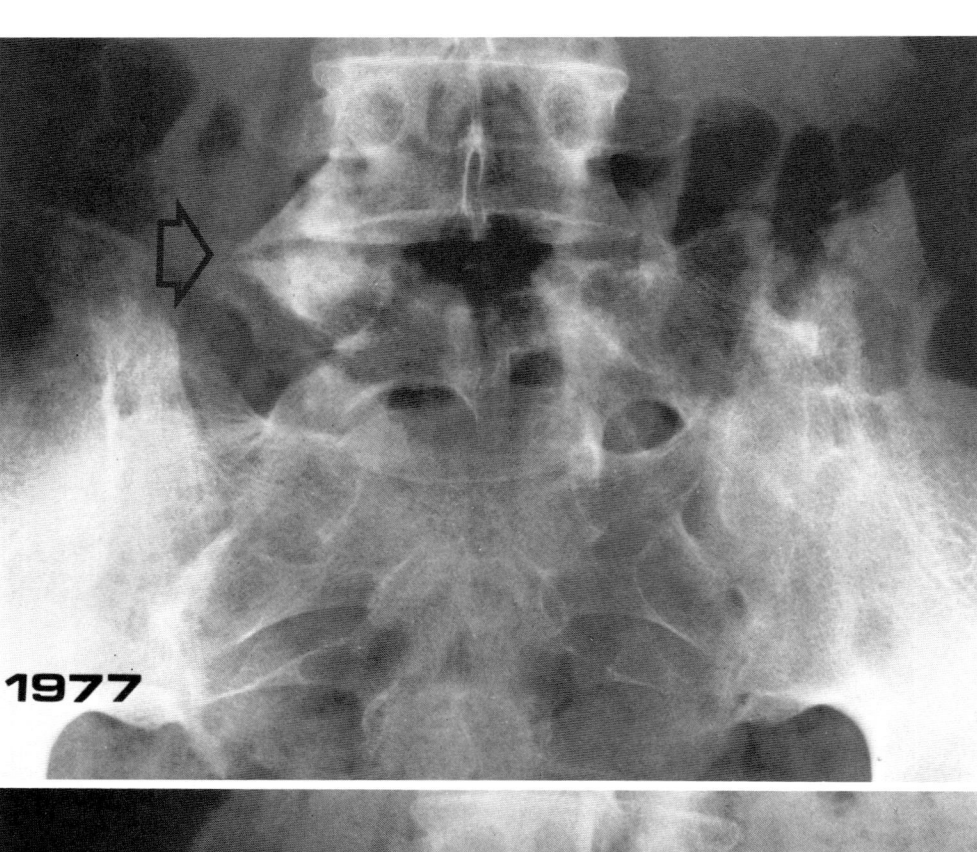

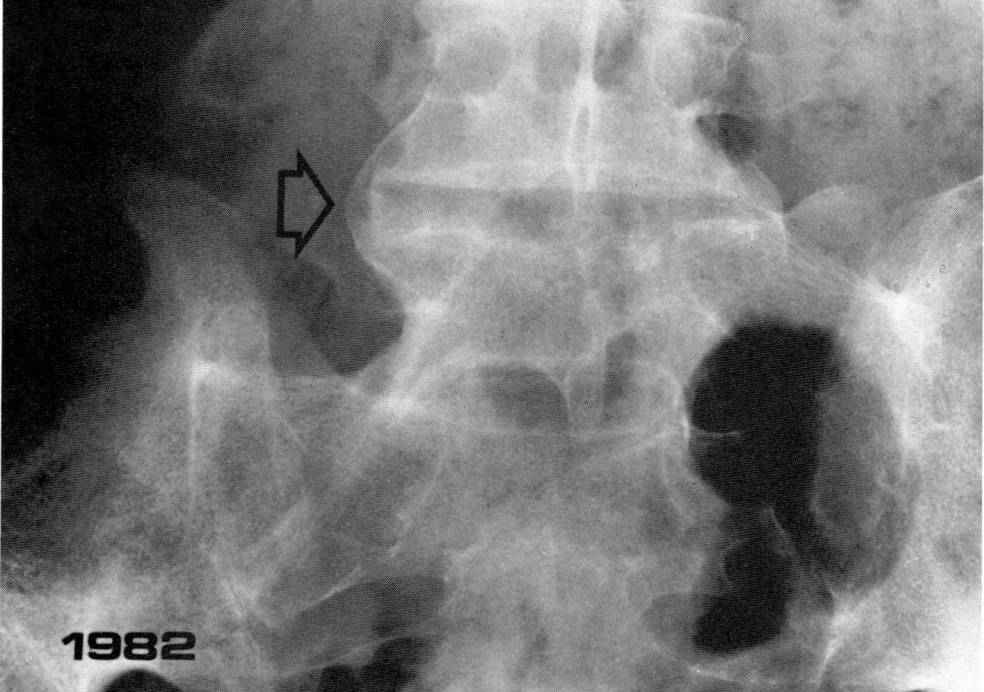

Abb. 212 **Der Umbau eines (degenerativen) Spondylophyten zum Syndesmophyten** (▷) **zeigt die offenbar genetisch präformierte „imperative" Formgebung zum Syndesmophyten an.**

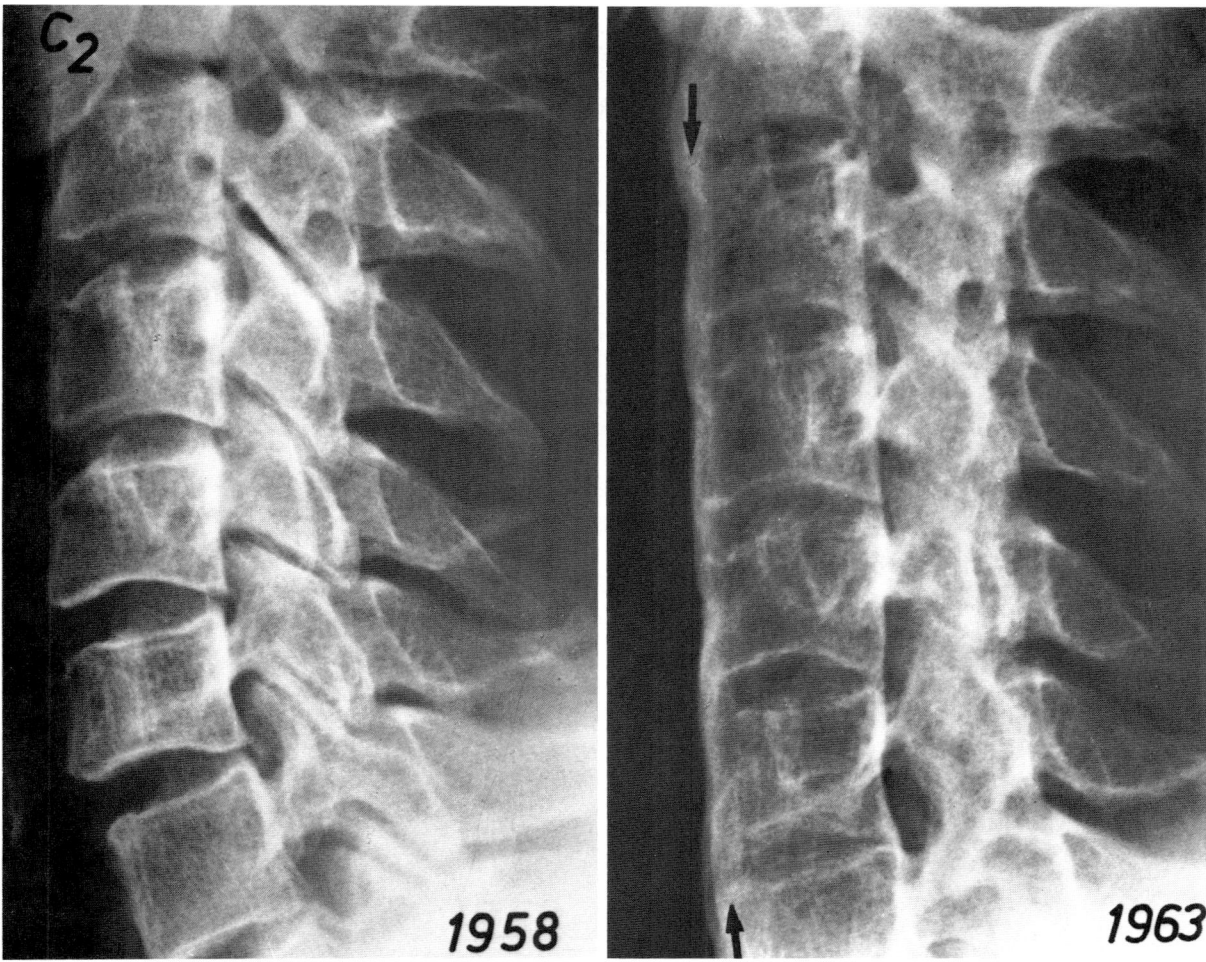

Abb. 213 **Schnelle Progredienz der Halswirbelsäulenbe-
funde (Syndesmophyten, Verknöcherung der Interverte-
bralgelenke) bei Spondylitis ankylosans.** Die Halswirbelsäule erscheint 1963 in einen Röhrenknochen umgewandelt (s. die „Kortikalis" – zwischen den Pfeilen [➔] – an den Vorderkon-turen von Disci und Wirbeln).

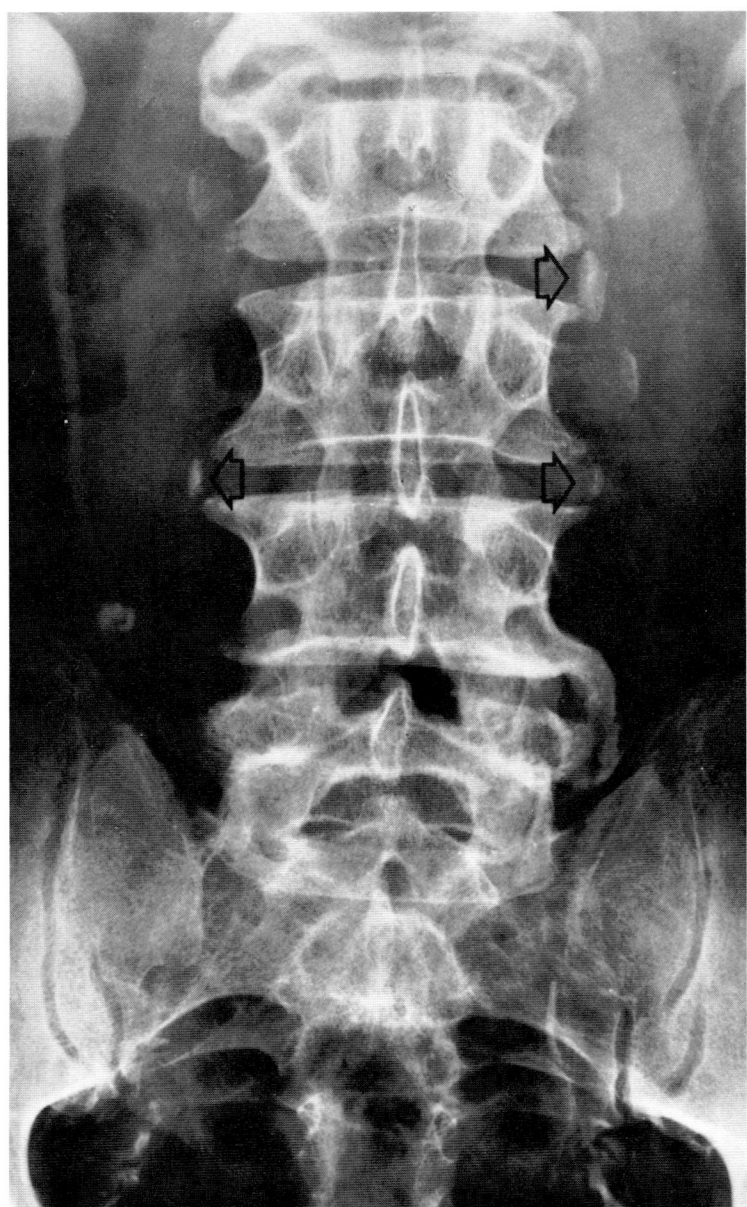
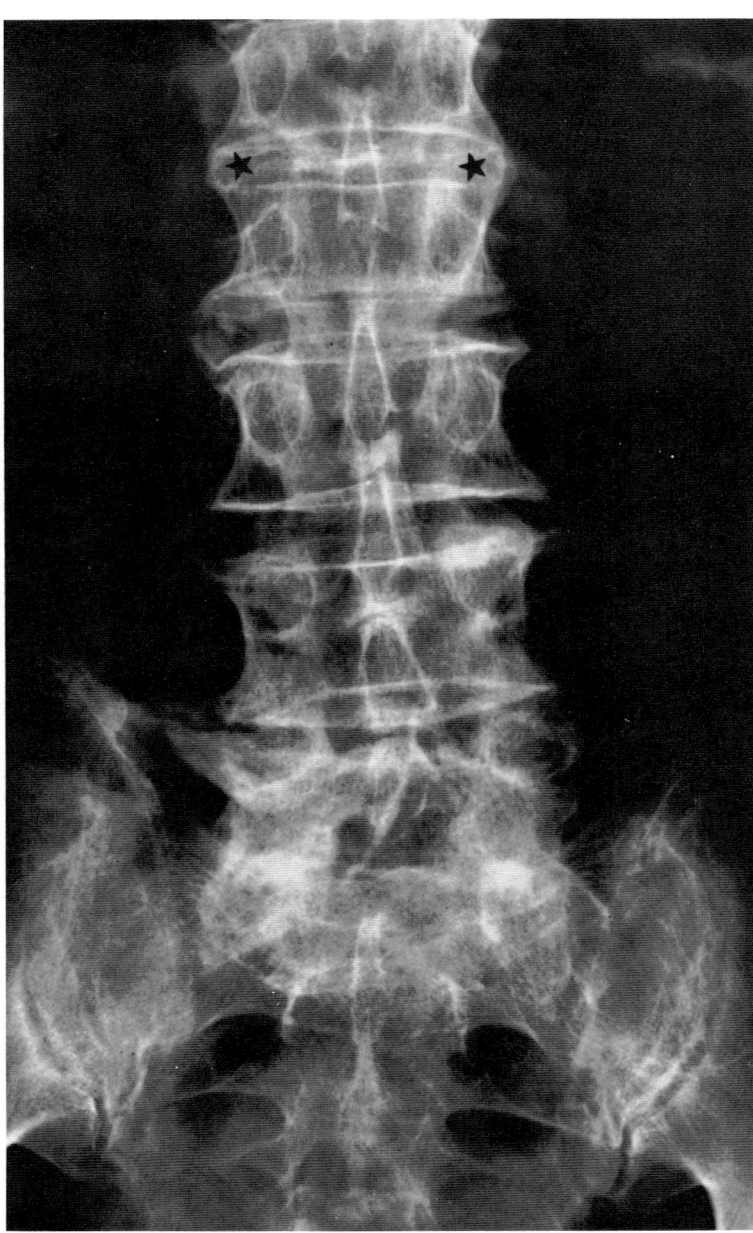

Abb. 214 Spondylosis deformans lumbalis mit spondylotischen Schaltknochen (▷, *links*). Der degenerative Spondylophyt wächst zunächst nach lateral (oder nach vorne) und setzt erst dann sein Wachstum nach kaudal oder kranial fort („Henkelform"). *Rechts* im Bild ebenfalls degenerative Diskopathien mit Spondylophyten. Im Bewegungssegment L 1/2 haben die Intervertebralspangen jedoch (zufällig) Syndesmophytenform angenommen (★). *Merke:* Ein Syndesmophyt macht ohne Sakroiliitis noch keine Spondylitis ankylosans!

Abb. 215 Synopsis verschiedener ▷ **Intervertebralosteophyten.**
A: hyperostotische Spondylophyten der Spondylosis hyperostotica an der Brustwirbelsäule.
B: Spondylosis hyperostotica an der Lendenwirbelsäule.
C: singulärer Reparationsosteophyt Jahre nach Sturz von einer hohen Leiter (▷). Reparationsosteophyten werden Intervertebralosteophyten genannt, die eine reparative Funktion haben, also durch irgendwelche Ursachen (Trauma, Entzündung usw.) zerstörtes Gewebe ersetzen. Sie passen ihre Form der jeweiligen morphologischen Situation an, sind also pleomorphe Gebilde (zur einheitlichen Terminologie der Vertebralosteophyten s. Anmerkung[21]).

Abb. 216 Spielarten der Spondylosis- ▷ **hyperostotica-Röntgenmorphologie an der Brustwirbelsäule.** Die Erfahrung zeigt, daß Patienten mit Spondylosis hyperostotica um so häufiger an Diabetes mellitus leiden, je früher sich der Wirbelsäulenbefund manifestiert (s. die Spondylosis hyperostotica bei einem 46jährigen Diabetiker).

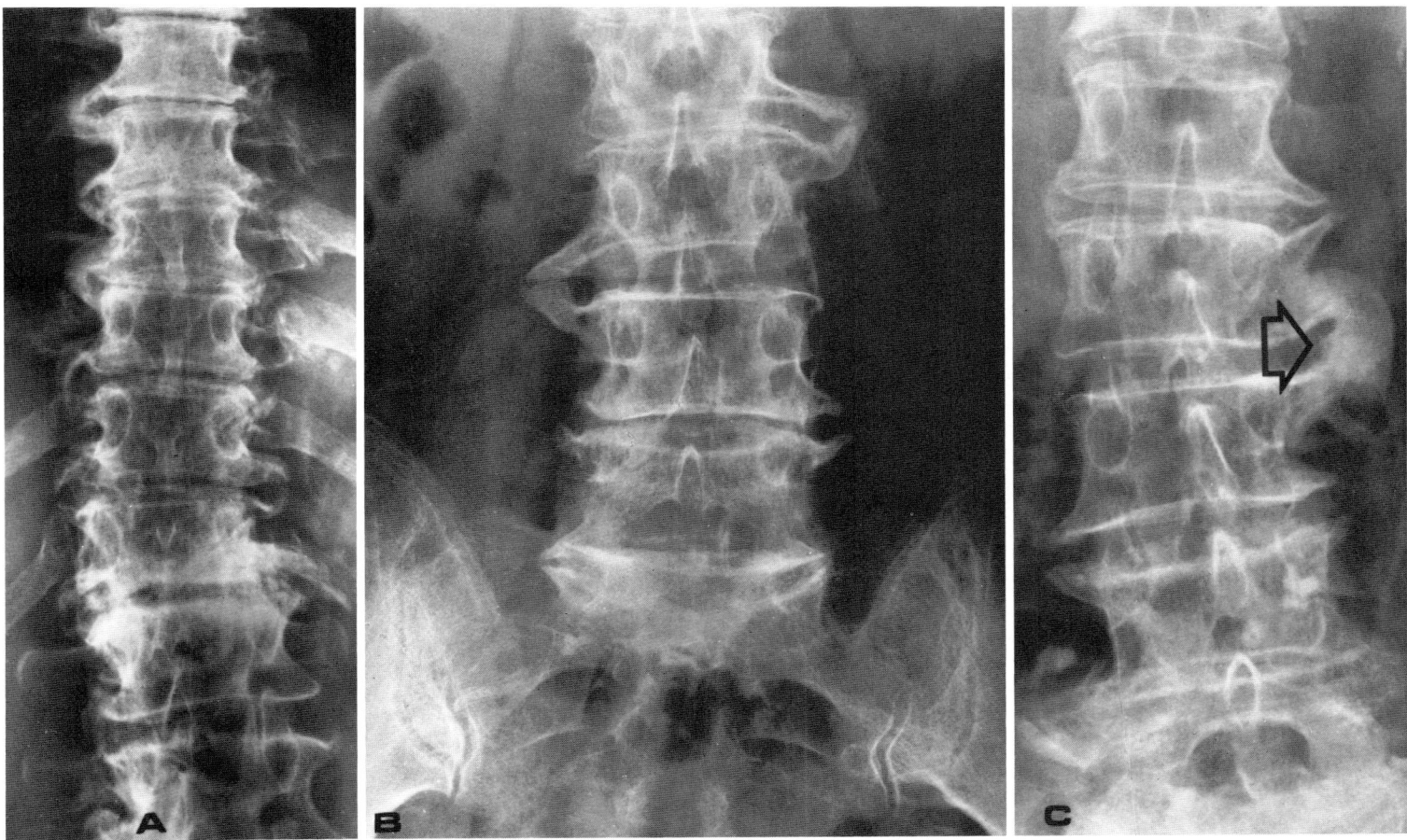

215

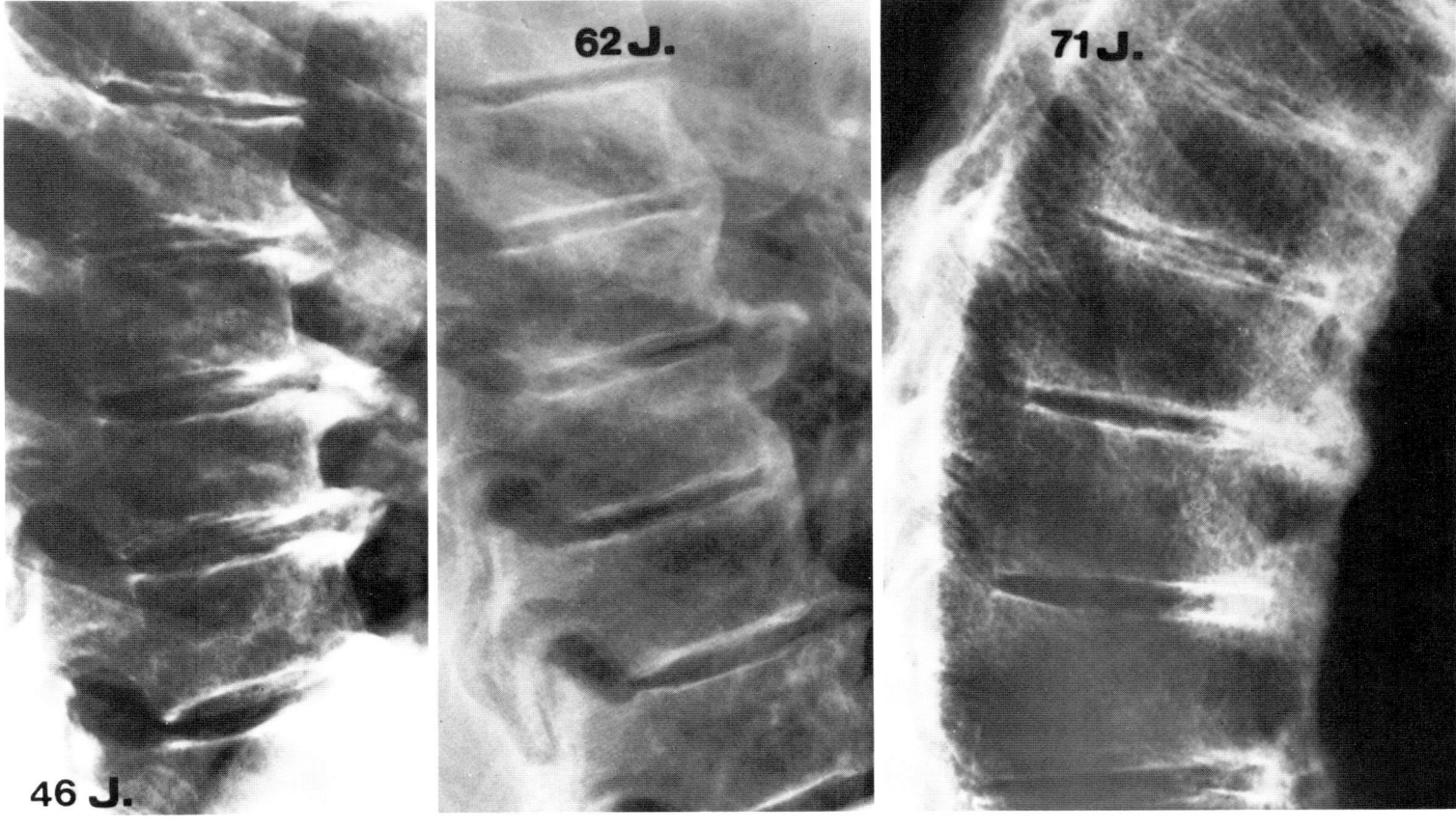

216

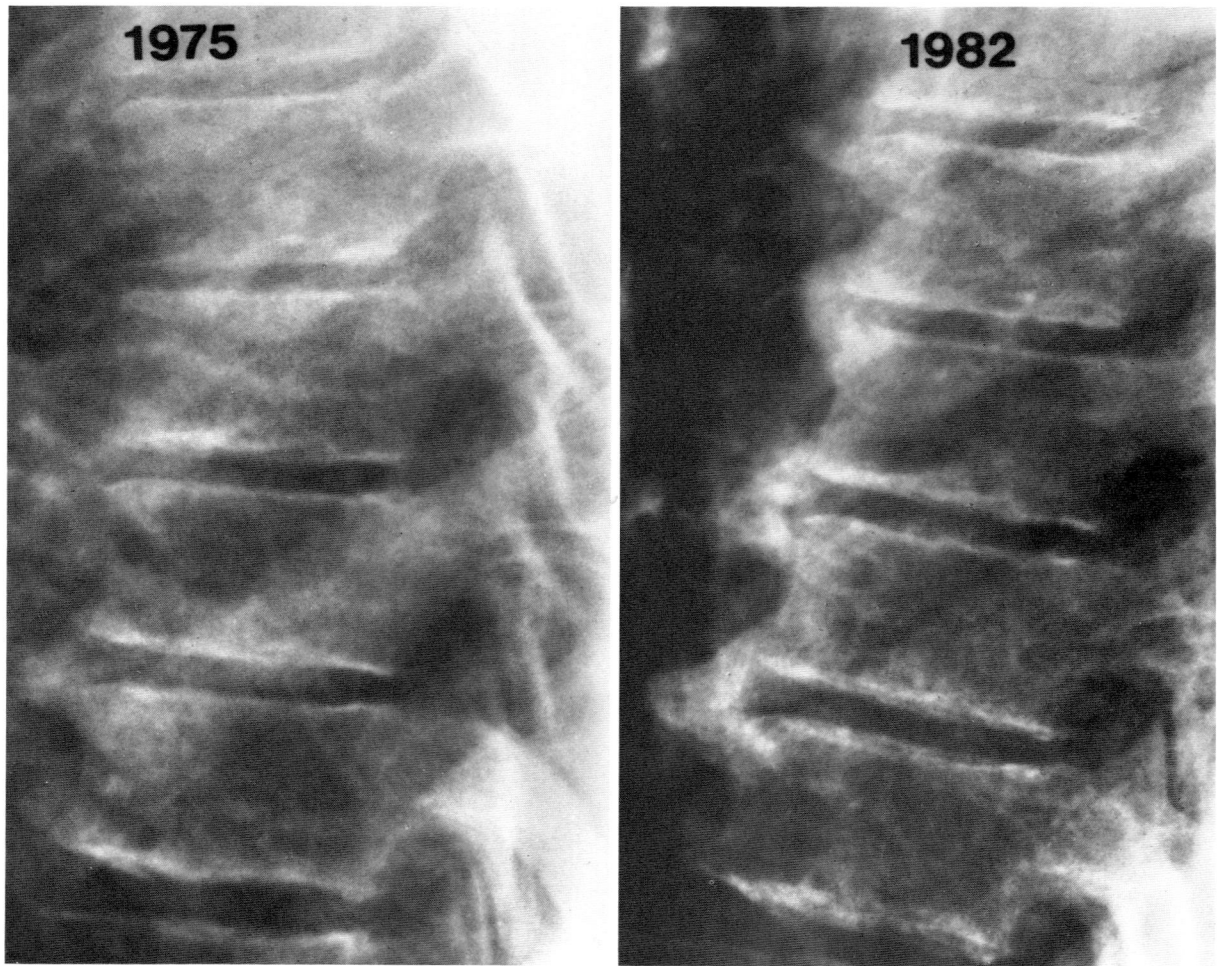

Abb. 217   **Entwicklung der Spondylosis hyperostotica an der Brustwirbelsäule.**

**Abb. 218   Pathologische Brustwirbel-
säulenkyphose bei ankylosierender
Spondylitis.** Vgl. diesen Röntgenaspekt
mit dem Bild bei Spondylosis hyperostotica in Abb. 216 u. 217.

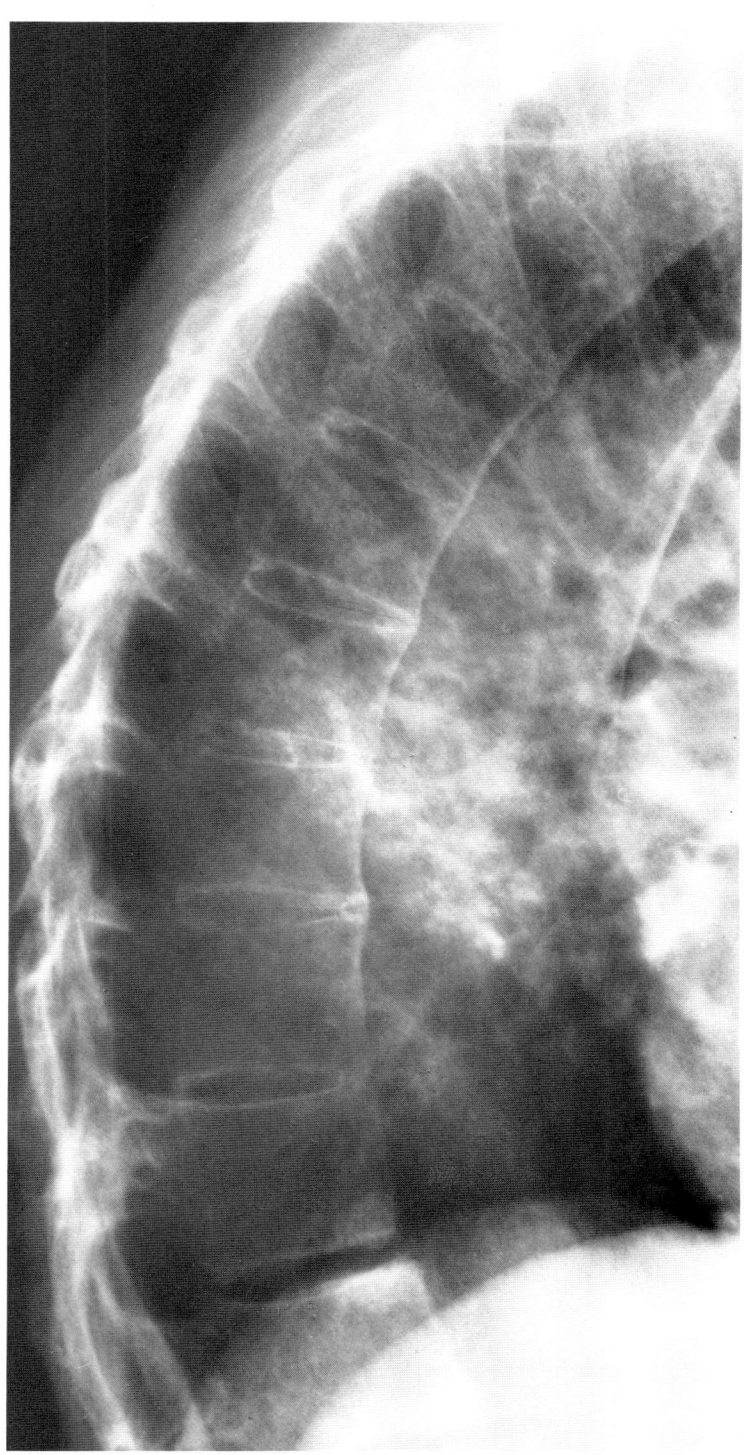

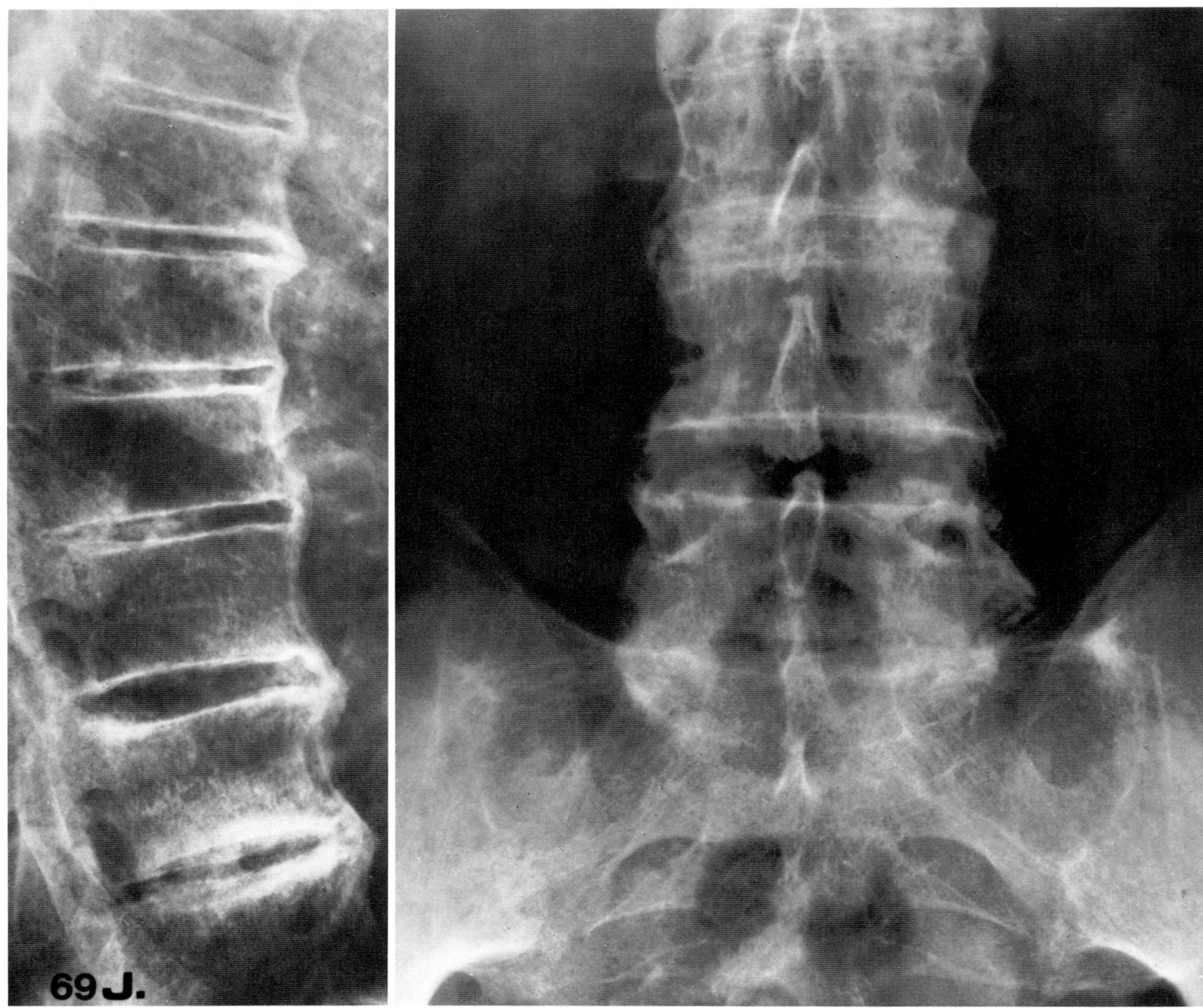

Abb. 219 **Die Röntgendifferentialdiagnose muß bei diesem 69jährigen Patienten zwischen (seniler) Spondylitis ankylosans bei gleichzeitiger „osteoplastischer Diathese"** (s. Legende Abb. 226) **und Spondylosis hyperostotica mit (häufiger) Verknöcherung der vorderen sakroiliakalen Gelenkkapsel und ihrer Verstärkungsbänder gestellt werden.** Ohne Berücksichtigung klinischer Daten (Entzündungsserologie, HLA-B27-Antigen, extravertebrale Manifestationen der ankylosierenden Spondylitis) ist dies nicht möglich.

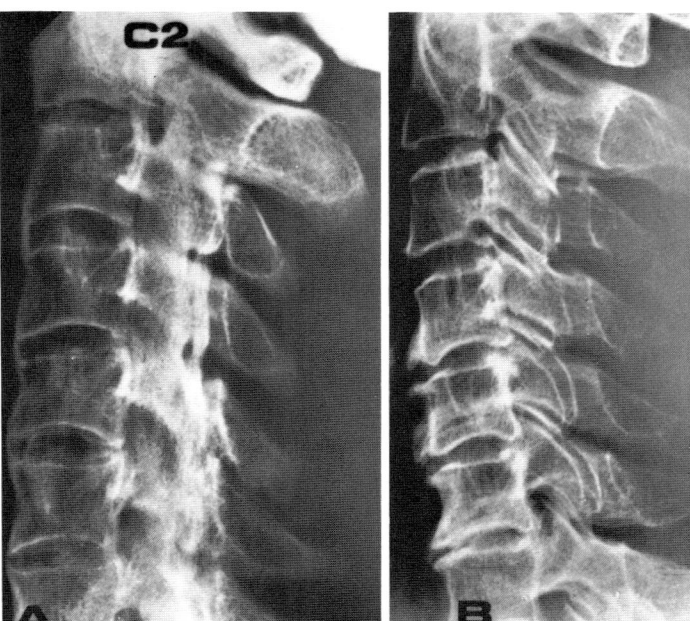

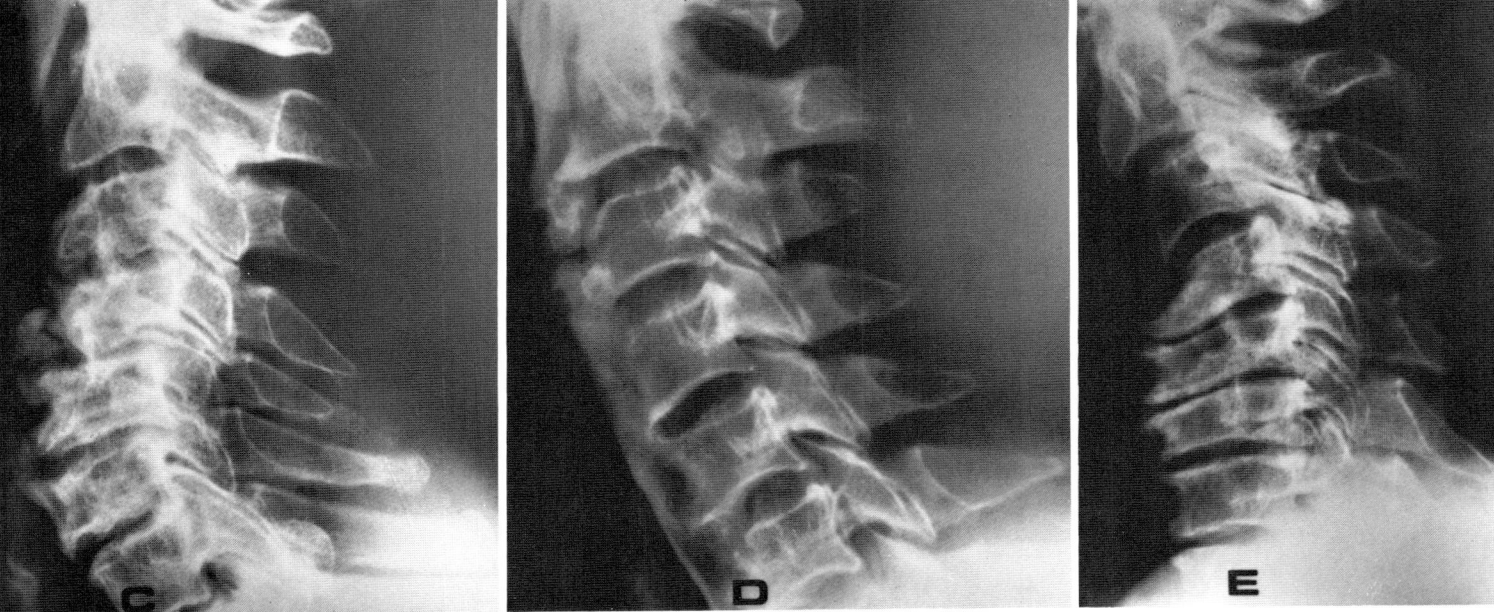

Abb. 220 **Röntgenmorphologische Synopsis von zervikalen Syndesmophyten** (A), **Osteochondrosis intervertebralis (C 4/5, C 5/6, C 6/7)** (B), **Spondylosis hyperostotica** (C, D), **Osteochondrose** (E, Differentialdiagnose gegenüber der vertebralen Akromegalie: der ventrale Knochenanbau bei der Osteochondrose läuft der Diskushöhenabnahme parallel; bei der Akromegalie bleibt die normale Diskushöhe entweder erhalten oder der Diskus ist sogar höher als normal).

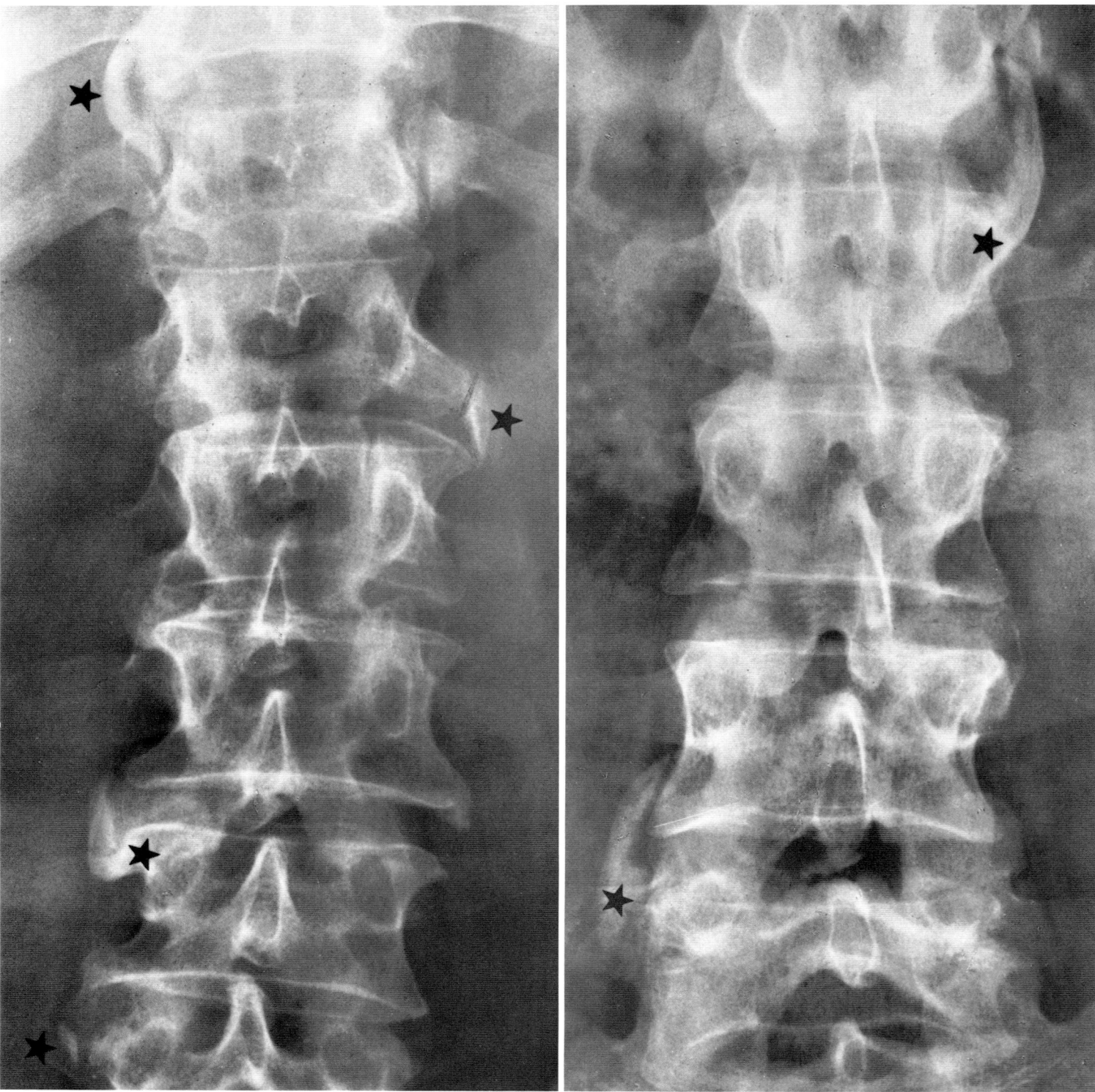

Abb. 221 **Lumbale und thorakolum-bale Parasyndesmophyten (★) beim Reiter-Syndrom oder Spondylitis psoriatica.** Außer der charakteristischen „Stierhornform" sind auch „paradiskale Ossikel" entstanden. (*Röntgendifferentialdiagnose* gegenüber dem spondylotischen, also degenerativen Schaltknochen [Abb. 214] ist ohne gleichzeitige „Stierhornform" nicht möglich). „Paradiskale Ossikel" und spondylotische Schaltknochen haben keinen knöchernen Kontakt mit den benachbarten Wirbeln; die Stier-

hornform der Parasyndesmophyten (vgl. Abb. 297 u. 298) setzt nur an einem Wirbelkörper fest an.

Abb. 222–225 **Varianten des lumbalen „Bambusstabs" bei Spondylitis
ankylosans.**

Abb. 222 **Typischer „Bambusstab"
nach etwa 18jähriger Krankheits-
dauer.**

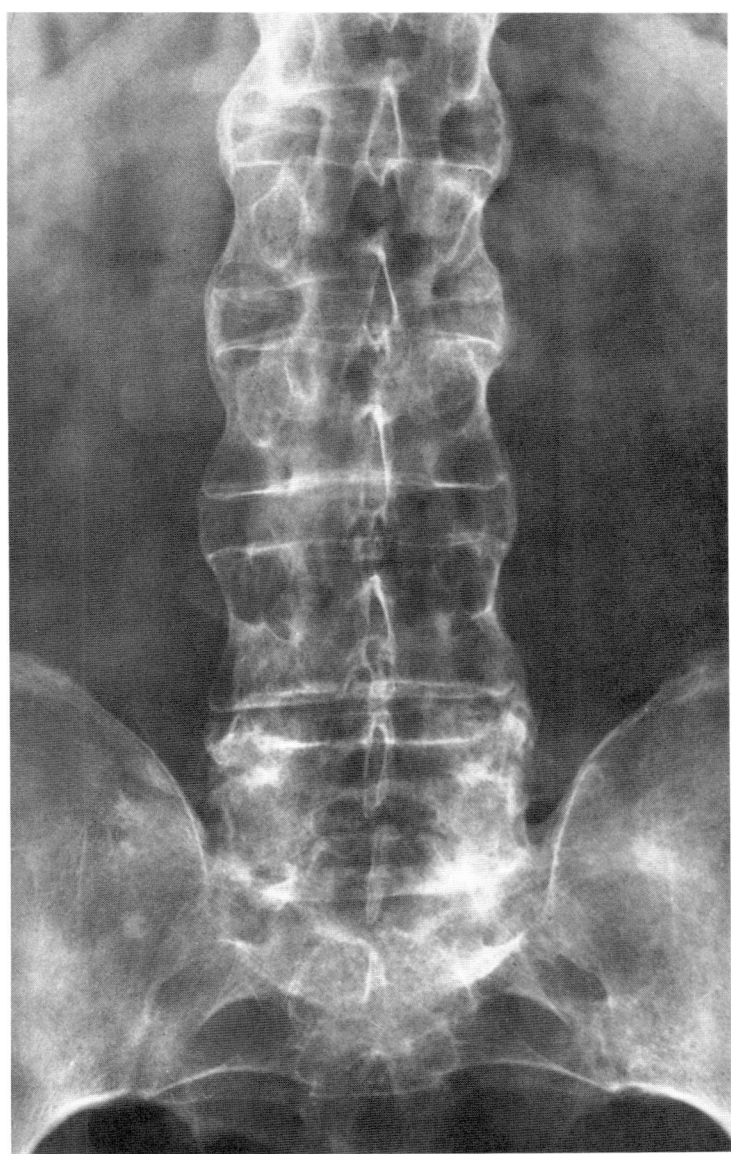

222

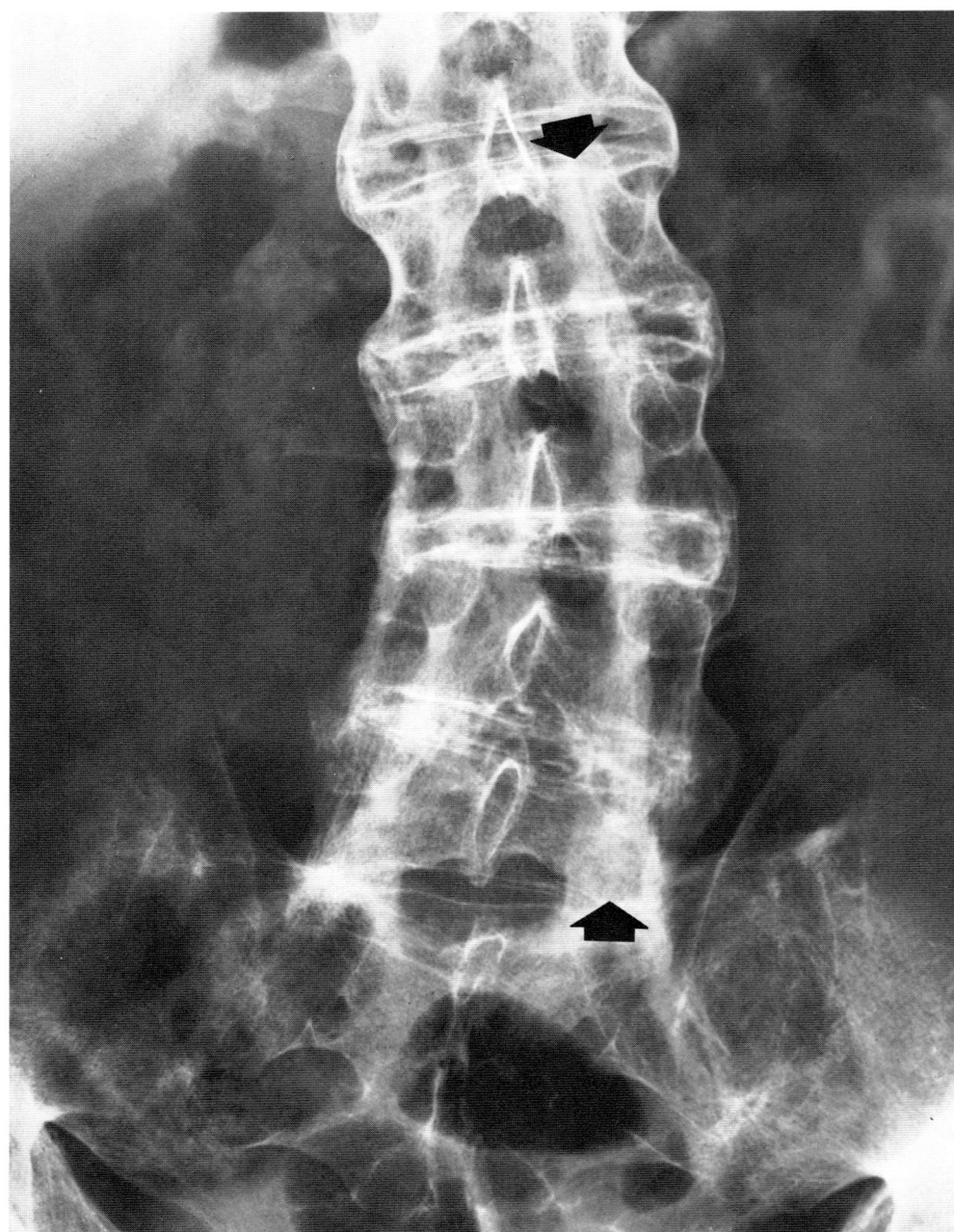

Abb. 223   **„Bambusstab" bei Lumbal-
skoliose.** Besonders auf der Konvexseite
ist neben den Syndesmophyten die Ossifikation der intervertebralen Gelenke und
der Ligg. flava zu erkennen (➡).

Abb. 224 **Variante des lumbalen „Bambusstabs", bei der Syndesmophyten, Verknöcherung der Intervertebralgelenke und Ligg. flava sowie Inter- und Supraspinalbandossifikation zur Versteifung beitragen.**

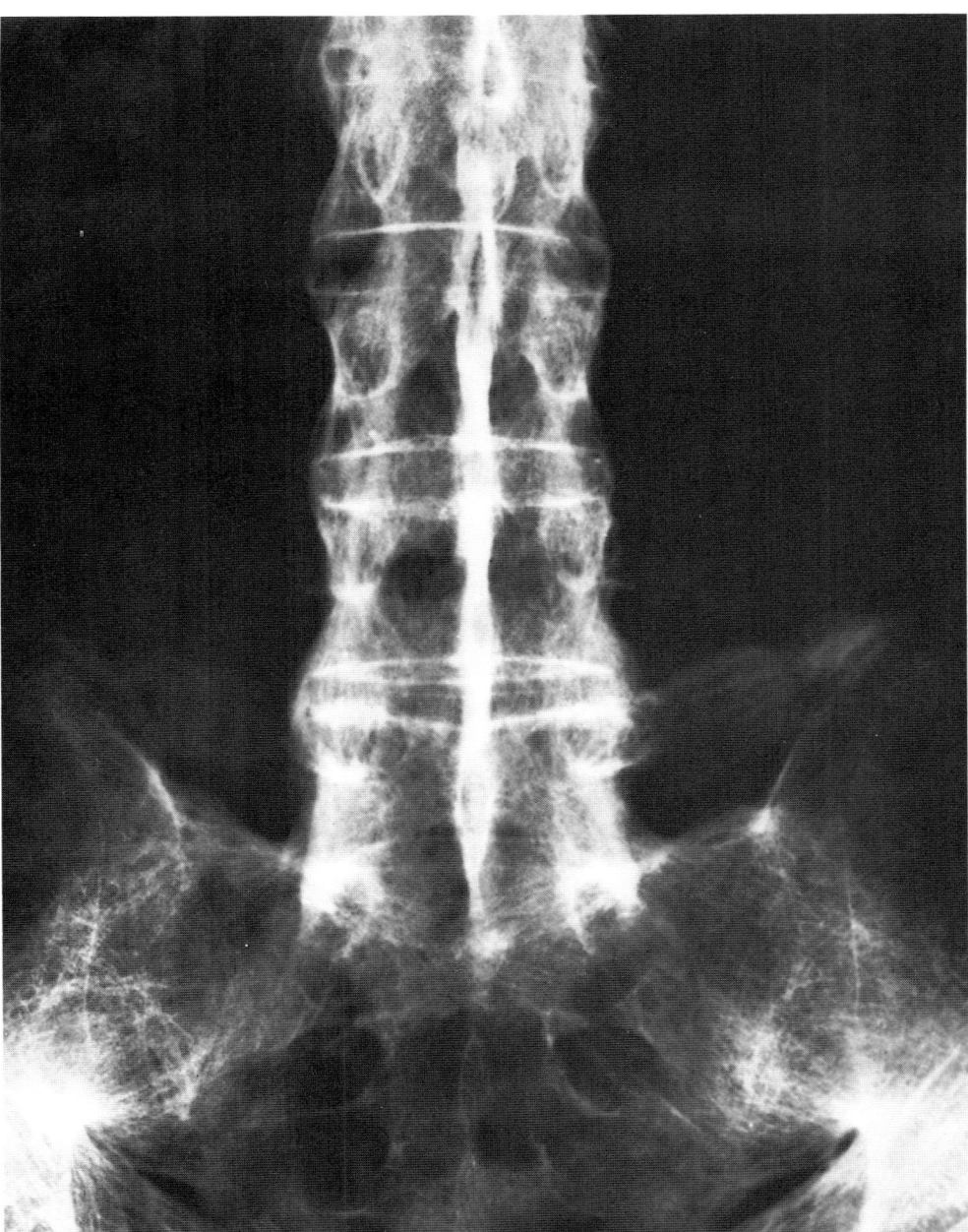

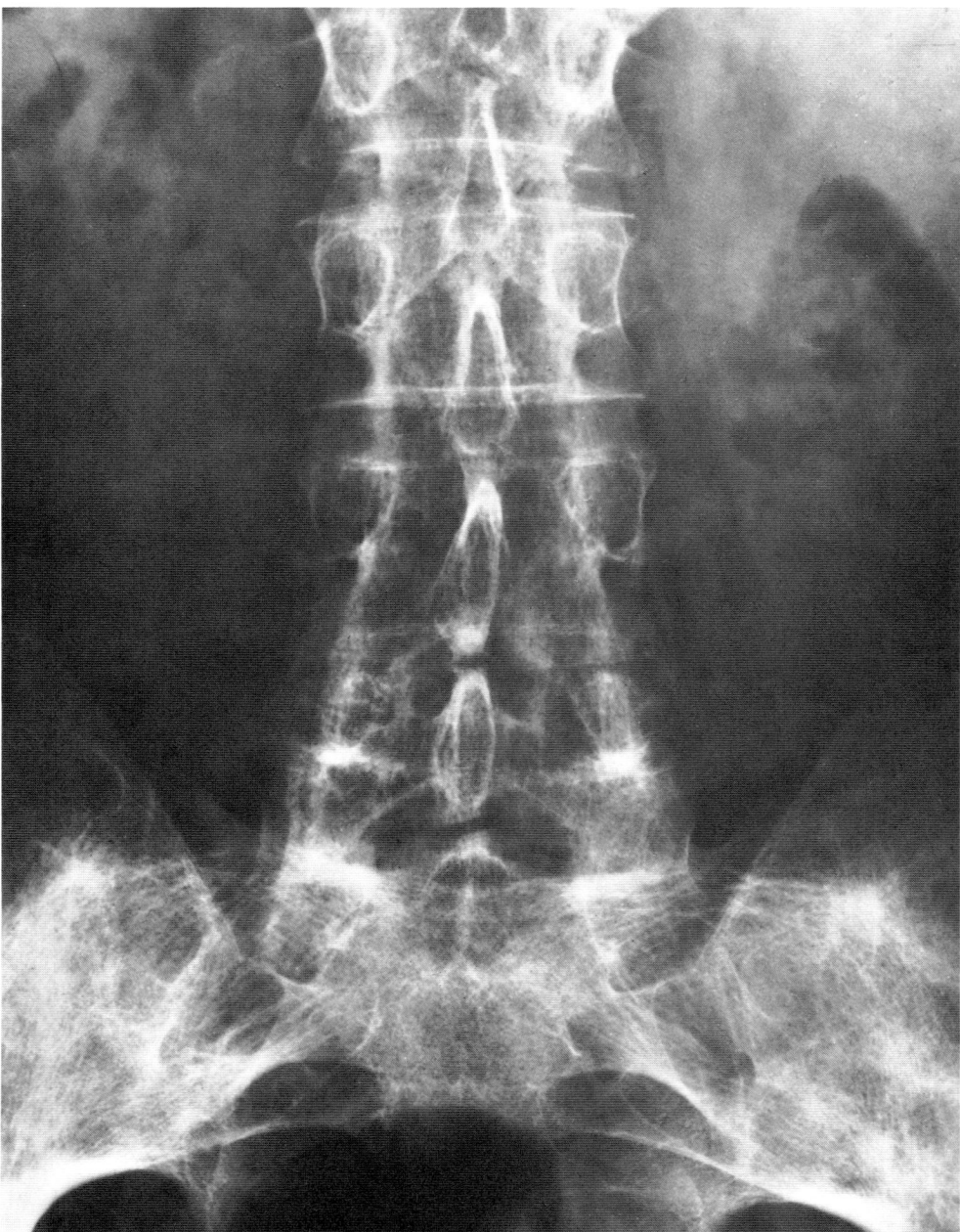

Abb. 225 Wirbelsäulenversteifung durch Ossifikation der Intervertebralgelenke und der Ligg. flava („Trambahnschienenaspekt"). Die ankylosierende Spondylitis begann bei diesem Patienten vor dem 16. Lebensjahr und manifestierte sich im Verlauf an der Wirbelsäule. Der lumbale Wirbelsäulenbefall erfolgte noch vor dem 20. Lebensjahr; deshalb sind keine Syndesmophyten gewachsen (s. S. 263).

Abb. 226 **Die Spondylosis hyperostotica (Synonyma: ankylosierende Hyperostose der Wirbelsäule, diffuse idiopathische Skeletthyperostose, Zuckergußwirbelsäule, Forestiersche Krankheit) — charakterisiert durch die (mächtigen) hyperostotischen Spondylophyten** (s. links oben) — **geht auf eine konstitutionelle Neigung des Organismus — osteoplastische Diathese — zurück, straffes, fibröses Bindegewebe (Bänder, Gelenkkapseln, Sehnen) überschießend zu verknöchern.** Dieser Verknöcherungsprozeß erfaßt häufig auch die vordere sakroiliakale Gelenkkapsel und ihre Verstärkungsbänder (s. das Computertomogramm), wodurch auf Übersichtsaufnahmen der Sakroiliakalspalt mehr oder weniger ausgelöscht erscheinen kann. Die röntgenologische Differentialdiagnose ist dann gegenüber der seltenen erst präsenil oder senil einsetzenden Spondylitis ankylosans zu stellen. Dabei gelten folgende Überlegungen:

1. Im Senium erlischt erfahrungsgemäß diejenige Reaktionsweise, welche bei der Spondylitis ankylosans zum „bunten" Sakroiliakalbild führt. Die knöcherne Versteifung der Sakroiliakalgelenke tritt dann vor allem durch Ossifikation der Sakroiliakalkapsel und ihrer Verstärkungsbänder ein. Syndesmophytenwachstum in altersbedingt degenerativ veränderten Disci führt nicht zur harmonischen, axial ausgerichteten Form dieser Intervertebralspangen der Spondylitis ankylosans, sondern zur Mischform zwischen Syndesmophyt und Spondylophyt — Mixtaosteophyt genannt (vgl. Abb. 207).

2. Ein Patient mit Spondylitis ankylosans kann (zufällig) auch die konstitutionelle Eigenschaft zur osteoplastischen Diathese (s. oben) besitzen. Neben den Röntgenzeichen der ankylosierenden Spondylitis treten dann auch hyperostotische Spondylophyten (an Stelle der Syndesmophyten) auf oder zumindest — besonders an der Brust- und Halswirbelsäule — modifiziert die osteoplastische Diathese das Syndesmophytenwachstum durch Übergreifen der Ossifikation auf das vordere Wirbelsäulenlängsband. Üblicherweise bleibt nämlich das Lig. longitudinale anterius von der Syndesmophytenentstehung unberührt. Der Syndesmophyt wächst im prädiskalen Raum (unter dem Längsband) und/oder im äußeren Teil des Diskus.

Die soeben beschriebenen Erfahrungstatsachen machen es in Einzelfällen unmöglich, die Spondylitis ankylosans von der Spondylosis hyperostotica ausschließlich nach Röntgenbefunden zu unterscheiden. Die klinischen Befunde und anamnestischen Hinweise führen dann zur richtigen Diagnose.

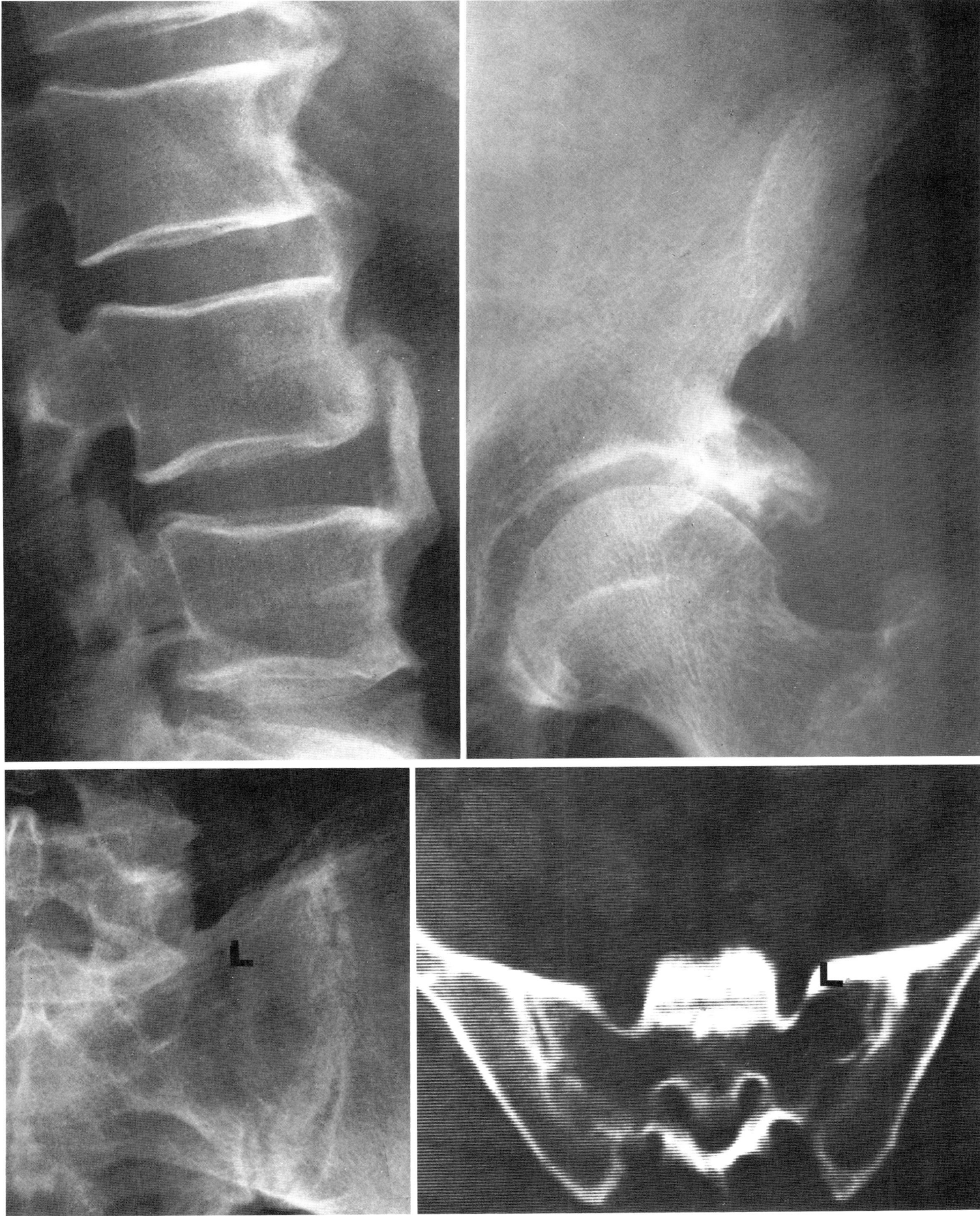

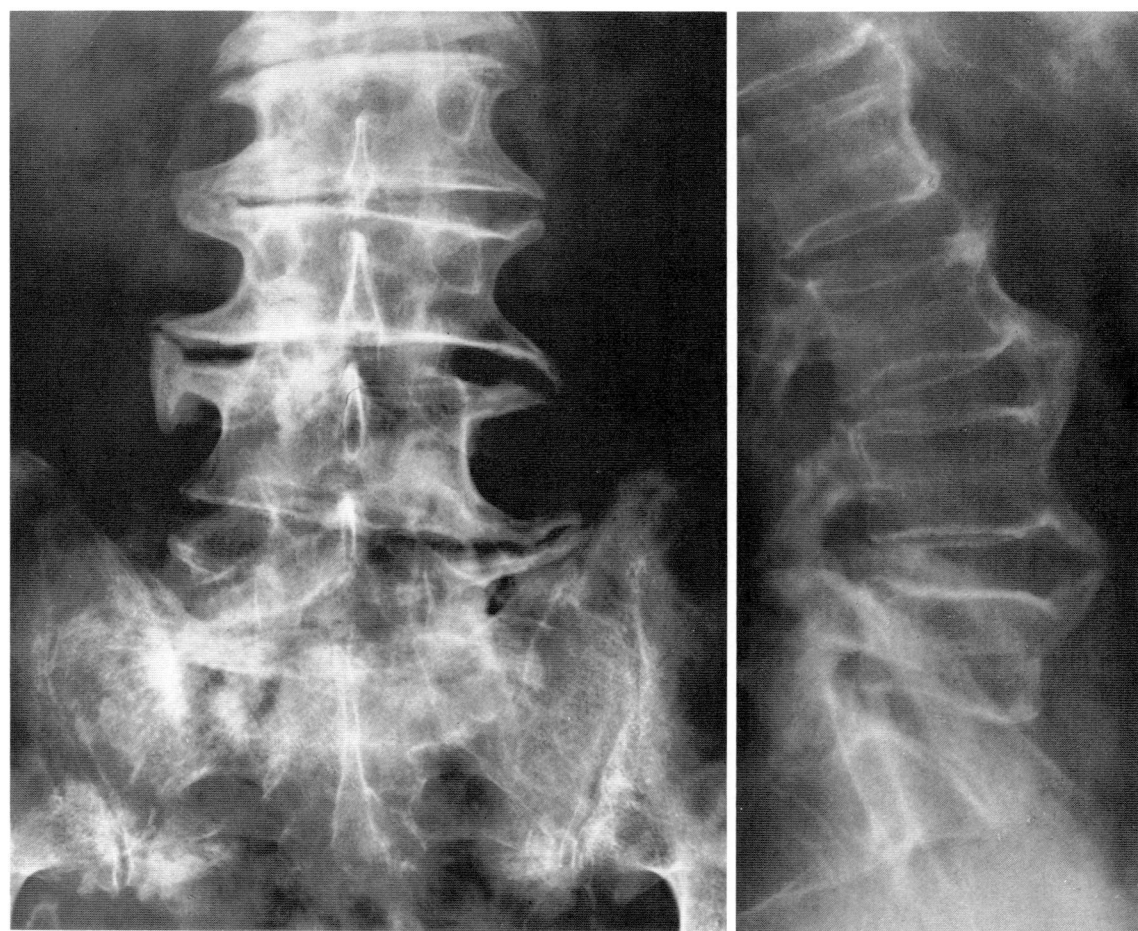

Abb. 227 **Lumbales „Bambusstabäquivalent" der Spondylosis hyperostotica.** Bei der Spondylosis hyperostotica verknöchern nicht nur die äußeren Diskusanteile, sondern auch das vordere Wirbelsäulenlängsband (s. Legende Abb. 226).

Abb. 228 **Gegenüberstellung von Mazerationspräparaten der Spondylitis ankylosans (Sp. a.) und Spondylosis hyperostotica (Sp. hyp.).** Der wichtigste formale Unterschied im makromorphologischen Aspekt beider Erkrankungen ist die überschießende Ossifikation des vorderen Längsbandes der Wirbelsäule bei der Sp. hyp. Die Ossifikation bei der Sp. a. betrifft (von Ausnahmen abgesehen, vgl. Legende Abb. 226) die äußeren Anteile des Anulus fibrosus und das lockere Bindegewebe im prädiskalen Raum. Außerdem verknöchern die Ligg. flava in nennenswertem Ausmaß nur bei der Sp. a. Eine Ossifikation der Gelenkkapsel an den Intervertebralgelenken und der Supra- und Interspinalbänder kommt bei beiden Erkrankungen vor.

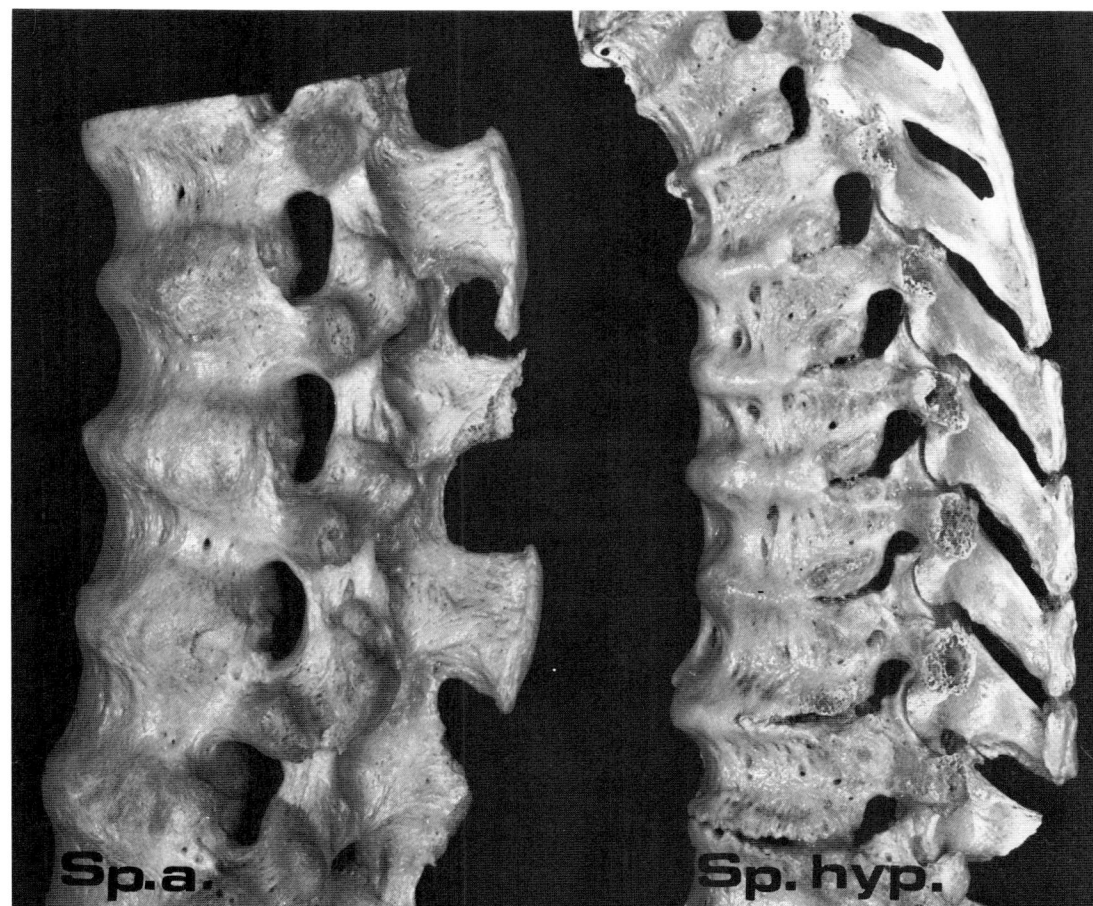

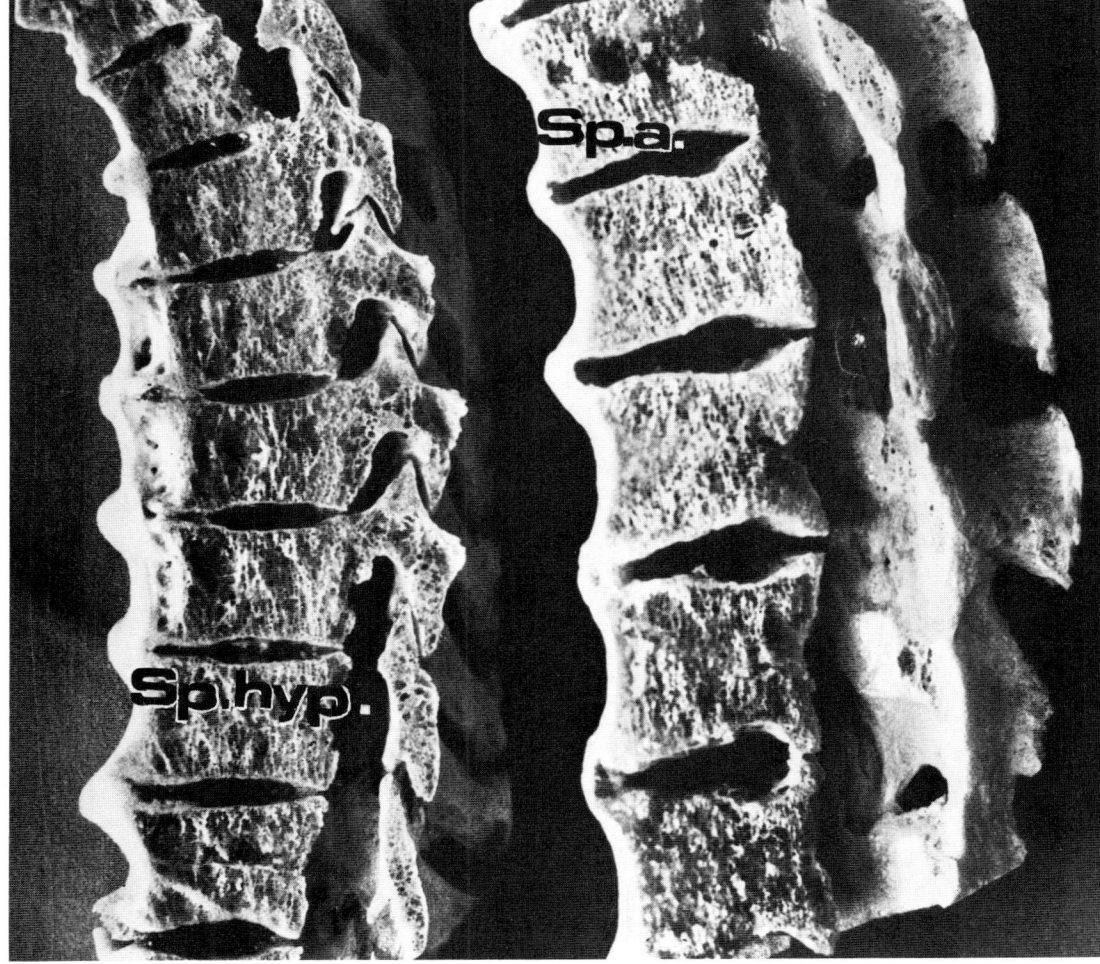

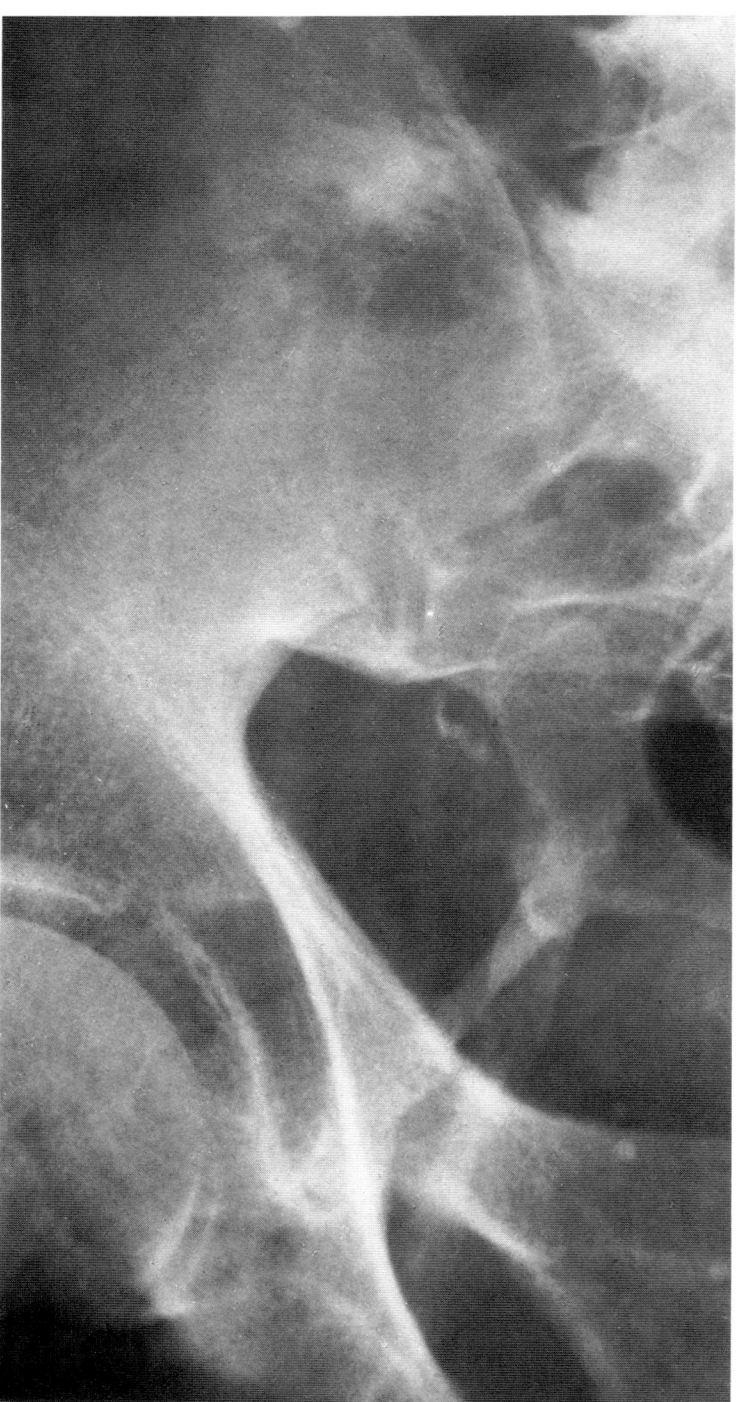

Abb. 229 **Patient mit Spondylosis hyperostotica,** bei dem es durch die konstitutionell bedingte osteoplastische Diathese auch zur Verknöcherung der vorderen sakroiliakalen Gelenkkapsel und ihrer Verstärkungsbänder einschließlich des Lig. iliolumbale sowie der Ligg. sacrospinale et sacrotuberale gekommen ist.

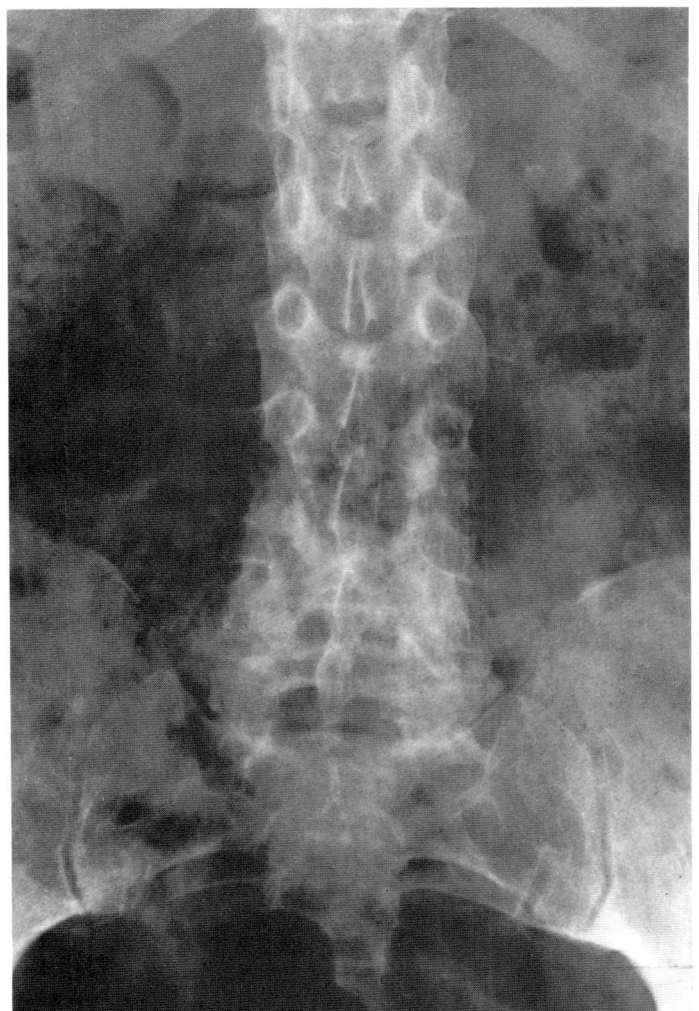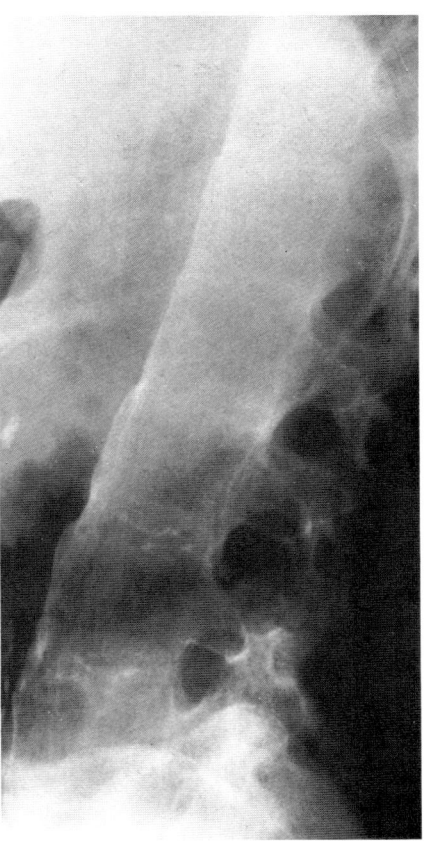

Abb. 230 „**Bambusstab" der Lenden-
und Brustwirbelsäule ohne Sakroiliakalankylose bei Spondylitis migrans;**
(die Sakroiliakalgelenke sind nicht befallen, s. unten). Die Spondylitis migrans ist
ein bakteriell-entzündlicher Prozeß
(mischinfizierter) tuberkulöser oder
unspezifisch-bakterieller Ätiologie, der
sich *unter* dem vorderen und/oder hinteren L g. longitudinale aszendierend und/
oder deszendierend ausbreitet und mehr
oder weniger große Abschnitte der Wirbelsäule knöchern versteift (vgl. unter
Anmerkung[21]). Dabei können sowohl die
Intervertebralgelenke mitergriffen als auch
beide oder nur ein Sakroiliakalgelenk
befallen werden. *Also:* klinische und röntgenologische Differentialdiagnose gegenüber der Spondylitis ankylosans.

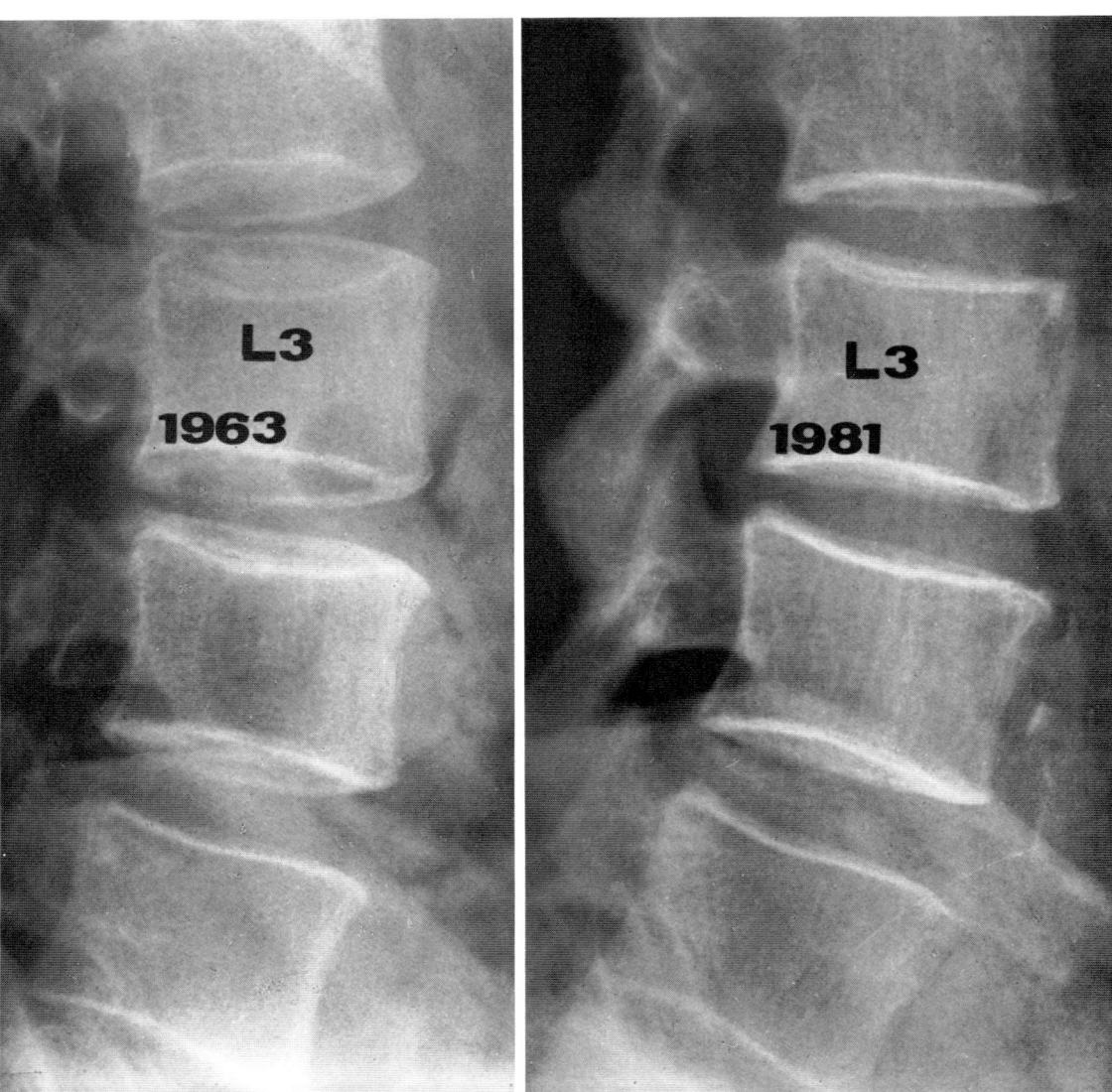

Abb. 231 **Entstehung eines Kastenwirbels L 3 bei ankylosierender Spondylitis.** Die Konkavität der Wirbelvorderkontur wird durch periostale Auflagerung ausgefüllt — zum Kastenwirbel begradigt.

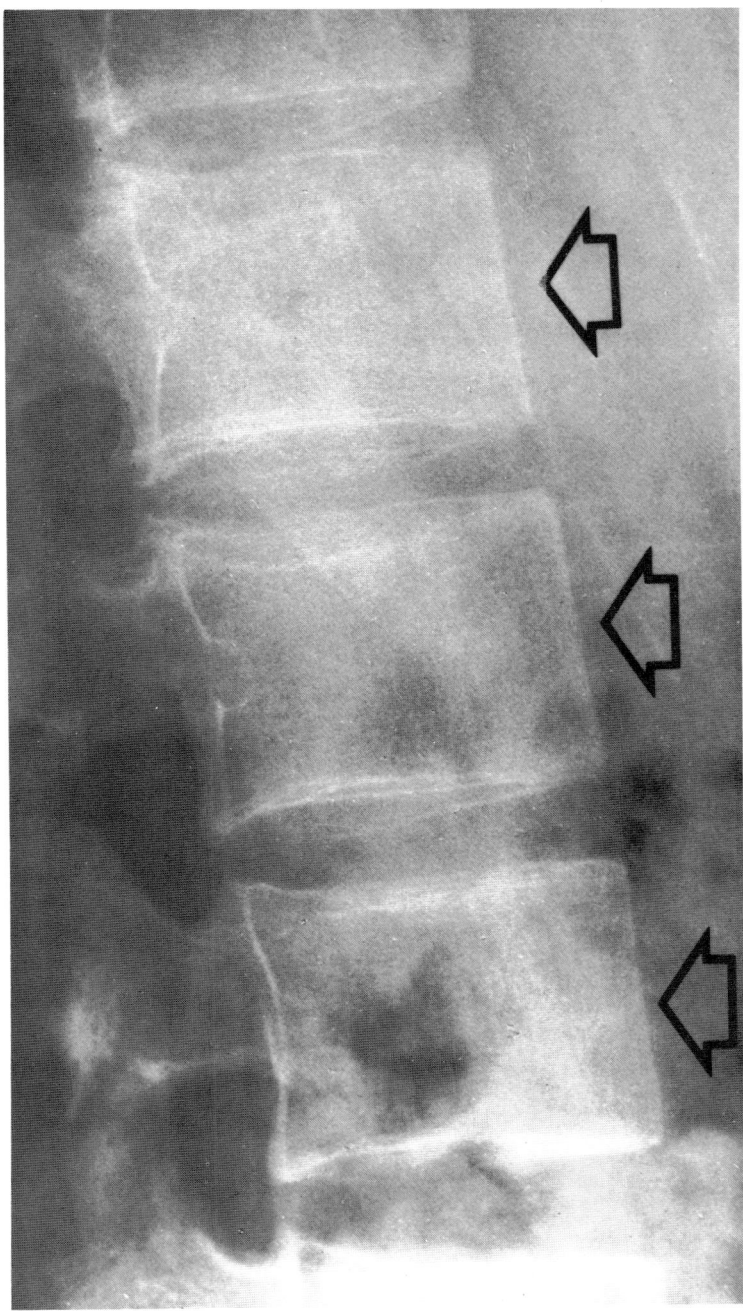

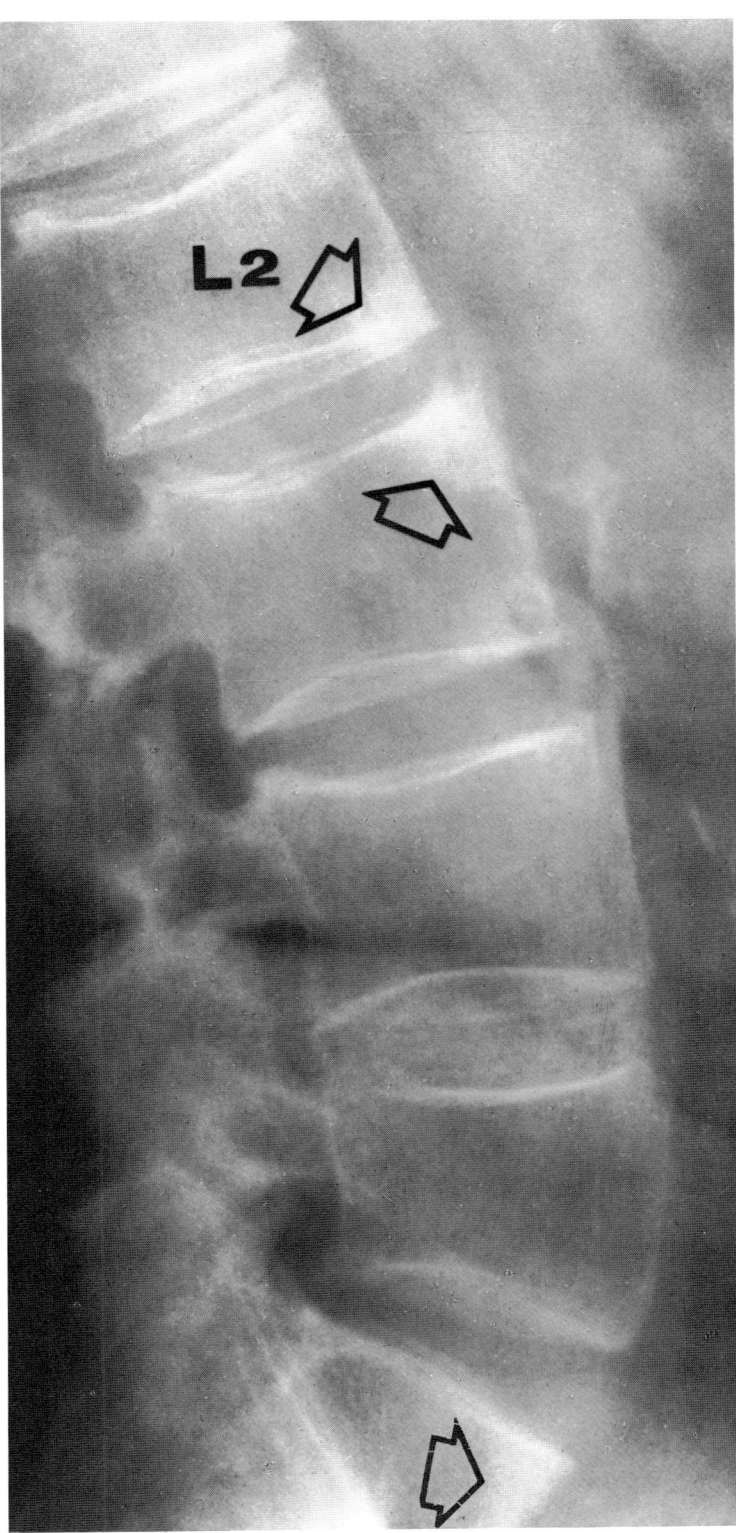

Abb. 232 **Lumbale Kastenwirbel** (▷) **der Spondylitis ankylosans entstehen in diesem Fall durch subperiostalen Knochenschwund an der Wirbelvorderfläche.** Auf diese Weise begradigt sich die Wirbelvorderkontur ebenso wie durch periostale Knochenneubildung, die zu einer „Ausfüllung" der Wirbelkonkavität führt (vgl. Abb. 236 u. 239).

Abb. 233 **Spondylitis ankylosans mit Kastenwirbel L 2–L 4 und Tonnenwirbel L 5. „Glänzende Ecke" L 2, L 3 und S 1** (▷, vgl. Legende Abb. 239), **Syndesmophyten L 2/3, L 3/4, L 4/5.**

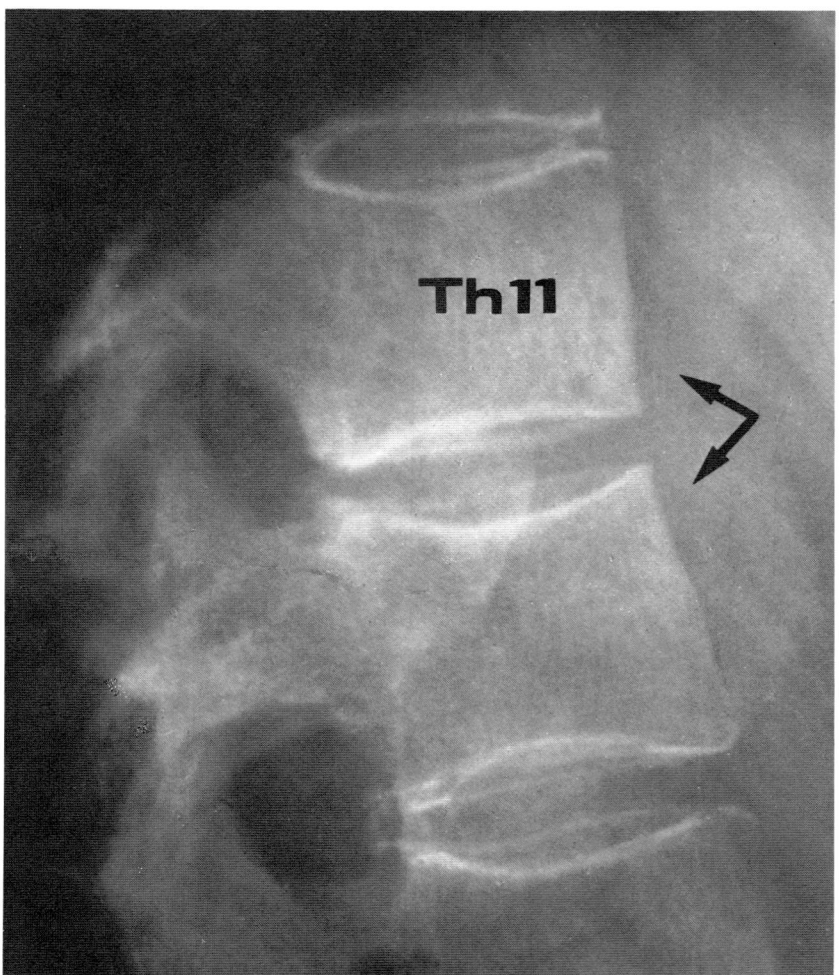

Abb. 234   **Kastenwirbel Th 11 und Th 12 (→) im Verlauf der Spondylitis ankylosans.**

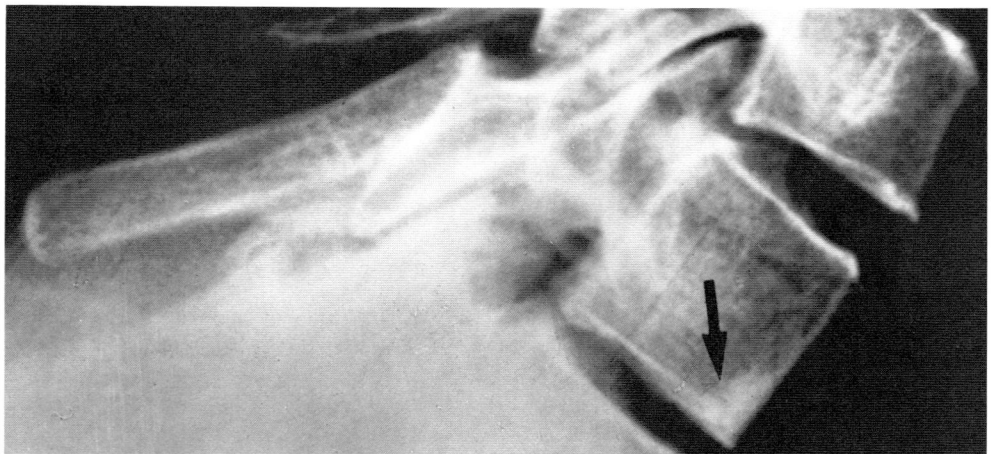

Abb. 235   **Sogenannte glänzende Ecke (→) am 7. Halswirbelkörper bei einem Patienten mit Spondylitis anky-losans.** Darüber hinaus ist der 7. Halswirbel zum Kastenwirbel umgeformt, d. h. er hat eine begradigte Vorderkontur.

Abb. 236 **Kastenwirbelbildung im thorakolumbalen Übergang durch („struppige") Knochenneubildung — „filling in" der englischsprachigen Literatur — an der Wirbelvorderfläche.** Patient mit Spondylitis ankylosans.

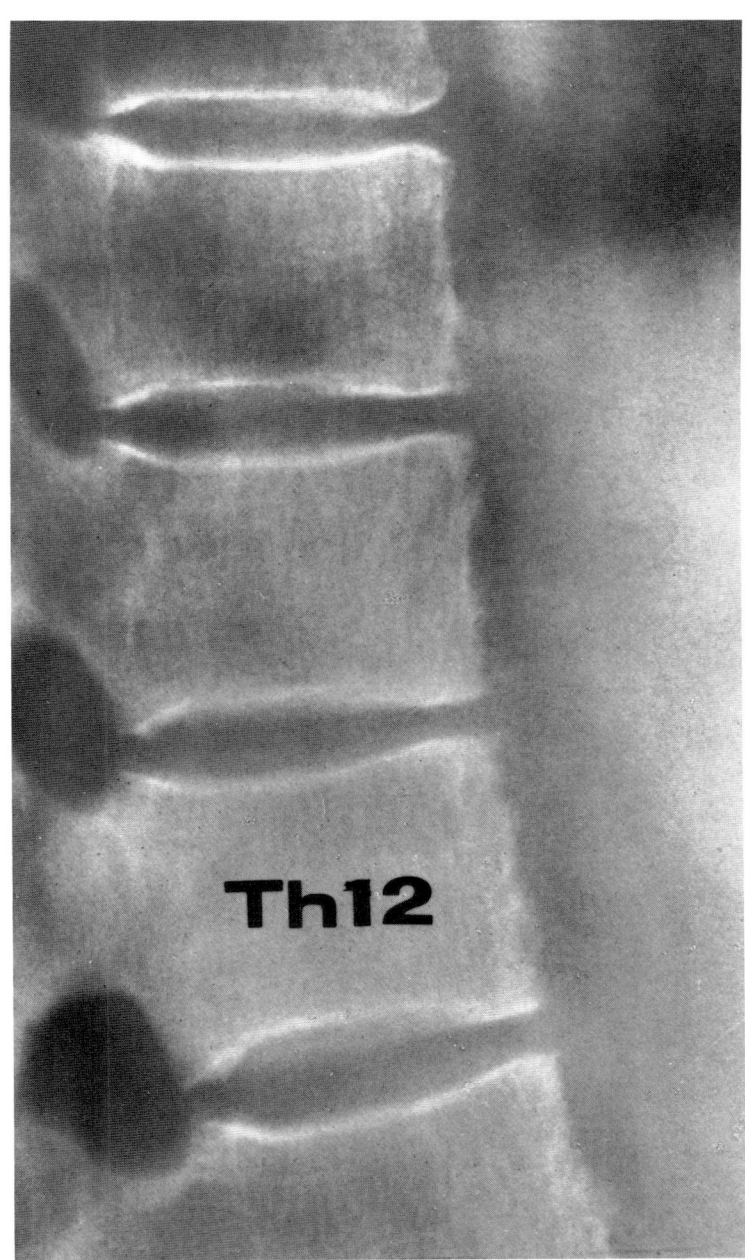

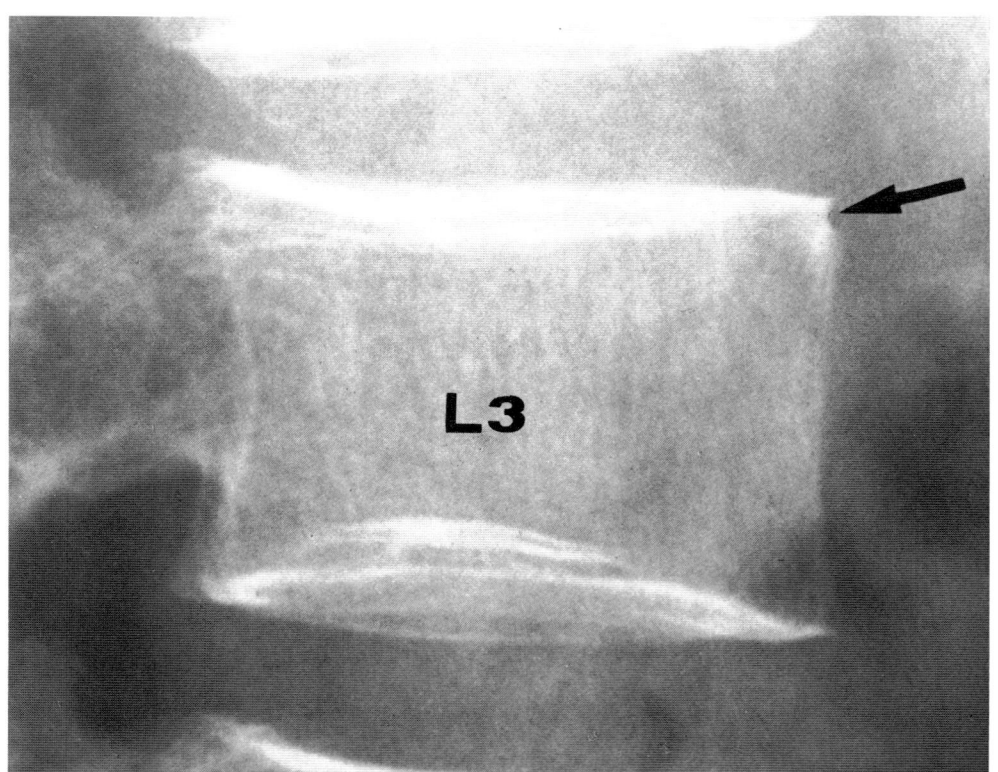

Abb. 237 **Romanus-Läsion (Spondylitis anterior sive marginalis) im Verlauf der Spondylitis ankylosans.** Der Pfeil (→) zeigt auf die charakteristische kleine Erosion an der Wirbelkörperrandleiste. Diese Randleistenerosion kann aber auch an der dem Discus intervertebralis zugewandten Randleistenkontur sitzen (z. B. Abb. 238–240).

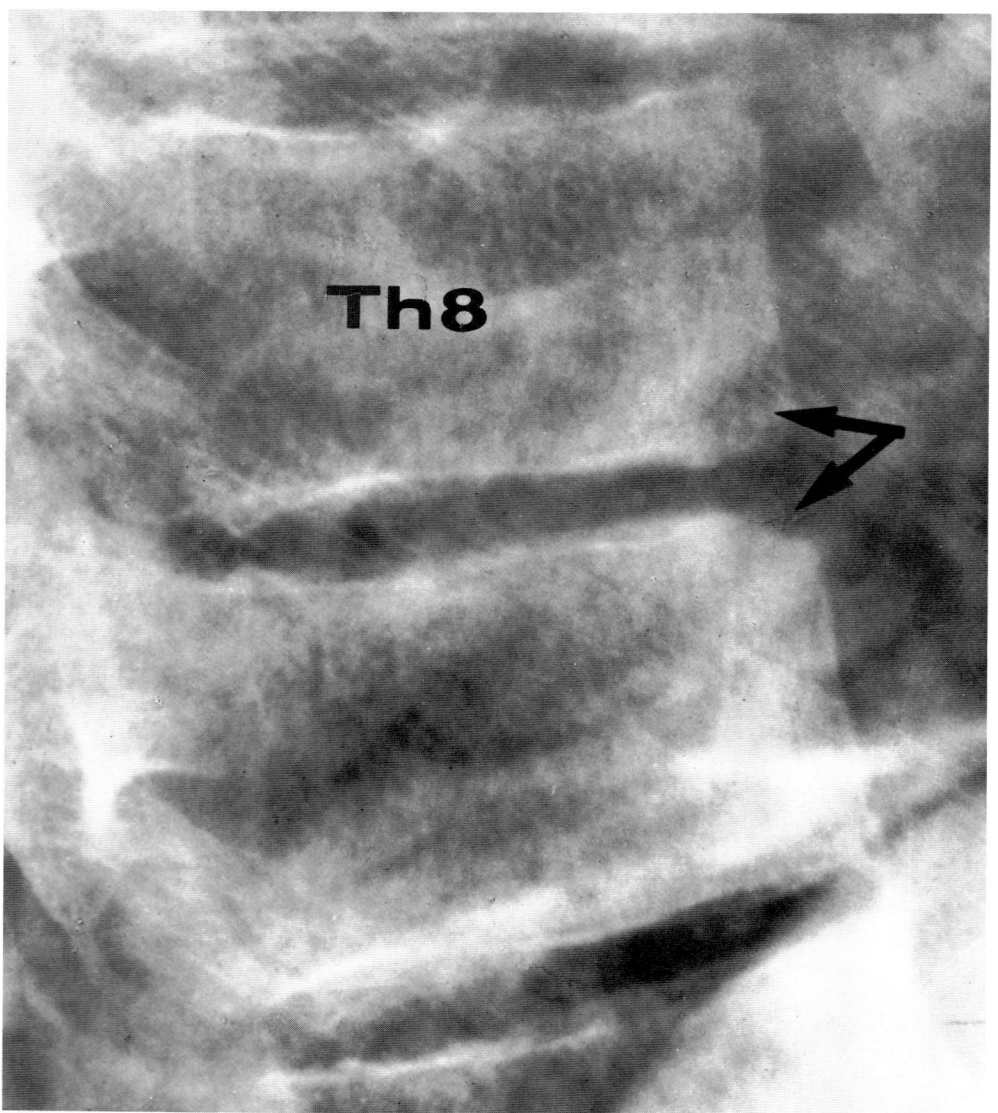

Abb. 238 **Romanus-Läsion (sogenannte Spondylitis anterior sive marginalis) Th 8 und 9 (→) bei Spondylitis ankylosans.**

Abb. 239 **Romanus-Läsion (sogenannte Spondylitis anterior sive marginalis) bei Spondylitis ankylosans.**
Der Pfeil (→) zeigt auf die kleine Randleistenerosion, die in diesem Fall von
einer dreieckigen (perifokalen) Sklerosezone umgeben ist. Tritt diese dreieckige
Verdichtungszone ohne Romanus-Läsion
auf (s. Abb. 233 u. 235), so spricht man
von der „glänzenden Ecke" – „shiny (shi-
ning) corner" im englischen Sprach-
gebrauch. Aus der Romanus-Läsion
(Erosion) wächst bei diesem Patienten ein
Syndesmophyt heraus. Außerdem erkennt
man eine Knochenneubildung an der
Wirbelkörpervorderfläche. Dadurch wird
die normalerweise konkave Kontur begradigt – ein Kastenwirbel ist entstanden.

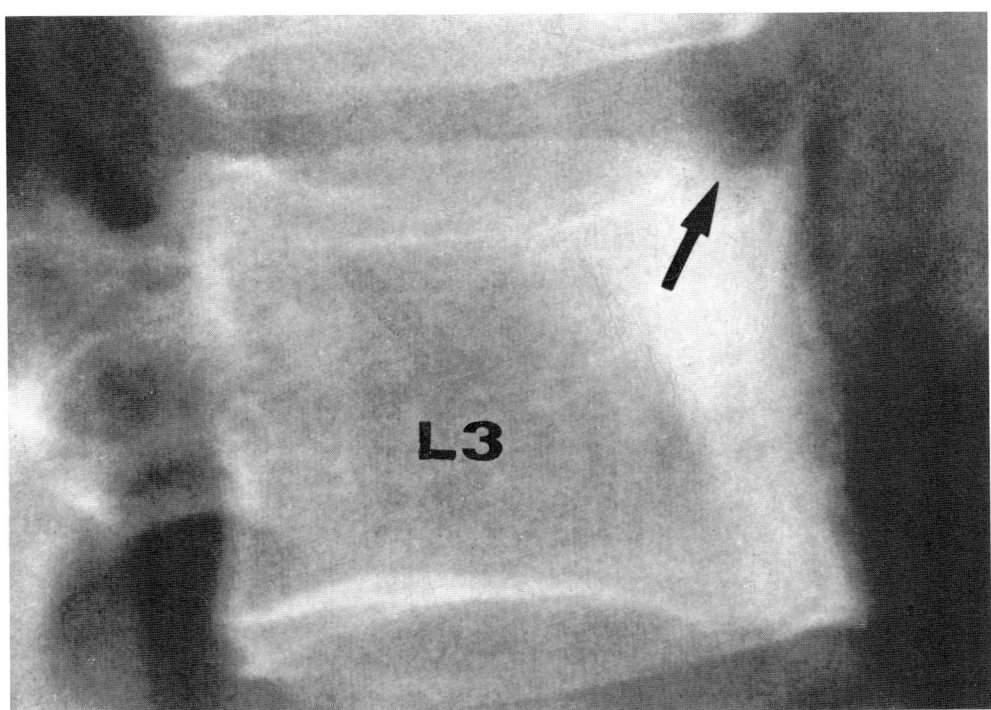

Abb. 240 **Syndesmophytenwachstum
im Zusammenhang mit einer lumbalen
Romanus-Läsion (Spondylitis anterior
sive marginalis →).** Die Spondylitis
anterior ist jedoch *keine* obligate Voraussetzung für die Syndesmophytenentstehung, wie im Schrifttum gelegentlich behauptet wird. Die Maxima der frühesten Syndesmophytenlokalisationen
(TH 10–L 2) decken sich nämlich nicht
mit den häufigsten Lokalisationen der
Romanus-Läsion (L 2–5), (vgl. unter
Anmerkung[20]).

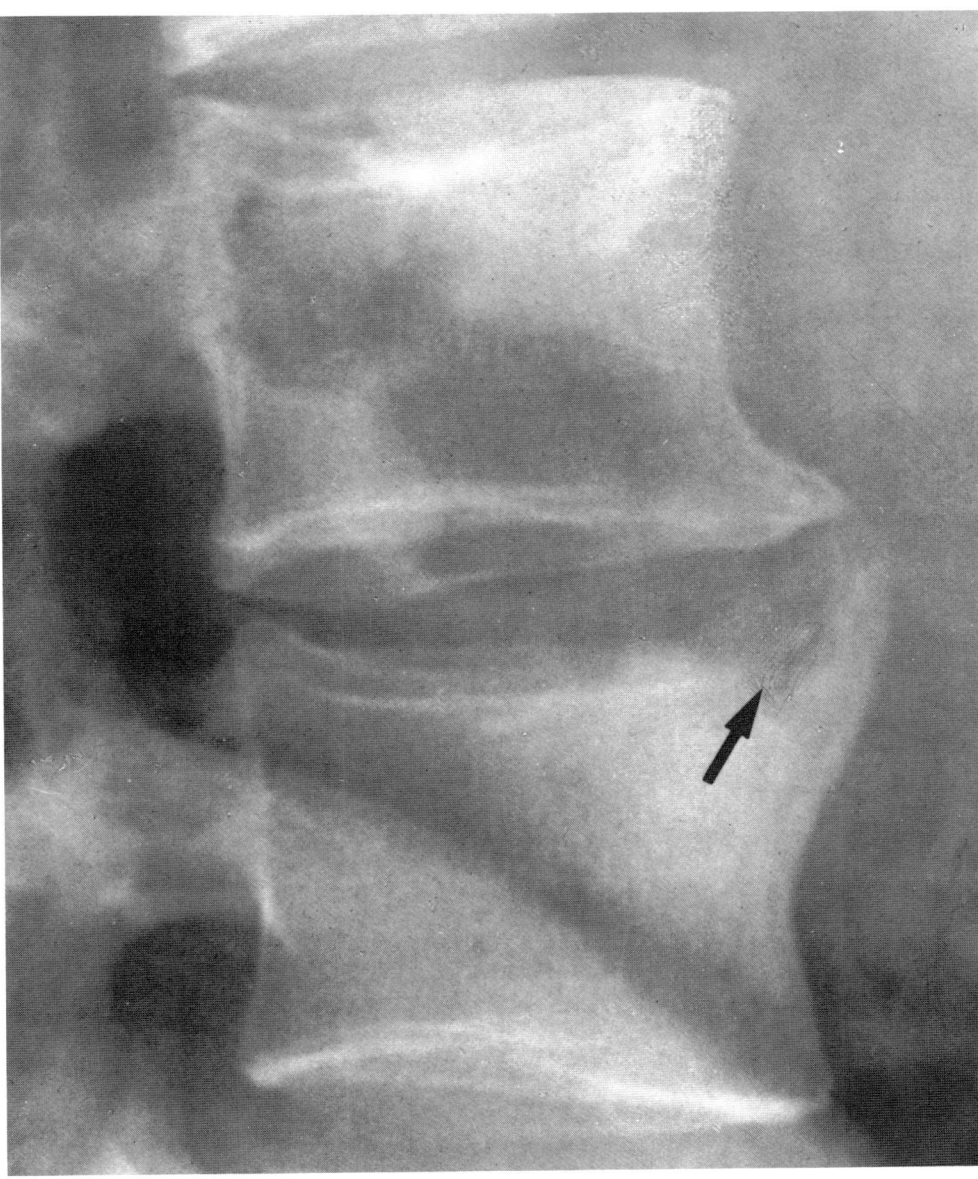

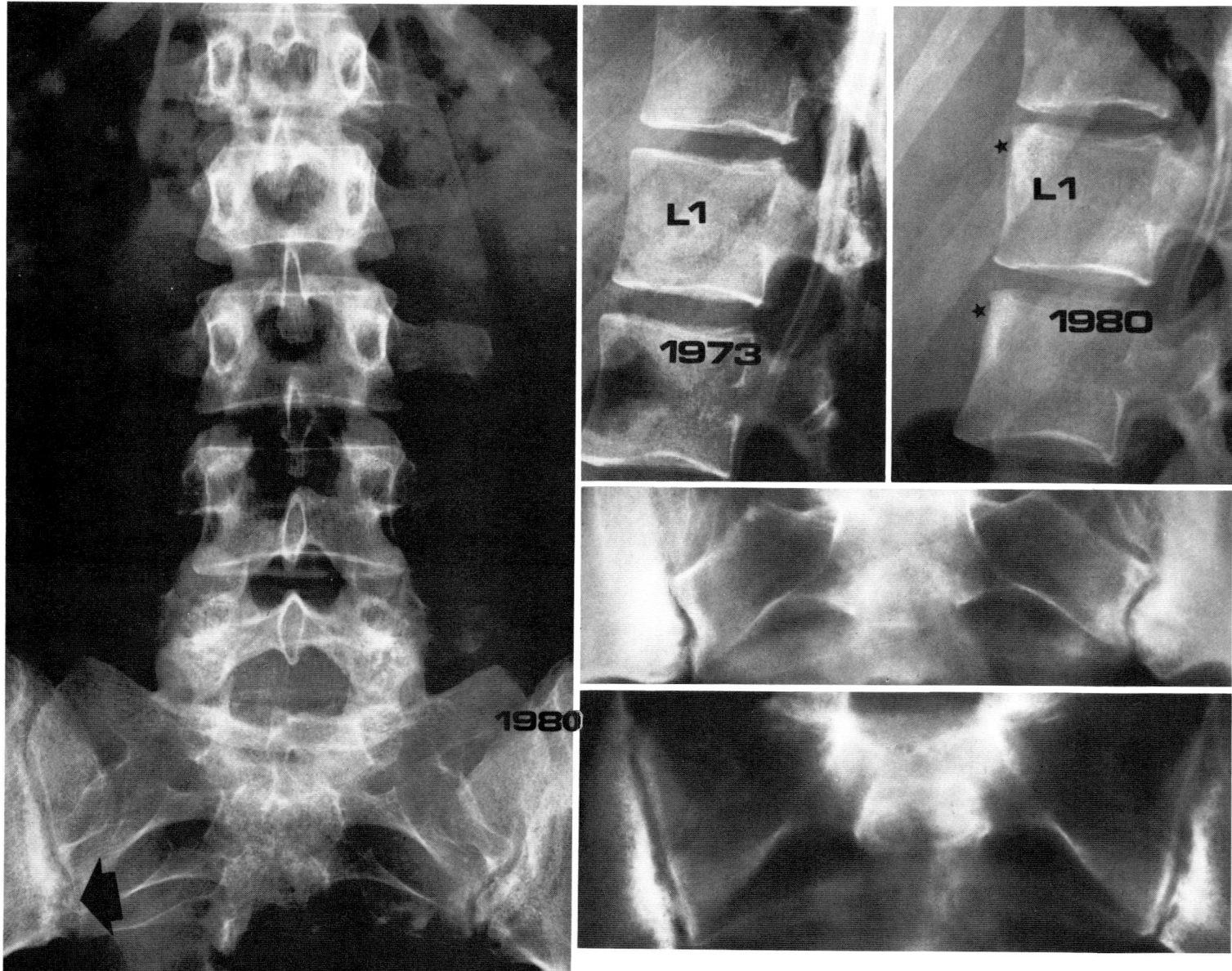

Abb. 241 **Als röntgenologische Erstmanifestationen der Spondylitis ankylosans sind zu erkennen: bilaterale Sakroiliitis** (eindeutig erst auf den Schichtaufnahmen; auf der Übersichtsaufnahme in Rückenlage fällt allenfalls die vergleichsweise atypische Abbildung des unteren Anteils am rechten Sakroiliakalgelenk auf, ➜) und die **„glänzenden Ecken" L 1 und L 2** (★, vgl. Legende Abb. 239) mit beginnendem Formumbau zum **Kastenwirbel.**

Abb. 242 Verlaufsbeobachtung einer Andersson-Läsion („entzündlicher Typ", Spondylodiszitis, s. S. 136f, **➤) bei etwa 4 Jahre bestehender Spondylitis ankylosans.** Zwischen 1971 und 1973 leichte Vergrößerung der Abschlußplattenerosion L 4 und Auftreten einer perifokalen Wirbelsklerose.

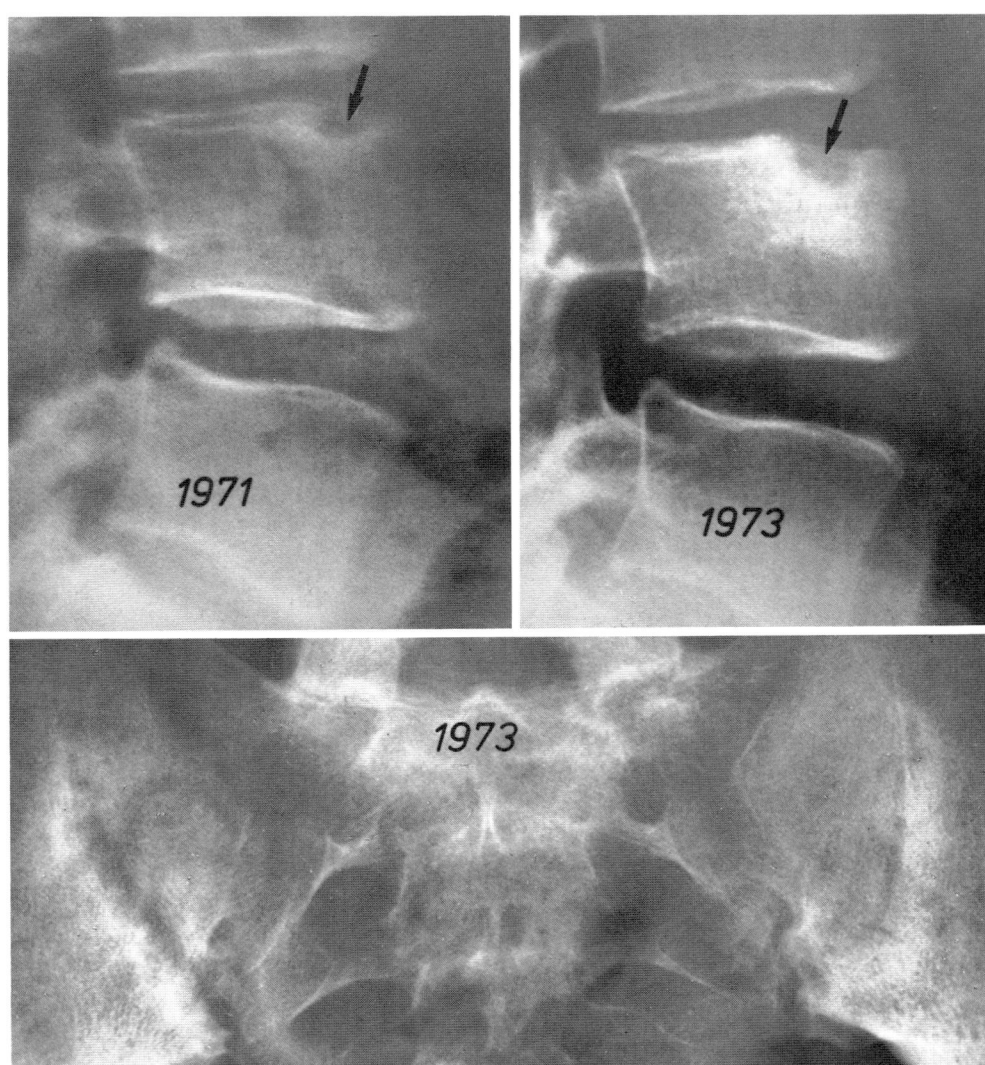

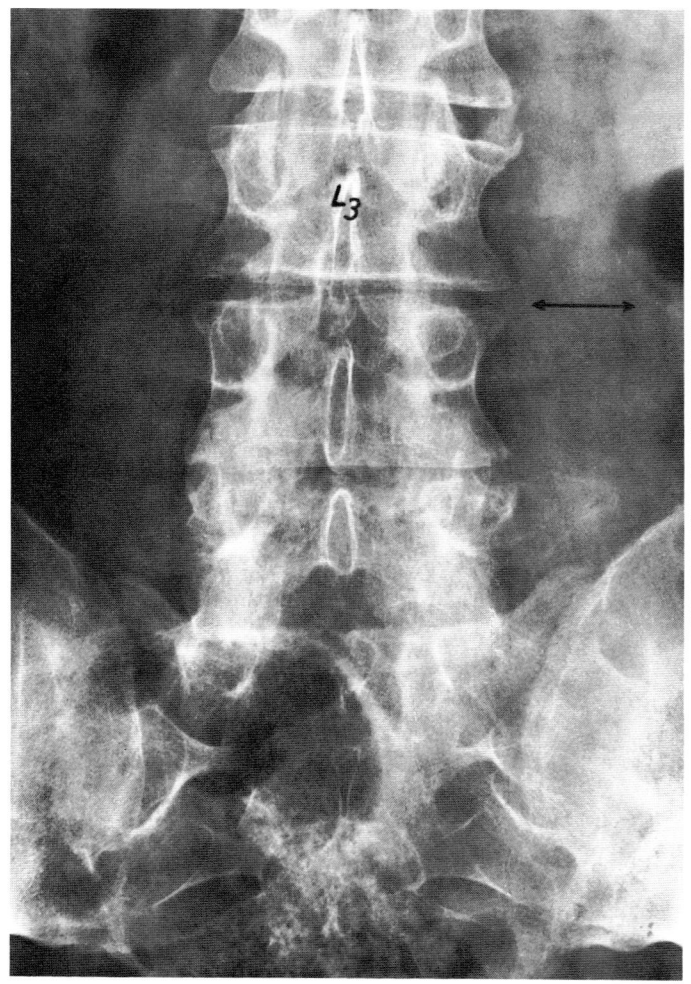

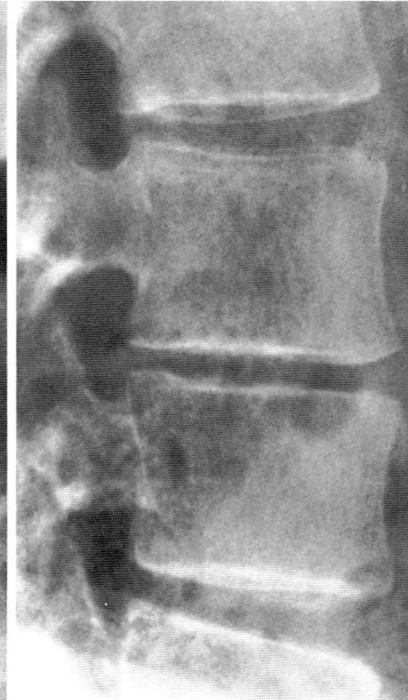

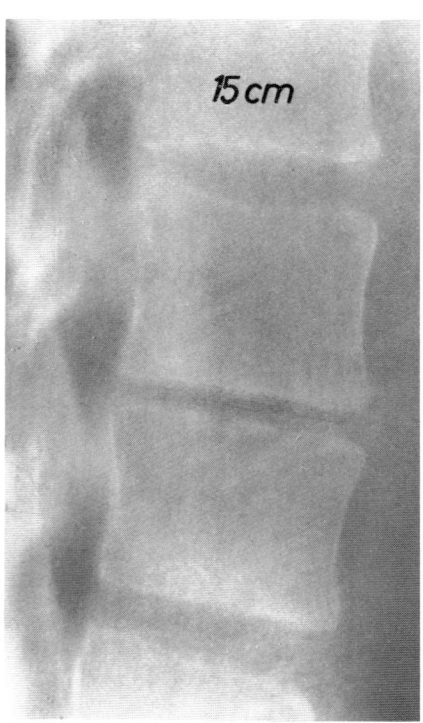

Abb. 243   Spondylitis ankylosans mit Sakroiliakalankylose und beginnender Syndesmophytenbildung. Im 3. lumbalen Bewegungssegment ist der Diskusraum reaktionslos erniedrigt; beide Wirbel zeigen Streckstellung (Lordose aufgehoben). Dieser Röntgenbefund spricht für eine *Diszitis,* d. h. entzündliches Granulationsgewebe hat den Diskus, jedoch nicht die angrenzenden Abschlußplatten zerstört.

◁ **Abb. 244   Andersson-Läsion bei (langjähriger) Spondylitis ankylosans.** In diesem Fall spiegelt sie die Pseudarthrose eines transdiskalen Ermüdungsbruchs wider (vgl. S. 137). Im Einzelfall Differentialdiagnose gegenüber koinzidenter tuberkulöser (oder sonstiger bakterieller) Spondylitis stellen!

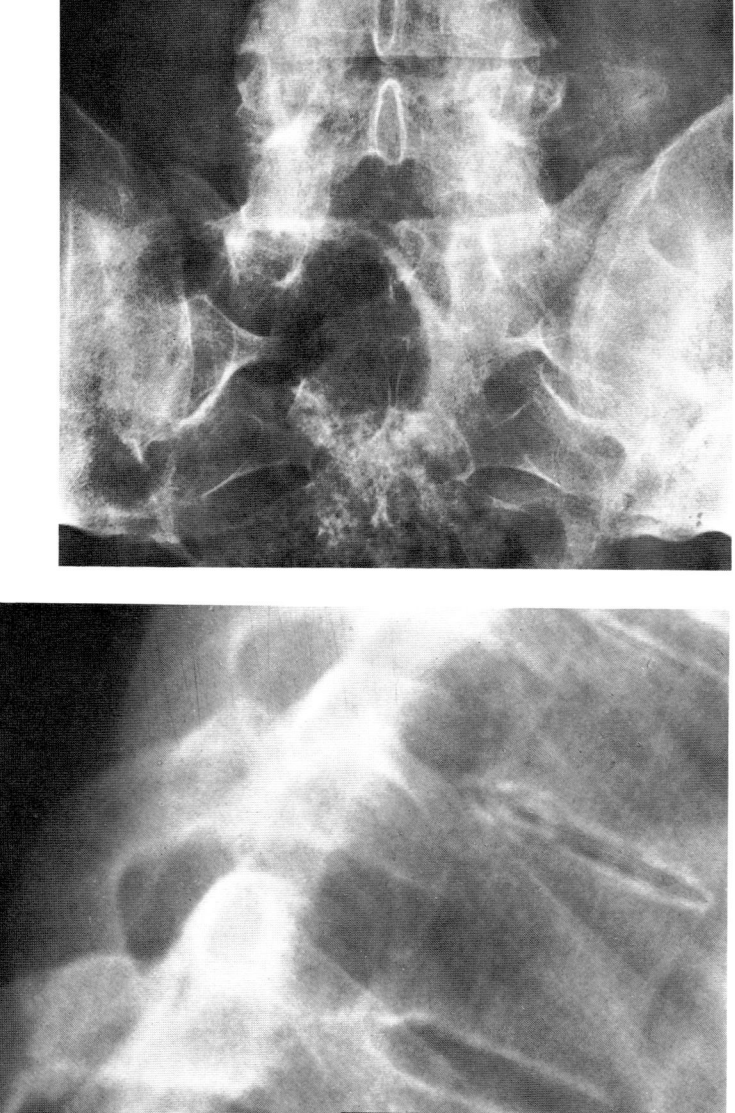

Abb. 245 Fortgeschrittene Spondylitis ankylosans mit Andersson-Läsionen L 1/2 und L 2/3 (transdiskale Streßfrakturen; in Höhe L 2/3 setzt sich der Ermüdungsbruch auf den Wirbelbogenbereich fort [▷], s. auch die beiden Schichtaufnahmen).

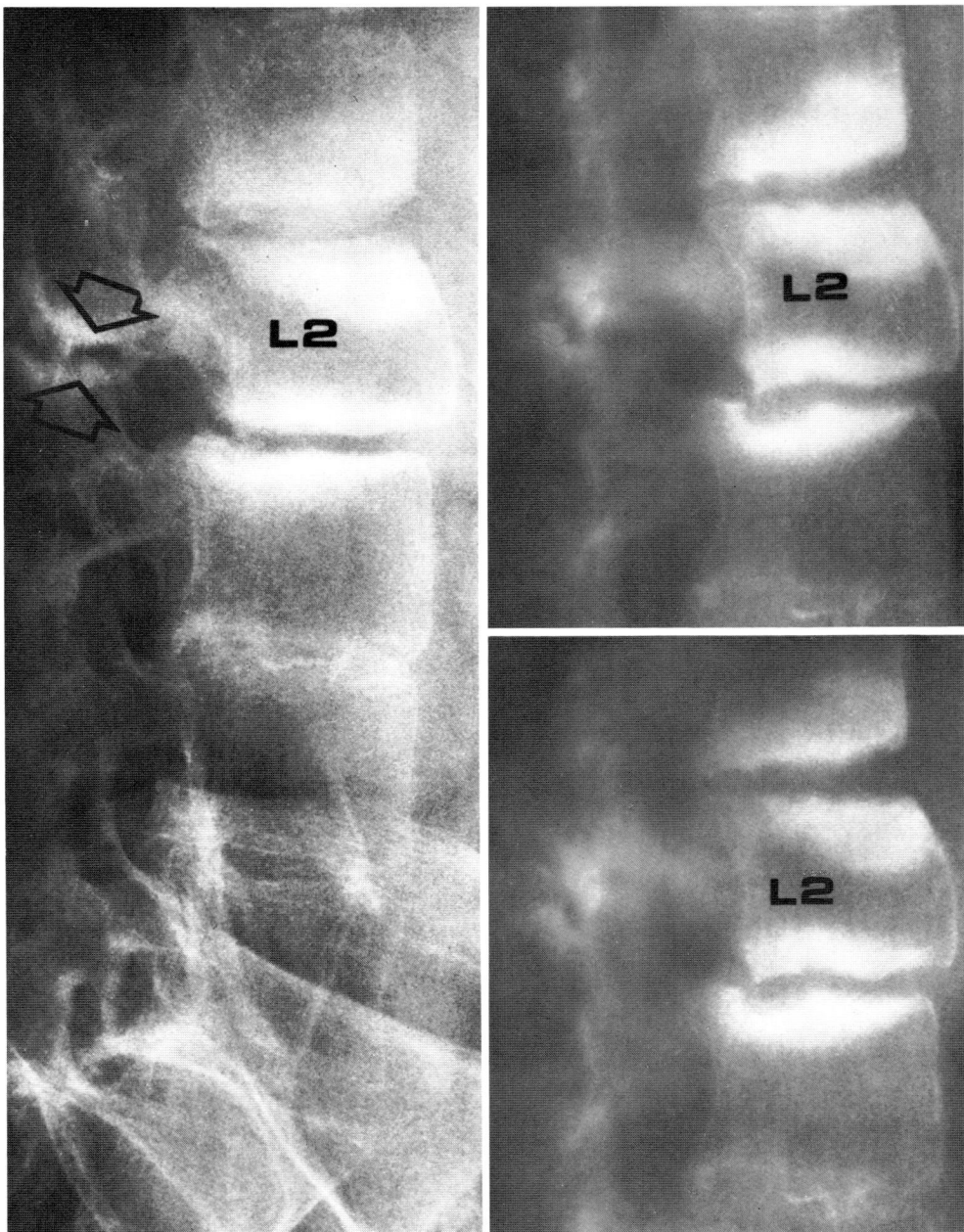

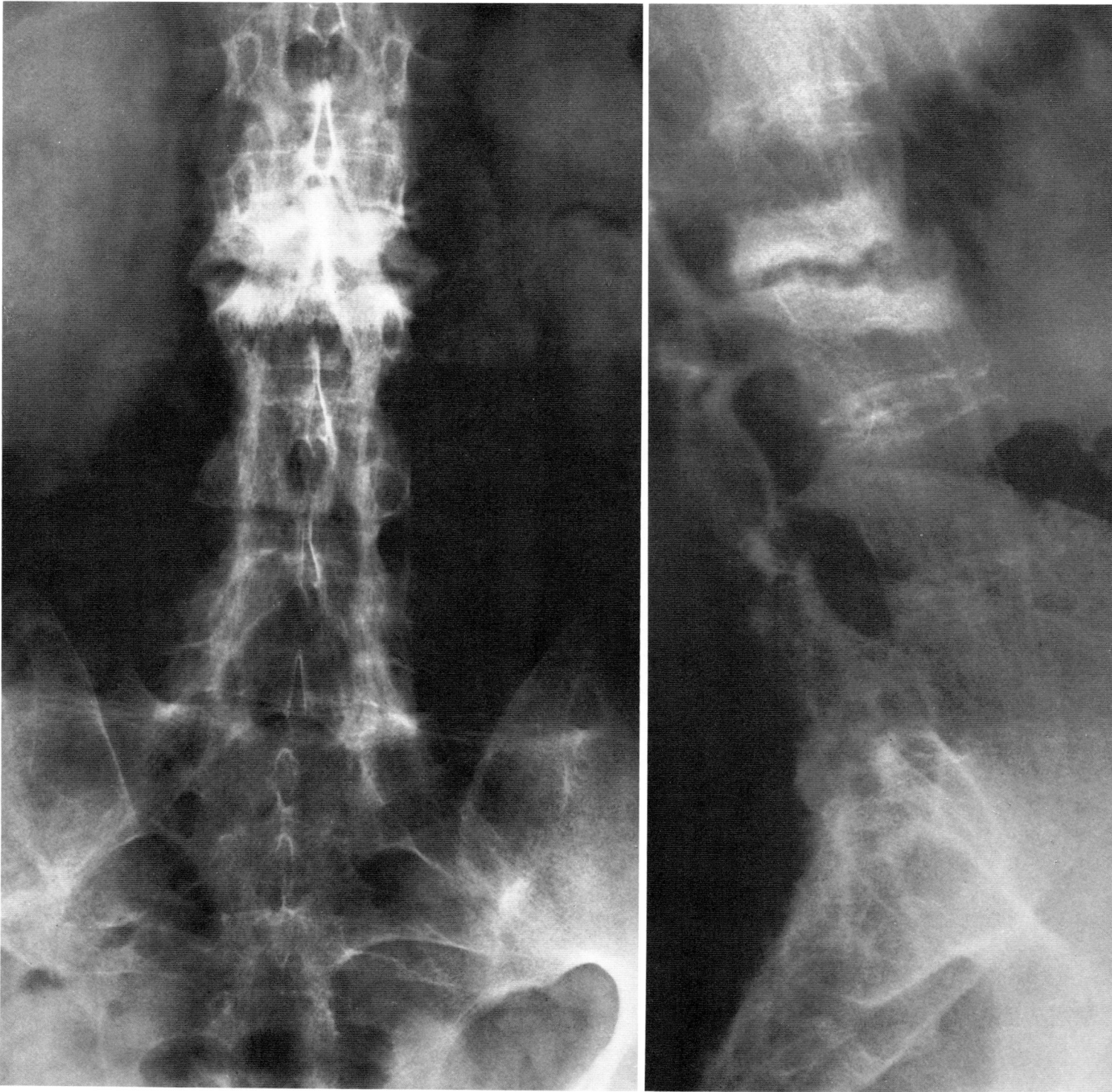

Abb. 246 **Andersson-Läsion L 2/3 bei
fortgeschrittener ankylosierender
Spondylitis** (43jähriger Patient, dessen
Erkrankung vor mehr als 20 Jahren
begann). Die Andersson-Läsion spiegelt
in dieser Beobachtung einen transdiskalen
Ermüdungsbruch wider, der mit Abschluß-
plattendefekten und breiter subdiskaler
Wirbelsklerose − in diesem Fall intra-
spongiöser Kallus − einhergeht (vgl.
Abb. 245); cave Fehldiagnose koinzidente
bakterielle Spondylitis!

Abb. 247   **Röntgenmorphologisches und pathogenetisch-ätiologisches Konzept der Spondylosclerosis hemisphaerica** (s. Anmerkung[22]).
1: namensgebende halbkugelige Wirbelsklerose (100%).
2: Höhenabnahme des Diskusraumes (bei etwa 85%).
3: knopfartige Erosion an der Basis der Sklerosezone (bei etwa 80%).
4: marginale Vertebralosteophyten (bei etwa 80%).
5: Periostreaktion oder Längsbandossifikation entlang der Skleroseausdehnung (bei etwa 80%).
6: umschriebene, knopfartige Knochenneubildung an der Unterfläche der Sklerosezone (bei etwa 70%).
7: multiformer Sklerosebereich im benachbarten (unteren) Wirbelkörper (bei etwa zwei Drittel).
8: Erosion an der Deckplatte des benachbarten (unteren) Wirbelkörpers (bei etwa einem Drittel).
9: Spondyloretrolisthesis bei etwa 30% der Patienten mit hemisphärischer Spondylosklerose.
Der Nachweis einer hemisphärischen Spondylosklerose erfordert folgende Überlegungen: Die Spondylosclerosis hemisphaerica ist ein polyätiologisches Syndrom. Bisher sind 8 Auslöseprozesse („Trigger") für diesen schmerzhaften Befund bekannt geworden *(ganz links aufgezählt),* der zu seiner formalen Genese eines (bisher unbekannten) formgebenden Faktors, eines (bisher unbekannten) topisch wirksamen Faktors — etwa 80% der hemisphärischen Spondylosklerosen sitzen in den Wirbeln (L 4 >L 5 >L 3) — und eines geschlechtsbezogenen Faktors ($\female : \male \sim 2:1$) bedarf *(Mitte der Zeichnung).*
Die Mehrzahl der Fälle von Spondylosclerosis hemisphaerica dürfte im Rahmen der Diskusdegeneration, einschließlich des dorsalen Diskusprolaps, entstehen. Der Verdacht einer bakteriellen Ätiologie kommt auf, wenn klinisch und serologisch sich Entzündungszeichen (erhöhte Blutsenkungsgeschwindigkeit, Leukozytose, Linksverschiebung usw.) nachweisen lassen und/oder im Röntgenbild Substanzdefekte an den Abschlußplatten zu erkennen sind, die *nicht* den typischen knopflochartigen Aspekt und/oder die typische Lokalisation (vgl. Nr. 3) zeigen. Die Spondylosclerosis hemisphaerica (im Verlauf der Spondylitis ankylosans) kann reversibel sein. Die nosologische Zuordnung ermöglichen in diesen Fällen das gleichzeitig nachweisbare „bunte" Sakroiliakalbild und andere Röntgenzeichen dieser Krankheit (s. Abb. 248). An eine „low grade" Infektion („low grade" Spondylitis durch hypopathogene Keime und/oder bei sehr günstiger lokaler Abwehrlage) als Ursache der hemisphärischen Spondylosklerose muß gedacht werden, wenn am

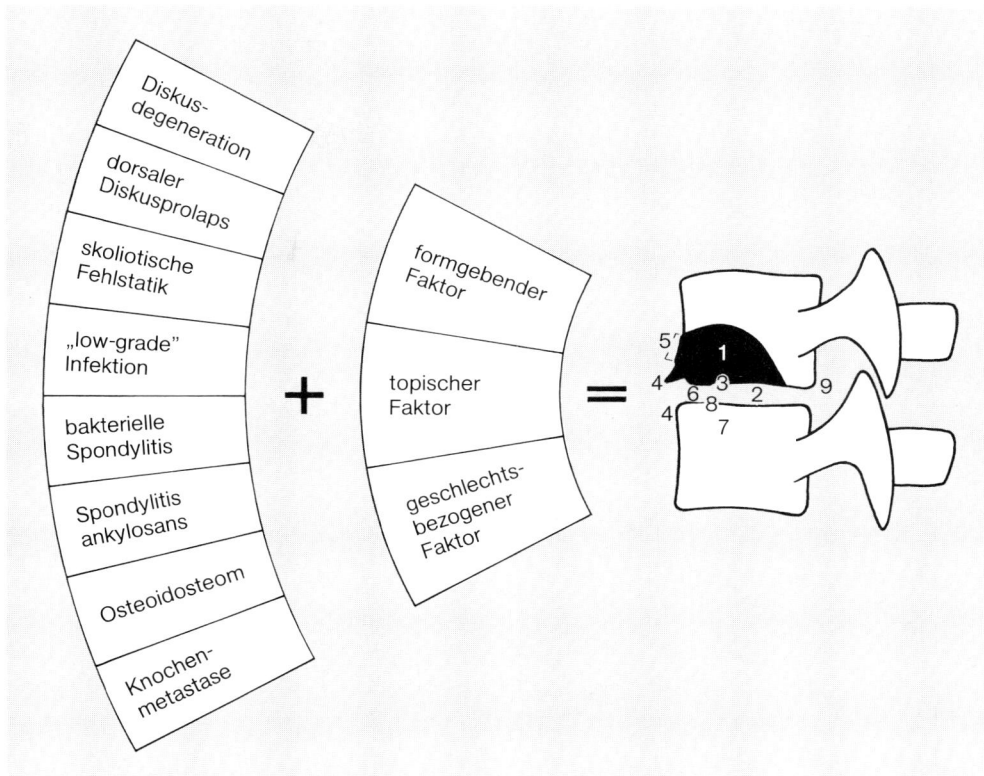

Rande der Wirbelsklerosezone kleine „Kalkspritzer" (verkalkte fokale Knochenmarknekrosen durch Bakterienembolien?) sichtbar sind (s. Abb. 255) und/oder beispielsweise die Blutsenkungsgeschwindigkeit leicht beschleunigt ist. Die günstige Prognose der „low grade" Spondylitis macht Antibiotika überflüssig und beschränkt die Therapie auf Immobilisationsmieder (o. ä.) und Antiphlogistika-Antirheumatika.

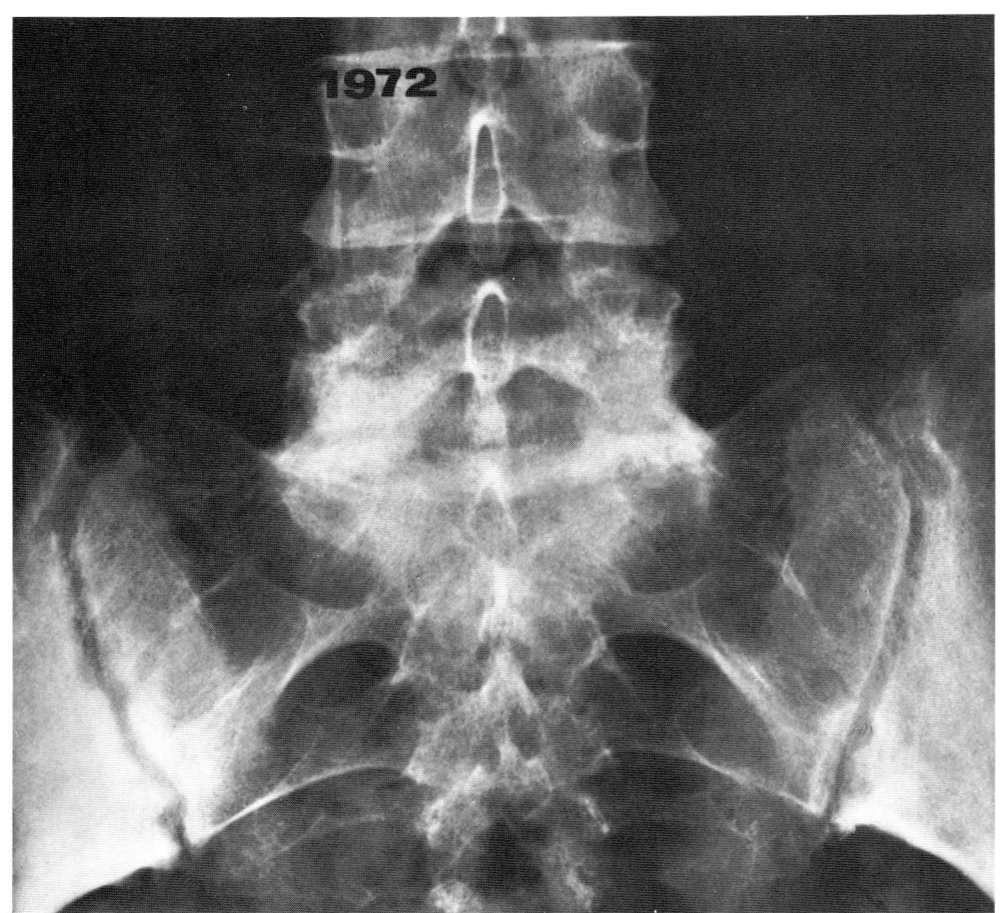

Abb. 248 **Bilaterale Sakroiliitis vom Typ „buntes Bild" bei ankylosierender Spondylitis.** Die Verdichtungszone im 5. Lendenwirbel entspricht einer Spondylosclerosis hemisphaerica (s. Abb. 249).

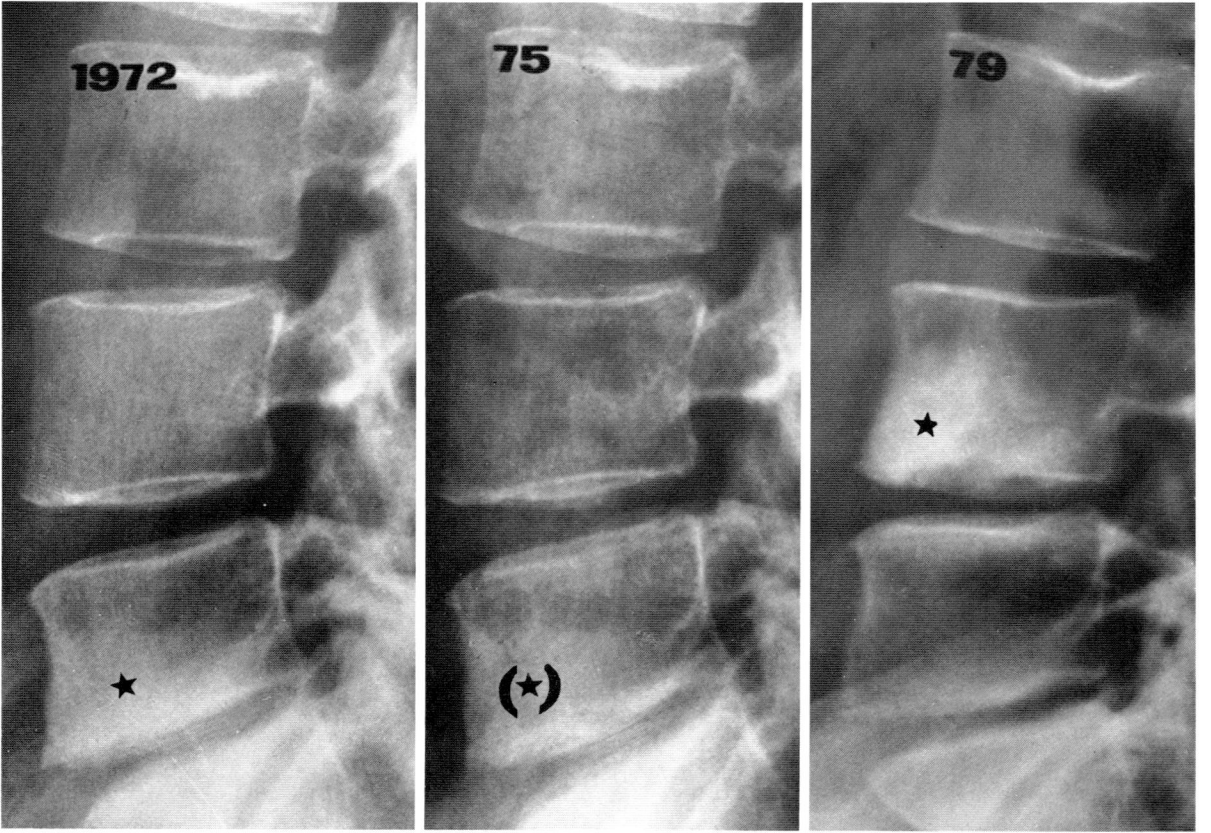

Abb. 249 **Verlaufsbeobachtung der Spondylosclerosis hemisphaerica bei ankylosierender Spondylitis** (vgl. Abb. 248).
1972: Spondylosclerosis hemisphaerica L 5 (★).
1975: Rückbildungstendenz der Sklerosezone L 5 ((★)).
1979: völlige Rückbildung im 5. Lendenwirbel, jedoch „neue" Spondylosclerosis hemisphaerica L 4 (★).

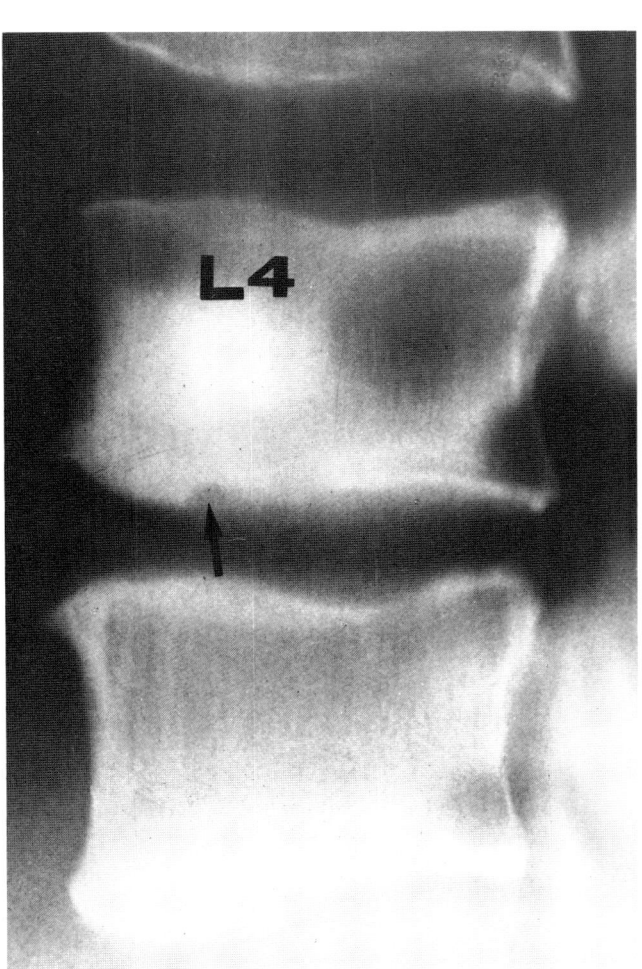
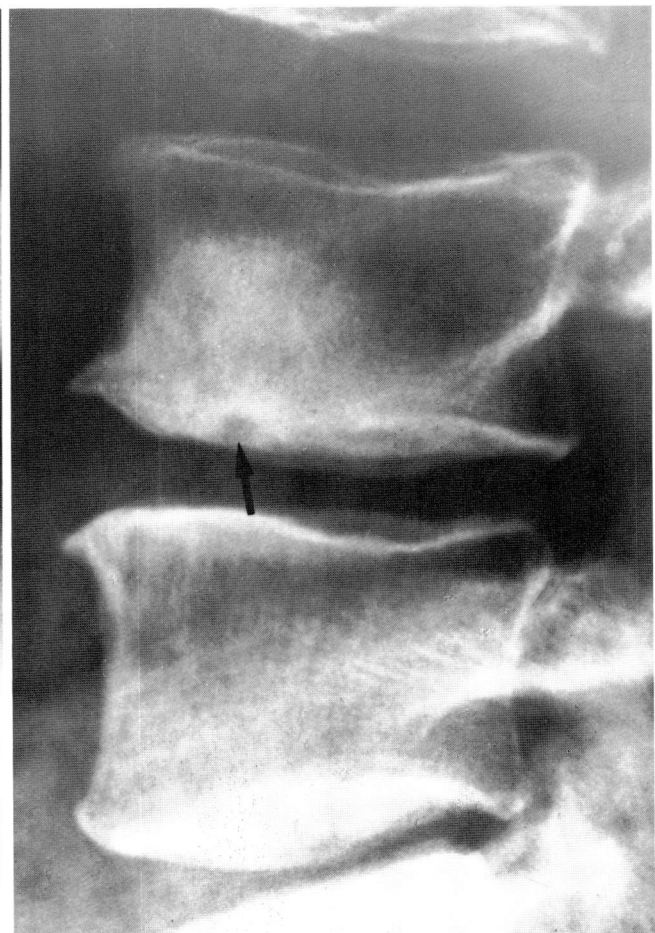
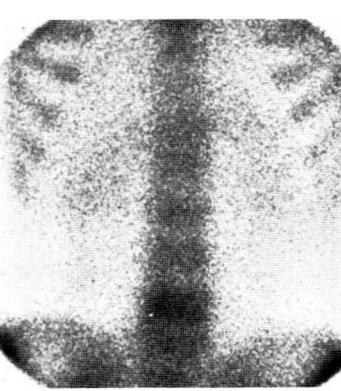

△
Abb. 250 **Spondylosclerosis hemi-sphaerica L 4** (Tomogramm, seitliche Nativaufnahme, Szintigramm). Neben der halbkugeligen Verdichtungszone fällt die bei etwa 80% der Patienten nachweisbare kleine Erosion an der Sklerosebasis (→) auf. S. auch die Diskushöhenab-nahme und die Spondyloretrolisthesis. Vermehrte Akkumulation des knochensu-chenden Radionuklids in L 4.

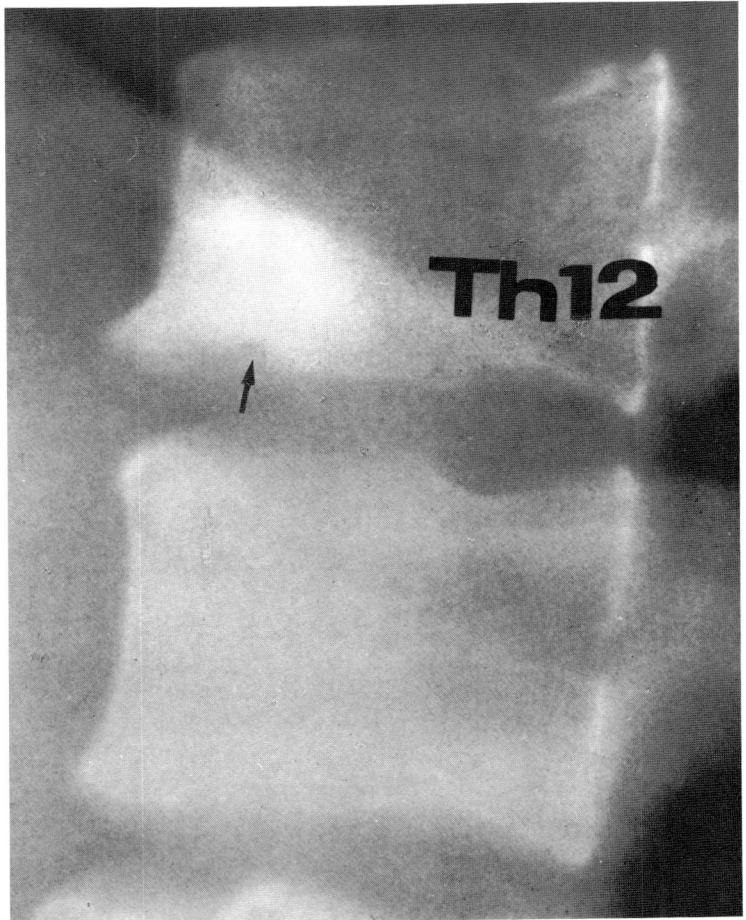

Abb. 251 **Spondylosclerosis hemi-sphaerica Th 12.** Typische halbkugelige Wirbelkörpersklerose und häufig bei die-sem Befund anzutreffende kleine Erosion an der Basis der Verdichtungszore (→).   ▷

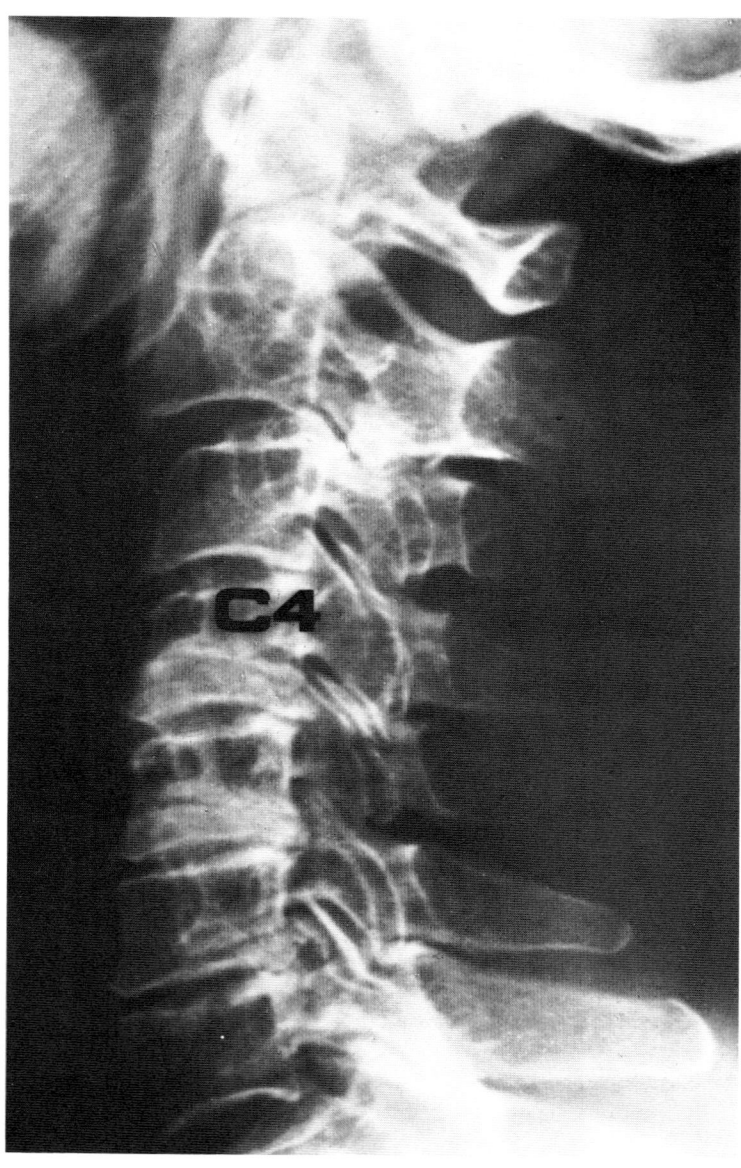

Abb. 252 **Spondylosclerosis hemisphaerica C 4 und C 5 durch Diskusdegeneration.**

Abb. 254 **Tuberkulöse Spondylitis L 5** ▷
**unter dem Bild der Spondylosclerosis
hemisphaerica** (2 Tomogramme, seitliche Nativaufnahme). Auf die bakteriell-
entzündliche Ätiologie weist die Erosion
der Wirbelkante hin (➤), die sich
zusätzlich zur typisch lokalisierten Erosion
an der Basis der Sklerosezone entwickelt
hat (vgl. Legende Abb. 247).

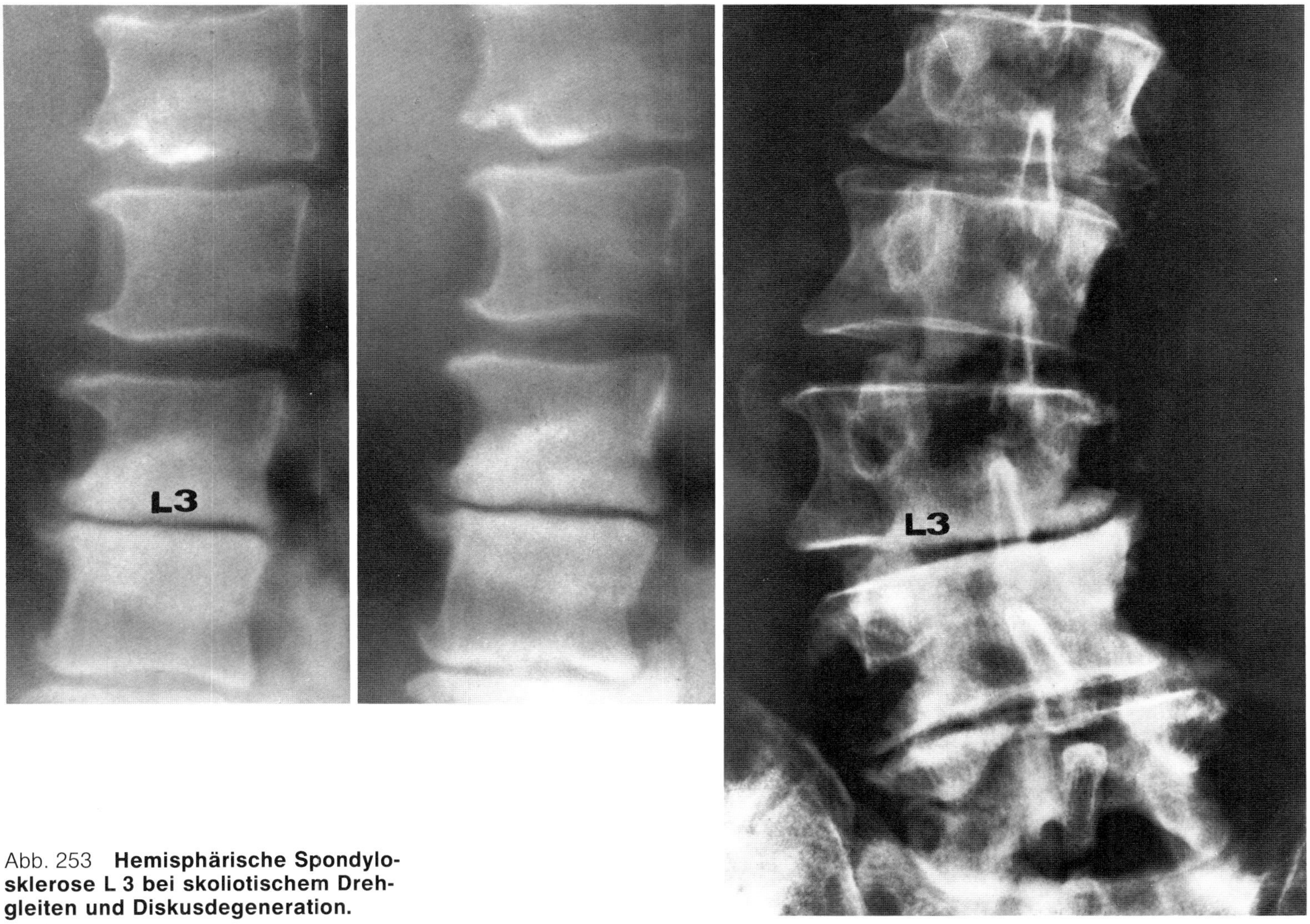

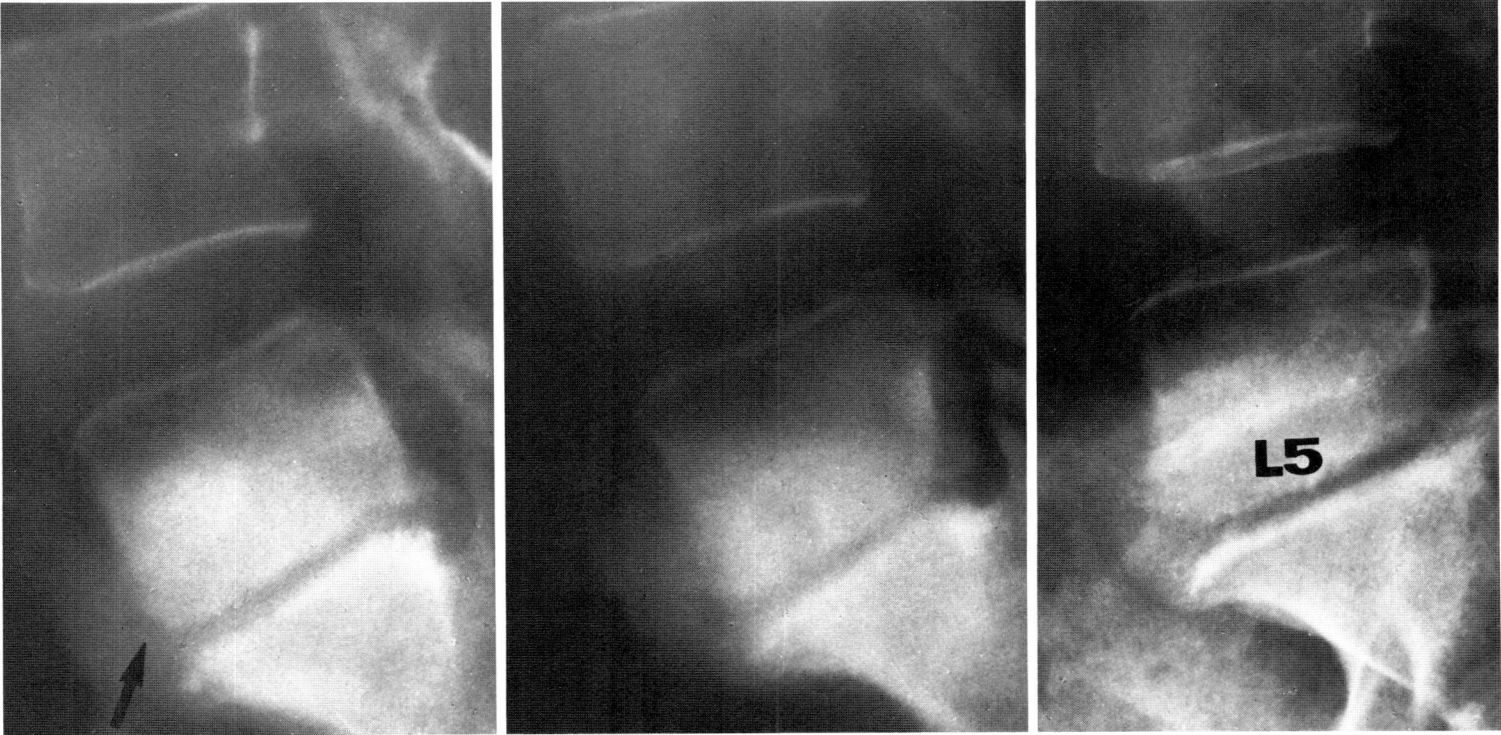

Abb. 253 **Hemisphärische Spondylosklerose L 3 bei skoliotischem Drehgleiten und Diskusdegeneration.**

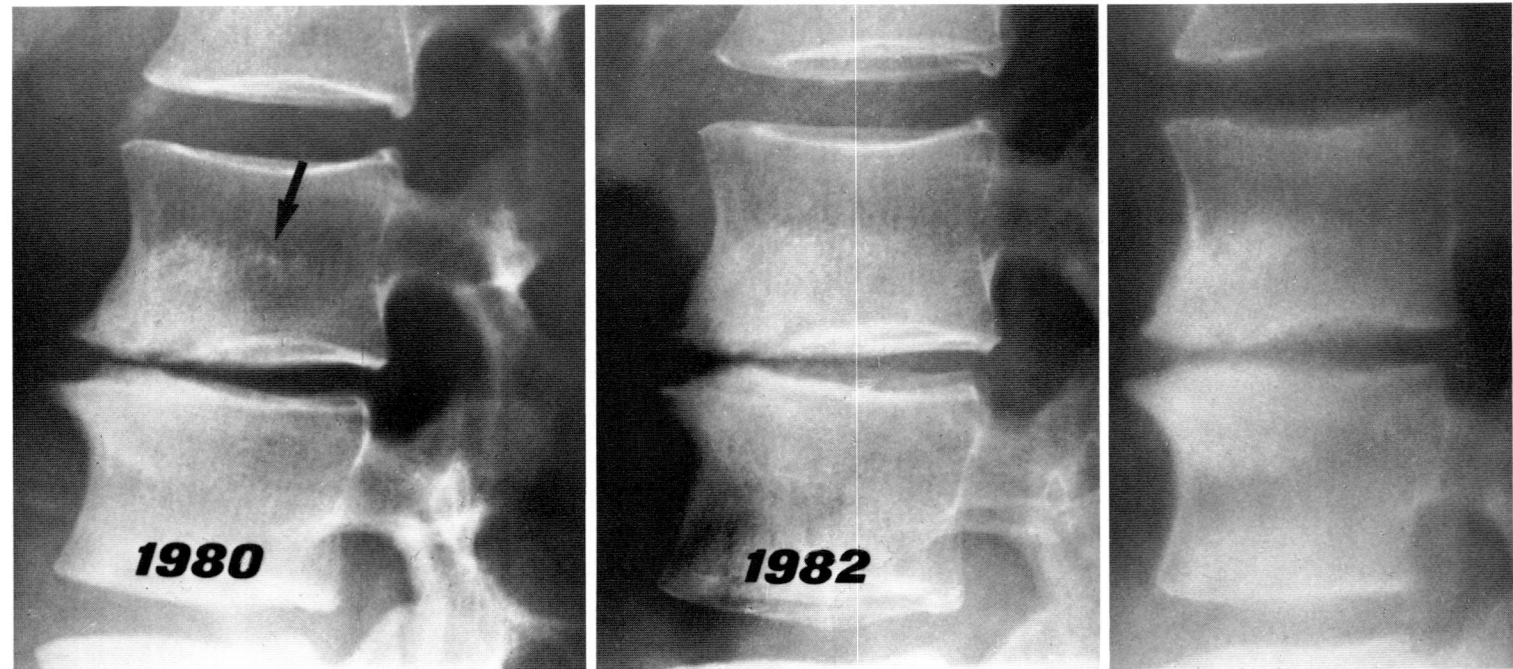

Abb. 255 **Verlaufsbeobachtung (Größenzunahme) einer Spondylosclerosis hemisphaerica L 4.** Wahrscheinlich spiegelt sie eine sogenannte „low grade" Spondylitis wider, da 1980 am Rande der Sklerosezone spritzerartige Sklerosefoci (⟶) sichtbar sind (verkalkte Wirbelmarknekrosen durch Bakterienembolien? S. Legende Abb. 247).

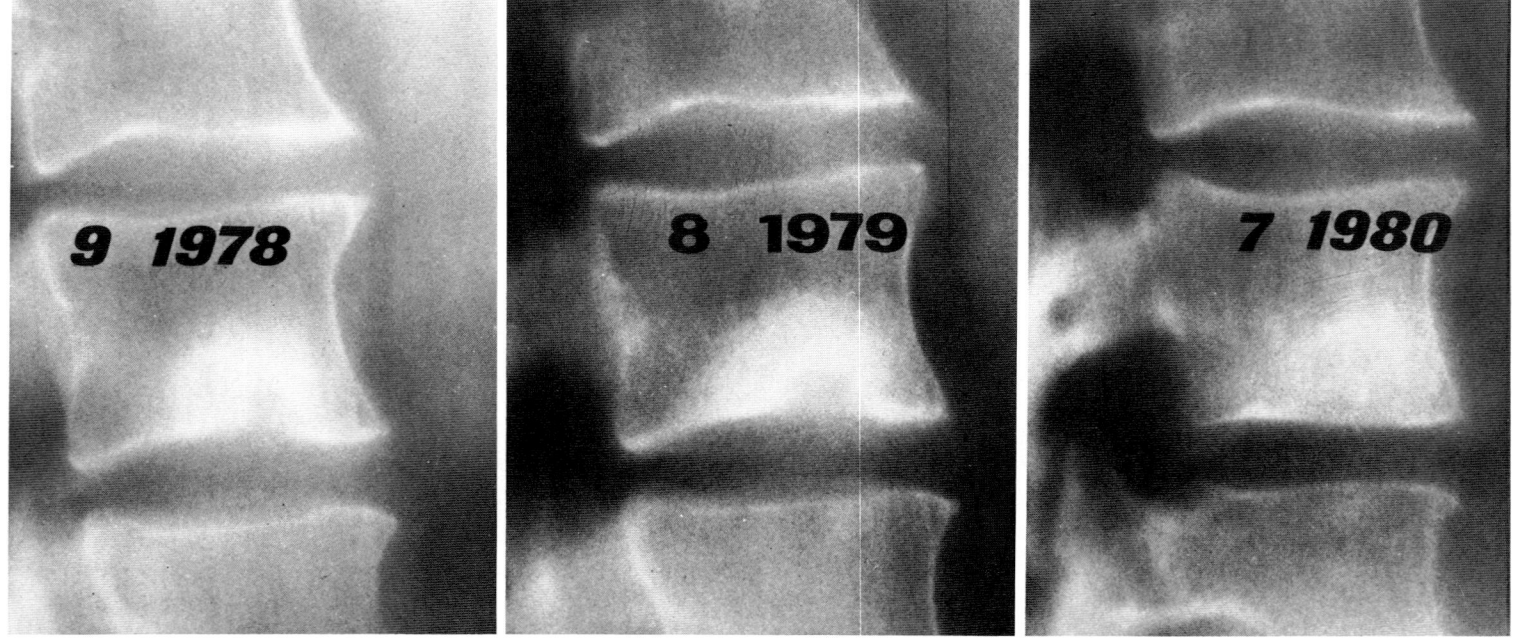

Abb. 256 **Entstehung einer Spondylosclerosis hemisphaerica L 4 durch die osteoplastische Metastase eines Mammakarzinoms** (vgl. „formgebender Faktor" in Abb. 247).

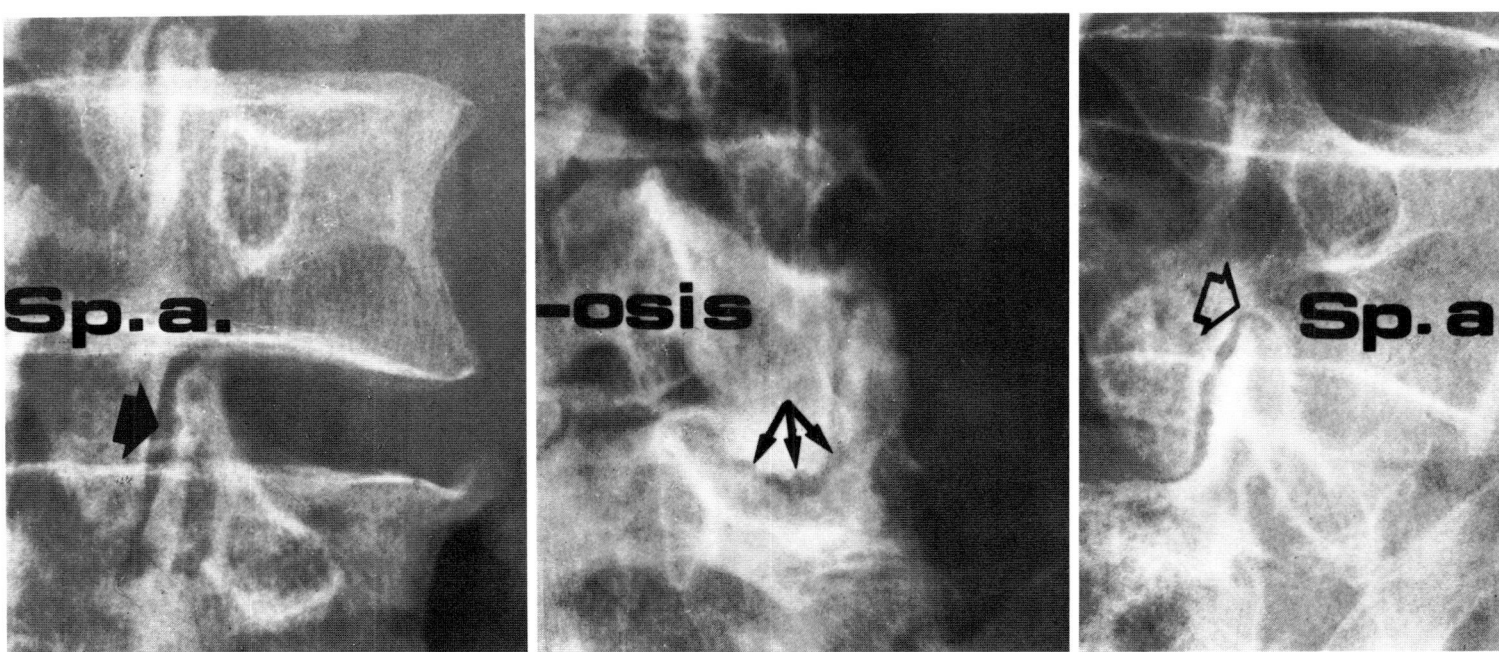

Abb. 257   Identische Röntgenbefunde an den Konturen der Intervertebralgelenke bei Spondylitis ankylosans (Sp. a.) und Spondylarthrosis deformans (-osis), nämlich zarte Erosionen (→). Entsprechendes gilt für die Kapselossifikation (▷), die anfangs sehr zart ist und auch auf Schrägaufnahmen (der Lendenwirbelsäule) sehr leicht übersehen wird. *Schrägaufnahmen der Lendenwirbelsäule haben daher für die Frühdiagnose der Spondylitis ankylosans keine Bedeutung (s. S. 4f.).*

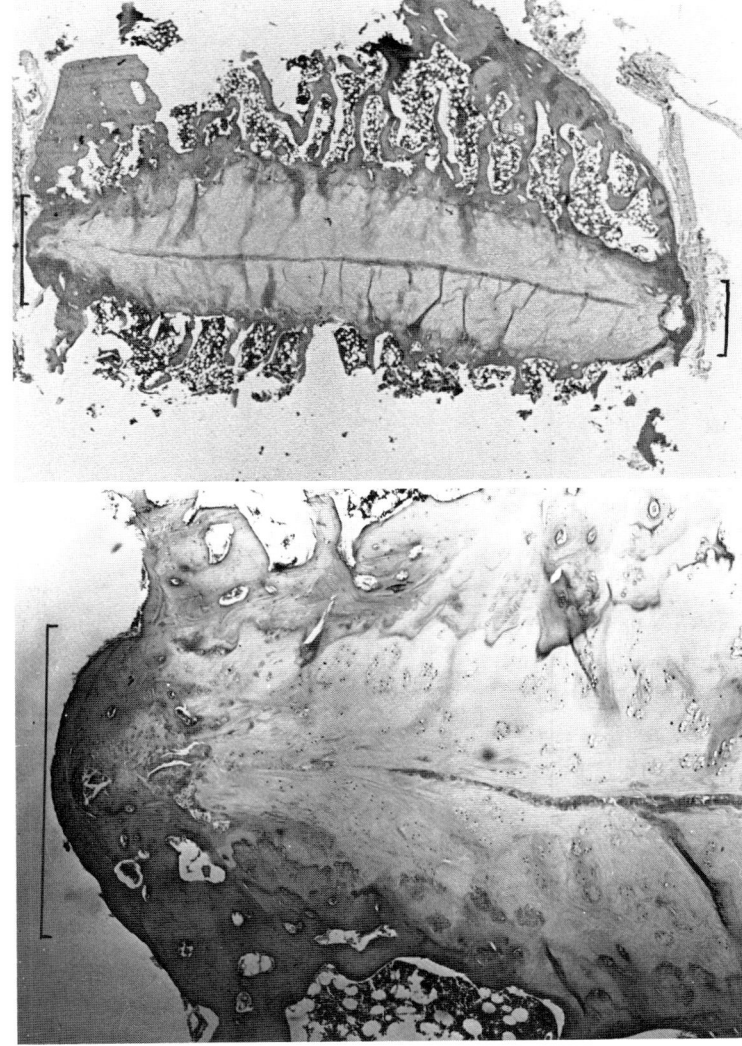

Abb. 258   Kapselossifikation eines zervikalen Intervertebralgelenkes bei Spondylitis ankylosans (markiert; oben: Übersicht; unten: Ausschnitt; Hämatoxylin-Eosin). Dadurch wird das Gelenk vollständig immobilisiert. Der Gelenkknorpel ist unversehrt hinsichtlich seiner Dicke; der röntgenologische Gelenkspalt wäre im Röntgenbild daher erhalten. Wahrscheinlich ist es infolge der Kapselverknöcherung und dadurch bedingter Gelenkversteifung zur Obliteration des anatomischen Gelenkkavums gekommen.

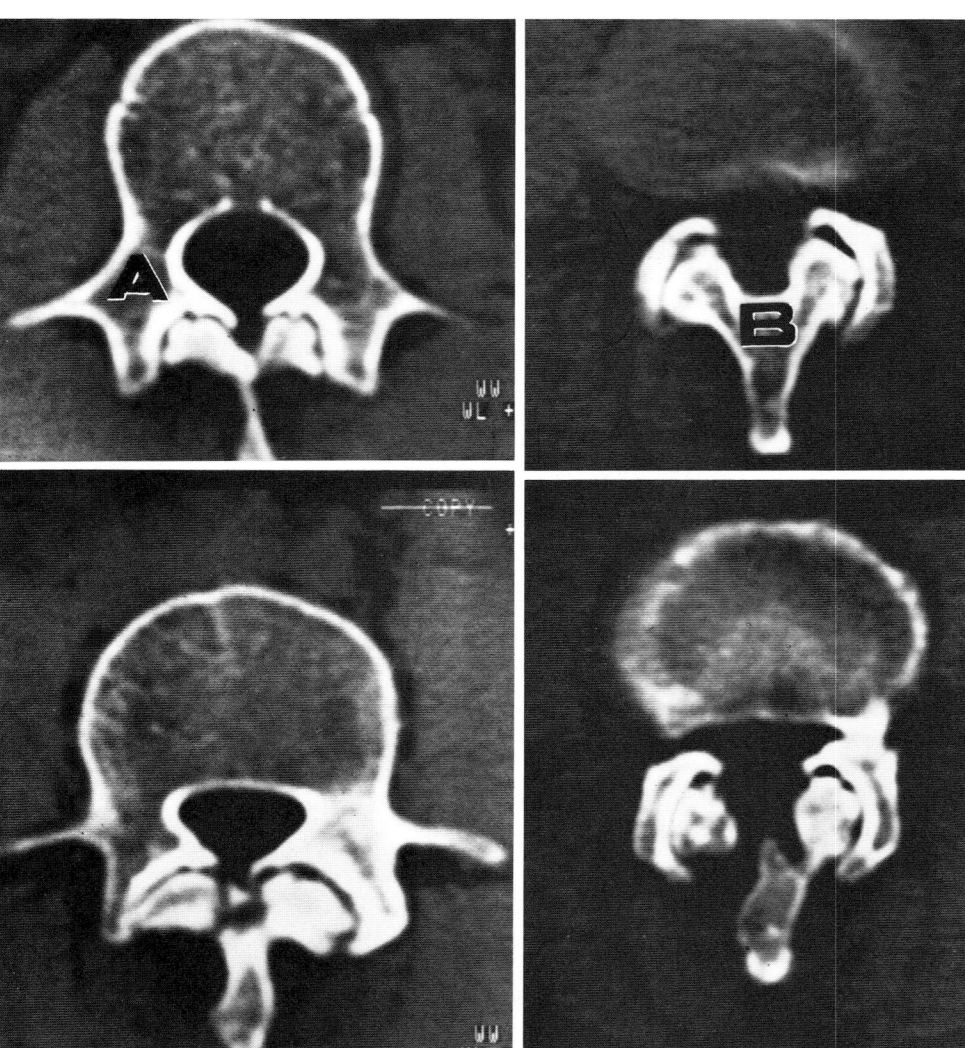

Abb. 259 **Identische Röntgenmorphologie der lumbalen Intervertebralgelenke bei Spondylitis ankylosans** (A)
und Spondylarthrosis deformans (B) **in
Computertomogrammen.** Man erkennt
Kapselossifikationen und intraartikuläre
Knochenbrücken. Ebenso wie Nativrönt-
genaufnahmen trägt auch die Computertomographie nicht zur Differentialdiagnose
zwischen den beiden Krankheitsalternati-
ven bei.

Abb. 260 **Gegenüberstellung der peri-
arthralen Ossifikationen an den
Kostovertebralgelenken bei Spondylitis
ankylosans (★) und der Kostotrans-
versalarthrose (▷).**

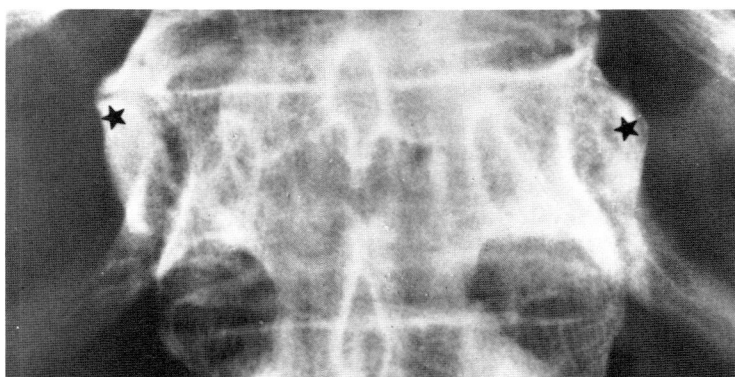

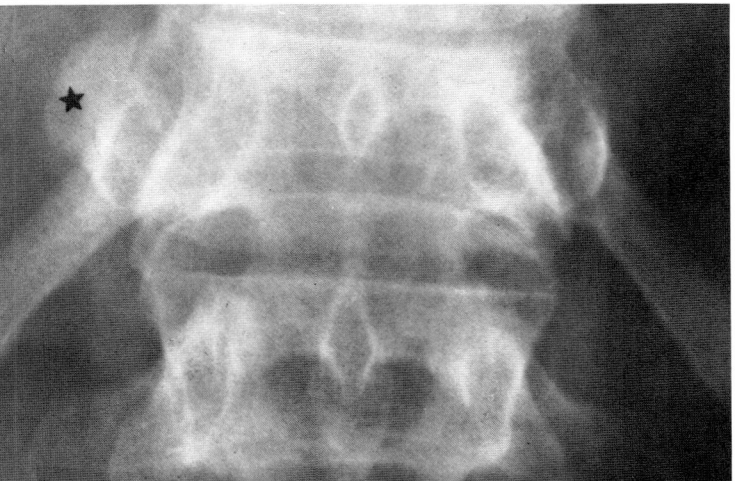

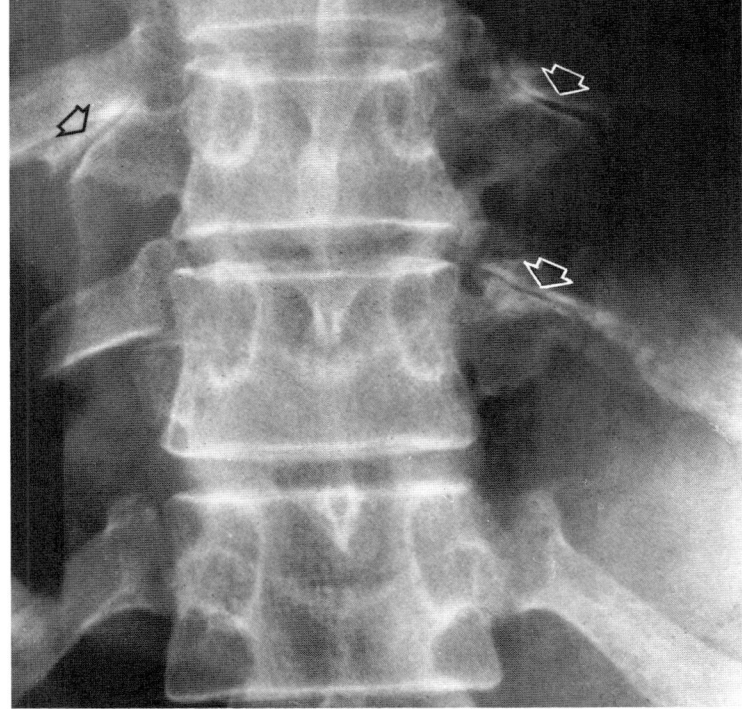

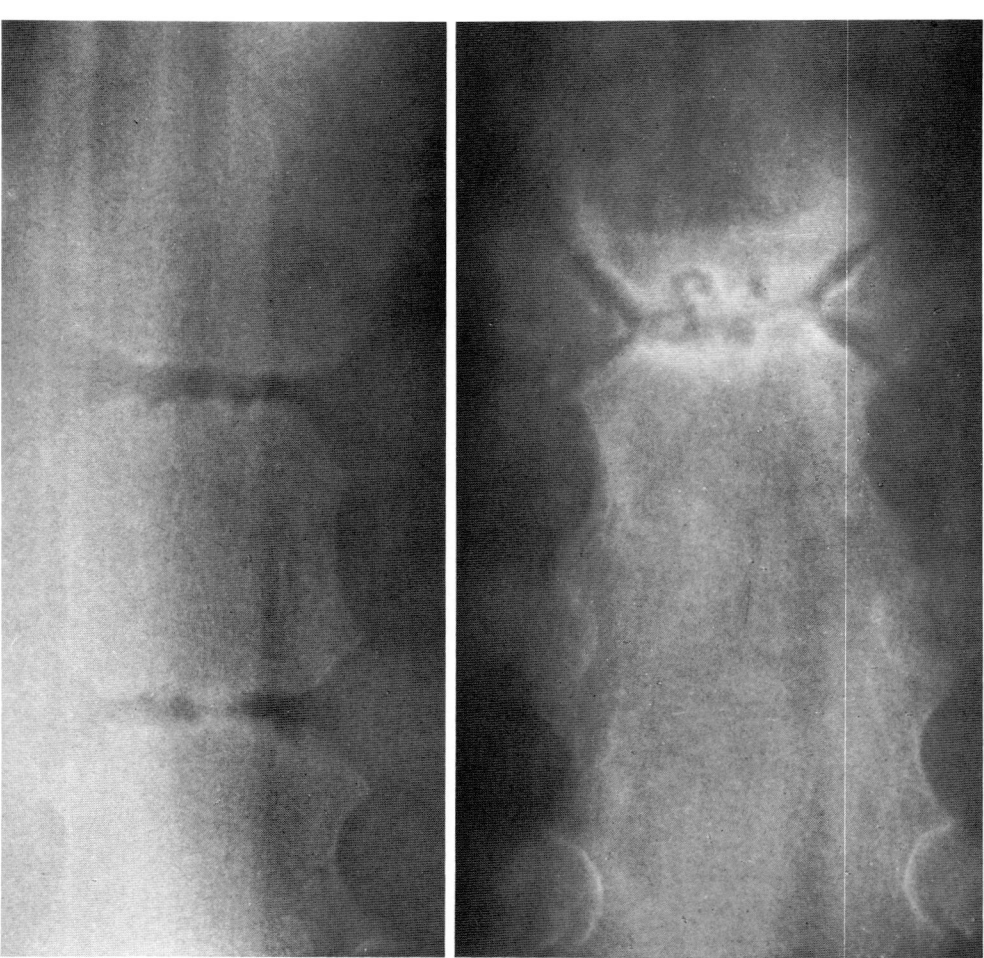

Abb. 261 **Erosive Veränderungen an der Synchondrosis manubriosternalis bei 2 Patienten mit Spondylitis ankylosans** (Tomogramme).
Besonderheiten: im *linken* Bildteil ist auch eine akzessorische Sternumfuge – Korpusfuge – befallen. *Rechts* erkennt man neben Erosionen auch eine Dissektion (Sequester) im Manubrium sterni.

Abb. 262 **Entstehung des Symphysenbefalls bei Spondylitis ankylosans.** Im Vordergrund der Veränderungen stehen marginale Erosionen. Im oberen Fugenbereich kündigt sich schon die Synostose an.

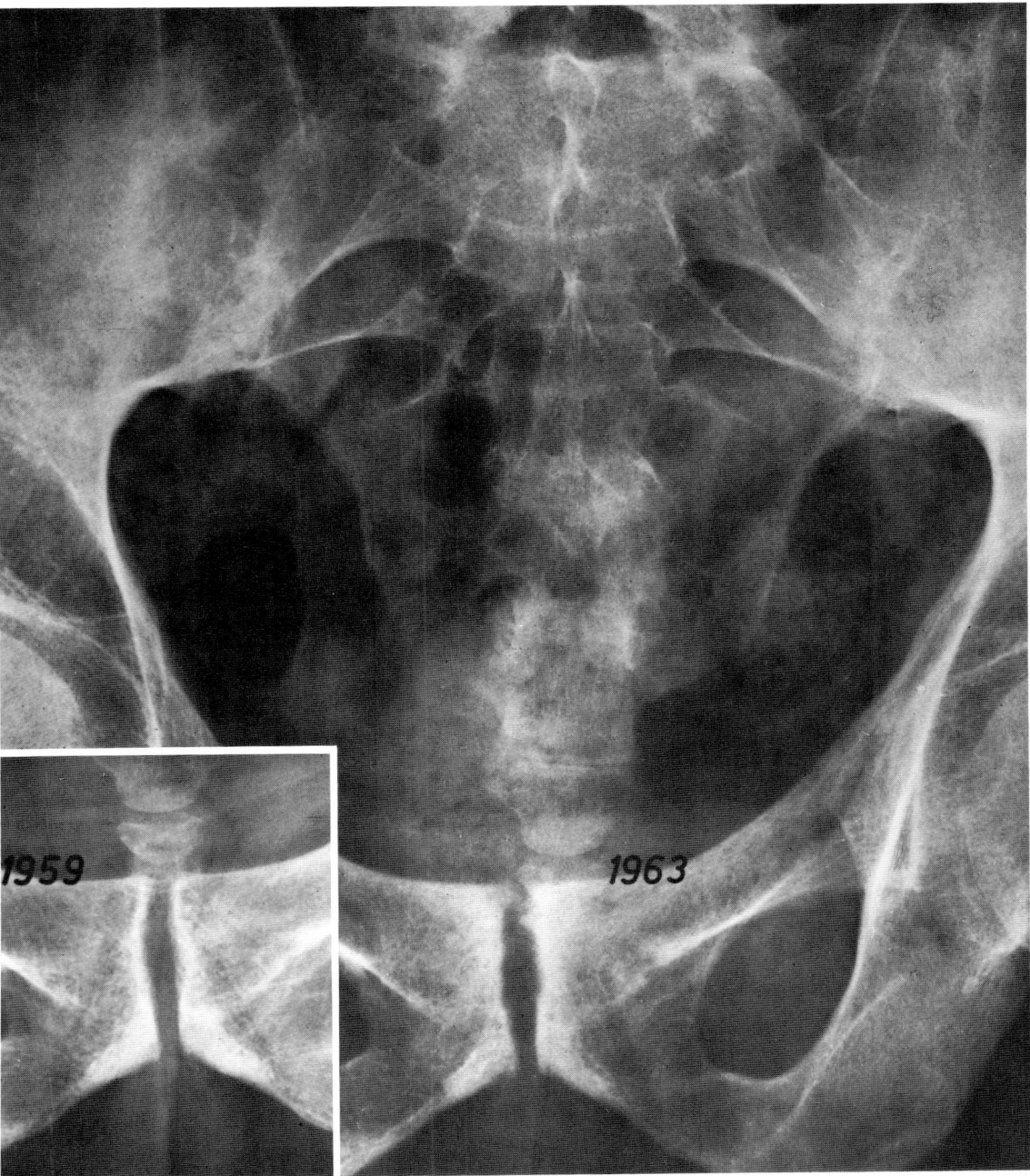

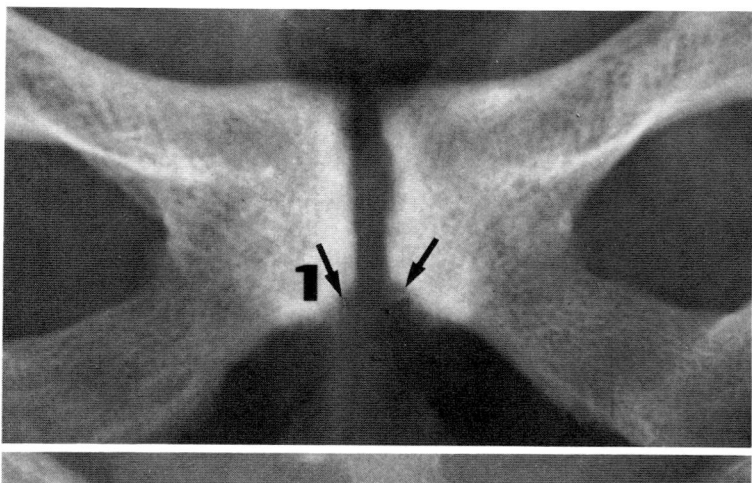

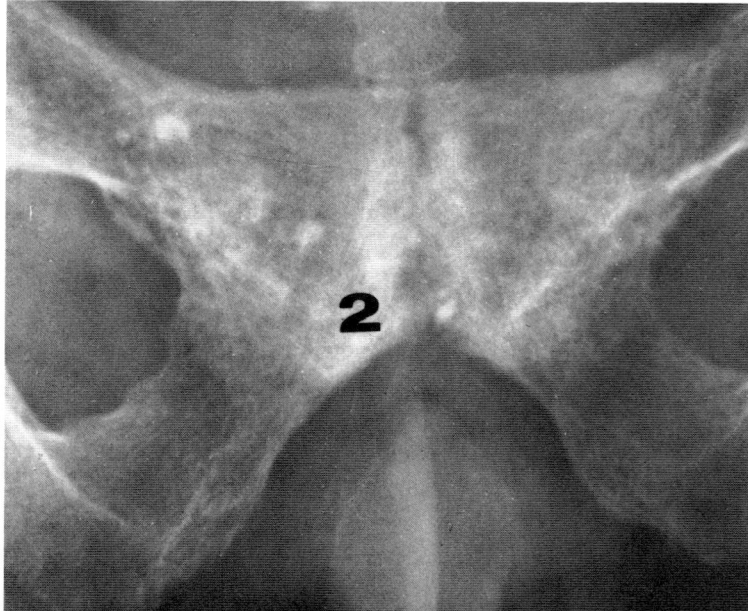

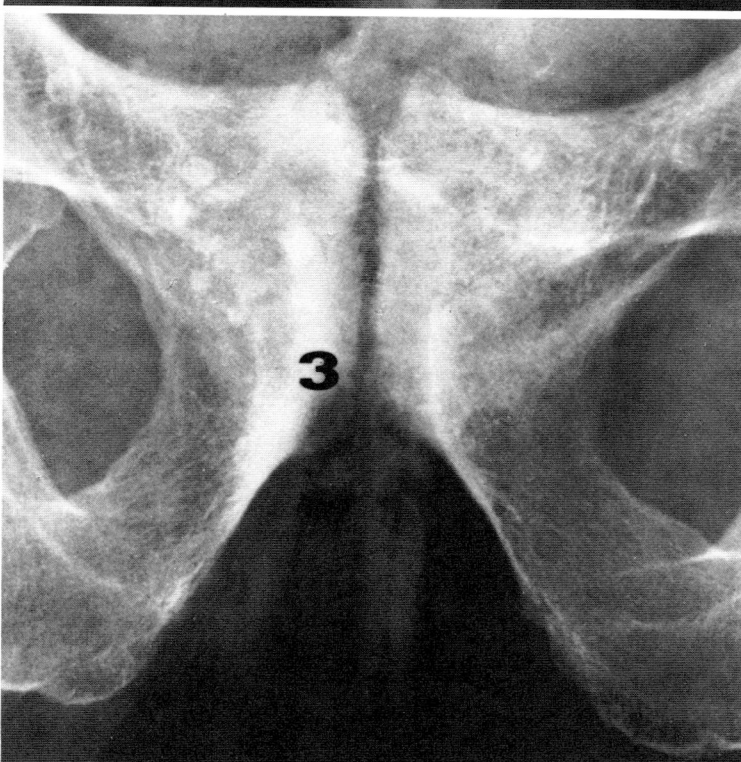

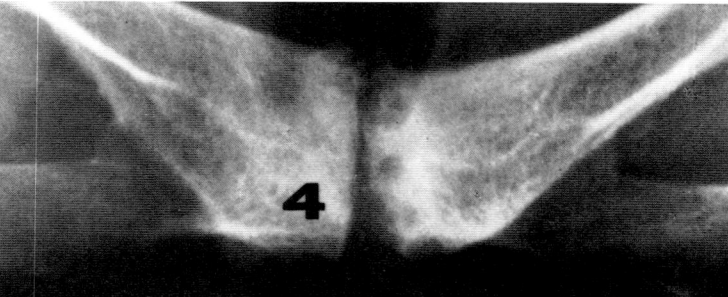

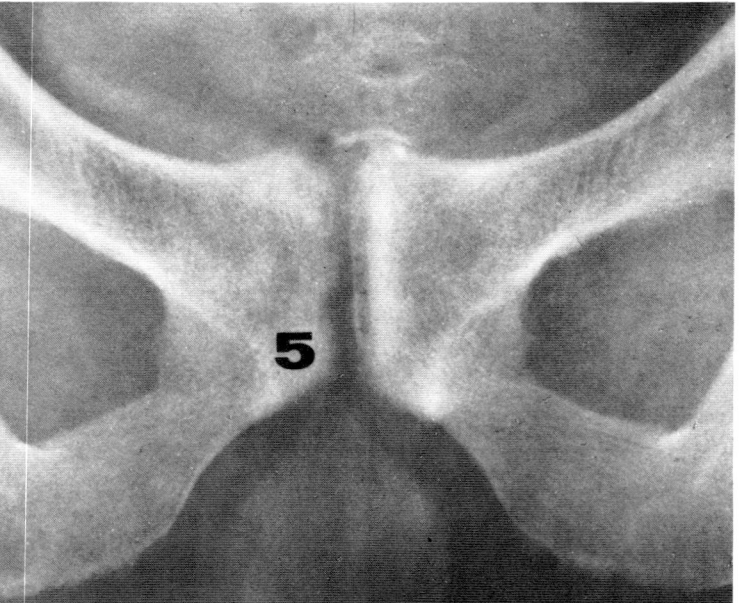

Abb. 263 **Reaktionsmonotonie der Symphysis pubica.**
1, 2: Spondylitis ankylosans (1: Frühstadium mit flachen Erosionen und zusätzlicher rarefizierender Fibroostitis [s. S. 313f.] des beiderseitigen Lig. arcuatum pubis [→]. 2: fortgeschrittenes Stadium mit Synostosetendenz).
3: sogenannte Ostitis pubis, bei diesem Patienten nach Hydrozelenoperation.
4: Symphysendegeneration (bei Multipara).
5: Symphyseopathie bei Ochronose.

Abb. 264 **Verteilungsmuster des peripheren Gelenkbefalls bei Spondylitis ankylosans** (nach Schilling, Anmerkung[24]). ▷
A: stammnahe Lokalisation,
B: Befall der unteren Extremitäten,
C: asymmetrisch polyartikuläre Manifestation.

Abb. 265 **Linksseitige Vorfußarthritis bei ankylosierender Spondylitis** (zarte ▷
Erosion am Interphalangealgelenk der Großzehe, Destruktionen am MTP-Gelenk 3 links).

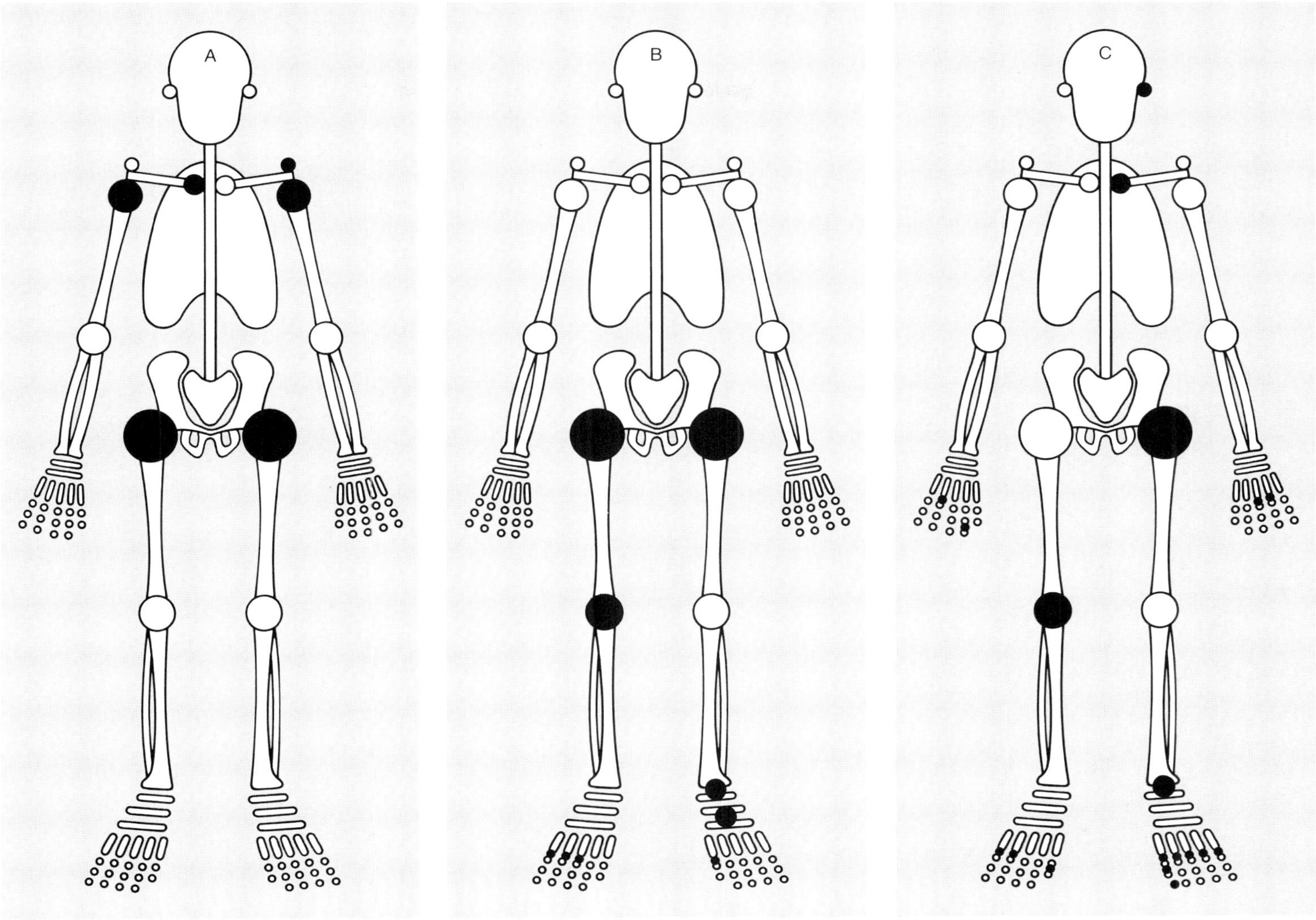

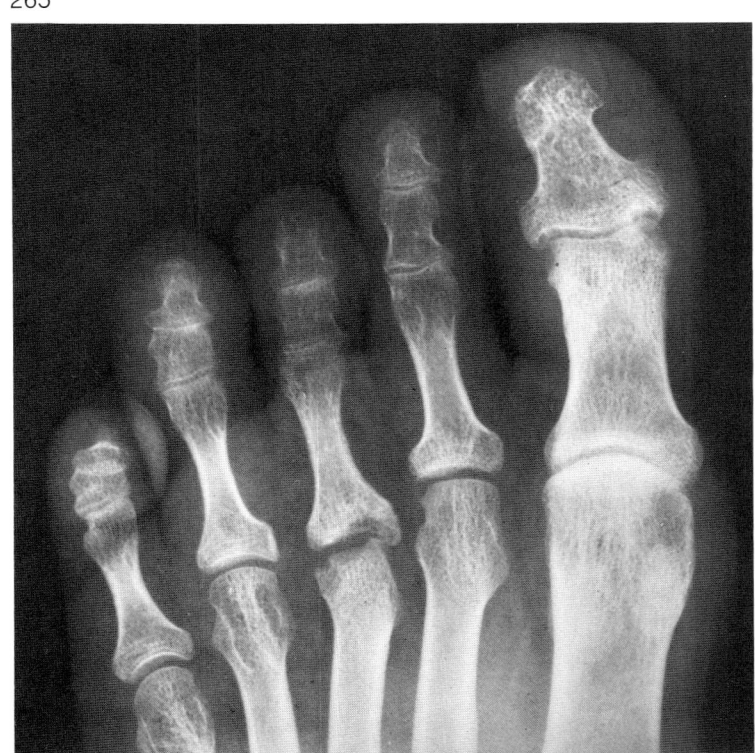

264

265

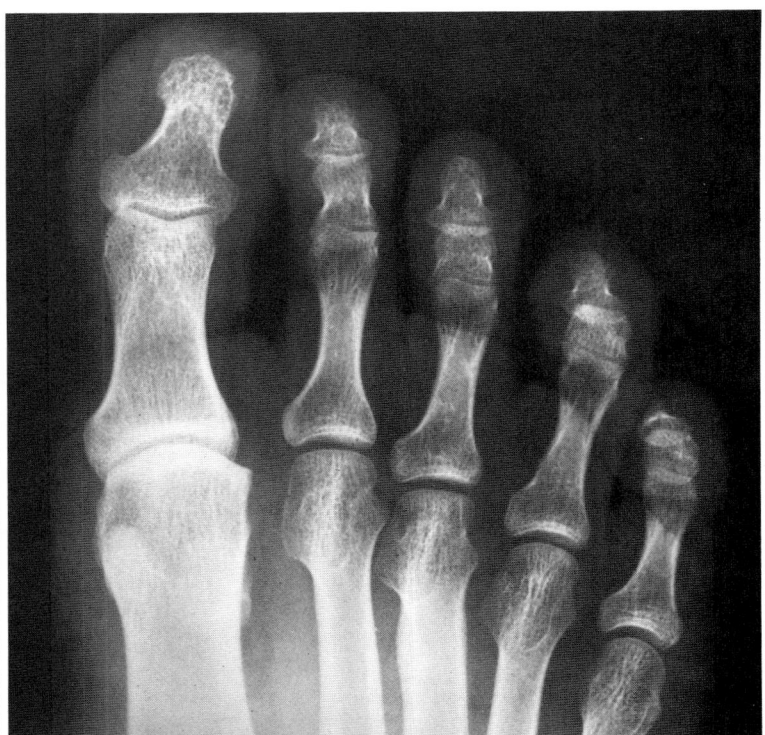

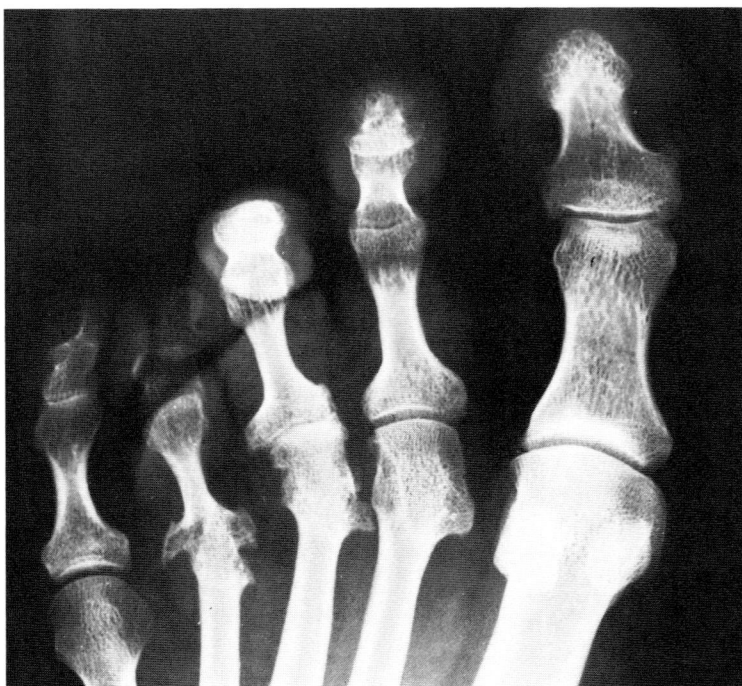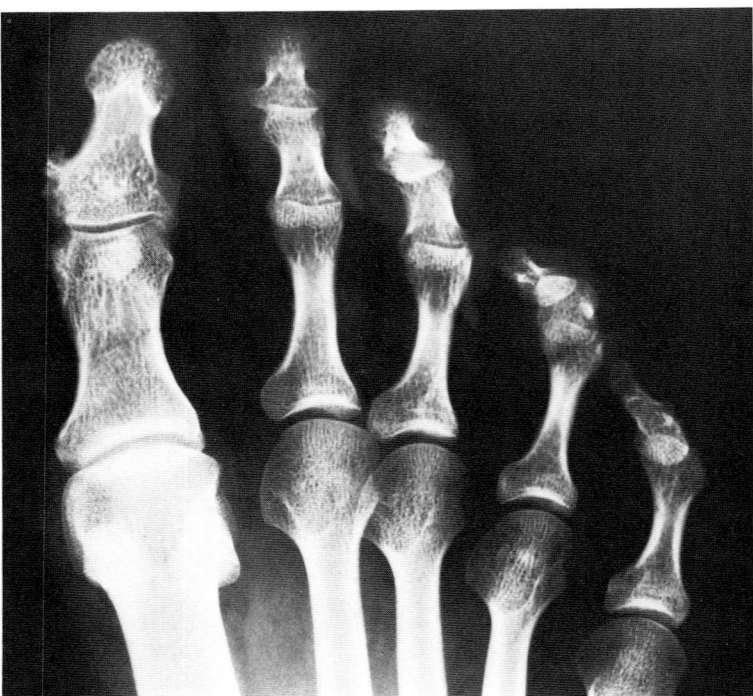

Abb. 266 **Chronische Vorfußarthritis
bei Spondylitis ankylosans.** Asymmetrischer Befall der Metatarsophalangealgelenke 3 und 4 links (arthritische Destruktionen, Fehlstellungen) und des
Interphalangealgelenkes 1 rechts (Erosionen).

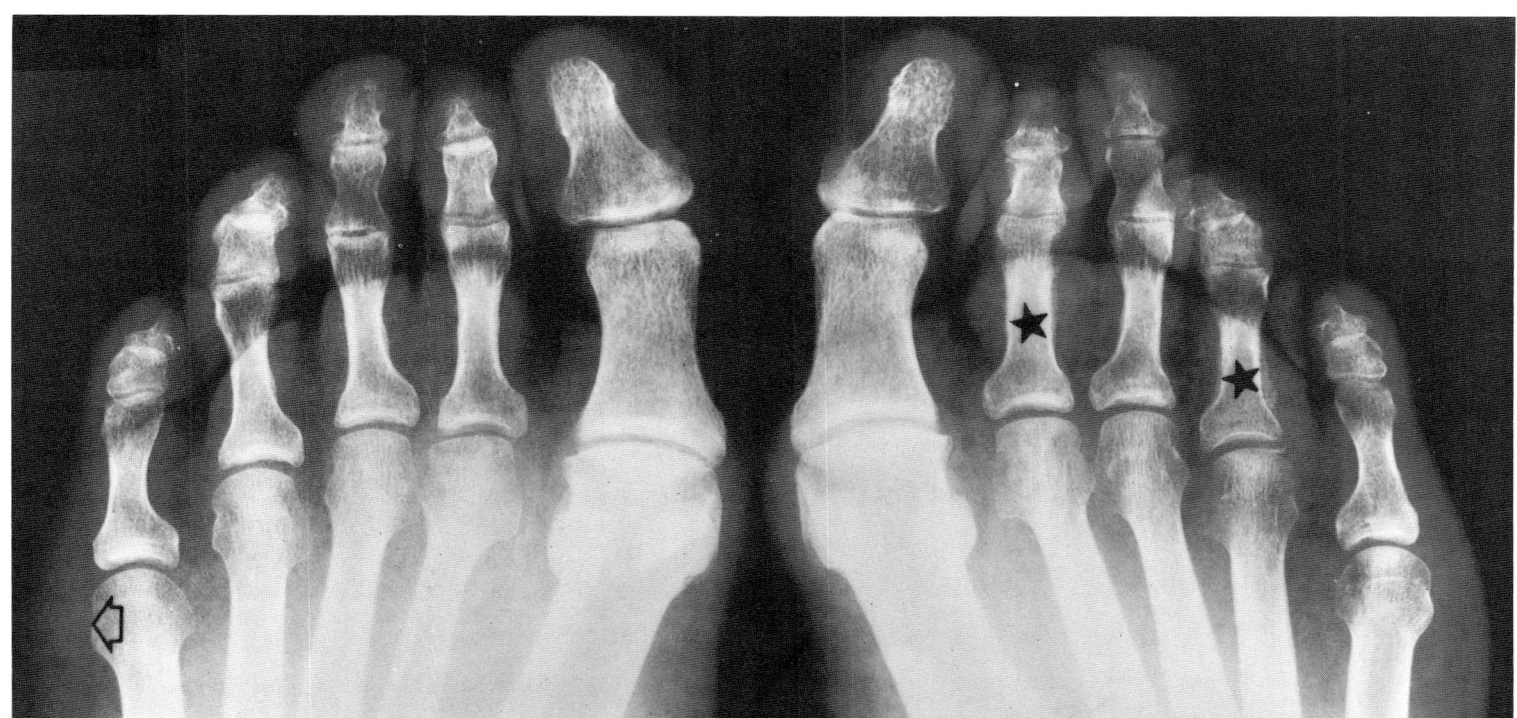

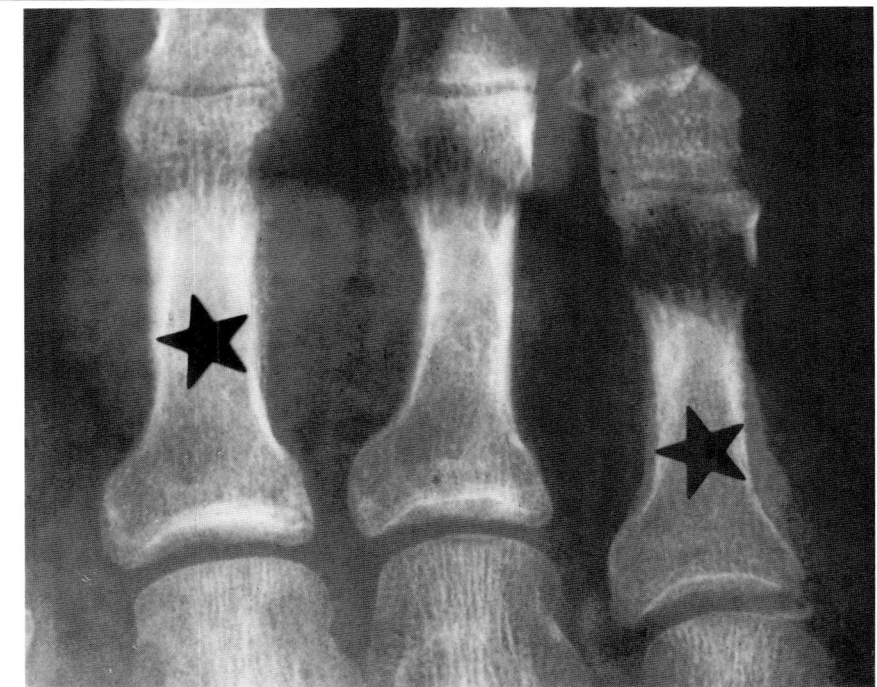

Abb. 267 **Subakute Vorfußarthritis bei ankylosierender Spondylitis,** s. die Weichteilanschwellung am MTP-5-Gelenk links (⇨) (Betrachtung des oberen Bildanteils vor starker Lichtquelle). Die an den Grundphalangen 2 und 4 rechts sichtbaren Periostappositionen (★) treten in Verbindung mit (subakuten) Arthritiden der angrenzenden MTP-Gelenke nur bei adulten seronegativen Spondarthritiden, vor allem beim Reiter-Syndrom (Abb. 289 u. 290) und bei den peripheren Arthritiden der Spondylitis ankylosans, auf.

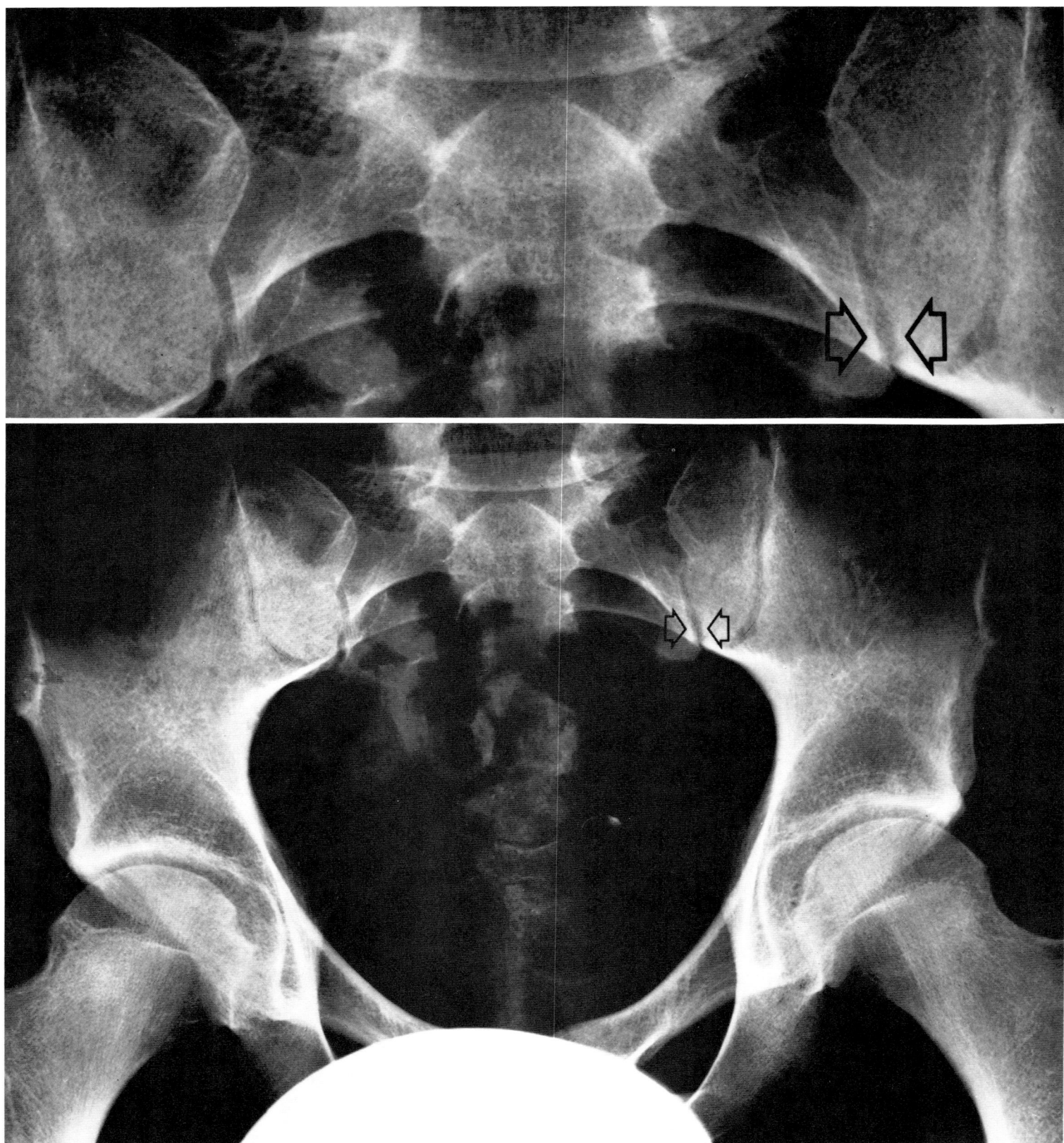

Abb. 268 **21jähriger Patient mit beiderseitigen Hüftgelenksbeschwerden.**
Die Röntgenuntersuchung offenbart diskrete Koxarthrosebefunde (marginale
Osteophyten, vermehrte Pfannendachsklerose) ohne präarthrotische Deformität,
so daß unter Berücksichtigung des Alters
und entzündlicher Serologie an eine dop-
pelseitige (seröse) Koxarthritis mit
Sekundärarthrose gedacht werden muß.
Der Blick auf die Sakroiliakalgelenke
(unscharfe Konturen – d. h. Abbau der
subchondralen Grenzlamelle – im unteren Bereich des linken Sakroiliakalgelenkes, *s. Ausschnittvergrößerung der Sakroiliakalgelenke,* ▷) sowie der Nachweis des
HLA-B 27-Antigens sprechen für eine
seronegative Spondarthritis, in erster Linie
für die ankylosierende Spondylitis.

Abb. 270 **Chronische Koxarthritis bei** ▷
**ankylosierender Spondylitis mit para-
arthritischer Sekundärarthrose** (s. die
marginalen Osteophyten, ➞).

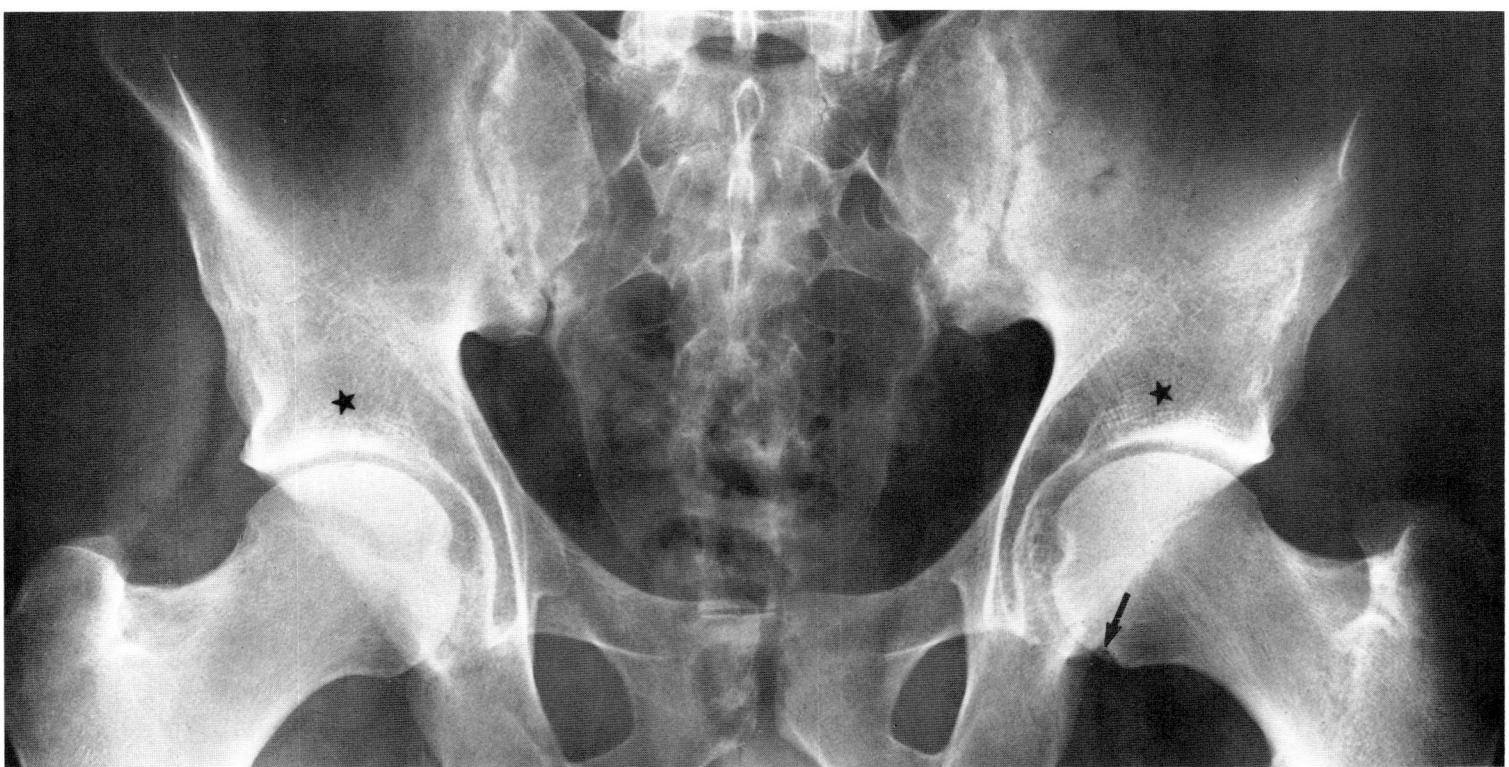

Abb. 269 **Frühes Stadium einer linksseitigen Koxarthritis bei ankylosierender Spondylitis.** Die Hüftgelenksentzündung gibt sich an einer Demineralisation des Azetabulums (vgl. ★) – arthritisches Kollateralphänomen – und an einer zarten Femurkopferosion zu erkennen (vgl. ➤).

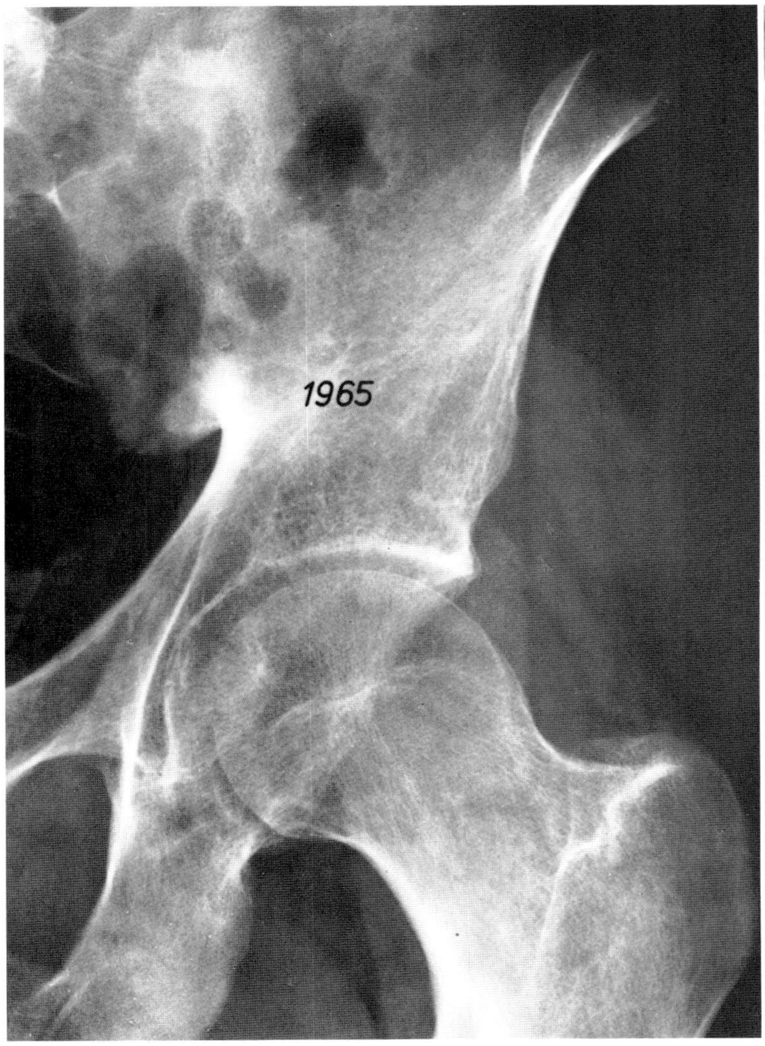

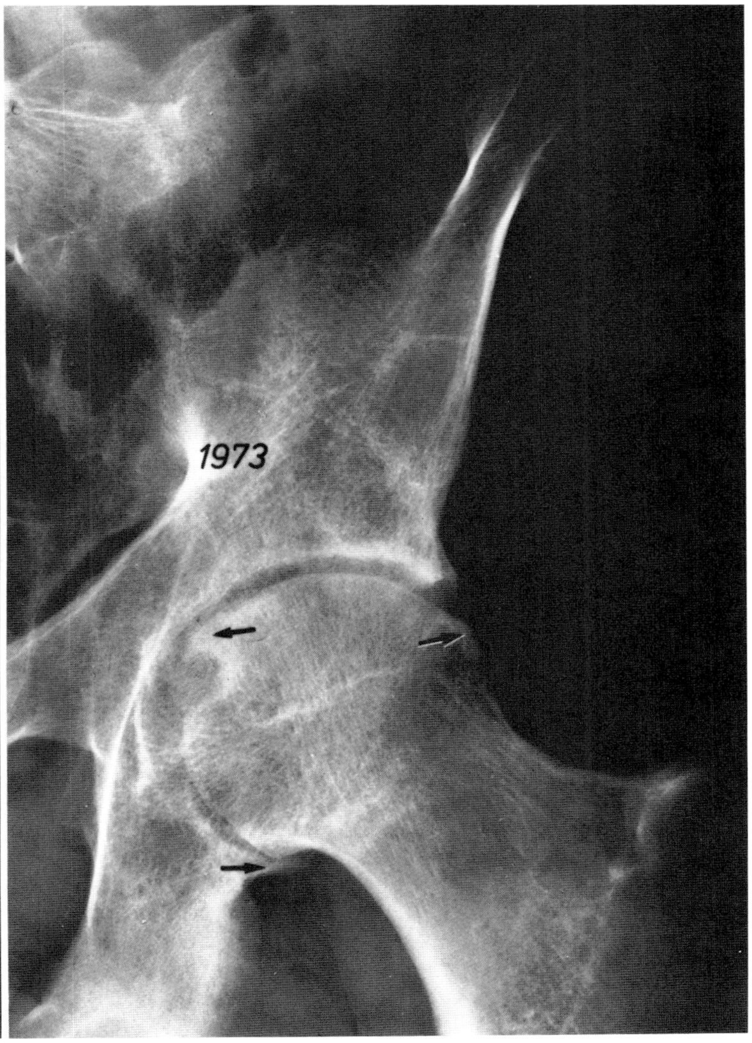

270

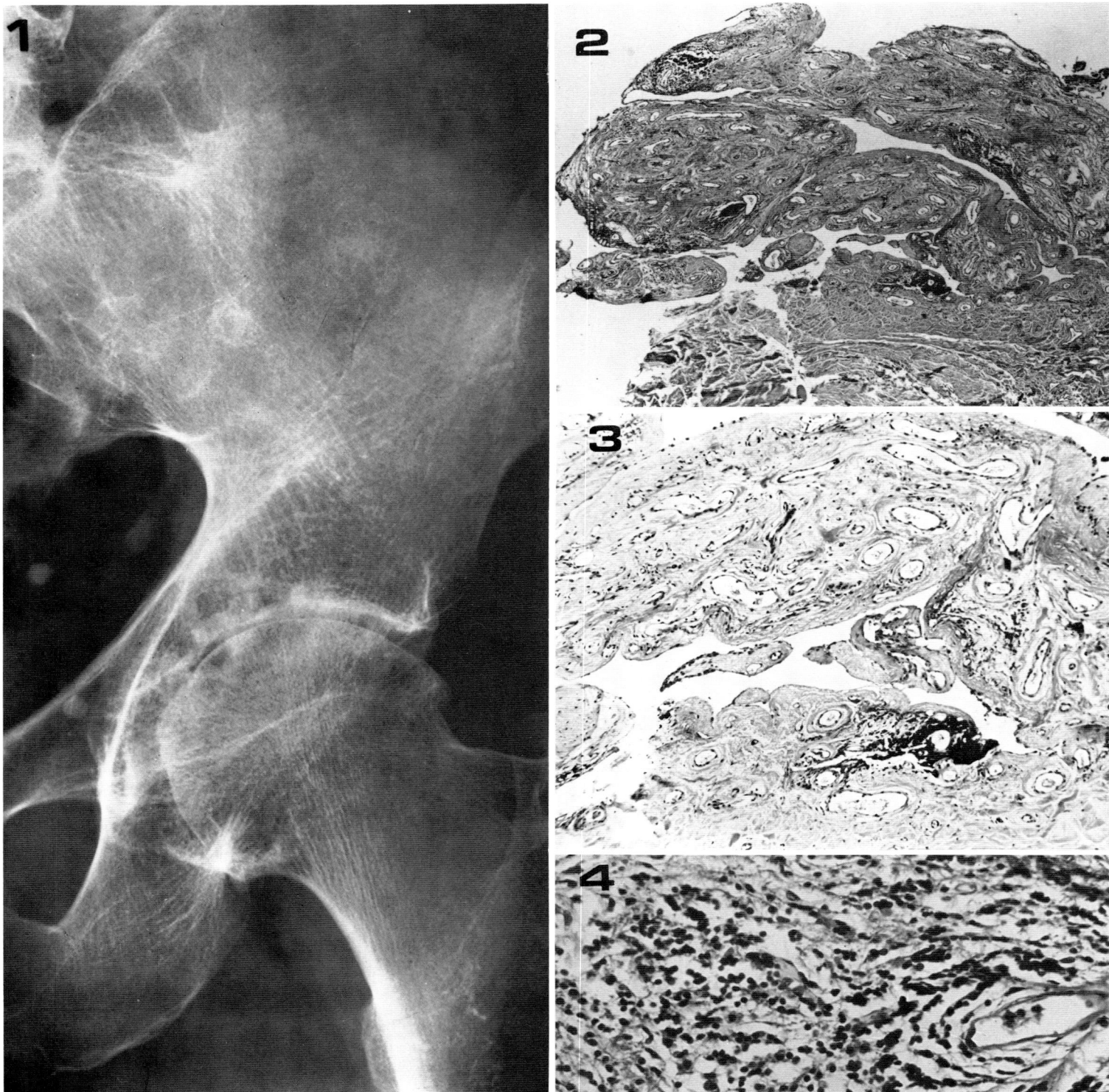

Abb. 271   **Chronische Koxarthritis mit geringer paraarthritischer Sekundärarthrose bei Spondylitis ankylosans.**
1: Röntgenbefund, s. vor allem die konzentrische Verschmälerung des röntgenologischen Gelenkspaltes.
2—4: Histologie der Gelenkkapsel, die bei der Totalendoprothesenoperation gewonnen wurde (Hämatoxylin-Eosin, von oben nach unten zunehmende Vergrößerung). Man erkennt die „unspezifische" Mikromorphologie, nämlich Proliferation der Synovialmembran sowie fokale und verstreute Rundzelleninfiltrationen.

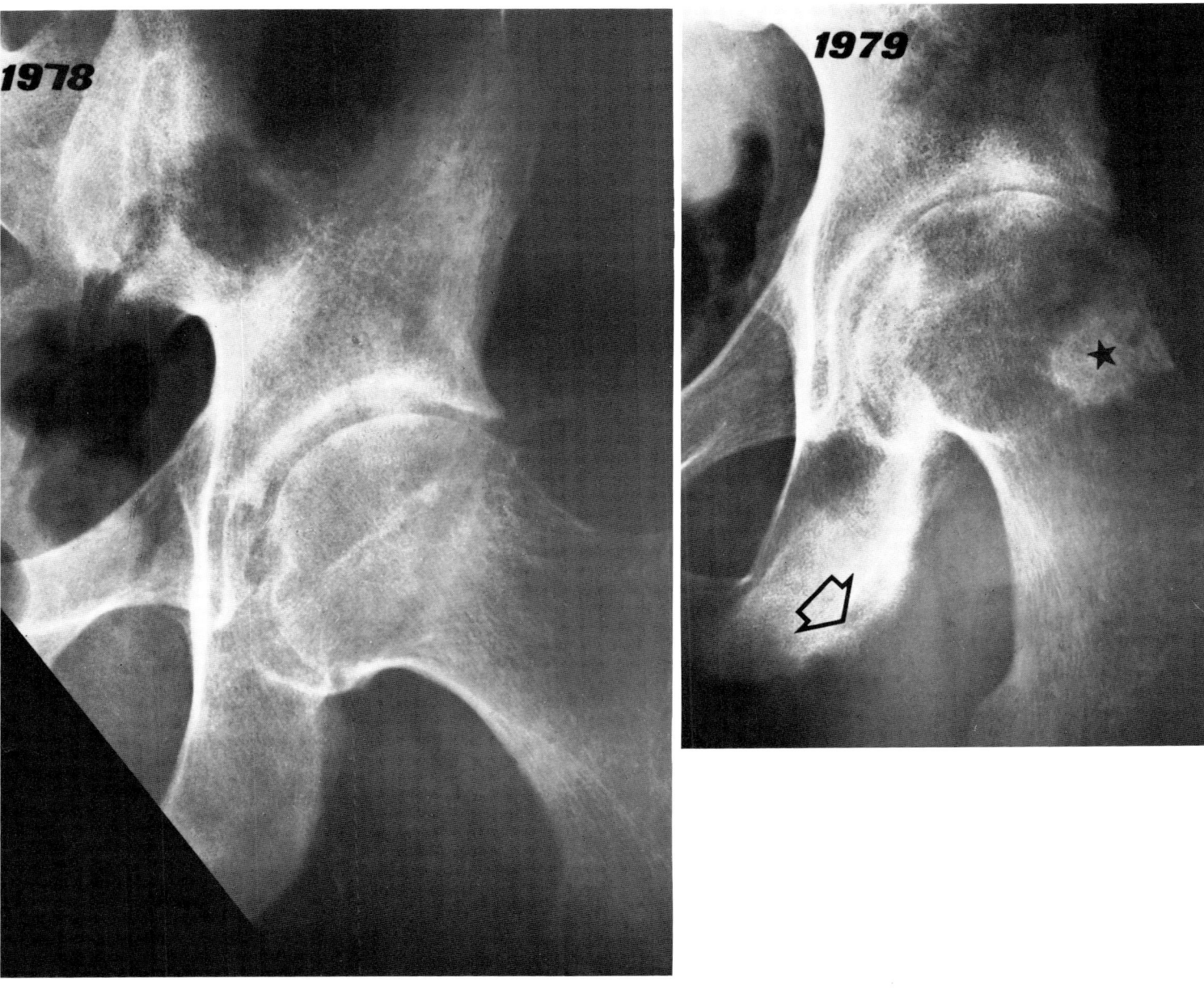

Abb. 272 **Verlaufsbeobachtung einer linksseitigen Kox-arthritis bei Spondylitis ankylosans.** Zunahme der konzentrischen (gleichmäßigen) Gelenkspaltverschmälerung und Entste-hung einer umschriebenen Ossifikation („Knochenplatte") in der Hüftgelenkkapsel (★). Sitzbeinfibroostitis (▷).

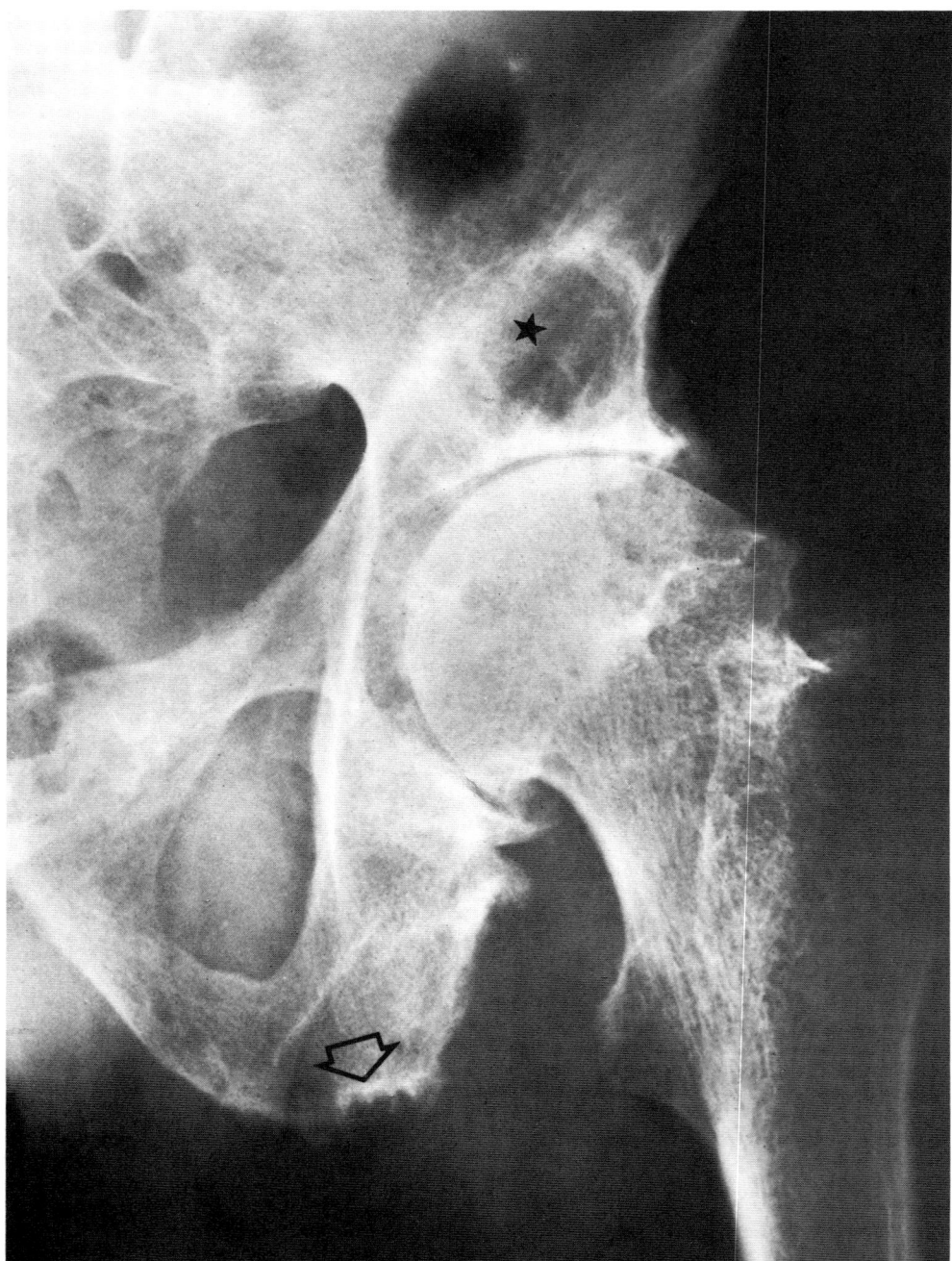

Abb. 273 **Chronische linksseitige Koxarthritis bei Spondylitis ankylosans,** s. auch die Sakroiliakalankylose und die Fibroostitis am Sitzbein (▷). Die große zystische Osteolyse im Pfannendachbereich (★) geht *nicht* auf die in diesem Fall erkennbare paraarthritische Sekundärarthrose – s. die Randwülste an den Gelenkknorpel-Knochen-Grenzen – zurück, sondern ist eine arthritische Begleitzyste, wie sie bei der Koxarthritis im Verlauf der Spondylitis ankylosans in dieser Größe häufig beobachtet wird.

Abb. 274 **Spondylitis ankylosans mit linksseitiger chronischer Koxarthritis** (gleichmäßige Verschmälerung des röntgenologischen Gelenkspaltes, sekundäre − entzündliche − Hüftpfannenprotrusion, Erosionen).

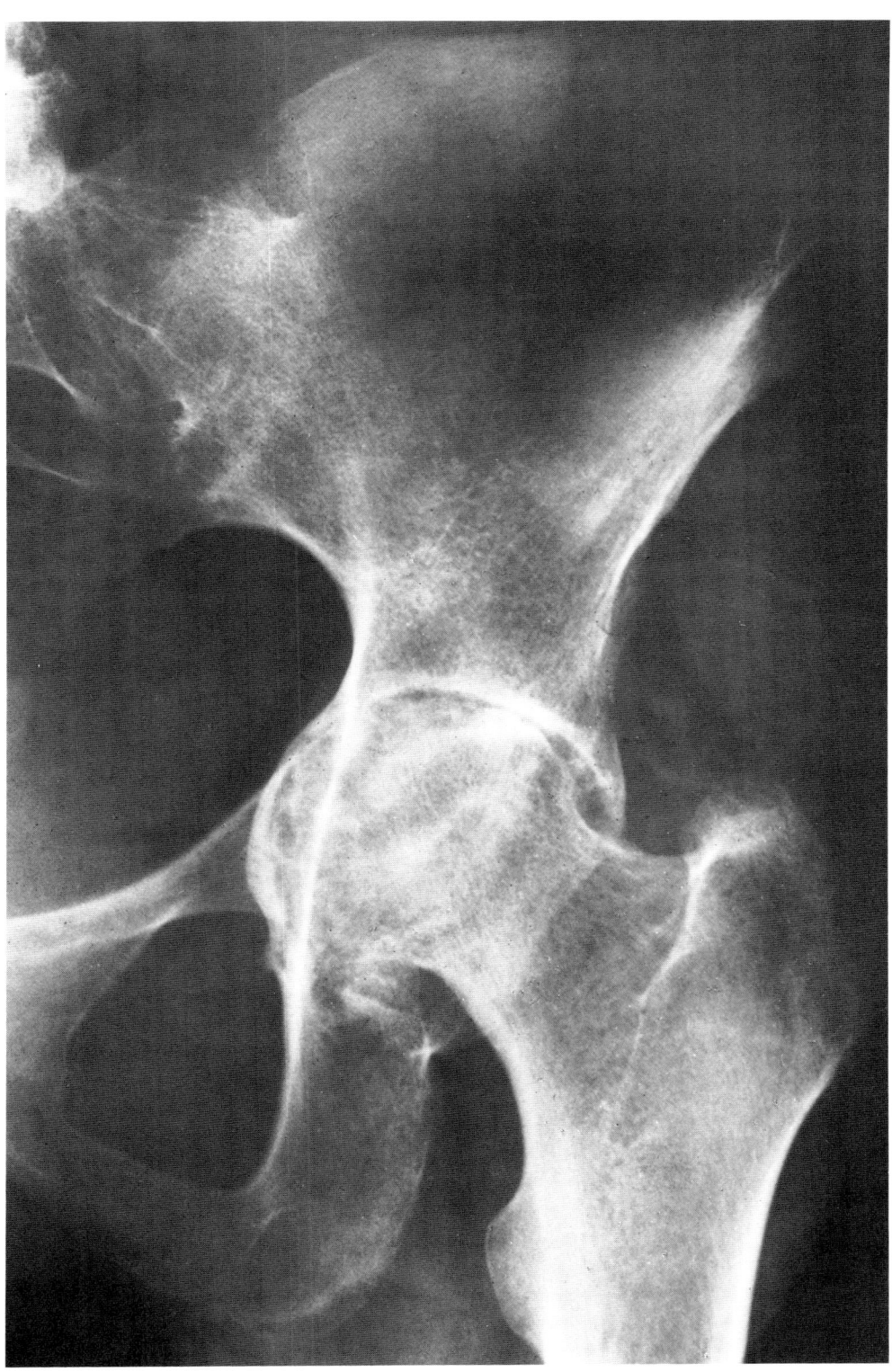

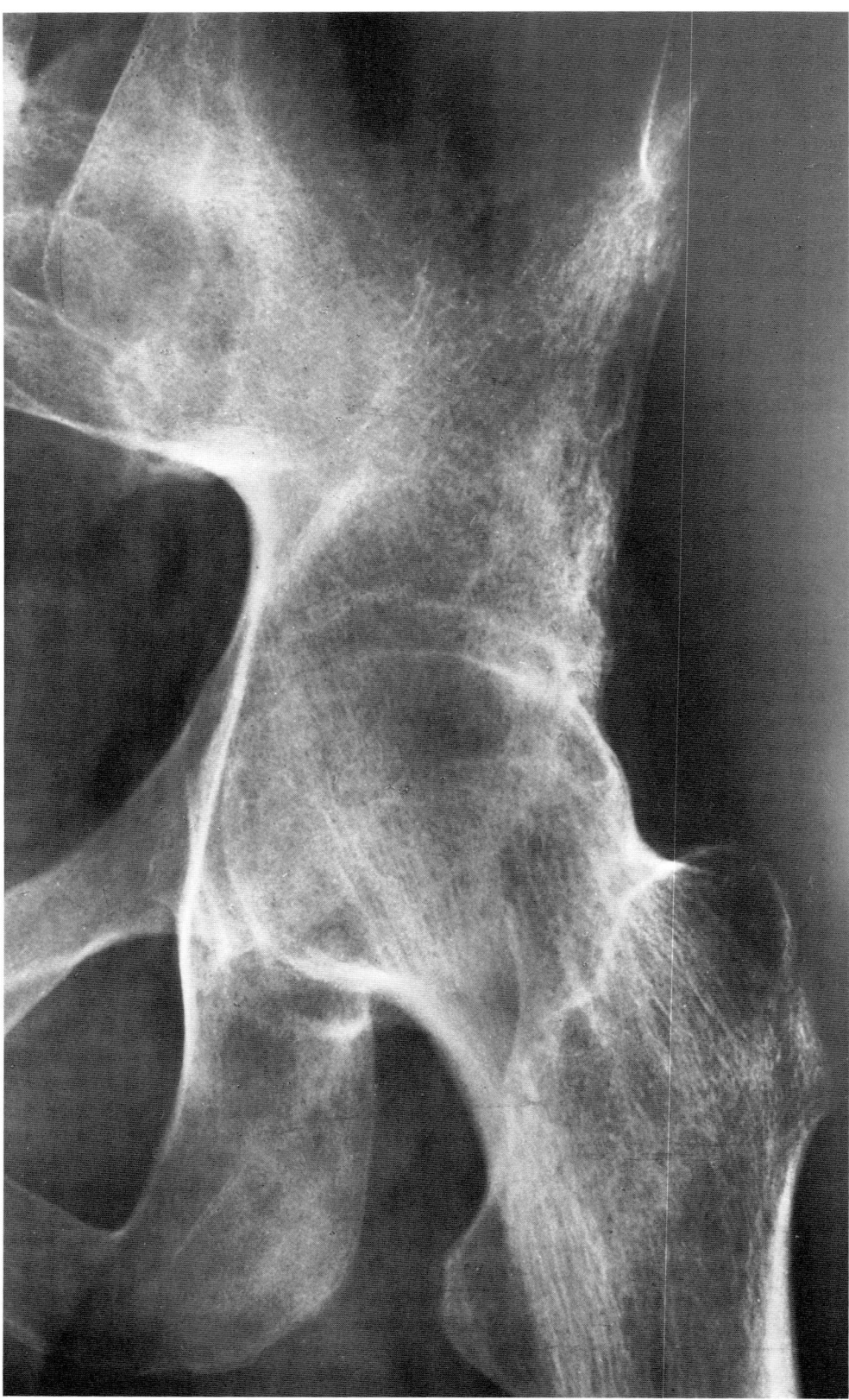

Abb. 275 **Spondylitis ankylosans, bei der die völlige Hüftgelenksversteifung durch Ossifikation des unzerstörten Gelenkknorpels eingetreten ist;** deshalb sind der röntgenologische Gelenkspalt und die subchondrale Grenzlamelle sichtbar geblieben. Diese Form der Gelenkankylose wird nur bei der ankylosierenden Spondylitis beobachtet.

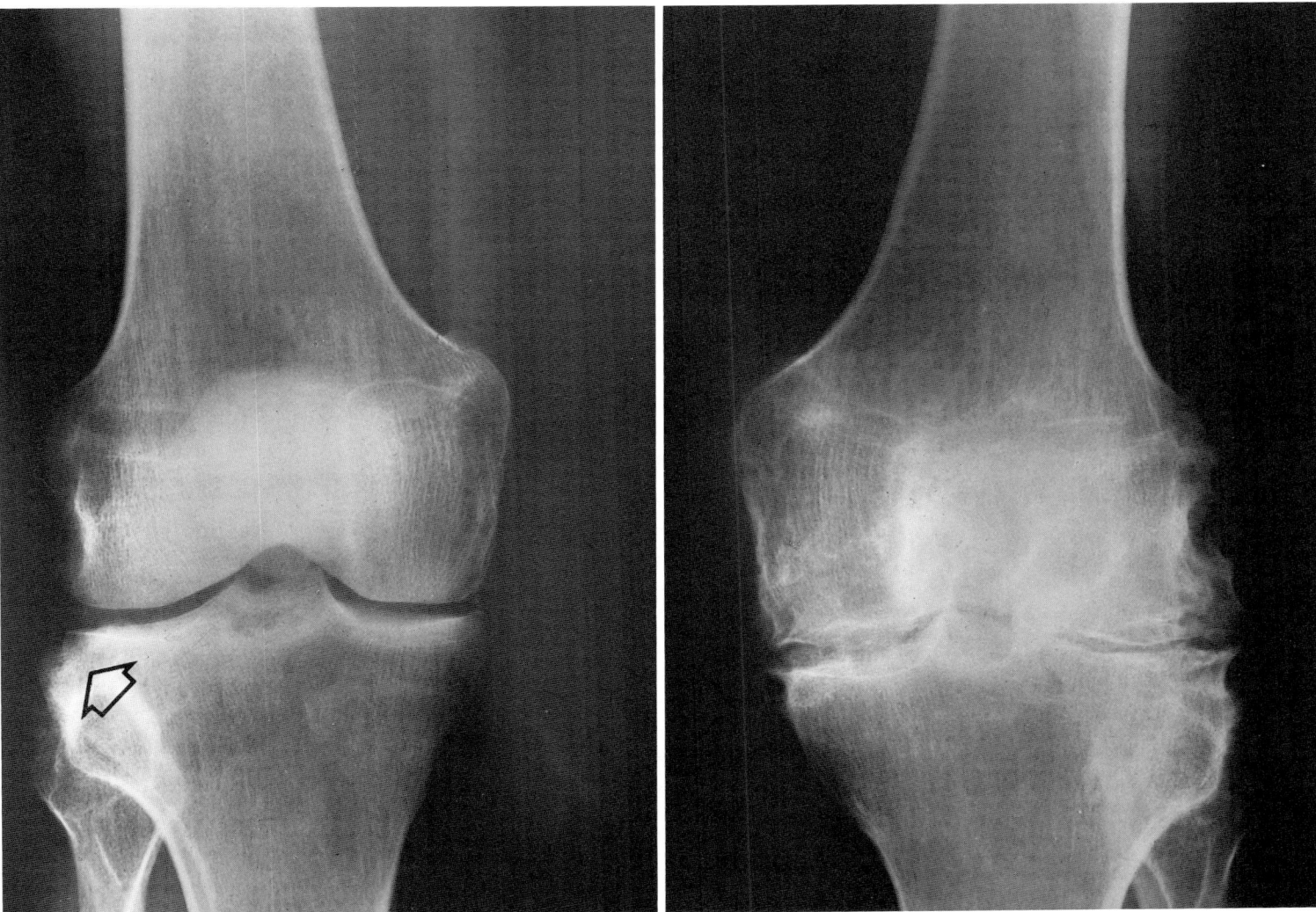

Abb. 276 **Als Folge jahrelang rezidivierender Gelenkergüsse (serofibrinöse Gonarthritis) hat sich bei einem
39jährigen Patienten mit Spondylitis
ankylosans eine schwere linksseitige
Gonarthrose entwickelt.** Am rechten
Kniegelenk arthritische Erosionen mit
perifokalen Verdichtungen am Condylus
lateralis tibiae (⊳).

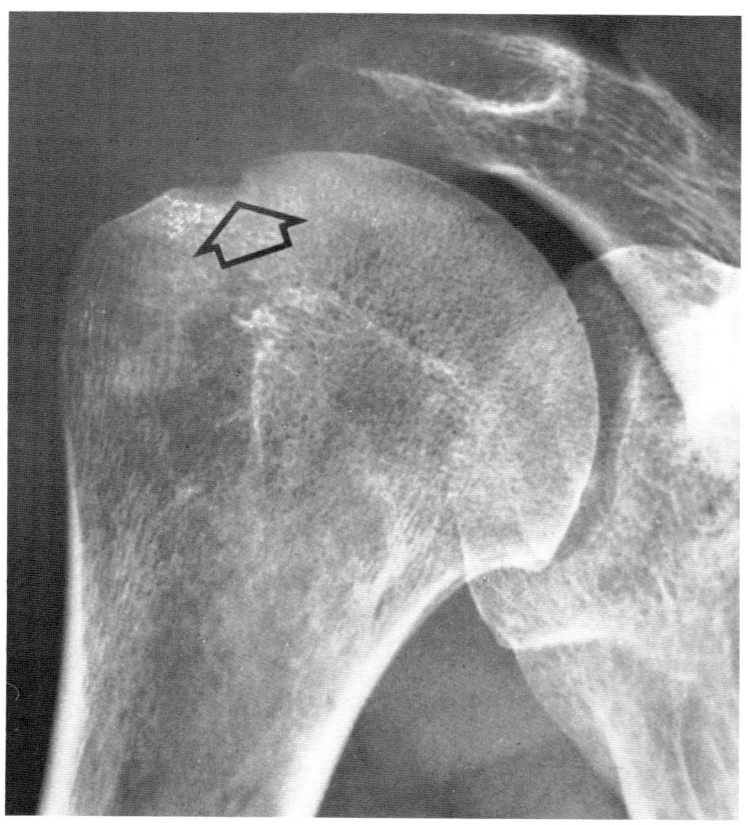

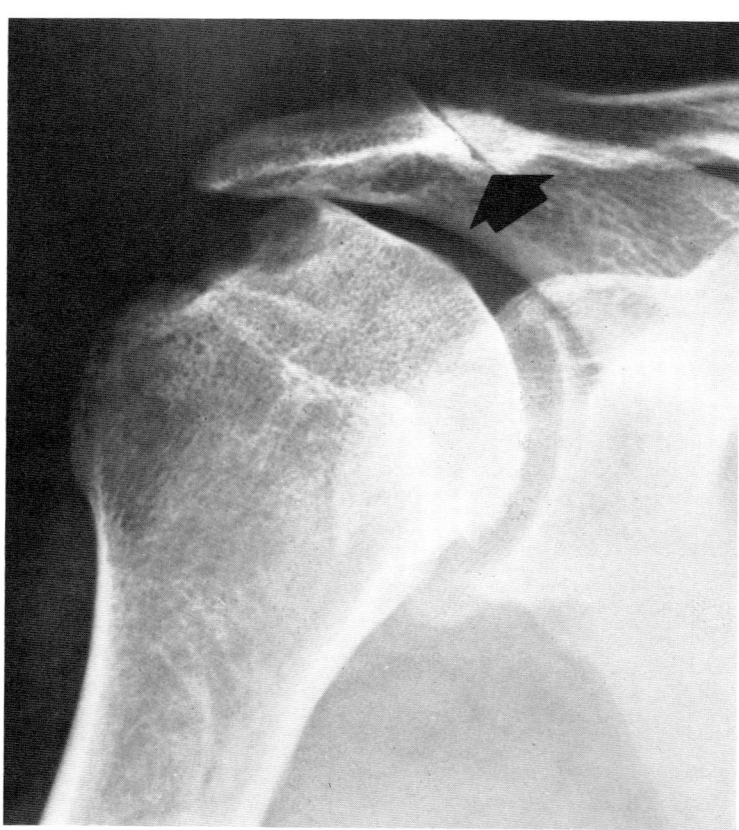

Abb. 277 **Omarthritis bei Spondylitis ankylosans** (s. die Kapselansatzerosion am Humeruskopf, ⇨).

Abb. 278 **Rechtsseitige Omarthritis und Akromioklavikulararthritis (➡) im Verlauf des peripheren Gelenkbefalls der Spondylitis ankylosans.**

Abb. 279 **Rezidivierende Gonarthritis, s. den Erguß (★), bei einem Patienten mit Spondylitis ankylosans** (bilaterale Sakroiliitis, Bewegungseinschränkung der Lendenwirbelsäule). Betrachtung der Kniegelenksaufnahme vor heller Iris-blende.

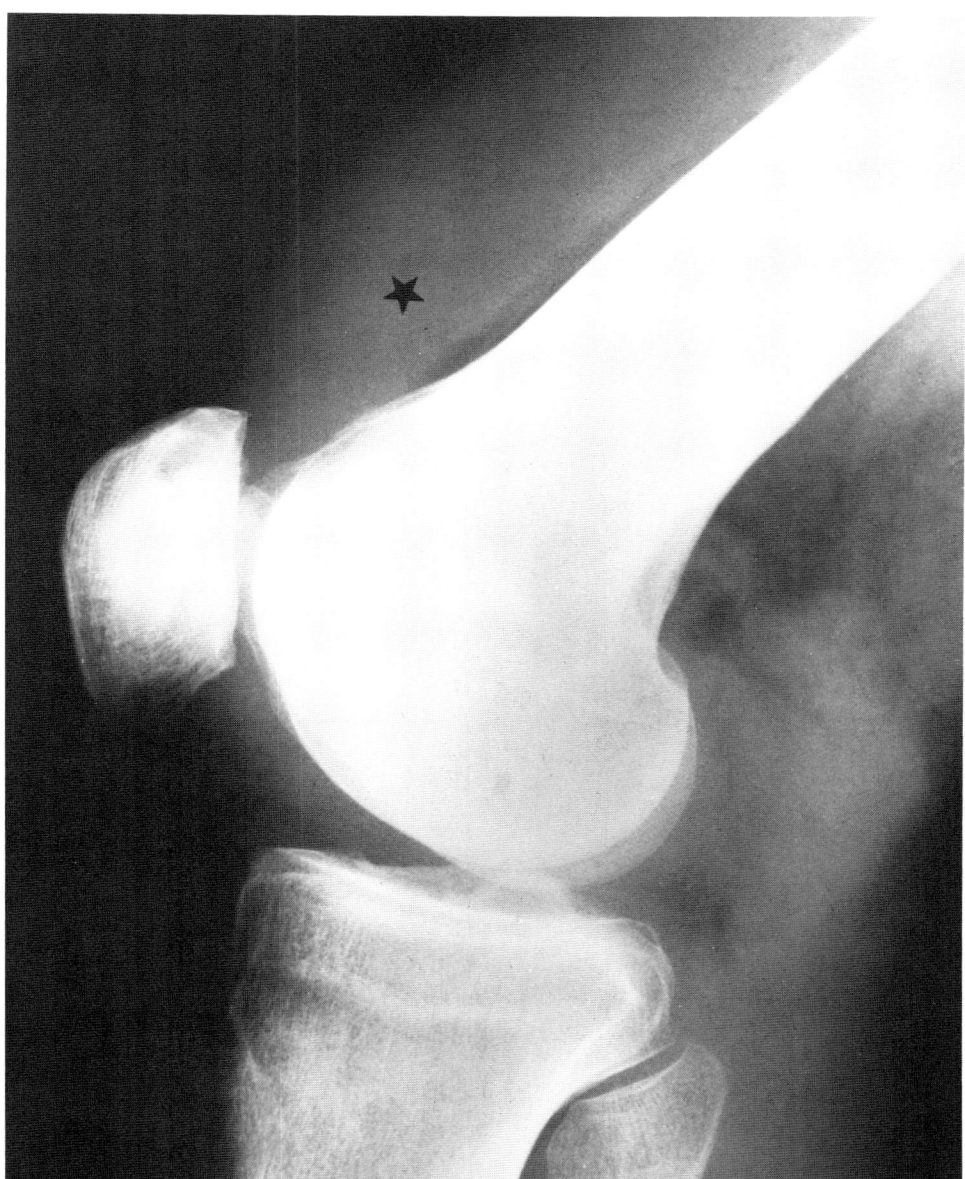

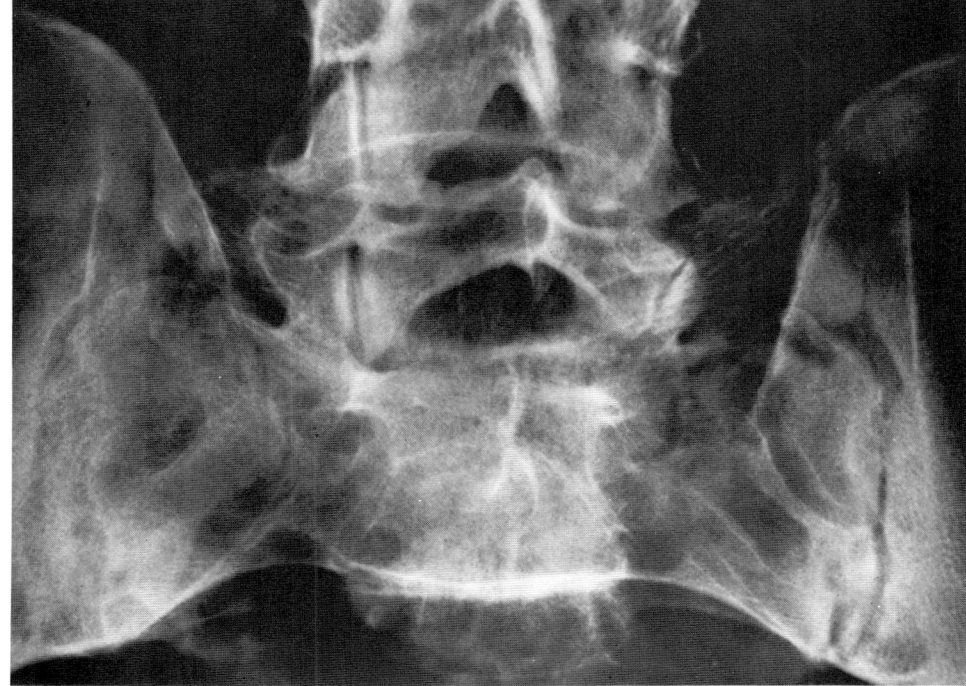

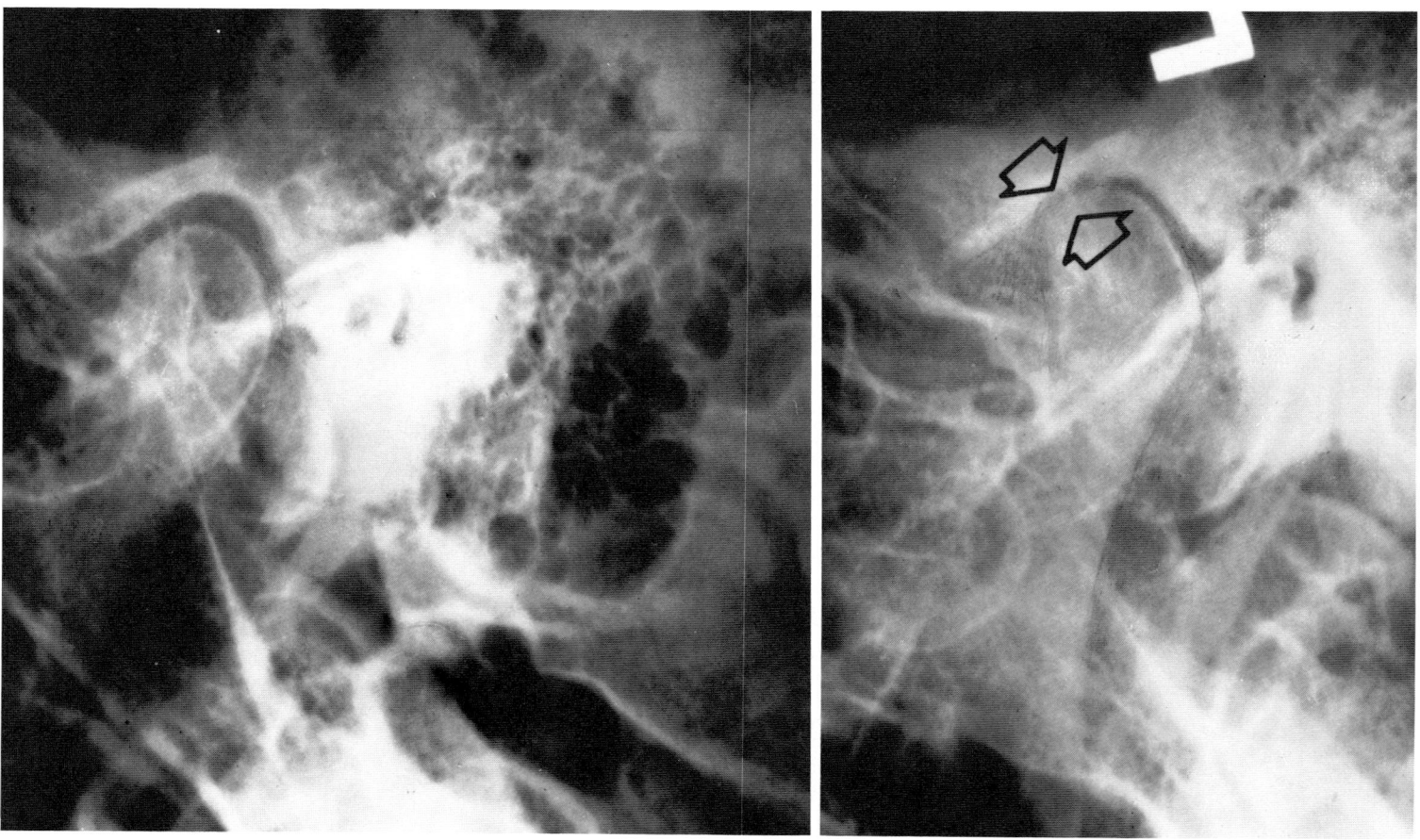

Abb. 280   Temporomandibulararthritis im Verlauf des peripheren Gelenkbefalls der Spondylitis ankylosans. Gelenkspaltverschmälerung, Erosionen (▷), vgl. mit der gesunden Seite *(links im Bild).*

281

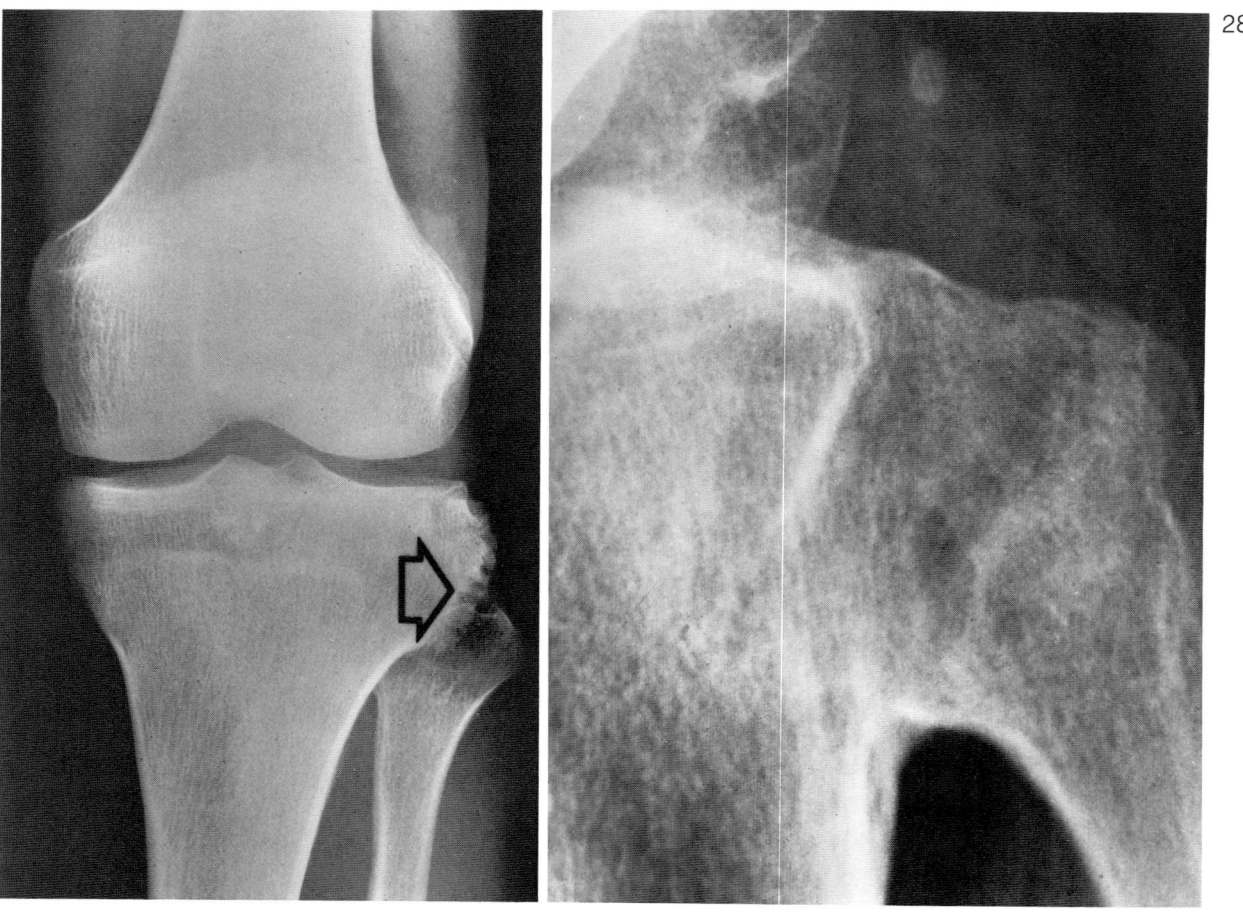

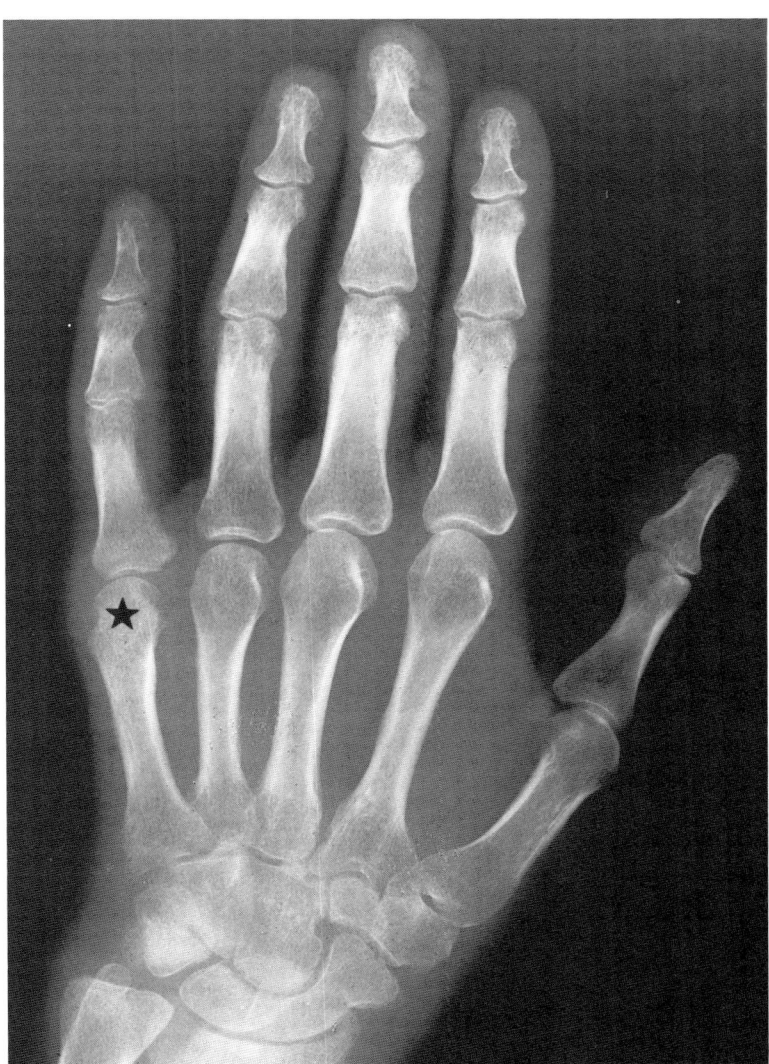 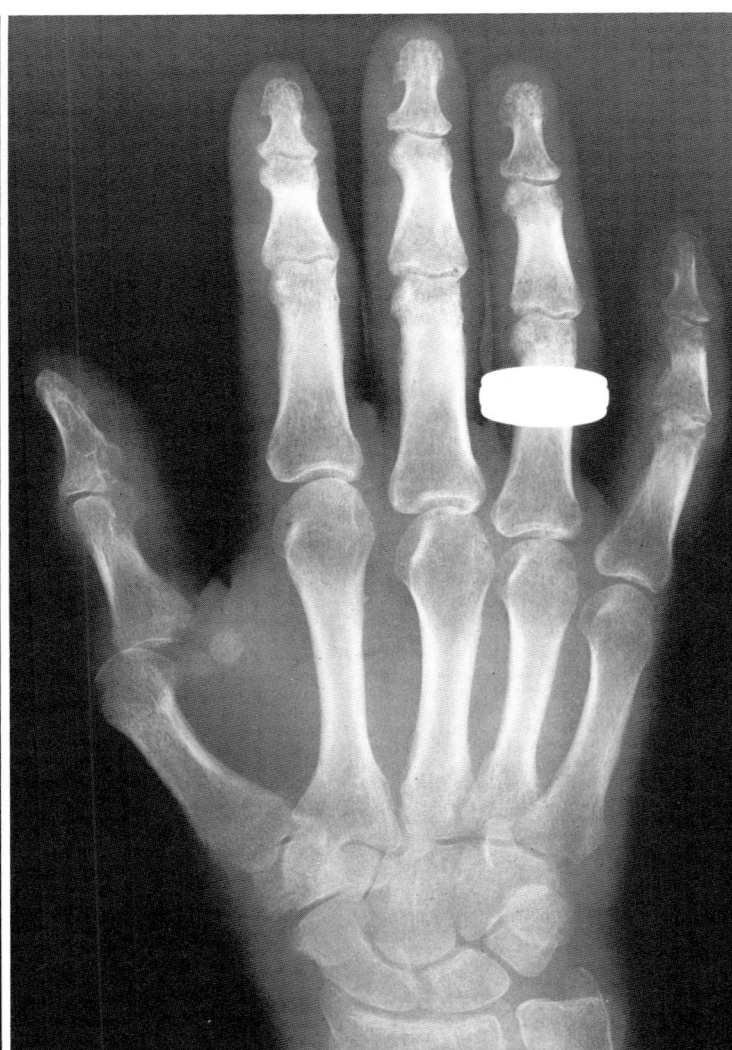

Abb. 282 Spondylitis ankylosans mit MCP-5-Arthritis links (★, Erosion, Gelenkweichteilschwellung), MCP-1- Arthritis rechts und Fibroostitis an diesem Gelenk (s. Abb. 283). Die leichte Flexionsstellung und gelenknahe Entkalkung einzelner PIP-Gelenke weisen ebenfalls auf (poly)arthritische Vorgänge hin.

◁ **Abb. 281 Arthritis des Tibiofibulargelenkes bei Spondylitis ankylosans.** Das Gelenk ist knöchern durchbaut (Ausschnittvergrößerung aus der seitlichen Aufnahme). Der Pfeil (▷) zeigt auf periostale Knochenneubildungen (arthritisches Direktzeichen oder Fibroostitisfolge), die bei seronegativen Spondarthritiden häufig, bei der adulten rheumatoiden Arthritis dagegen äußerst selten auftreten.

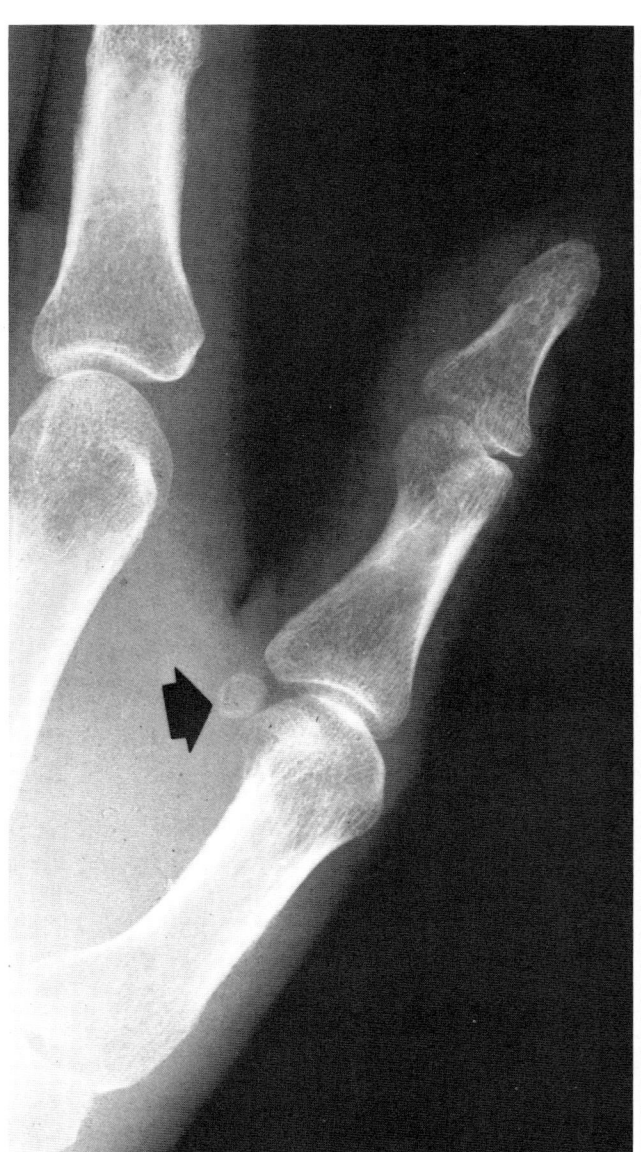
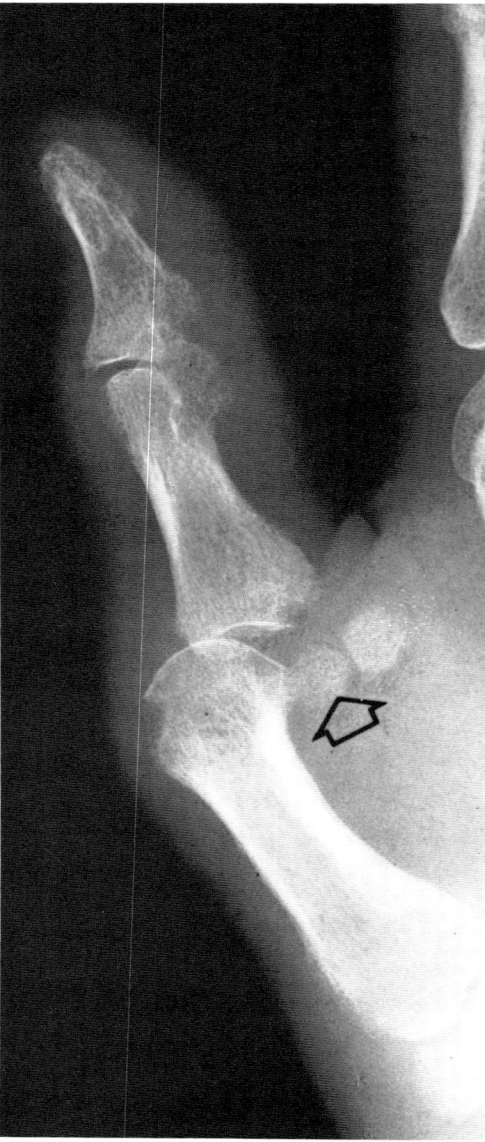

Abb. 283 **Arthritis des MCP- und Interphalangeal- gelenkes am rechten Dau- men bei Spondylitis anky- losans** (Ausschnitt aus Abb. 282, Weichteilschwel- lung, Erosionen, Fehlstellung). Die „Vergrößerung" der bei- den Sesambeine in unmittel- barer Nähe des Daumen- grundgelenkes (vgl. diese Sesambeine, markiert durch ▷, mit der Gegenseite [➡]) spricht für einen dort lokali- sierten tendoostitischen (fibroostitischen) Prozeß (ent- zündliche Hyperämie als Wachstumsreiz?).

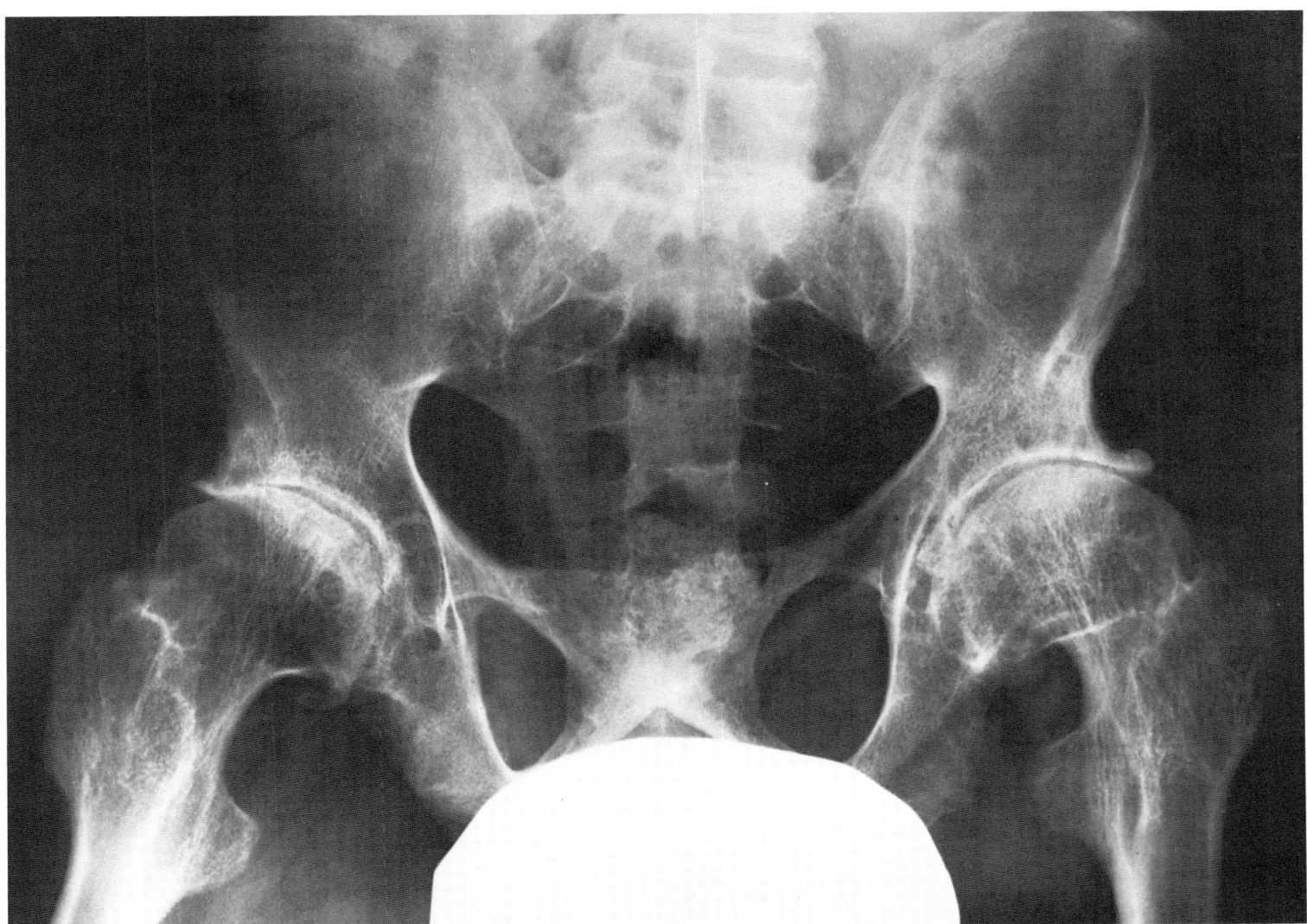

Abb. 284 **Panarthritis ankylosans (S. 137), Befall der Sakroiliakalgelenke, Hüftgelenke und Schambeinfuge dargestellt.** Die Erkrankung begann im 2. Dezennium und hat im Verlauf (Patient ist jetzt 37 Jahre alt) die Wirbelsäule und (fast) alle peripheren Gelenke ergriffen.

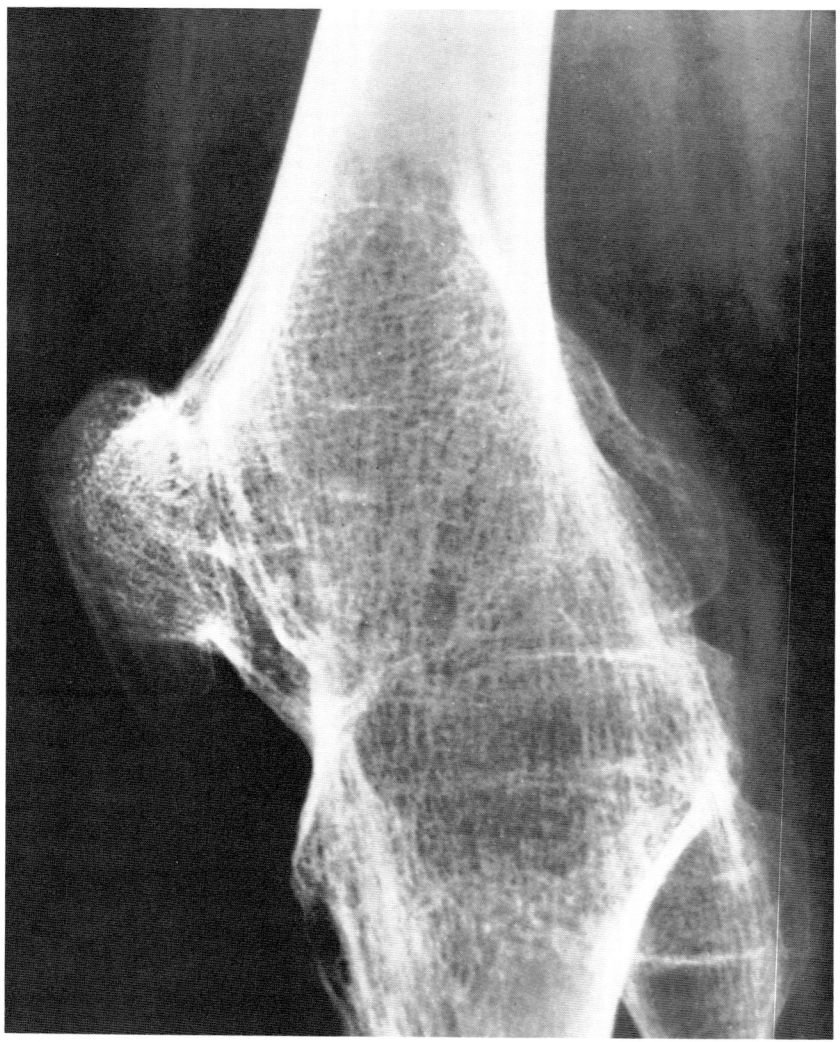

Abb. 285 **Panarthritis ankylosans** mit knöcherner Ankylose aller 3 Komparti-mente des Kniegelenkes und des Tibiofi-bulargelenkes (Patient der Abb. 284).

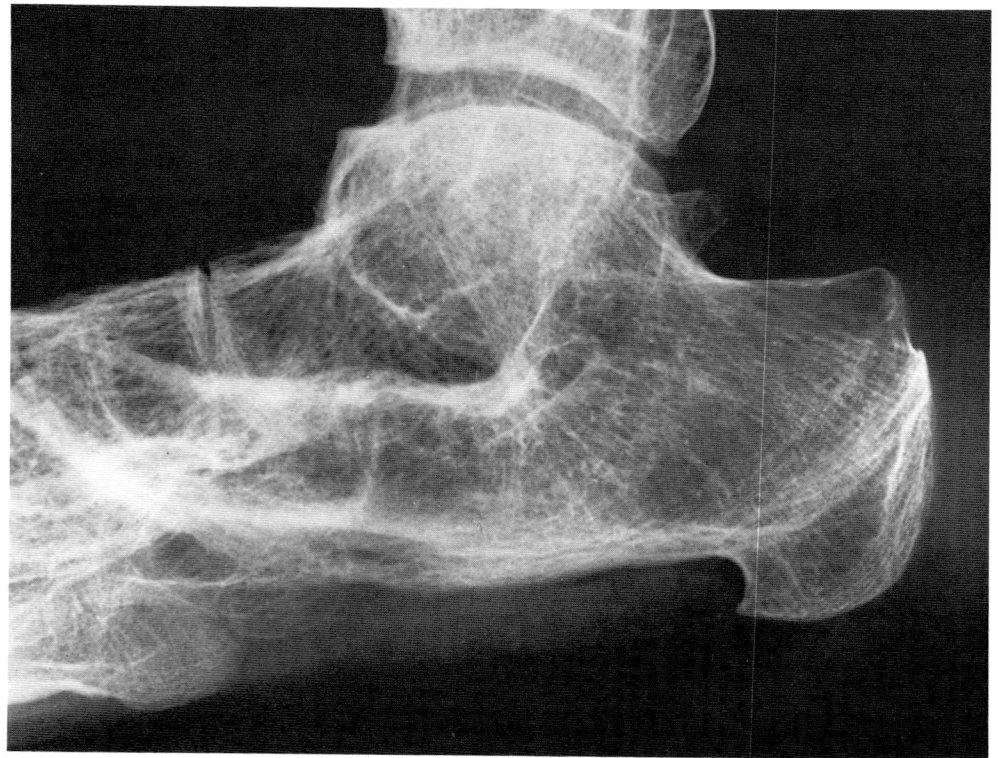

Abb. 286 **Panarthritis ankylosans mit Rückfußankylose** (s. auch Abb. 287; Vorfußankylose desselben Patienten: 29 Jahre alt, männlich, Beginn der ankylosie-renden Spondylitis mit etwa 16 Jahren).

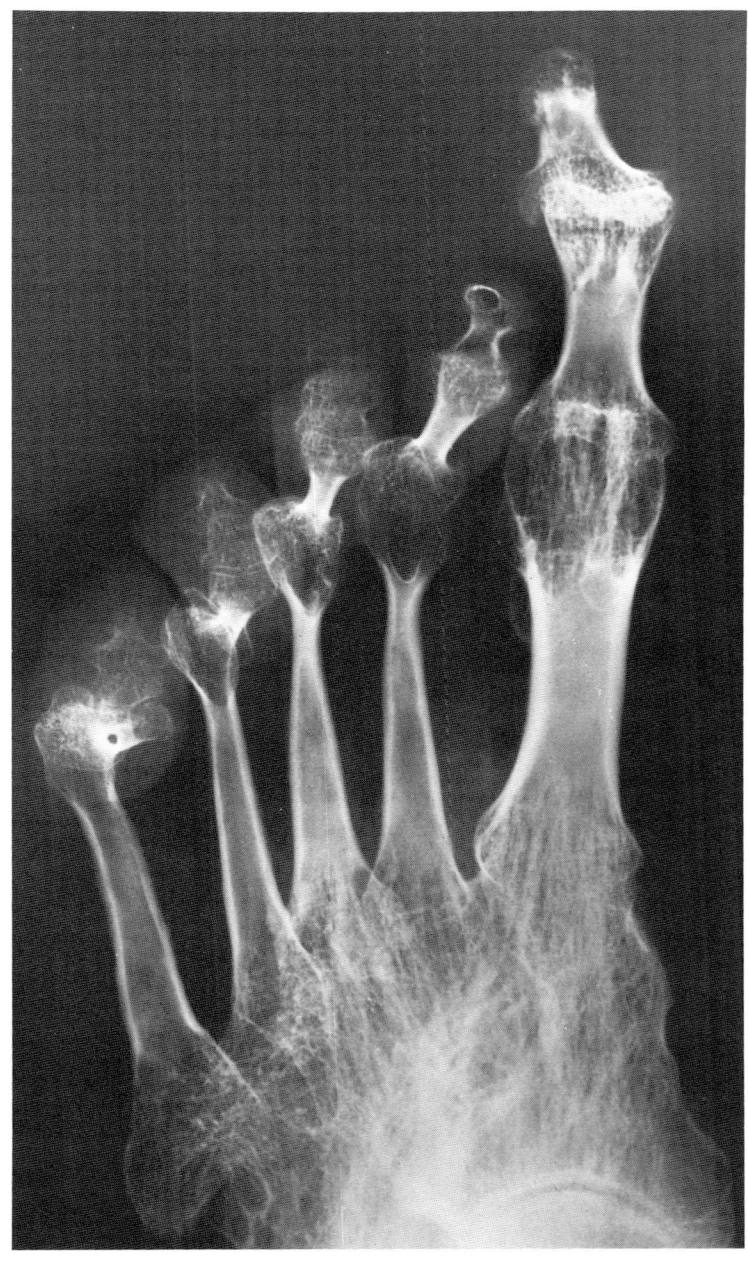

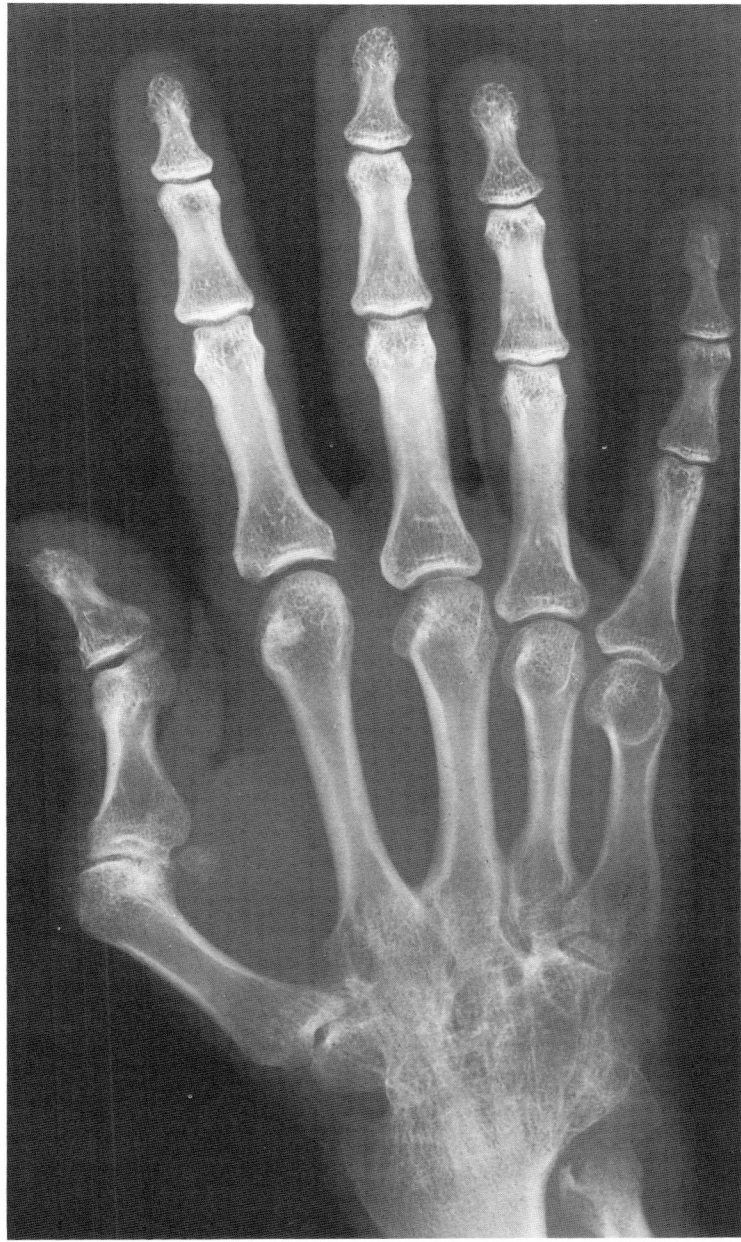

Abb. 287   **Panarthritis ankylosans.** (Patient der Abb. 286.)

Abb. 288   **Panarthritis ankylosans,** Patient der Abb. 286 und 287. Knöcherne Radio-karpo-metakarpalankylose, Formstörung der distalen Ulna. Arthritis im MCP-Gelenk des Daumens.

Reiter-Syndrom

(Abb. 289–301)

Das Reiter-Syndrom gibt sich im klassischen Fall durch die Befundtrias abakterielle Urethritis, Konjunktivitis und Arthritis zu erkennen, der sich fakultativ bestimmte Haut- und Schleimhautveränderungen (Reiter-Tetrade) hinzugesellen, *beispielsweise* die Balanitis circinata (mit bogig begrenzten konfluierenden Herden), die palmoplantare Keratosis blennorrhagica und/oder eine Onychopathie. Grundsätzlich kann jedoch jedes Organ miterkranken, vor allem aber das Herz, die Leber, Milz, Lunge, Pleura und das Nervensystem. Die Krankheit setzt *entweder* post-dysenterisch oder post-enteritisch ein *oder* folgt einer venerischen Infektion (gonorrhoische oder nichtgonorrhoische Urethritis) *oder* tritt ohne klinisch erkennbare Vorkrankheit auf. Das Reiter-Syndrom ist eine Erkrankung, die Männer (meist im 3.–4. Dezennium) häufiger befällt als Frauen – die Mehrzahl der Autoren gibt ein Männer-zu-Frauen-Verhältnis von 30–10:1, manche aber auch nur von 3:2 an. Das Reiter-Syndrom geht mit hoher HLA-B27-Assoziation einher. Dieses Histokompatibilitätsantigen läßt sich nämlich bei 70 bis 80% der Patienten nachweisen. Die genetische Disposition spielt daher eine wichtige Rolle bei der Entstehung des Reiter-Syndroms, das den *reaktiven Arthritiden* nahesteht. Reaktiv wird eine (aseptische) Arthritis genannt, wenn sie nach einer extraartikulären Infektion auftritt und im erkrankten Gelenk die ursprünglichen Erreger sich nicht nachweisen lassen. *Reaktive Arthritiden sind häufig mit dem HLA-B27 assoziiert!* Das Reiter-Syndrom wurde bisher nach Infektionen mit Chlamydia trachomatis, Shigella flexneri, Salmonellen, Campylobacter jejuni, Yersinia enterocolitica und Yersinia pseudotuberculosis gesehen. Reaktiv soll sich das Reiter-Syndrom auch nach Gonokokken-, Ureaplasma-urealyticum-, Klebsiella-aerogenes- und -pneumoniae-Infektionen entwikkeln[25]. Konstitution (Histokompatibilitätsantigen) *und* Milieu (Infektion)

spielen beim Reiter-Syndrom also ätiologisch eine Rolle, erklären allerdings sein Auftreten nicht in jedem Erkrankungsfall.

Das Reiter-Syndrom tritt *sporadisch, epidemisch (endemisch)* und *familiär* auf, verläuft *akut, chronisch* oder *rezidivierend* und wird, je nach der Zahl *initialer* Trias- oder Tetradensymptome, als *komplett* oder *inkomplett* bezeichnet.

Die Gelenkentzündungen befallen vor allem die unteren Extremitäten und neigen zu *asymmetrischer* oligo- oder polyarthritischer Lokalisation. Seltener ist eine Monarthritis. Etwa jeder zweite Patient mit Reiter-Syndrom muß damit rechnen, daß seine Krankheit in ein chronisches oder rezidierendes Stadium übergeht. Dann drohen von seiten des Skelettsystems die Entstehung einer destruktiv oder sogar mutilierend verlaufenden Oligo- oder Polyarthritis und der Befall des Achsenskeletts mit Sakroiliitis und Parasyndesmophyten *oder* sogar die typische Spondylitis ankylosans mit Syndesmophyten usw. Die Sakroiliakalgelenke erkranken aber auch schon im akuten Stadium, dann manchmal subjektiv asymptomatisch, obwohl röntgenologisch eindeutig.

Folgende *Röntgenbefunde am Skelett* erwecken – über die auf Seite 133 geschilderten Symptome und Befunde der seronegativen Spondarthritiden hinaus – den Verdacht auf das Vorliegen eines Reiter-Syndroms:

- *Akute oder subakute Mono- oder Oligoarthritis der Metatarsophalangealgelenke,* bei der schon wenige Tage (Wochen) nach Beginn der Symptome sich eine zarte *Periostlamelle* an der angrenzenden Zehengrundphalanx bildet (Abb. 289 u. 290, diese Befundkonstellation kommt allerdings, wenn auch seltener, bei den anderen seronegativen Spondarthritiden vor (S. 133f., Abb. 174, 267).
- Asymmetrische chronische Oligoarthritis der Metatarsophalangealgelenke und des Interphalangealgelenkes der ersten Zehe mit *Mutilationsneigung.*
- *Periostappositionen* in der Nähe gesunder oder arthritisch erkrankter Gelenke (s. auch Abb. 292).
- *Parasyndesmophyten* (Abb. 221, 297 u. 298) auf der anterior-posterioren Lendenwirbelsäulen- und/oder seitlichen Halswirbelsäulen-

aufnahme ohne oder mit Sakroiliitis vom Typ „buntes Bild" (Abb. 299–301).

[25] Amor, B., S. Laoussadi: Physiopathologie du syndrome de Fiessinger-Leroy-Reiter et affections apparentées. 1. Facteurs d'environnement: les facteurs infectieux. Rev. Rhum. 49 (1982) 553–558

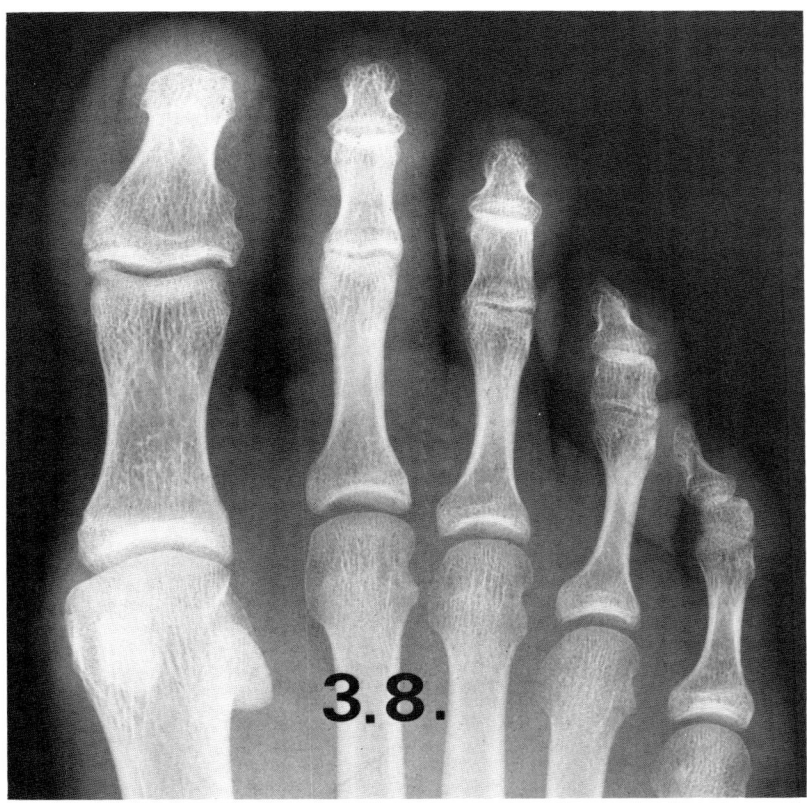
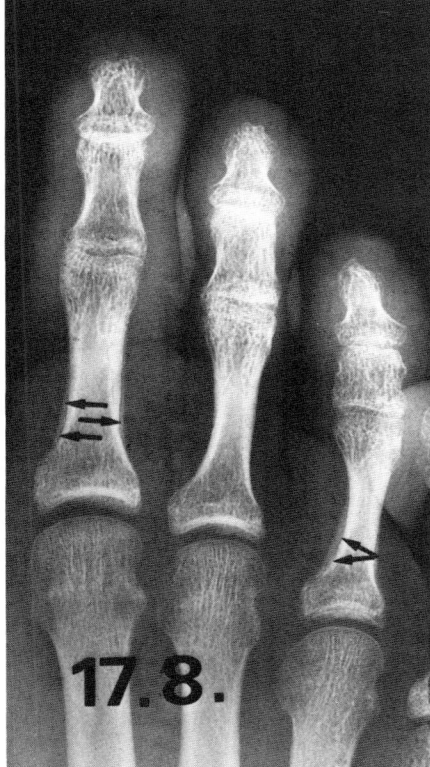
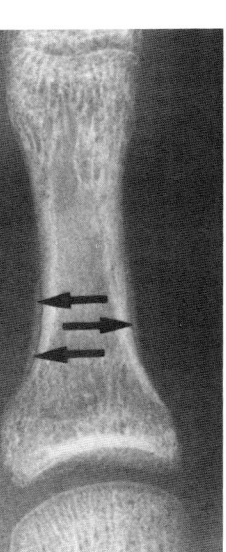

Abb. 289 **Reiter-Syndrom mit Vorfußbefall.** Am *3. 8.* Weich-teilschwellung. Bis zum *17. 8.* entwickelt sich zusätzlich eine *lamelläre Periostreaktion* (➤, s. auch die Ausschnittvergröße-rung) an den Grundphalangen 2 und 4. Tritt eine Periostreaktion dieser Art bei *akuten* bis *subakuten* Arthritiden *erwachsener* Patienten *im Vorfußbereich* auf, so ist *in erster Linie* an das

Reiter-Syndrom oder an die Manifestation einer anderen sero-negativen Spondarthritis (z. B. Spondylitis ankylosans, Abb. 267, Arthritis psoriatica) zu denken! Unmittelbar subchondrale schmale bandförmige Demineralisationszone (s. 17. 8., Aus-schnittvergößerung) an den abgebildeten Metatarsusköpfen *(arthritisches Kollateralphänomen).*

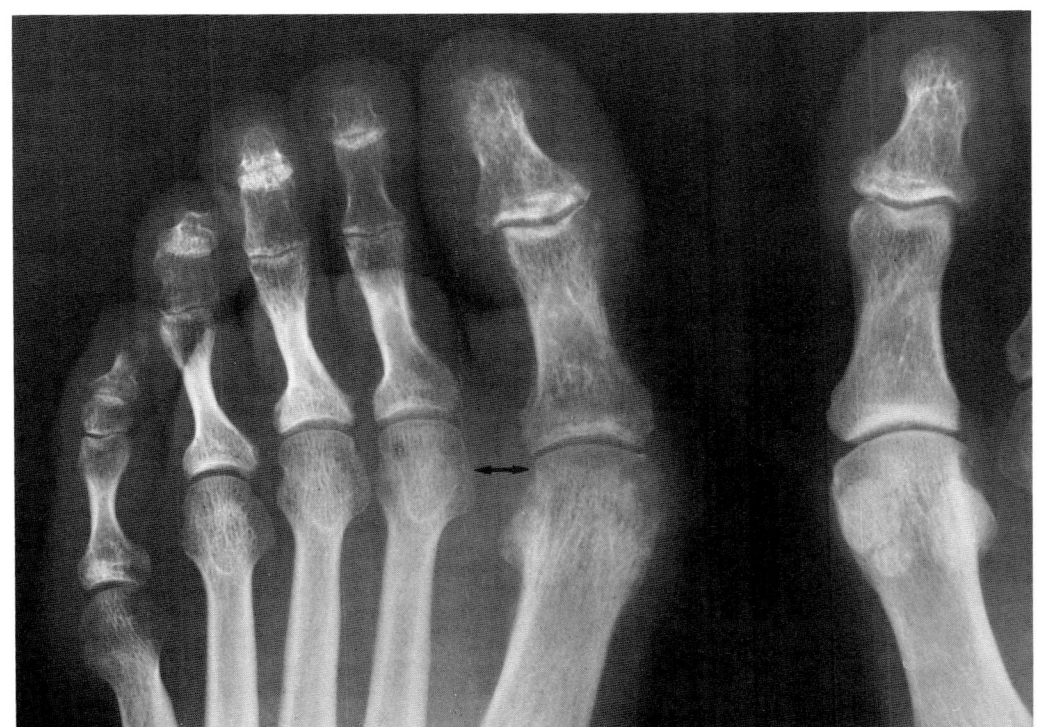
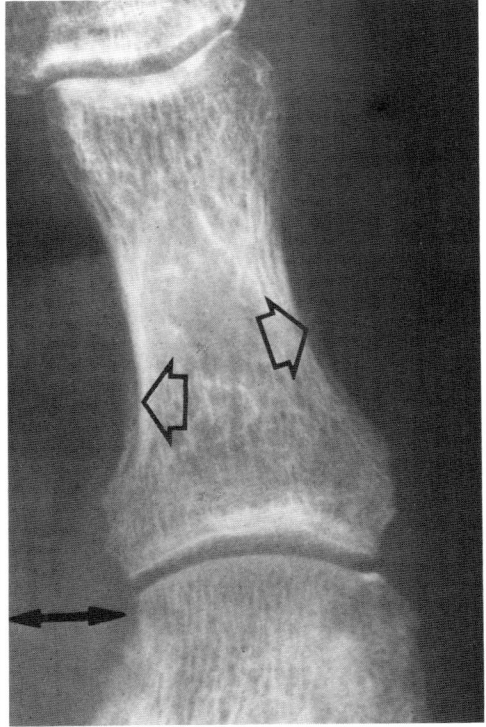

Abb. 290 *Reiter-Syndrom mit Vorfußarthritis,* s. die *lamellä-ren Periostreaktionen* (Ausschnittvergrößerung, ⇨) bei MTP-1-Arthritis (Röntgenbefund etwa 3 Monate nach Arthritisbeginn,

vgl. Legende Abb. 289). Vergleiche auch die Distanzierung der Metatarsusköpfe 1 und 2 *links* (⟷) durch intraartikuläre Volu-menzunahme (Erguß, Synovialisproliferation).

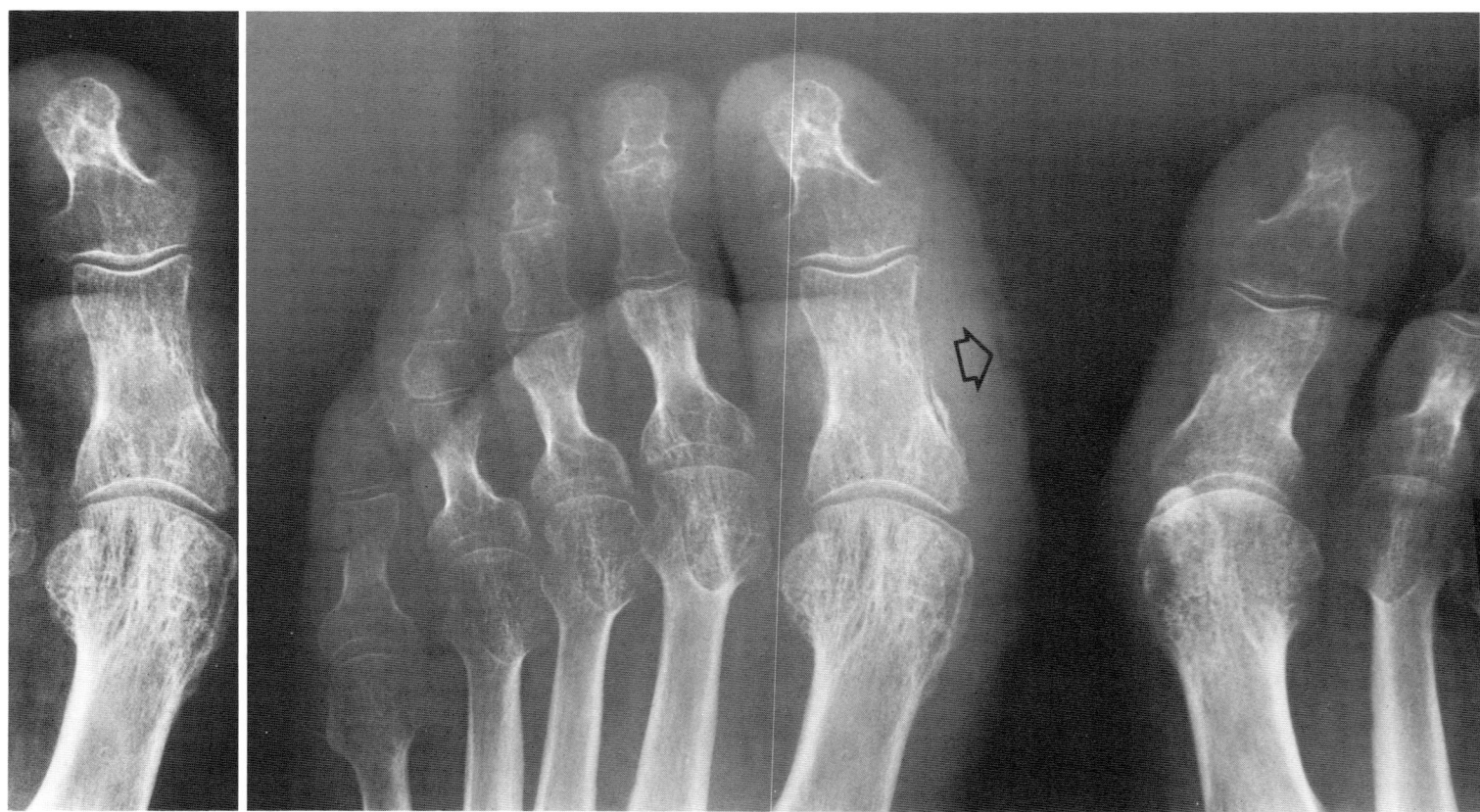

Abb. 291 **Infizierte Gangrän im linken Vorfußbereich.** Siehe die diffuse (d. h. nicht gelenkbezogene) Weichteilschwellung der linken Großzehe (Betrachtung vor Irisblende), die Periostlamelle an der Grundphalanx 1 (s. Ausschnitt) und die „Hautdefekte" (Ulzera) an der Großzehenmedialkontur (▷). Röntgendifferential-diagnose zur Periostreaktion beim Reiter-Syndrom (vgl. Abb. 289 u. 290) stellen.

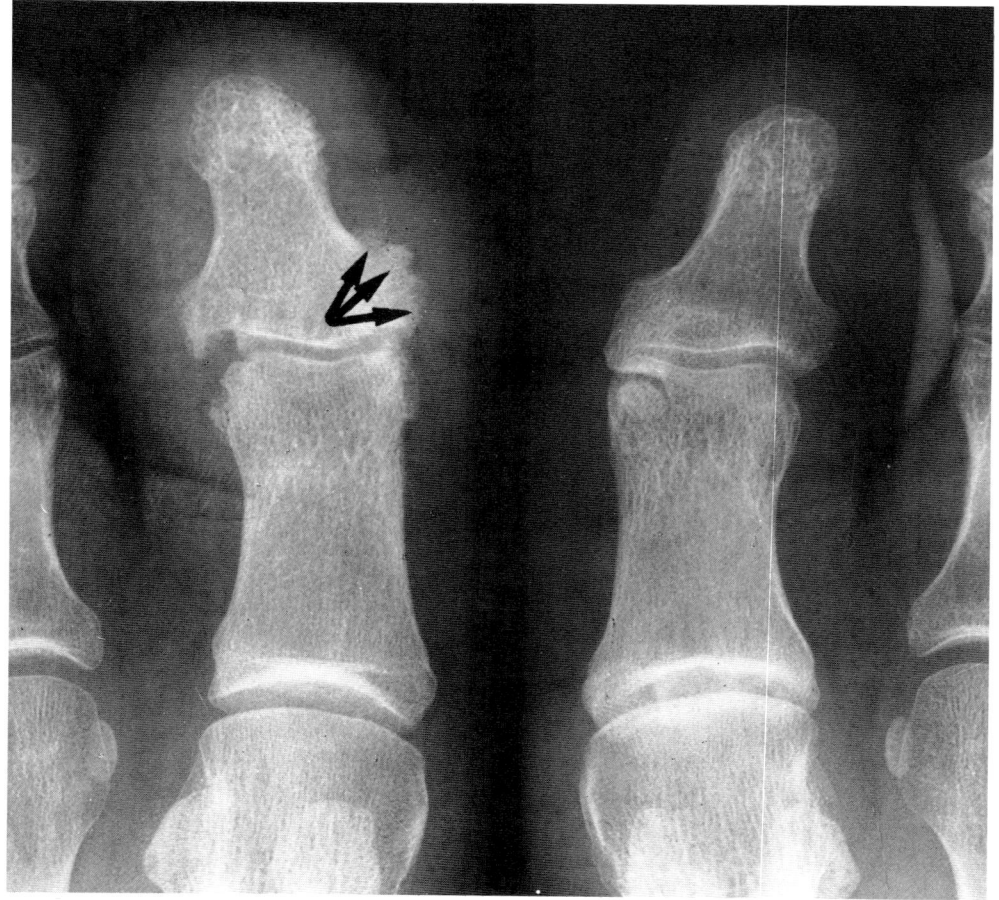

Abb. 292 **Reiter-Syndrom mit arthritischem Befall des Interphalangealgelenkes der linken Großzehe.** S. die starke Weichteilschwellung und die extrakapsulären „Protuberanzen" (→). Diese kleinen Knochenproliferationen werden in der Literatur als charakteristisch für die Arthritis psoriatica angesehen. Diese Fallbeobachtung zeigt, daß sie (selten) auch beim Reiter-Syndrom vorkommen (Reaktionsmerkmal der [mancher] seronegativen Spondarthritiden?).

Abb. 293 **Ein akut begonnenes Rei-
ter-Syndrom geht in ein chronisches
Stadium über.**
Oben: fleckige Entkalkung *(arthritisches
Kollateralphänomen)* einige Wochen nach
Beginn der Vorfußarthritis.
Unten: etwa 2 Jahre später zeigt sich eine
chronische MTP-Arthritis mit Erosionen
und arthritischen Gelenkfehlstellungen.

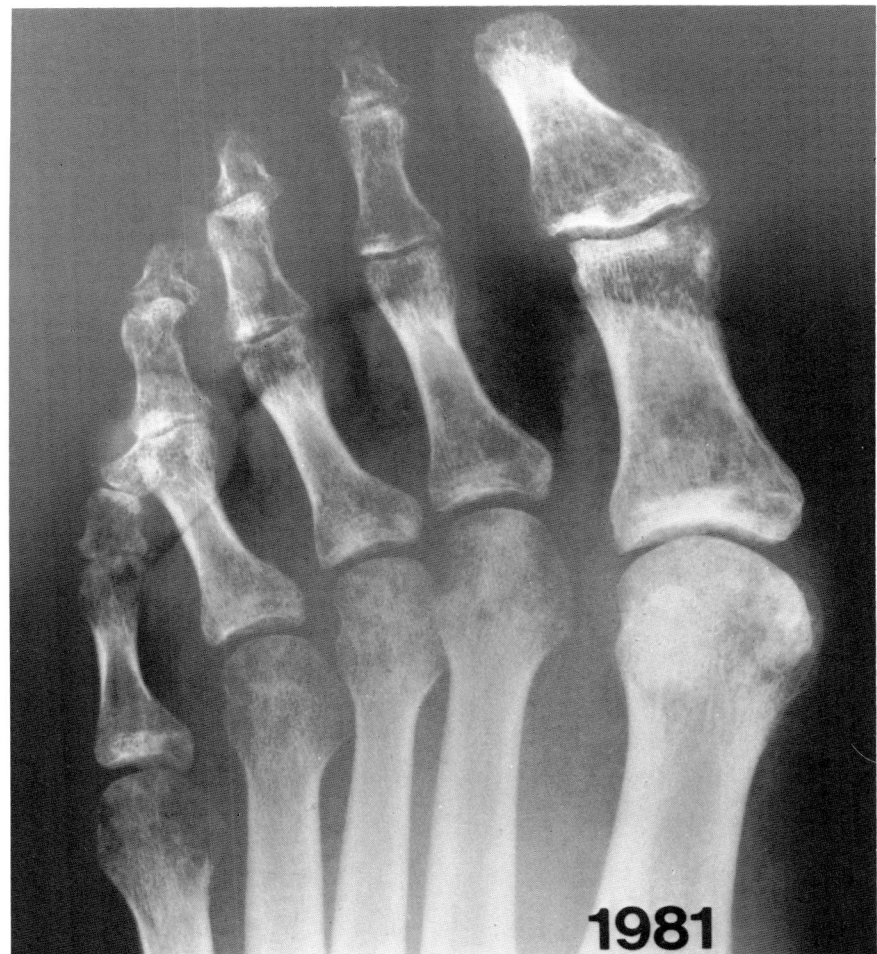

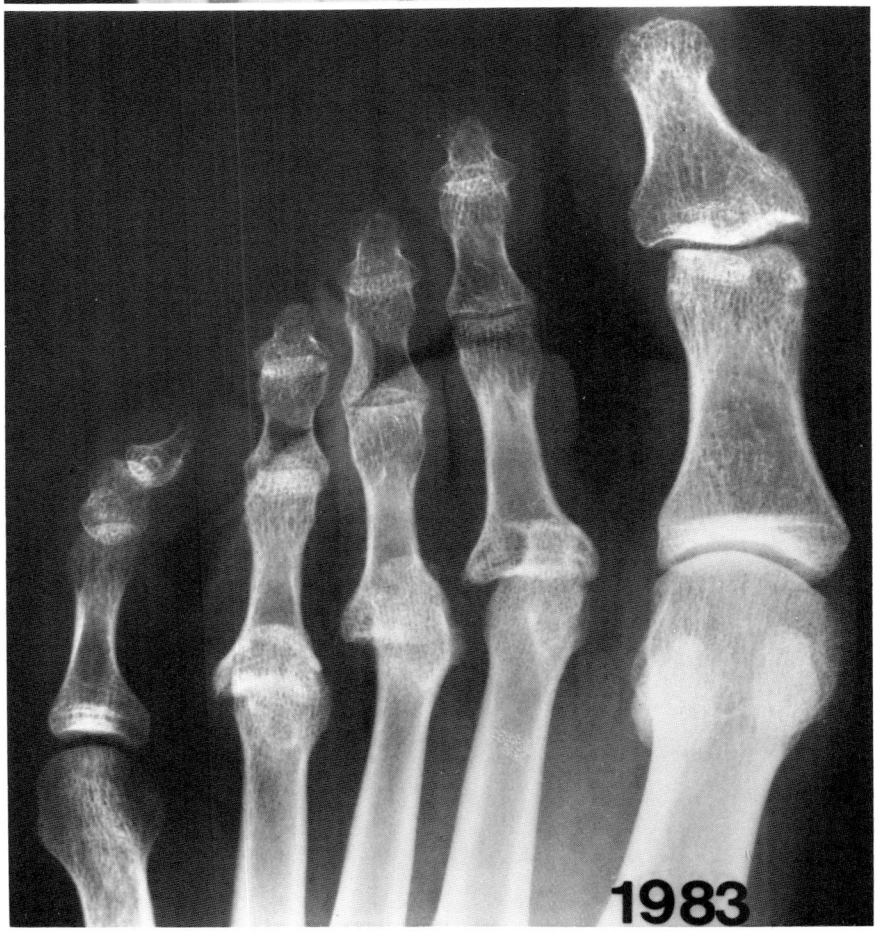

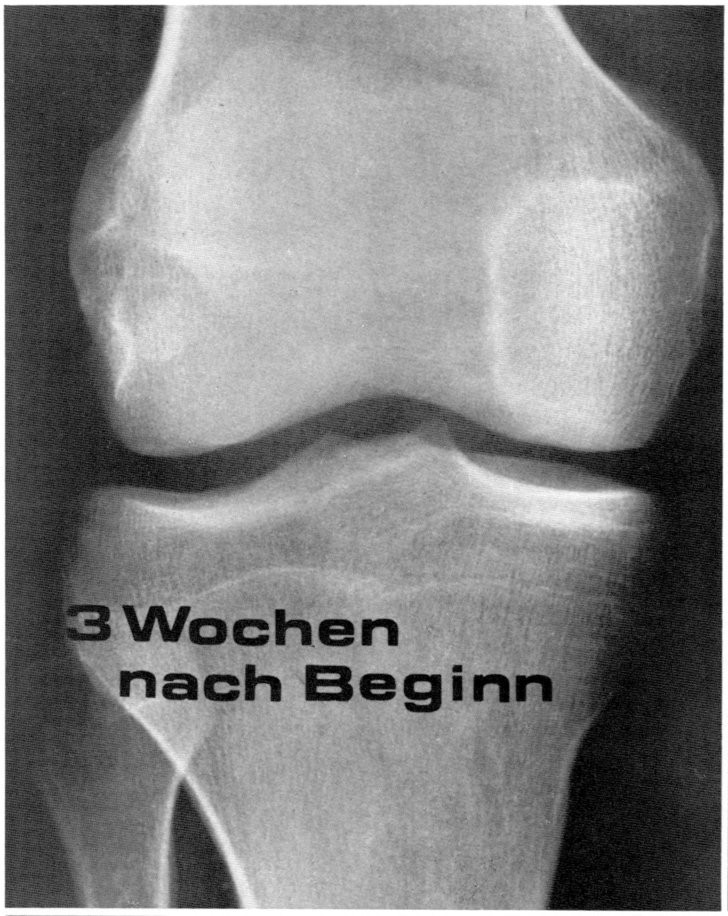

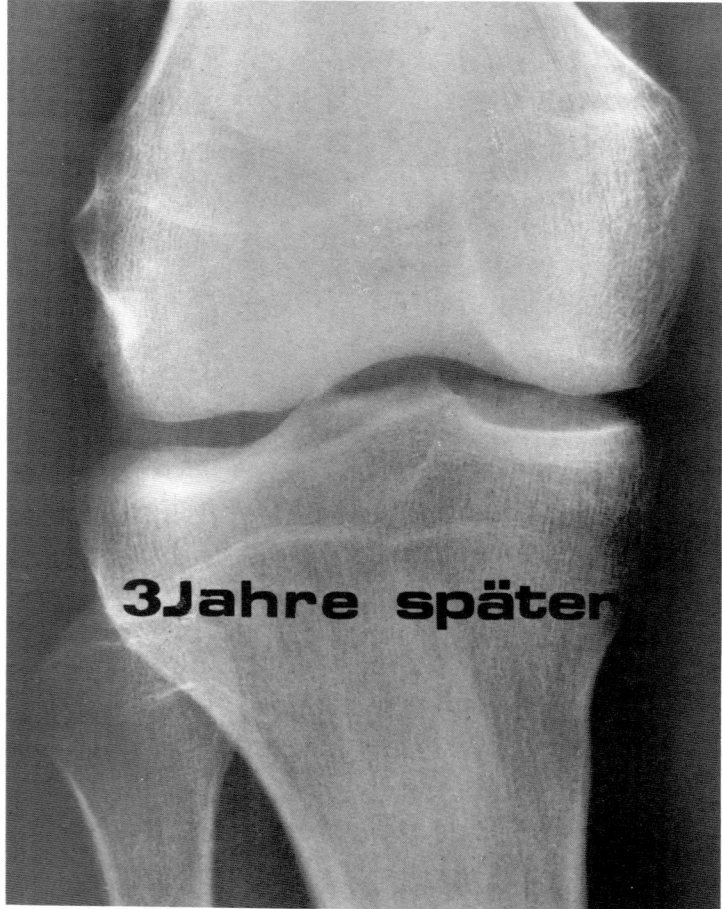

3 Wochen nach Beginn

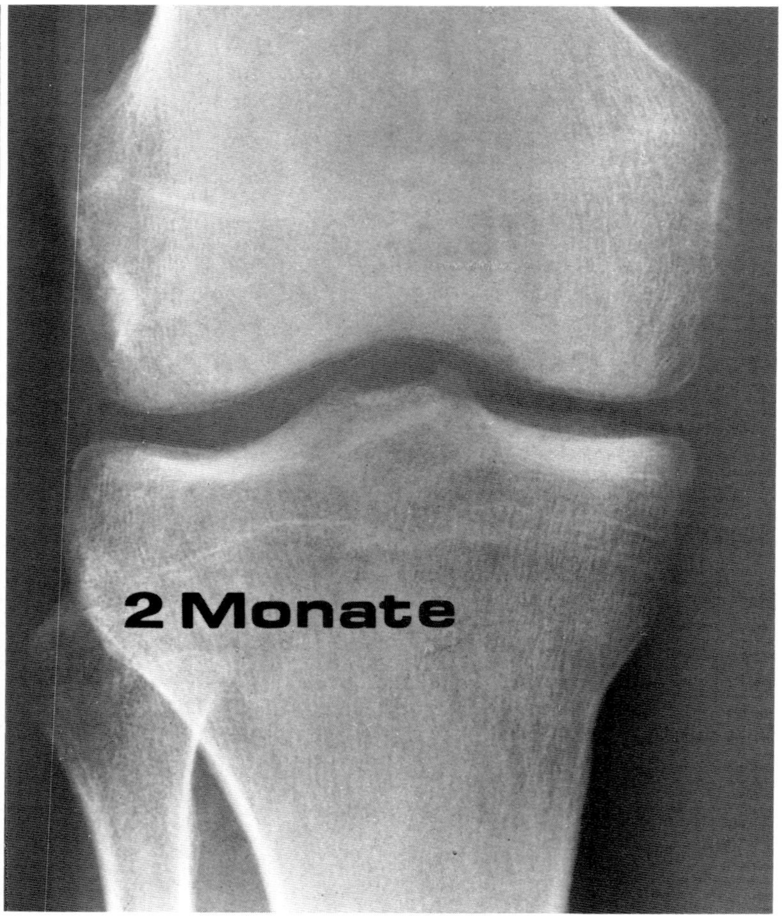

2 Monate

3 Jahre später

Abb. 294 **Verlaufsbeobachtung einer Gonarthritis im Rahmen des Reiter-Syndroms.** Etwa drei Monate nach Krankheitsbeginn erkennt man das arthritische Kollateralphänomen (unmittelbar subchondrale bandförmige „Entkalkung" im Femur). Eine Kontrollröntgenuntersuchung des Kniegelenkes nach etwa 3 Jahren zeigt einen Normalbefund („Rekalzifizierung"); die Gonarthritis ist ausgeheilt.

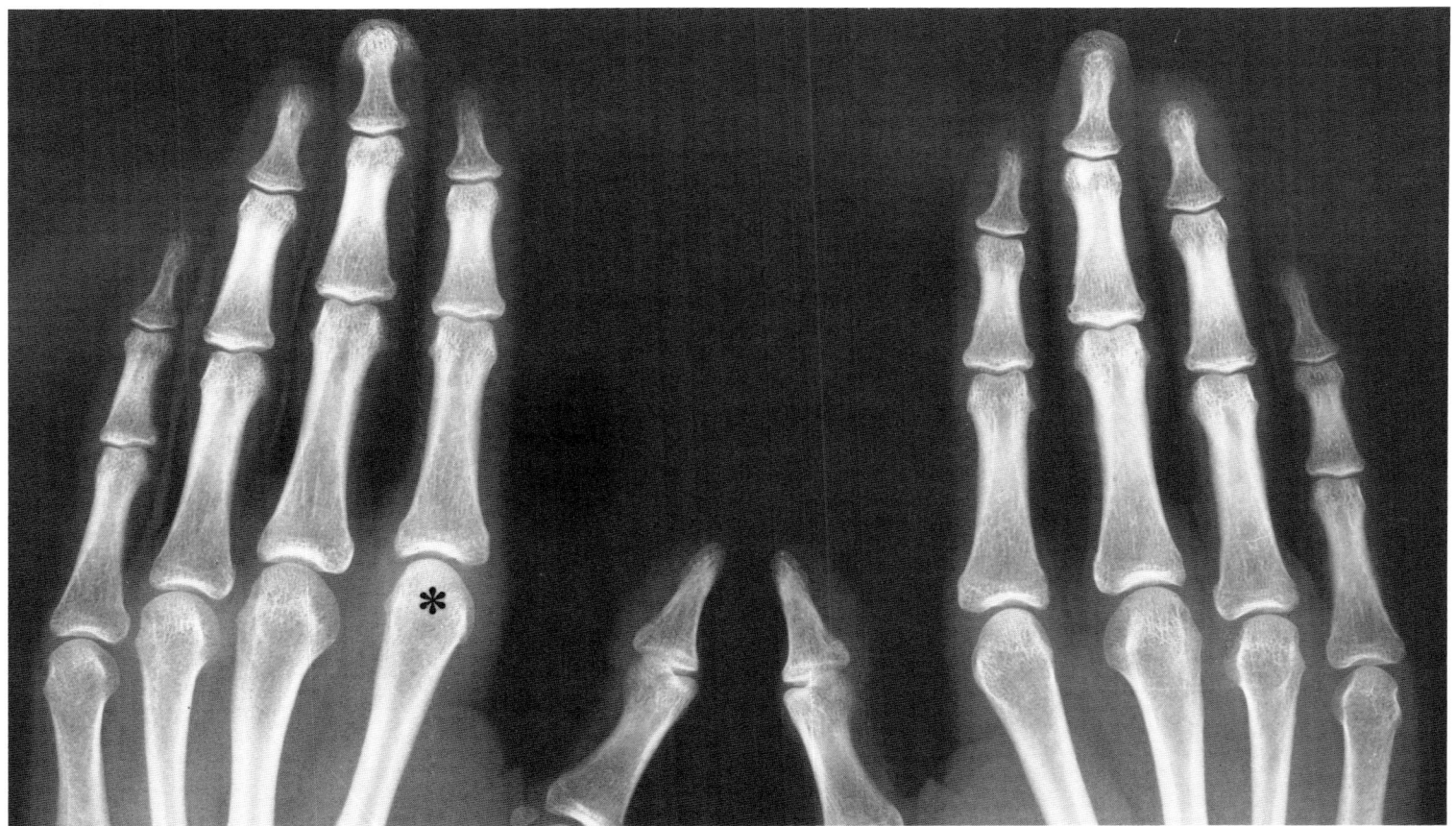

Abb. 295 **Akutes Reiter-Syndrom mit peripherer Oligoarthritis.** Abgebildet ist hier die Arthritis im MCP-Gelenk 2 links (∗). S. das arthritische Weichteilzeichen – vergleichsweise starke Gelenkschwellung – durch den Gelenkerguß.

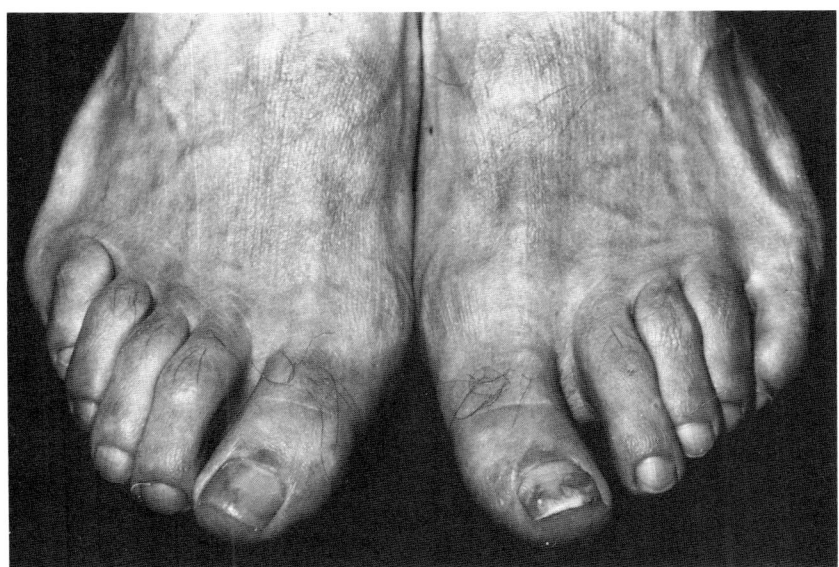

Abb. 296 **Onychopathie (gelbliche Verfärbung der Großzehennägel) beim Reiter-Syndrom** (Patient der Abb. 293). Entsprechende Nagelverfärbungen werden auch bei der Psoriasis beobachtet.

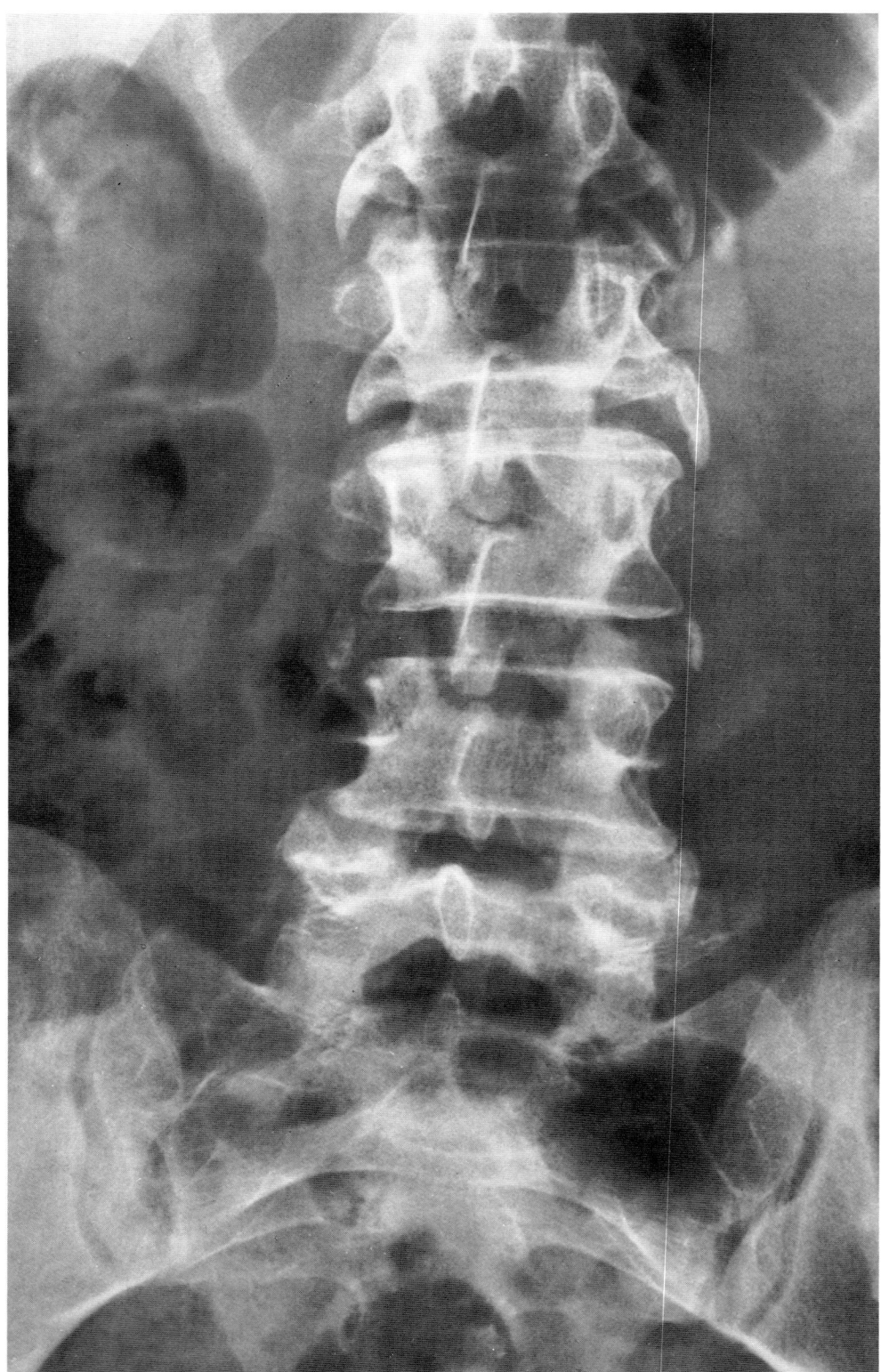

Abb. 297 **Chronisches Reiter-Syndrom mit Befall des Achsenskeletts im Sinne der „atypischen" Spondylitis ankylosans — Reiter-Spondylitis —** d. h. Röntgenmerkmale einer unilateralen (rechtsseitigen) Sakroiliitis, und — das ist der atypische Aspekt (vgl. S. 236) — statt der zu erwartenden Syndesmophyten haben sich *Parasyndesmophyten* — vor allem die sogenannte Stierhorn-Form (obere Lendenwirbelsäule) — entwickelt (vgl. Abb. 221). 37jährige Frau.

Abb. 298 **Reiter-Spondylitis mit Sakroiliakalbefall** *(nicht abgebildet)* **und
Parasyndesmophyten** (▷).

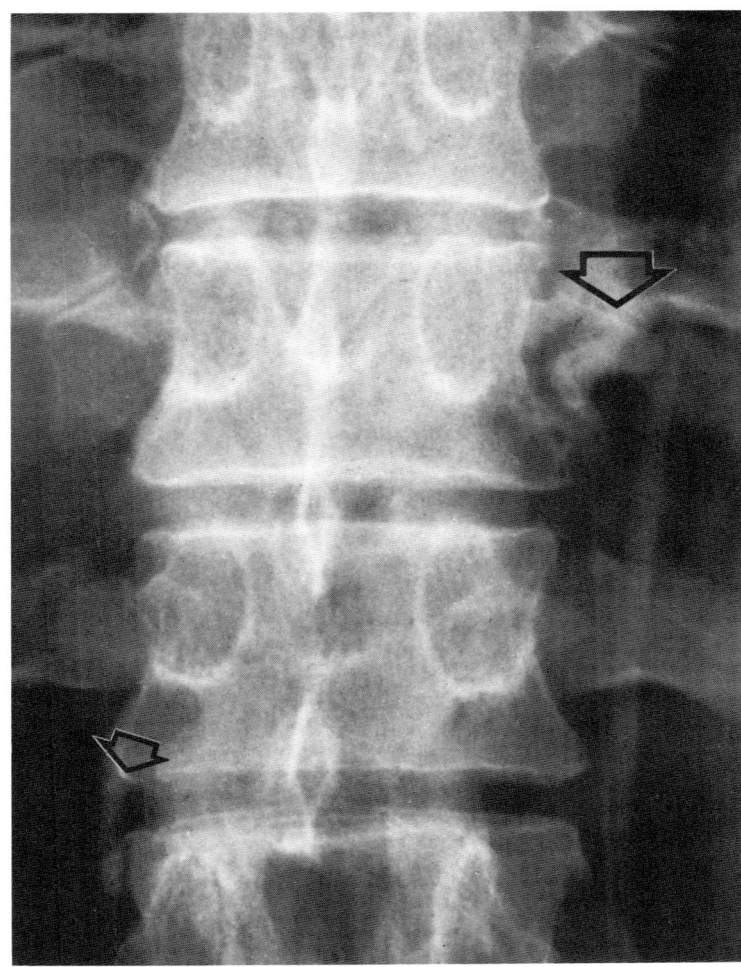

Abb. 299 **Bilaterale asymmetrische
Sakroiliitis (Schichtaufnahmen) etwa 2
Monate nach Beginn eines Reiter-
Syndroms.** ▽

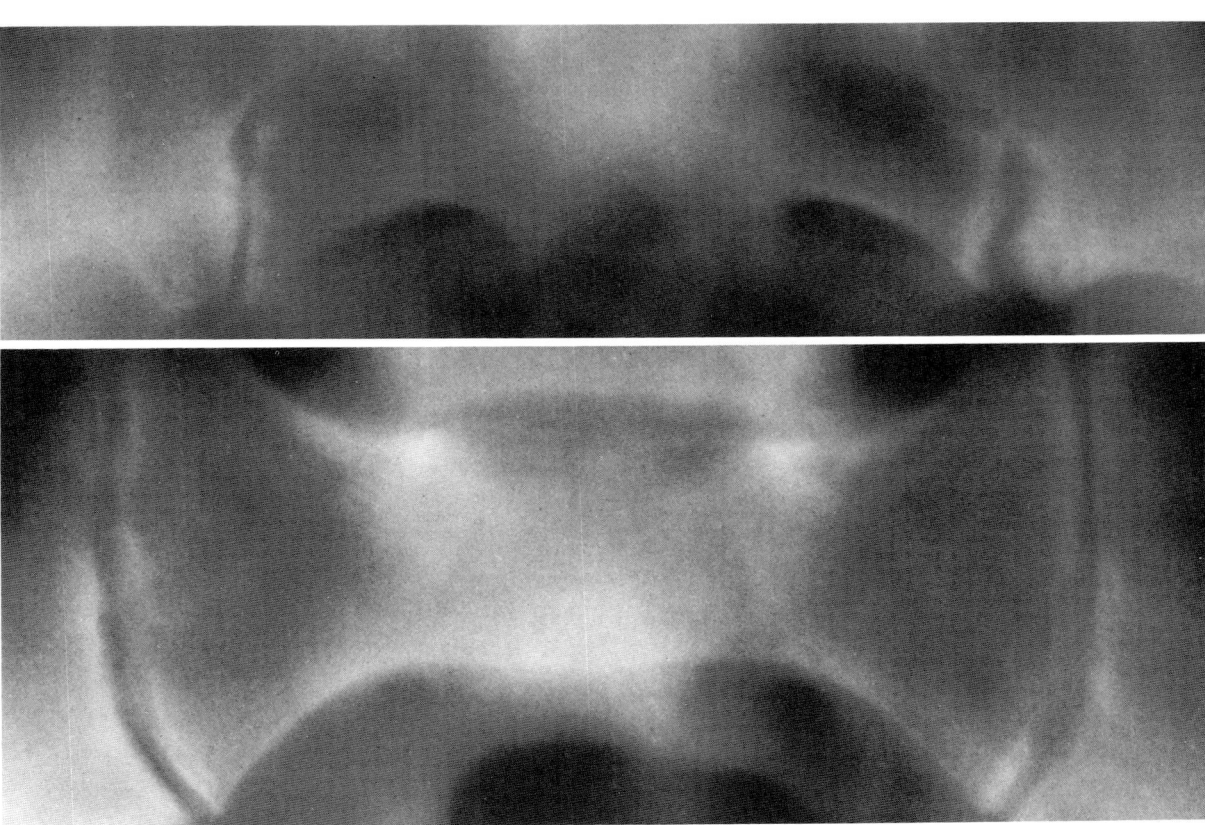

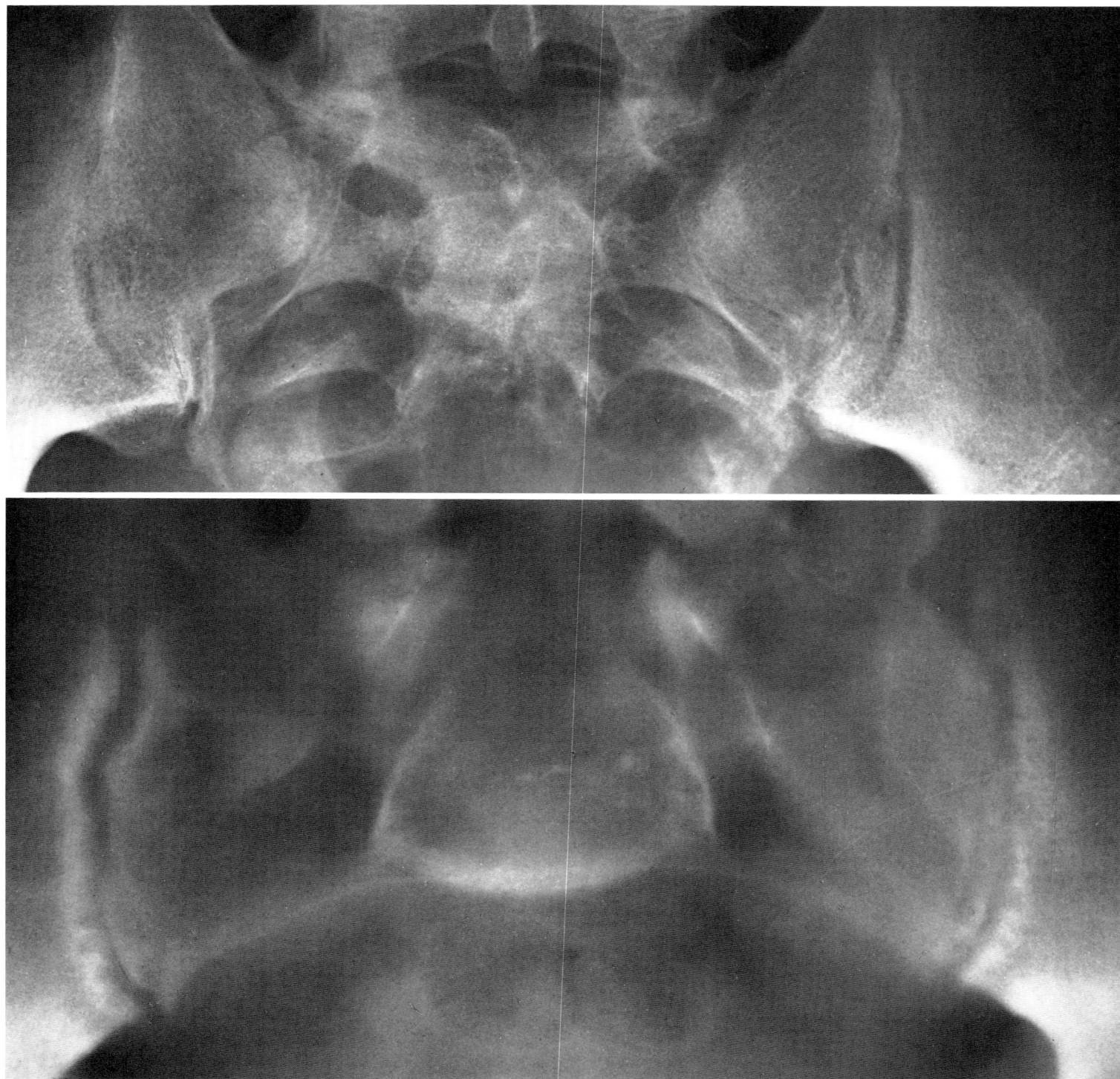

Abb. 300 **Reiter-Syndrom mit Sakroiliitis vom Typ „buntes Bild".** Erst die
Schichtaufnahme zeigt eindeutig den
bilateralen Befall und am rechten Sakroiliakalgelenk die aneinander gereihten
Iliumerosionen (sogenannte *Briefmarken-
randzähnelung*).

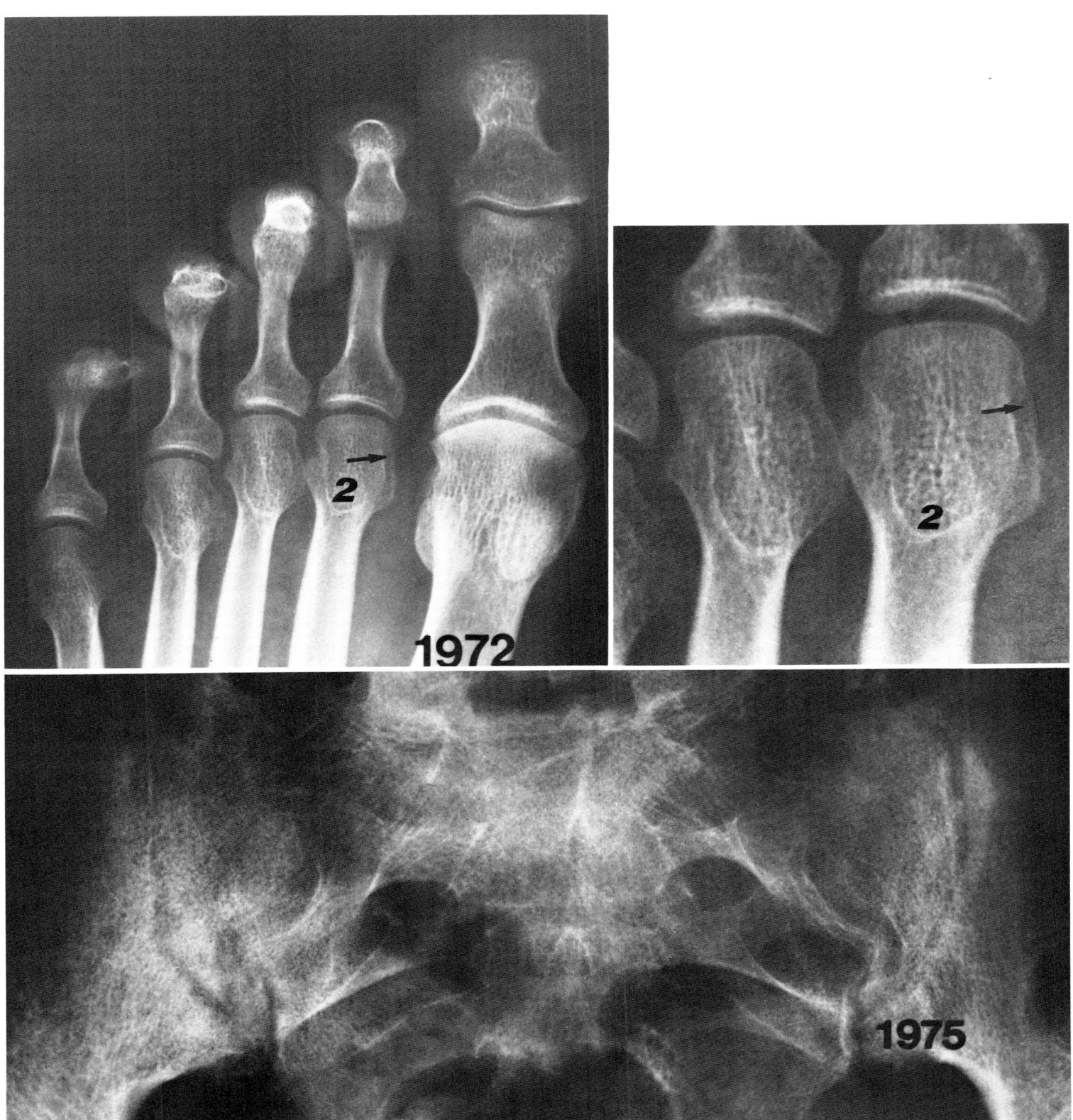

Abb. 301   Reiter-Syndrom.
1972: fieberhafte Oligoarthritis (untere Extremitäten), Urethritis mit Fluor und Konjunktivitis. Nach der Therapie noch Restbeschwerden im MTP 2 links. Röntgenologisch erkennt man dort einen umschriebenen arthritischen Schwund der Grenzlamelle (→) des Metatarsuskopfes.

1975: asymmetrische bilaterale Sakroiliitis vom Typ „buntes Bild"; (die Röntgenuntersuchung erfolgte wegen hartnäckiger „Kreuzschmerzen").

Arthritis psoriatica – Spondylitis psoriatica
(Abb. 302–327)

Die Arthritis psoriatica – Morbidität in der Population um 1‰, ♂ : ♀ ≈ 1:1 – entwickelt sich gewöhnlich nach Manifestation der Hautkrankheit (bei etwa 80% der Patienten). Viel seltener tritt die Arthritis gleichzeitig mit den Psoriasiseffloreszenzen oder noch vor Beginn der Schuppenflechte auf (im zuletzt genannten Fall spricht man von der *Arthritis psoriatica sine psoriase*).

Die *seronegative Arthritis psoriatica* zeichnet sich an der Hand und am Vorfuß durch bestimmte Röntgenmerkmale aus, die hohen diagnostischen Stellenwert haben:

- Entweder dominierender Befall der distalen Interphalangealgelenke – *DIP-Prädominanz*[26] – oder gleichzeitige Erkrankung aller 3 Etagen der Finger- bzw. Zehengelenke – *DIP-PIP-MCP(MTP)-Konkordanz*. Die Arthritis psoriatica hat also ein besonderes Befallmuster (Abb. 86).
- Bild der *Dactylitis psoriatica* mit starker artikulärer *und* extraartikulärer Weichteilschwellung meist nur einzelner Finger oder Zehen („Wurstfinger", Abb. 302, „Wurstzehe"), mit meta-diaphysärer Periostreaktion (Abb. 302–304), mit Nagelfortsatzosteolyse (besonders am Hallux, Abb. 303) sowie mit Strukturumbau einzelner Phalangen (Entdifferenzierung von kompakter und spongiöser Knochensubstanz, Abb. 305 u. 306, oder völlige Phalanxverdichtung [„Elfenbeinphalanx"]).
- Charakteristisches *Nebeneinander von osteodestruktiven und osteopro-*

liferativen Gelenkveränderungen bei oft asymmetrischem Gelenkbefall. Die *osteodestruktive* Tendenz offenbar sich nicht nur an Erosionen (Abb. 307 u. 308) und Destruktionen, sondern auch an der Tendenz zur Mutilation und Ankylose. Charakteristisch ist, daß diese beiden Arthritisendstadien oft an *benachbarten* Finger- oder Zehengelenken auftreten (Abb. 309) und dieses Endstadium schon nach einigen Jahren Krankheitsverlauf erreicht wird (Abb. 310). Die *osteoproliferativen* Vorgänge führen am Ansatz der Gelenkkapsel und ihrer Verstärkungsbänder, aber auch am Periost der Gelenkumgebung zu kleinen Knochenneubildungen, die als „*Protuberanzen*" bezeichnet werden, (Abb. 307, 311–317) und zusammen mit den arthritischen Weichteilzeichen sehr häufig *die Röntgenfrühbefunde der Arthritis psoriatica* sind.

- Eine gelenknahe Demineralisation – das arthritische Kollateralphänomen – tritt im Vergleich zur rheumatoiden Arthritis bei der Arthritis psoriatica seltener auf (s. Abb. 321).

Fehlstellungen kleiner Gelenke werden häufig als „regellos" beschrieben (Abb. 319).

Darüber hinaus gibt es Psoriatiker, bei denen sich eine hochtitrig seropositive chronische Polyarthritis mit bilateral-symmetrischem Befall der Extremitätengelenke entwickelt bzw. – das kommt noch häufiger vor – erkranken Patienten mit seropositiver rheumatoider Arthritis an einer Psoriasis. In diesen Fällen ist eine Koinzidenz beider Krankheiten am wahrscheinlichsten.

Schließlich zeigt die Erfahrung, daß gelegentlich bei Psoriasispatienten eine seronegative chronische Polyarthritis auftritt, die bilateral-symmetrisch die (kleinen) Extremitätengelenke ergreift und allmählich fortschreitet (*„rheumatoider Typ" der Arthritis psoriatica*, Abb. 320). Arthritische Veränderungen an mittleren und großen Gelenken der Extremitäten unterscheiden sich bei der Arthritis psoriatica nicht von solchen der rheumatoiden Arthritis; allenfalls fällt manchmal in ihrer Umgebung eine Periostreaktion auf, die für die adulte rheumatoide Arthritis ungewöhnlich ist.

Am Achsenskelett werden die sogenannten Parasyndesmophyten *nur* bei der Arthritis psoriatica (Abb. 322 u. 323) und beim Reiter-Syndrom beobachtet. Sie wachsen mit oder ohne Sakroiliitis vom Typ „buntes Bild" (Abb. 322–325) (*Spondylitis psoriatica* bzw. *Reiter-Spondylitis*). Statt der Parasyndesmophyten entstehen bei manchen Patienten mit Arthritis psoriatica und Reiter-Syndrom jedoch Syndesmophyten, die das Bewegungssegment völlig versteifen, und die übrigen Röntgenmerkmale der Spondylitis ankylosans. In diesen Fällen münden also die Arthritis psoriatica und das Reiter-Syndrom in die Spondylitis ankylosans (Abb. 326) ein. Der Parasyndesmophyt ist also eine charakteristische, wenn auch nicht die einzige Art der Intervertebralosteophyten bei der Arthritis psoriatica (und beim Reiter-Syndrom). Parasyndesmophyten, überwiegend lumbal, seltener thorakolumbal oder zervikal wachsend mit (oder ohne) Sakroiliitis vom Typ „buntes Bild", sind Röntgenbefunde, die – summarisch gesprochen – eine *atypische Spondylitis ankylosans* anzeigen. Atypisch für die Spondylitis ankylosans ist es aber auch, wenn am Stammskelett *zusätzlich* pleomorphe Verdichtungsfoci, wie in Abb. 327, auftreten. Der vom Röntgenbild abgeleitete Schluß „atypische Spondylitis ankylosans" sollte immer den Gedanken an die Schuppenflechte und an das Reiter-Syndrom bzw. die Frage nach den klinischen Symptomen und Befunden dieser beiden Erkrankungen aufkommen lassen. Hinter der „atypischen ankylosierenden Spondylitis" versteckt sich nämlich oft die Stammskelettmanifestation der Psoriasis oder des Reiter-Syndroms! Das *röntgenologische Konzept* typische/atypische Spondylitis ankylosans kann also ätiologische Hinweise vermitteln. HLA-B27 kommt bei etwa 30% der Patienten mit Arthritis psoriatica und bei etwa 60% der Patienten mit Spondylitis psoriatica vor. Außerdem sollen Patienten mit Arthritis psoriatica überzufällig häufig die Histokompatibilitätsantigene Bw38 und DRw7 (knapp unter 40%) sowie DRw4 (um 50%[27]) haben; auch Bw57(17), Bw39, Cw6 und Cw7 sollen häufiger bei ihnen auftreten. Darüber wird allerdings im Schrifttum noch kontrovers diskutiert.[27, 31]

Die geschilderten artikulären und ex-

---

[26] *DIP* Kurzform für distales Interphalangeal(gelenk),
PIP Kurzform für proximales Interphalangeal(gelenk),
MCP Kurzform für Metakarpophalangeal(gelenk),
CMC Kurzform für Karpometakarpal(gelenk),
MTP Kurzform für Metatarsophalangeal(gelenk).

[27] Espinoza, L. R., F. B. Vasey, S. W. Gaylord, C. Dietz, L. Bergen, P. Bridgeford, B. F. Germain: Histocompatibility typing in the seronegative spondyloarthropathies: a survey. Sem. Arthr. Rheum. 11 (1982) 375–381
Beaulieu, A.-D., R. Roy, G. Mathon u. 8 Mitarb.: Psoriatic arthritis: risk factors for patients with psoriasis – a study based on histocompatibility antigen frequencies. J. Rheumatol. 10 (1983) 633–636

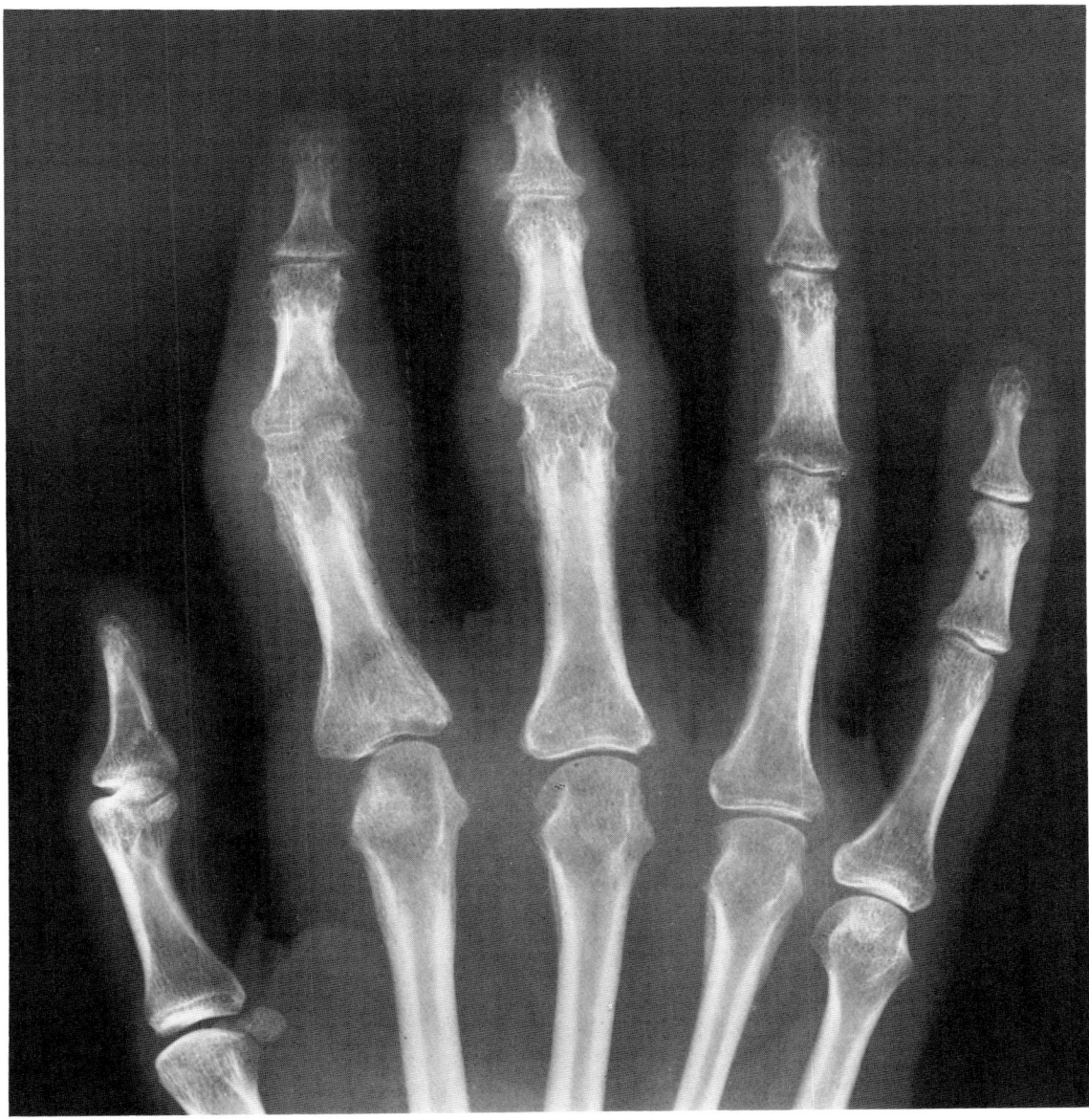

traartikulären Röntgenbefunde be-
rechtigen zur Annahme, daß bei der
Arthritis psoriatica eine entzündliche
Gelenkerkrankung *und* ein extraartikulärer Knochenprozeß nebeneinander oder auch nacheinander ablaufen.
Dies wurde durch histologische Untersuchungen bestätigt und als Ursache
der extraartikulären Veränderungen
ein nichtentzündlicher Prozeß erkannt, der offenbar den direkten
Knochenbefall durch die Schuppenflechte widerspiegelt[28].

Abb. 302 **Arthritis psoriatica mit starker Weichteilschwellung („Wurstfinger" 2 und 3), lamellären periostalen
Appositionen (Phalangen, Metakarpalia) und Erosionen, z. T. auch gelenknaher Demineralisation.**

[28] Fassbender, H. G.: Extra-articular processes in
osteoarthropathia psoriatica. Arch. Orthop.
Traumat. Surg. 95 (1979) 37−46

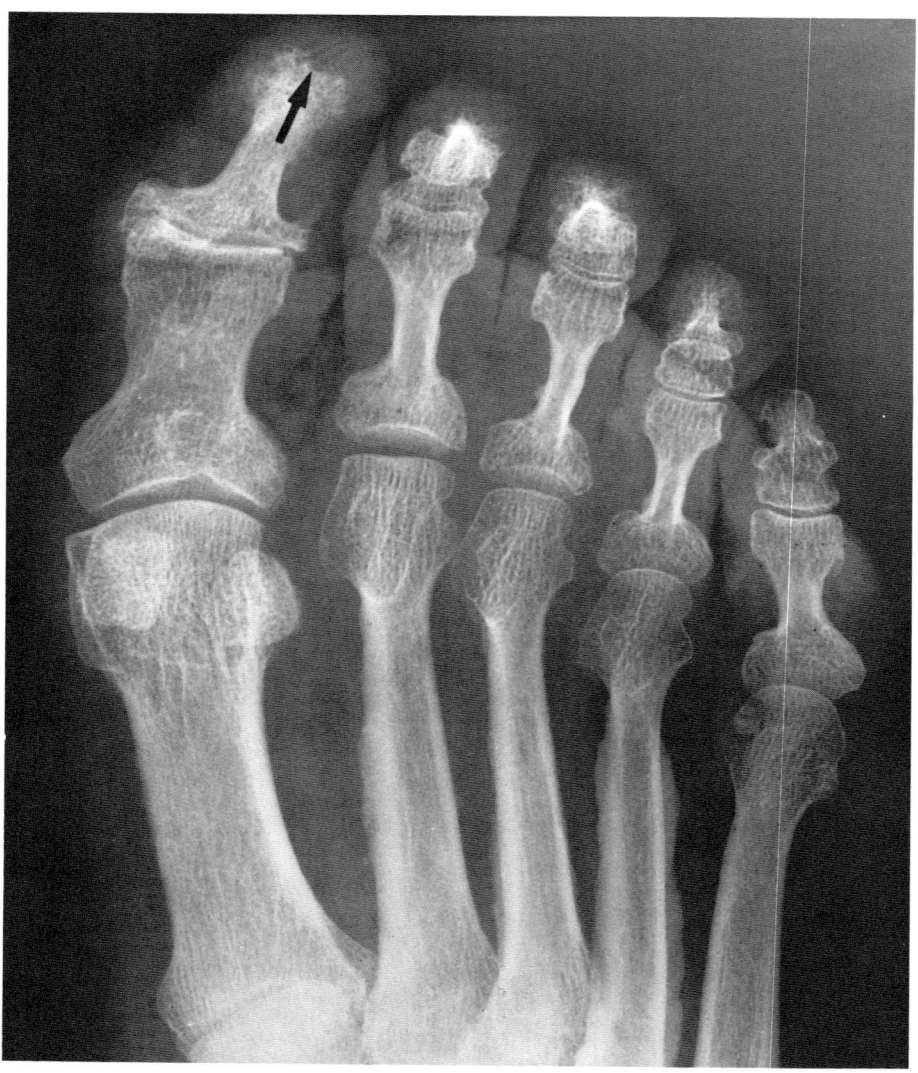

Abb. 303 **Arthritis psoriatica, die sich im Vorfußbereich an einer beginnenden Akroosteolyse des Nagelfortsatzes der Großzehe (→) und an periostalen Appositionen der Diaphysen MTP-2 bis 4 zeigt.**

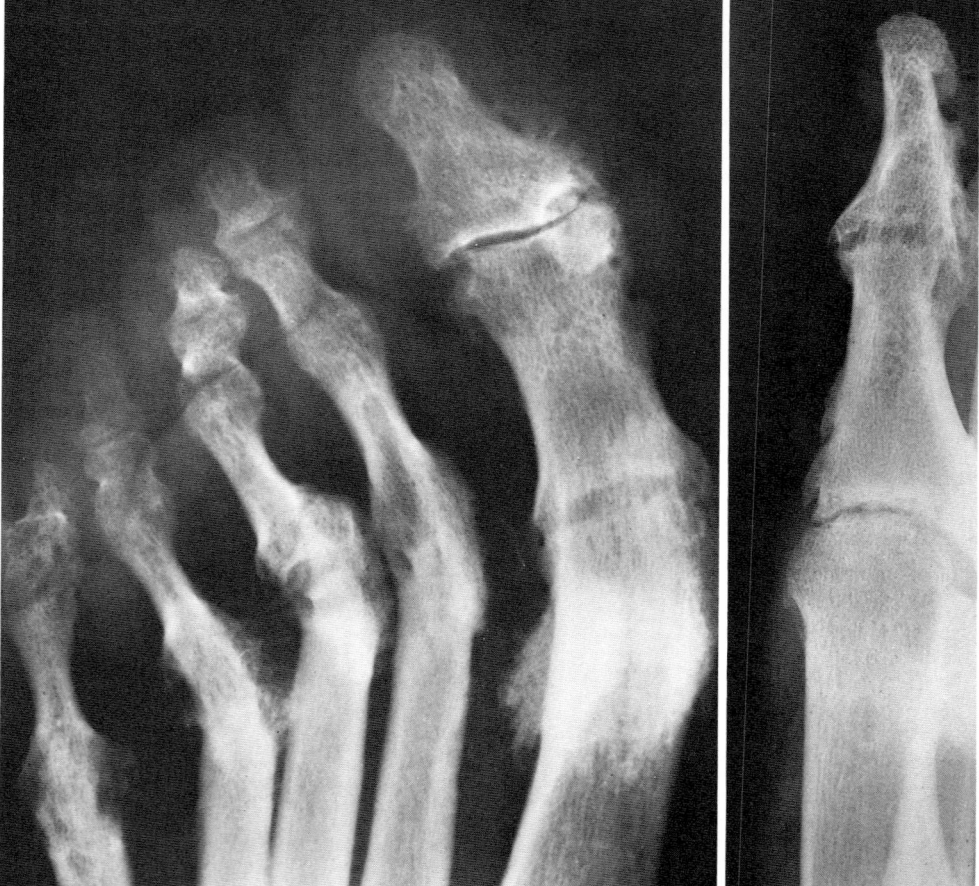

Abb. 304 **Arthritis psoriatica im Vorfußbereich (MTP-Gelenke, Interphalangealgelenk der Großzehe).** Als Besonderheiten fallen periostale Knochenproliferationen und eine Fibroostitis (vgl. S. 313f.) am lateralen Sesambein des 1. Mittelfußknochens auf. Außerdem ist die Mehrzahl der MTP- und PIP-Gelenke bereits knöchern ankylosiert.

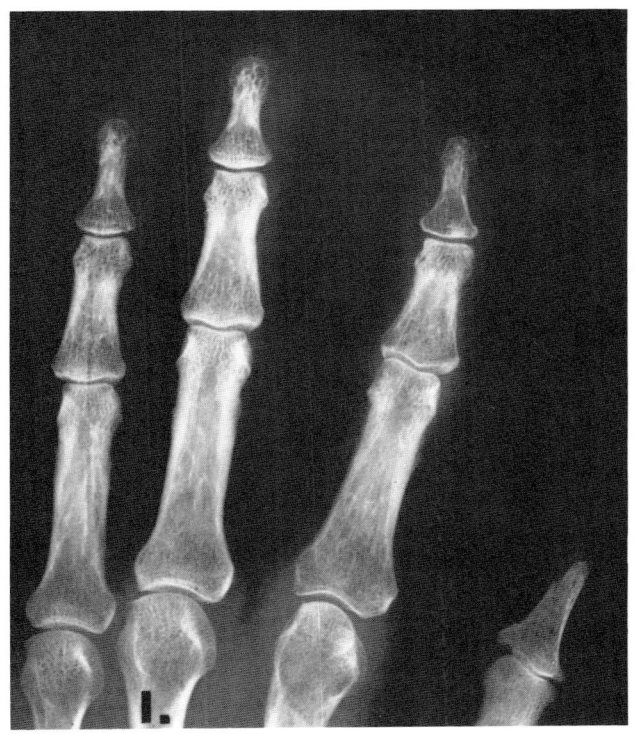

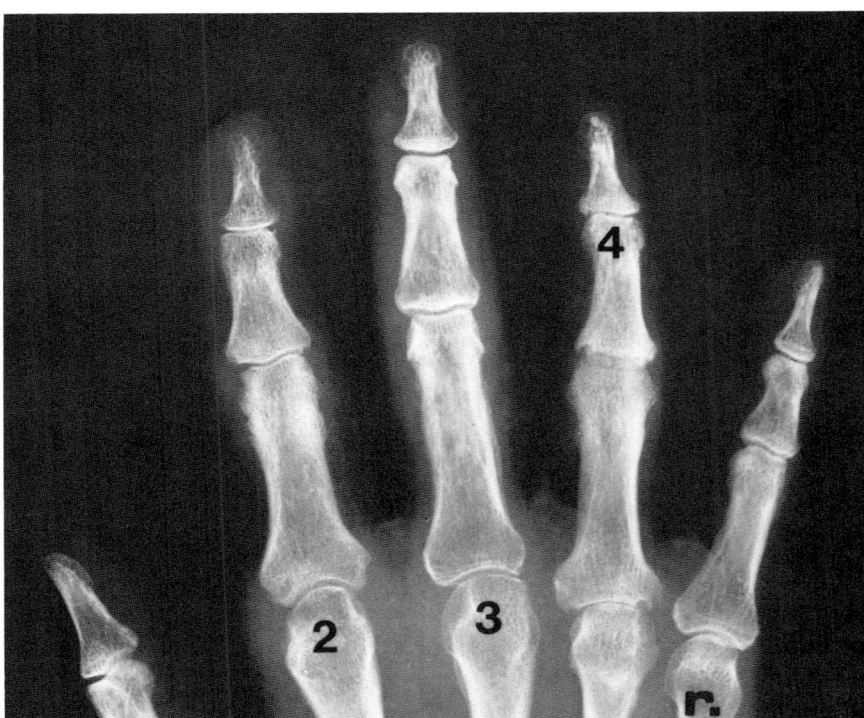

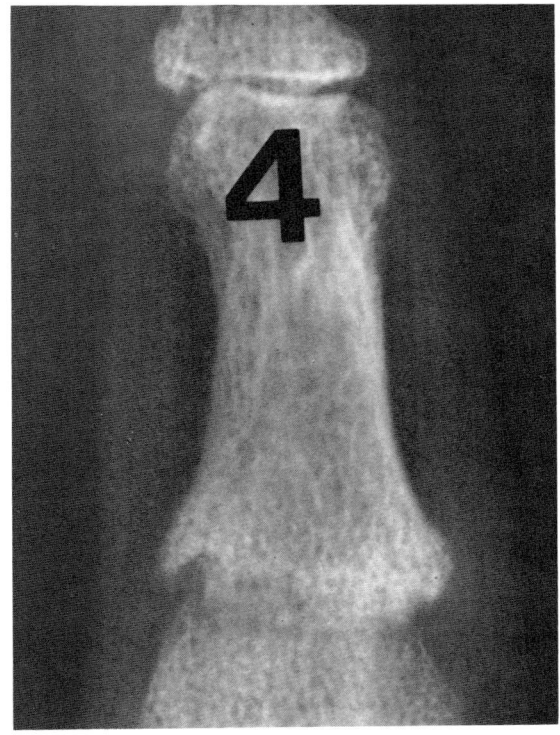

Abb. 305   **Arthritis psoriatica u. a. mit Umbauvorgängen am 4. Fingerstrahl rechts, und zwar Spongiosierung der Kompakta an der Radialseite der Mittelphalanx** (Ausschnittvergrößerung). S. außerdem die „Vergrößerung" (durch langsamen periostalen Anbau) der distalen Grundphalanxanteile 4 und 2 rechts im Vergleich zur linken Hand. Die Distanzierung der MCP-Kapita 2 und 3 rechts weist auf einen Erguß oder auf entzündliche Synovialproliferationen im MCP-2-Gelenk hin. Lamelläre Periostappositionen am 3. Strahl rechts.

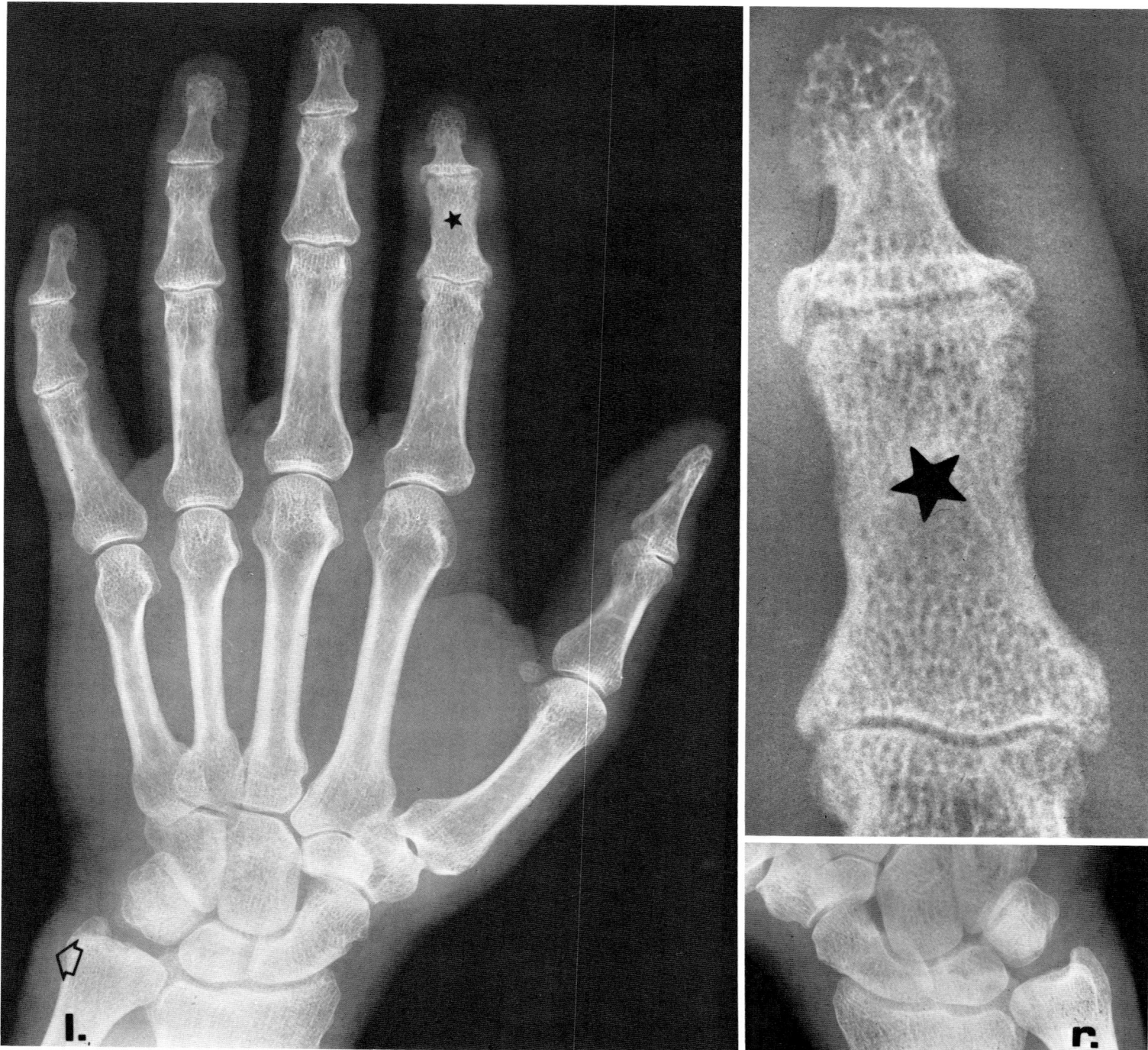

Abb. 306 **Arthritis psoriatica mit
Befall des DIP- und PIP-Gelenkes am
linken Zeigefinger,** s. die Kapselossifikation und die Weichteilschwellung, außerdem Umbau der distalen Kompaktaanteile
der Mittelphalanx (Spongiosierung der
Kompakta, ★). Der Pfeil (▷) weist auf eine
Weichteilanschwellung durch Tenosynovitis des M. extensor carpi ulnaris hin (vgl.
Legende Abb. 308).

Abb. 307 **Verlaufsbeobachtung bei Arthritis psoriatica mit Nagelbefall** (s. Photo). Weichteilschwellungen, „Protuberanzen" (★) und Erosionen an den Strahlen 2 bis 4. An der Basis und Metaphyse der Grundphalanx 3 wird eine lamelläre Periostreaktion *(1979)* in die Kompakta eingebaut (1981).

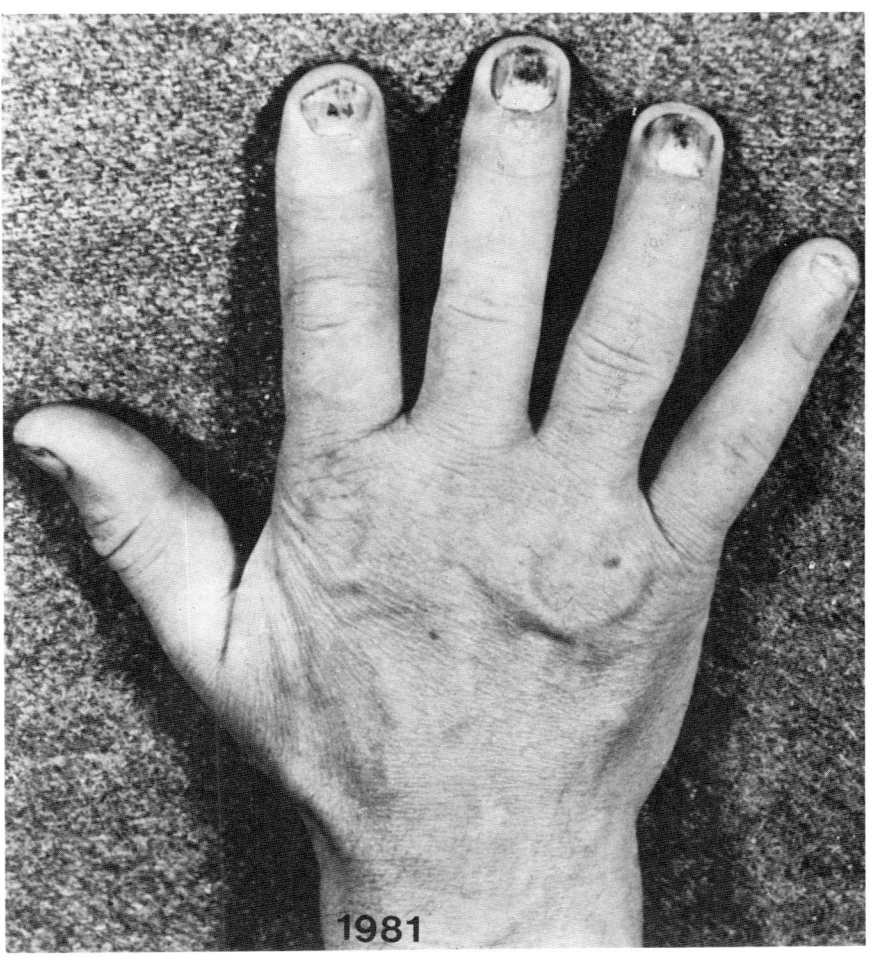

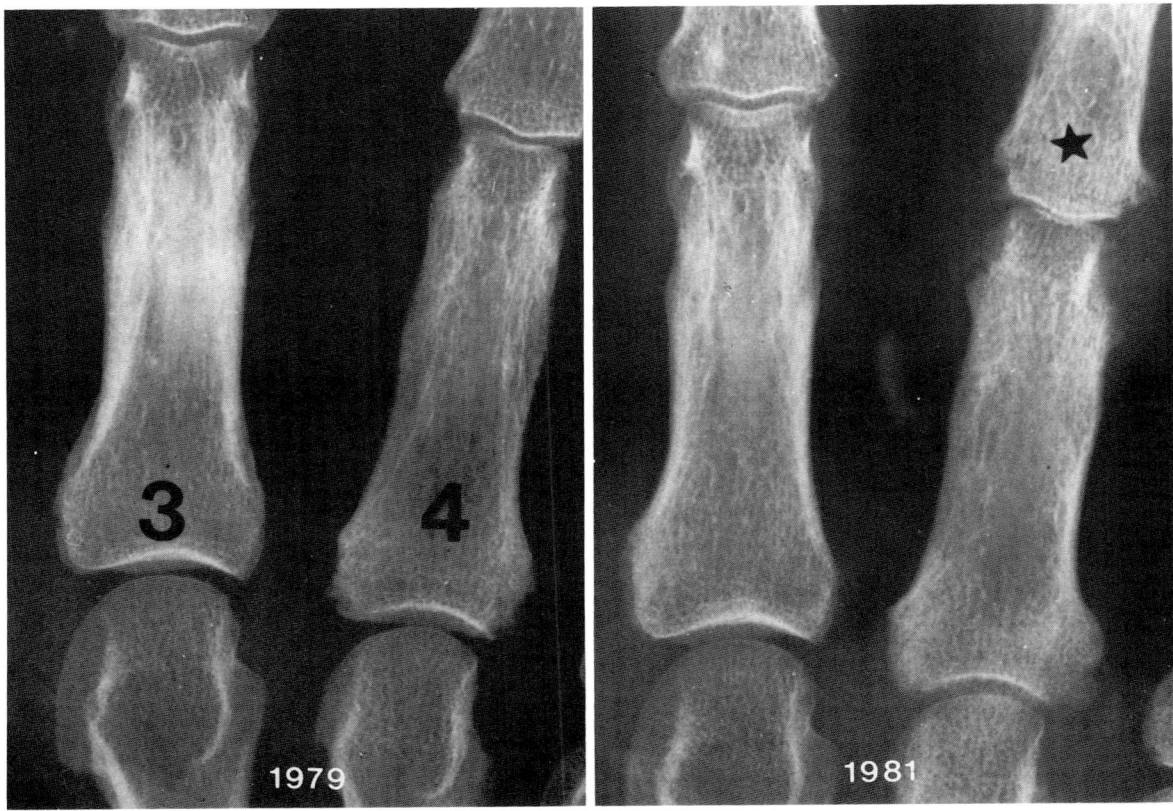

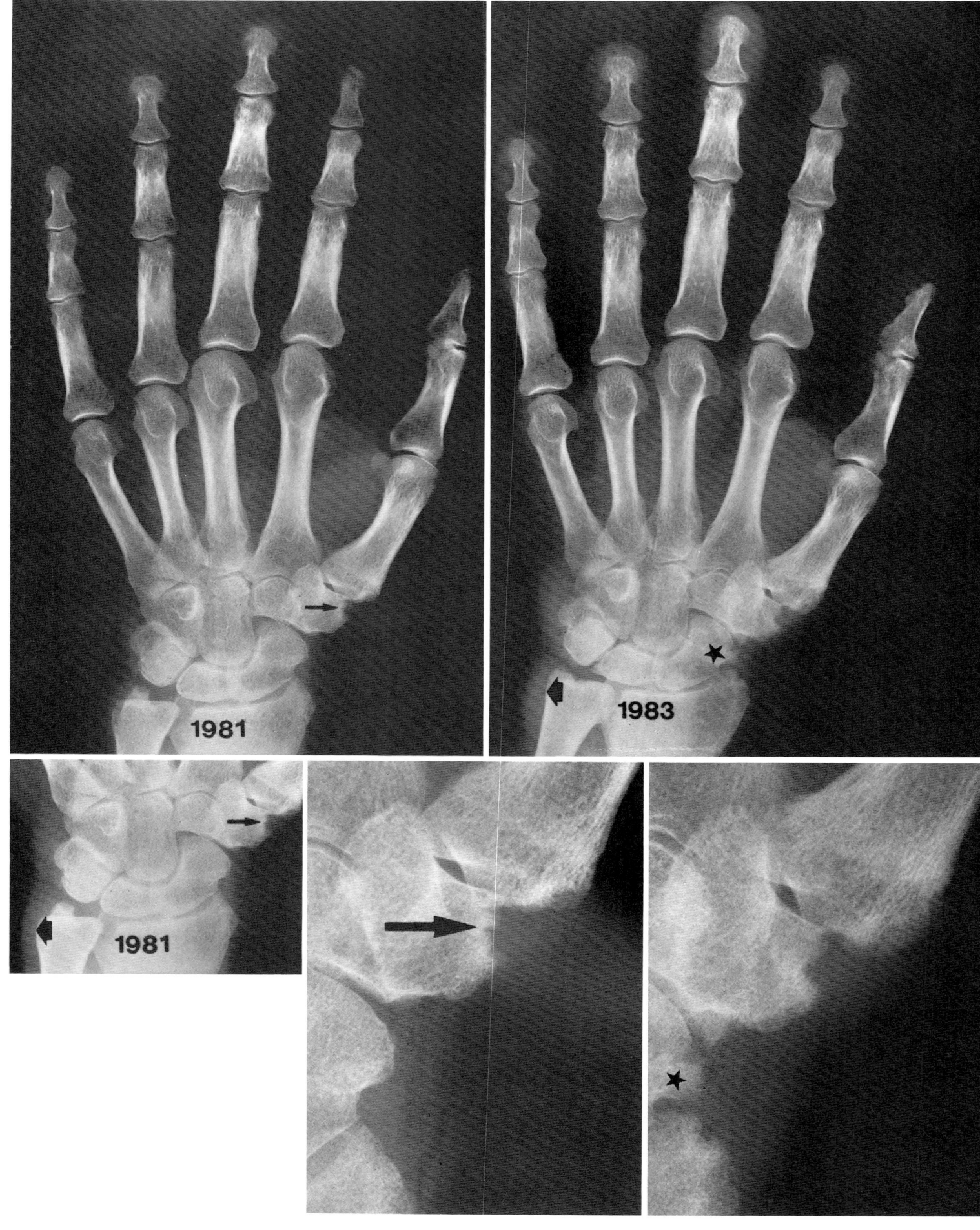

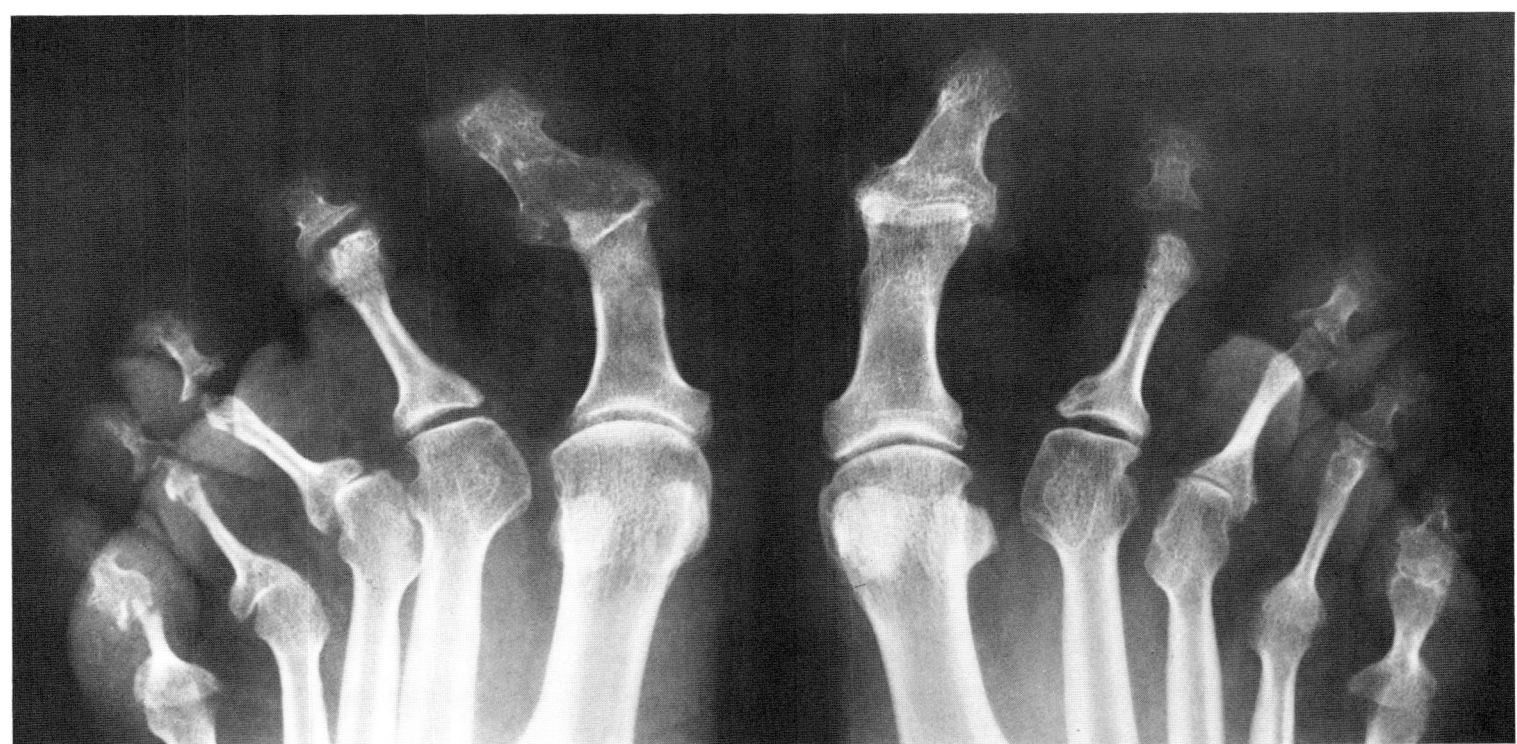

◁ Abb. 308 **Verlaufsbeobachtung bei der Arthritis psoriatica.** U. a. entwickelt sich eine Tenosynovitis des M. extensor carpi ulnaris (➡). Sie ist also kein „Privileg" der rheumatoiden Arthritis, sondern kann grundsätzlich bei jeder entzündlich-rheumatischen Gelenkerkrankung auftreten, wenn auch am häufigsten bei der adulten rheumatoiden Arthritis. In den *Ausschnittvergrößerungen* erkennt man sogenannte „ausgefranste" Erosionen (➟), die das charakteristische *Nebeneinander* von Knochenabbau und -anbau bei der Arthritis psoriatica anzeigen. Entstehung einer Fibroostitis des Lig. collaterale carpi radiale am Skaphoid (★).

Abb. 309 **Typisches Nebeneinander von Mutilations- und Ankyloseneigung der Arthritis psoriatica.** Die Mutilationstendenz der Arthritis psoriatica hat zur weitgehenden Osteolyse einzelner Mittelphalangen geführt.

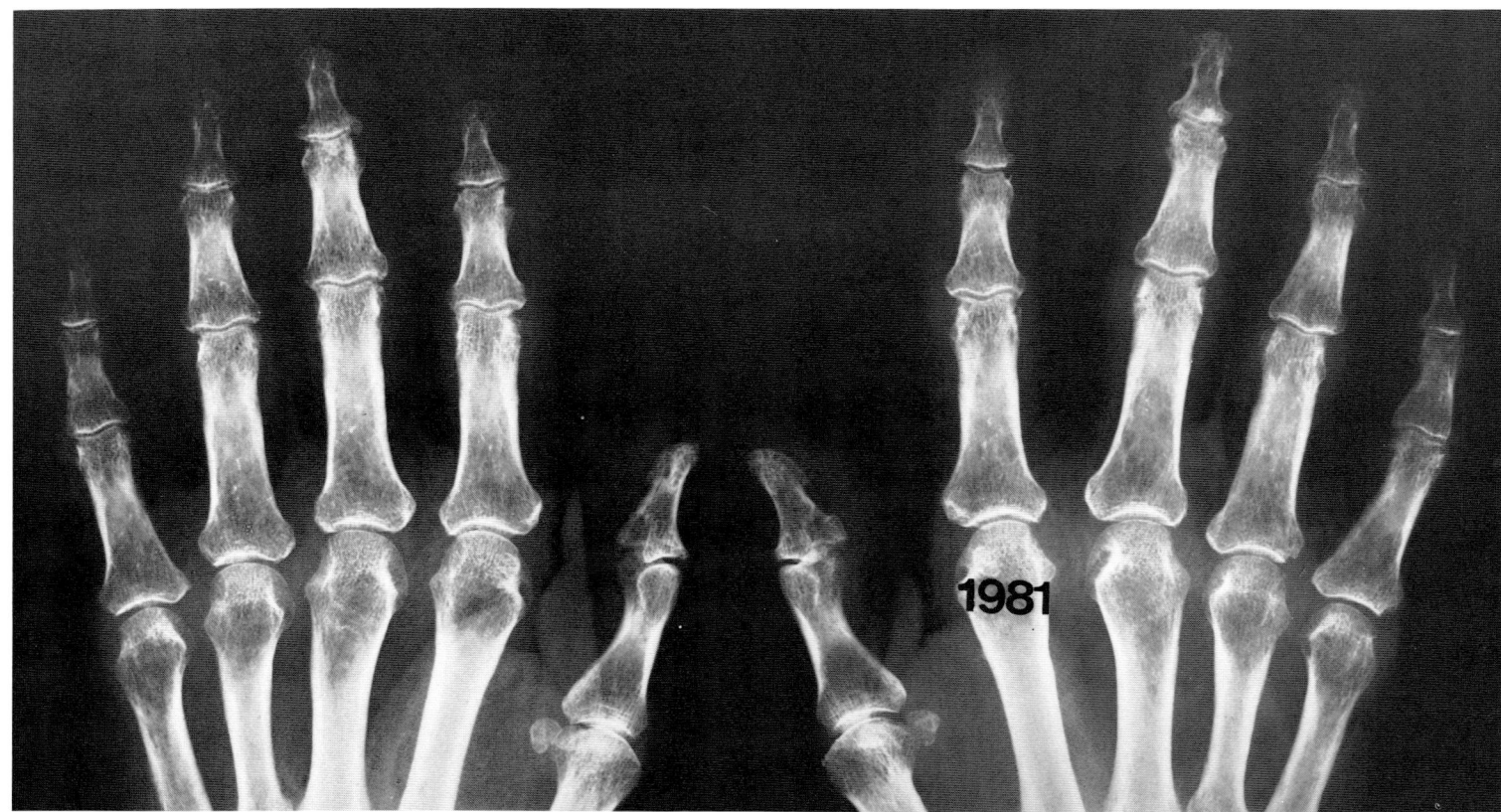

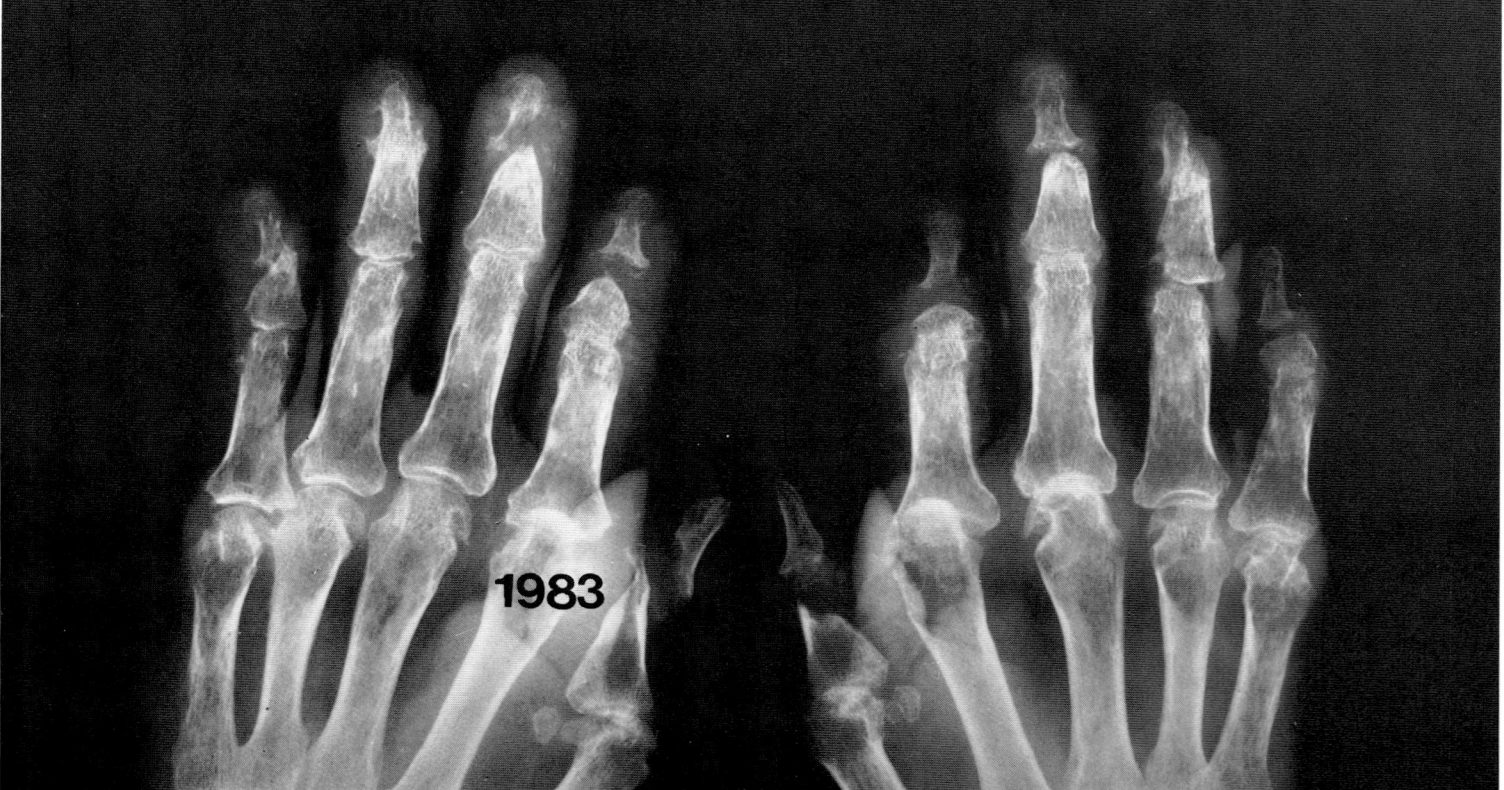

Abb. 310 **Beispiel für die häufig zu beobachtende schnelle Zerstörungstendenz der Arthritis psoriatica.** Das Mutilationsstadium entwickelt sich an den DIP-Gelenken und am Interphalangealgelenk der Daumen innerhalb von 2 Jahren.

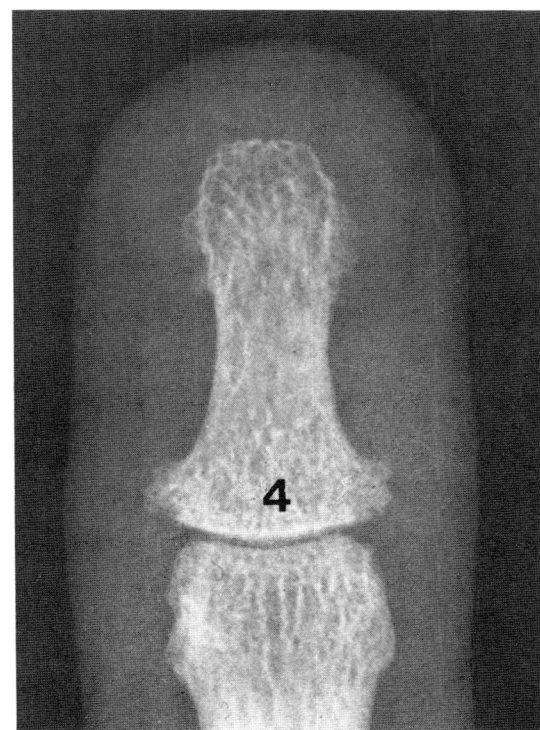

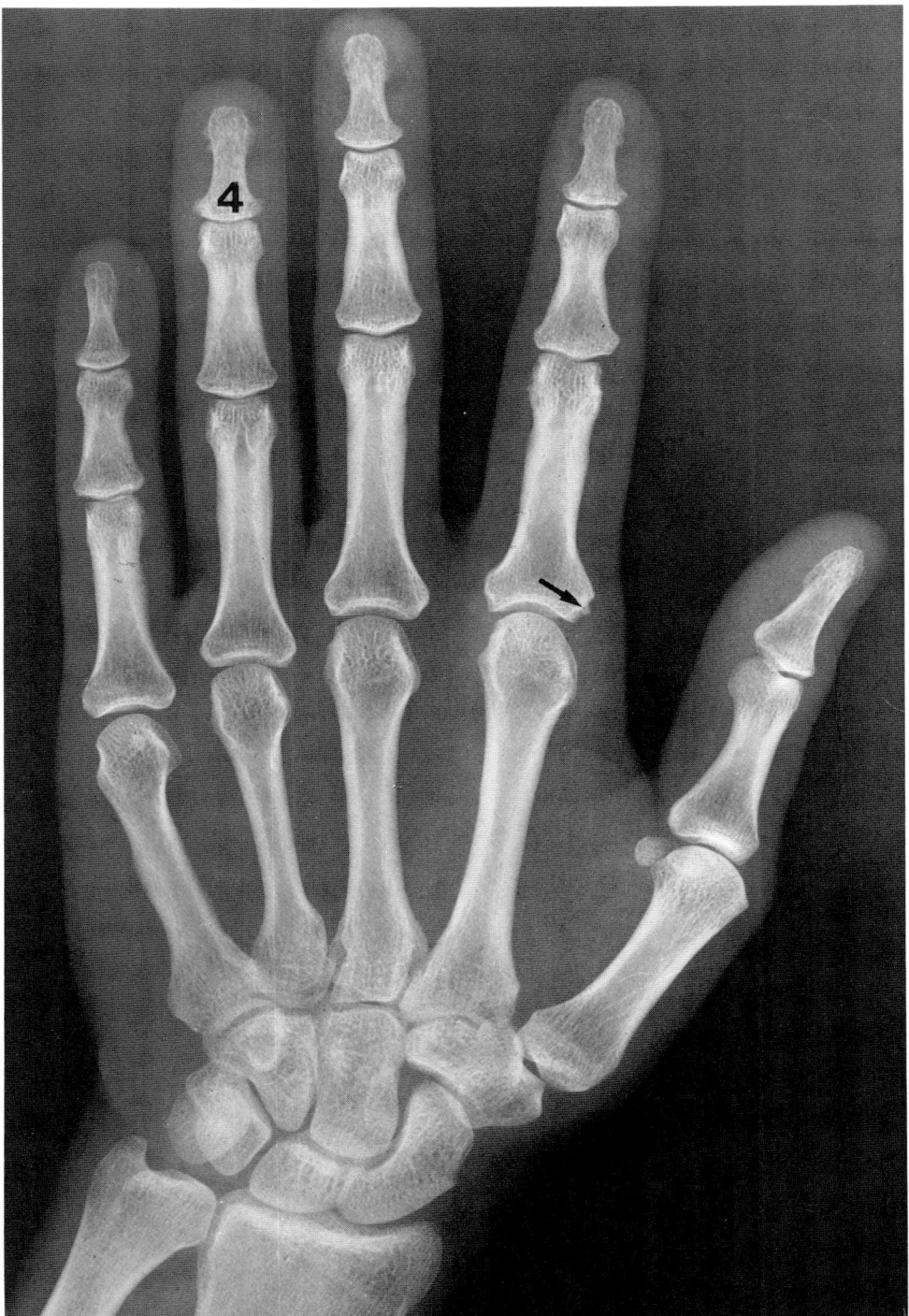

Abb. 311 **Frühstadium der Arthritis psoriatica am DIP-Gelenk 4** (Ausschnittvergrößerung) **und MCP-Gelenk 2.** Man erkennt diskrete „Protuberanzen" an der Endphalanxbasis, eine Verschmälerung des röntgenologischen Gelenkspaltes und eine leichte periartikuläre Weichteilschwellung. Auch am MCP-Gelenk 2 zeigt sich die psoriatische Gelenkerkrankung (Weichteilschwellung, „Protuberanz" an der Grundphalanxbasis, →).

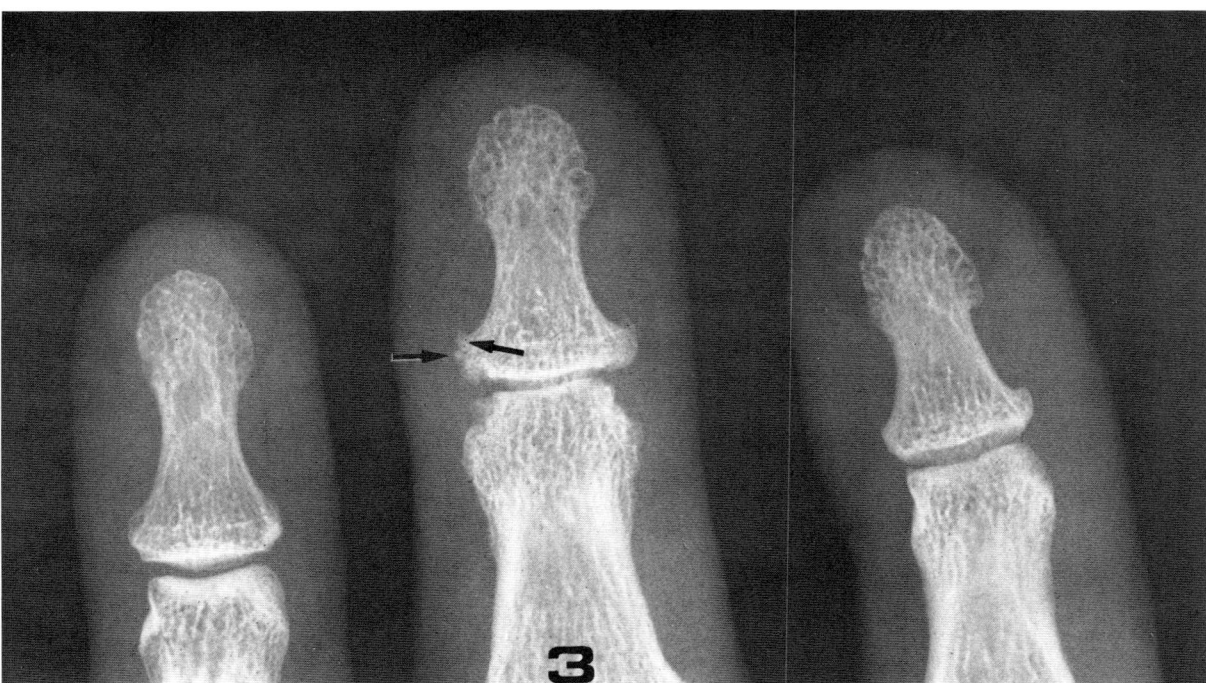

Abb. 312 **DIP-3-Arthritis bei der Arthritis psoriatica mit Gelenkspaltverschmälerung, zarten Erosionen und „Protuberanzen"** (S.238). Letztere sind kleine Osteoproliferationen am Kapselansatz oder auch unmittelbar extraartikulär (z. T. markiert durch ⟶).

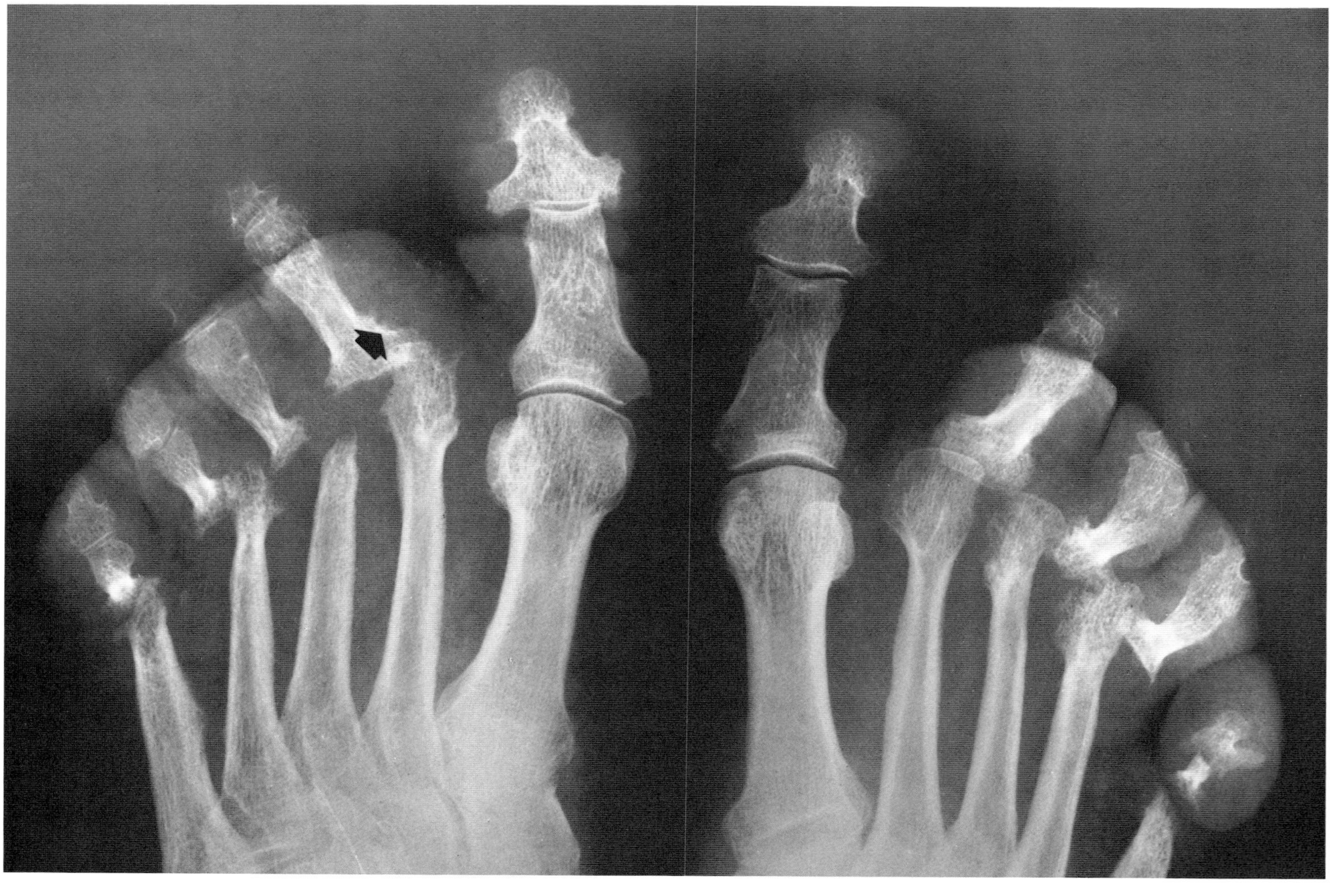

Abb. 313   **Mutilationsstadium der Arthritis psoriatica.** „Protuberanzen" (➤, s. auch die Basis der Großzehenendphalanx) zeigen die Besonderheit gegenüber der rheumatoiden Arthritis an. Asymmetrischer Gelenkbefall.

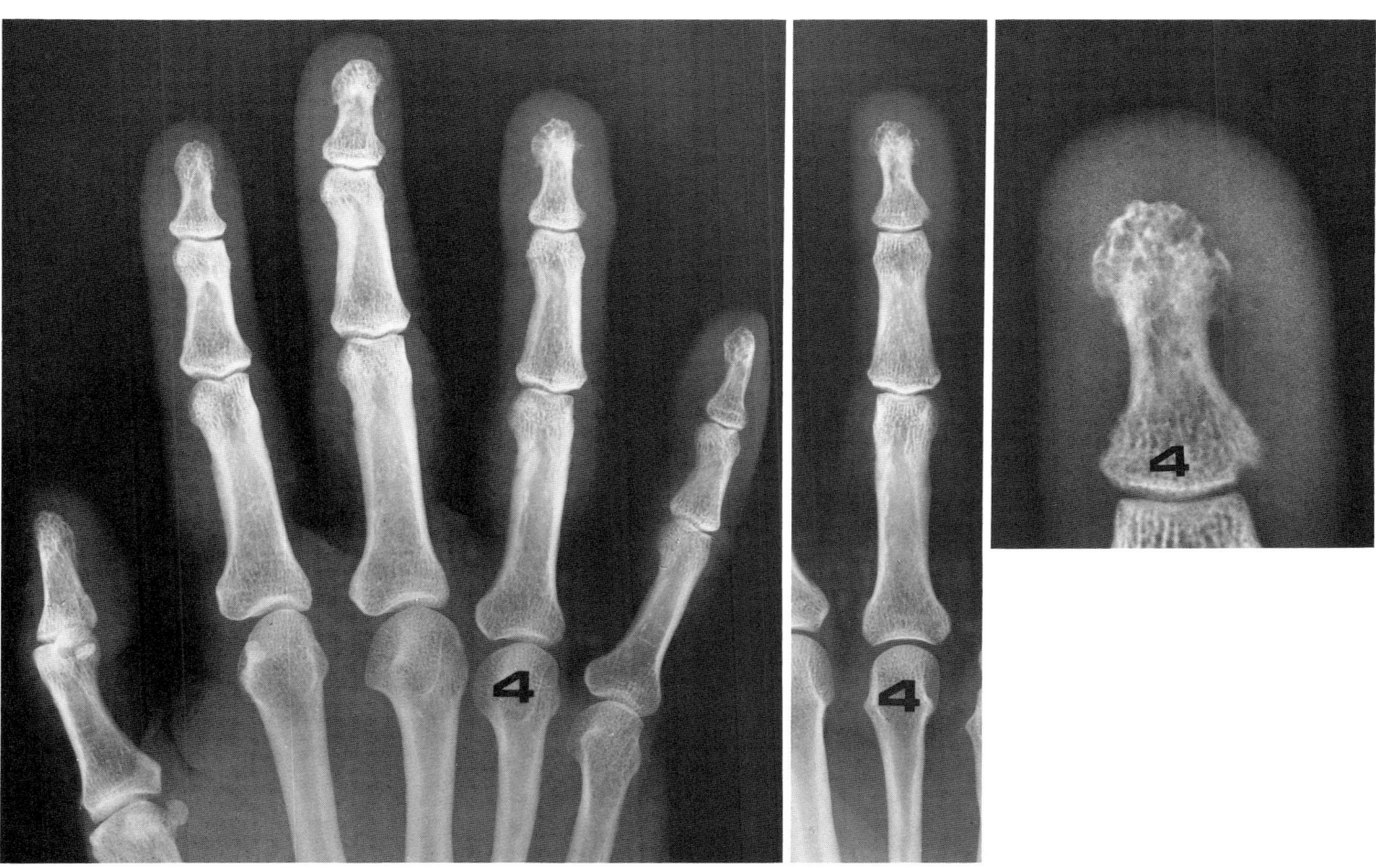

Abb. 314 **Frühstadium der Arthritis psoriatica am 4. Fingerstrahl mit zarten „Protuberanzen" an der Endphalanxbasis — also Osteoproliferationen —, beginnender Nagelfortsatzosteolyse und umgebender Weichteilschwellung** (Darstellung des 4. Fingers in 2 Ebenen). Die knöchernen Veränderungen sind nur bei Lupenbetrachung (vgl. Ausschnittvergrößerung) zu erkennen.

Abb. 315 **Arthritis-psoriatica-Verlauf,**
s. die „Protuberanzen" (→) und die
Weichteilschwellung an der rechten Großzehe. Das „Klaffen" des röntgenologischen Gelenkspaltes am Interphalangealgelenk 1 rechts (1976) zeigt an, daß (zeit-
weise) der subchondrale Knochenabbau
gegenüber dem Gelenkknorpelabbau
überwog.

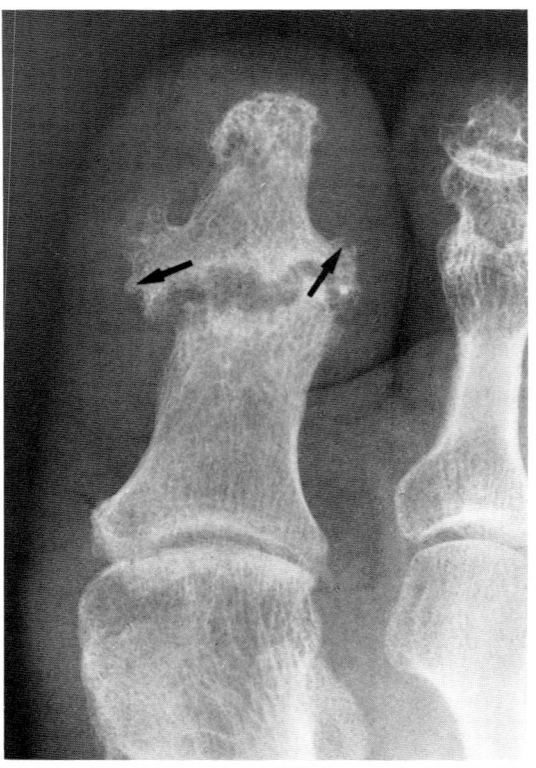

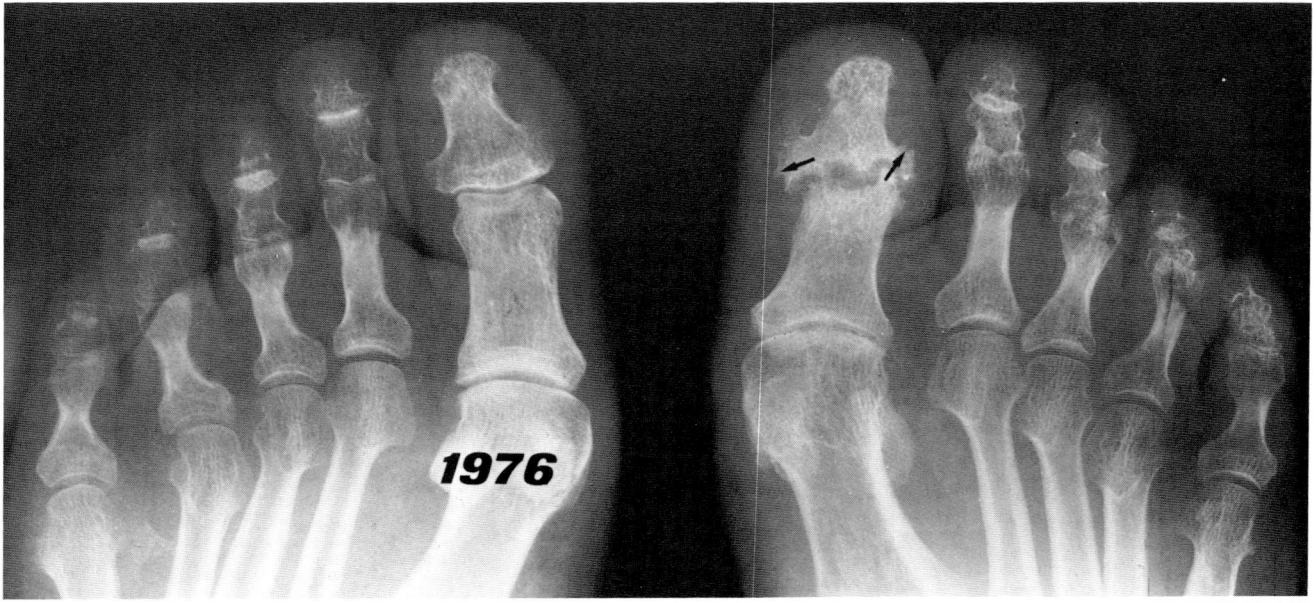

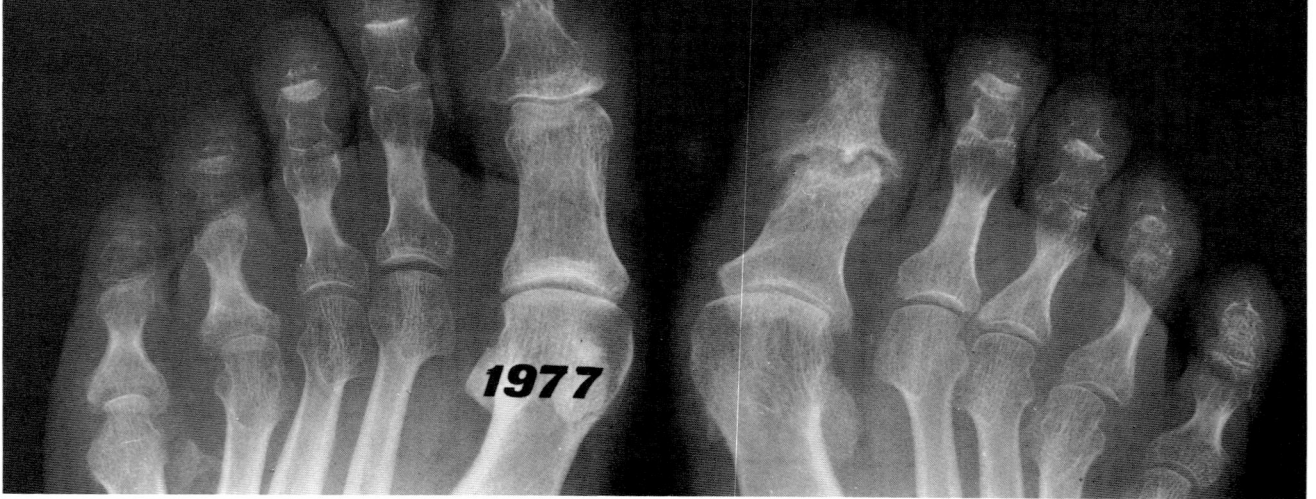

Abb. 316 **Arthritis psoriatica** mit Befall des Großzehenendgliedes („Protuberanzen" [▷], Morgensternform des Nagelfortsatzes durch Kombination von Osteolyse und Osteoproliferation [★]) und des Endglieds 2 sowie Erosionen am DIP-Gelenk 5 und am PIP-Gelenk 5. Starke Weichteilschwellung der befallenen Bereiche. Lamelläre diaphysäre Periostapposition an der Grundphalanx 2.

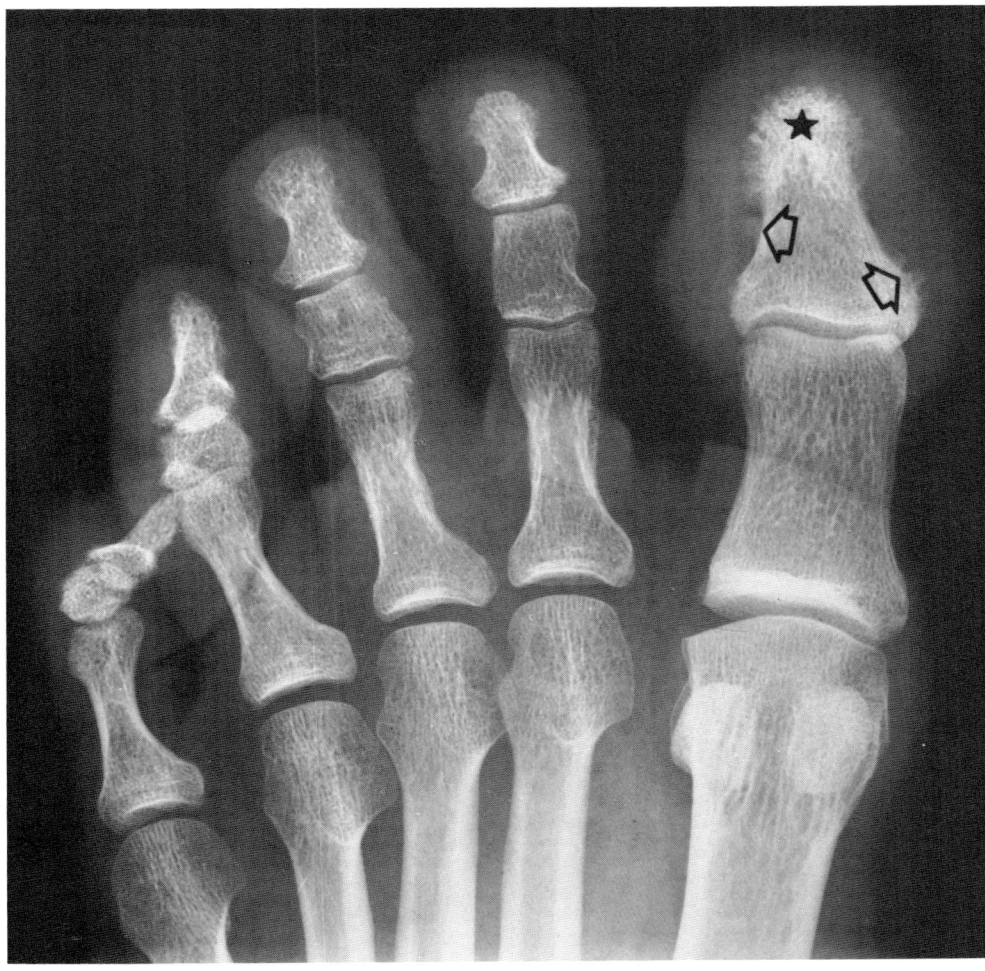

Abb. 317 **Gegenüberstellung der „Protuberanzen" bei Arthritis psoriatica (A. ps.) und der akromegalen Tendenz (Akr.) zum Auswachsen normaler Formelemente (Konturen).** Die entzündliche Gelenkerkrankung bei der Arthritis psoriatica zeigt sich auch an flachen Erosionen und an der Gelenkspaltverschmälerung im Interphalangealgelenk der Großzehe.

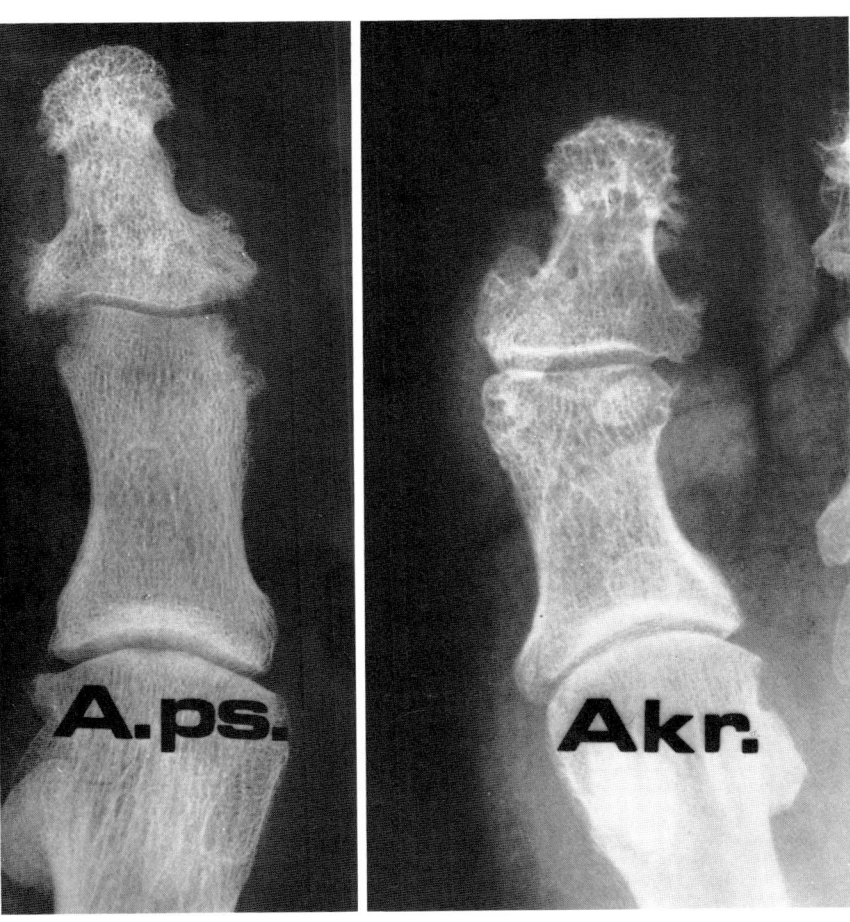

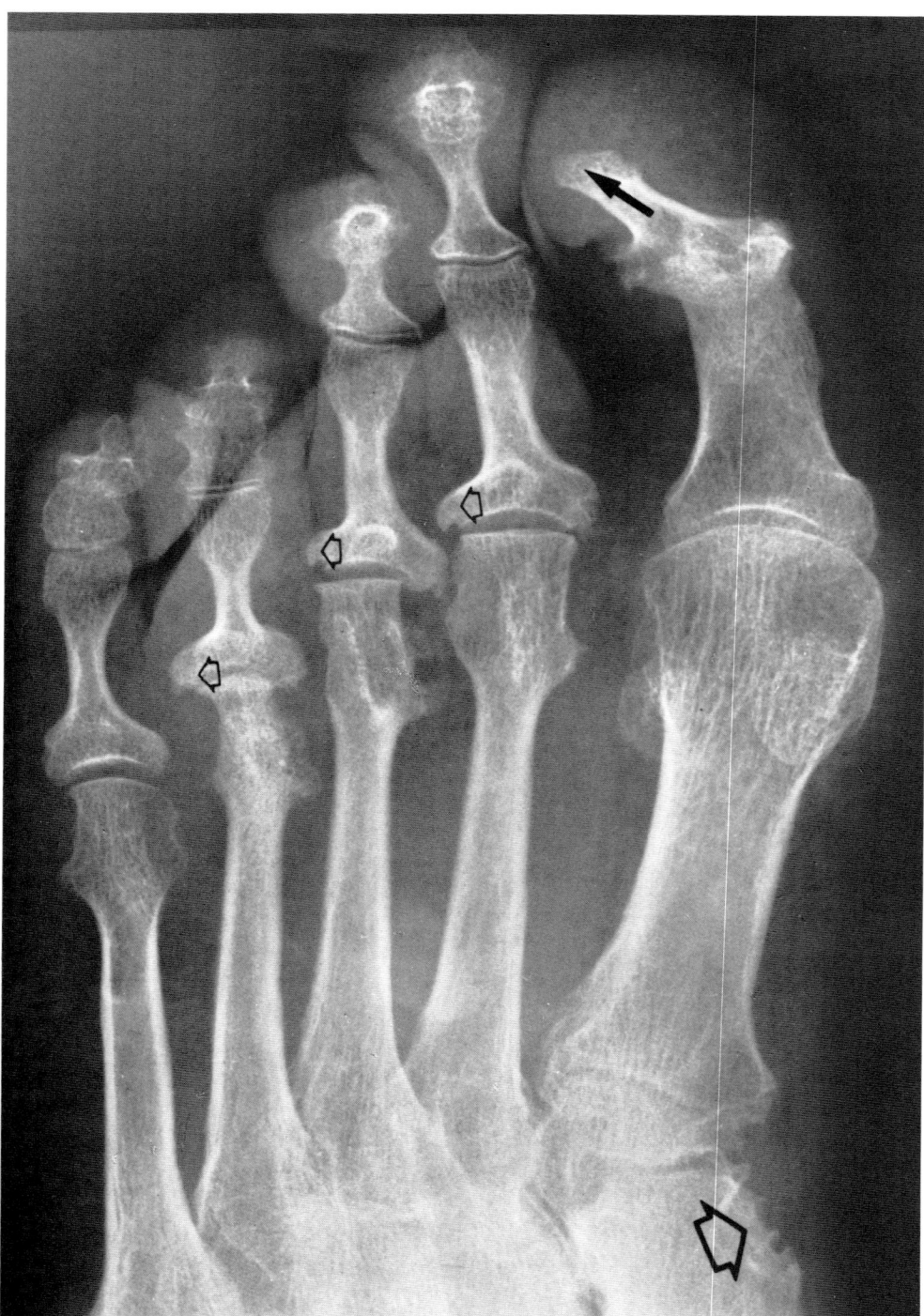

Abb. 318   **Die zarte Akroosteolyse am Nagelfortsatz 1 der Großzehe (⟶) und Kapselansatzverknöcherungen (▷) offenbaren in diesem Fall die Besonderheiten der Arthritis psoriatica.** Erosionen (▷) am medialen Kuneiforme.

Abb. 319 **Fortgeschrittenes Stadium der Arthritis psoriatica an der linken Hand.** S. die DIP-PIP-MCP-Konkordanz (S. 238) und die verhältnismäßig regellosen Fingergelenkfehlstellungen.

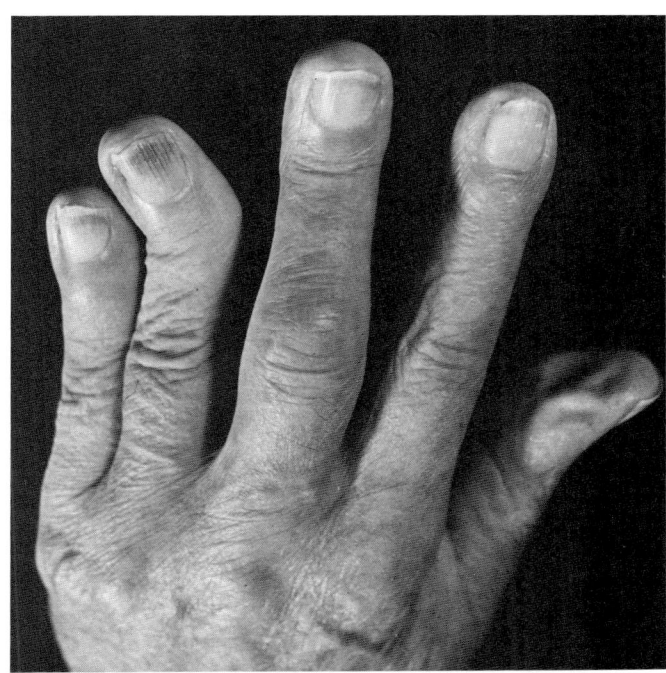

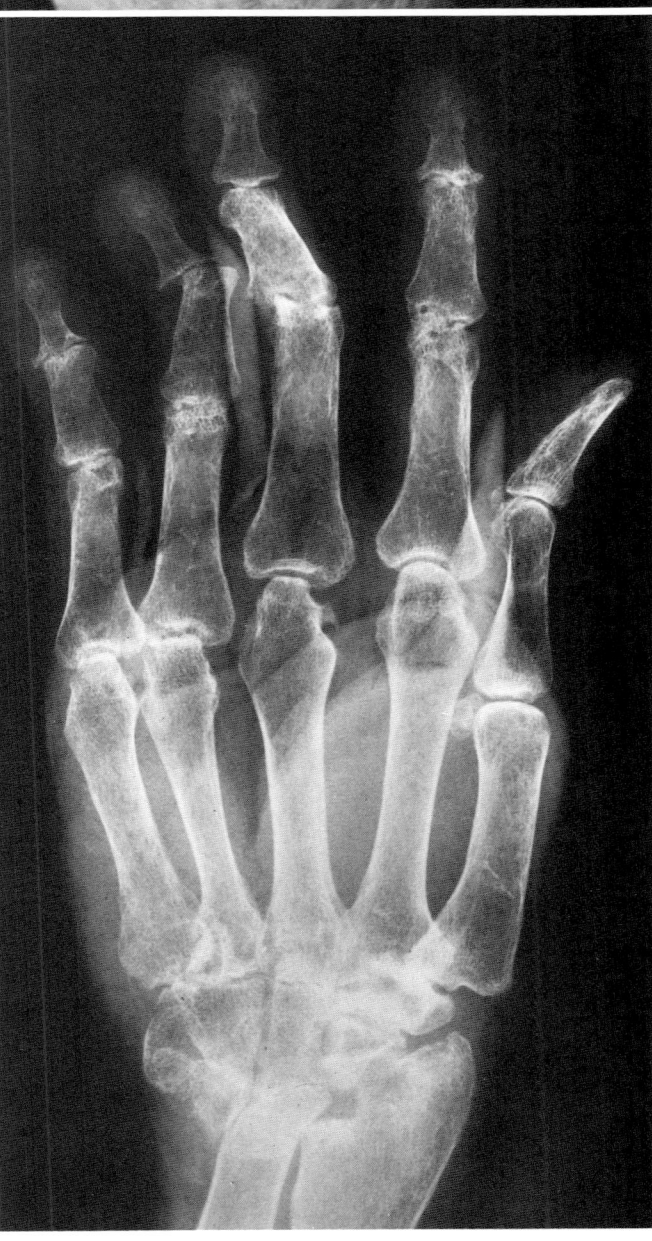

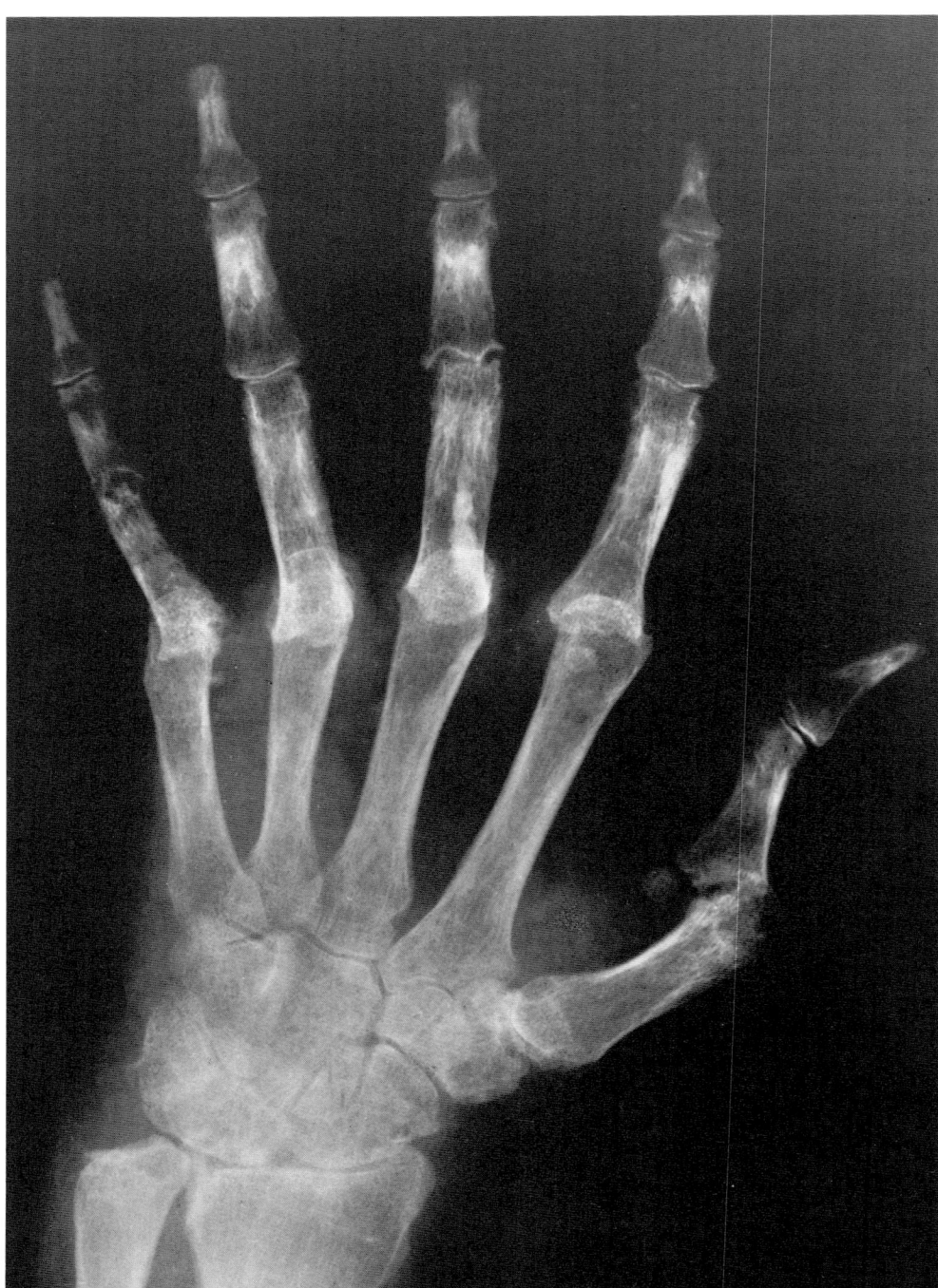

Abb. 320 „**Rheumatoider Typ**" **der Arthritis psoriatica;** das manuelle Befall-muster entspricht nämlich der rheumato-iden Arthritis (vgl. Abb. 86 und S. 238).

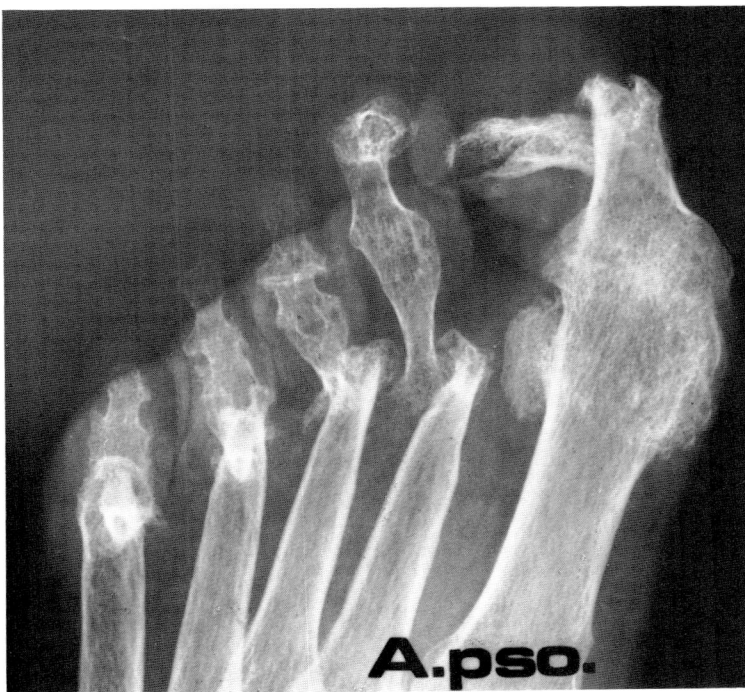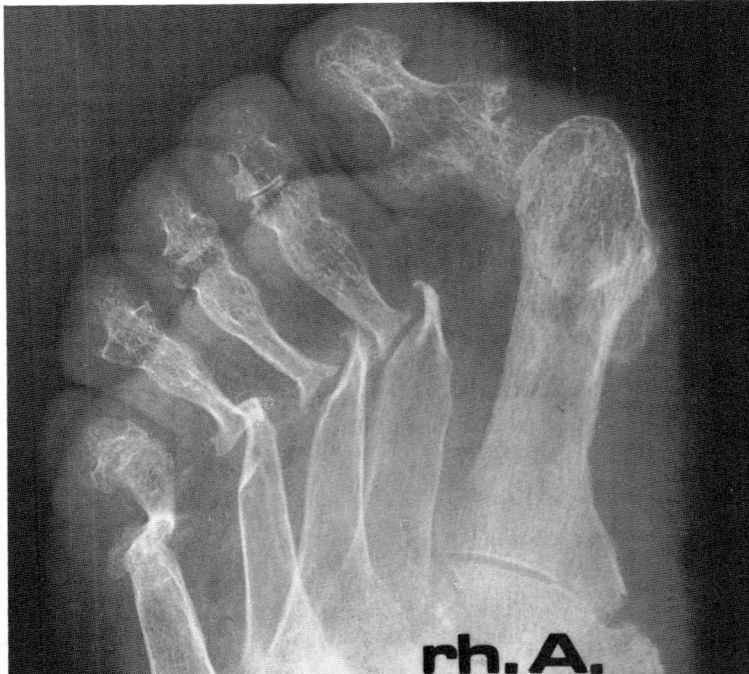

Abb. 321 **Fortgeschrittene Stadien der Arthritis psoriatica und der rheumatoiden Arthritis mit Mutilationen, knöcherner Ankylose und Fehlstellungen.** Schwere Entkalkung des Fußskeletts bei der rheumatoiden Arthritis (rh. A.), dagegen nicht bei der Arthritis psoriatica (A. pso.) (s. S. 238).

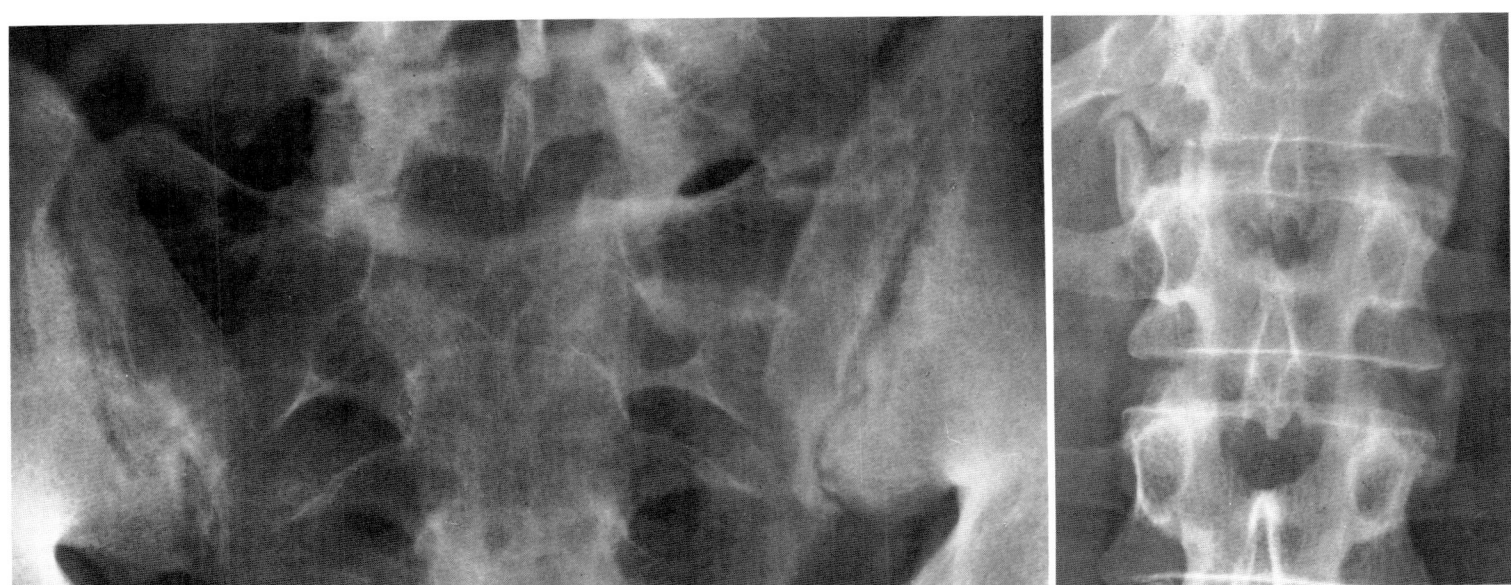

Abb. 322 **Spondylitis psoriatica mit bilateraler Sakroiliitis vom Typ „buntes Bild" und thorakolumbalen Parasyndesmophyten.**

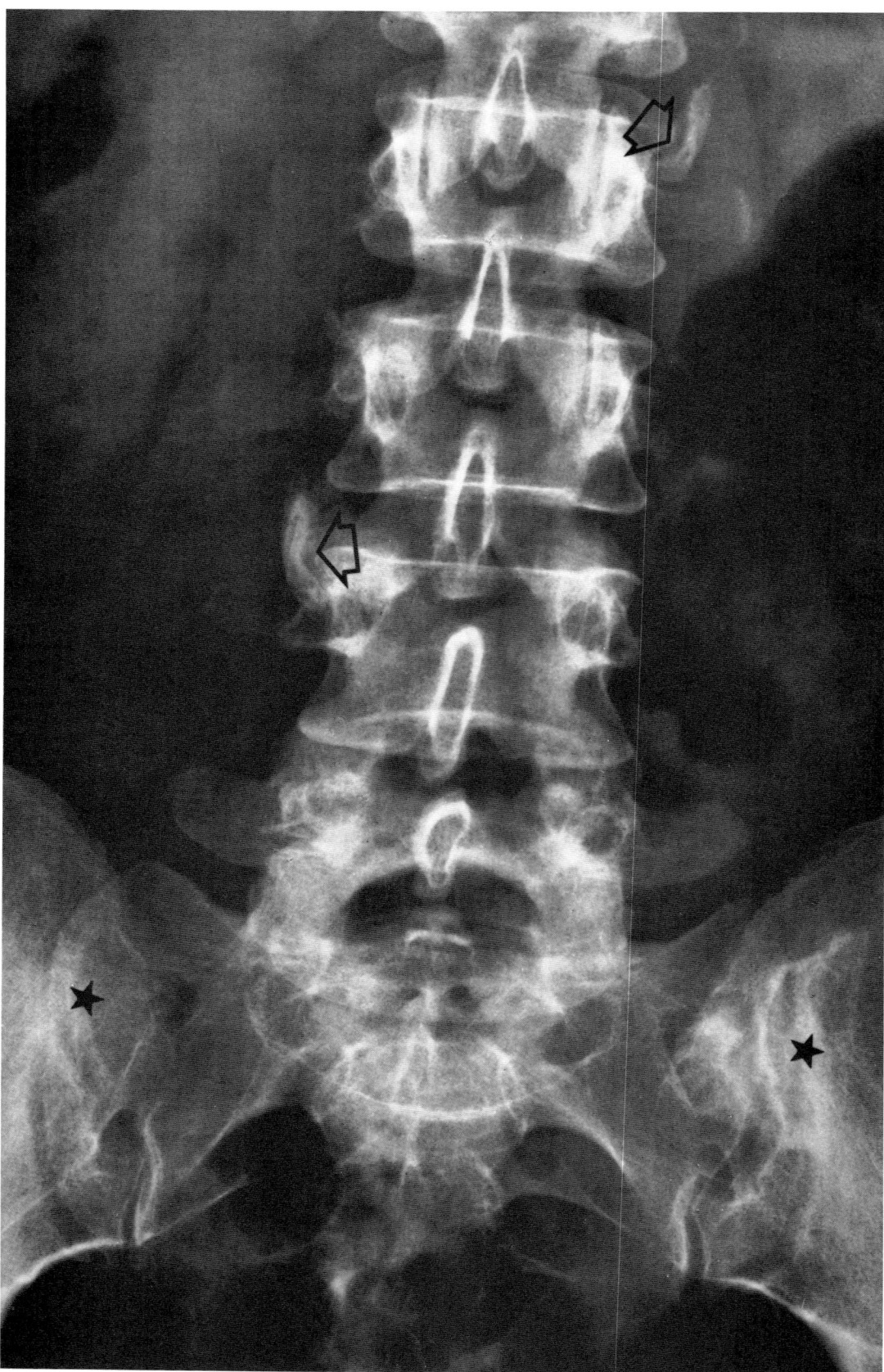

Abb. 323 **Parasyndesmophy-ten** (▷) **bei Spondylitis pso-riatica ohne Sakroiliitis.** Die Sterne (★) kennzeichnen repara-tive sakroiliakale Kapsel-Band-Verknöcherungen, die in keinem Zusammenhang mit der Psoriasis stehen (vgl. Abb. 191).

Abb. 324 Rechtsseitige Sakroiliitis vom Typ „buntes Bild" mit Erosionen, subchondraler Spongiosasklerose und intraartikulärer Knochenknospe (→) bei Arthritis psoriatica.

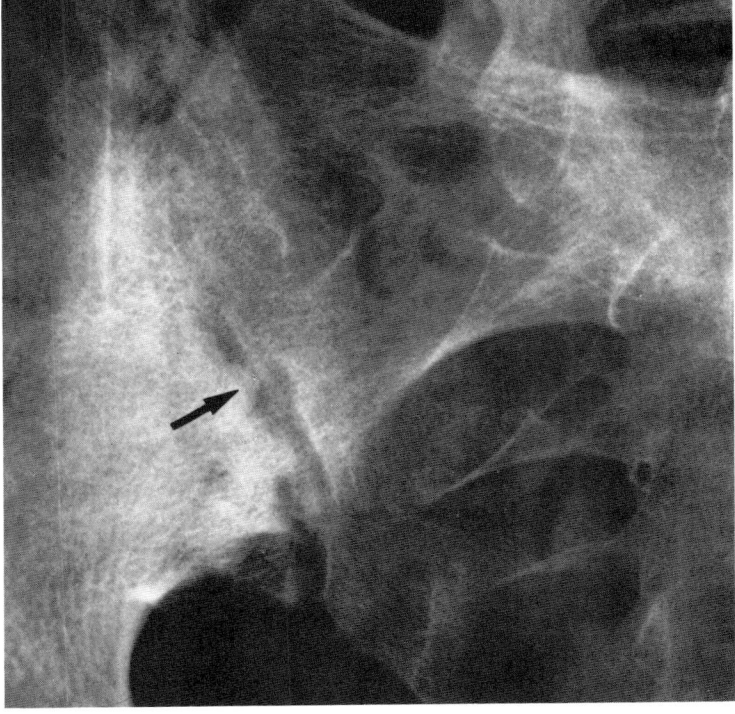

Abb. 325 Asymmetrische Sakroiliitis vom Typ „buntes Bild" bei Arthritis psoriatica. Die erosiven Veränderungen zeigt – namentlich am linken Gelenk – die Schichtaufnahme viel besser als die Übersichtsaufnahme in Rückenlage. ▽

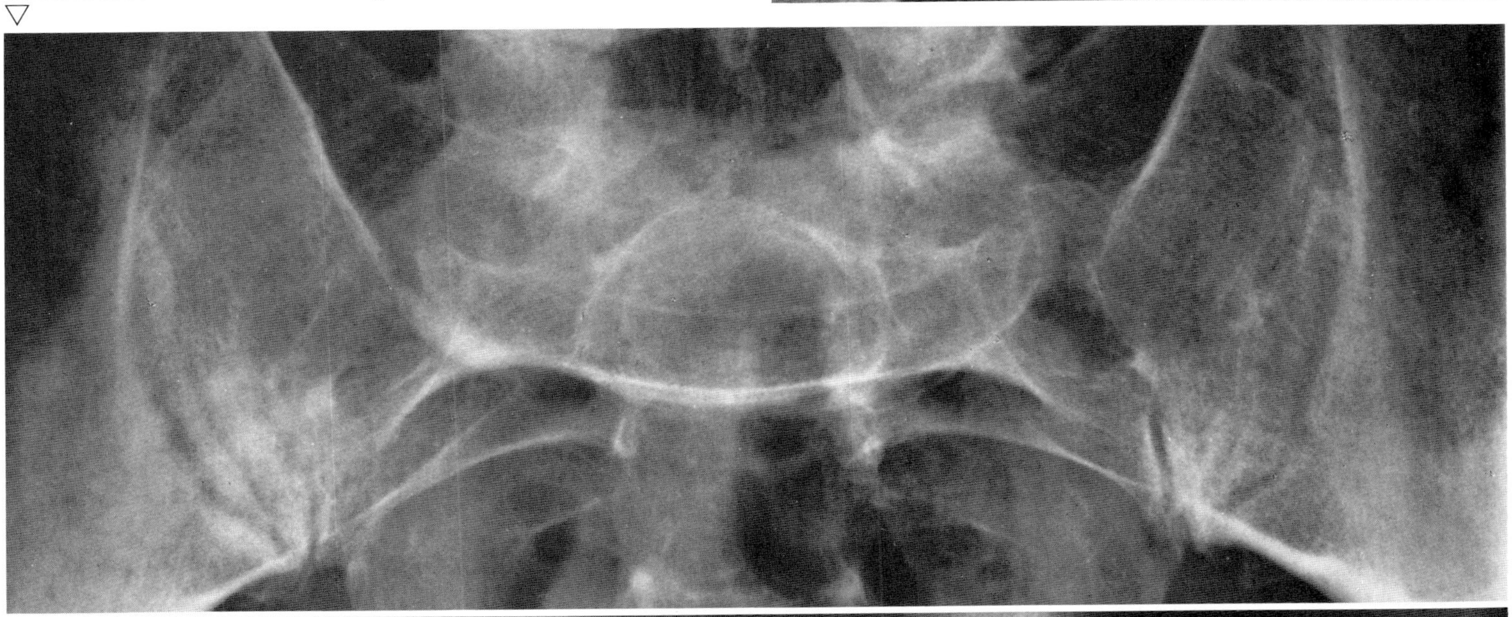

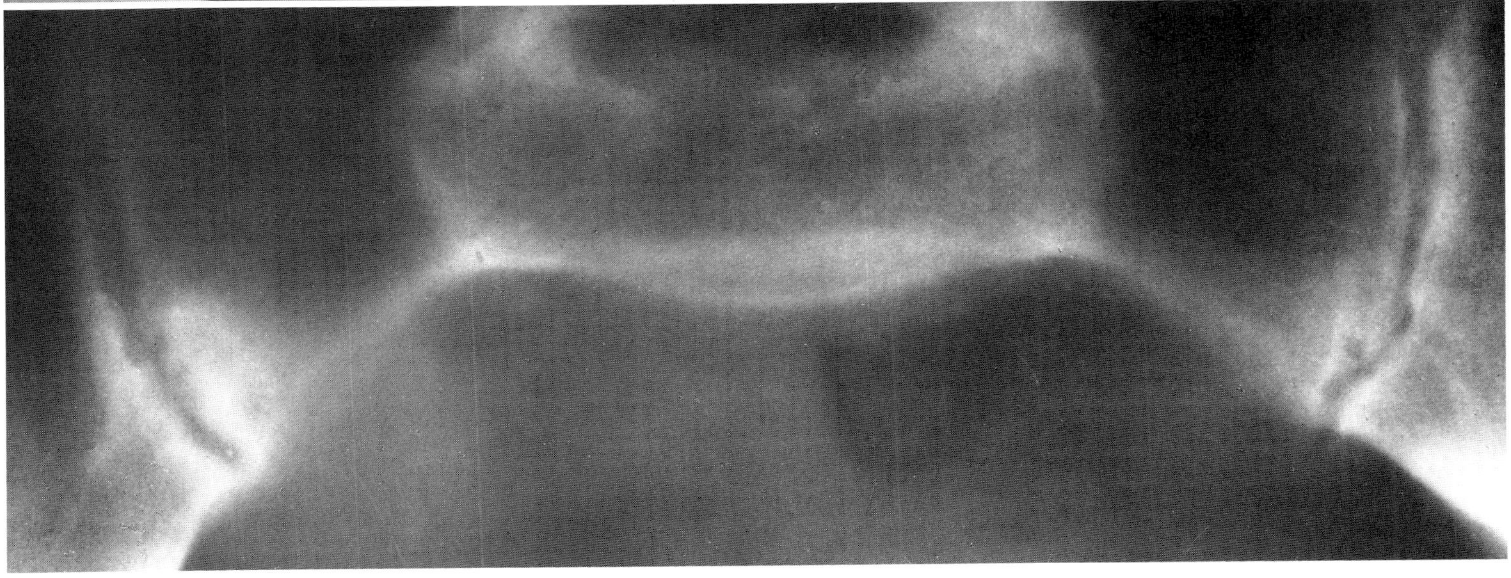

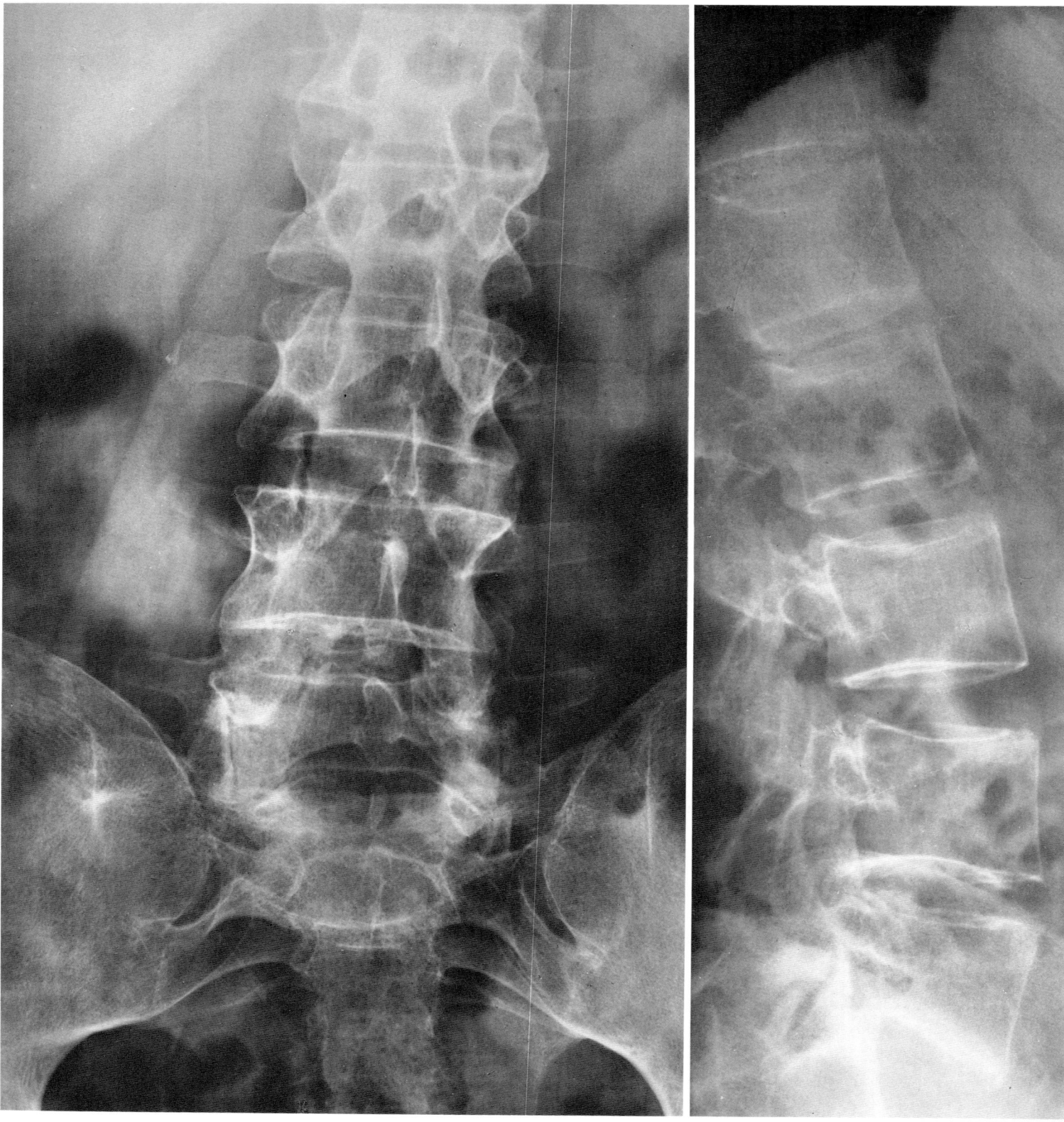

Abb. 326 **Röntgenbefunde der fortgeschrittenen Spondylitis ankylosans
(knöcherne Sakroiliakalankylose, Syndesmophyten, Kastenwirbel) bei
einem Patienten mit Arthritis psoriatica.** Der Stammskelettbefall der Arthritis
psoriatica kann also 2 Wege nehmen, *entweder* mit Entwicklung von Parasyndesmophyten ohne oder mit Sakroiliitis oder
anderen „Atypika" (s. S. 238, Abb. 327)
einhergehen *oder* das „Vollbild" der
Spondylitis ankylosans – wie bei diesem
Patienten – zeigen.

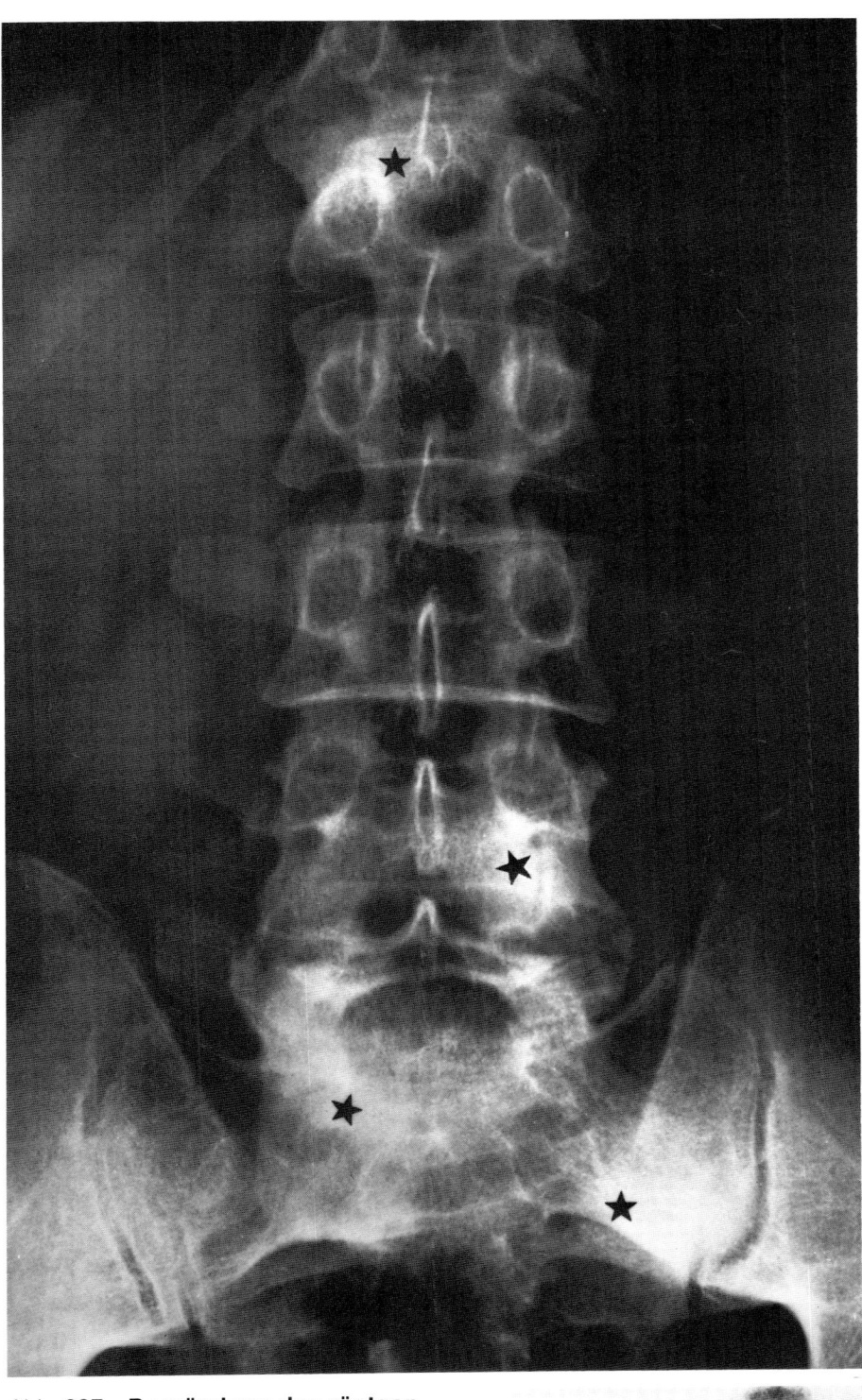
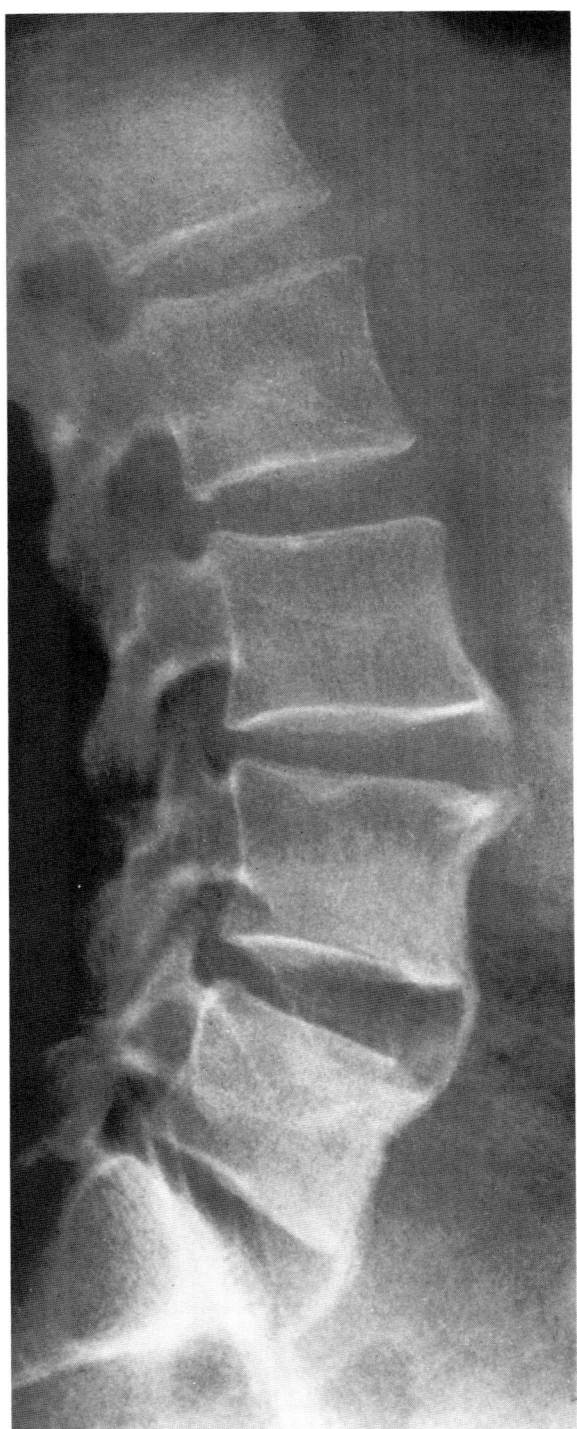
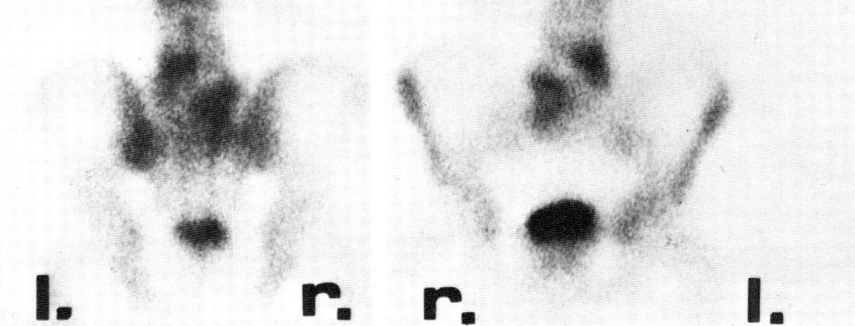

Abb. 327 Begründung des röntgendiagnostischen Konzepts von der „atypischen Spondylitis ankylosans" (S. 238) bei Arthritis psoriatica (oder beim Reiter-Syndrom). Neben „typischen" Syndesmophyten sind für die Spondylitis ankylosans „atypische" große Spongiosasklerosefoci (★) im Röntgenbild und im Skelettszintigramm sowie eine *unilaterale* Sakroiliitis zu erkennen, die den Verdacht auf das Vorliegen einer Spondylitis psoriatica oder Reiter-Spondylitis erwecken. „Atypisch" für den Sakroiliakalbefall ist, daß die Einseitigkeit trotz ausgedehnter Syndesmophytenbildung besteht.

Enteropathische Osteoarthropathien

(Abb. 328–330)

Gelenkbeschwerden sind die häufigste extraintestinale Komplikation der Enteritis regionalis Crohn, der Colitis ulcerosa und der intestinalen Lipodystrophie (Whipplesche Krankheit). Der Gelenkbefall äußert sich in (Poly-) Arthralgien oder in flüchtigen, oft wandernden Oligo- und Polyarthritiden, eventuell auch nur in einer Monarthritis. Nur selten — bei chronischem oder rezidivierendem Verlauf — sind erosive Veränderungen an den Gelenken zu beobachten.

Im Verlauf der Crohnschen Krankheit, aber auch bei der ulzerösen Kolitis treten manchmal mit und auch ohne Gelenkbeschwerden Periostreaktionen, gelegentlich vom Typ der hypertrophischen Osteoarthropathie Marie-Bamberger, auf.

Bei der ulzerösen Kolitis läßt sich oft eine enge zeitliche Beziehung zwischen einer Exazerbation der Darmerkrankung und dem Aufflackern der Gelenkbeschwerden erkennen. Diagnostische Schwierigkeiten entstehen, wenn, namentlich bei der Whippleschen Krankheit, die Gelenkbeschwerden der Darmsymptomatik längere Zeit vorausgehen. Sakroiliakalveränderungen im Sinne der Sakroiliitis vom Typ „buntes Bild" (Abb. 328 u. 329) sind bei etwa jedem fünften Patienten mit Colitis ulcerosa und bei etwa jedem zehnten Patienten mit Enteritis regionalis Crohn im Krankheitsverlauf zu erwarten[29]; häufig weisen „Kreuzschmerzen" darauf hin. Gelegentlich verläuft diese Sakroiliitis allerdings auch asymptomatisch. Die Whipplesche Krankheit scheint manchmal ebenfalls mit Sakroiliitiden einherzugehen[30]. Das klinische und röntgenologische Vollbild der Spondylitis ankylosans kommt bei den hier besprochenen Enteropathien ebenfalls, jedoch sicher seltener als die alleinige Sakroiliitis vor (Abb. 330). Die Prognose der „enteropathischen" Sakroiliitis hinsichtlich des Übergangs in eine Wirbelsäulenversteifung ist also günstiger als bei der Spondylitis ankylosans ohne Darmerkrankung.

Die Beziehungen zwischen der Colitis ulcerosa und der Crohnschen Krankheit einerseits und dem Histokompatibilitätsantigen HLA-B27 andererseits lassen sich folgendermaßen charakterisieren: Wenn ein Patient mit ulzeröser Kolitis oder Crohnscher Krankheit Träger von HLA-B27 ist, so hat er gegenüber HLA-B27-negativen Enteropathiepatienten ein größeres Risiko, an einer Sakroiliitis oder an einer vollausgebildeten Spondylitis ankylosans zu erkranken.

[29] Morlock, G., R. Bataille, F. Blotman, H. Baumelou, J. Sany, L. Simon, H. Serre: Manifestations rhumatismales des coloentéropathies. Rev. Rhum. 43 (1976) 669–677

[30] D'Eshougues J. R., B. Delcambre, D. Defrance: Les manifestations articulaires de la maladie de Whipple. Rev. Rhum. 43 (1976) 565–573

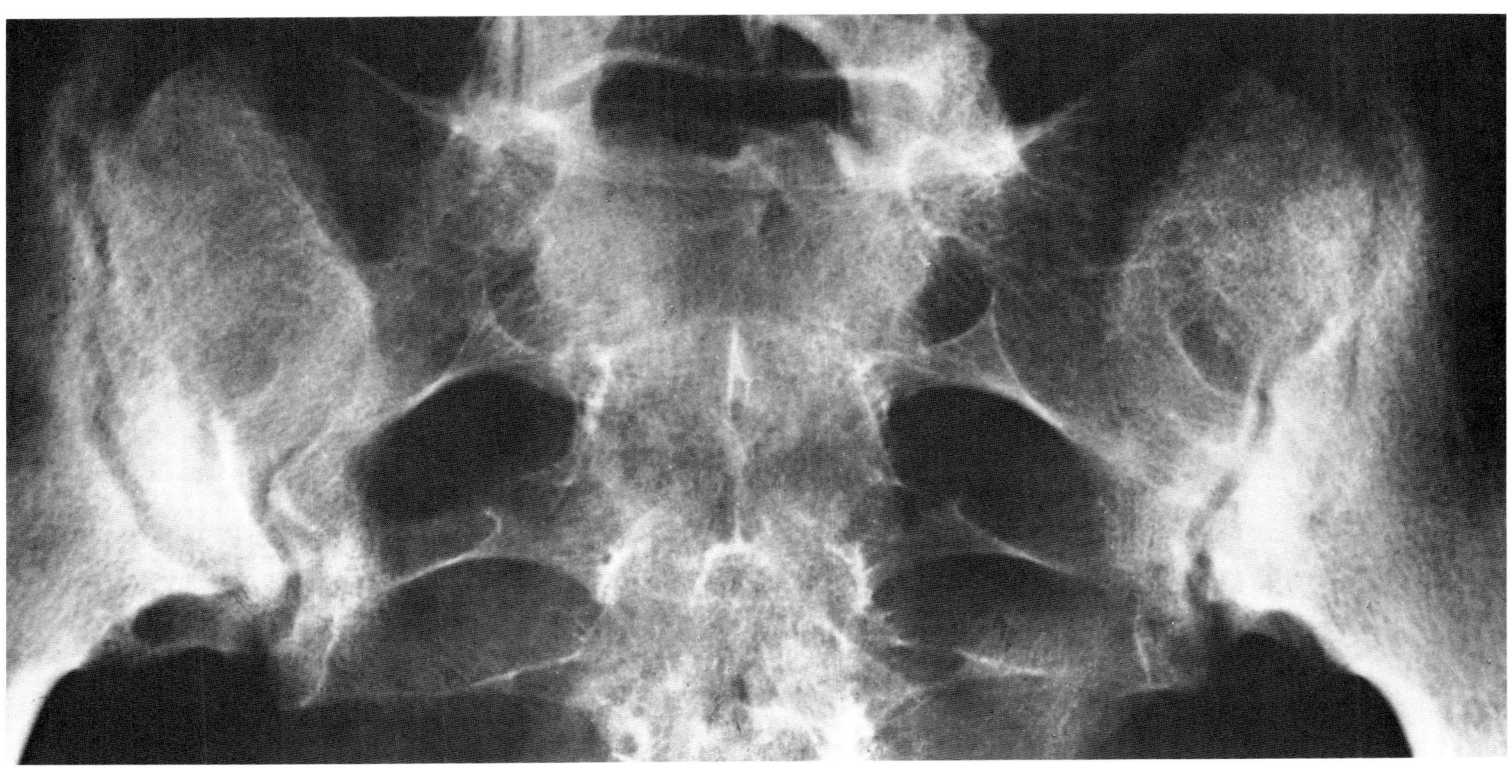

Abb. 328   Bilaterale Sakroiliitis vom Typ „buntes Bild" bei Colitis ulcerosa.

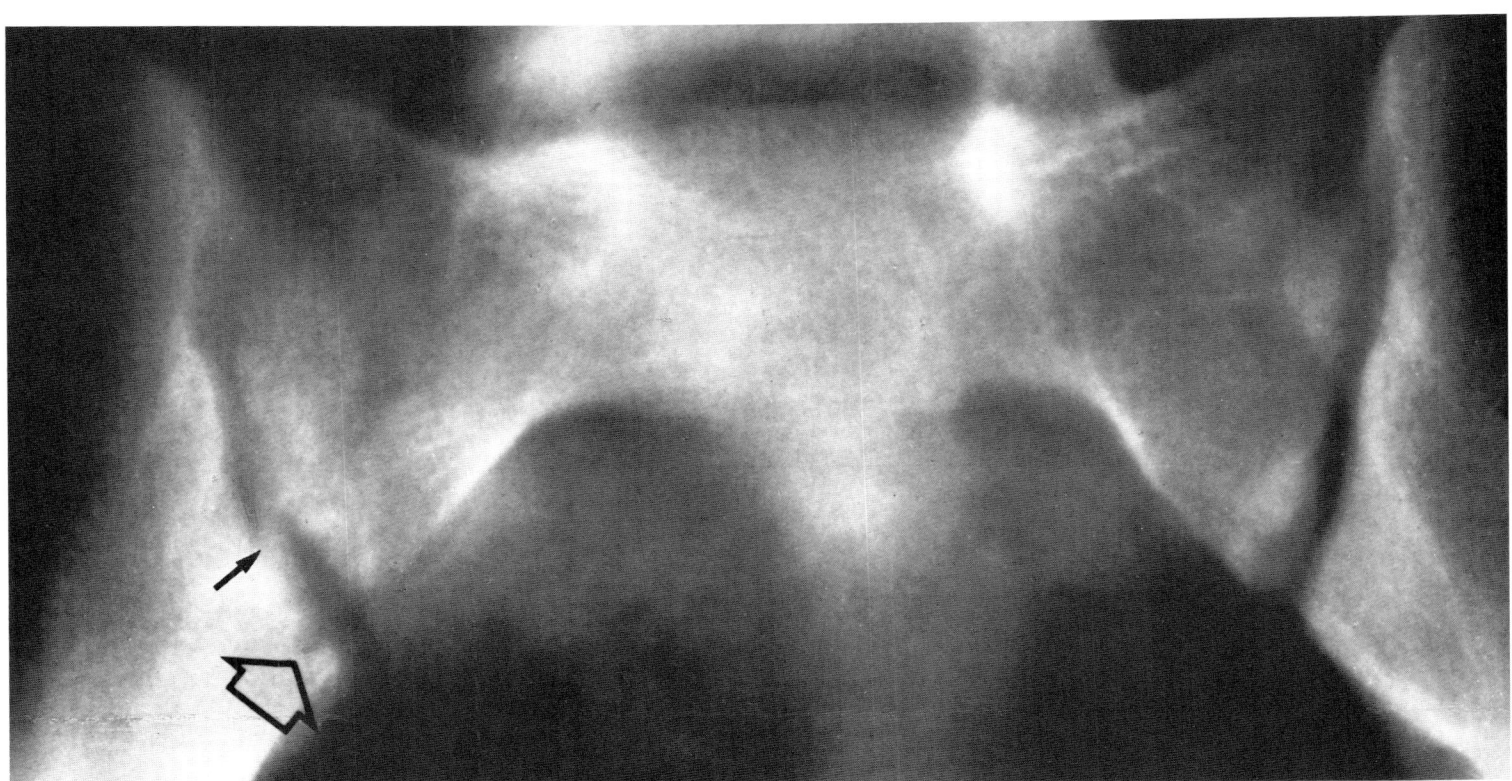

Abb. 329   16jähriger Patient mit unilateraler Sakroiliitis bei Enteritis regionalis Crohn. Die Schichtaufnahme zeigt eine Erosion (▷), außerdem subchondrale Spongiosasklerose im rechten Darmbein und eine intraartikuläre Knochenknospe (⟶). Erosionen auf der Sakrumseite haben im Alter des Patienten nur wenig Beweiskraft für entzündliche Vorgänge, da zwischen dem 16. und 20. Lebensjahr die Seitenapophyse des Kreuzbeinflügels ossifiziert. Dieser Vorgang kann als Spielart des Normalen von verschiedenen kleinen Knochenkernen ausgehen und dadurch manchmal den Eindruck von Erosionen vermitteln.

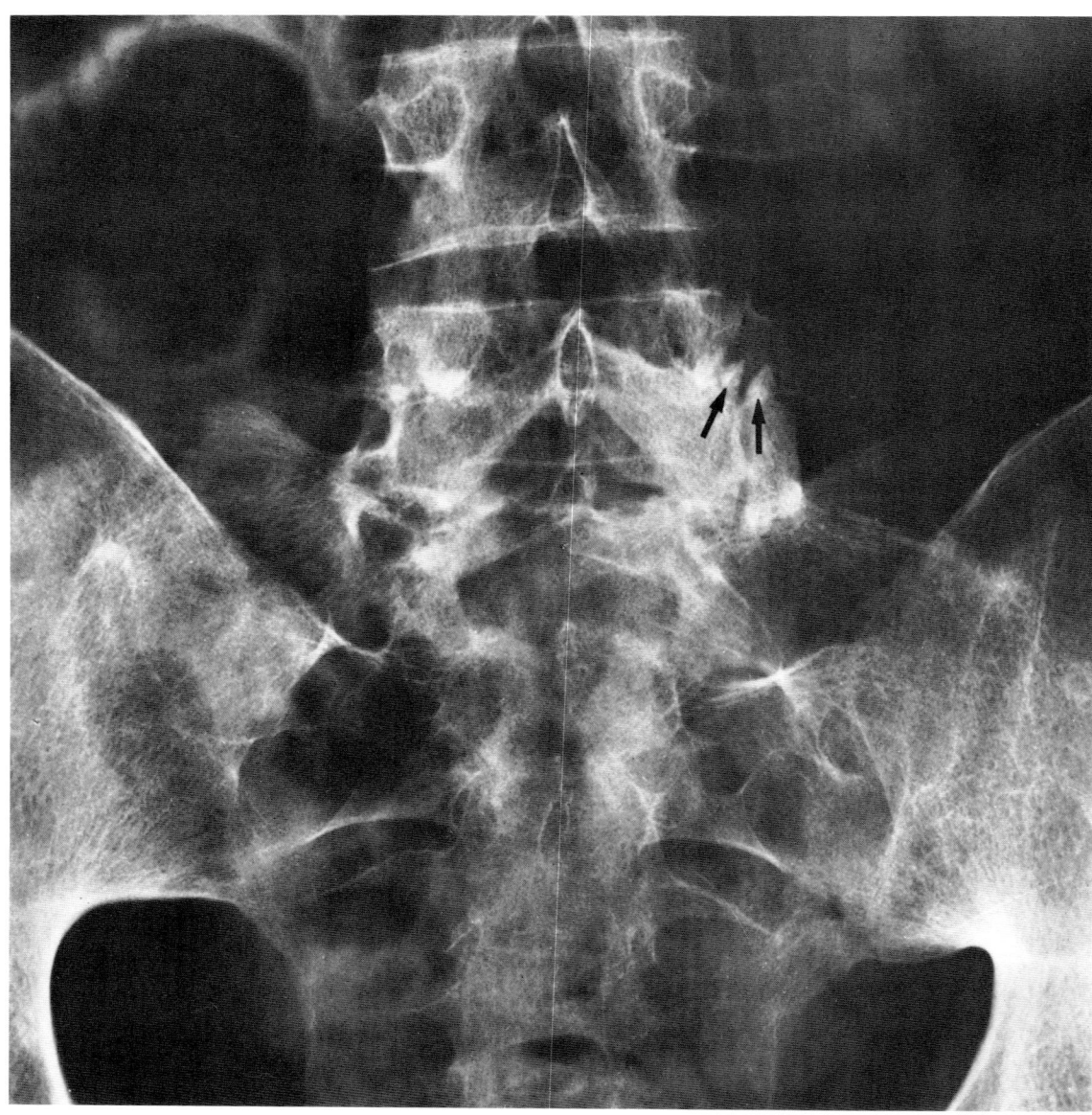

Abb. 330 **Spondylitis ankylosans bei einem Patienten mit Enteritis regionalis Crohn.** Man erkennt die beiderseitige knöcherne Sakroiliakalankylose und beginnende Kapselossifikation am linken Intervertebralgelenk L 5/6 (⟶, Übergangswirbel). Thorakolumbal sind Syndesmophyten entstanden (nicht abgebildet).

Juvenile (chronische) Arthritis
(Abb. 331−359)

Im Schrifttum wurden − hier in chronologischer Reihenfolge wiedergegeben − verschiedene Bezeichnungen für den juvenilen chronischen Gelenkrheumatismus vorgeschlagen, nämlich *Stillsche Krankheit, juvenile rheumatoide Arthritis, juvenile chronische Polyarthritis, juvenile chronische Arthritis* und schließlich *juvenile Arthritis*. Jede dieser Krankheitsbezeichnungen sollte − wohl begründet − die vorhergehenden ersetzen. Der terminologische Weg führte dabei von einem engumrissenen Krankheitsbild, dem Morbus Still als juveniler Form des chronischen Gelenkrheumatismus, zum Syndromkonzept der juvenilen Arthritis, die weder einen chronischen, das heißt lebenslangen Leidensweg nehmen noch im Krankheitsverlauf ihren Entitätscharakter bewahren muß. Vielmehr kann sie sich noch Jahre nach Beginn der Gelenkbeschwerden als periphere Erstmanifestation der (juvenilen) Spondylitis ankylosans erweisen oder durch das mögliche „nachträgliche" Auftreten der Hauterscheinungen in die (juvenile) Arthritis psoriatica einmünden. Ähnliche Beobachtungen gelten für das juvenile Reiter-Syndrom, für juvenile reaktive Arthritiden (S. 228), juvenile enteropathische Osteoarthropathien und juvenile klassische Kollagenosen. Diese vielfältigen Krankheitsbilder können sich bei Beginn *vor dem vollendeten 16. Lebensjahr* − daher das Epitheton „juvenil" − hinter Gelenkbeschwerden an den Extremitäten − Mono-, Oligo-, Polyarthritis (Abb. 331−343) − verbergen, von denen gefordert wird, daß sie *mindestens 3 Monate anhalten*. Bei peripheren Monarthritiden sollte die Biopsie als Ausschlußkriterium gegenüber mikrobiellen Infektionen dienen, es sei denn, eine gleichzeitige Sakroiliitis vom Typ „buntes Bild" und/oder eine begleitende chronische Iridozyklitis zeigen bereits mit hoher Wahrscheinlichkeit die rheumatische Genese der Monarthritis an. Die weiterführende Klassifizierung kann manchmal erst nach Jahren getroffen werden. Grundsätzlich ist jedoch anzustreben, die

dem Sammelbegriff „juvenile (chronische) Arthritis" zugrunde liegende Entität möglichst bald zu diagnostizieren. Abgesehen von der Familienanamnese und von klinischen Befunden tragen *serologische Untersuchungsergebnisse* (z. B. Blutsenkungsgeschwindigkeit, HLA-B27, aber auch die Typisierung hinsichtlich anderer mit Arthritis psoriatica assoziierter HLA-Antigene (s. S. 238), IgM-Rheumafaktoren, antinukleäre Antikörper, Antistreptolysin-Titer, Widal-Reaktion auf Yersinien, Salmonellen usw., Harnsäureserumspiegel) und *Röntgenuntersuchungen* zur Klassifizierung der juvenilen (chronischen) Arthritis bei. HLA-B27-positive jugendliche Patienten mit Oligoarthritis neigen zur Sakroiliitis (Abb. 337, 344−346), aus der sich im späteren Krankheitsverlauf eine Spondylitis ankylosans entwickeln *kann*. Dabei ist zu berücksichtigen, daß dem Organismus vor dem 20. Lebensjahr gewöhnlich die Potenz fehlt, Syndesmophyten − die charakteristischen Intervertebralosteophyten der Spondylitis ankylosans − zu bilden. In diesen Fällen erfolgt die Wirbelsäulenversteifung durch eine ankylosierende Entzündung der Intervertebralgelenke, die in ihrem *Früh*stadium röntgenologisch überhaupt nicht zu erkennen ist. Unabhängig von diesen Erkenntnissen, die erst nach Entdeckung der HLA-B27-Assoziationen gewonnen werden konnten, ist schon seit langem bekannt, daß die juvenile (chronische) Arthritis im Krankheitsverlauf zu *frühzeitigem* und *häufigem* Befall der Sakroiliakalgelenke *und* der *zervikalen* Intervertebralgelenke (Abb. 346−348) neigt. Dabei treten manchmal knöcherne Ankylosen auf, die − namentlich wenn sie im frühen Wachstumsalter erworben wurden − zu schweren Formveränderungen der Halswirbelsäule führen. Die Ankylose der Intervertebralgelenke hemmt nämlich nicht nur die Beweglichkeit, sondern stört in erheblichem Maße auch die Entwicklung und das Wachstum der Disci intervertebrales, Wirbelkörper, Wirbelbögen und Dornfortsätze. Dann entsteht ein charakteristisches Bild − *die juvenil-rheumatische Zervikalsynostose* − (Abb. 349), das röntgendifferentialdiagnostisch − beispielsweise nach Remission der (lange zurückliegenden) juvenilen (chronischen) Arthritis − nur noch

vom Klippel-Feil-Syndrom (Abb. 350), von den Halswirbelsäulenveränderungen der Alkoholembryopathie und von der sogenannten Myositis (Fibrodysplasia) ossificans progressiva abgegrenzt werden muß.

Eine arthritische Beteiligung der Daumen- und Großzehengelenke soll die Spondylitis ankylosans juvenilis „nahezu" ausschließen, für die juvenile Arthritis psoriatica und für das juvenile Reiter-Syndrom jedoch „charakteristisch" sein[31].

Wurstfinger und Wurstzehen (S. 238) und die DIP-Prädominanz (S. 238) zeigen auch in der Jugend in erster Linie die Arthritis psoriatica an − seien Haut- oder Nagelveränderungen nun vorhanden oder noch nicht (S. 238). Der Nachweis einer Fibroostitis (S. 313f.) spricht für die juvenile Spondylitis ankylosans oder für die Arthritis psoriatica oder für das Reiter-Syndrom. Arthritiden im Kindesalter neigen bekanntlich grundsätzlich zu Periostreaktionen, so daß die periostalen Knochenneubildungen bei ihnen im Gegensatz zu den Beobachtungen bei adulten Arthritiden keine differential-diagnostische Bedeutung haben (vgl. S. 228). Systemische Krankheitszeichen, wie remittierendes oder intermittierendes Fieber, Leukozytose, Leber-Milz-Lymphknoten-Anschwellung, Myo- und/oder Perikarditis, starke hypochrome Anämie, lassen in Verbindung mit einer Polyarthritis an eine systemische Reaktionsform − das Still-Syndrom im engeren Sinne − denken. Die juvenile rheumatoide Arthritis − ebenfalls subsumiert unter „juvenile (chronische) Arthritis" − verläuft überwiegend *seronegativ*, und zwar sowohl bei systemischem Beginn (Still-Syndrom im engeren Sinne) als auch bei ihren polyartikulären Erscheinungsbildern ohne systemische Krankheitszeichen und bei ihrer pauciartikulären Form[32] − chronisch-ophthalmopathische Oligoarthritis (mit chronischer Iridozyklitis). Schließlich gehört die *seropositive* juvenile rheumatoide Arthritis (Polyarthritis mit Nachweis der IgM-Rheumafaktoren) zur juvenilen (chronischen) Arthritis. Sie macht allerdings nur etwa 10% aller Fälle mit juveniler (chronischer) Arthritis aus. Diese Krankheitsform entspricht am ehesten der adulten rheumatoiden Arthritis, die bekanntlich überwiegend seropositiv ist. Hier sei eingefügt, daß auch

---

[31] Küster, R. M.: Juvenile chronische Arthritis. Internist. Welt 4 (1981) 180−188

[32] pauciartikulär = oligoartikulär = 4 oder weniger Gelenke sind betroffen.

die *adulte* rheumatoide Arthritis in seltenen Fällen mit systemischen Krankheitszeichen einhergehen kann, wie sie vom Still-Syndrom bekannt sind. Daher wird in diesem Zusammenhang von einem *adulten Still-Syndrom* gesprochen[33].

Faßt man die Folgen der juvenilen (chronischen) Arthritis am Gleit- und Stützgewebe zusammen, so sind einerseits die Zerstörungen an den Gelenken und gelenktragenden Knochen zu erwähnen. Nicht weniger folgenschwer können andererseits aber auch die lokalen Entwicklungs- und Wachstumsstörungen des Gleit- und Stützgewebes sein. Das Nebeneinander eines *physiologischen* Vorganges (Entwicklung, Wachstum) in den gelenknahen Wachstumskernen und -fugen *und* eines *pathologischen* Prozesses (Arthritis) bedingt gegenseitige Wechselbeziehungen, die sich auch im Röntgenbild widerspiegeln, und zwar um so augenfälliger, je jünger der Patient zur Zeit der Arthritis ist. Die juvenile (chronische) Arthritis hat dadurch den grundsätzlichen Charakter einer *Wachstumsalterarthritis,* die unabhängig von ihrer *Ätiologie* zu folgenden Röntgenbefunden führen kann (Abb. 332−335, 339, 340, 342, 351, 352, 354−359): verfrüht oder verspätet auftretende Knochenkerne, Beschleunigung oder Retardierung der Knochenkernreifung, Formstörungen der Knochenkerne bzw. Epiphysen und − an kleinen Röhrenknochen − auch der Diaphysen, Resorption kleiner Knochen bzw. Knochenkerne, Verkürzung von Röhrenknochen durch vorzeitigen Schluß der Wachstumsfugen (zur Differentialdiagnose vgl. Abb. 353), verstärktes Wachstum durch Stimulation der Wachstumsfugen.

Das Ausmaß dieser Skelettverbildungen hängt von der Arthritisaktivität, vom Erkrankungsalter, von der Anzahl erkrankter Gelenke und von bestimmten therapeutischen Maßnahmen ab. So verstärkt beispielsweise die langdauernde Schonung oder therapeutische Immobilisation der arthritisch befallenen Gelenke manchmal die genannten Formveränderungen. In schweren Fällen muß (ohne Kenntnis der Arthritisanamnese) dann die Röntgendifferentialdiagnose auch gegenüber Osteochondrodysplasien (Abb. 353), d. h. systemischen Störungen der Knorpel-Knochen-Entwicklung, und Dysostosen, d. h. Fehlbildungen einzelner Skeletteile, gestellt werden.

---

[33] Elkon, K. B., G. R. V. Hughes, E. G. L. Bywaters, P. F. J. Ryan, R. D. Inman, N. B. Bowley, M. James, R. A. J. Eady: Adult-onset Still's disease. Twenty-year followup and further studies of patients with active disease. Arthr. and Rheum. 25 (1982) 647−654

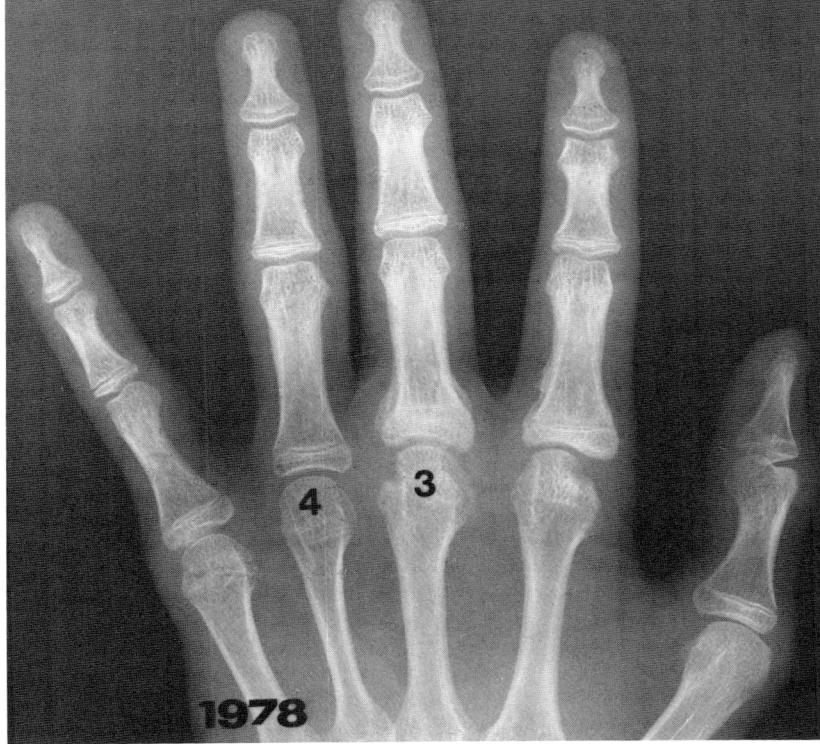
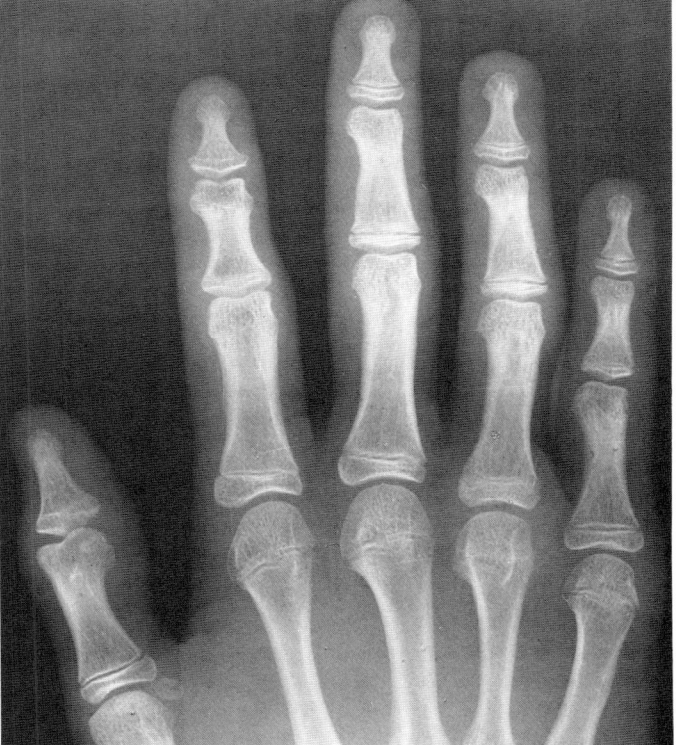

Abb. 331 **Kurzzeitige Verlaufsbeobachtung einer juvenilen (chronischen)
Arthritis.** S. die *Rückbildung* bzw. *Neu-
entstehung* periartikulärer Weichteilschwellungen sowie die *Entstehung* peri-
ostaler Appositionen, von Erosionen und
von Gelenkspaltverschmälerungen im
Verlauf.

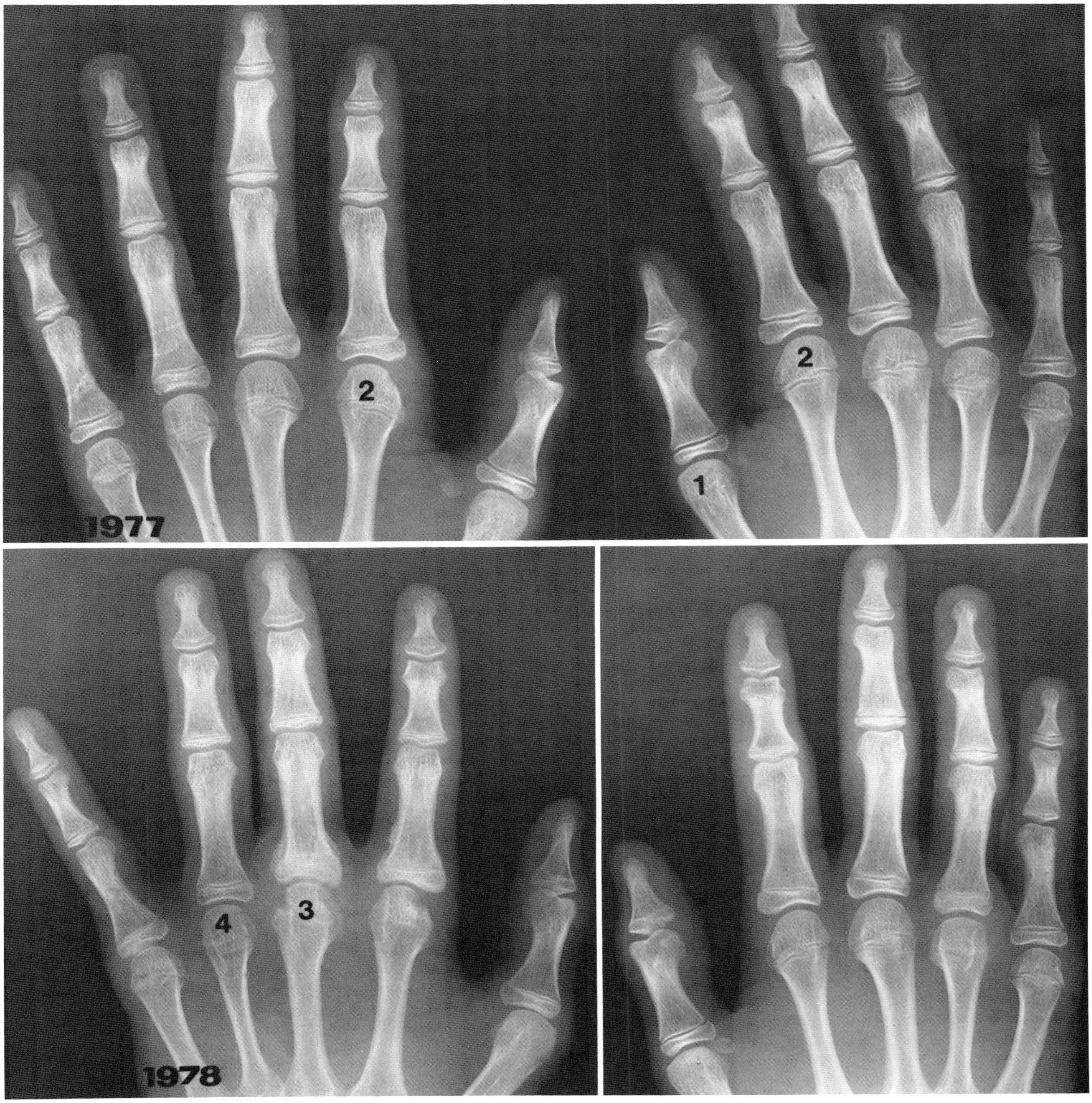

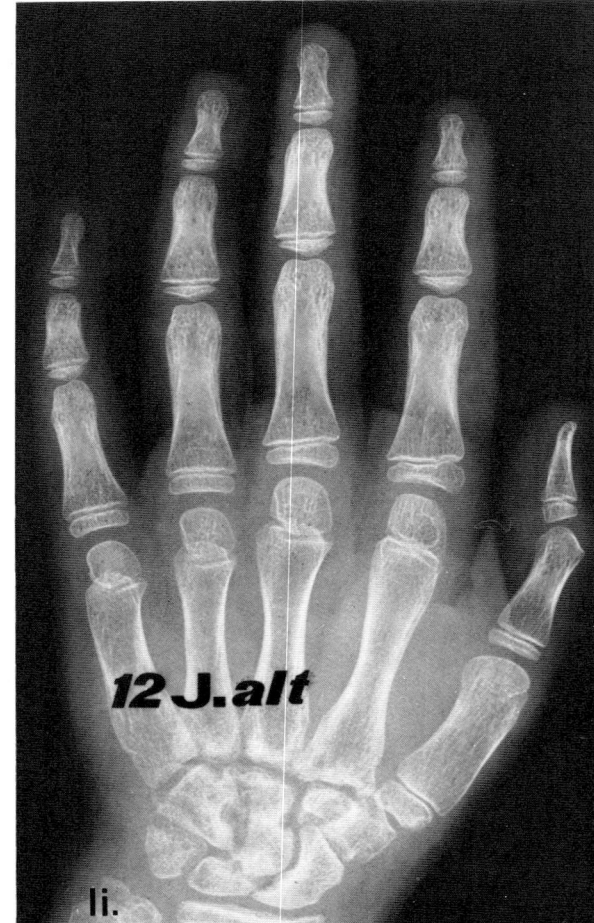

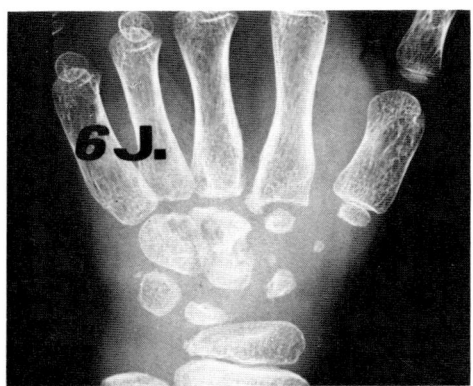

Abb. 332 **Verlaufsbeobachtung einer juvenilen (chronischen) Arthritis an der linken
Hand,** s. die Erosionen, Gelenkspaltverschmälerungen, Strukturveränderungen sowie die Formstörungen im Karpalbereich.

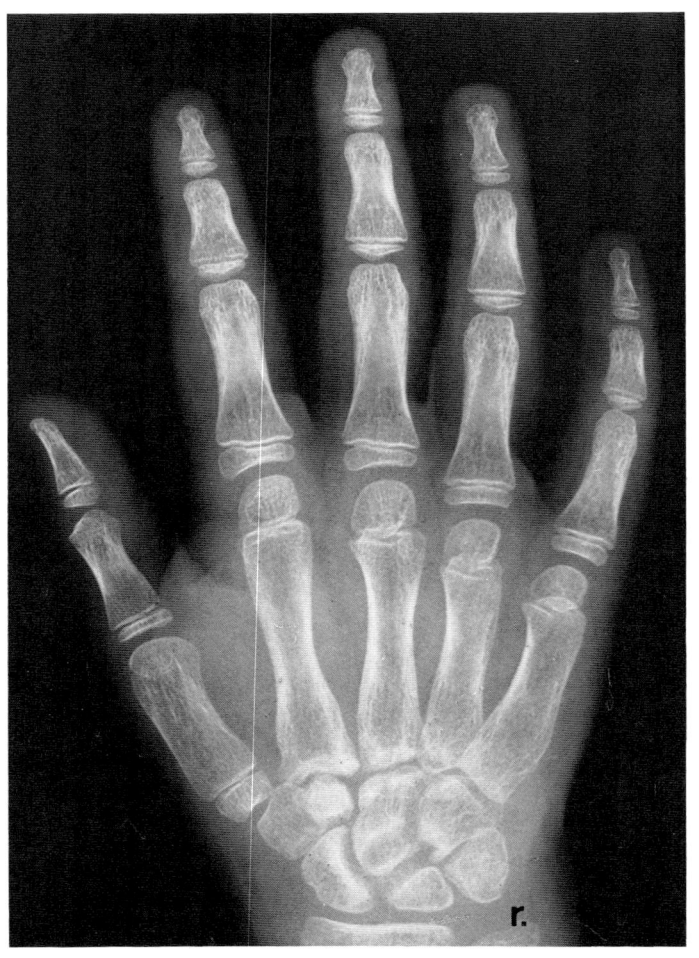

Abb. 333 **Juvenile (chronische) Arthritis, 12 Jahre altes Mädchen.** Im entzündlichen MCP-Gelenk 3 ist es zu einem verfrühten Wachstumsfugenschluß am Metakarpale und außerdem zu einer Vergrößerung der artikulierenden Knochenanteile gekommen. Arthritisch bedingte Fehlstellungen von MCP-1-, MCP-3- und MCP-5-Gelenk.

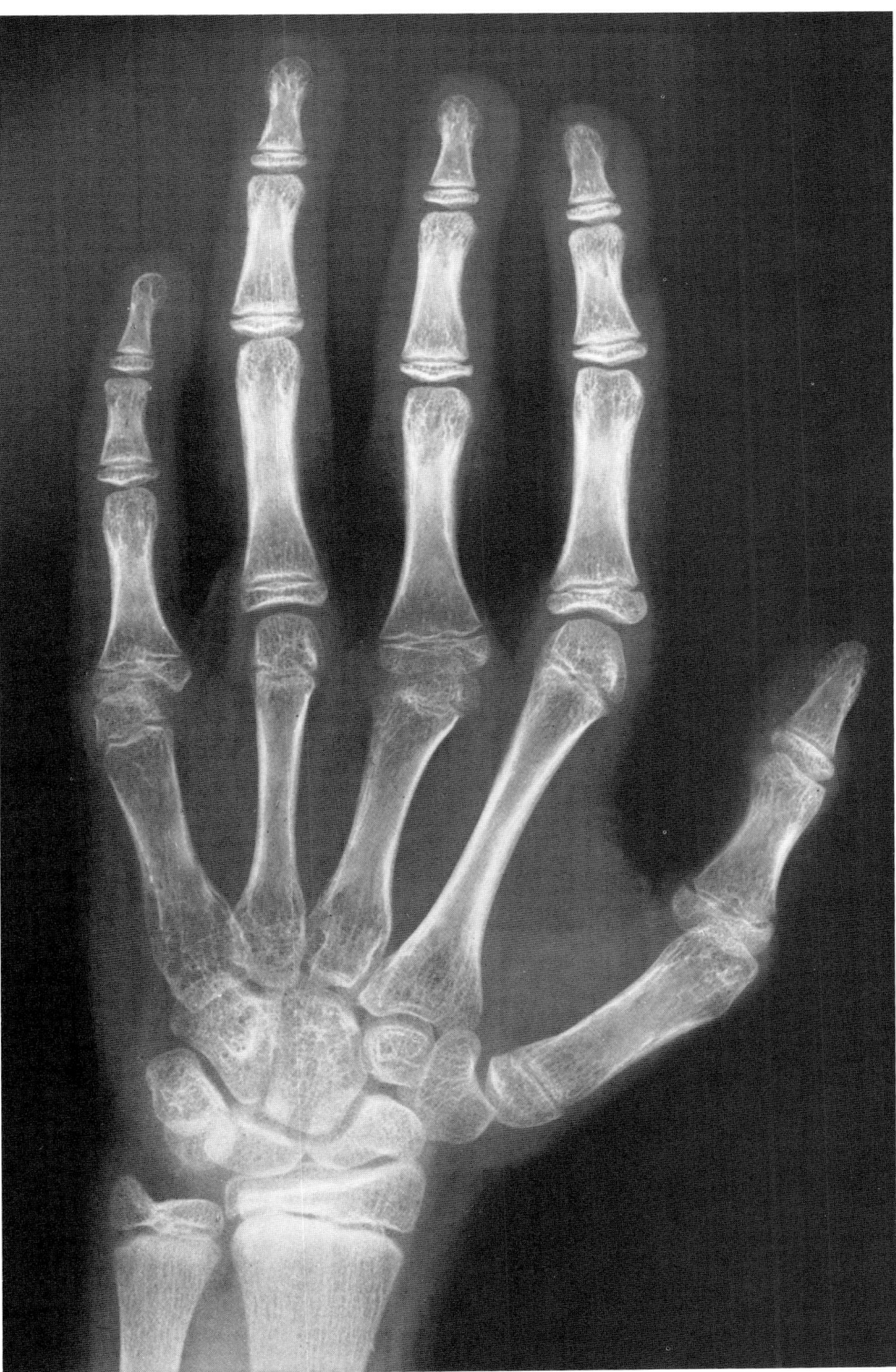

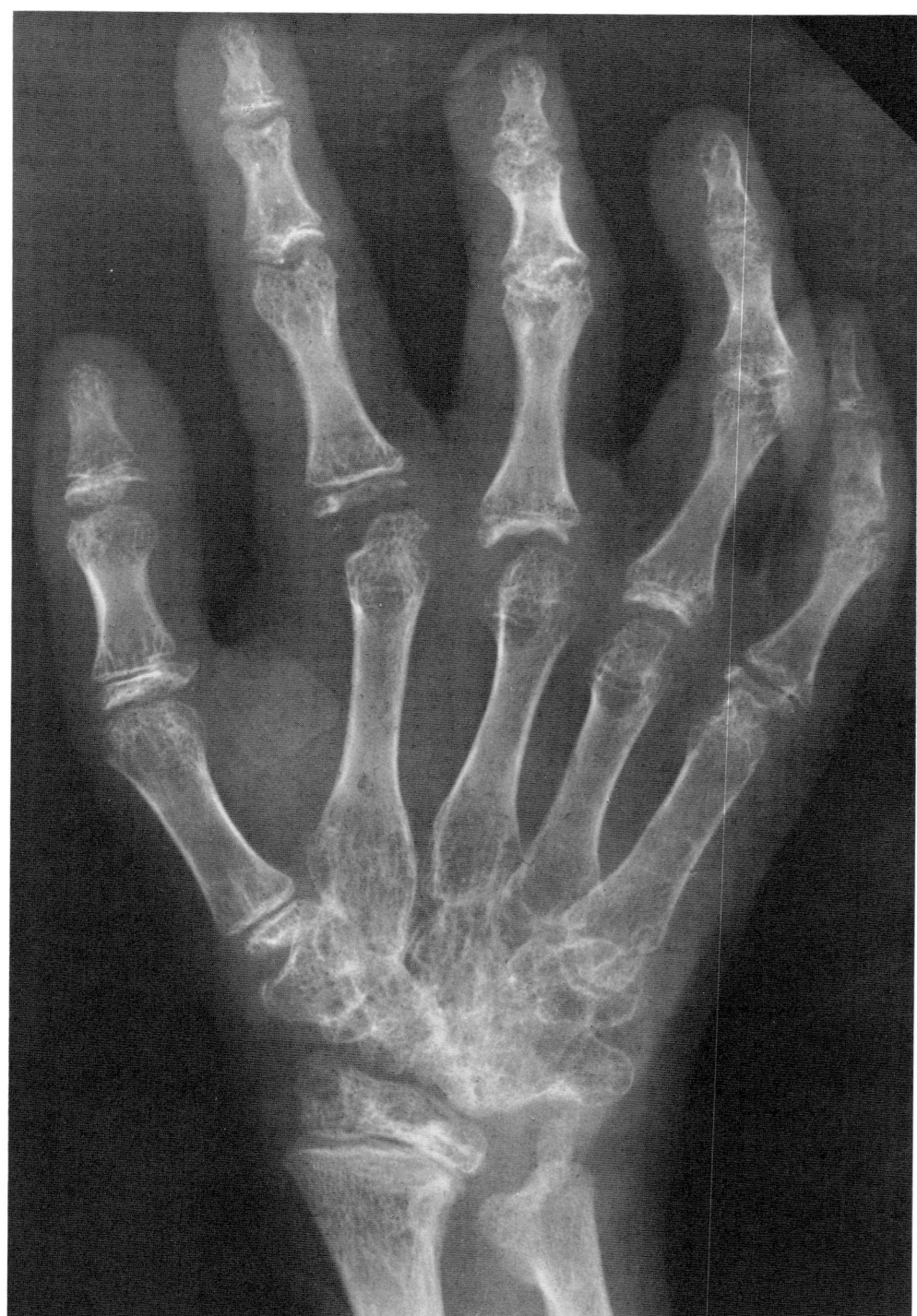

Abb. 334 **Juvenile (chronische) Arthritis bei 12jährigem Patienten.** Neben den Röntgenzeichen der Arthritis (Weichteilschwellung, Erosion, Fehlstellung, knöcherne Ankylose) erkennt man Wachstumsstörungen, z. B. am distalen Unterarm.

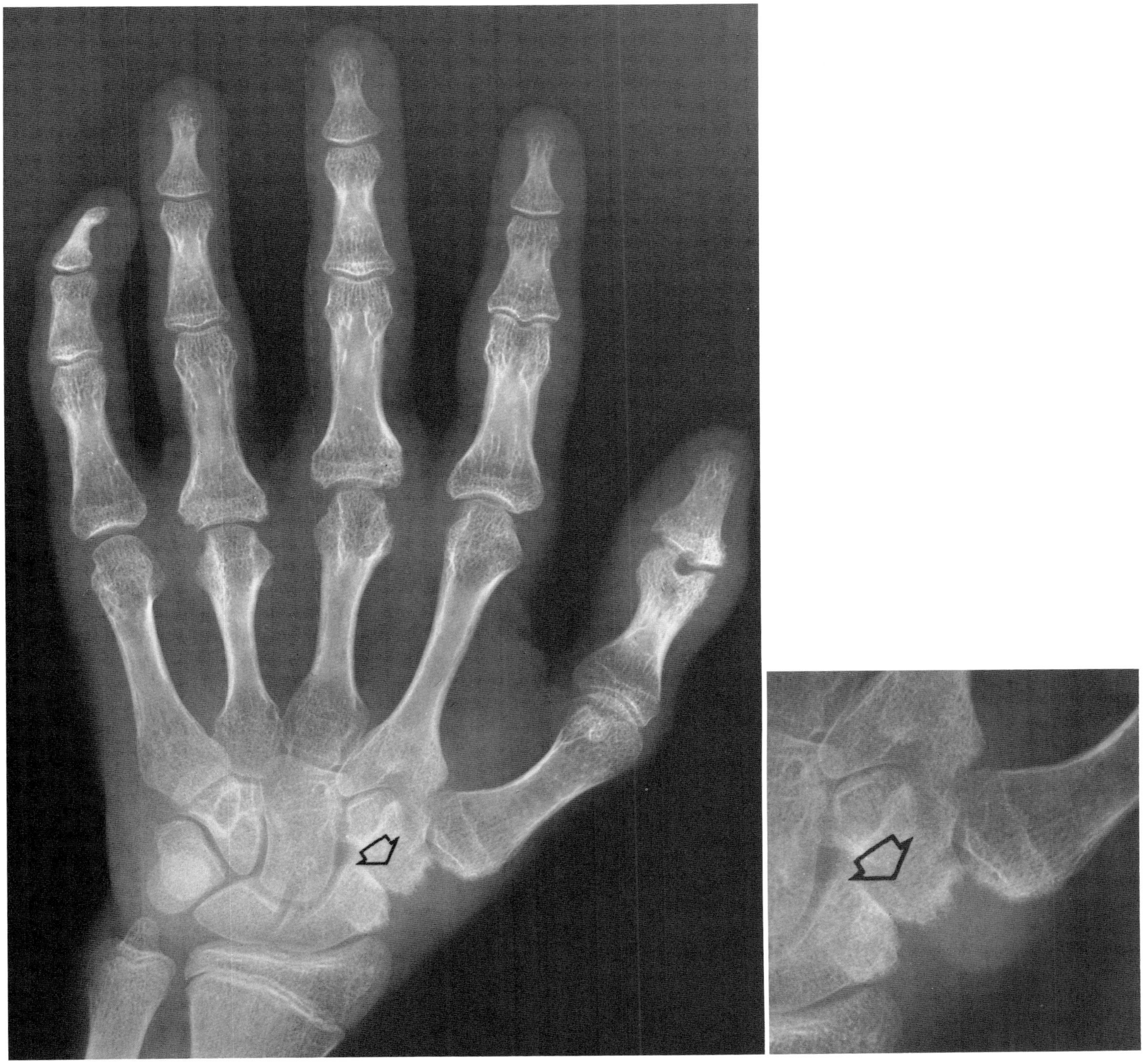

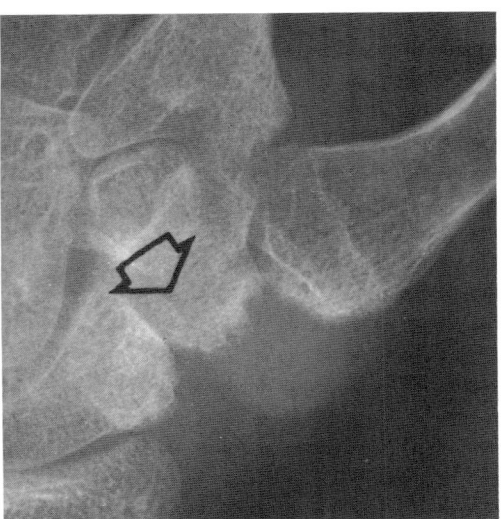

Abb. 335 **Noch aktive, im 13. Lebensjahr aufgetretene juvenile (chronische) Arthritis, jetzt 21 Jahre alt.** Röntgenzeichen der Arthritis sind in den MCP-
Gelenken 3 und 4, im Interphalangealgelenk des Daumens, in den PIP-Gelenken
2 und 5, sowie im Trapez-
Skaphoid-Bereich sichtbar, ferner ver-
kürzte Metakarpalia 3 und 4 durch arthritischen vorzeitigen Wachstumsfugenschluß. Der Pfeil (▷) zeigt auf „ausgefranste" Erosionen, die vor allem bei der
Arthritis psoriatica (vgl. Abb. 308) auftreten. Da der Patient an keiner Psoriasis leidet, lautet die Verdachtsdiagnose: **Juvenil begonnene Arthritis psoriatica sine
psoriase.**

Nebenbefund: Kirner-Deformität der Endphalanx 5 (Mißbildung).

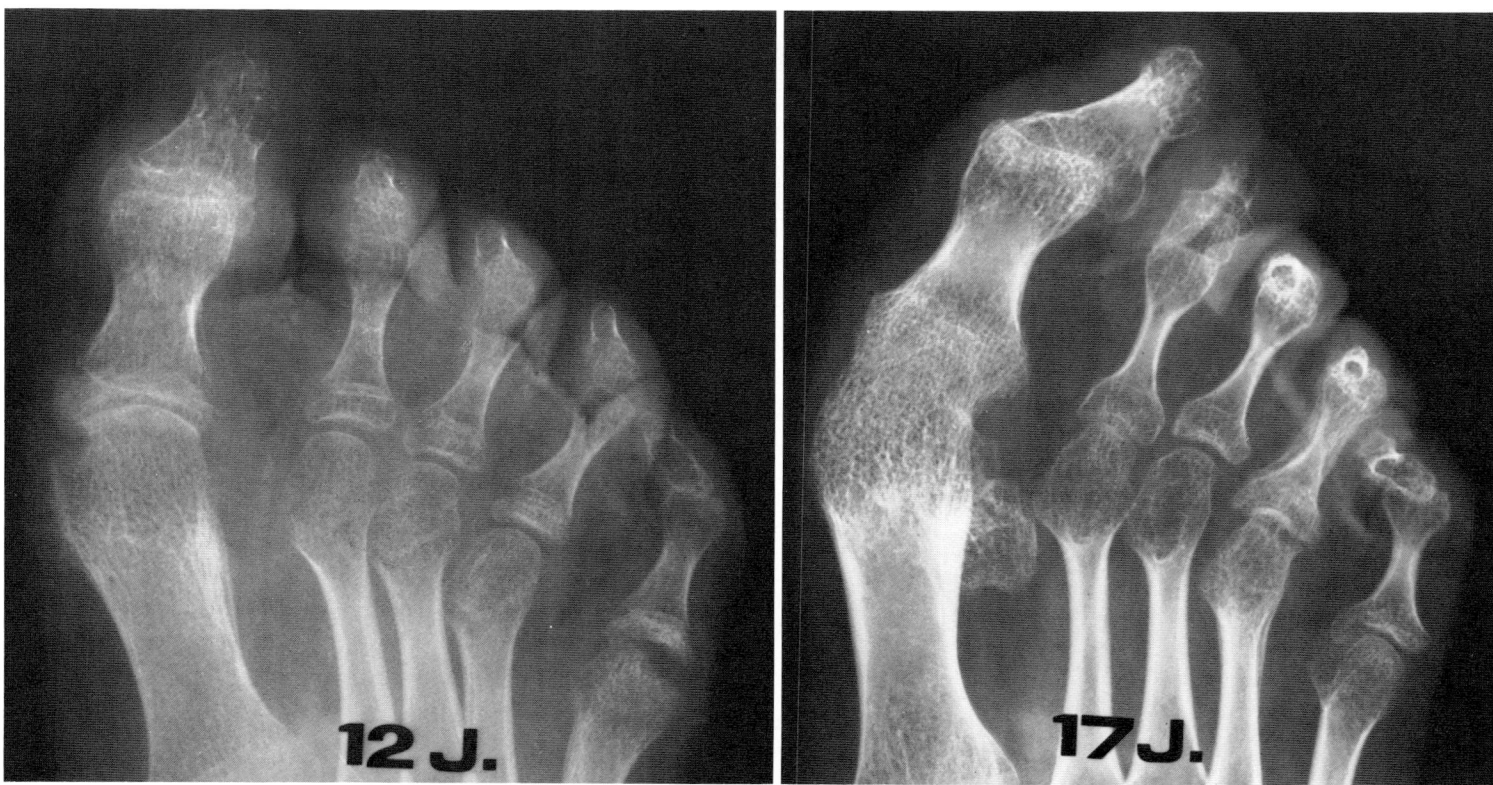

Abb. 336 **Verlaufsbeobachtung der Vorfußmanifestationen einer juvenilen (chronischen) Arthritis,** s. die Erosionen, Periostreaktionen, Ankylose, Fehlstellungen, Rückbildungstendenz der Demineralisation, Formstörung des lateralen Sesambeins am MTP-Gelenk 1. *Reparative* Vorgänge sind am MTP-Gelenk 5 zu erkennen.

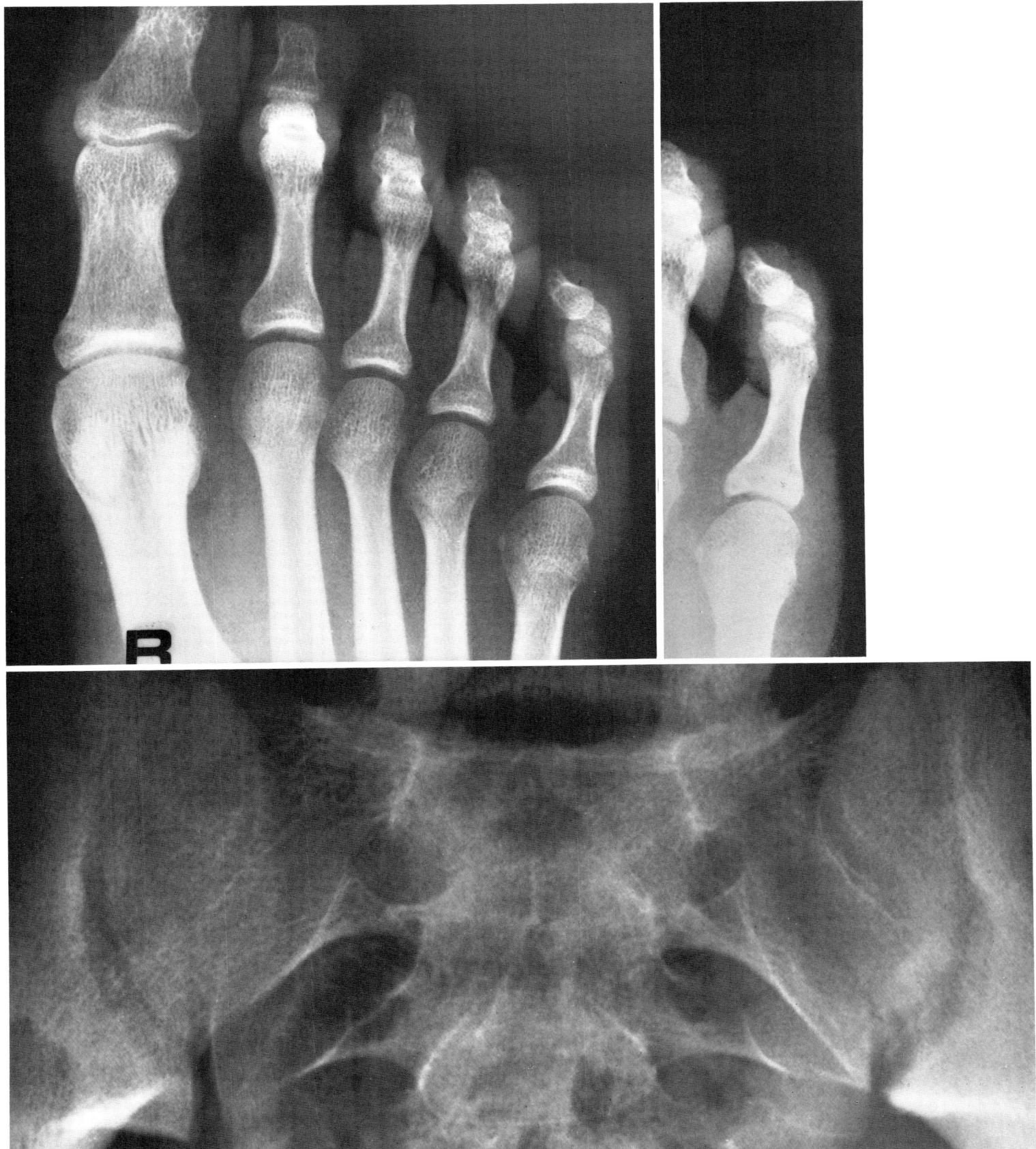

Abb. 337 **Juvenile (chronische) Arthritis, 15 Jahre alt.** Linksseitige Sakroiliitis und rechtsseitige MTP-5-Arthritis, s. die periartikuläre Weichteilschwellung (Betrachtung vor einer starken Lichtquelle, *ganz rechts*) und die Distanzierung der Metatarsusköpfe 4 und 5.

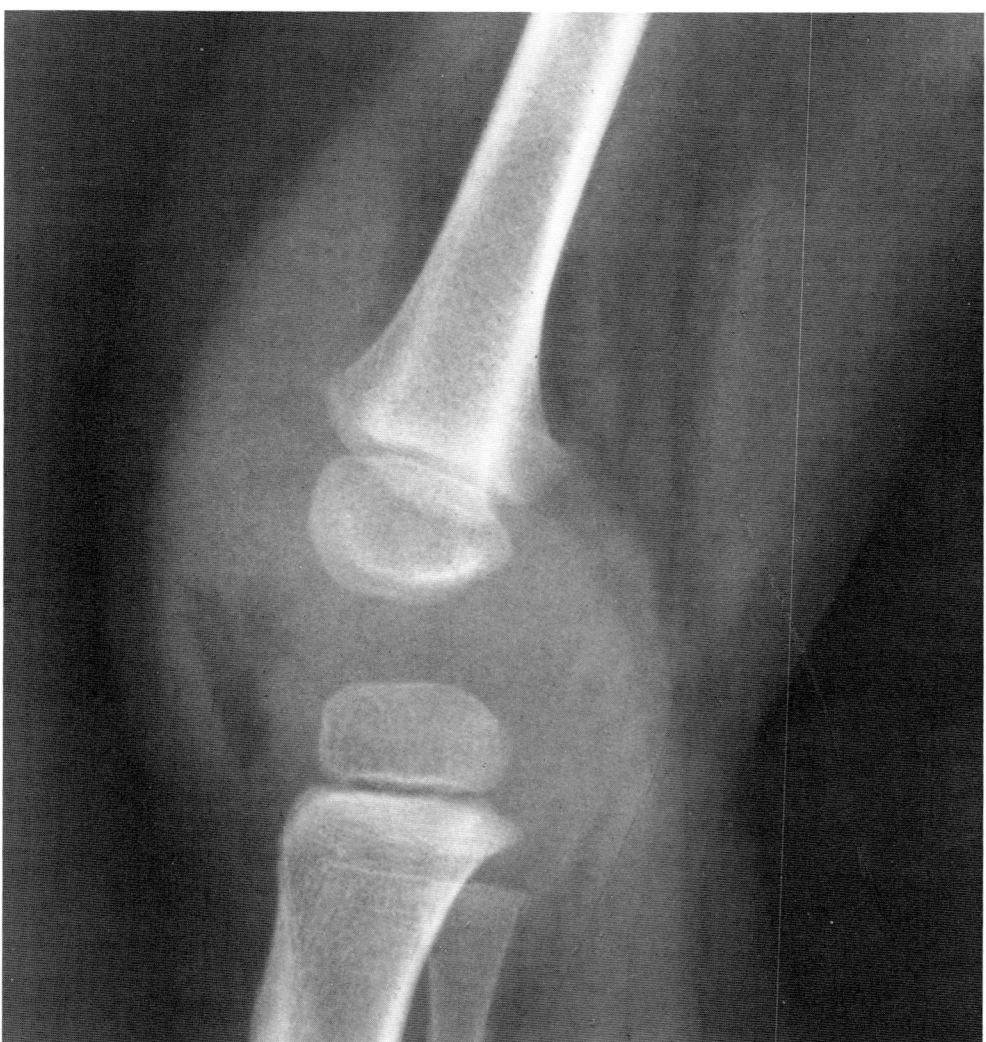

Abb. 338 **Gonarthritis mit starker intraartikulärer Volumenvermehrung (Erguß und/oder Synovialisproliferation) bei juveniler (chronischer) Arthritis (2 Jahre alt, männlich);** s. die Ballonierung der Bursa suprapatellaris und die starke Vorwölbung des Gelenkkavums kniekehlenwärts. Die Tibia ist gering nach dorsal subluxiert − das ist ein typischer Befund bei größeren Kniegelenkergüssen und/oder stärkeren Synovialisproliferationen.

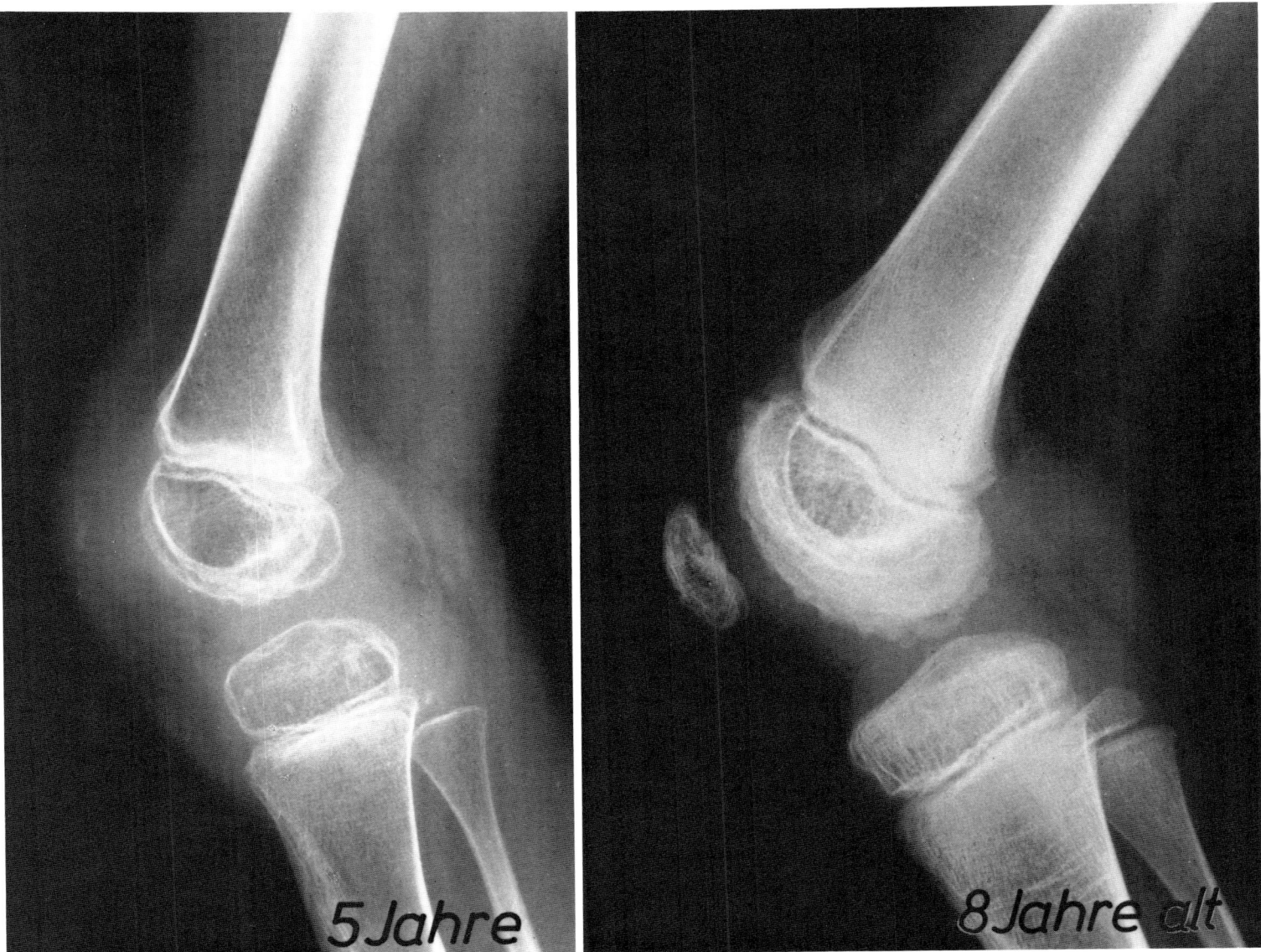

Abb. 339 **Verlaufsbeobachtung einer juvenilen (chronischen) Arthritis.** Die arthritisbedingte Wachstumsbeschleunigung der distalen Femurepiphyse offenbart sich an ihrer „Morgensternform" *(rechts).*

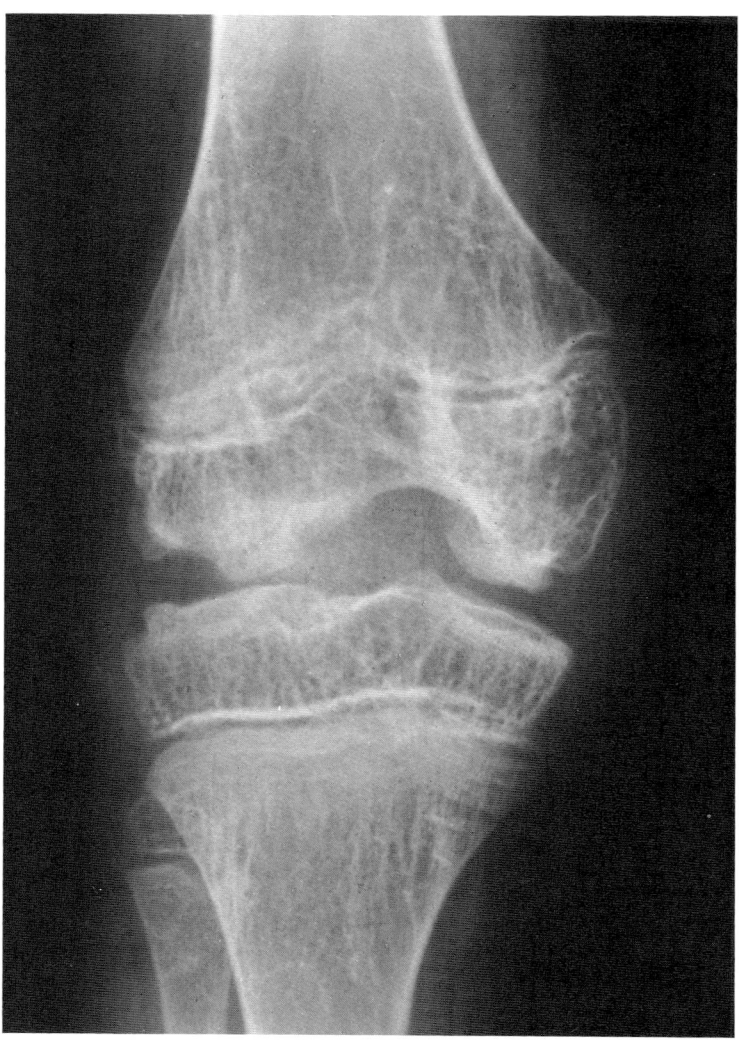

Abb. 340 **Juvenile (chronische) Arthritis mit Befall des rechten Kniegelenkes,** s. die strähnige Demineralisation, Erosionen und Formstörungen, wie die „Erweiterung" der Fossa intercondylaris (= Röntgenzeichen der Wachstumsalterarthritis und der Hämophilie-Osteoarthropathie).

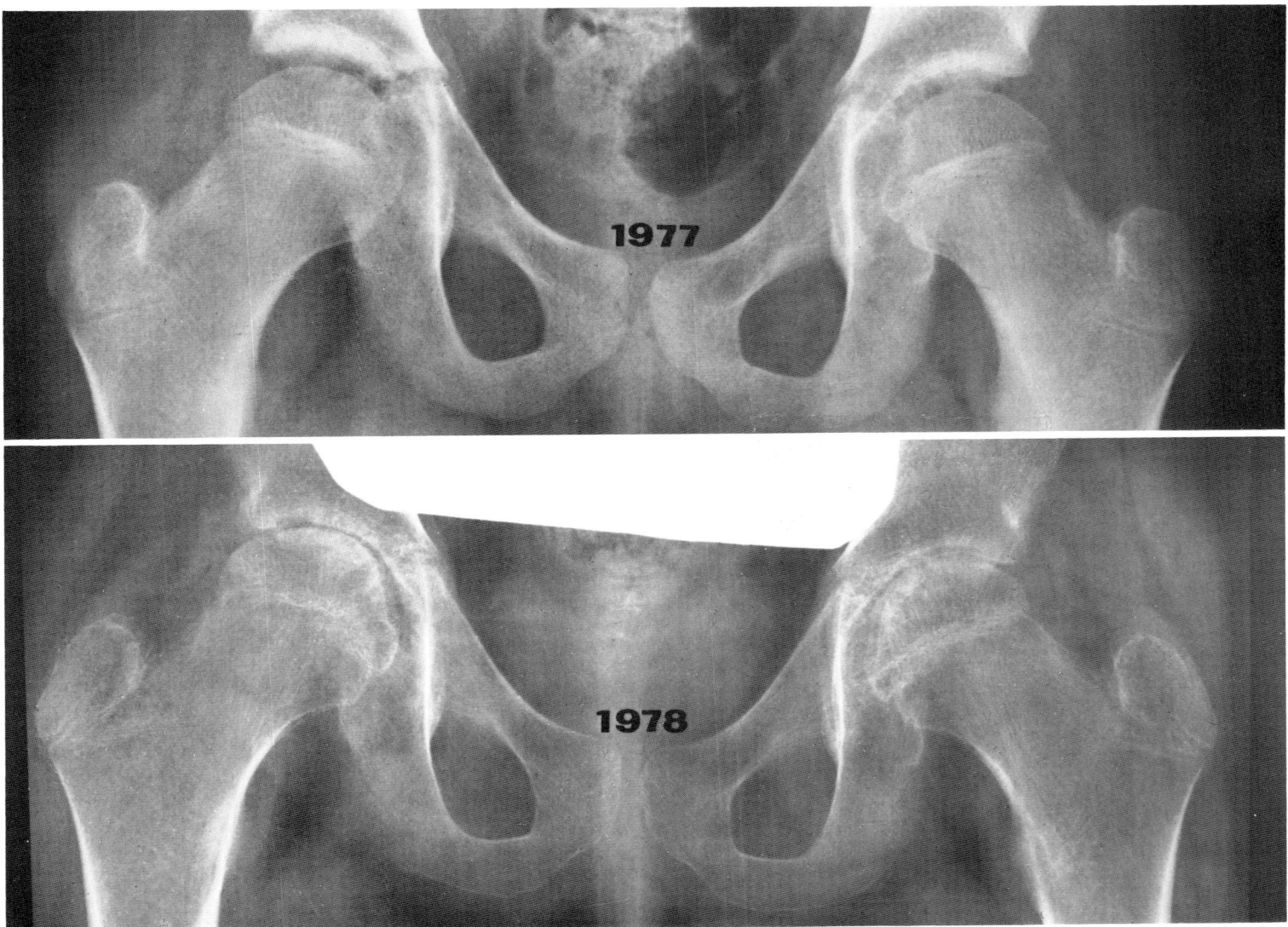

Abb. 341 **Juvenile (chronische) Arthritis, die in einem Jahr zu einer weitgehenden Zerstörung des Gelenkknorpels beider Hüftgelenke führt — also sehr progredienter Krankheitsverlauf.**

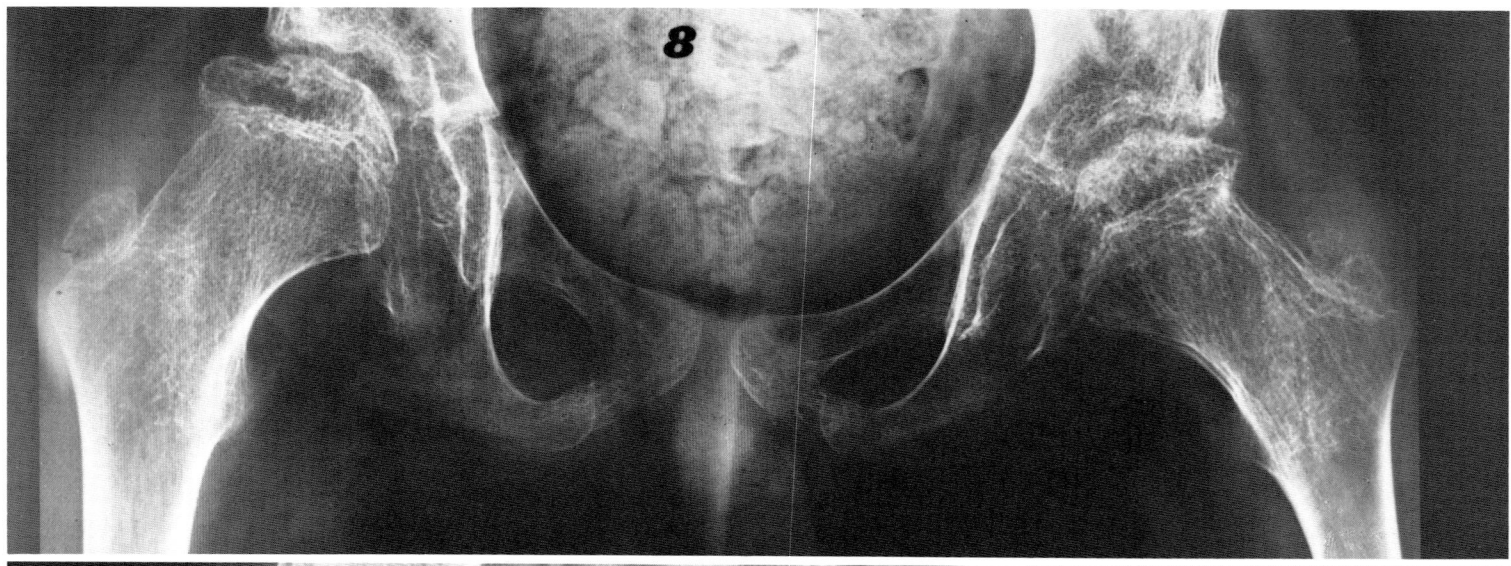

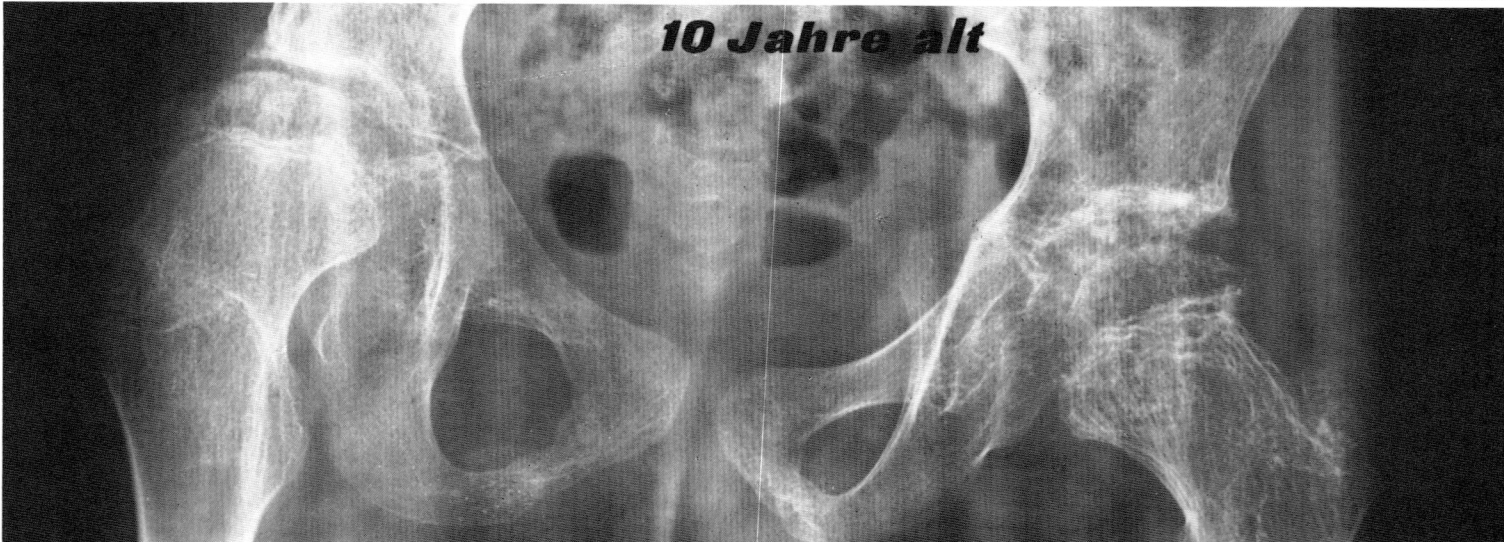

Abb. 342 **Bilaterale Koxarthritis im Verlauf der juvenilen (chronischen) Arthritis.**

8 Jahre alt: arthritische Erosionen, Gelenkspaltverschmälerung, periostale Femurhalsappositionen (nur am linken Gelenk), Coxa valga arthritica, Demineralisation.

10 Jahre alt: die rechtsseitige Coxa valga hat zugenommen, jetzt subluxierend. Am linken Hüftgelenk hat sich der röntgenologische Gelenkspalt wieder verbreitert. Da er im Wachstumsalter die Dicke des Gelenkknorpels *und* des Wachstumsknorpels widerspiegelt, weist die Gelenkspaltverbreiterung auf eine lokale Arthritisremission hin (die Proliferation des epiphysären Wachstumsknorpels hat den arthritischen Abbau des Gelenkknorpels „überflügelt", da der Abbau offenbar unterbrochen ist).

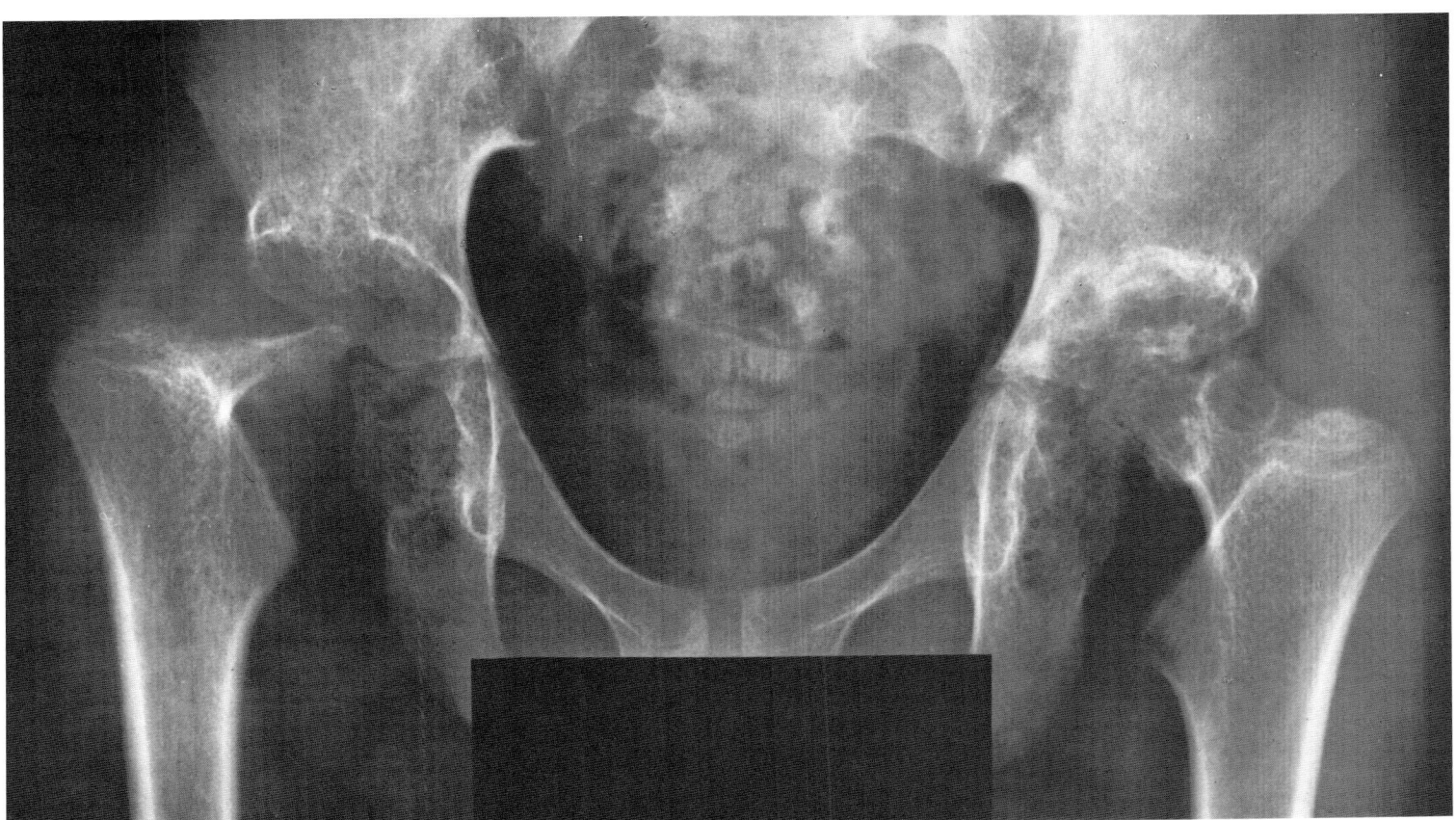

Abb. 343 **Juvenile (chronische) Arthritis, wahrscheinlich juvenile rheumatoide Arthritis, 11 Jahre altes Kind.**
Schwerste Zerstörungen am proximalen
Femur, rechts mehr als links, bei denen
sich die Frage erhebt, ob die Arthritis
gemeinsam mit einer therapieinduzierten
(Kortikosteroid-bedingten) aseptischen
Knochennekrose für die starke Knochenresorption verantwortlich zu machen ist.

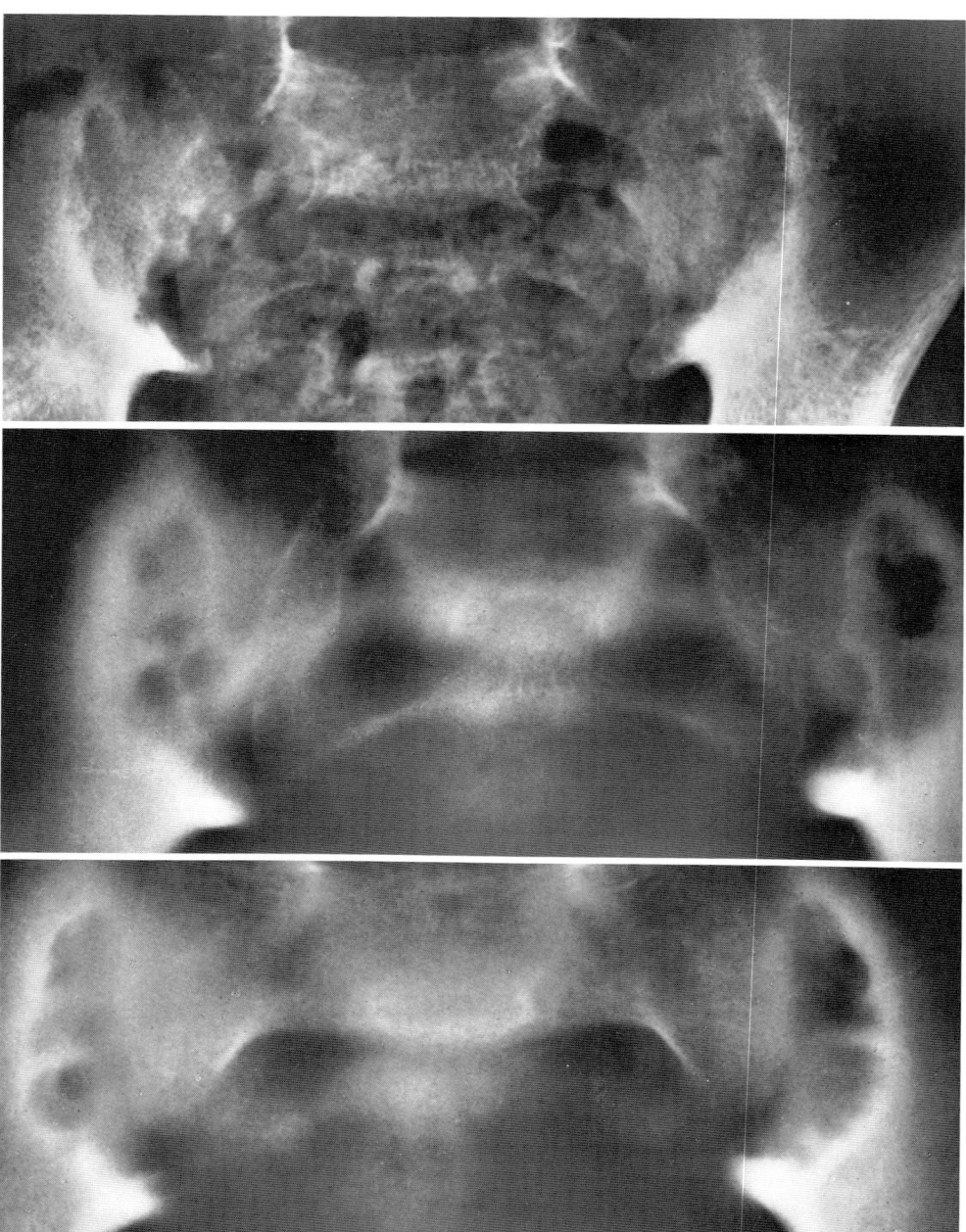

Abb. 344 **8 Jahre alter Patient mit beiderseitiger Sakroiliitis** (Übersichts-aufnahme und 2 Tomogramme), bei der vor allem die girlandenförmige Pseudoer-weiterung des sakroiliakalen Gelenkspal-tes auffällt (juvenile [chronische] Arthritis, sehr wahrscheinlich juvenile Spondylitis ankylosans).

Abb. 345 **Juvenile (chronische) Arthritis** − HLA-B27-positiv − *mit beiderseitiger Sakroiliitis* (12 Jahre alter Junge, juvenile Spondylitis ankylosans?). Im Vordergrund der pathologischen Sakroiliakalbefunde (Übersichtsaufnahme in Rückenlage, 2 Tomogramme) steht die girlandenartige Pseudoerweiterung der Gelenkspalten.

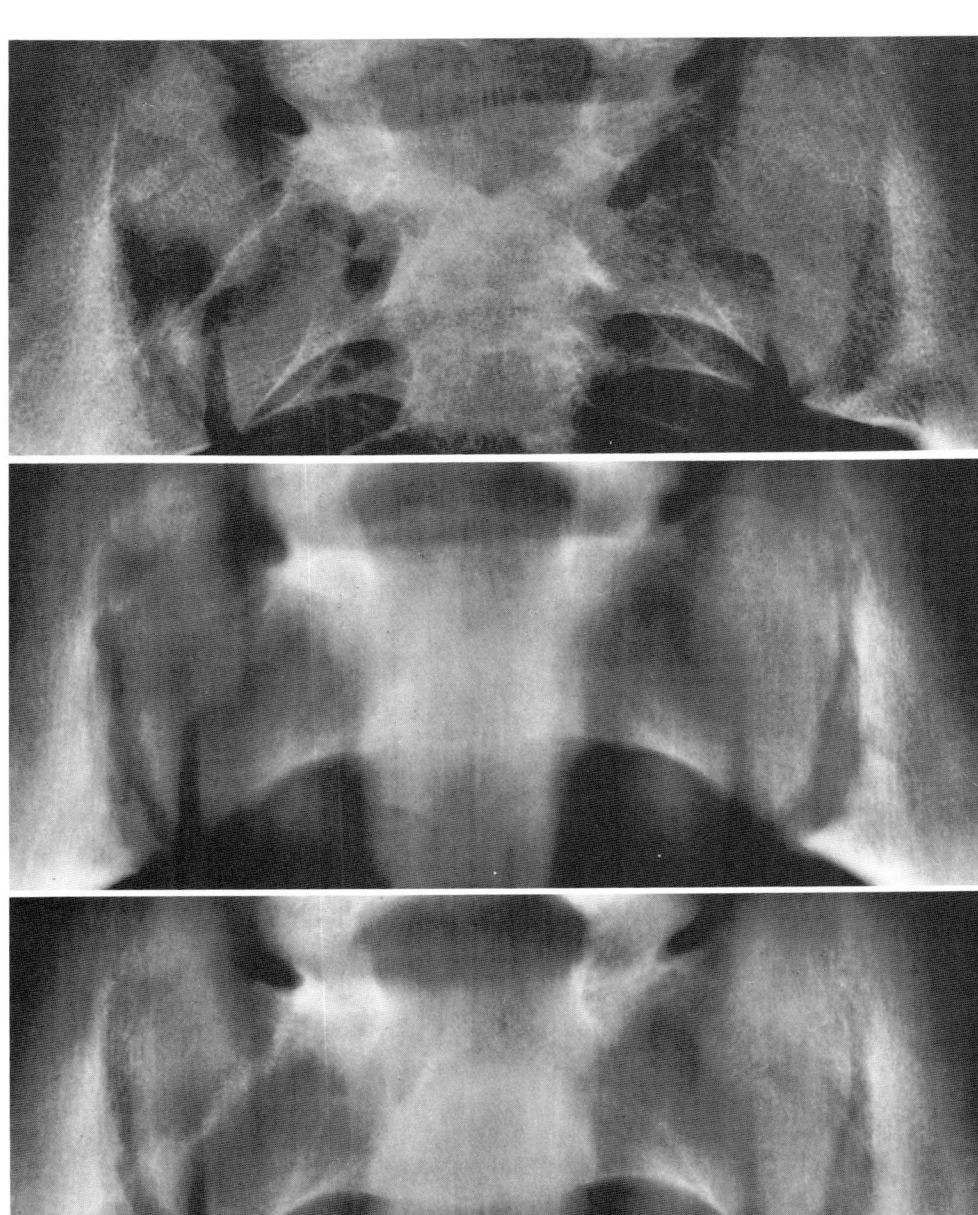

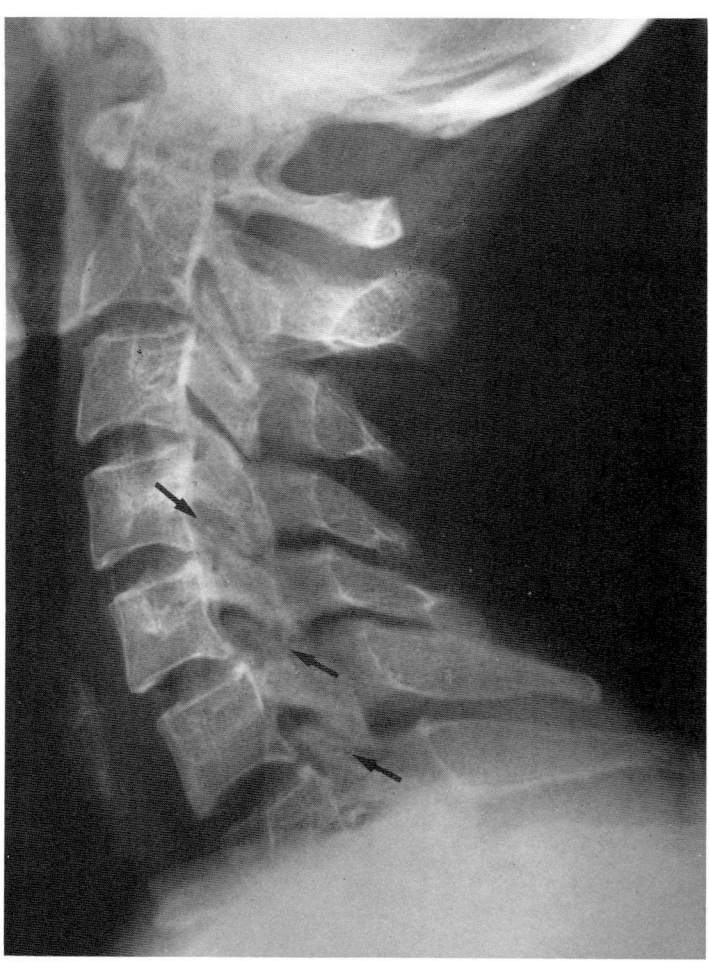

Abb. 346   **Die Kombination von
1. bilateraler Sakroiliitis bzw. knöcherner Sakroiliakalankylose mit
2. arthritischen Röntgenbefunden an zervikalen Intervertebralgelenken** (——►) und
3. klinisch und röntgenologisch normale (nichtentzündliche) Befunde an der Brust- und Lendenwirbelsäule weisen auf eine bestehende oder durchgemachte juvenile (chronische) Arthritis hin (28jähriger Patient, dessen juvenile [chronische] Arthritis sich in Remission befindet).

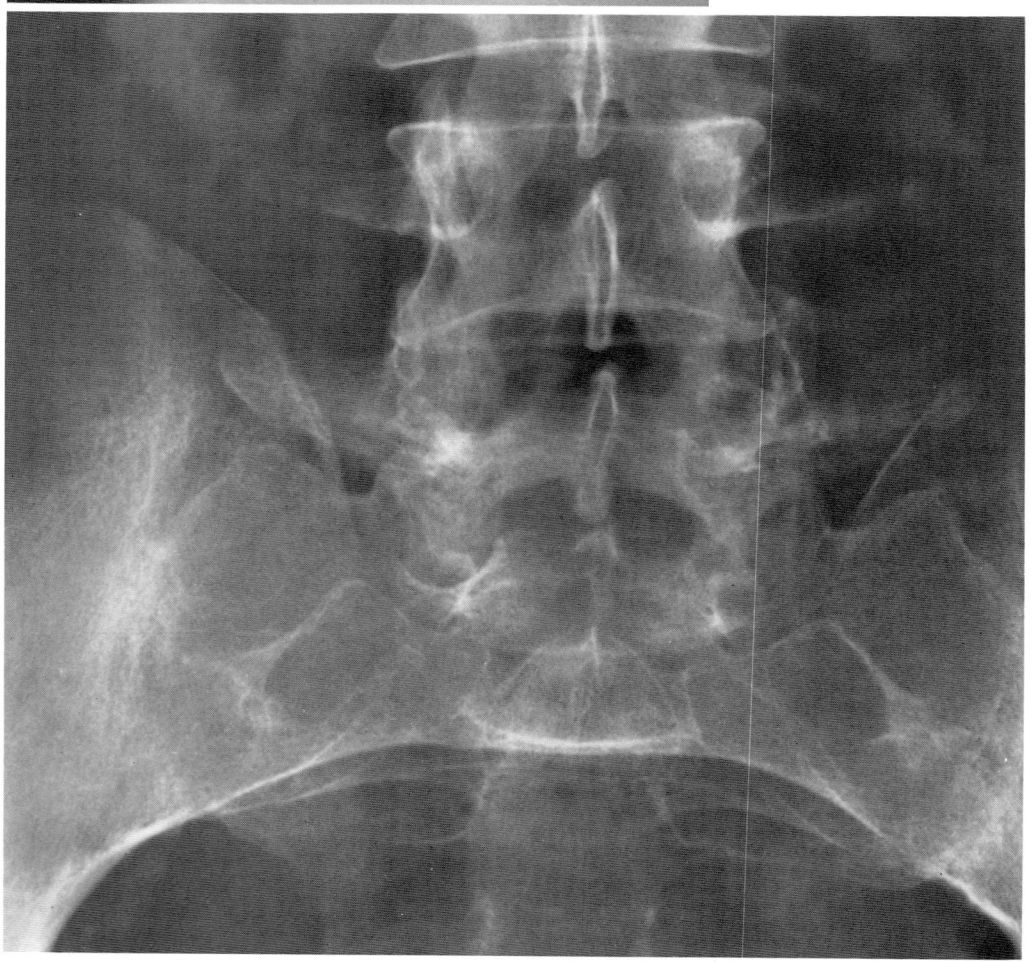

Abb. 347 **Juvenile (chronische) Arthritis mit Zervikalbefall (14jähriges Mädchen).** Auf der Anteflexionsaufnahme erkennt man, daß mehrere Intervertebralgelenke (▷) knöchern ankylosiert sind.

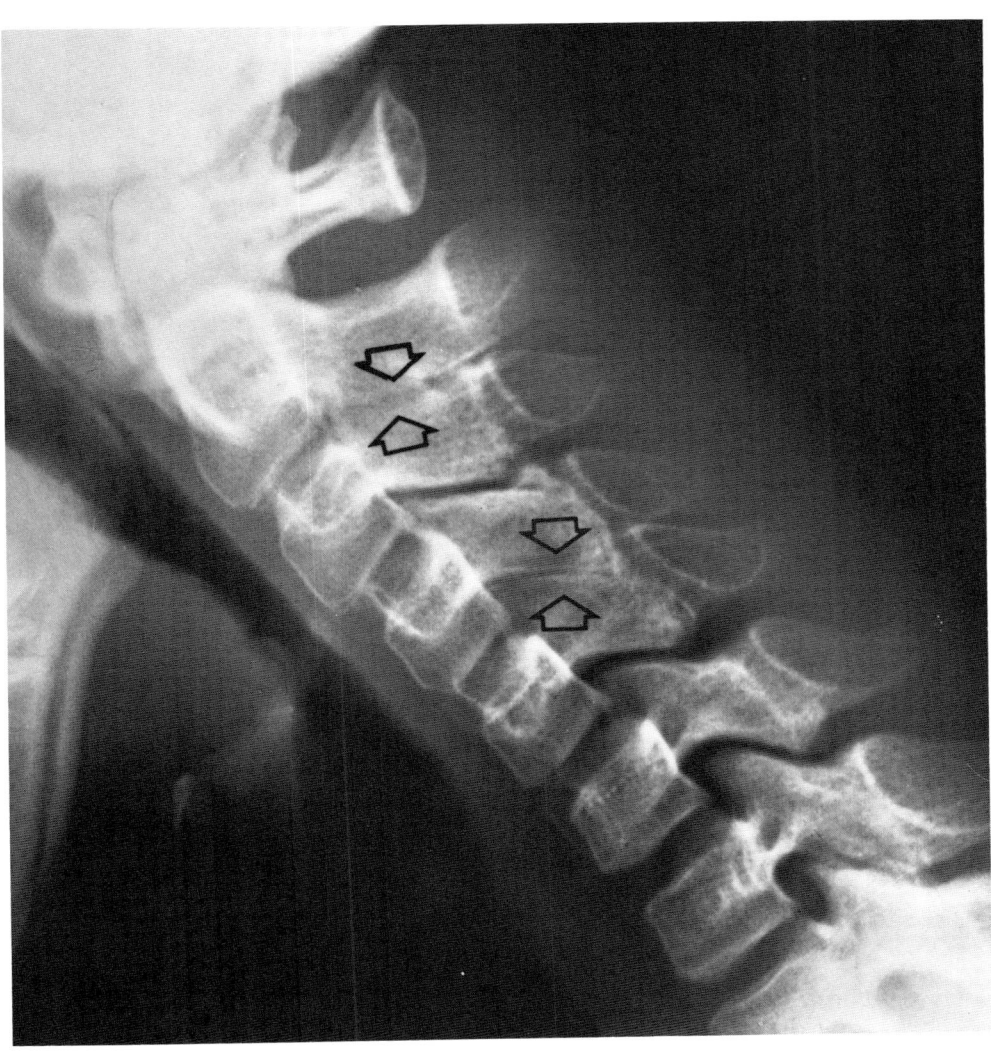

Abb. 348 **Osteolyse (Mutilation, „Anspitzung") des Dornfortsatzes C 7 bei juveniler (chronischer) Arthritis.** Dieser Befund ist bei der (juvenilen) rheumatoiden Arthritis (ohne oder mit Befall der zervikalen Intervertebralgelenke) und bei der (juvenilen) Spondylitis ankylosans zu beobachten. Pathogenetisch wird Granulationsgewebe diskutiert, das von Bandinsertionen und von zervikalen interspinösen Bursen ausgeht.

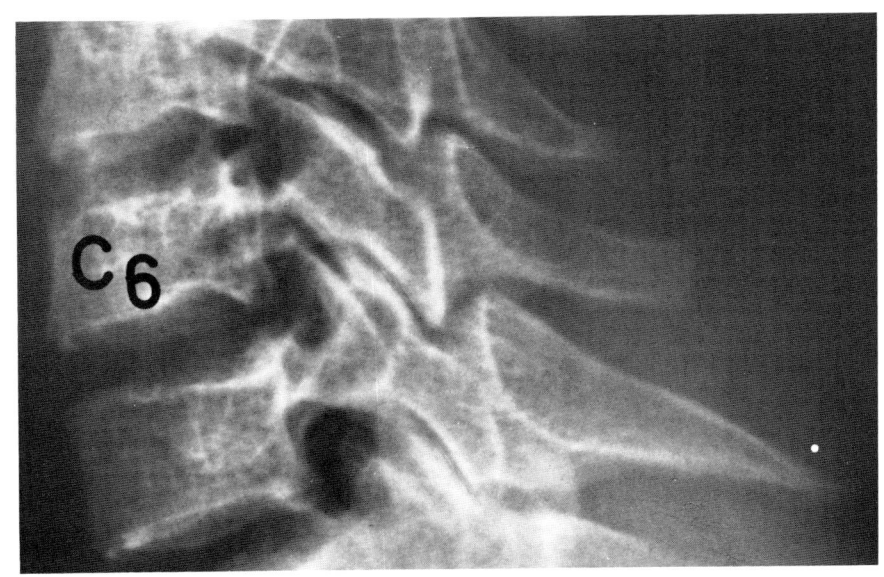

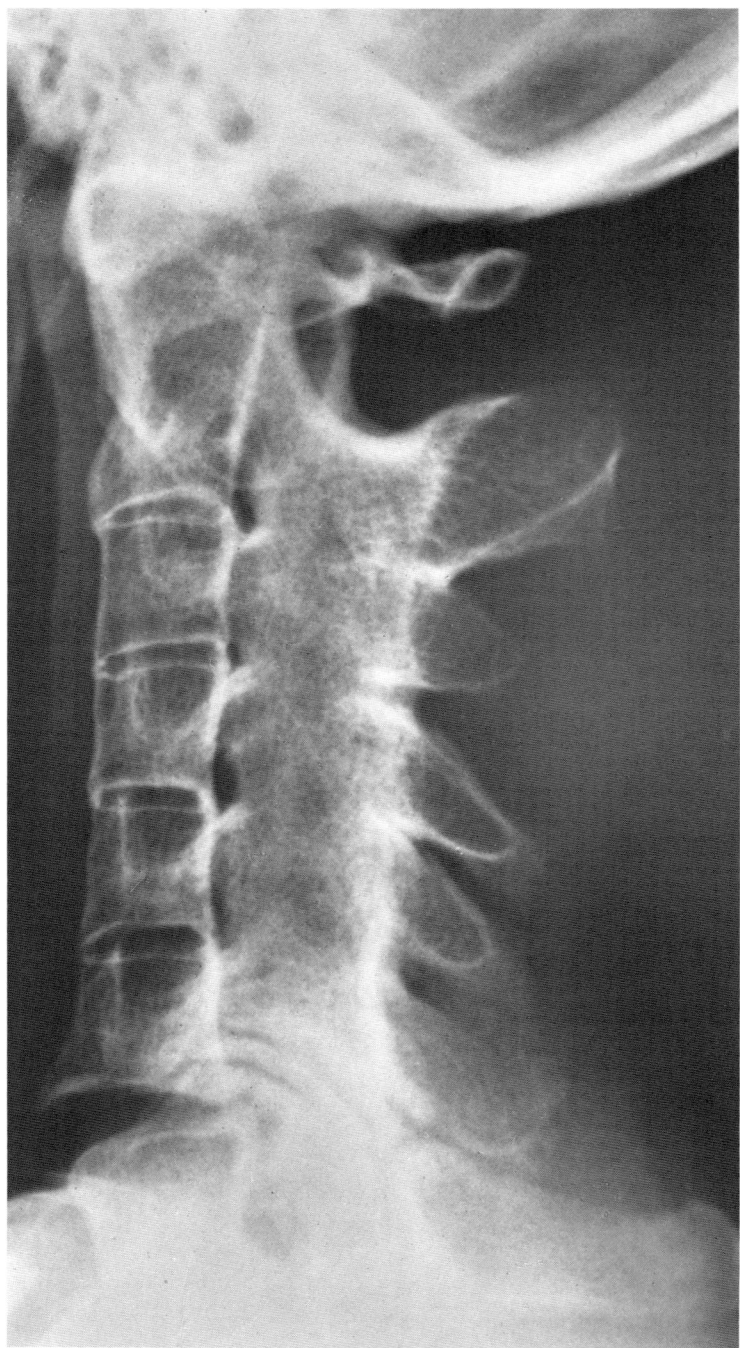

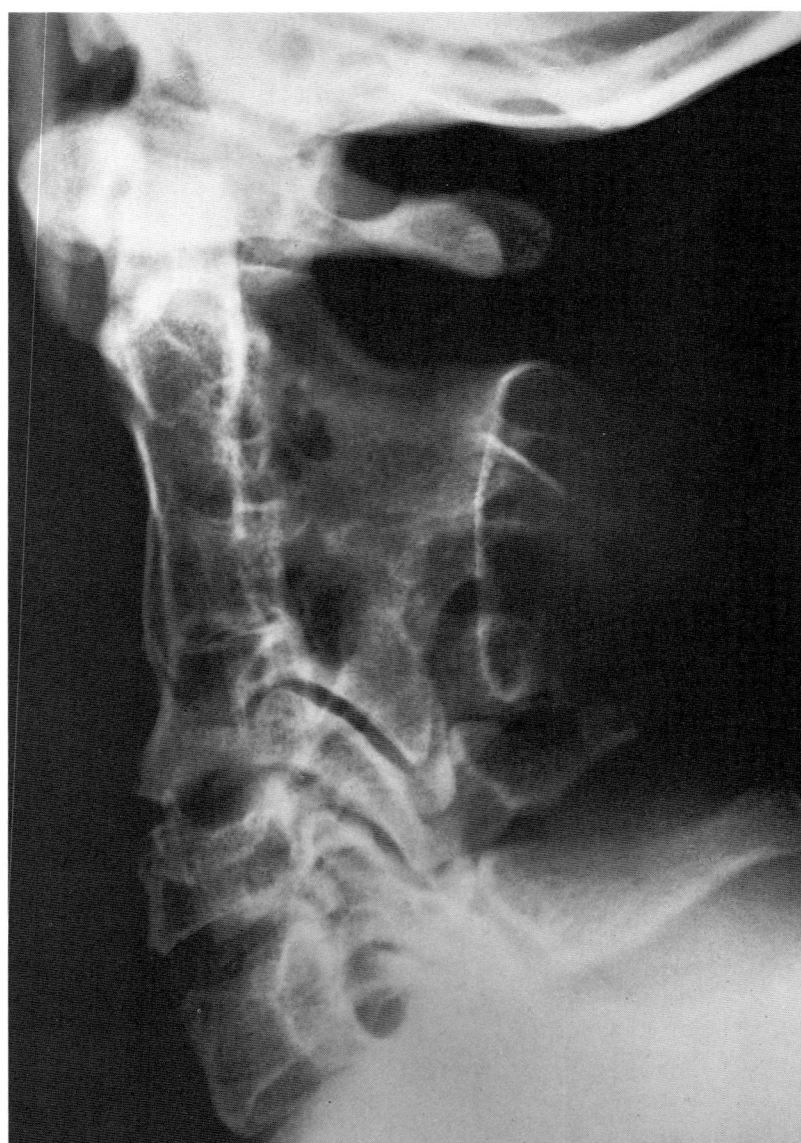

Abb. 349   Juvenil-rheumatische Zervikalsynostose. Dieser Befund weist darauf hin, daß im *frühen Wachstumsalter* ein polyarthritisches entzündliches Geschehen, vor allem die juvenile (chronische) Arthritis, zur knöchernen Ankylose der zervikalen Intervertebralgelenke geführt hat. Die Fusion dieser Gelenke hemmt nicht nur deren Beweglichkeit, sondern stört auch das Wachstum und die Entwicklung der Disci intervertebrales, Wirbelkörper, Wirbelbögen und Fortsätze. Dieser typische im Erwachsenenalter entdeckte Röntgenbefund muß gegenüber dem *Klippel-Feil-Syndrom* (s. Abb. 350), den zervikalen Folgen der *Alkoholembryopathie* und der *Fibrodysplasia („Myositis")* *ossificans progressiva* differentialdiagnostisch abgegrenzt werden.

Abb. 350   Klippel-Feil-Syndrom der Halswirbelsäule als Differentialdiagnose der juvenil-rheumatischen Zervikalsynostose (s. Abb. 349). Für das (abgebildete) Klippel-Feil-Syndrom sprechen die gleichzeitige dorsale Atlasbogenspalte, der (nicht abgebildete) Schulterblatthochstand (Sprengelsche Deformität) sowie die „leere" Anamnese hinsichtlich einer entzündlichen Systemerkrankung im Kindesalter. Das Klippel-Feil-Syndrom zeigt entweder eine zervikale Segmentierungsstörung oder eine angeborene Fusionsneigung der Halswirbel an.

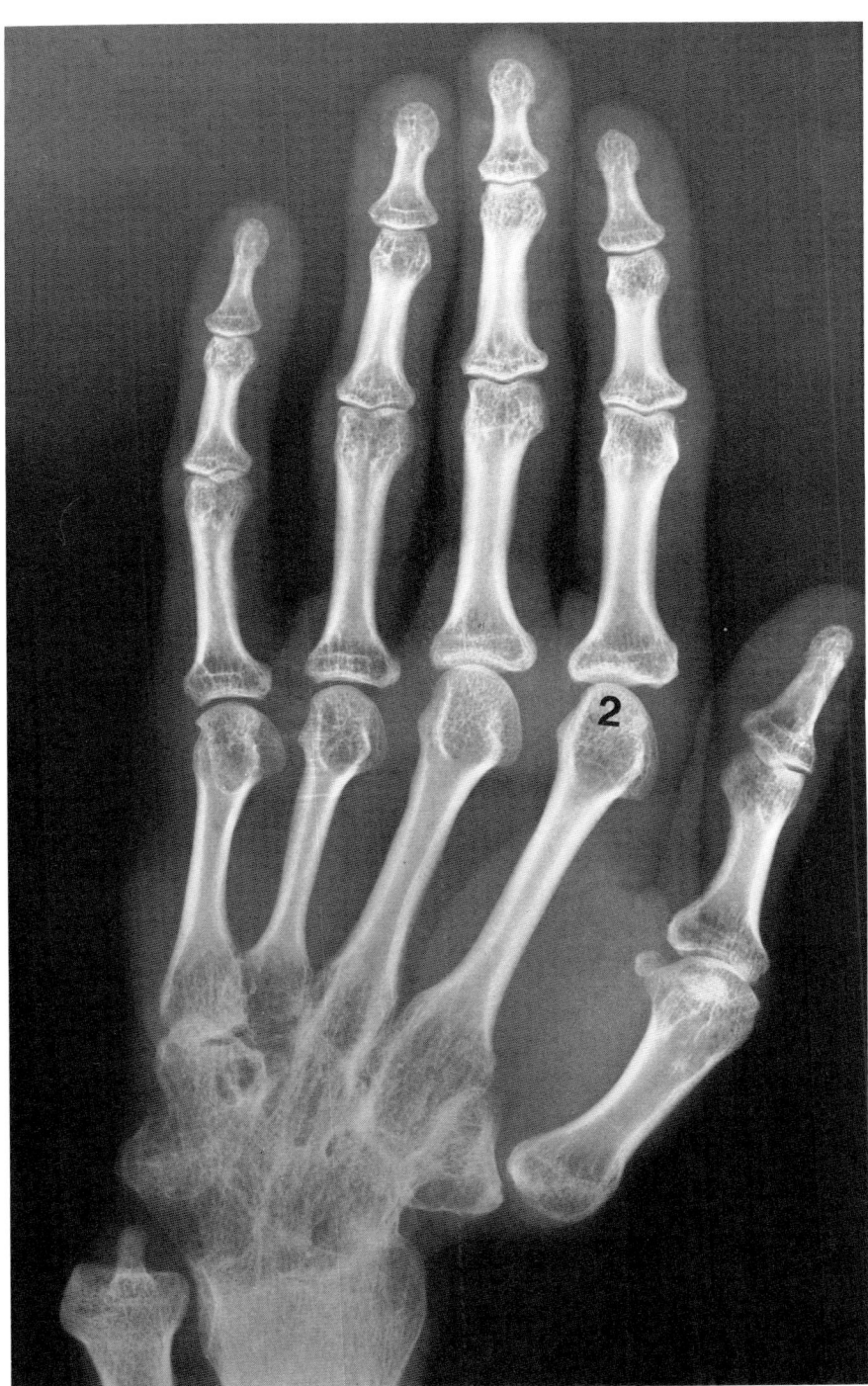

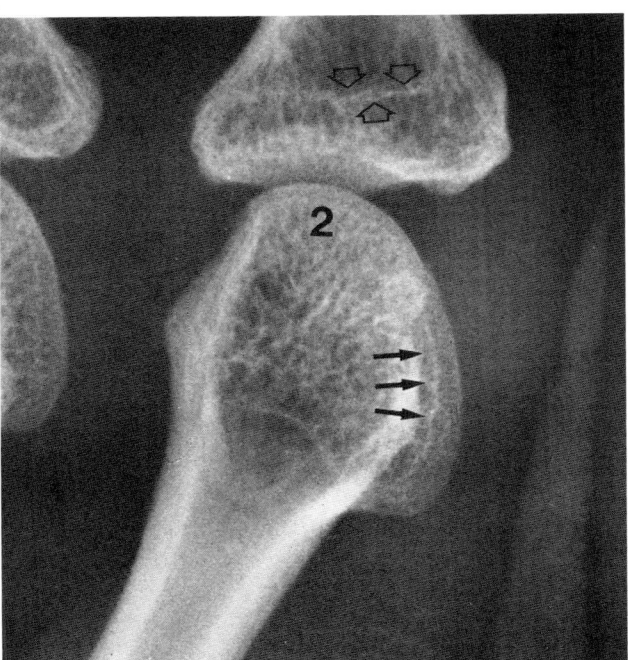

Abb. 351 **Juvenil aufgetretene rheumatoide Arthritis (jetzt 30jähriger
Patient), z. Zt. in Remission.** Am 2.
MCP-Gelenk (s. Ausschnittvergrößerung)
erkennt man sogenannte Wachstums(still-
stands)linien sowohl an der Basis der
Grundphalanx (▷) als auch im Metakar-
puskopf (ehemaliger epiphysärer Wachs-
tumskern, ➤).

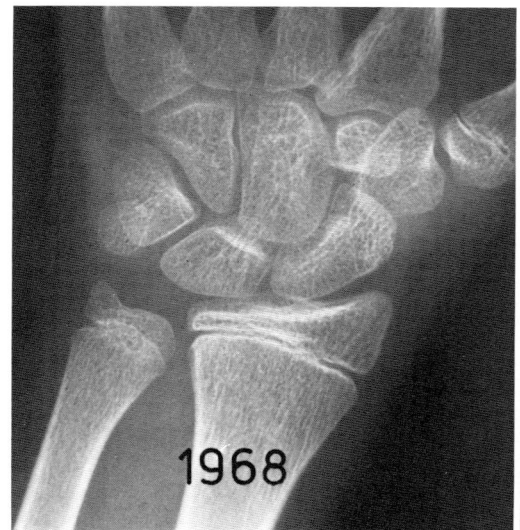
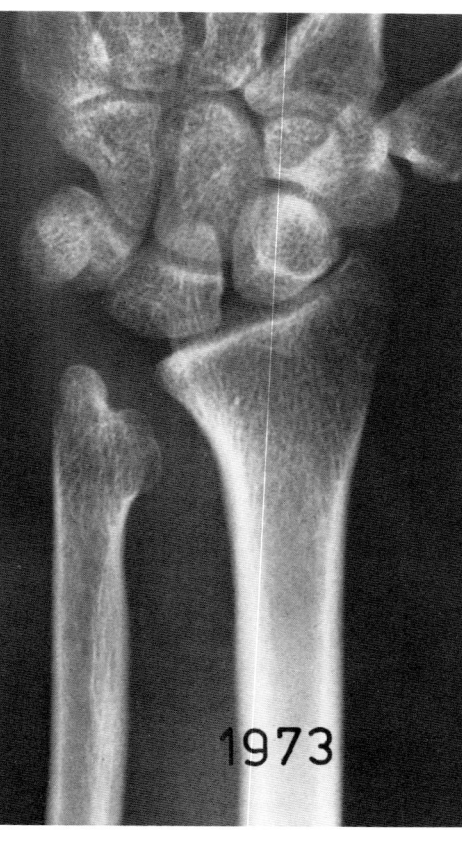

Abb. 352 **Folgen einer Wachstumsalterarthritis am distalen Unterarm**
(1955 geborene Patientin). Ohne Kenntnis
der Anamnese und der Röntgenaufnahme
von 1968 (juvenile rheumatoide Arthritis
1968, die 1970 nach Behandlung mit
Goldsalzen und Kortikosteroiden zur
Remission kam) kann die röntgenologische Differentialdiagnose gegenüber
angeborener Fehlform der distalen Ulna,
des distalen Radius und des Skaphoids
nicht gestellt werden. Die entzündliche
Schädigung durch die klinisch erkannte
Karporadial- und Radioulnararthritis hat zu
pathologischen Wachstumsimpulsen und
zu vorzeitigem Wachstumsstillstand
geführt (1973).

**Abb. 353 Zur Röntgendifferentialdia-
gnose der Wachstumsalterarthritis im
Handbereich:** Hand bei der Mukopoly-
saccharidose IV (Morquio, Brailsford) bei
einer 31jährigen Frau. Die Diagnose
wurde durch weitere Befunde (dispropor-
tionierter Zwergwuchs, Hörstörung,
Schmelzanomalie der Zähne) sowie durch
die gering erhöhte Harnausscheidung von
Keratansulfat und Chondroitin-6-Sulfat
gestützt bzw. gestellt (vgl. mit Abb. 334).

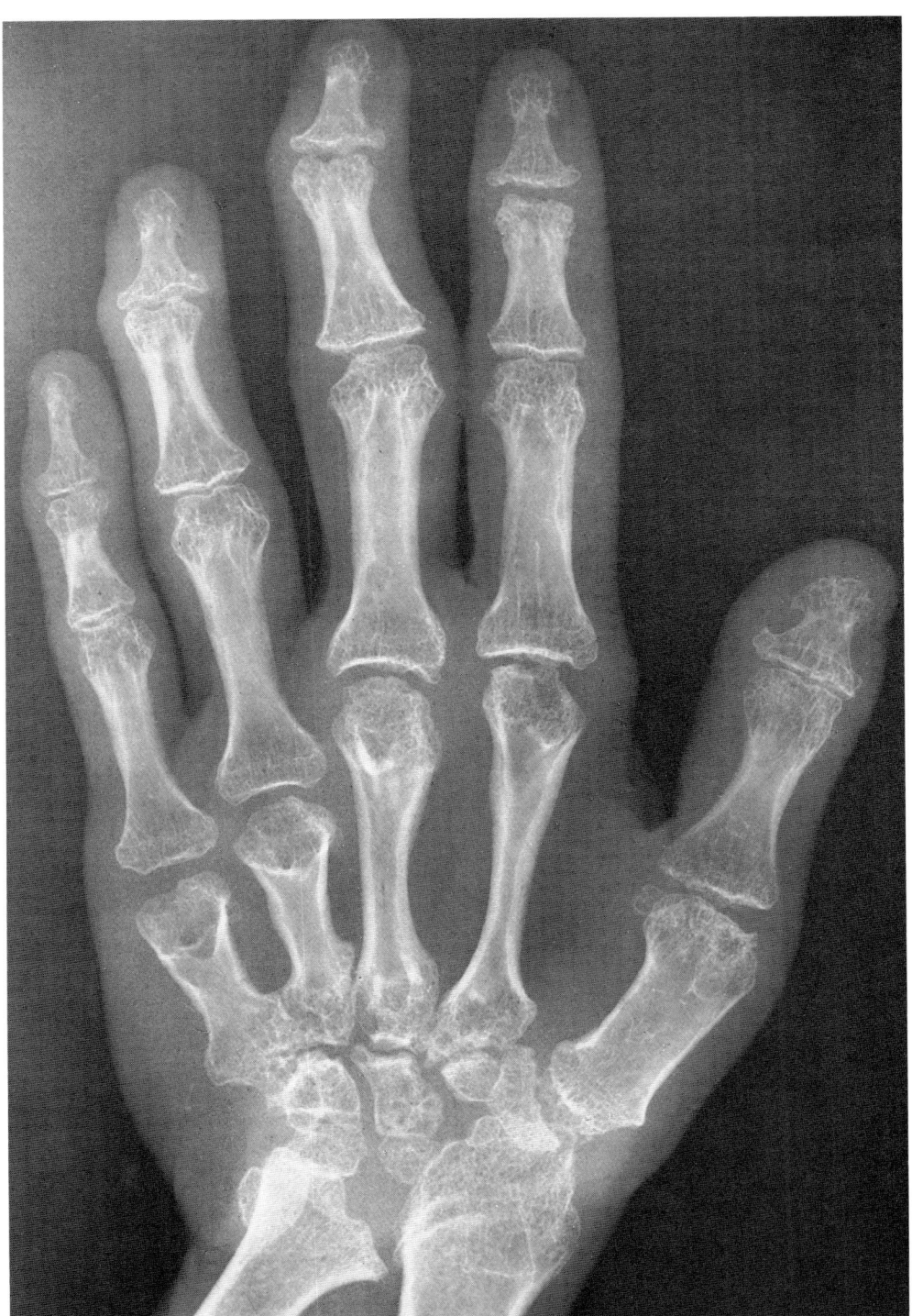

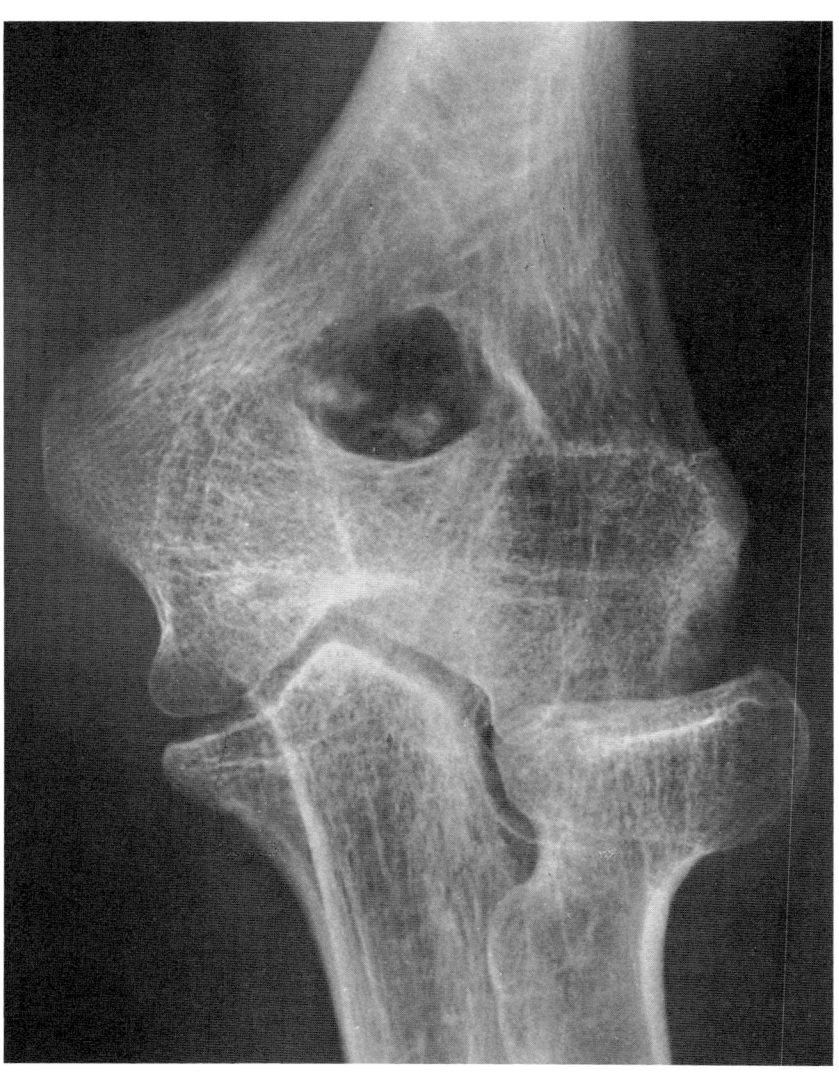

Abb. 354 **Röntgenbefunde — Formstörung des humeroradialen Kompar-
timents, Cubitus valgus — und die
Anamnese (als Kleinkind unspezifisch-bakterielle Kubitalarthritis) zeigen die durchgemachte Wachstumsalterarthritis an.**
Nebenbefund: 2 freie Gelenkkörper in der
Fossa coronoidea.

Abb. 355 **Juvenile (chroni- sche) Arthritis, die im 15. Lebensjahr mit einem rezi- divierenden unilateralen Kniegelenkerguß (Gon- arthritis serosa) begann und sich im weiteren Ver- lauf als juvenil begonnene Spondylitis ankylosans demaskierte.** Im Alter von 20 Jahren ist neben der strähnigen Demineralisation eine Formstörung der artiku- lierenden Knochen sichtbar (Hinweis auf eine Wachs- tumsalterarthritis).

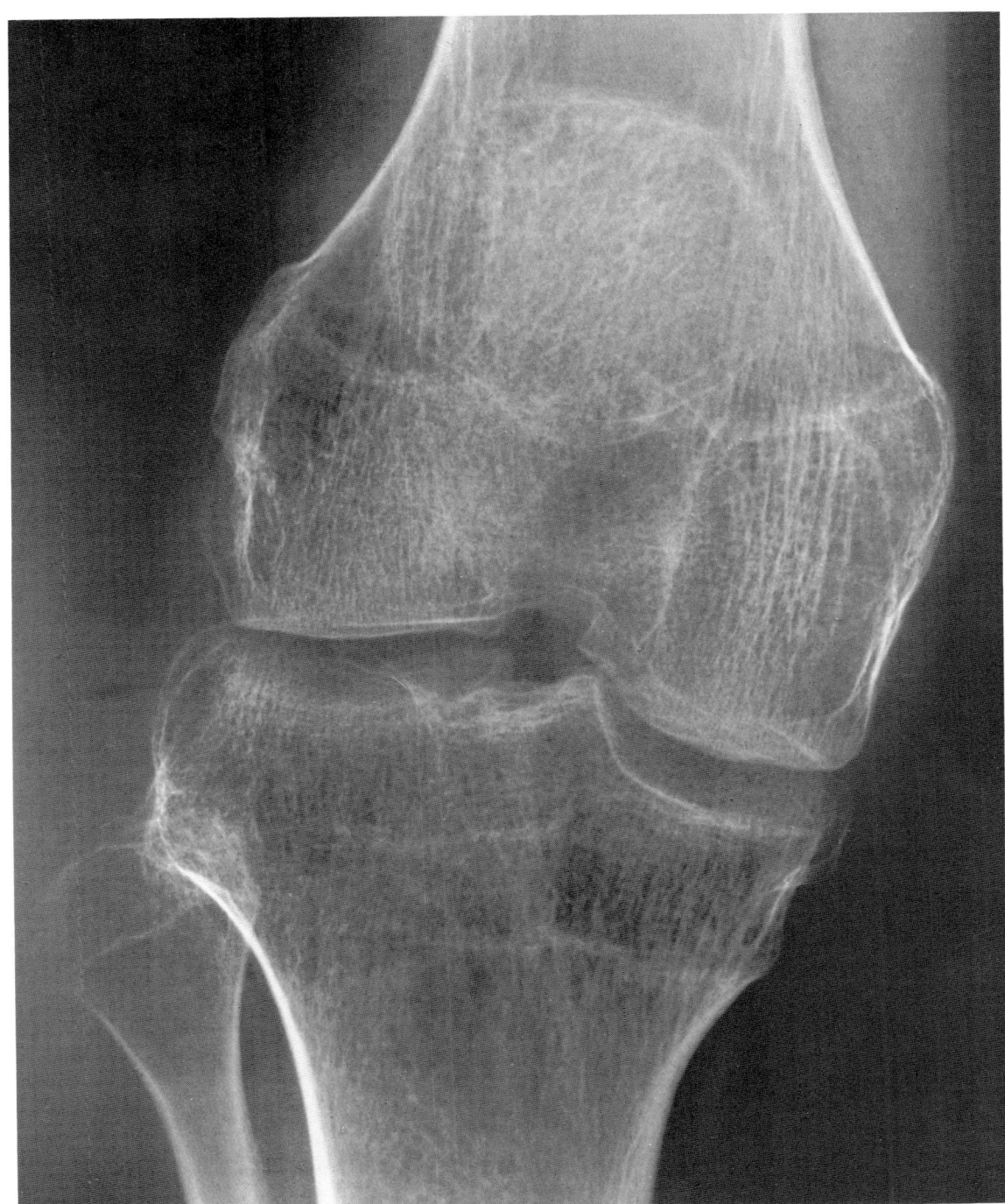

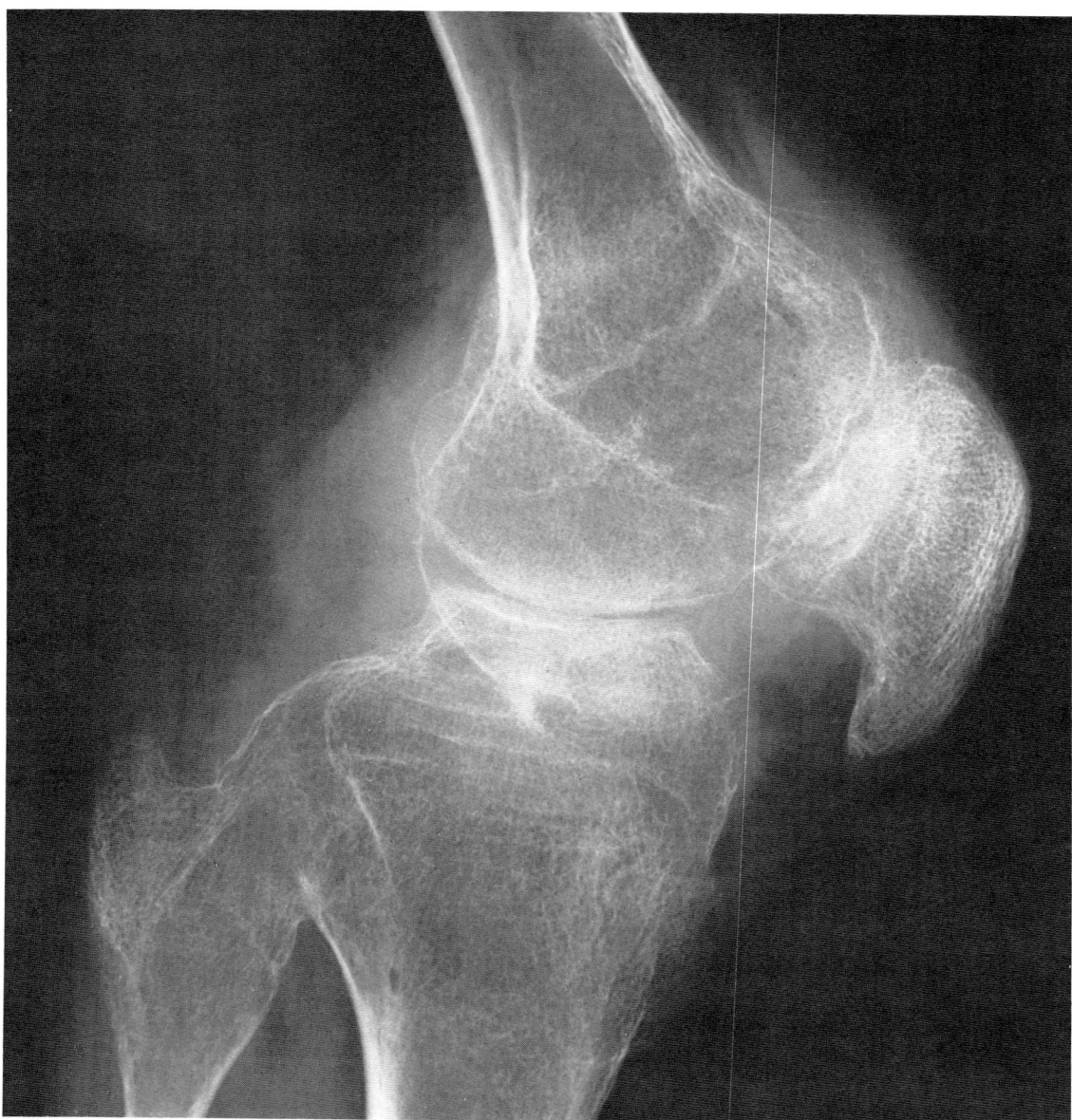

Abb. 356 **21 Jahre alter Patient mit juvenil (im 9. Lebensjahr) einsetzender rheumatoider Arthritis.** Neben starker Demineralisation und knöcherner Ankylose im Tibiofibulargelenk fallen die Formstörungen der artikulierenden Knochen auf, also Hinweise auf eine *Wachstumsalterarthritis.*

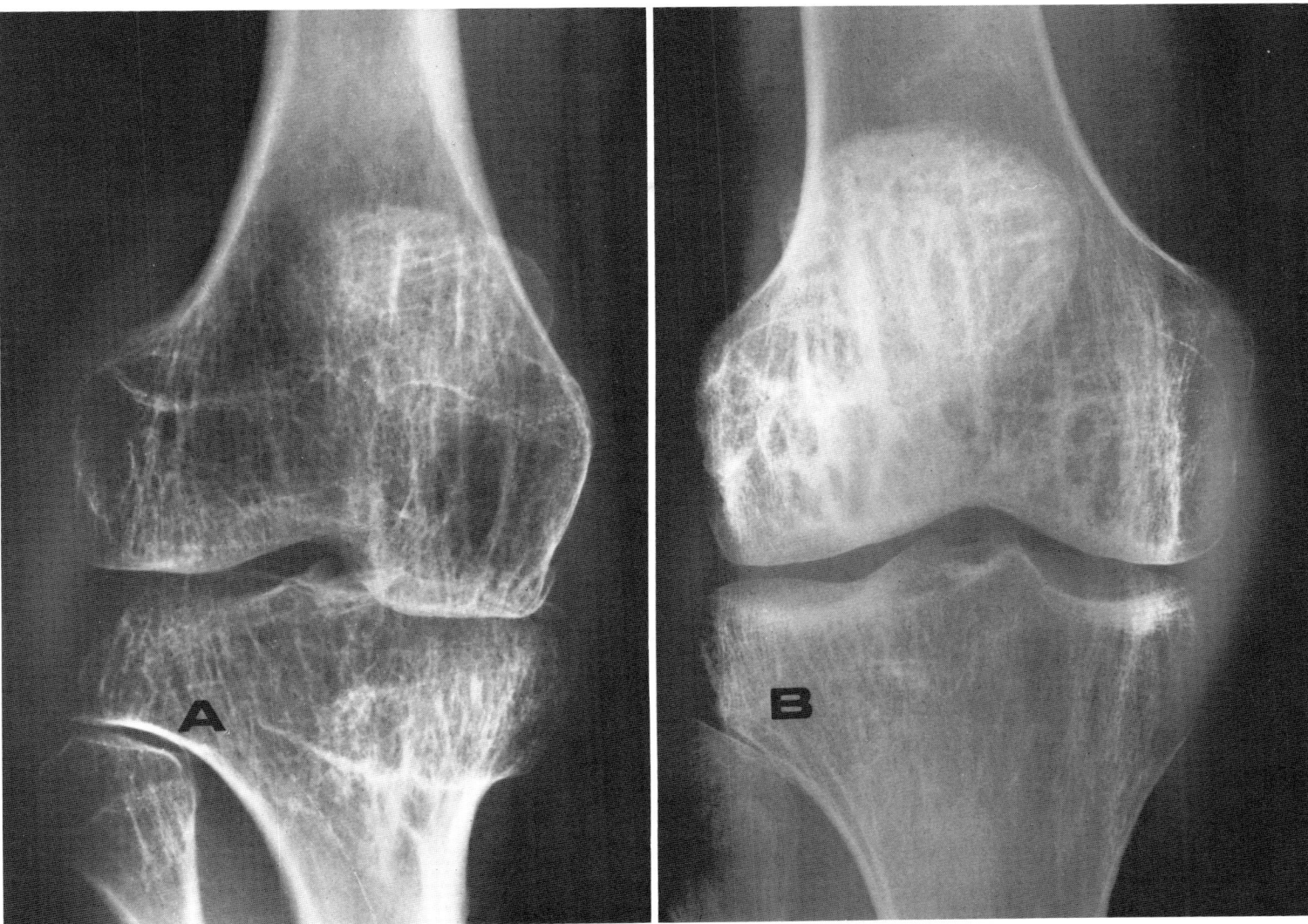

Abb. 357 **Die strähnige Demineralisation in der Gelenkumgebung eines
Erwachsenen wirft 3 Differentialdia-
gnosen auf:**
1. Folge einer Wachstumsalterarthritis
welcher Ätiologie auch immer (A = juvenile [chronische] Arthritis, s. auch die vari-
sierenden Formstörungen der artikulierenden Knochen).
2. Folge langdauernder Immobilisation im
Kindesalter (B = Becken-Bein-Gips-Be-
handlung im Schulkindalter).
3. Zustand nach Sudeck-Syndrom
(Reflexdystrophie).

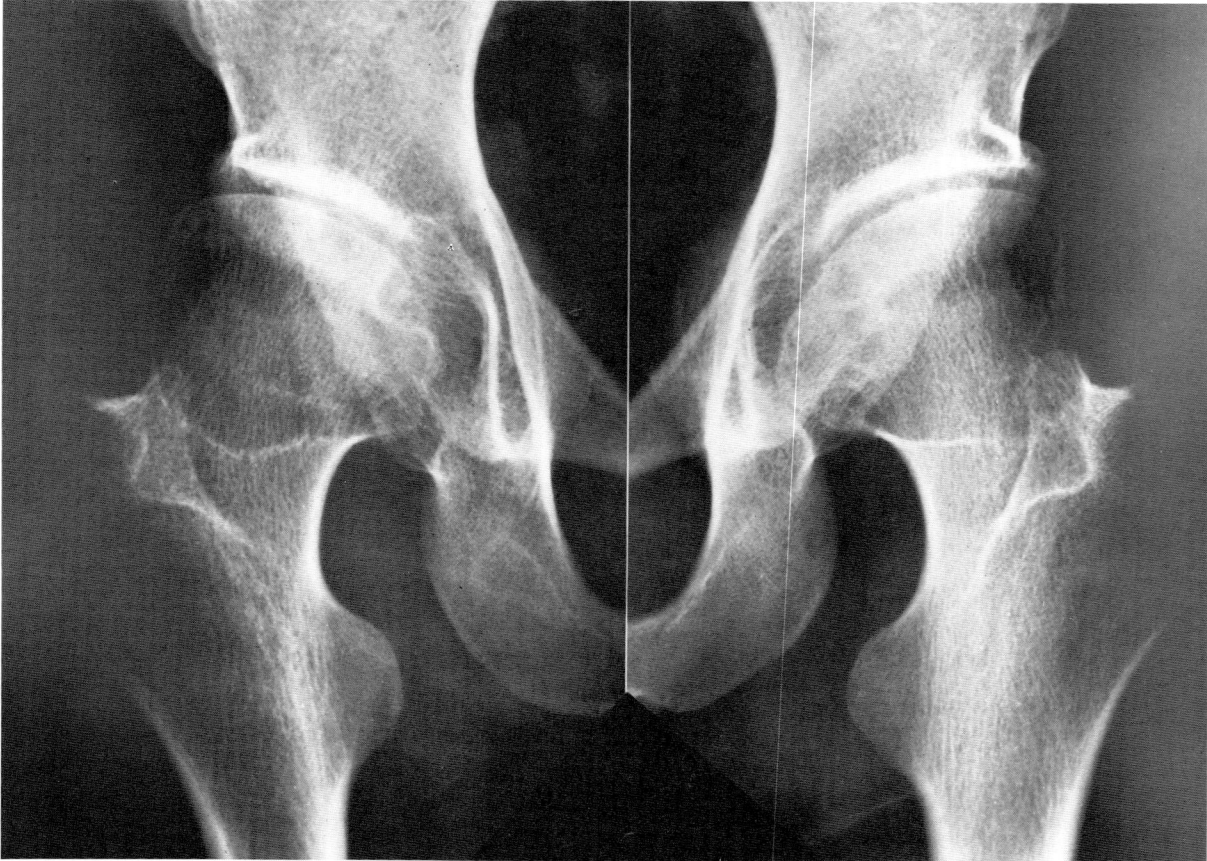

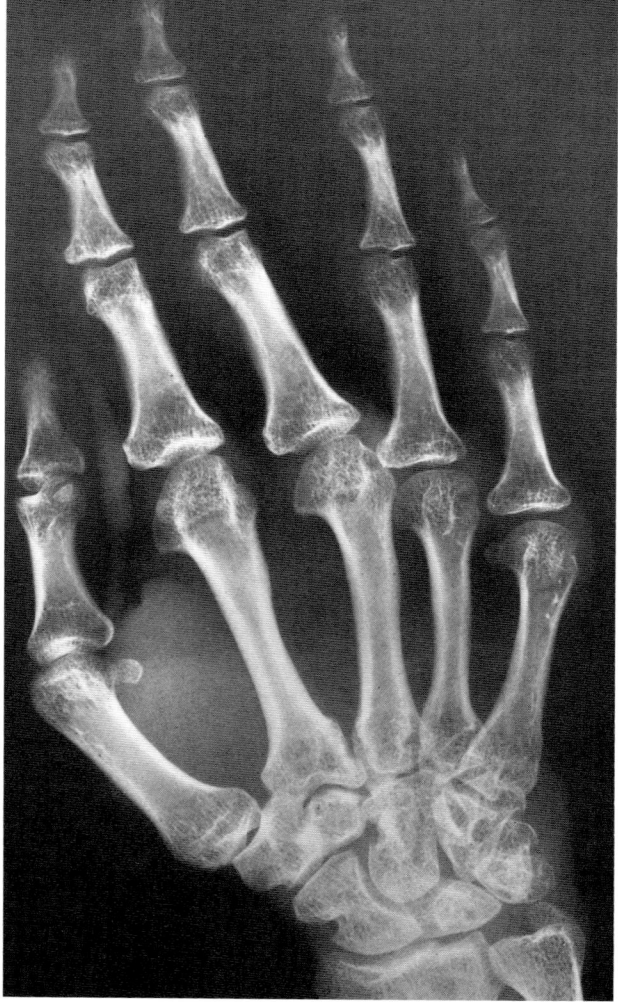

Abb. 358 **Vor 14 Jahren remittierte juvenile (chronische) Arthritis, jetzt 22 Jahre alt.** Geringe Formstörungen einzelner Handknochen als Hinweise auf die durchgemachte Wachstumsalterarthritis. Die beiderseitigen Hüftgelenksröntgenbefunde entsprechen dem Bild der Hüftdysplasie und Coxa valga mit Sekundärarthrose. Ohne Kenntnis der Krankheitsvorgeschichte ist es nicht möglich, die Differentialdiagnose zwischen den Folgen einer Wachstumsalterkoxarthritis und dem Formenkreis der kongenitalen Hüftluxation zu stellen.

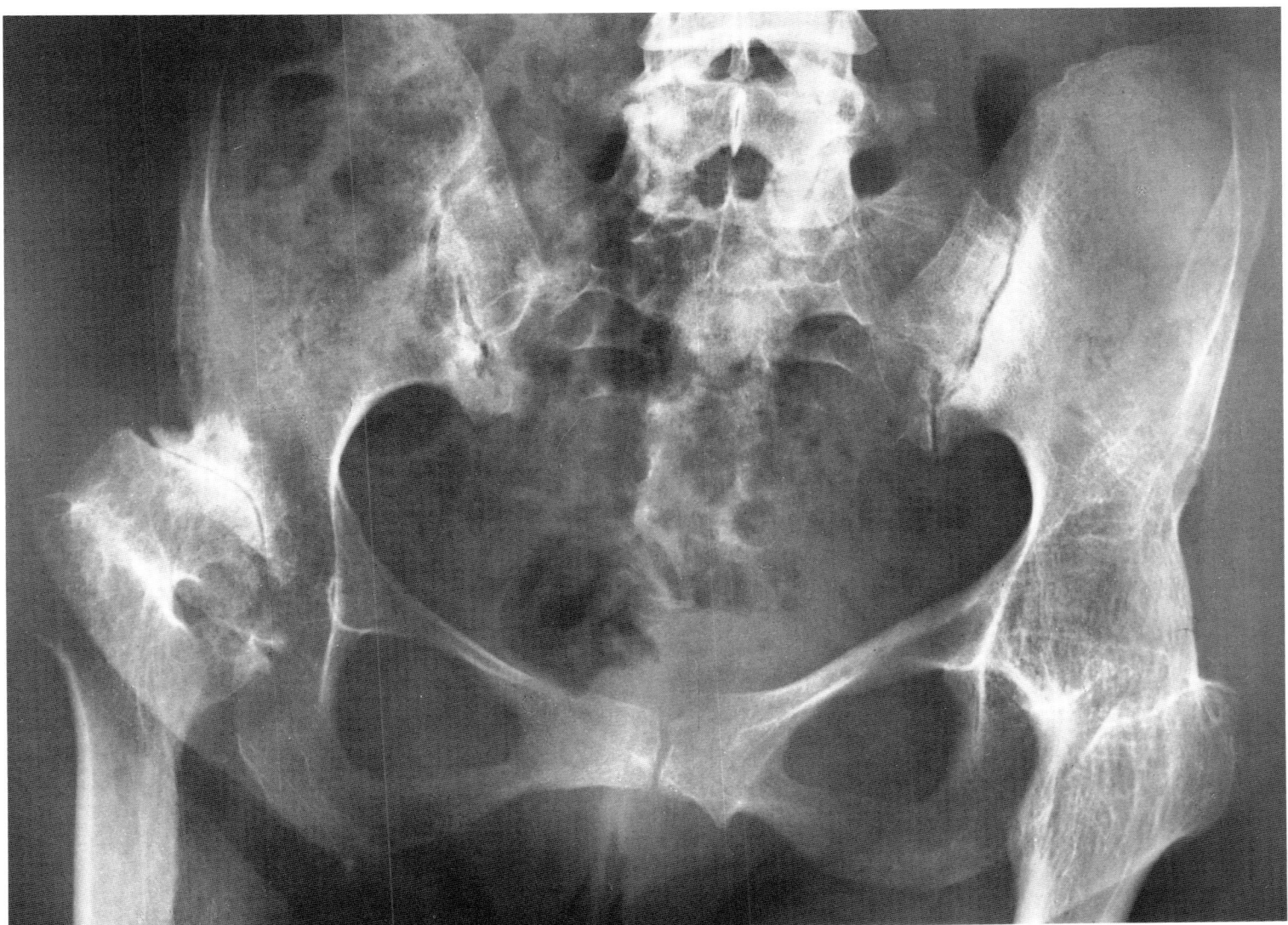

Abb. 359 **Juvenile (chronische) Arthritis — juvenil einsetzende rheumatoide Arthritis —, an der die jetzt 39jährige Patientin seit 35 Jahren leidet.** Die Veränderungen am *linken* Hüftgelenk entsprechen einer knöchernen Ankylose, die schon im Wachstumsalter eingetreten sein muß, da die linke Darmbeinschaufel hypoplastisch ist. Am *rechten* Hüftgelenk Röntgenbild der arthritischen Destruktionsluxation, die im frühen Wachstumsalter entstanden ist und jetzt eine Sekundärarthrose zeigt. Ohne Kenntnis der Anamnese kann dieser Röntgenbefund allerdings nicht vom Formenkreis der kongenitalen Hüftluxation unterschieden werden. Als Ausdruck eines knöchernen Überlastungsschadens am linken Sakroiliakalgelenk ist eine Hyperostosis triangularis ilii (vgl. Legende Abb. 184) sichtbar. Partielle, reparativ entstandene Kapselossifikation im kaudalen Anteil des rechten Sakroiliakalgelenkes (vgl. Abb. 193).

Behçet-Syndrom

Das von dem türkischen Dermatologen Hulûsi Behçet beschriebene Syndrom zeichnet sich durch die Trias „schmerzhafte aphthöse Ulzera der Wangenschleimhaut, Ulzera am äußeren Genitale sowie entzündliche Augenveränderungen" aus. Arthralgien oder in der Regel nichterosive Arthritiden treten zusätzlich bei etwa jedem zweiten Patienten auf. Besonders betroffen werden Knie- und oberes Sprunggelenk sowie die Gelenke an der Hand. Gelenkbeschwerden gehören also zu den häufigen Begleitmanifestationen dieses Syndroms, das sich auch noch an kutanen, kardiovaskulären (arteriellen und venösen), neurologischen (zentralnervösen) und psychiatrischen Befunden zu erkennen gibt. Ob die Beobachtung einer Sakroiliitis oder Spondylitis ankylosans bei Patienten mit Behçet-Syndrom eine (zufällige) Koinzidenz oder Assoziation widerspiegelt, wird zur Zeit noch diskutiert.

Familiäres Mittelmeerfieber
(Abb. 360)

Das familiäre Mittelmeerfieber tritt ganz überwiegend bei bestimmten ethnischen Gruppen — Anrainern des Mittelmeers (sephardische Juden, Armenier, Türken und levantinische Araber) — auf. Die Krankheit zeichnet sich durch Fieberepisoden, die mit den Symptomen einer Polyserositis und mit Gelenkbeschwerden einhergehen, aus und setzt gewöhnlich schon vor dem 20. Lebensjahr ein. Das Vorkommen einer Sakroiliitis oder sogar die Entwicklung des Vollbildes der Spondylitis ankylosans bei Patienten mit familiärem Mittelmeerfieber wurde beschrieben. Jedoch ist bei diesem seltenen Krankheitsbild noch nicht geklärt, ob es sich tatsächlich um eine Assoziation oder nur um eine Koinzidenz handelt. Eine HLA-B27-Assoziation zum familiären Mittelmeerfieber scheint nicht zu bestehen.

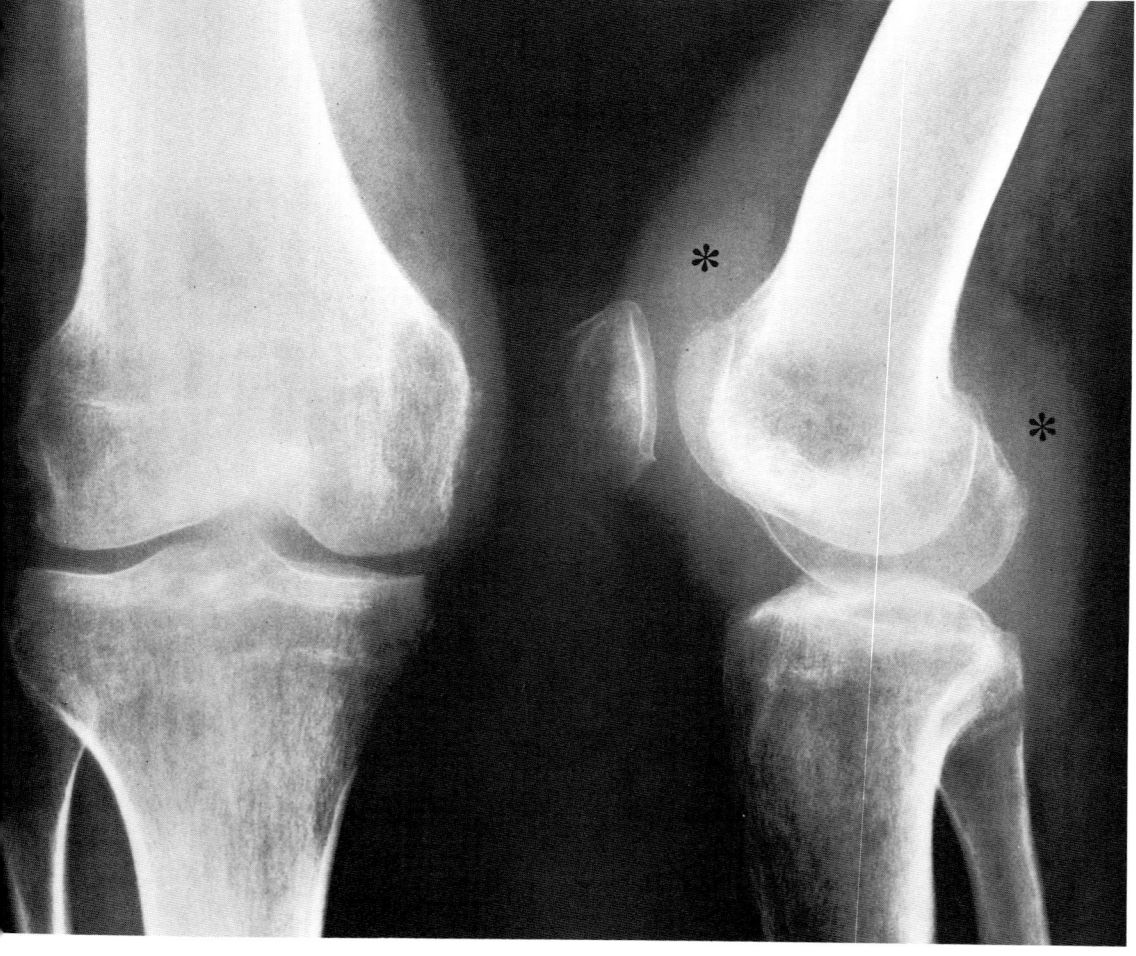

Abb. 360 **Syrer, 23 Jahre alt, mit familiärem Mittelmeerfieber.** Der Patient leidet seit seiner Jugend an abdominellen Schmerzattacken mit oder ohne Temperaturerhöhung, außerdem an Gelenkbeschwerden im rechten Knie- und Hüftgelenk. Die arthritischen Schübe treten immer wieder in Abständen auf und klingen nach wenigen Tagen bis Wochen ab. Das rechte Kniegelenk zeigt eine kollateralentzündliche Demineralisation, einen ausgeprägten Erguß (*) und eine geringe (sekundäre) Femoropatellararthrose (marginale Osteophyten).

Klassische Kollagenosen (Abb. 361–384)
(Lupus erythematodes disseminatus, Polyarteriitis
[nodosa], progressive Sklerodermie,
Dermatomyositis-Polymyositis)

Heuristische Prinzipien – der Kollagenosebegriff ist das Ergebnis solcher Anleitungen zum wissenschaftlichen Suchen und Finden – sind grundsätzlich mit einem Fragezeichen versehen, suchen also Antworten. Diese Antworten sollen bei den Kollagenkrankheiten Gemeinsamkeiten hervorheben, die sich (bisher) histomorphologisch, klinisch, serologisch-immunologisch und röntgenologisch nachweisen lassen. Dazu gehört auch die Beteiligung des Gleitgewebes in Form von Arthralgien und Arthritiden.
Bei der klassischen Immunkomplexkrankheit, dem *Lupus erythematodes disseminatus*, der bei jungen Frauen keineswegs selten ist, haben etwa 90% der Patienten Gelenksymptome. Daher verwundert es nicht, daß die häufigste Fehldiagnose bei dieser Krankheit „rheumatoide Arthritis" lautet. Als charakteristische Form des röntgenologisch erkennbaren Gelenkbefalls wird eine wenig aggressive und daher kaum erosive Polyarthritis beobachtet. Sie führt an der schmerzenden Hand (und am Vorfuß) manchmal zu *ungewöhnlichen* Fehlstellungen der artikulierenden Knochen (Abb. 361) *ohne* oder *mit äußerst diskreten* erosiven Konturveränderungen. Diese Befundkombination wird nur beim Lupus erythematodes disseminatus und bei der **Jaccoud-Arthritis** (chronisches rheumatisches Fieber, chronische postrheumatische Polyarthritis, Abb. 362–364) beobachtet. Die Diagnose Jaccoud-Arthritis stützt sich auf die Krankheitsanamnese (durchgemachtes rheumatisches Fieber, seitdem rezidivierende Gelenkattacken), rheumatische Endokarditis oder erworbener Herzklappenfehler und auf einen hohen Antistreptolysintiter. Aseptische Osteonekrosen, beispielsweise im Femurkopf, treten mit und ohne Kortikosteroidtherapie gehäuft beim Lupus erythematodes disseminatus auf (Abb. 365–368). Die definitive Diagnose „Lupus erythematodes disseminatus" wird bei klinischen Verdachtssymptomen durch den serologischen Nachweis von Antikörpern gegen native Doppelstrang-DNA gestellt.
Die *Polyarteriitis (Panarteriitis nodosa*, Abb. 369 u. 370) gehört zur Gruppe der Vaskulitiden kleiner und mittelgroßer Arterien, deren Erkrankung vielfältige Organe bedroht. Bei dieser Erkrankungsgruppe haben Immunphänomene bisher nur eine geringe diagnostische Bedeutung. Die Diagnose wird nach Probeexzision histologisch gestellt. Arthralgien und „röntgenpositive" Arthritiden treten bei etwa jedem zweiten Patienten auf. Die chronische Polyarthritis im Verlauf der Polyarteriitis ähnelt im Röntgenbild der rheumatoiden Arthritis. Schmerzhafte gelenknahe und -ferne Periostreaktionen, die wahrscheinlich auf periostale Arteriitiden zurückgehen, kommen unter den klassischen Kollagenosen am häufigsten bei der Polyarteriitis vor.
Die *progressive Sklerodermie* (Abb. 371–381) ist ebenfalls eine klassische Kollagenose. Charakteristisches Merkmal dieser Multisystemaffektion ist nicht nur das Raynaud-Phänomen (bei 80–90% der Patienten), sondern ebenso die starke Kollagenbildung (Fibrose) in der Haut, Unterhaut und in anderen Geweben und Organen sowie die damit im Zusammenhang stehende Neigung zur Atrophie. Durch letztere entstehen die typische Fazies des Patienten und der nicht minder charakteristische visuelle Handaspekt. Überhaupt zeigt die Hand – *Sklerodermiehand* – am häufigsten alle diejenigen pathologischen Befunde, welche an der Haut und Unterhaut, am Knochen und an den Gelenken bei dieser Krankheit grundsätzlich auftreten: Weichteilatrophie (Zuckerhutsilhouette der Fingerweichteile, Abb. 371), Flexionskontrakturen der

Finger, reaktionslose (Akro-)Osteolyse (Abb. 372–374), Osteoporose, Weichteilverkalkungen (lokalisierte interstitielle Kalzinose, Abb. 372, 375–380) sowie Röntgenzeichen einer (seronegativen oder seropositiven) chronischen Polyarthritis (mit arthritischen Weichteilzeichen, Gelenkspaltverschmälerung und Erosionen usw., Abb. 372).

Die Herausstellung des sogenannten *CRST*- bzw. *CREST-Syndroms* („calcinosis, *Raynaud's phenomenon, esophageal dysfunction* [Abb. 381], *sclerodactyly, teleangiectasia*") – sehr wahrscheinlich eine Variante der progressiven Sklerodermie mit besonderen Autoantikörpern (gegen die Nukleoproteine der Zentromerregion der Metaphasechromosomen) – erfolgte mit dem Hinweis ihrer quoad vitam günstigeren Prognose. Tatsächlich ist dieser Prognosehinweis nur dann berechtigt, wenn das CRST- bzw. CREST-Syndrom *schon in den ersten Krankheitsjahren* auftritt, da bei diesen Verläufen ausgedehnter Viszeralbefall seltener beobachtet wird als bei der klassischen progressiven Sklerodermie (die im übrigen durchaus nicht immer progredient verläuft, wie der Name vermuten läßt). Auch beim CRST- bzw. CREST-Syndrom sind erosive Gelenkerkrankungen bekannt geworden.

Dermatomyositis und *Polymyositis* gehören zu einem Krankheitskomplex, bei dem das klinische Bild (z. B. Muskelschwäche, livide Hautverfärbung), Muskelenzymbestimmung, Elektromyographie und Muskelbiopsie zur Diagnose führen. Bei etwa 20% der Dermatomyositiskranken jenseits des 40. Lebensjahres – mit zunehmendem Alter steigt dieser Prozentsatz sogar noch an – werden maligne Tumoren gefunden. Arthralgien, Arthritiden, *interstitielle Kalzinosen* (Abb. 382–384) und Osteoporose treten gelegentlich als Begleitbefunde auf.

Die hier geschilderten Symptome, klinischen Befunde und auch Röntgen-

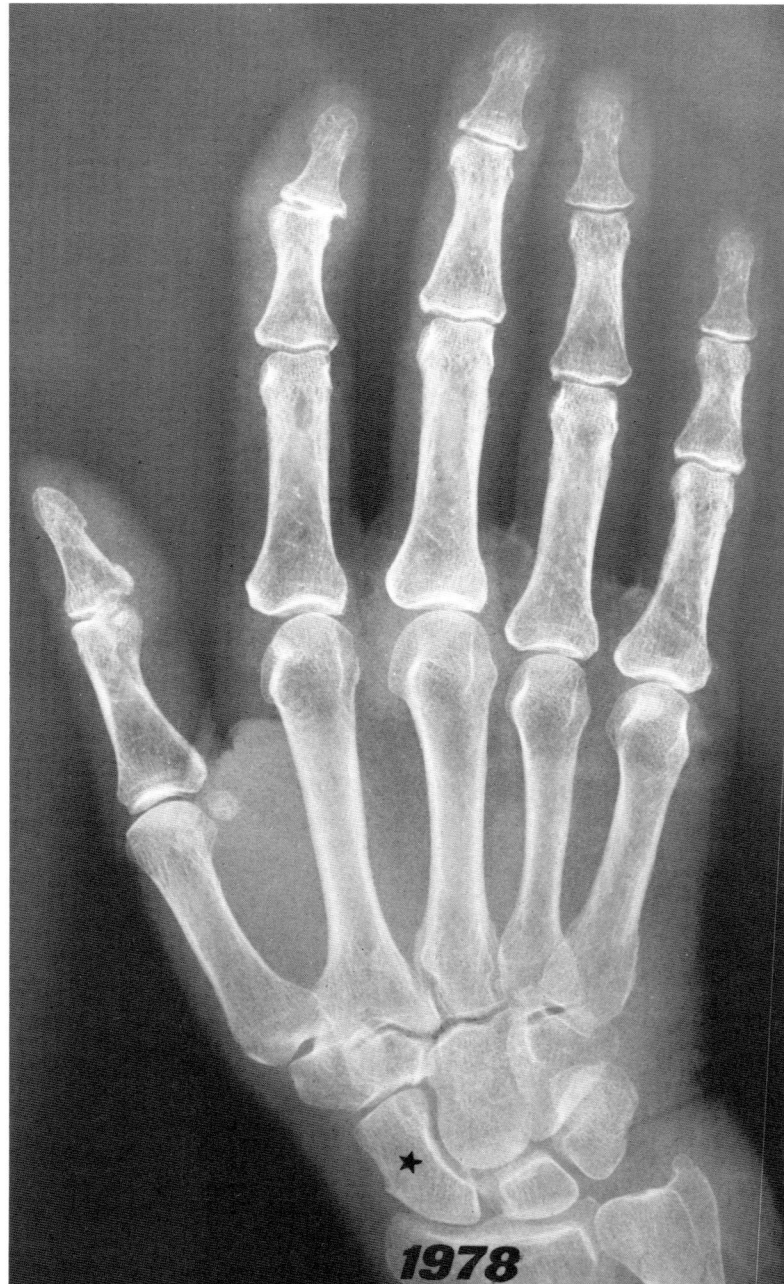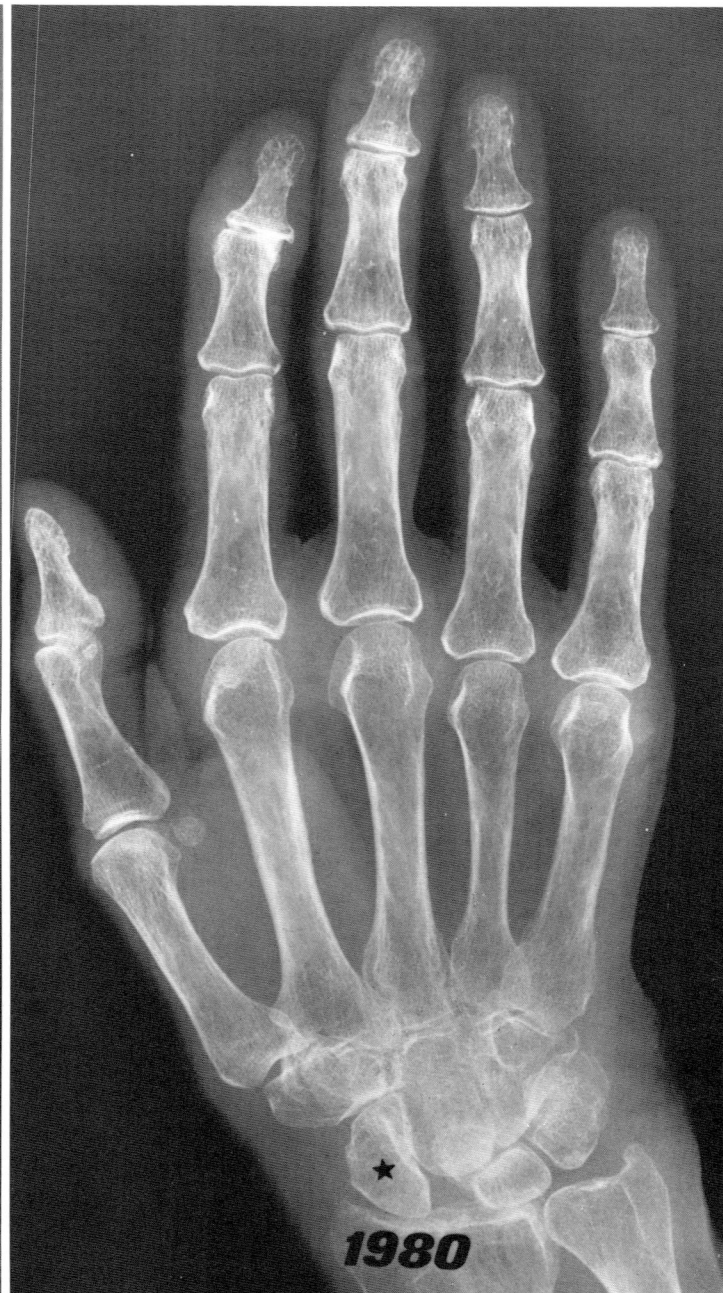

Abb. 361 Verlaufsbeobachtung bei einer 74jährigen (1978) Patientin mit Lupus erythematodes disseminatus. Der Gelenkbefall gibt sich röntgenologisch an der Skaphoid- und Lunatumluxation (★, vgl. S. 291) sowie an karpometakarpalen Gelenkspaltverschmälerungen (1980) zu erkennen. *Nebenbefund:* Heberden-Polyarthrose, geringe PIP-Polyarthrose.

befunde zeichnen sich dadurch aus, daß sie zur „Überlappung" neigen, d. h. bei allen klassischen Kollagenosen mehr oder weniger häufig vorkommen *können*. Diese Erkenntnis wird durch die Entdeckung einer speziellen *Mischkollagenose (Sharp-Syndrom, „mixed connective tissue disease"),* die sich sogar serologisch-immunologisch definieren läßt, bestätigt. Bei ihr entwickeln sich nämlich hohe Antikörpertiter gegen extrahierbare Zellkernantigene − Anti-ENA.

Abb. 362 **Jaccoud-Arthritis**
(chronisches rheumatisches Fieber,
s. S. 293). Es besteht ein charakteristisches „Mißverhältnis" zwischen *geringen*
erosiven Veränderungen und *schweren*
Gelenkfehlstellungen an kleinen Gelenken, in diesem Fall an den MCP-Gelenken. Diese Befundkonstellation sollte
immer an die Jaccoud-Arthritis *oder* an
den Lupus erythematodes disseminatus
denken lassen.

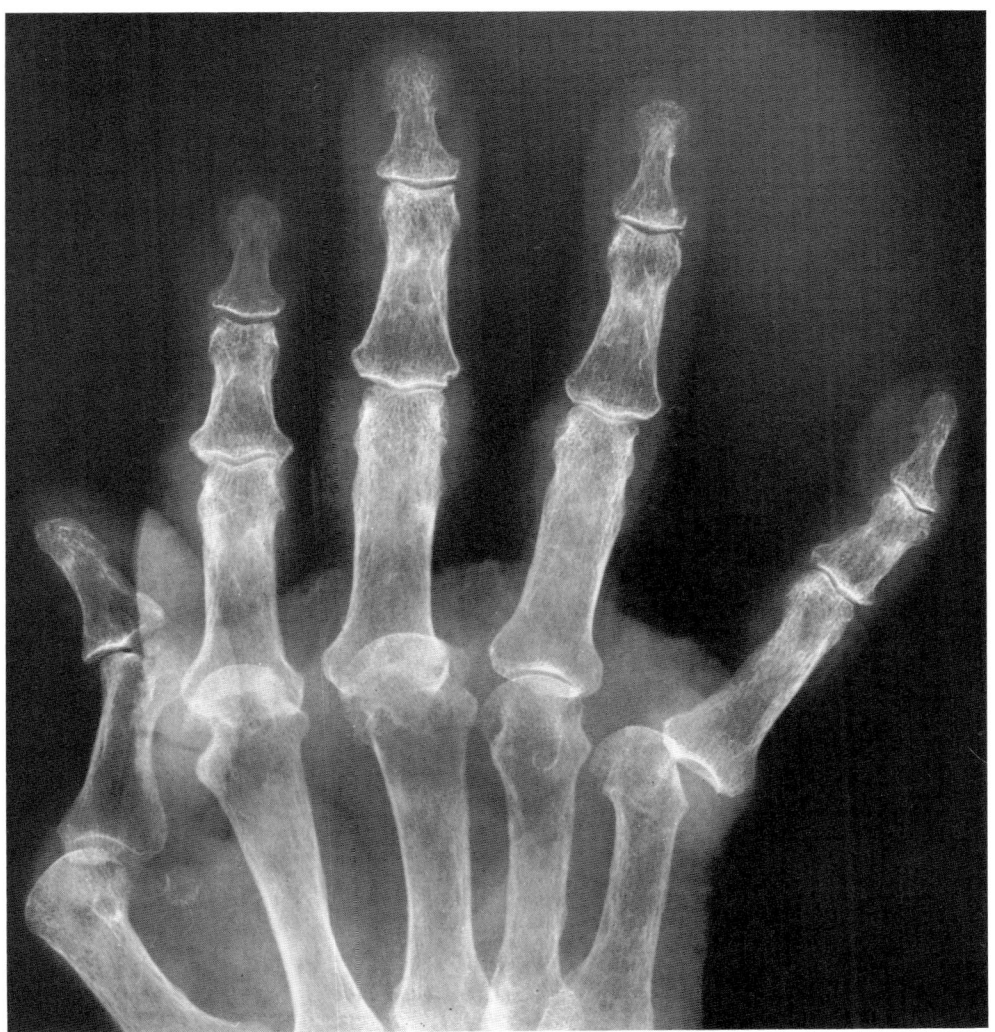

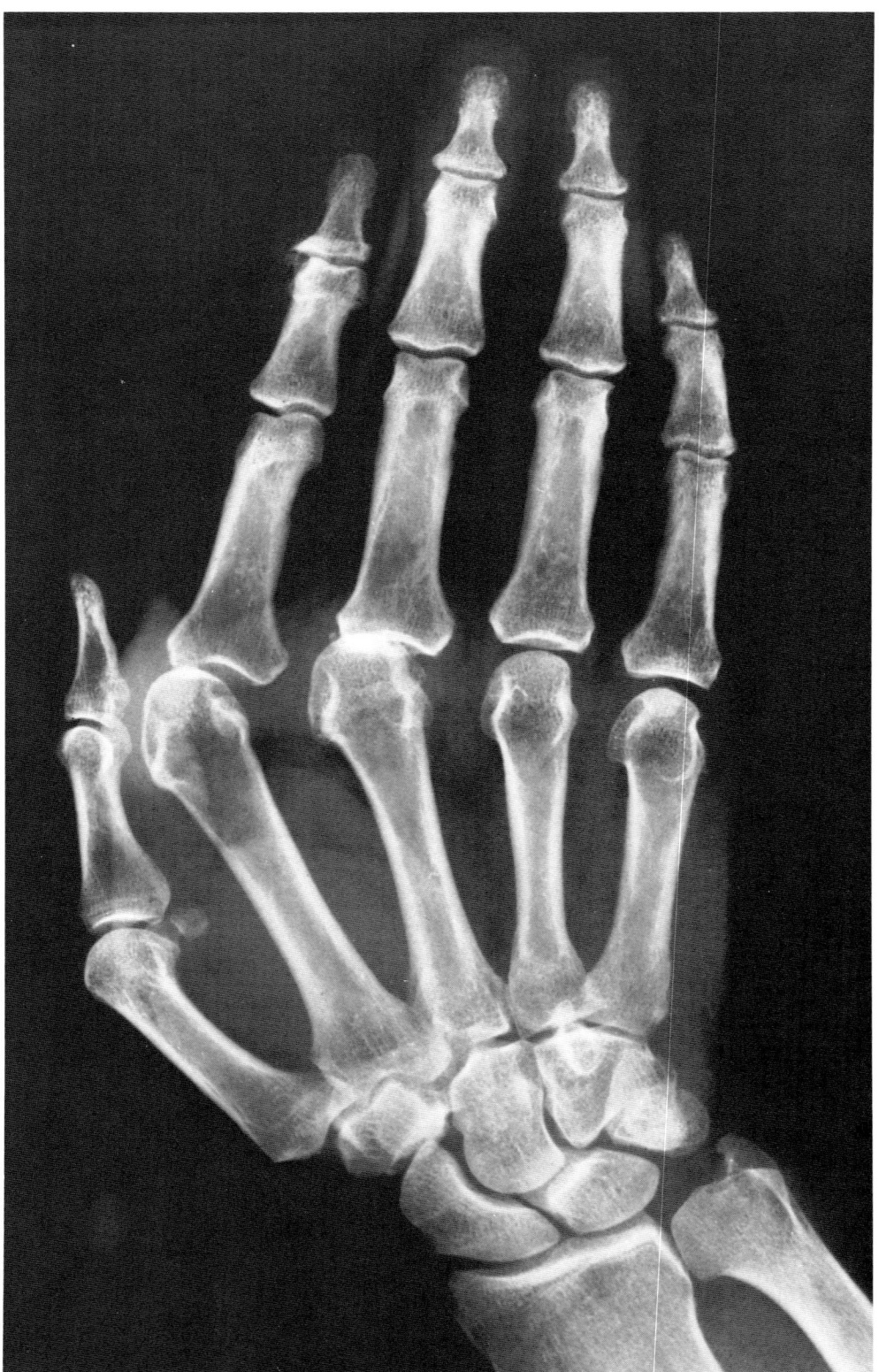

Abb. 363 **Jaccoud-Arthritis** mit erheblicher ulnarer und volarer Subluxation in den MCP-Gelenken 2 und 3, jedoch ohne Erosionen (vgl. Legende Abb. 362). *Nebenbefund:* DIP-Arthrose 2 (63jährige Patientin).

Abb. 364 **Entwicklung der Glockende-** ▷ **formität des Femurkopfes bei einem Patienten mit chronischem rheumatischem Fieber (Jaccoud-Arthritis).**
Der glockenförmige Femurkopf ist eine Präarthrose, d. h. mit großer Wahrscheinlichkeit entwickelt sich im späteren Verlauf eine Koxarthrose (s. 1966).
Die Glockendeformität des Femurkopfes setzt voraus, daß der Patient *nach* dem 10.–12. und *vor* dem 17.–20. Lebensjahr eine Hüftgelenksarthritis – welcher Ätiologie auch immer – durchgemacht hat. In diesem Lebensabschnitt sind die zentralen Anteile der proximalen Femurwachstumsfuge bereits verknöchert; in ihrer Peripherie ist jedoch noch Wachstumsknorpel vorhanden. Kommt es in dem genannten Alter zu einer Koxarthritis, die den verbliebenen Femurwachstumsknorpel nicht zerstört, sondern ihn zur Proliferation – Wachstum – „reizt" (Hyperämiefolge?), so krempelt sich der Fugenrand auf, d. h. die Glockendeformität entsteht. Sie ist der allgemeine Hinweis auf eine in bestimmtem Alter (s. oben) durchgemachte Koxarthritis. Bei einer doppelseitigen Glockendeformität sollte immer an eine (durchgemachte) entzündlich-rheumatische Krankheit gedacht werden.
1956 rheumatisches Fieber mit Übergang in einen chronischen Verlauf (s. S. 293). Der Patient wurde 1940 geboren.
1961: die Glockendeformität des Femurkopfes ist entstanden. Auf die Überlastung des Gelenkknorpels weist zur Zeit dieser Röntgenuntersuchung die vermehrte Pfannendachsklerose hin.
1966: fortgeschrittene Koxarthrose mit Gelenkspaltverschmälerung, marginalen Osteophyten und beginnender Geröllzystenbildung.

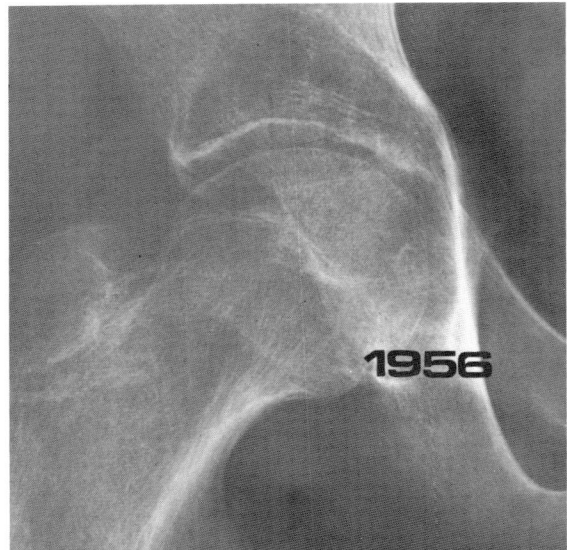

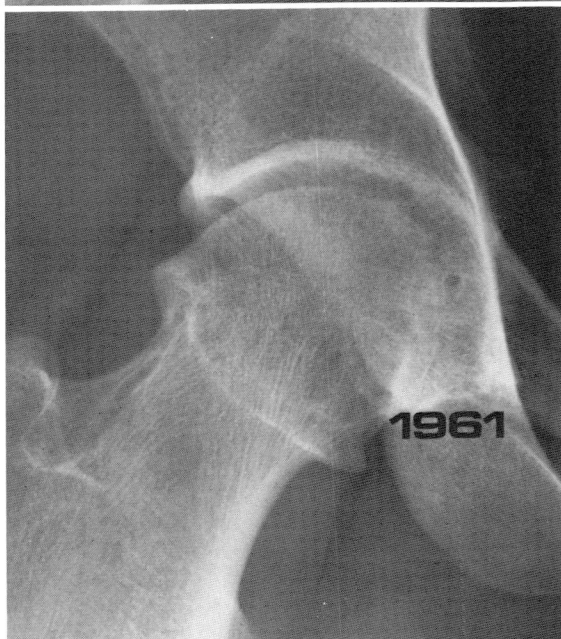

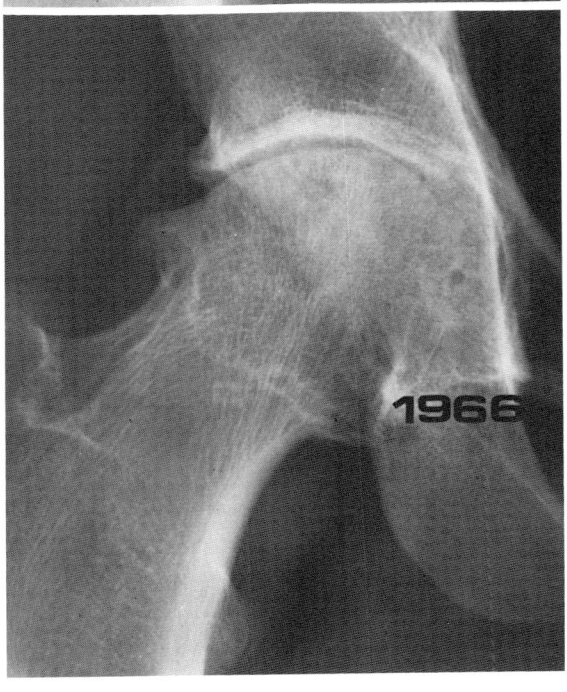

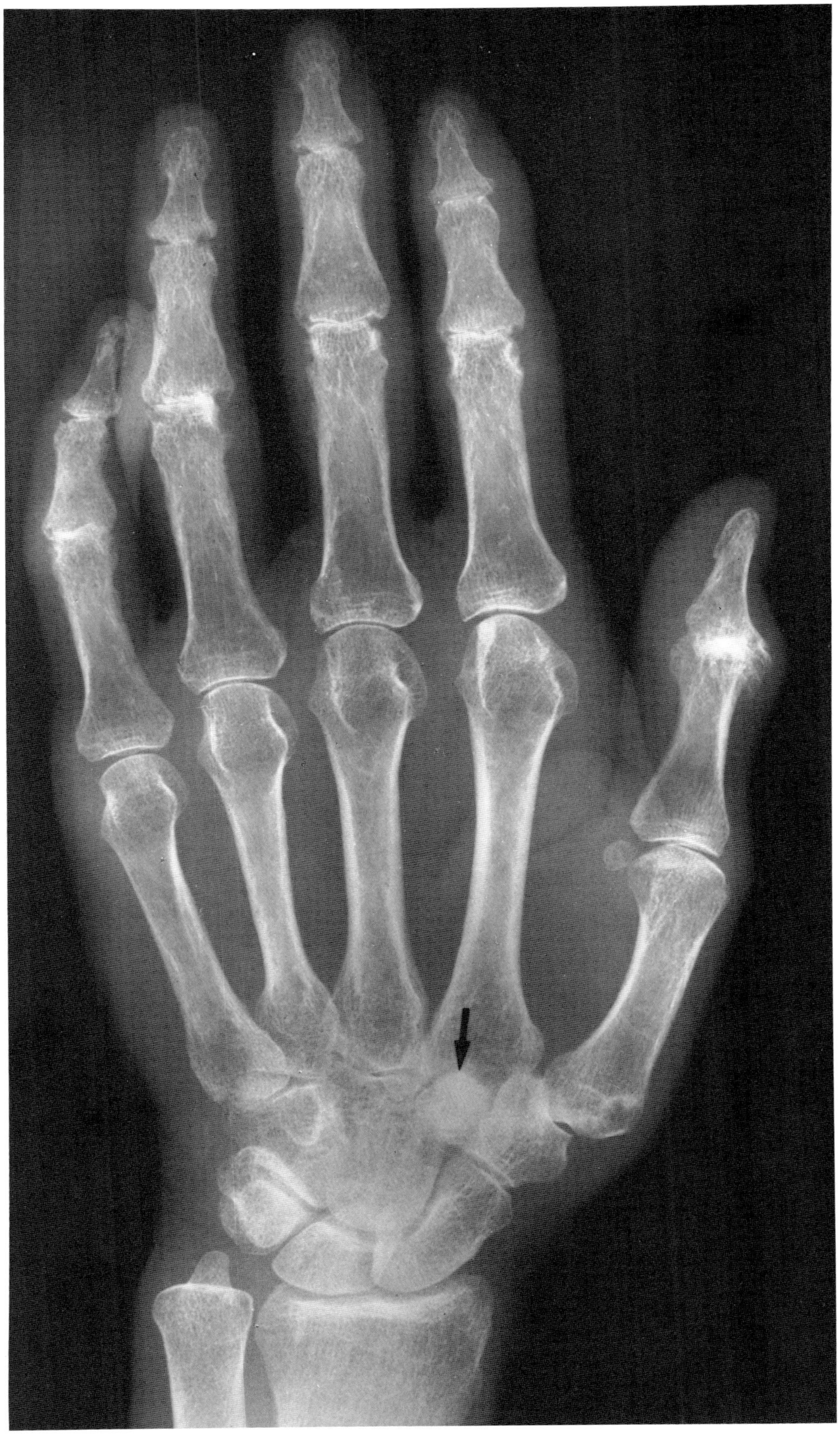

Abb. 365 **Lupus erythematodes disseminatus,** der sich mit arthritischen Fingergelenken (Gelenkspaltverschmälerung, zarte Erosionen, geringe Fehlstellungen), aber ohne Befallmuster (vgl. Abb. 86) zu erkennen gibt; darüber hinaus Trapezoidnekrose (diffuse Hypermineralisation [—➤]). *Nebenbefund:* fortgeschrittene Arthrose des Daumeninterphalangealgelenkes.

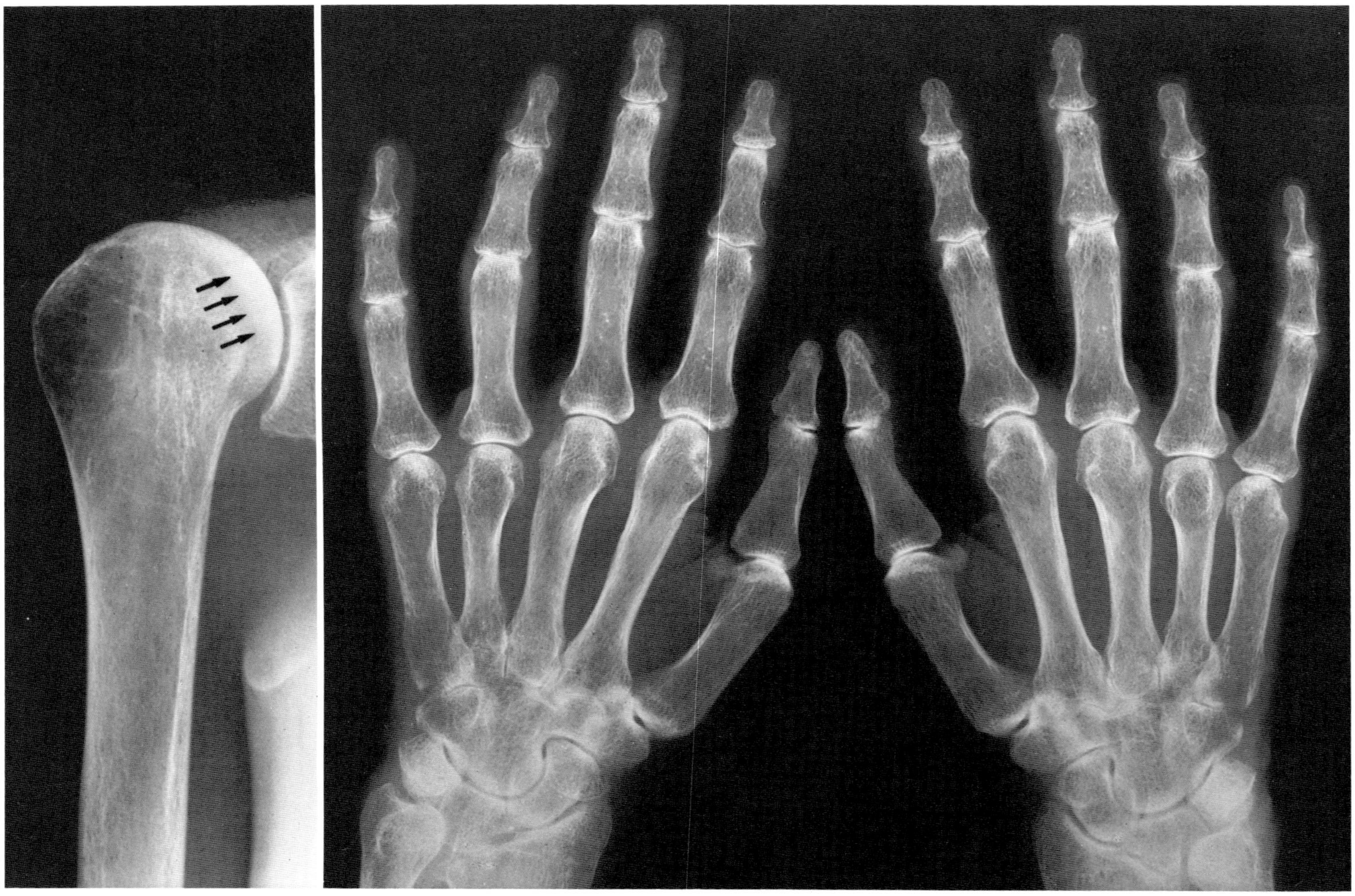

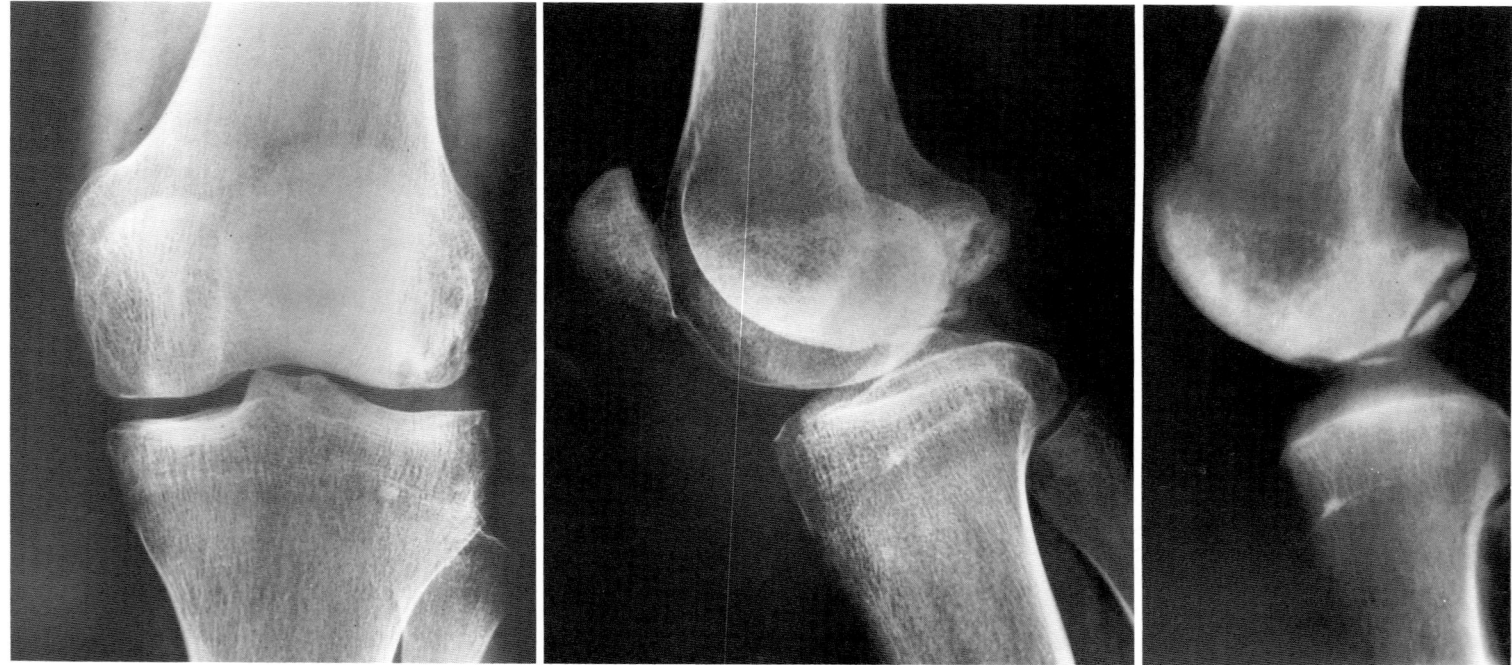

Abb. 366 **Lupus erythematodes disseminatus** (23 Jahre alte Patientin). An den Gelenken beider Hände fällt außer einer allgemeinen Entkalkung eine eigenartige „Knorpelatrophie" auf, d. h. erhebliche Gelenkspaltverschmälerung ohne Arthrosebefunde und ohne arthritische Weichteilschwellung — also ohne Erguß oder Synovialisproliferation. Fokale Hypermineralisation im Humeruskopf (→) und in mehreren Metakarpusköpfen, s. vor allem MCP 5, begründet die Annahme aseptischer Osteonekrosen.

Nebenbefunde: seitensymmetrische Mißbildung des Lunatums und des distalen Radiusendes, außerdem bilaterale Karpalsynostosen.

Abb. 368   **76jährige Patientin mit fortgeschrittener Polyarthrose der DIP-
(Typ Heberden), PIP- und MCP-Gelenke sowie des CMC-Gelenkes 1
(Rhizarthrose), die seit einigen Jahren
an einem Lupus erythematodes disseminatus erkrankt ist.** Die Veränderungen an den Metakarpusköpfen 2 und 5
(fokale Verdichtungen, Verformung) zeigen aseptische Osteonekrosen an, die
sehr wahrscheinlich durch den Lupus
und/oder durch seine Therapie entstanden sind (vgl. S. 291).

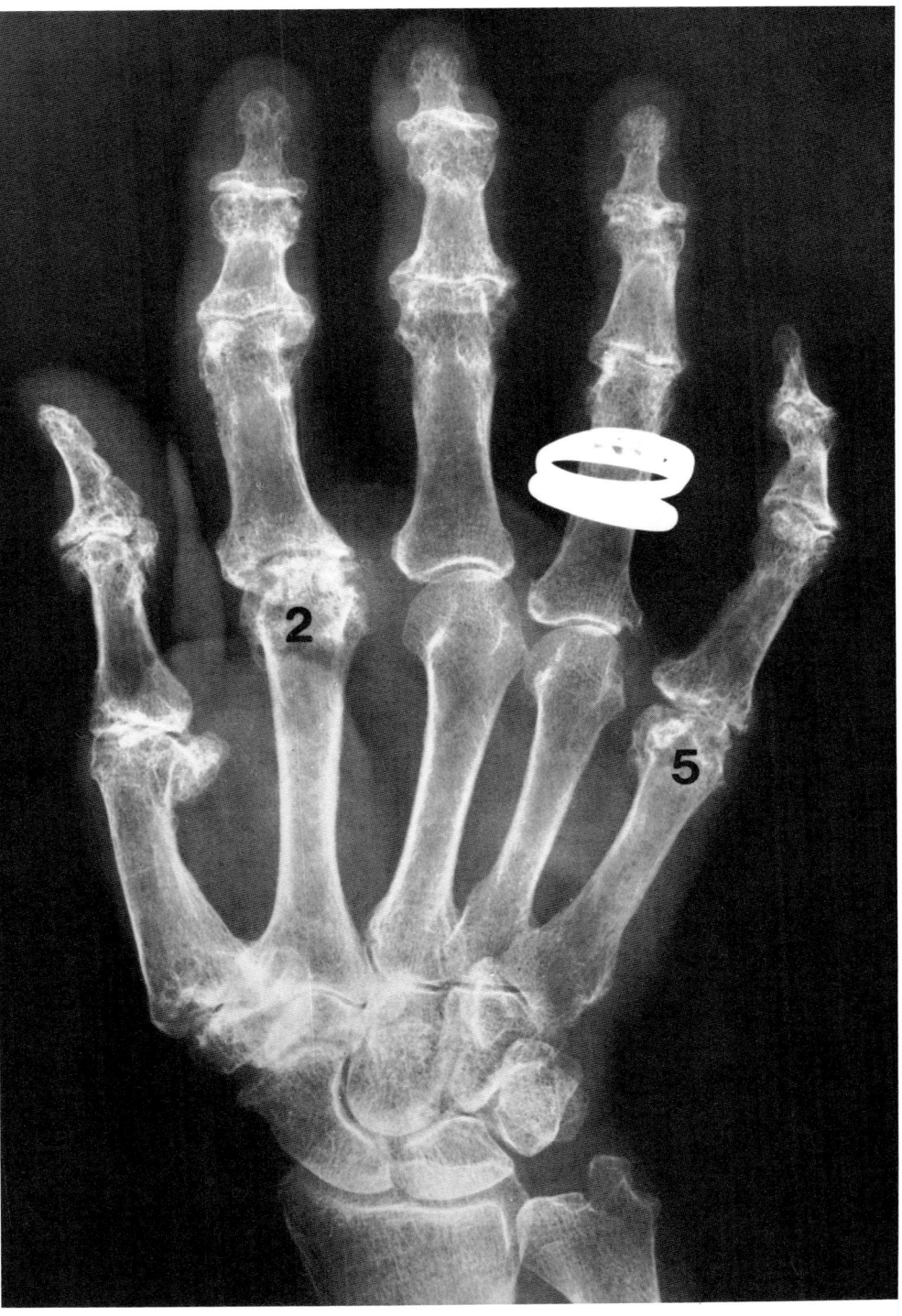

◁ Abb. 367   **Lupus erythematodes disseminatus, langzeitige
und hochdosierte orale Kortikosteroidtherapie.** Die Röntgenuntersuchung (einschließlich Tomographie) des linken Kniegelenkes wegen neuaufgetretener Schmerzen ergibt eine disse-
zierende aseptische Osteonekrose des *lateralen* Femurkondylus,
s. die Hypermineralisation und die dislozierten Fragmente.

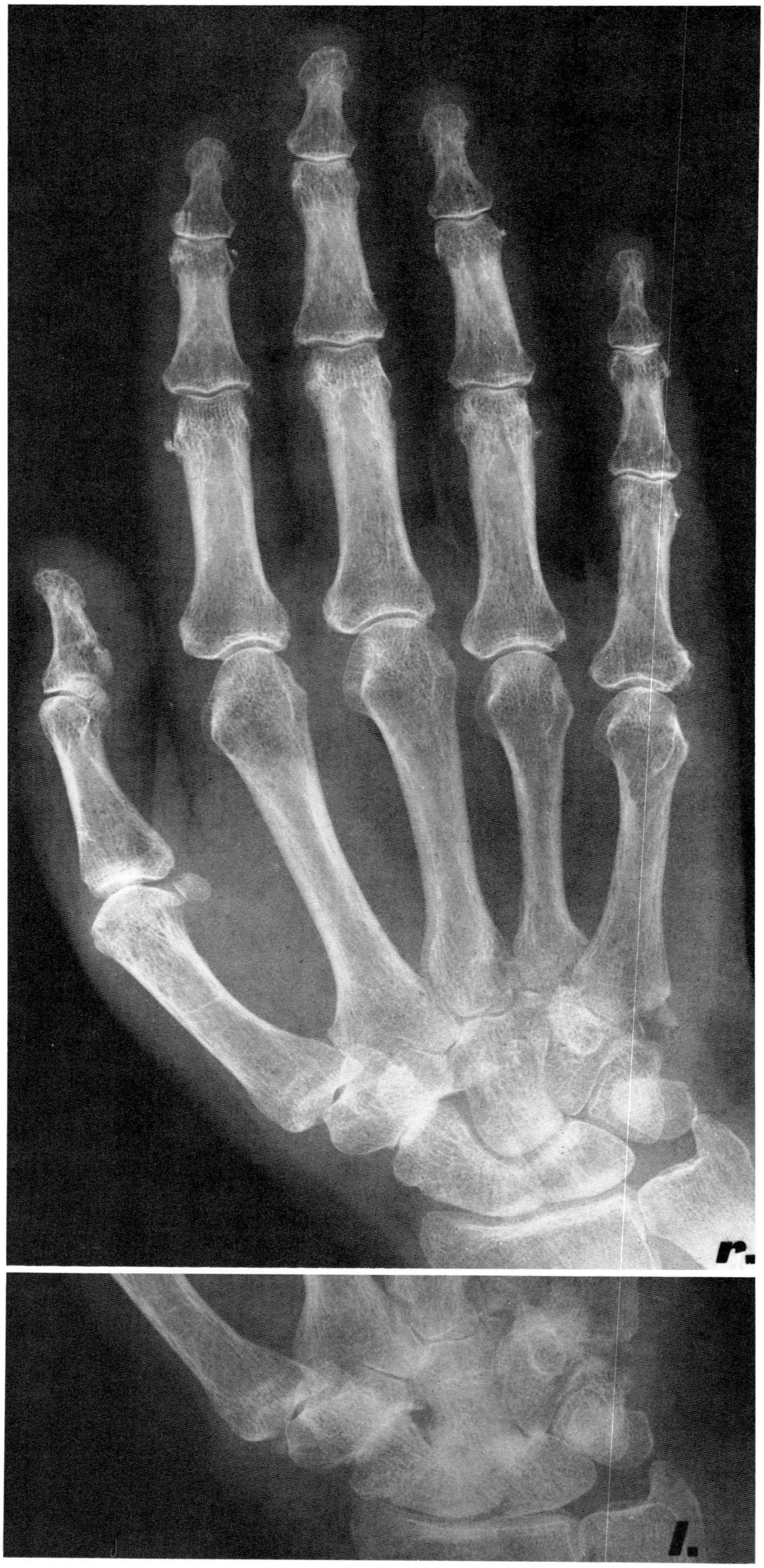

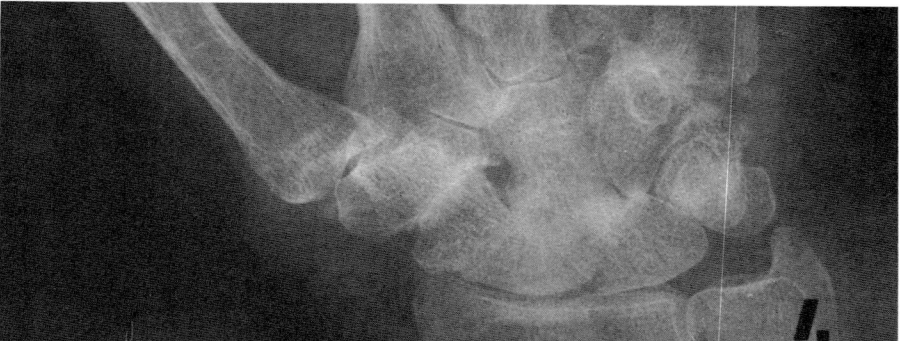

Abb. 369 **Polyarteriitis-Manifestationen an den Händen** (51jährige Patientin).
Oben: diskrete lokalisierte interstitielle Kalzinose an der rechten Hand.
Unten: Arthritisröntgenzeichen im Bereich der linken Handwurzel (vor allem Verschmälerung der röntgenologischen Gelenkspalten, Demineralisation).
Nebenbefund: leichte Polyarthrose an mehreren DIP- und PIP-Gelenken (Gelenkspaltverschmälerung, bandförmige subchondrale Sklerose).

Abb. 370 **Arthritische Polyarteriitis-Befunde an der Hand,** s. die gelenknahe Demineralisation der meisten Handknochen (arthritisches Kollateralphänomen), Erosionen und Fehlstellung am MCP-Gelenk 1, metaphysäre Periostreaktionen in unmittelbarer Nähe von MCP-Gelenken, MCP-, PIP- und DIP-Weichteilschwellungen.

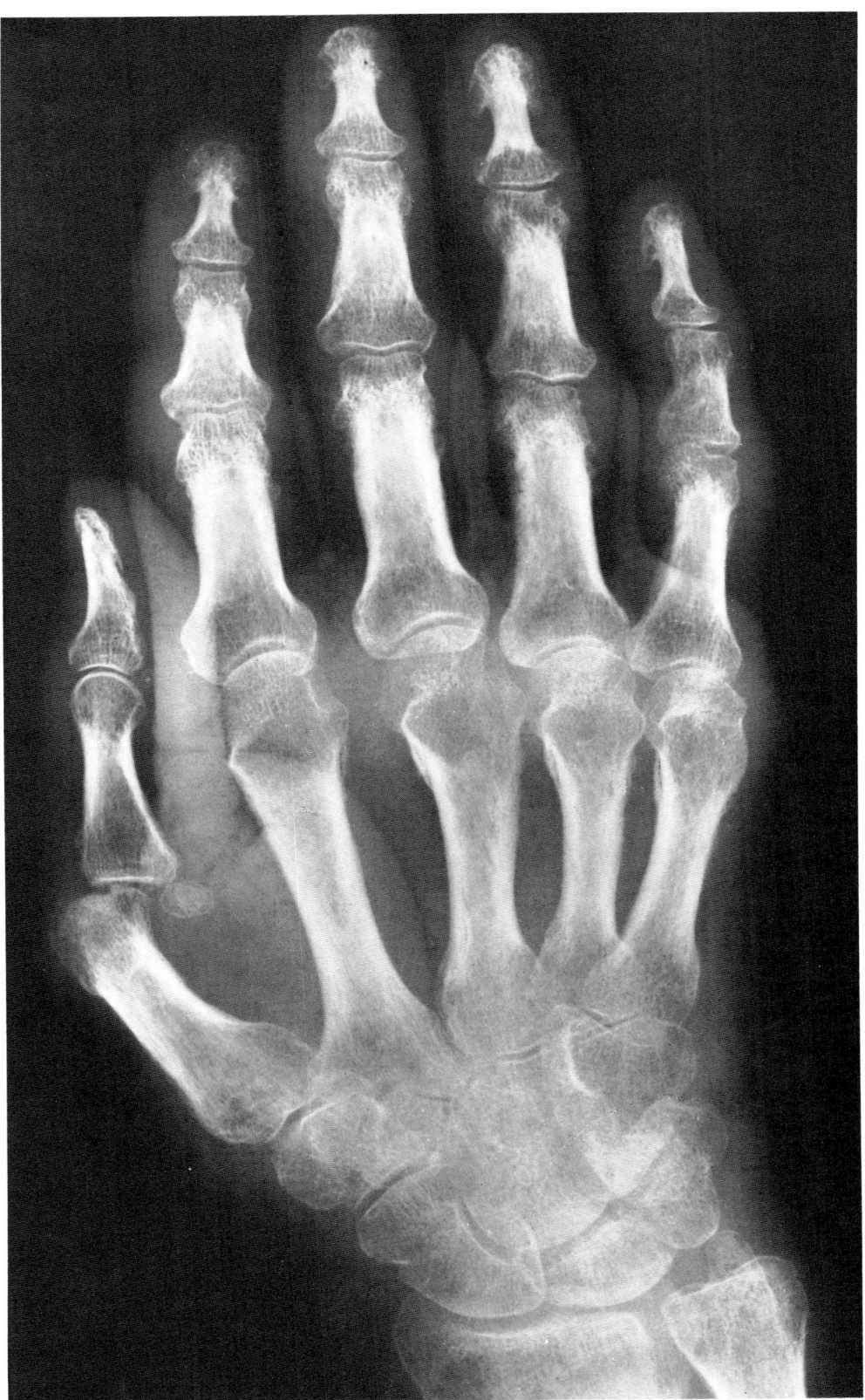

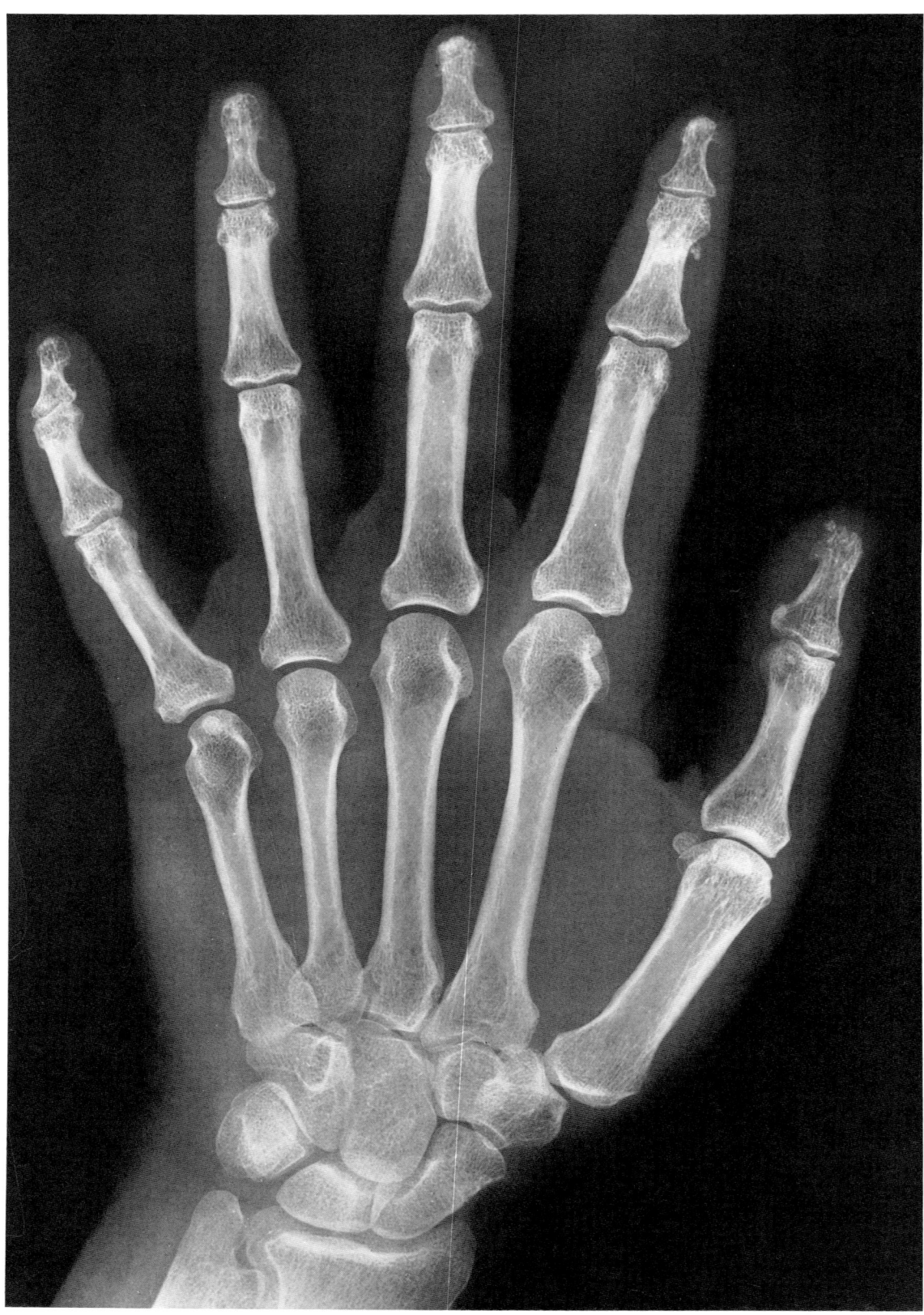

Abb. 371 **Progressive Sklerodermie** mit typischer Zuckerhutsilhouette des Zeige- und Mittelfingers (s. S. 293) sowie zarter
Calcinosis interstitialis localisata.

Abb. 372 **Progressive Sklerodermie mit lokalisierter interstitieller Kalzinose und beginnender Akroosteolyse an der Endphalanx 2.** Außerdem Volumenvermehrung (Erguß/Synovialisproliferation) im MCP-Gelenk 2, s. die Ausschnittvergrößerung.

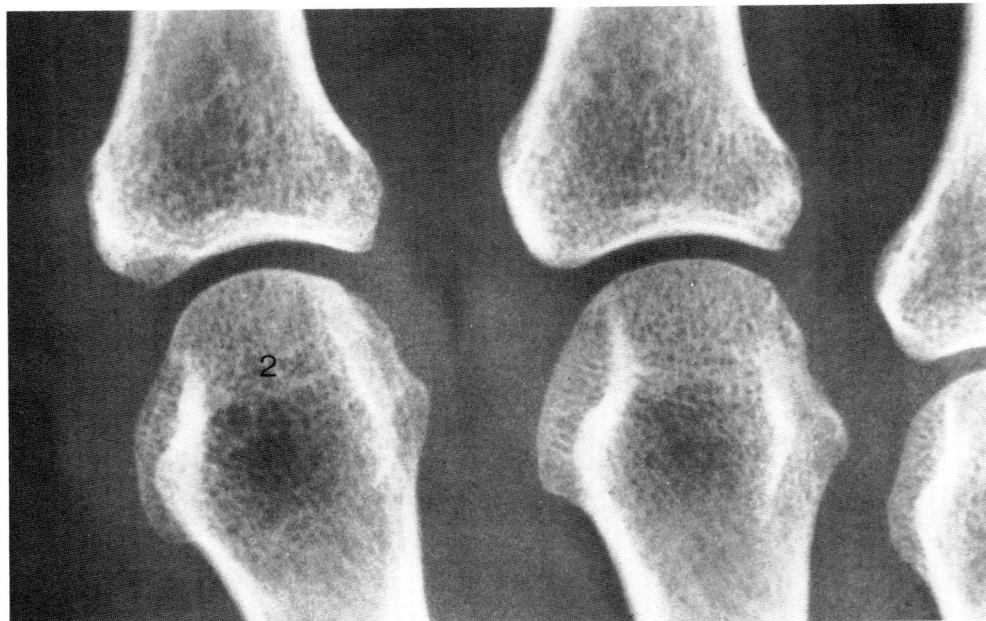

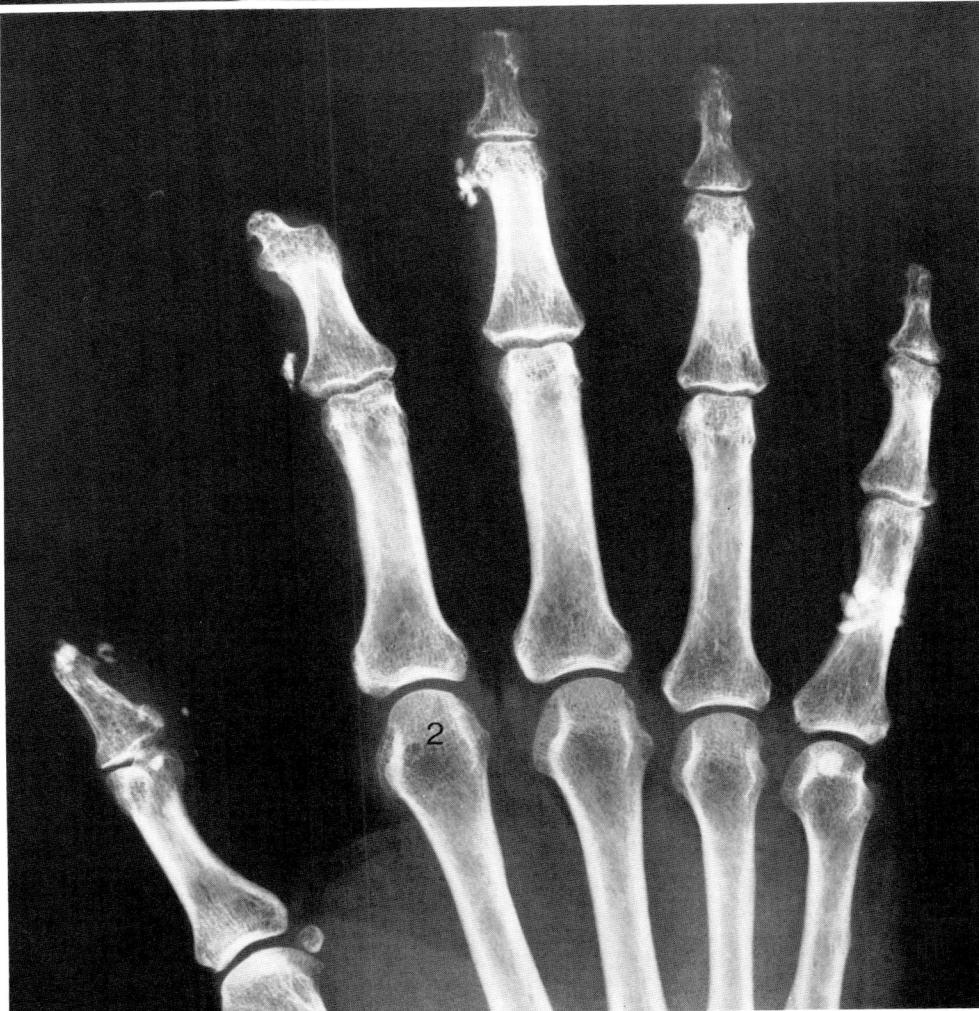

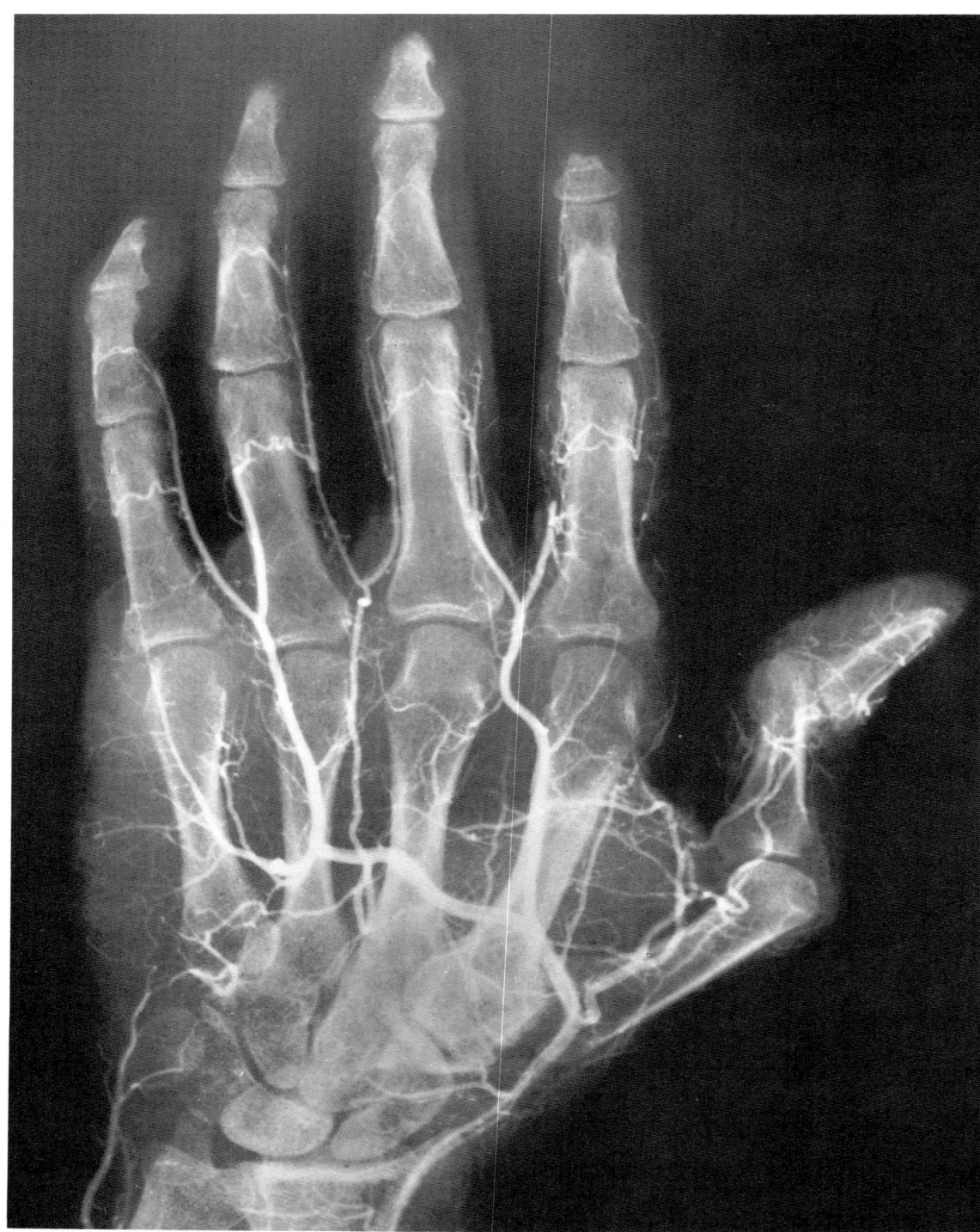

Abb. 373 **Arteriographie der rechten Hand bei progressiver Sklerodermie,** die sich nativröntgenologisch an mehreren Endphalangen durch Akroosteolysen zu erkennen gibt. S. die „Arterienabbrüche" vor allem an Digitalarterien und im Hohlhandbogenbereich.

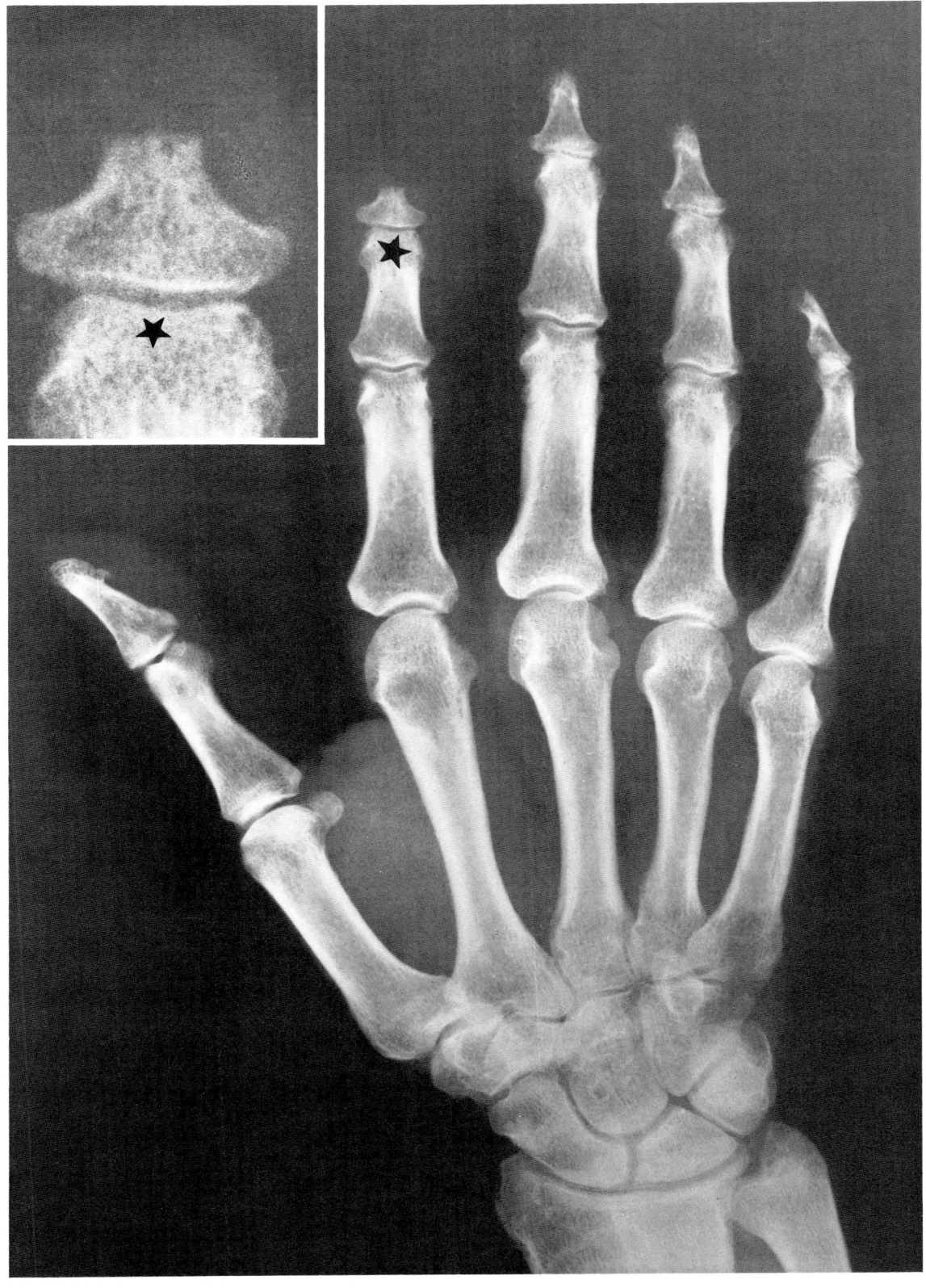

Abb. 374 **Fortgeschrittene Akroosteolyse an der Endphalanx 2 (★) bei progressiver Sklerodermie.**

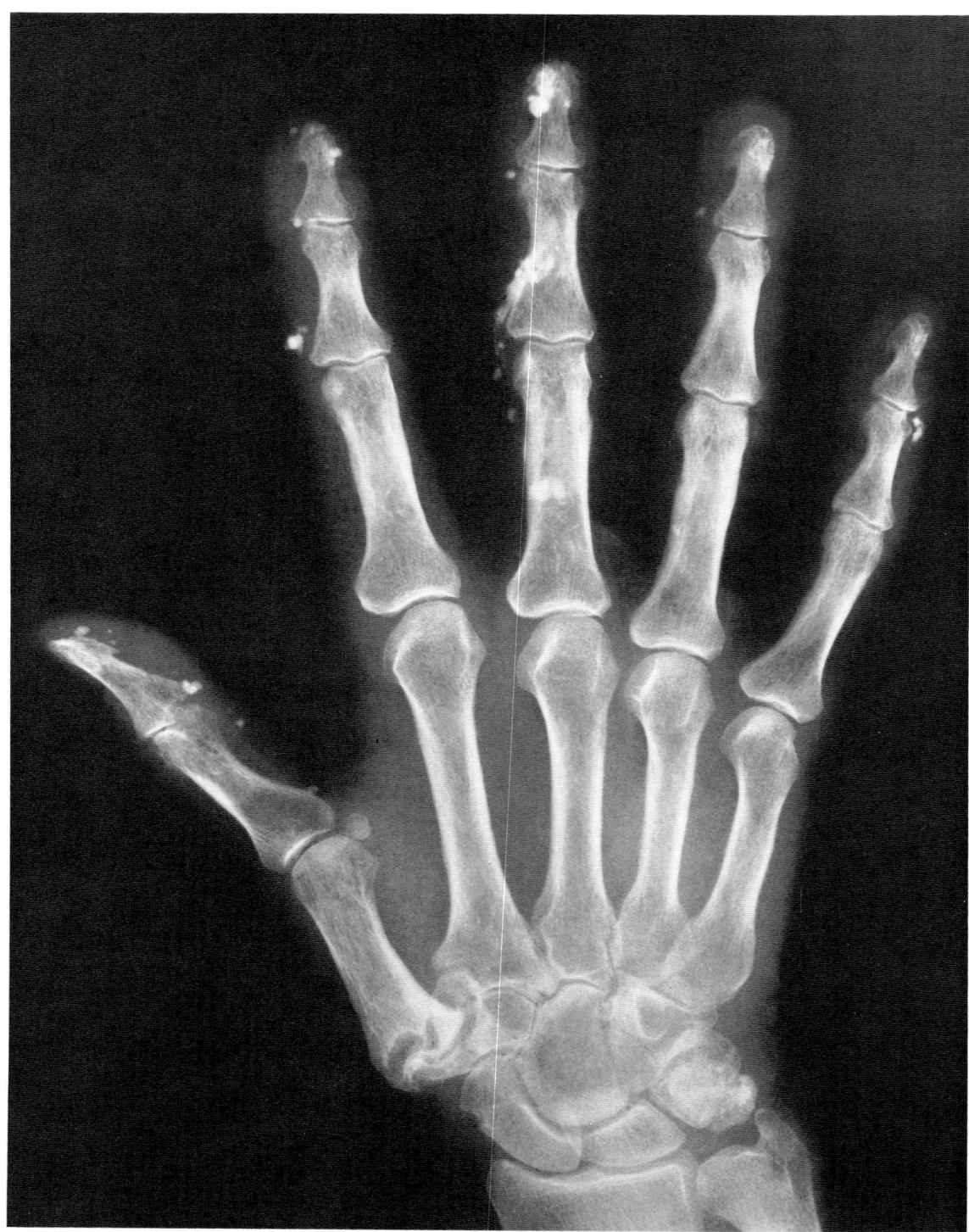

Abb. 375 **Progressive Sklerodermie mit Calcinosis interstitialis localisata** und Fehlstellungen im Karpometakarpalbereich,
s. vor allem das destruierte CMC-Gelenk 1.

Abb. 376 **Massive lokalisierte interstitielle Kalzinose bei progressiver Sklerodermie.**

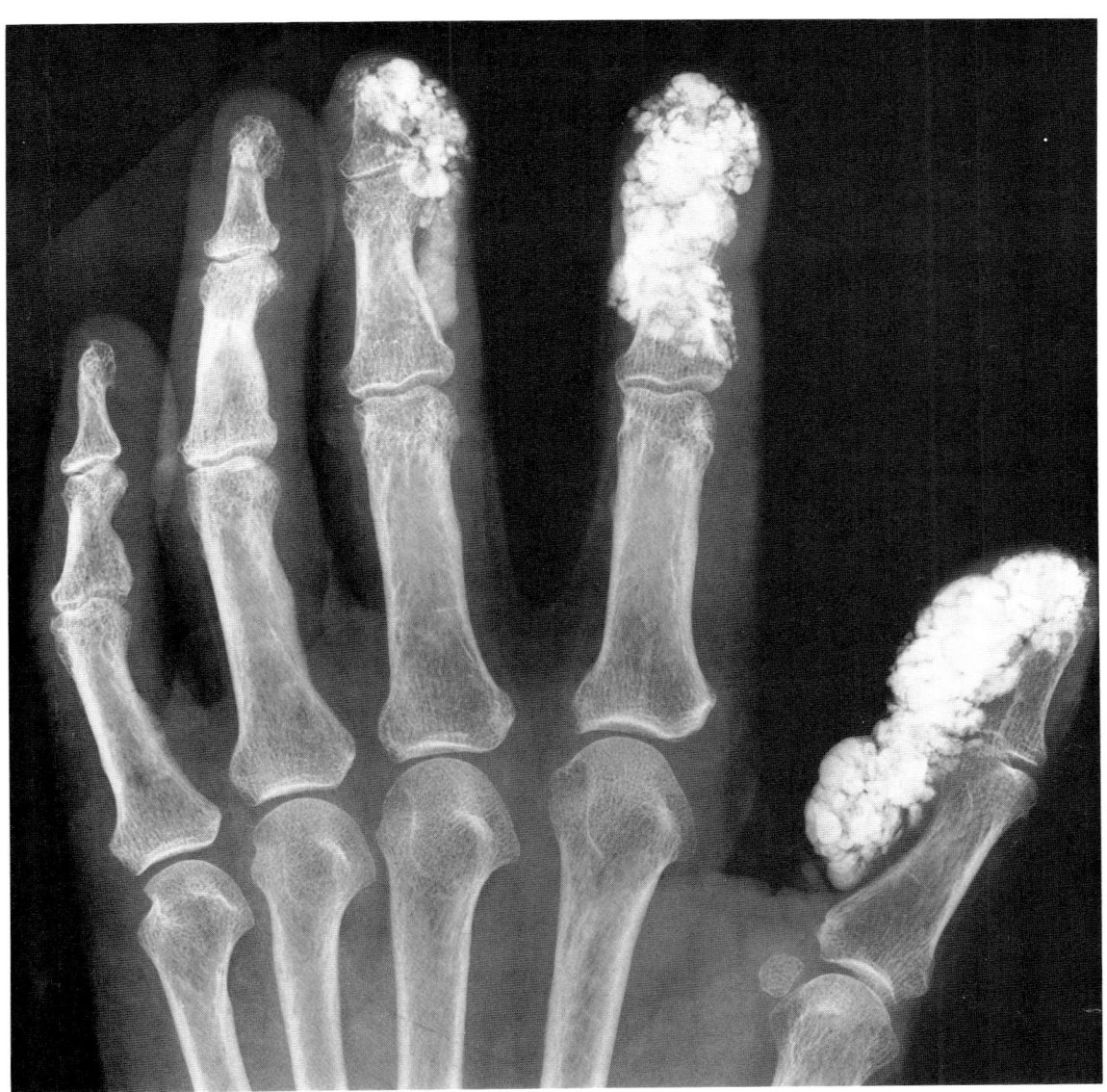

Abb. 377 **Lokalisierte interstitielle Kalzinose bei progressiver Sklerodermie.**
Nebenbefund: Olekranonfibroostose (degenerativ-reparativer Ansatzsporn des M. triceps brachii, s. S. 313).

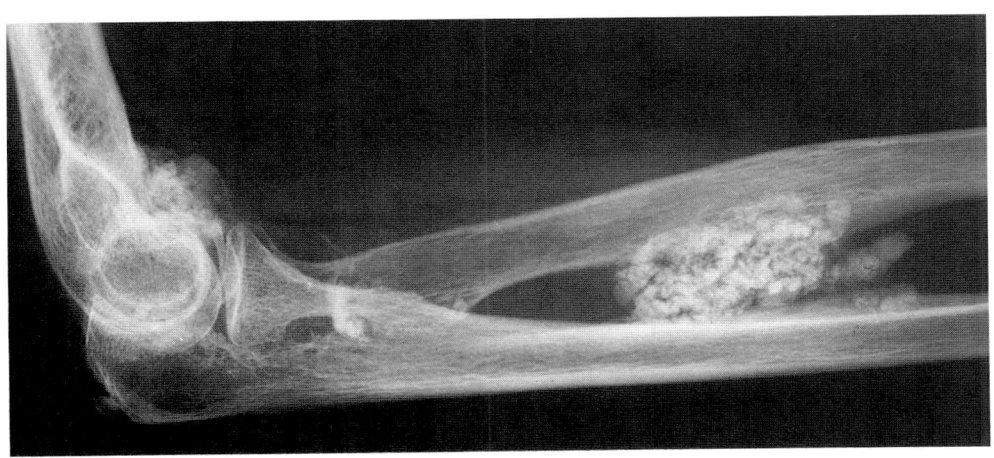

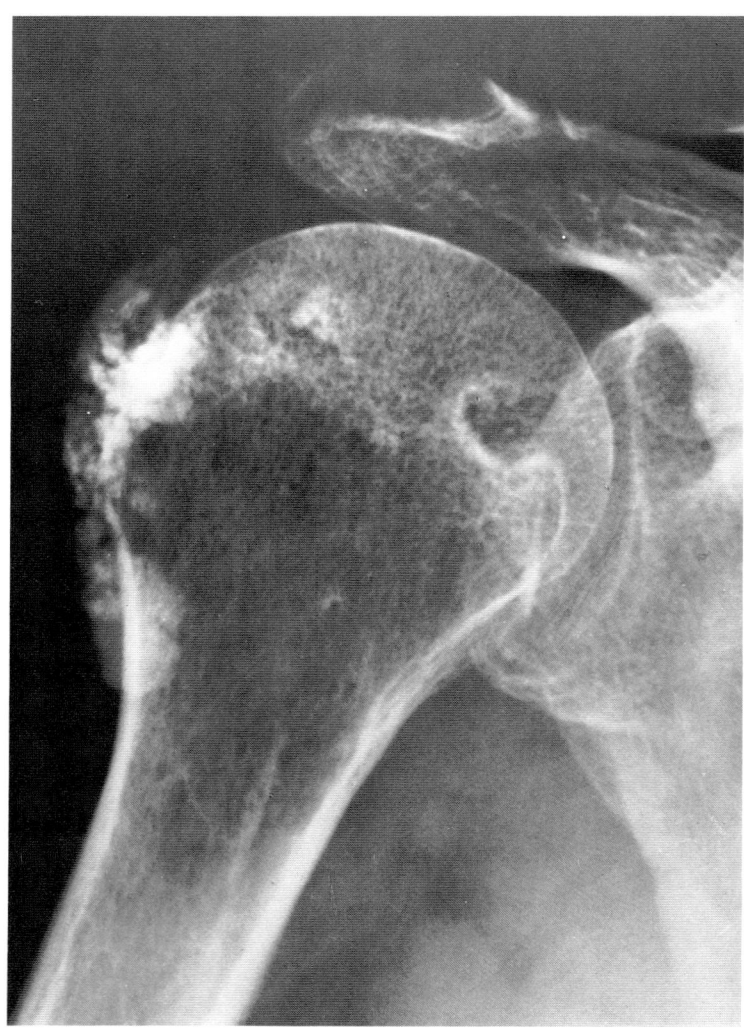

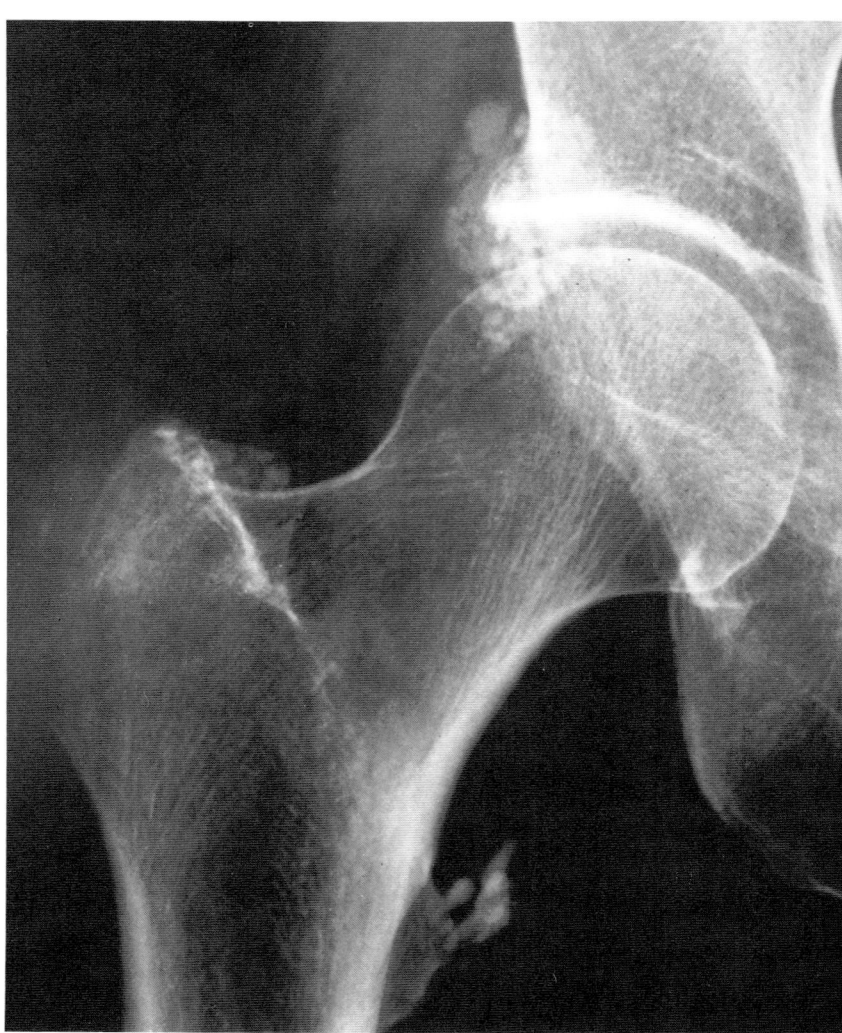

Abb. 378 **Progressive Sklerodermie mit lokalisierter interstitieller Kalzinose in der Umgebung des Schultergelenkes (u. a. in der Bursa subdeltoidea, vgl. Abb. 423).**

Abb. 379 **Periartikulär lokalisierte interstitielle Kalzinose der Hüftregion bei progressiver Sklerodermie.**

Abb. 380 Calcinosis interstitialis localisata im Vorfußbereich (▷) bei progressiver Sklerodermie.

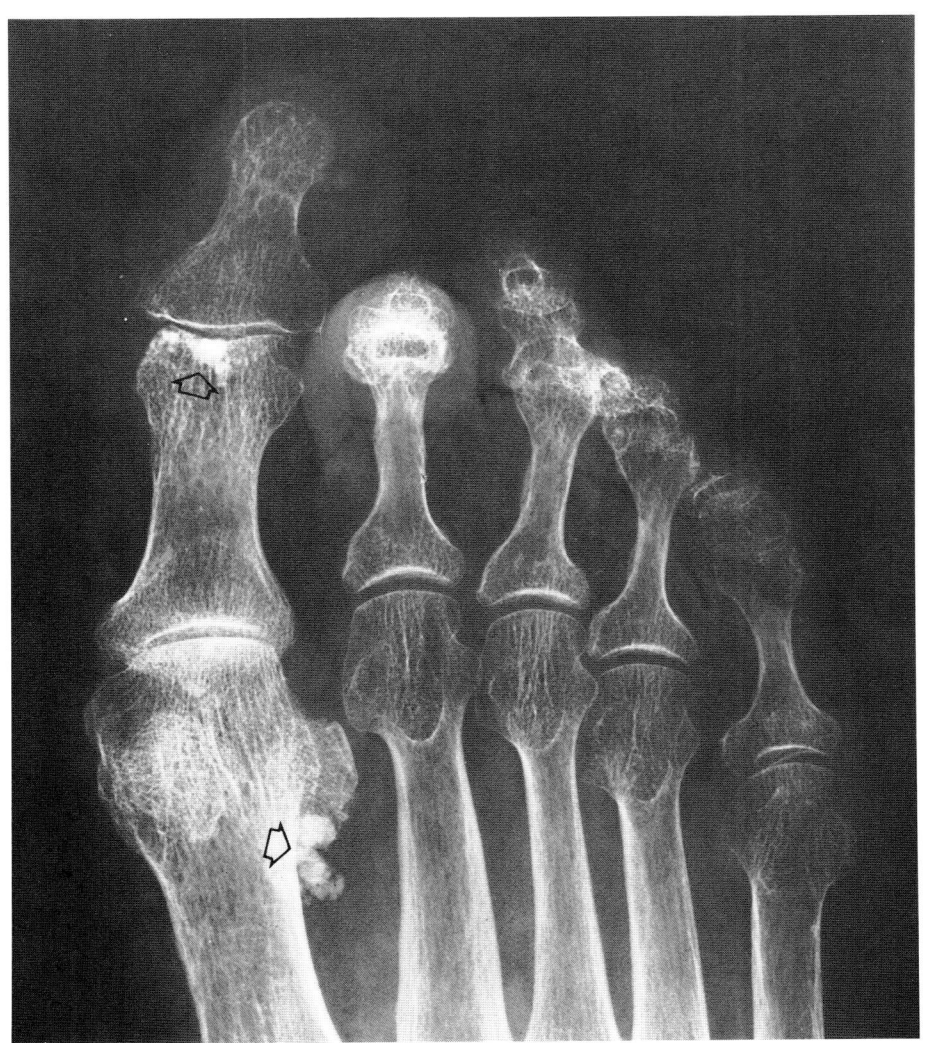

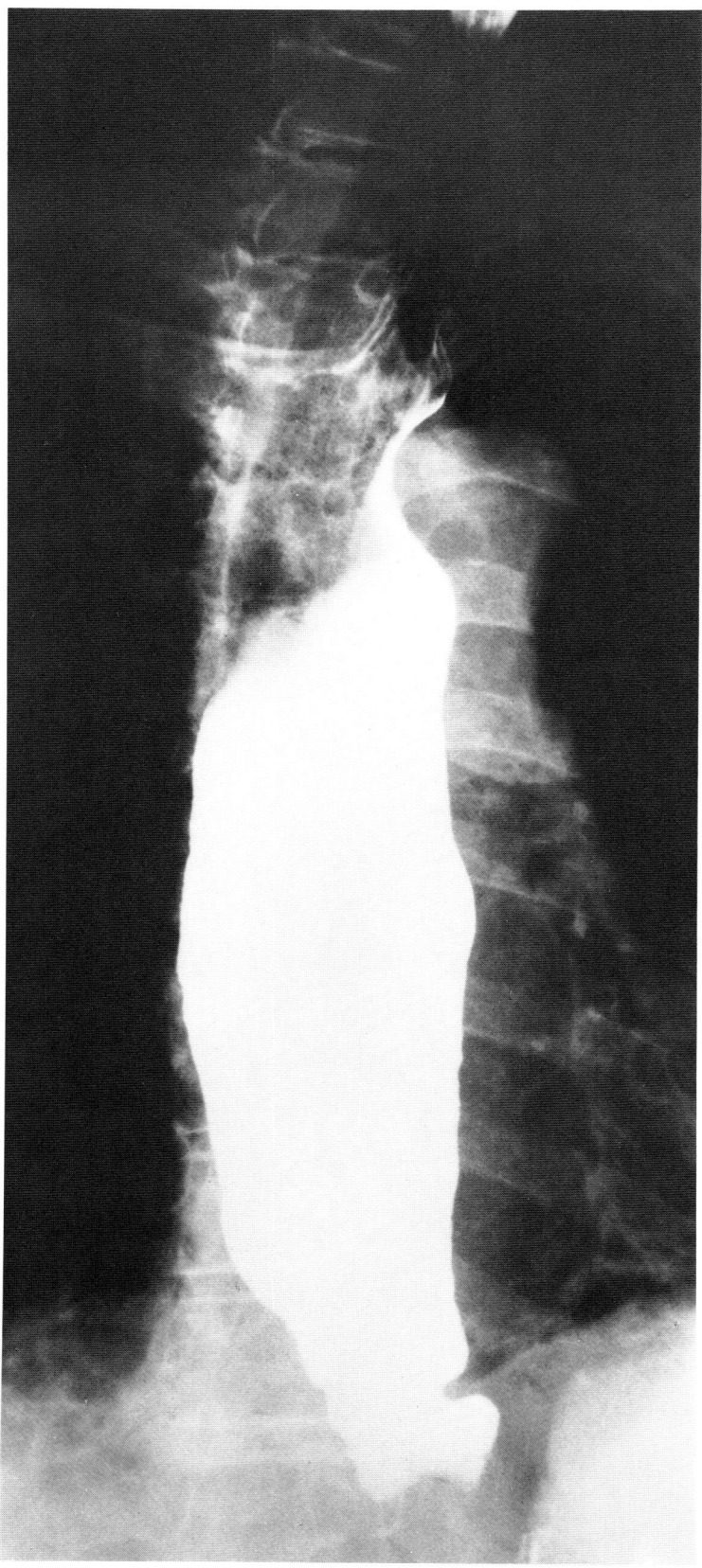

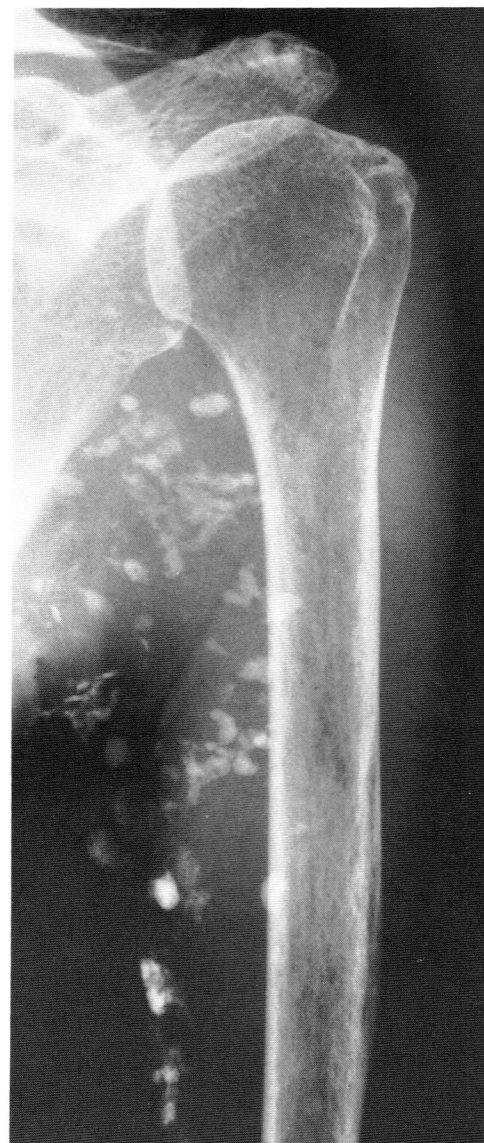

Abb. 382   **Dermatomyositis mit Calcinosis interstitialis universalis.** Das Attribut „universalis" soll hervorheben, daß die Gewebsverkalkungen sich ausgedehnter verteilen als bei der lokalisierten Kalzinose (vgl. Abb. 378).

Abb. 381   **Seit 15 Jahren bestehende progressive Sklerodermie mit Ösophagusdilatation und Passagestörung durch submuköse Fibrose** (Patientin der Abb. 377−380).

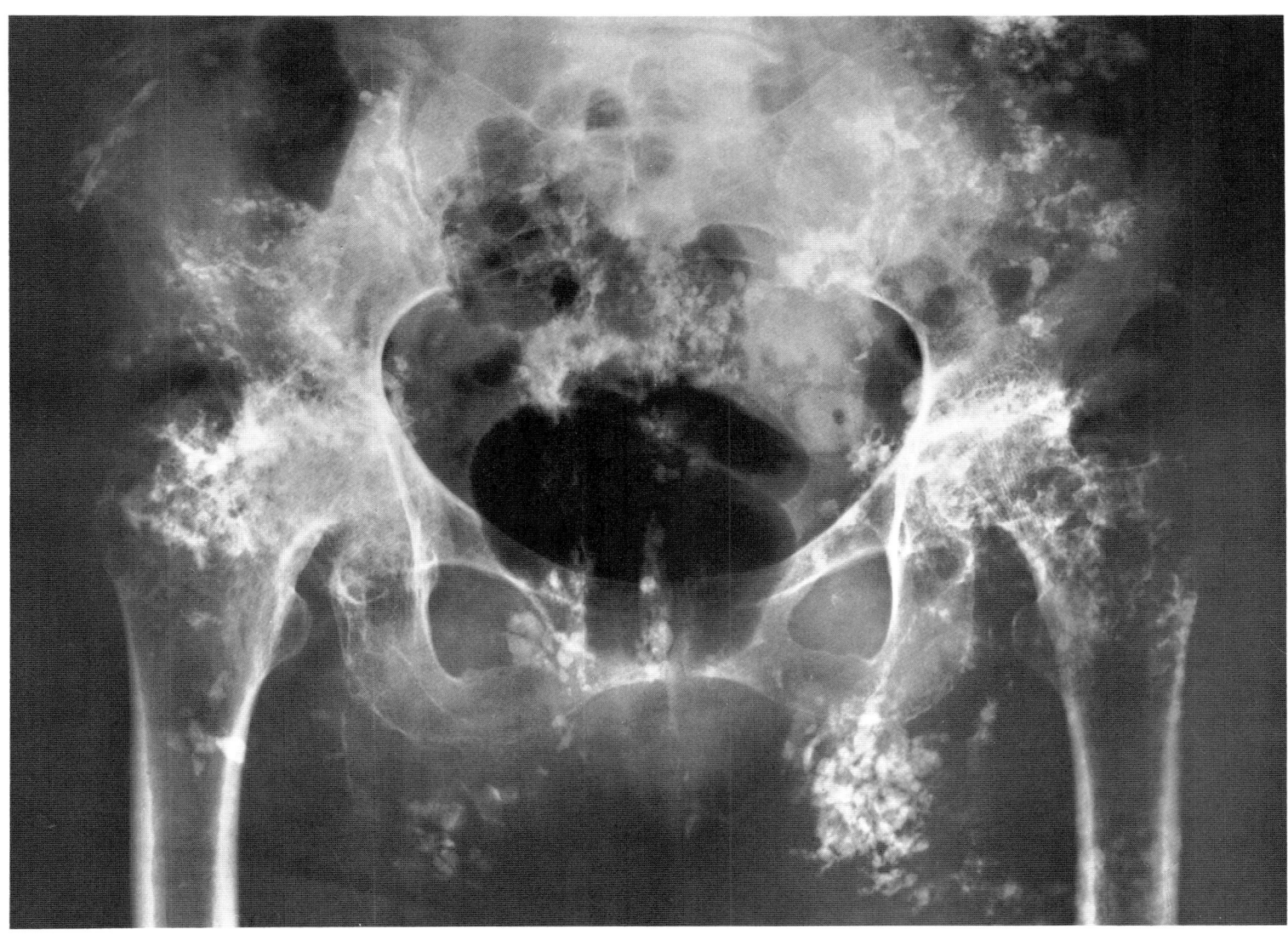

Abb. 383 **Ausgedehnte Calcinosis
interstitialis universalis bei Dermatomyositis.**
Nebenbefund: Koxarthrose rechts ausgeprägter als links bei der 72jährigen Patientin.

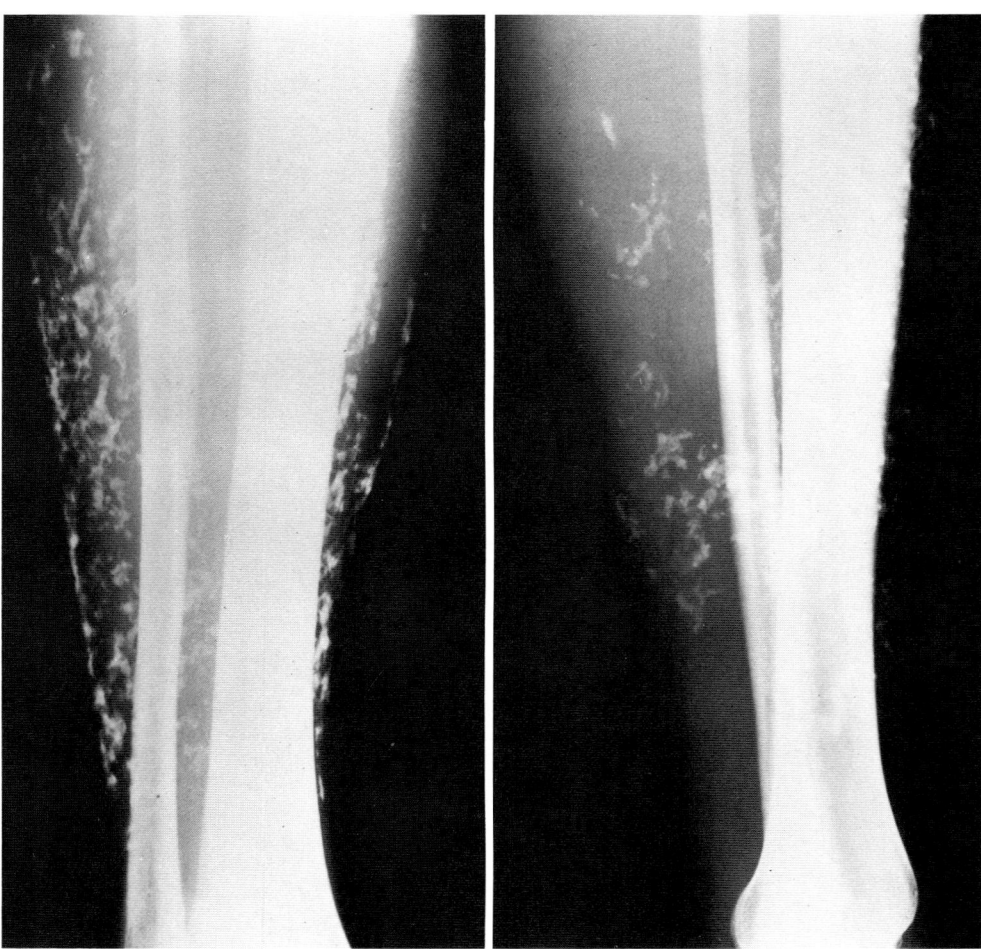

Abb. 384 **Universelle interstitielle Kalzinose des Unterschenkels (dargestellt in 2 Ebenen) bei Dermatomyositis.** Der streifen- und netzförmige Aspekt weist darauf hin, daß die Verkalkungen in tieferen morphologischen Strukturen, z. B. Muskelinterstitien, Faszien und/oder Sehnen, sitzen. Die *lokalisierte* interstitielle Kalzinose tritt vorwiegend submukös auf. Dies prägt ihre überwiegend stippchenförmige Abbildung (vgl. z. B. Abb. 375 u. 380).

Enthesiopathien[34]
(der Fibroostose-Fibroostitis-Periarthropathie-Komplex)

(Abb. 385–429)

Voraussetzung für eine effektive Tätigkeit der Muskeln ist einerseits deren feste Verankerung im Knochen; andererseits leuchtet es ein, daß an ihrer Ansatzzone, d. h. am fibrösen Übergang zwischen Sehne und Knochen, starke mechanische Belastungen zu erwarten sind. Dies spiegelt sich auch im morphologischen Aufbau der Sehneninsertionen wider. Die epi- und apophysären Ansatzhöcker und Ansatzfurchen sind an den Einstrahlungsstellen von Sehnenfasern nämlich *nicht* mit Periost überzogen. Die Sehnenfasern gehen dort entweder direkt in die Knochensubstanz über, oder zwischen Sehnengewebe und Knochen ist eine Faserknorpelzone bzw. „Hyalinknorpel, durchsetzt von nicht maskierten Sehnenfasern"[35], eingeschaltet, d. h. zwischen den Fasern sind Knorpelzellen eingestreut (Abb. 385). Einen entsprechenden Aufbau zeigen die Ligamentinsertionen. Durch die Knorpeleinbettung werden mechanisch ungünstige Abknickungen der Faserbündel vermieden. Abknickungen erzeugen nämlich an ihrer Konvexseite Zugspannung – Zerreißungsgefahr – und an ihrer Konkavität Stauchung, also pathologischen Druck. Zur mechanischen Entlastung der Sehnen(-ansätze) gegenüber Druck, Reibung und Änderung der Zugrichtung dienen außerdem

Schleimbeutel. Sehneninsertionen und Bursen bilden daher einen funktionellen und morphologischen Komplex. Das erweist sich auch unter krankhaften Umständen.

Fibroostose (Tendoostose)[36]: Abnützungserscheinungen der Insertionen offenbaren sich morphologisch an der Ablagerung von Fettstoffen, Kalziumverbindungen, durch mukoide Degeneration, Hyalinisierung und Nekrosen in der Faserknorpelzone. Knorpeldegeneration, vor allem Knorpelverkalkung, löst grundsätzlich – sei es im Gelenk oder sei es extraartikulär – eine identische Reaktion aus. Aus dem subchondralen Knochenmark sprossen dann nämlich Gefäße in den degenerativ veränderten (verkalkten) Knorpelbezirk ein; pluripotente Bindegewebszellen bauen die geschädigten Gewebsteile ab. Außerdem ist es eine biologische Regel, daß die Vaskularisation von Knorpelgewebe eine Knochenneubildung in Gang setzt. Dies gilt nicht nur für den wachsenden Organismus, sondern auch für die Gefäßeinsprossung in degenerativ veränderten Gelenkknorpel und in die faserknorpelige Insertionszone der Sehnen und Bänder. Auf diese Weise entstehen die Arthroseosteophyten und die röntgenologisch sichtbaren degenerativ-reparativen Sehnen- und Bandansatzsporne – Fibroostosen. Durch die Ansatzossifikation wird der geschädigte und dadurch leistungsgeschwächte Sehnen- oder Ligamentansatz gewissermaßen knöchern eingemauert und die Insertion aus dem Knochen herausverlagert. Diese Vorgänge laufen langsam ab; der neugebildete knöcherne Ansatzsporn hat daher eine *regelmäßige Struktur, glatte Konturen, nimmt die Form kleiner Stifte, Sporne, Wülste oder Buckel an* (Abb. 386–393, 400, 412) und lagert knochensuchende Radionuklide *nicht* vermehrt ein. Die Fibroostose ist ein häufiger Röntgenbefund, namentlich

an den Beckenkonturen und an den unteren Extremitäten, der oft ohne Beschwerden einhergeht. Verursacht eine Fibroostose, z. B. ein vorderer oder hinterer Fersensporn, jedoch Schmerzen, so ist dies meist die Folge reaktiv-entzündlicher Veränderungen in seiner Weichteilumgebung, z. B. durch Druckwirkung auf eine Bursa. Fibroostosen können aber auch dadurch entstehen, daß die Faserknorpelzone der Sehnen- und Ligamentinsertionen sich unter hormonellen Impulsen, z. B. bei der Akromegalie (Abb. 387), vergrößert. Im gefäßlosen Knorpelgewebe dienen Diffusion und Osmose dem Transport der Nahrungsstoffe einschließlich des Sauerstoffes und der Stoffwechselprodukte einschließlich Kohlendioxid. Überschreitet die Knorpeldicke ein bestimmtes Ausmaß, so ist der physikalisch-chemische Transport dieser Stoffe nicht mehr in ausreichender Menge gesichert. Auch dann setzt eine Knorpelvaskularisation ein, die wiederum Knochenneubildung auslöst. Dies ist die Pathogenese der Fibroostosen bei Akromegalie.

Schließlich entwickeln Fibroostosen sich bei Individuen mit sogenannter *osteoplastischer Diathese* (Legende Abb. 226). Darunter versteht man die konstitutionell begründete Eigenschaft zur überschießenden Ossifikation straffen, fibrösen Gewebes, z. B. bei der Spondylosis hyperostotica (diffuse idiopathische Skeletthyperostose). Zu Verknöcherungsvorgängen in straffen, fibrösen Geweben, z. B. Fibroostosen an den Sehnen- und Bandansätzen, kommt es auch bei chronischer Intoxikation, so bei der endemischen oder industriellen Fluorvergiftung.

Fibroostitis (Tendoostitis): Diese Termini zeigen diejenigen immer *schmerzhaften* Ansatzsporne an, die als Folge primärer entzündlicher Reaktion im Bereich der Sehnen- und

---

[34] La Cava, G.: Enthesitis – traumatic disease of insertions. J. Amer. med. Ass. 169 (1959) 254–255

[35] Schneider, H.: Zur Struktur der Sehnenansatzzonen. Z. Anat. u. Entwicklungsgesch. 119 (1956) 431–456
Tillmann, B., W. Thomas: Anatomie typischer Sehnenansätze, -ursprünge und Engpässe. Orthop. Praxis 18 (1982) 910–917

[36] Dihlmann, W.: Calcaneopathia rheumatica (röntgenologischer Nachweis, Differentialdiagnose). Fortschr. Röntgenstr. 107 (1967) 271–276
Dihlmann, W.: Fibroostosis und Fibroostitis (Terminologie, Röntgenmorphologie, Traceruntersuchungen). Z. Orthop. 112 (1974) 1242–1248

Ligamentinsertionen auftreten. Ursache solcher (oft bilateral-symmetrischer) entzündlicher Ansatzreaktionen sind häufig die seronegativen Spondarthritiden (s. S. 133), also entzündlich-rheumatische Erkrankungen. Bei unilateralem Auftreten muß ätiologisch auch an Infektionen im Insertionsbereich gedacht werden. Bei den entzündlich-rheumatischen Krankheiten, namentlich bei den seronegativen Spondarthritiden, *viel seltener* bei der adulten rheumatoiden Arthritis sind Fibroostitiden häufige *extraartikuläre Begleit-* oder sogar *Initialbefunde* des jeweiligen Krankheitsbildes, beispielsweise der Spondylitis ankylosans, der Arthritis psoriatica oder des Reiter-Syndroms. Beim röntgenologischen Nachweis einer Fibroostitis, z. B. am Plantaraponeurosenansatz des Fersenbeines oder am Sitzbeinursprung der ischiokruralen Muskeln, müssen daher klinische und röntgendiagnostische Überlegungen angestellt und Maßnahmen ergriffen werden, um eine der seronegativen Spondarthritiden zu erkennen oder diese Krankheitsgruppe auszuschließen. Da die Entzündung ein phasenhaftes, namentlich bei chronischem Verlauf auf- und abflammendes Geschehen ist, erfolgt die Knochenbildung im betroffenen Insertionsbereich nicht so langsam und gleichmäßig wie bei der Fibroostoseentstehung. Vielmehr bilden sich *unregelmäßig geformte, oft blasig oder ausgefranst erscheinende, manchmal unscharf konturierte und unregelmäßig strukturierte* Knochensporne (Abb. 386, 394–400, 402–407). Als Hinweis auf gleichzeitige Entzündungsvorgänge im Knochenmark der Insertionsumgebung entwickelt sich dort eine mehr oder weniger ausgedehnte Spongiosaverdichtung. Gelegentlich wird durch die Entzündung in der Insertionszone (zunächst) ein Knochenabbau ausgelöst, so daß ein Insertionsdefekt entsteht – *rarefizierende Fibroostitis* (Abb. 400, 402, 408–412). Der entzündlich induzierte Knochenan- und Knochenabbau der Sehnen- und Bandansätze führt zu einer verstärkten Tracerakkumulation im Skelettszintigramm (Abb. 399). Fibroostose und *aktive* (wachsende) Fibroostitis lassen sich also auch nuklearmedizinisch unterscheiden.

Das Fersenbein ist ein häufiger Sitz der (entzündlich-rheumatischen) Fibroostitis an der gemeinsamen Insertionszone der Plantaraponeurose, des Lig. plantare longum, der Mm. flexor digitorum brevis, abductor hallucis und abductor digiti minimi am Tuber calcanei, ferner auch an der Ursprungsstelle des Lig. calcaneocuboideum plantare, des medialen, kürzeren Teils des Lig. plantare longum. Darüber hinaus erkranken die Bursa subachillea (Bursa tendinis calcanei Achillis) – sie liegt dicht der oberen Hinterkante des Fersenbeins an; hinter ihr zieht die Achillessehne – und das Fersenbeinperiost bei entzündlich-rheumatischen Erkrankungen. *Fibroostitis calcanei, Achillobursitis* und *Kalkaneusperiostitis* bilden daher den pathomorphologischen Komplex der **Calcaneopathia rheumatica** (Abb. 386, 397–399, 416.

Periarthropathie: Der synonymreiche klinische Krankheitsbegriff Periarthropathie (Abb. 417–419) bekommt röntgendiagnostische Qualität und Entität durch den dabei häufigen Nachweis von Weichteilverkalkungen, daher *Periarthropathia calcificans* (Abb. 420–429). Die Kalkablagerungen treten ansatznahe in Sehnen und Bändern, in der fibrösen Gelenkkapsel, in Sehnenscheiden und Schleimbeuteln – dann als Kristallsynovialitis (S. 346) unter dem klinischen Bild der Periarthropathie – auf; dies rechtfertigt, sie in der überwiegenden Mehrzahl der Fälle als Enthesiopathie zu klassifizieren. Kalzifizierende Periarthropathien können symptomlos verlaufen, manchmal geringe, manchmal starke Schmerzen hervorrufen. Gelegentlich werden sogar hochakute (entzündliche) Krankheitszustände mit Fieber, lokaler Anschwellung und Hautrötung beobachtet. In solchen Fällen wird aus *klinischer* Sicht mit Recht von einer *Periarthritis* gesprochen. Der *Röntgen*befund einer gelenknahen bzw. insertionsnahen Verkalkung berechtigt für sich alleine jedoch *nicht,* den Terminus Periarthritis humeroscapularis, coxae usw. zu benutzen. Beispielsweise konnten wir histomorphologisch als wahrscheinliche Schmerzursache einer Periarthropathia calcificans coxae ausgedehnte Blutungen in der unmittelbaren Umgebung der Sehnenverkalkungen ermitteln (Abb. 428), jedoch fehlte jegliche entzündliche Reaktion[37]. Die oft

therapeutisch auslösbare oder sogar spontane Rückbildung der Verkalkungen spricht dagegen, sie grundsätzlich als dystrophisch (degenerativ) anzusprechen (Abb. 421 u. 429). Die Beobachtung polytoper synchroner oder „wandernder" kalzifizierender Periarthropathien macht eine degenerative Genese auch in diesen Fällen unwahrscheinlich.

Die hier geschilderten Enthesiopathien werden im Schrifttum auch unter klinischen Begriffen wie Weichteilrheumatismus, extraartikulärer Rheumatismus oder Fibromyalgien subsumiert.

---

[37] Dihlmann, W.: Periarthropathia calcificans (röntgenologisch-histologische Synopsis, Terminologie). Z. Rheumatol. 40 (1981) 261–263

Abb. 385 Typischer morphologischer Aufbau einer Insertionszone (*oben:* Hämatoxylin-Eosin, *unten:* polarisationsoptische Darstellung). Bevor die kollagenen Sehnenfasern *(a)* den Knochen erreichen, durchlaufen sie ein schmales Areal mit Knorpelzellen *(b)*. Zwischen dem Knorpelzellenareal und der Knochensubstanz liegt eine sehr schmale, sich stärker anfärbende Zone verkalkter Knorpelgrundsubstanz (→). Die Polarisationsaufnahme zeigt, daß die Knorpeleinbettung dem Abknicken der Sehnenfasern entgegenwirkt; sie verlaufen parallel, fast senkrecht zur Knochenoberfläche *(c)*. Die Knorpeleinbettung wirkt wie eine elastische „Schienenhülse".

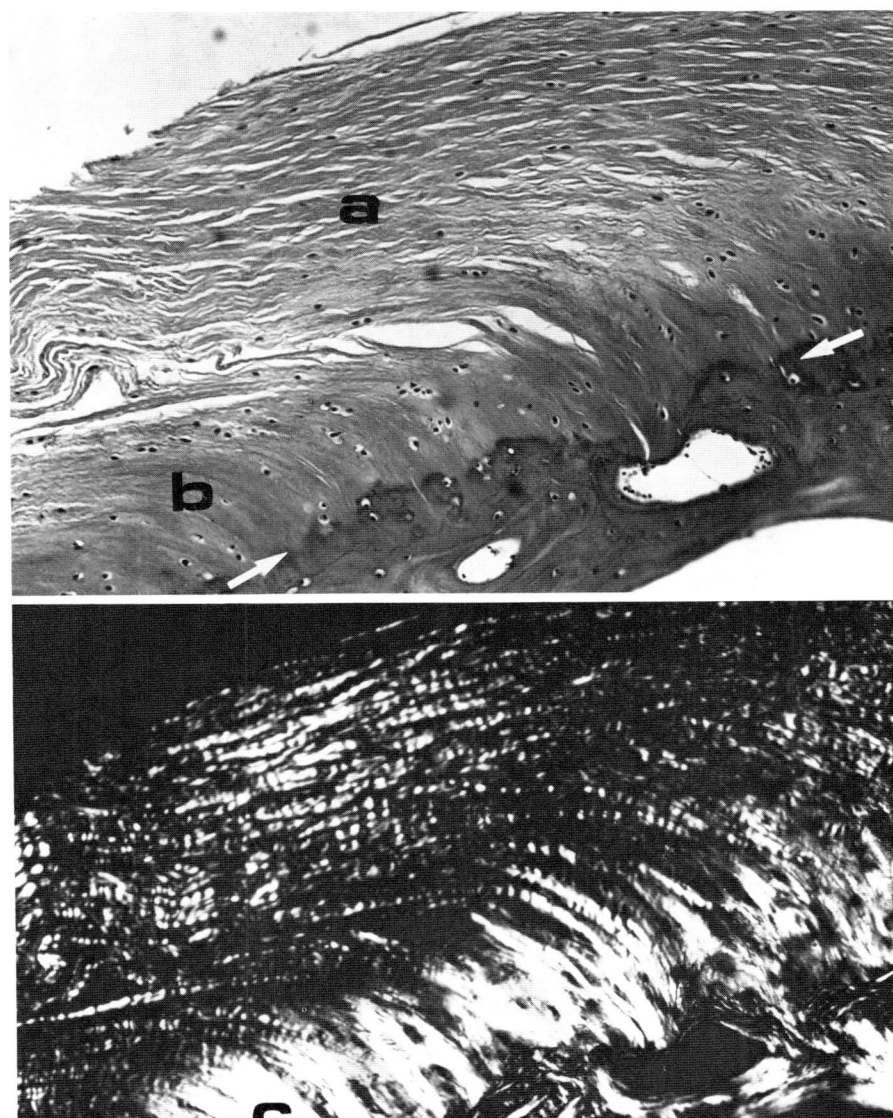

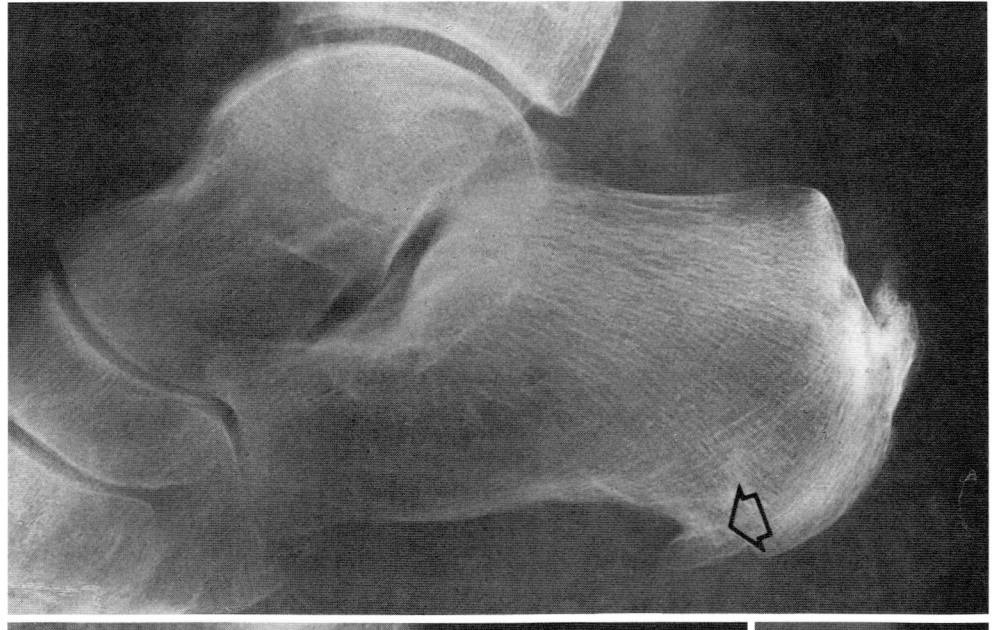

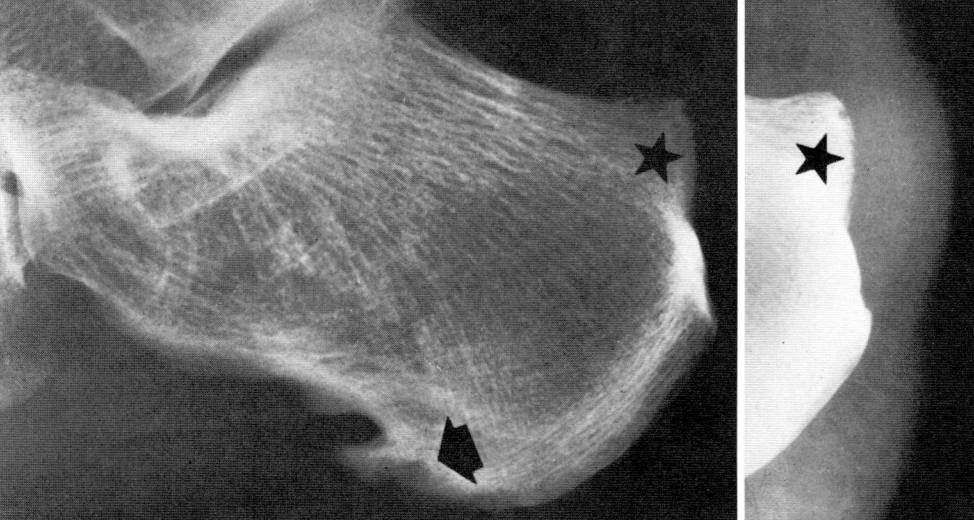

Abb. 386   **Calcaneopathia rheumatica**
(vgl. S. 312).
Oben: degenerativ-reparative *Fibroostosen* (vorderer und hinterer Fersensporn)
mit typischer Stiftform, *regelmäßigen*
Spongiosastrukturen und *zarter* Kortikalis
(*glatte* Kontur, ▷).
Unten: (rheumatische) *Fibroostitis* (➡) mit
unregelmäßiger Form und Struktur, keine
Kortikalis.
Unten, rechts: die Betrachtung der Tuber-
hinterfläche vor einer starken Lichtquelle
zeigt die Anschwellung der Bursa tendinis
calcanei Achillis − sogenannte *Achillobursitis* (rechts von ★), die auch schon zu
einer leichten Arrosion des Tuber an seiner Kontaktfläche zur Bursa geführt hat
(★).

Abb. 389   **Röntgenmorphologie der**
Fibroostosen am Sitzbein und Tro-
chanter minor (▷).

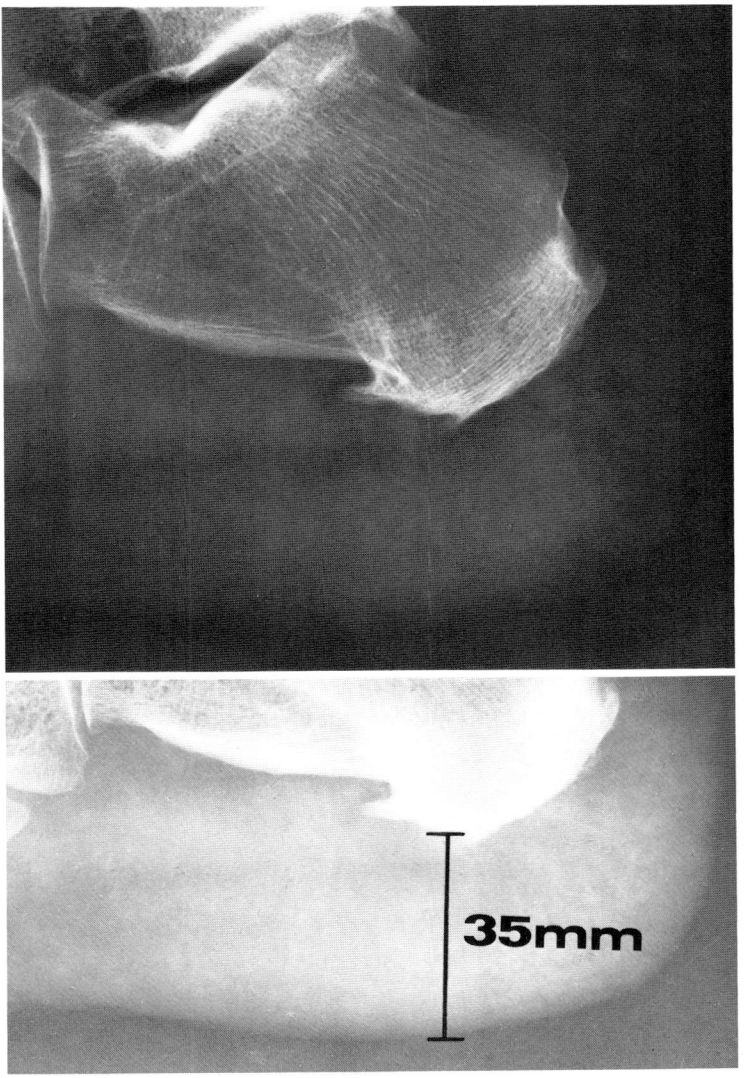

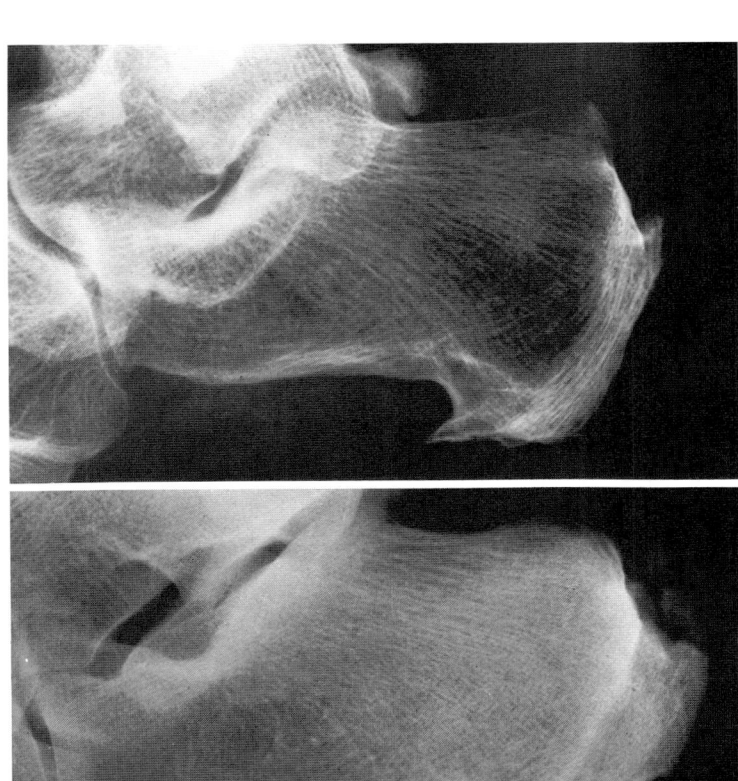

Abb. 388 **Röntgendifferentialdiagnose zwischen der Fibroostose — dem degenerativ-reparativen Knochensporn** (oben) — **und posttraumatischer Deformierung** (unten) **am Tuber calcanei.**

Abb. 387 **Akromegalie-Enthesiopathie vom Aspekt der Fibroostose (vorderer und hinterer Fersensporn).** Den Hinweis auf die Akromegalie gibt die Betrachtung der Röntgenaufnahme vor einer starken Lichtquelle (unten): die Fersenbeinweichteile sind >25 mm (♂) bzw. >23 mm (♀) (gemessen auf der Senkrechten zum tiefsten Punkt des Tuber calcanei).

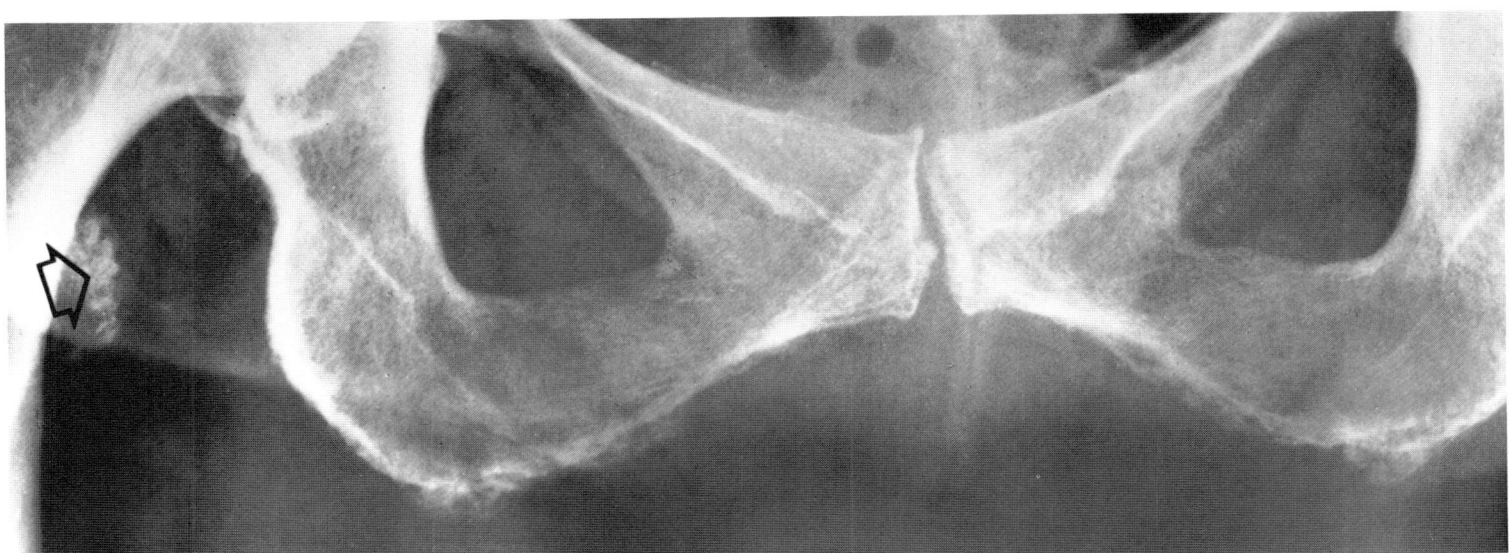

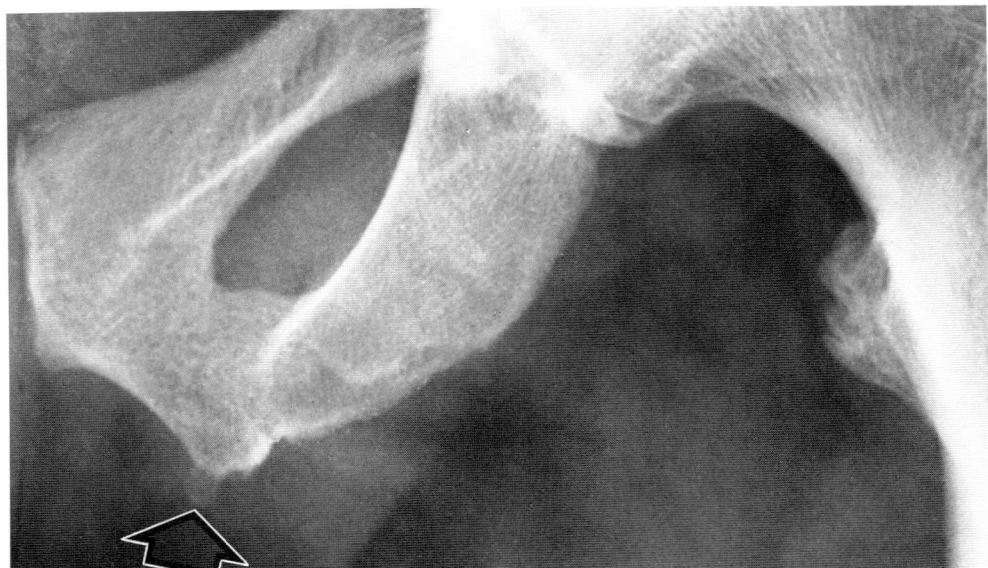

Abb. 390 **Fibroostose am Ursprung des M. gracilis — sogenannte Grazilis-Exostose** (▷) **— und Fibroostosen des M. iliopsoas am Trochanter minor.**

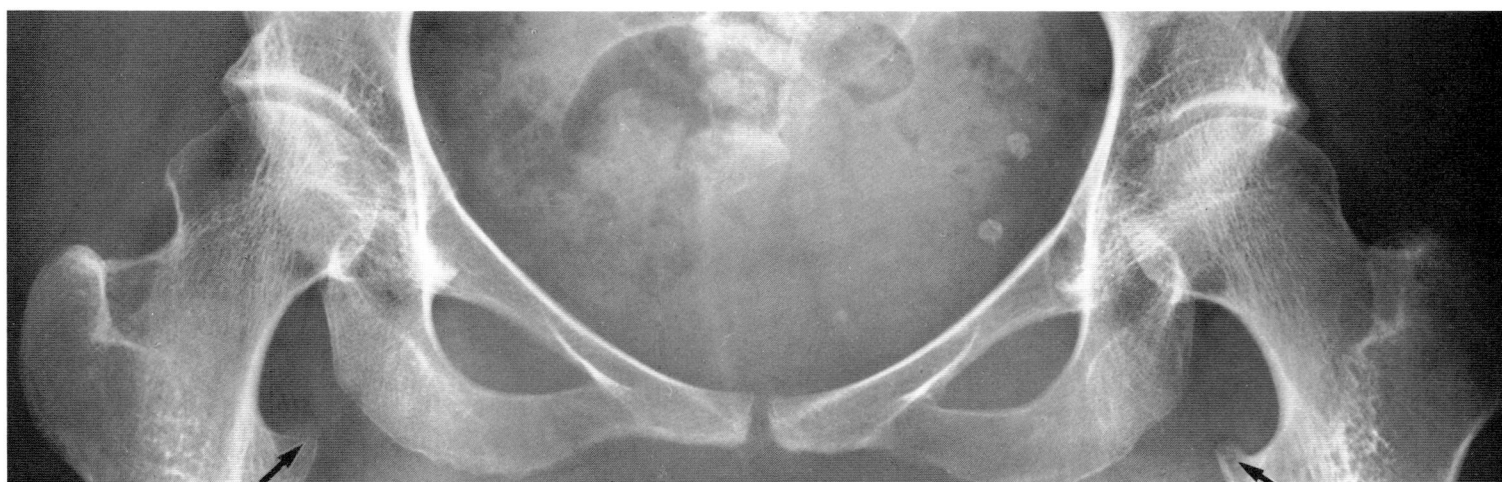

Abb. 391 **Zur Differentialdiagnose der Fibroostosen an den kleinen Rollhügeln.** Unter dem Einfluß dauernden starken Muskelzuges bei Diplegia spastica infantilis (Morbus Little) wird manchmal das Wachstum der kleinen Rollhügel so gestört, daß sie wie ausgezogen erscheinen (⟶) und damit Fibroostosen vortäuschen können.

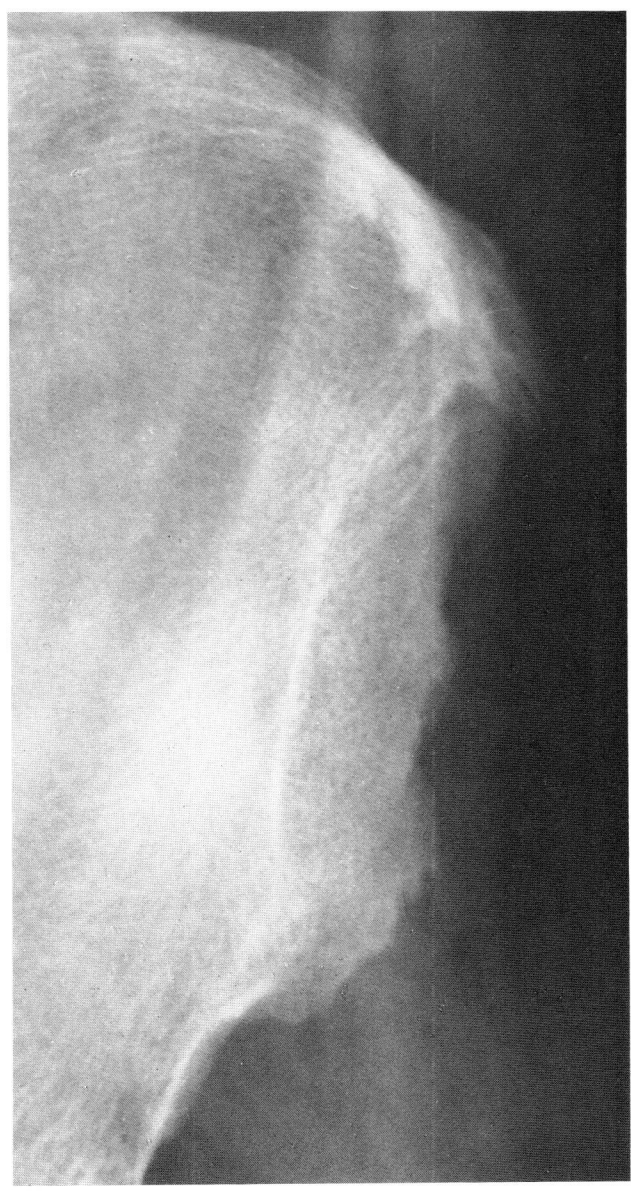

Abb. 392 **Beckenkamm-Fibroostosen.**

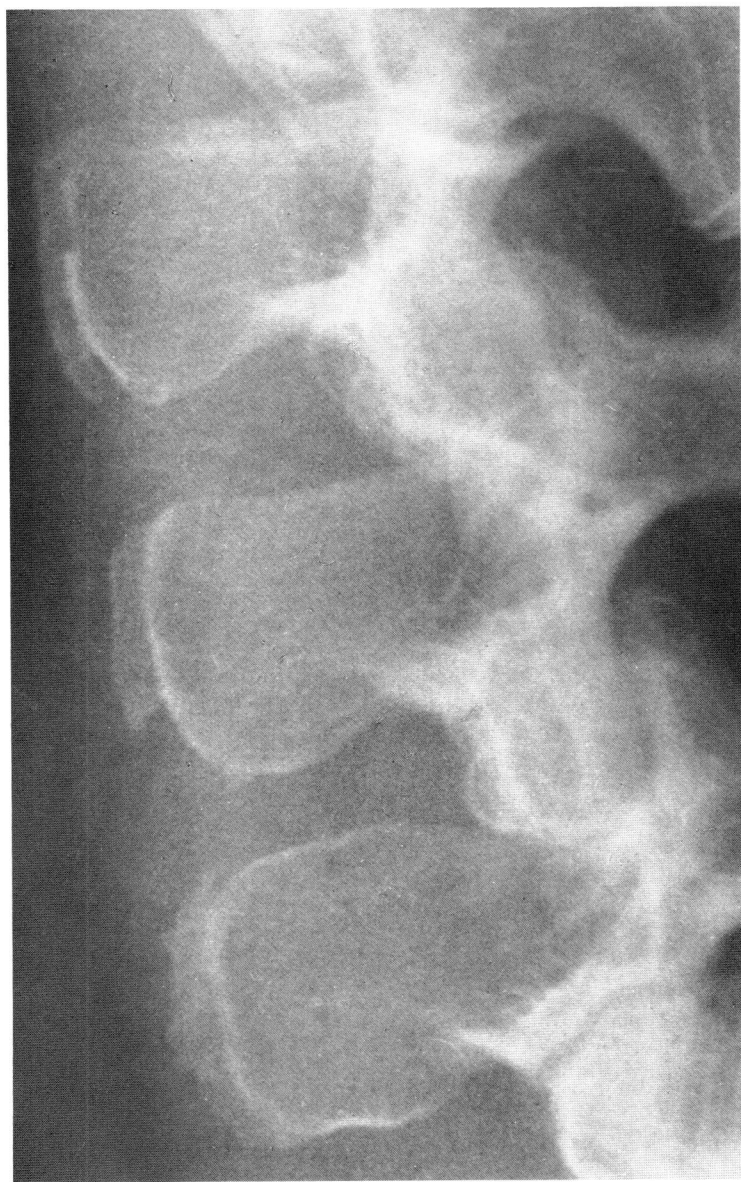

Abb. 393 **Fibroostosen des lumbalen Supraspinalbandes.**

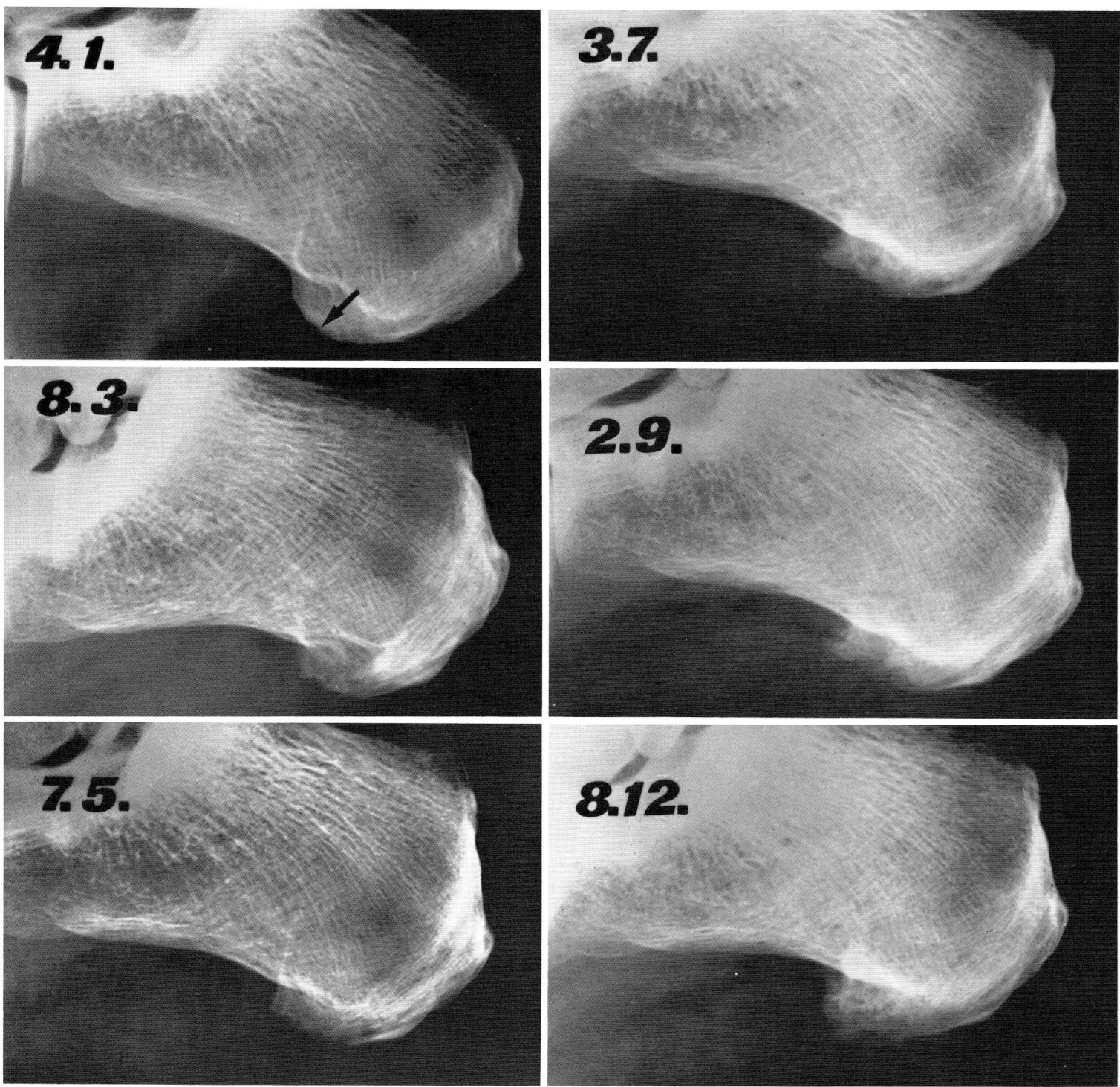

Abb. 394a **Entstehung einer Fibroostitis calcanei (➞) und Arthritis
des Talokruralgelenkes bei seronega-
tiver, HLA-B27-positiver Spondarthritis, die zum Zeitpunkt der abgebildeten Merkmale noch nicht klassifiziert
werden konnte.** Es fehlen nämlich
(noch) die klinischen und radiologischen
Befunde der Spondylitis ankylosans, der
Arthritis psoriatica, des Reiter-Syndroms
usw. (s. S. 133f.). Darstellung der Volumenvermehrung (Erguß, Synovialisproliferation) im Talokruralgelenk (➧, s. Abb.
394b) wie bei Betrachtung der Röntgenaufnahme vor einer starken Lichtquelle
(vgl. Abb. 38 u. 39).

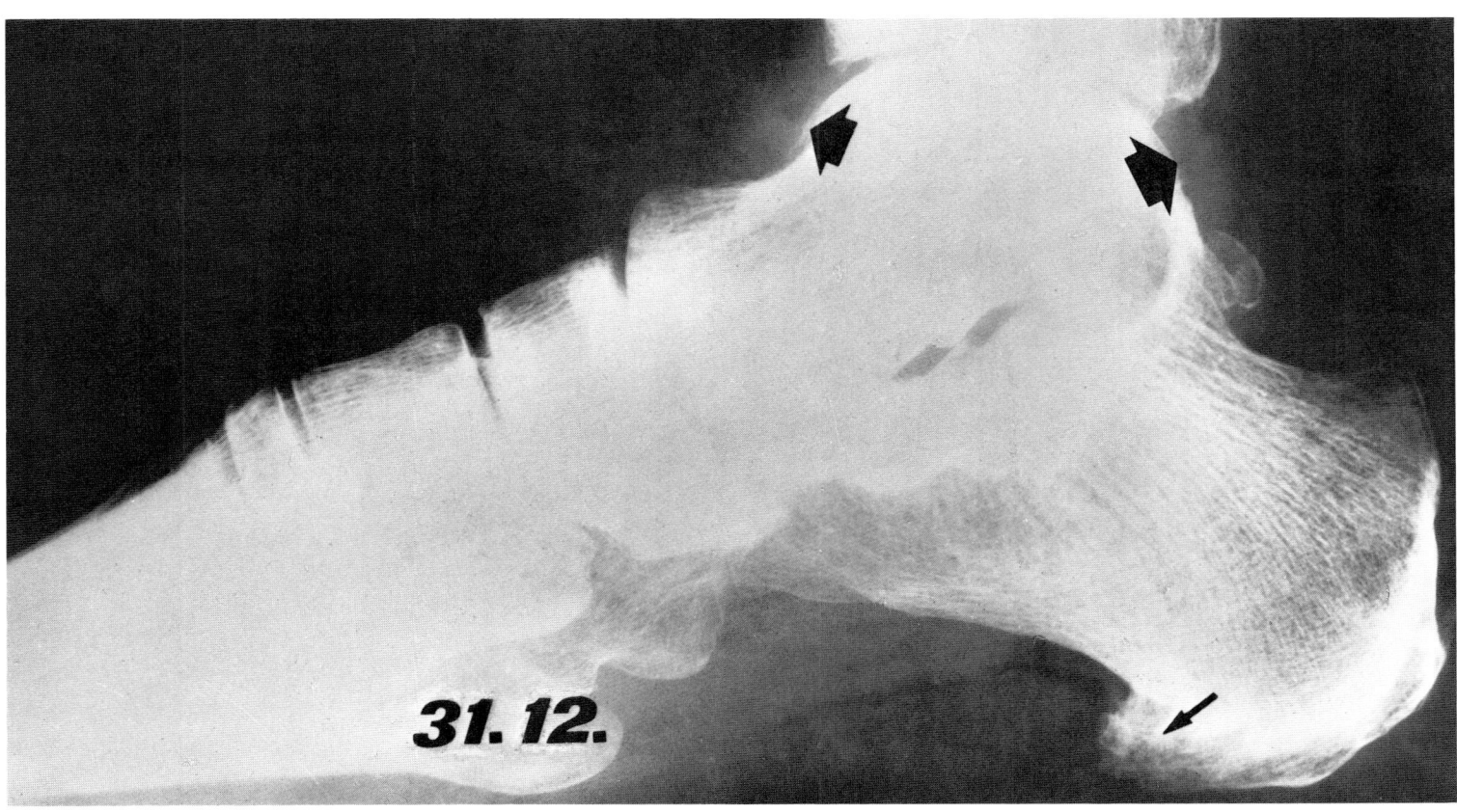

Abb. 394b **Fibroostitis calcanei, Verlauf** (s. Abb. 394a).

Abb. 395 **Fibroostitis calcanei (vorderer entzündlicher Fersensporn) bei juveniler (chronischer) Arthritis,** die im 9. Lebensjahr begann, jetzt 21 Jahre alt.

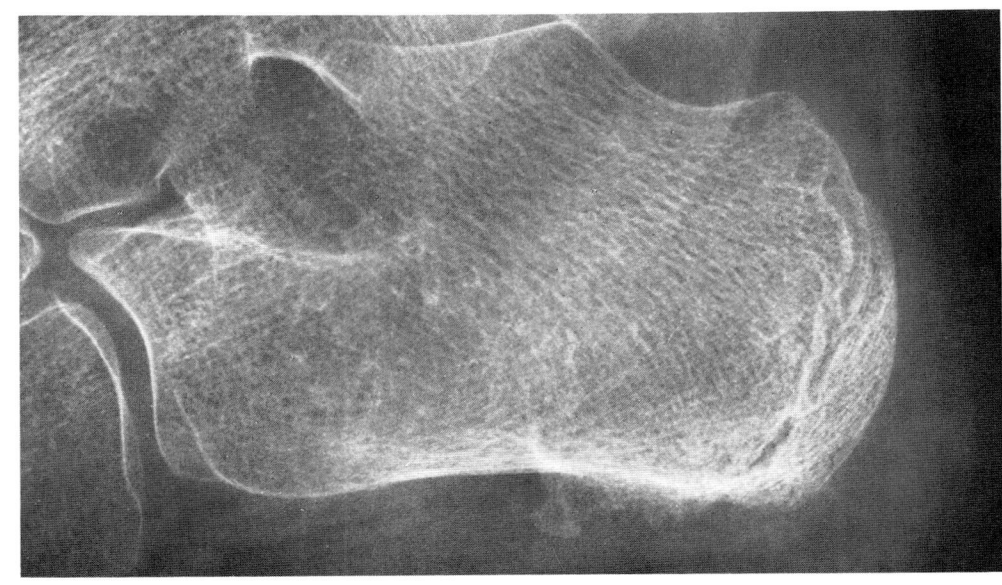

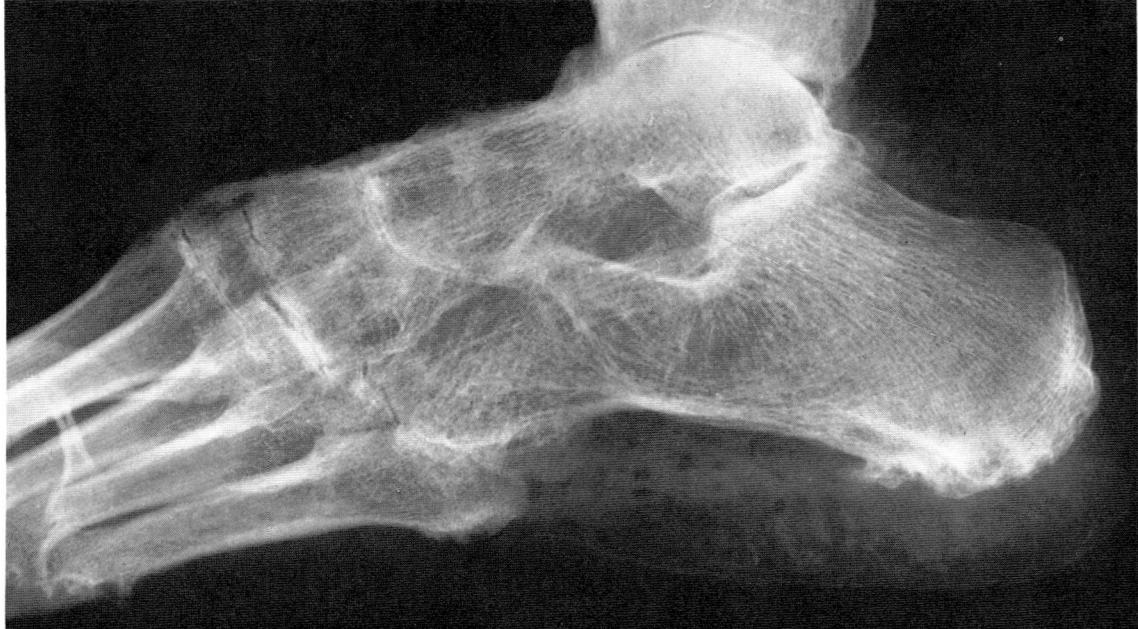

Abb. 396 **Seltene Beobachtung einer Fibroostitis calcanei (entzündlicher vorderer Fersensporn) bei fortgeschrittener adulter rheumatoider Arthritis,** s. die knöchernen Ankylosen im Tarsal- und Metatarsalbereich.

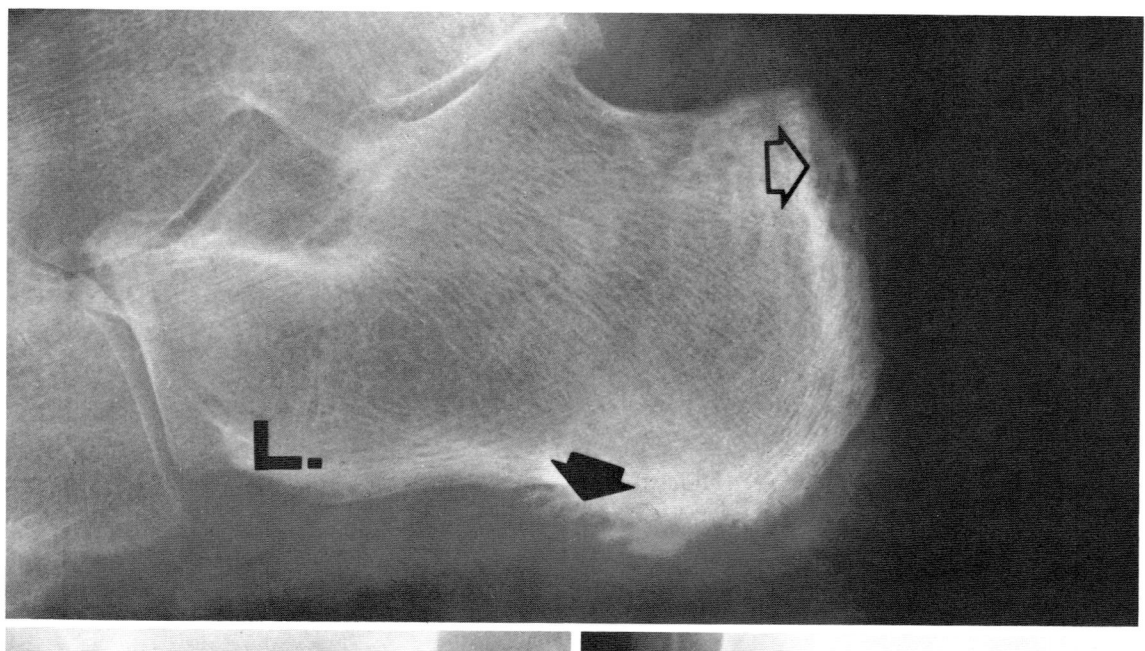

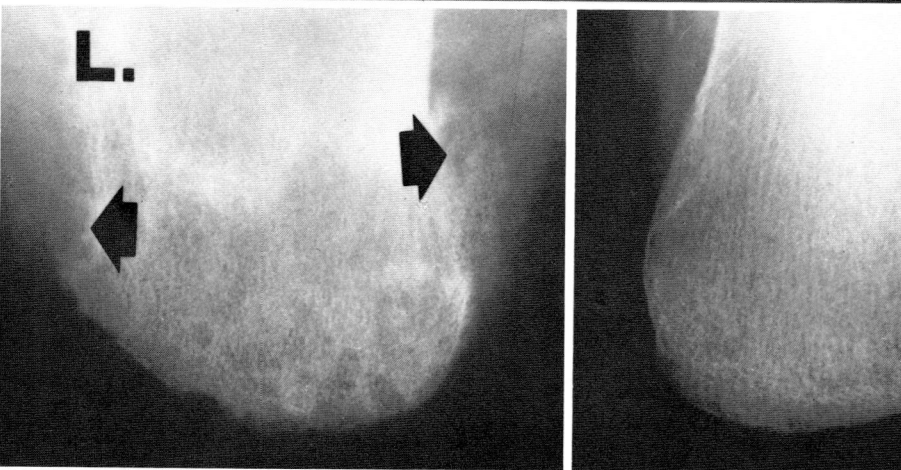

Abb. 397 **Calcaneopathia rheumatica bei Spondylitis ankylosans.** ➡: linksseitige Fibroostitis calcanei, dargestellt auf der seitlichen und axialen Fersenbeinaufnahme (vgl. mit dem Normalaspekt der Axialaufnahme des rechten Kalkaneus). ⇨: Röntgenzeichen der Achillobursitis (vgl. Legende Abb. 416).

Abb. 398 **Calcaneopathia rheumatica bei Arthritis psoriatica** (⟶ : Fibroostitis; ★: Achillobursitis; ⇨: Periostitis, „Hahnenkammaspekt").

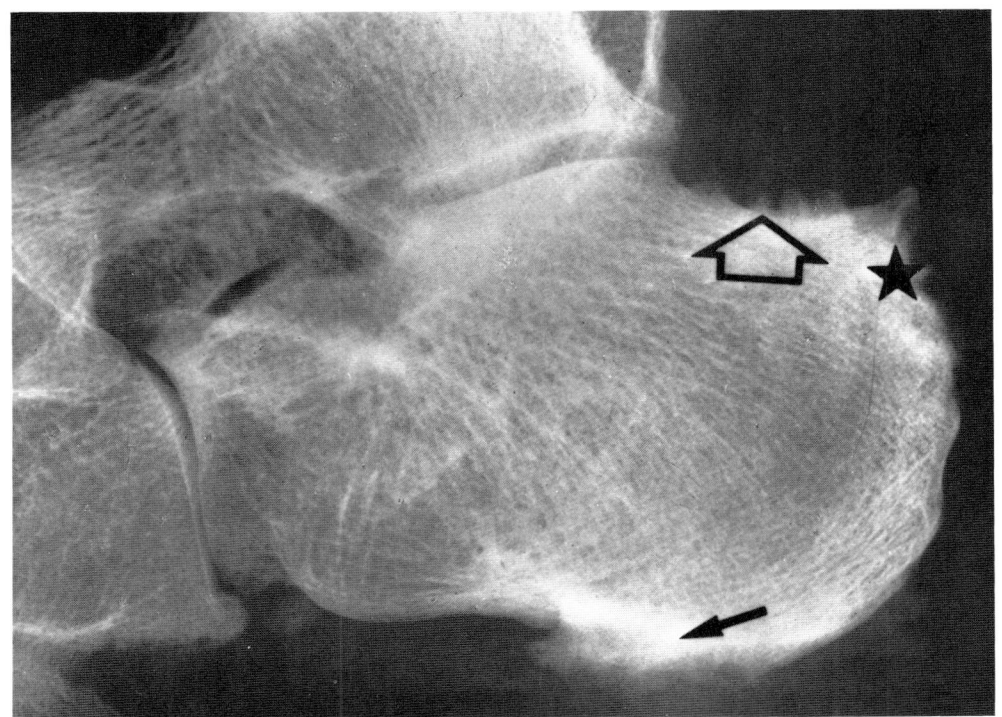

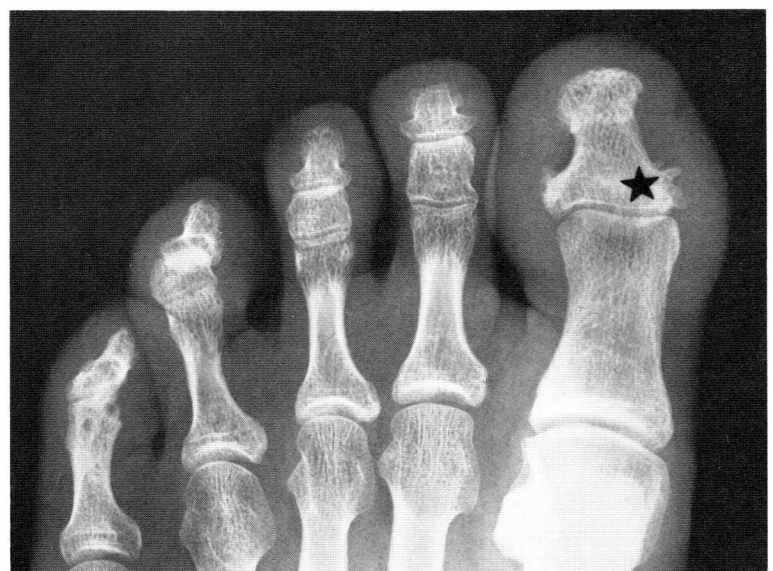

Abb. 399 **Arthritis psoriatica mit Weichteilschwellung und Protuberanzen (★) am Interphalangealgelenk der rechten Großzehe, mit beiderseitiger Arthritis zwischen Fersen- und Würfelbein (→) sowie rechtsseitiger Fibroostitis calcanei (▸, ▷).** S. auch die ausgedehnte pathologische Tracerakkumulation (99mTc-MDP) im gesamten rechten Kalkaneus. Sie zeigt ebenso wie die unregelmäßigen Sklerosezonen im Röntgenbild die „ostitische" Komponente der Fibroostitis calcanei an. Achillobursitis-Röntgenzeichen am rechten Tuber calcanei (vgl. Abb. 416, Nr. 1).

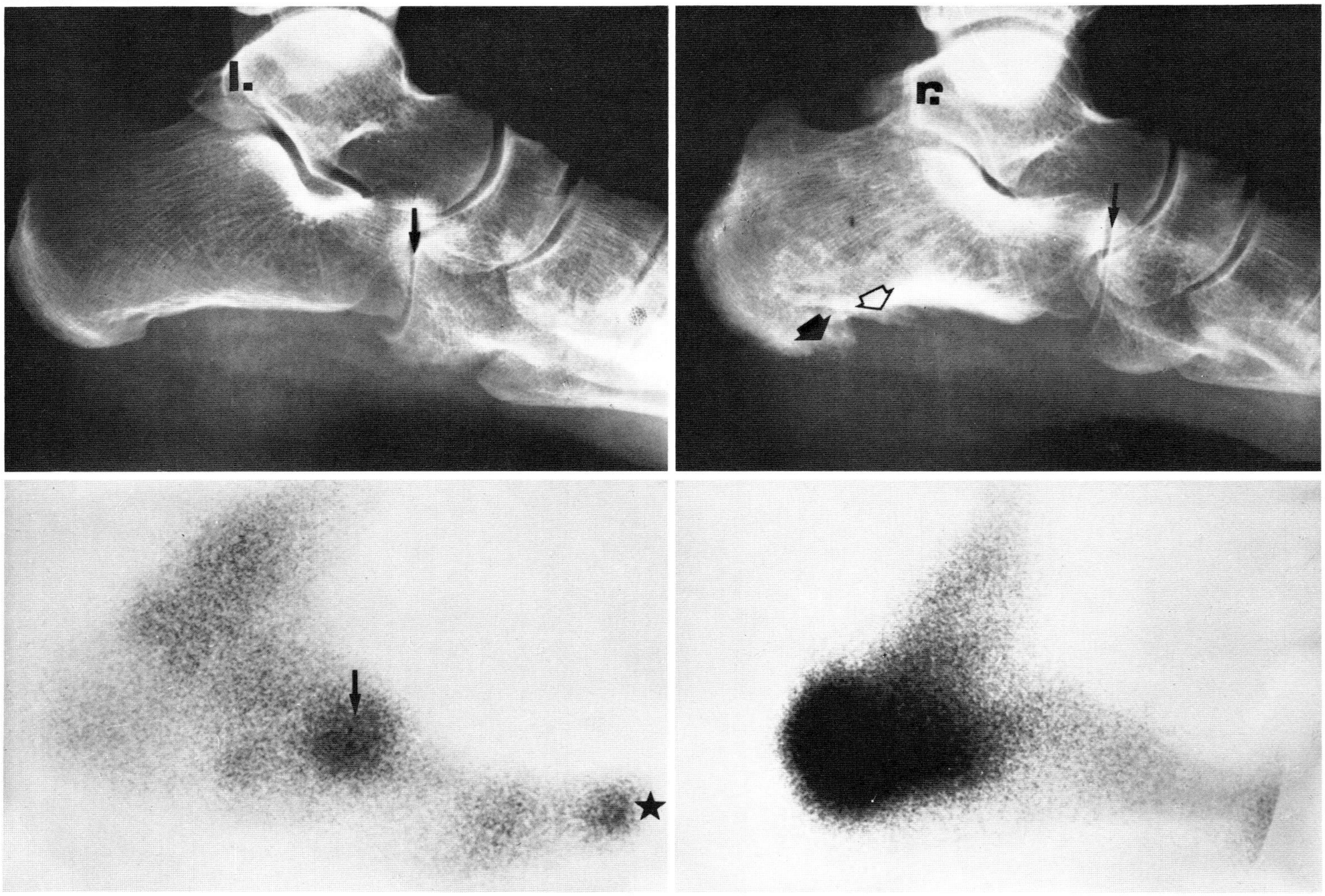

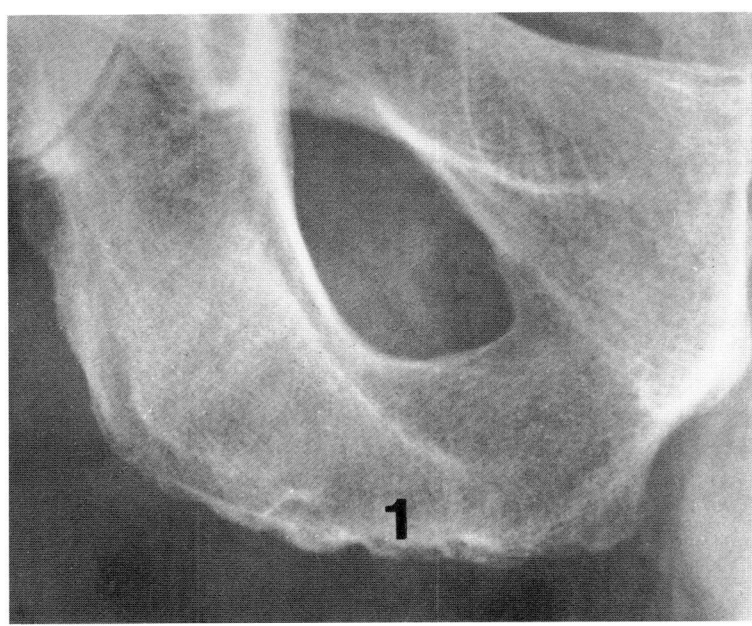 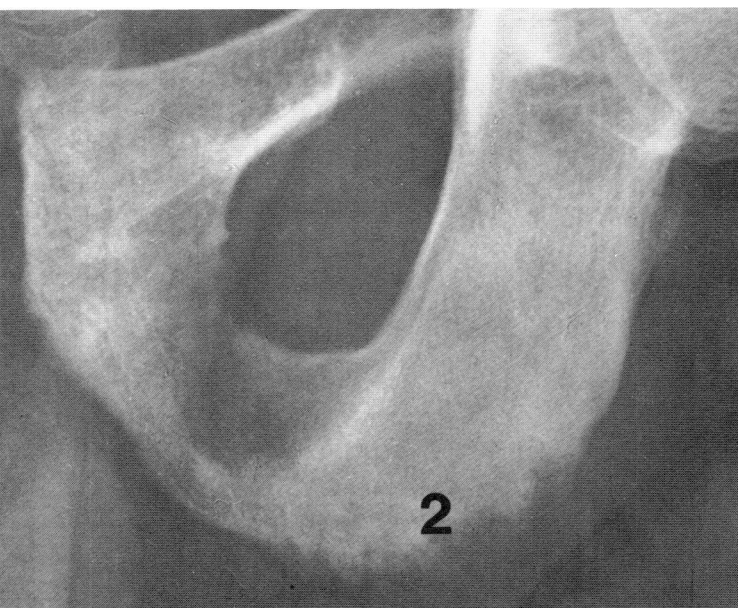

Abb. 400   **Fibroostose-Fibroostitis-Synopsis am Sitzbein.**
1: buckelig-wulstige Sitzbeinfibroostosen.
2: unregelmäßig geformte, ausgefranst erscheinende Fibroostitis mit rarefizierender Komponente (vgl. S. 314).

Abb. 401   **Röntgendifferentialdiagnose der Fibroostitis: Osteophytosis maligna,** d. h. bei massiver Knochenmetastasierung durch einen malignen Tumor, z. B. Prostatakarzinom, haben subperiostal angesiedelte Tumorzellen periostale spikulaartige Knochenneubildungen ausgelöst (⟶).

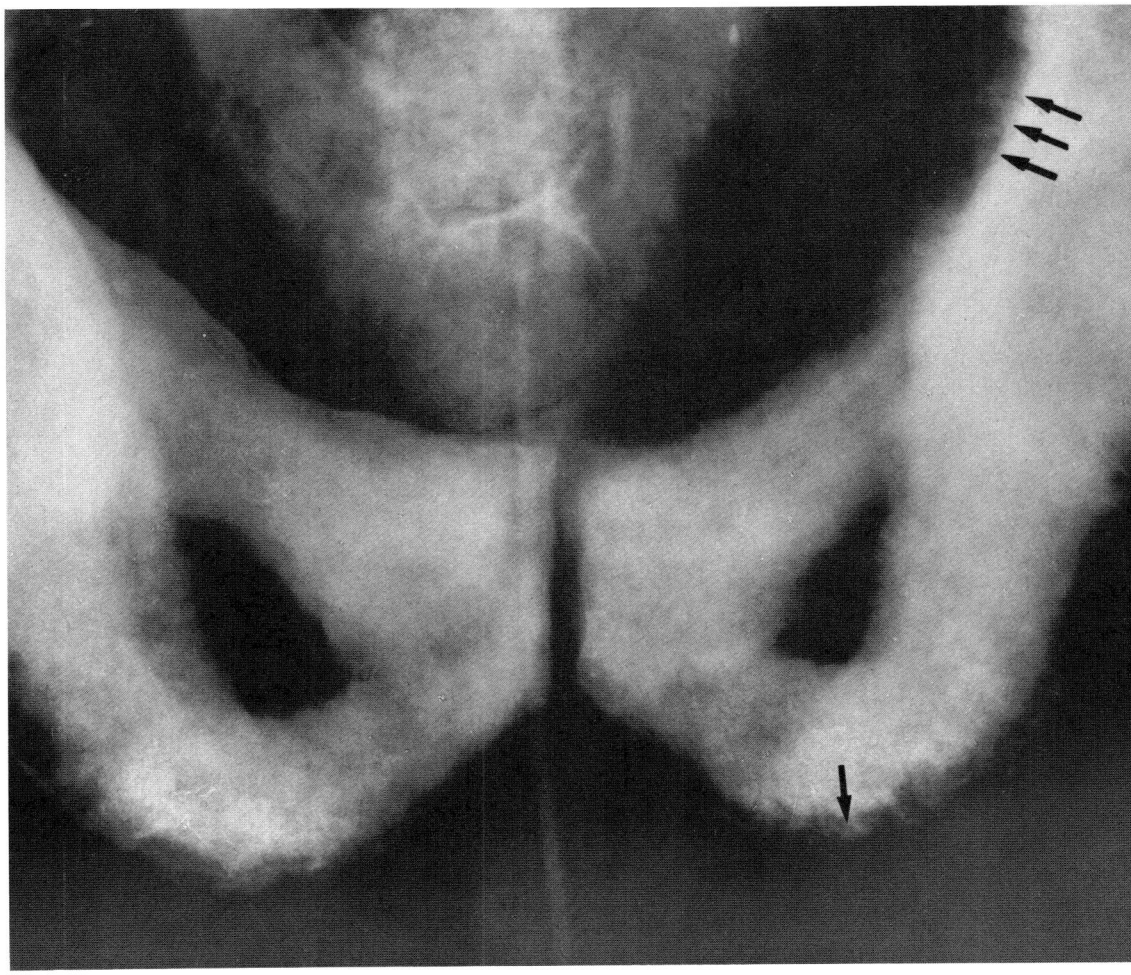

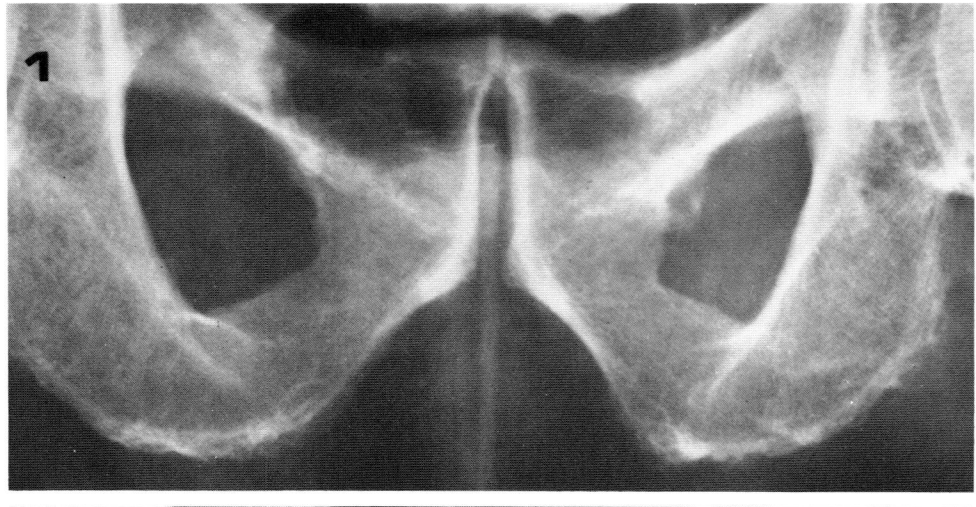
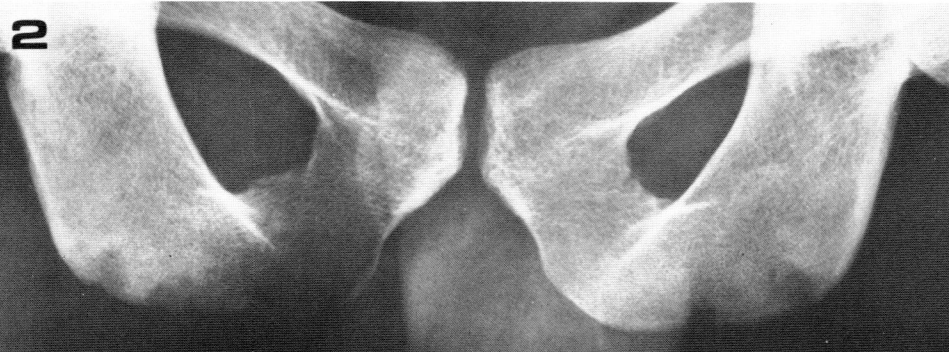
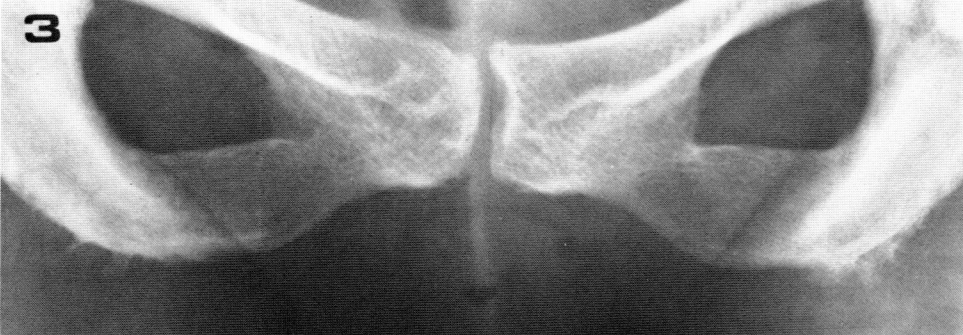
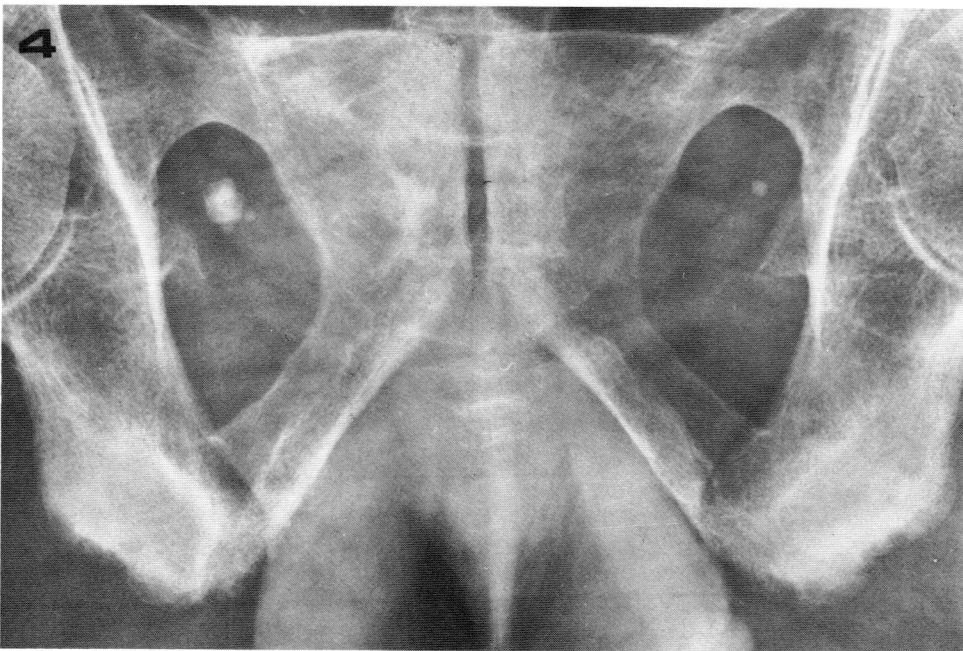

Abb. 402 **Synopsis von Fibroostose und Fibroostitis am Tuber ischiadicum** (Ursprung des Caput longum m. bicipitis femoris, des M. semitendinosus und M. semimembranosus, die auch als ischiokrurale Muskeln bezeichnet werden).
1: Sitzbeinfibroostosen (Buckel, Wülste).
2: rarefizierende Fibroostitis (Insertionsdefekte, vgl. S. 314).
3: Fibroostitis (unregelmäßig geformt, wie ausgefranst erscheinend).
4: Fibroostitis (dazu gehört auch die in diesem Fall ausgeprägte Spongiosasklerose des Tuber).
Nr. 2–4 Beobachtungen bei Patienten mit Spondylitis ankylosans.

Abb. 403 **Röntgendifferentialdiagnose des Fibro-
ostose-Fibroostitis-Kom-
plexes an den Sitzbeinen:**
Ostitis pubis et ischii (nach
Prostatektomie). Die Schambeinfuge ist synostosiert; der
entzündliche Prozeß im Sitzbein hat knochenbildend —
fibroostitisch — auf die Sehneninsertionen übergegriffen.

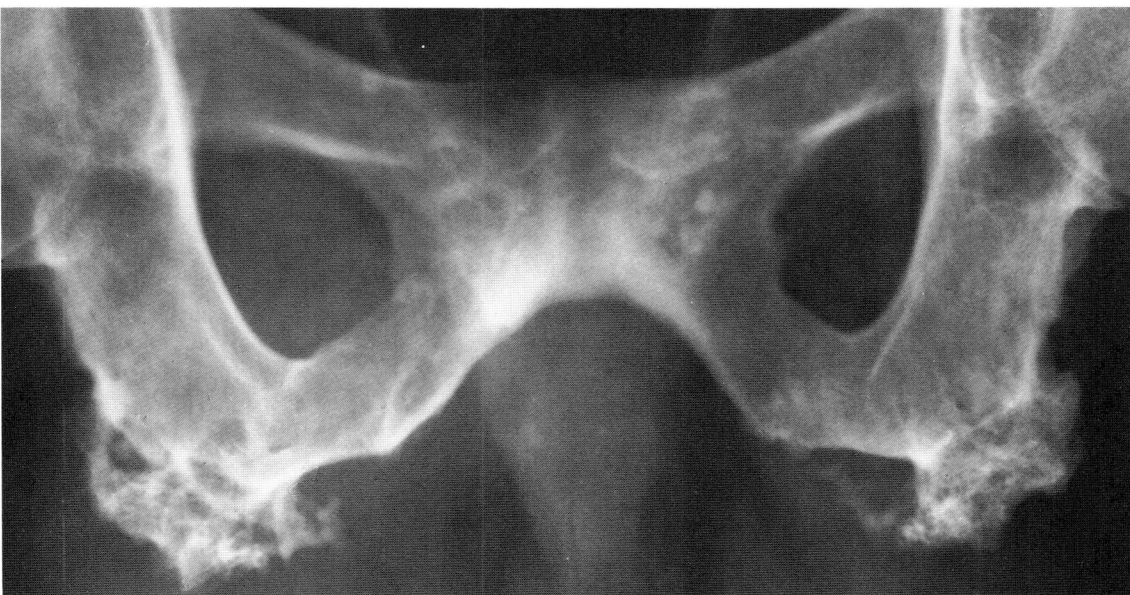

Abb. 404 **En-face-Darstellung der
Fibroostitis m. obturatorii externi oder
Fibroostitis m. quadrati femoris (★)
bei Spondylitis ankylosans.**

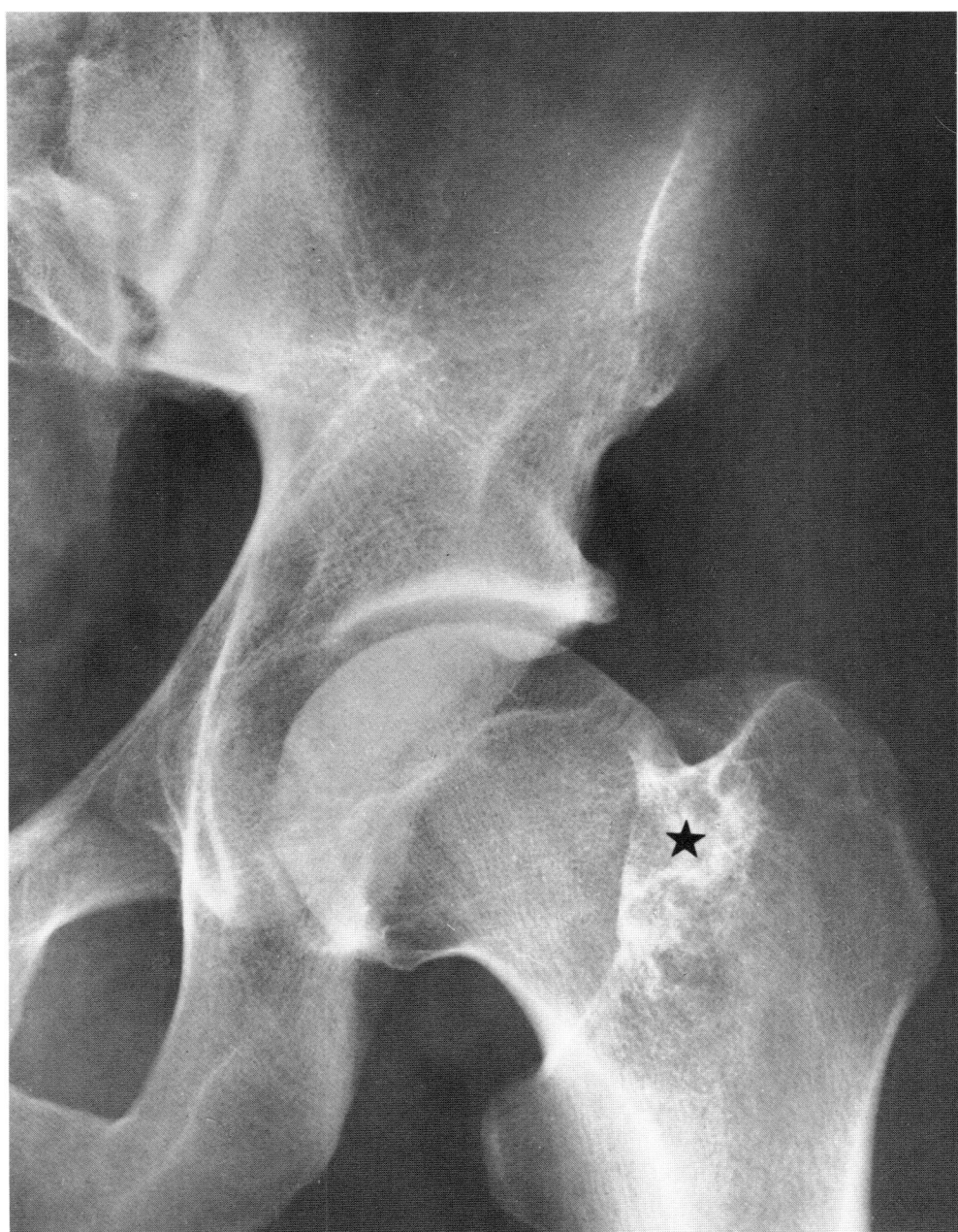

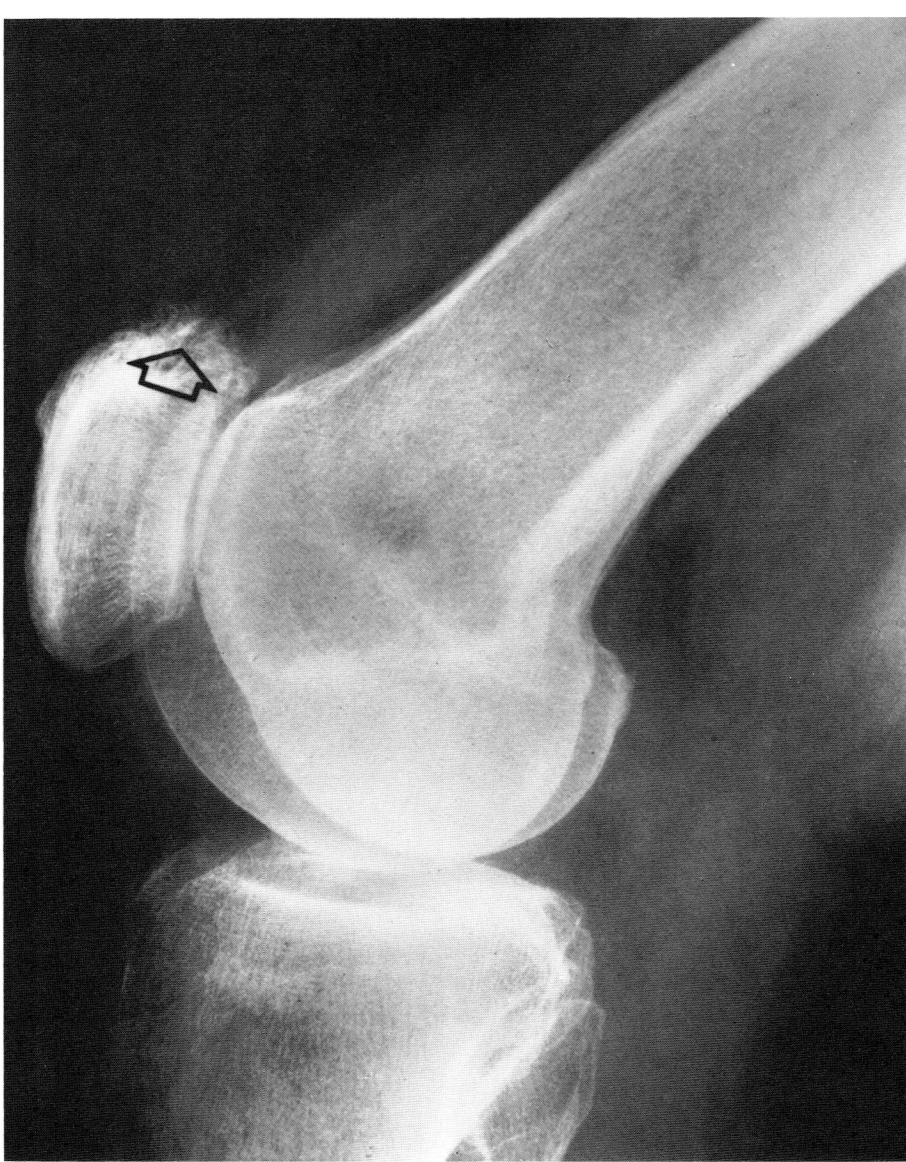

Abb. 405 **Fibroostitis am oberen Patellapol (Insertion des M. quadriceps femoris, ▷).** Außerdem besteht eine Gonarthritis im Rahmen der Spondylitis ankylosans, s. den Erguß und/oder die Synovialisproliferation in der Bursa suprapatellaris.

Abb. 406 **Fibroostitis an den Muskel-
ursprüngen des Epicondylus medialis
humeri** (★).

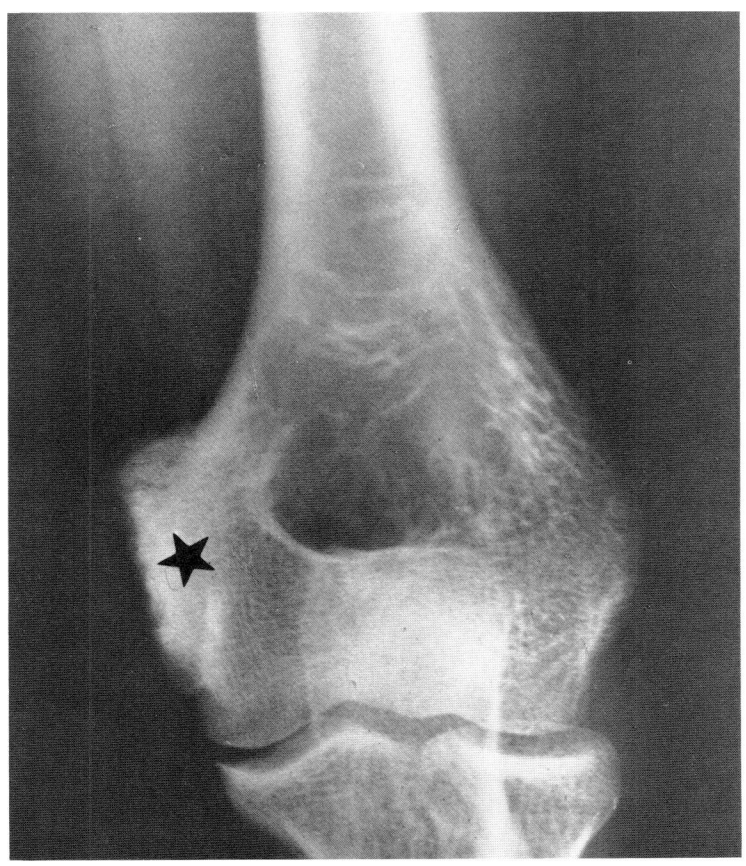

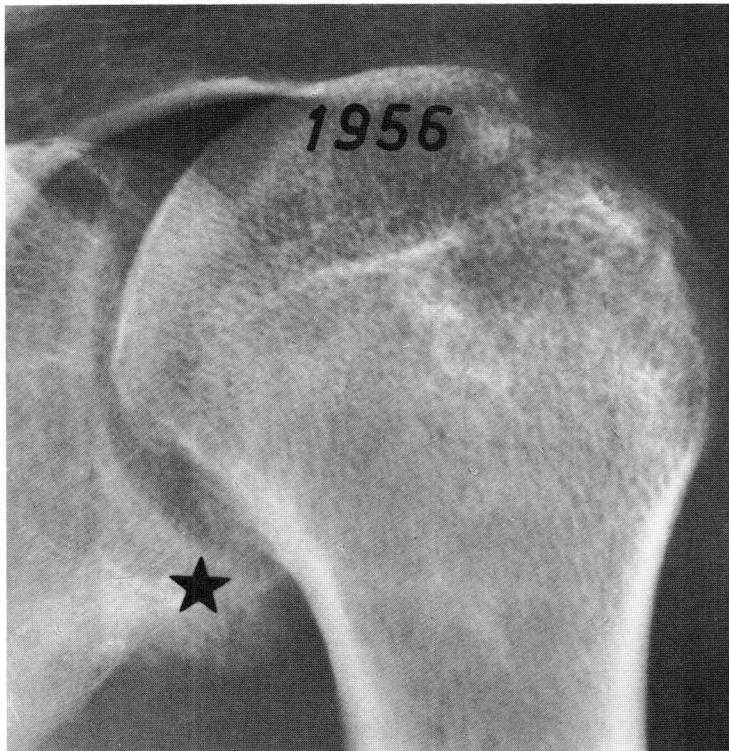

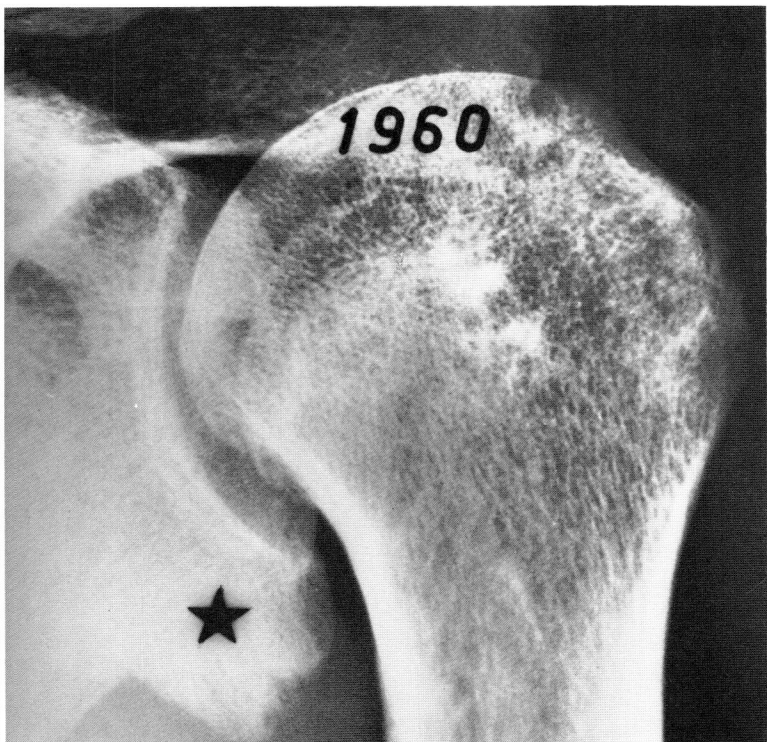

Abb. 407 **Verlaufsbeobachtung (Größenzunahme) einer Fibroostitis des
Caput longum m. tricipitis brachii am
Tuberculum infraglenoidale scapulae**
(★). Der schon 1956, stärker noch 1960
auffallende Humeruskopfhochstand weist
auf eine schwere Schädigung der Rotatorensehnenmanschette hin.

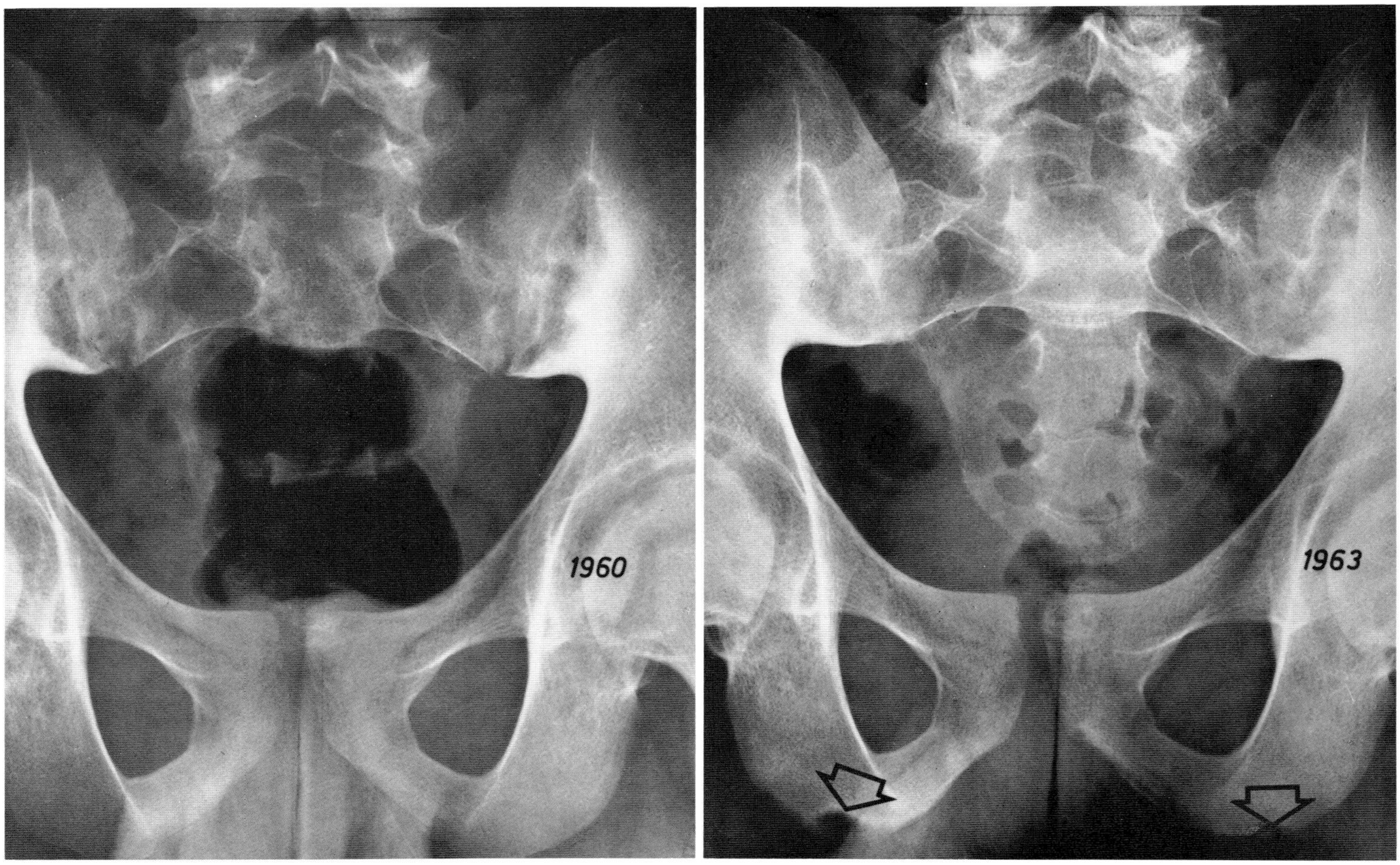

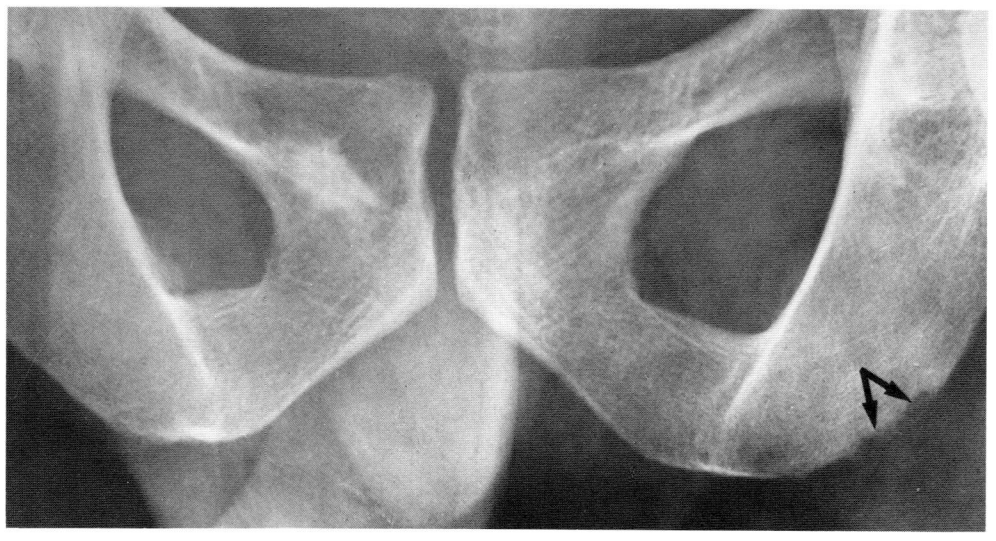

Abb. 408   **Entstehung einer bilateralen rarefizierenden Sitzbeinfibroostitis** (s. S. 314) **am Ursprung der ischiokruralen Muskeln** (▷) **bei Spondylitis ankylosans.** Siehe auch die Entstehung der knöchernen Ankylose beider Sakroiliakalgelenke.

Abb. 409   **Sehr frühes Stadium einer rarefizierenden Fibroostitis ischii** (➤) **bei Spondylitis ankylosans.** Der Patient klagt über erhebliche einseitige Sitzbeinschmerzen.

**Abb. 410   Ischiokrurale rarefizierende
Fibroostitis bei Spondylitis ankylosans**
(Übersichtsaufnahme, 2 Tomogramme).

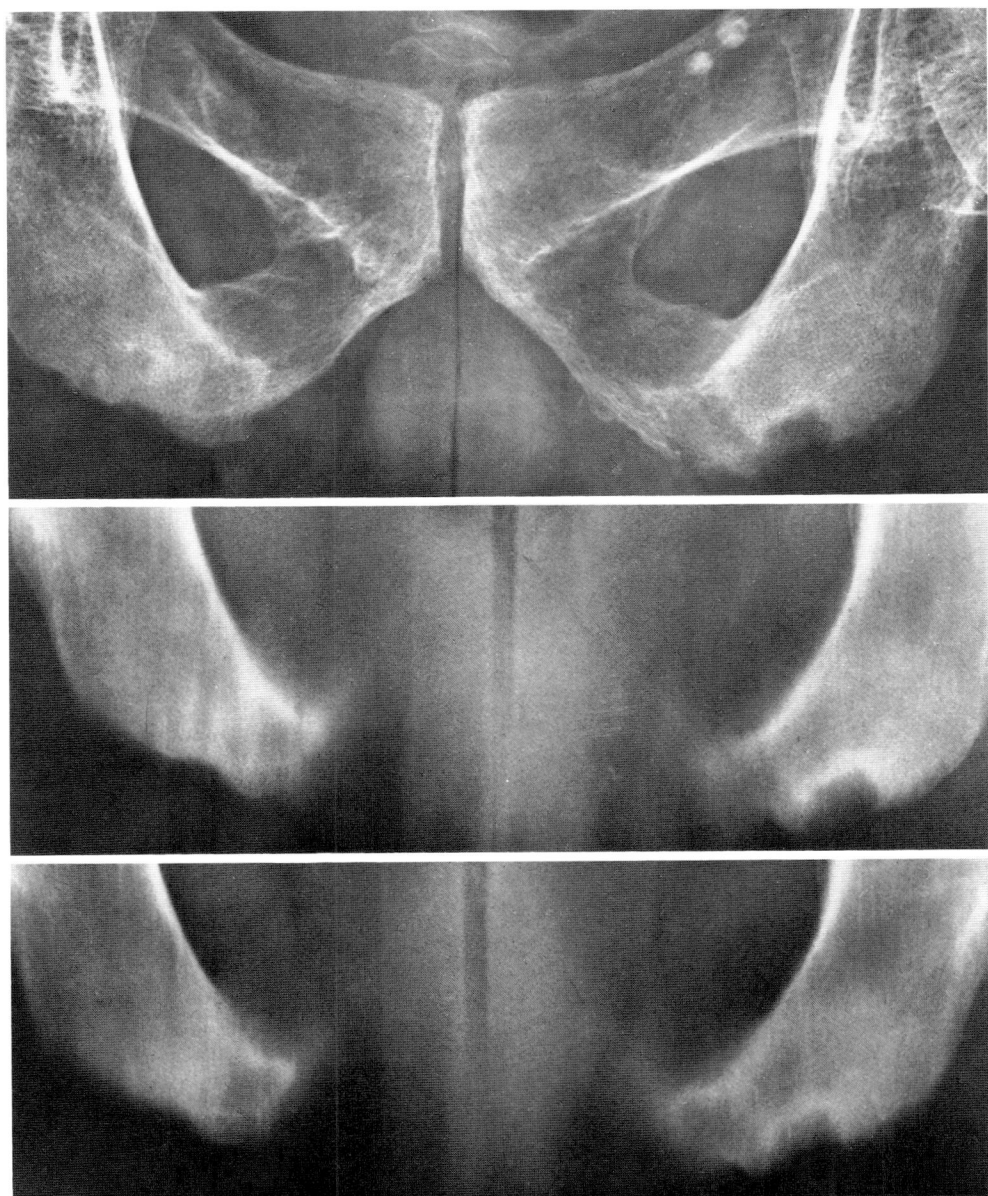

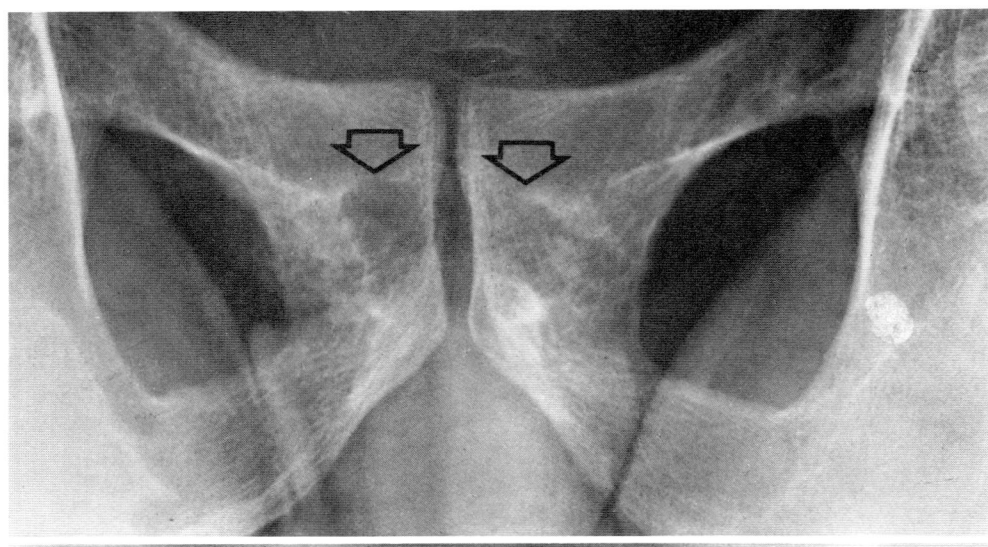

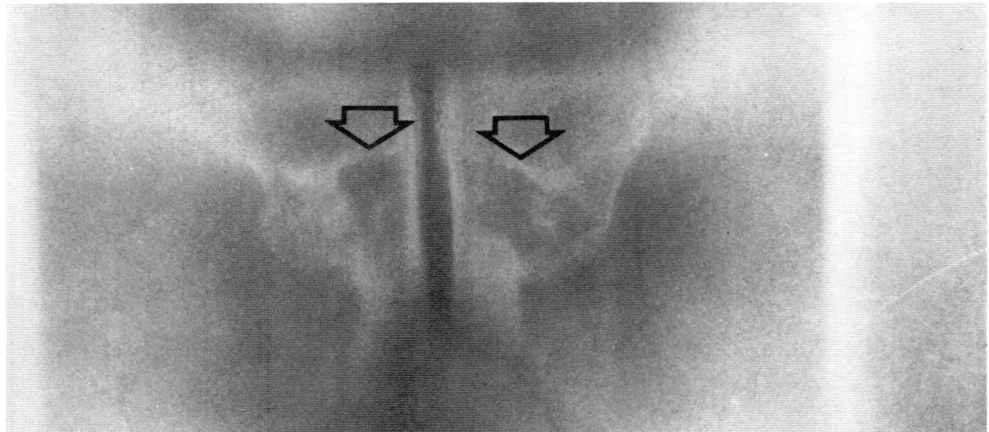

Abb. 411 **Parasymphysäre, rarefizie-rende Adduktorenfibroostitis** (▷) **en face auf der Übersichtsaufnahme und tomographisch dargestellt.** Patient mit Spondylitis ankylosans.

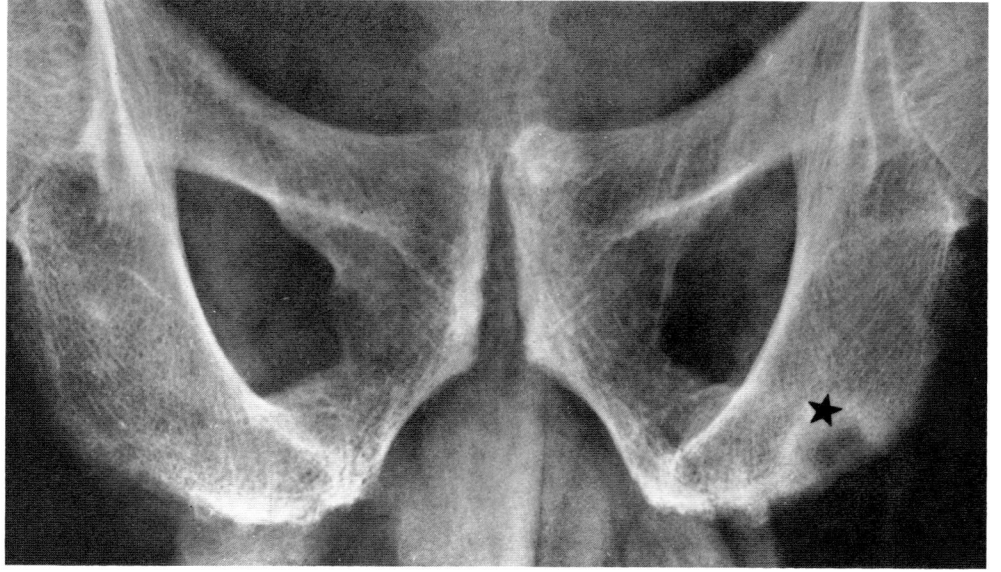

Abb. 412 **Röntgendifferentialdiagnose der rarefizierenden Fibroostitis bei einem Patienten mit Ochronose (Osteoarthropathia ochronotica, Ochronosis alcaptonurica).** Der durch einen Stern (★) markierte randständige Knochendefekt im linken Tuber ischiadi-cum ist ein Analogon der sogenannten subdiskalen ochronotischen Bauer-Kien-böck-Herde der Wirbelkörper. Im übrigen treten typische Fibroostosen bei Ochro-nosepatienten häufiger und manchmal von mächtigerer Gestalt auf als bei Nicht-Ochronotikern.

Abb. 413 Röntgenaufnahme eines Autopsiepräparates bei renaler Osteopathie. Man erkennt 1. die beiderseitige sakroiliakale Pseudoerweiterung (vgl. S. 135), 2. marginale Resorptionen an der Schambeinfuge und 3. Sehneninsertionsdefekte – sogenannte **Insertionsdystrophien** – an den Sitzbeinen, die von Kalk ausgefüllt sind (▷). Die abgebildeten Befunde spiegeln an den Sakroiliakalgelenken und an der Symphysis pubica in diesem Fall hyperparathyreoiden Knochenabbau, an den Ursprungsstellen der ischiokruralen Muskeln subtendinösen Knochenabbau und Weichteilverkalkungen wider.

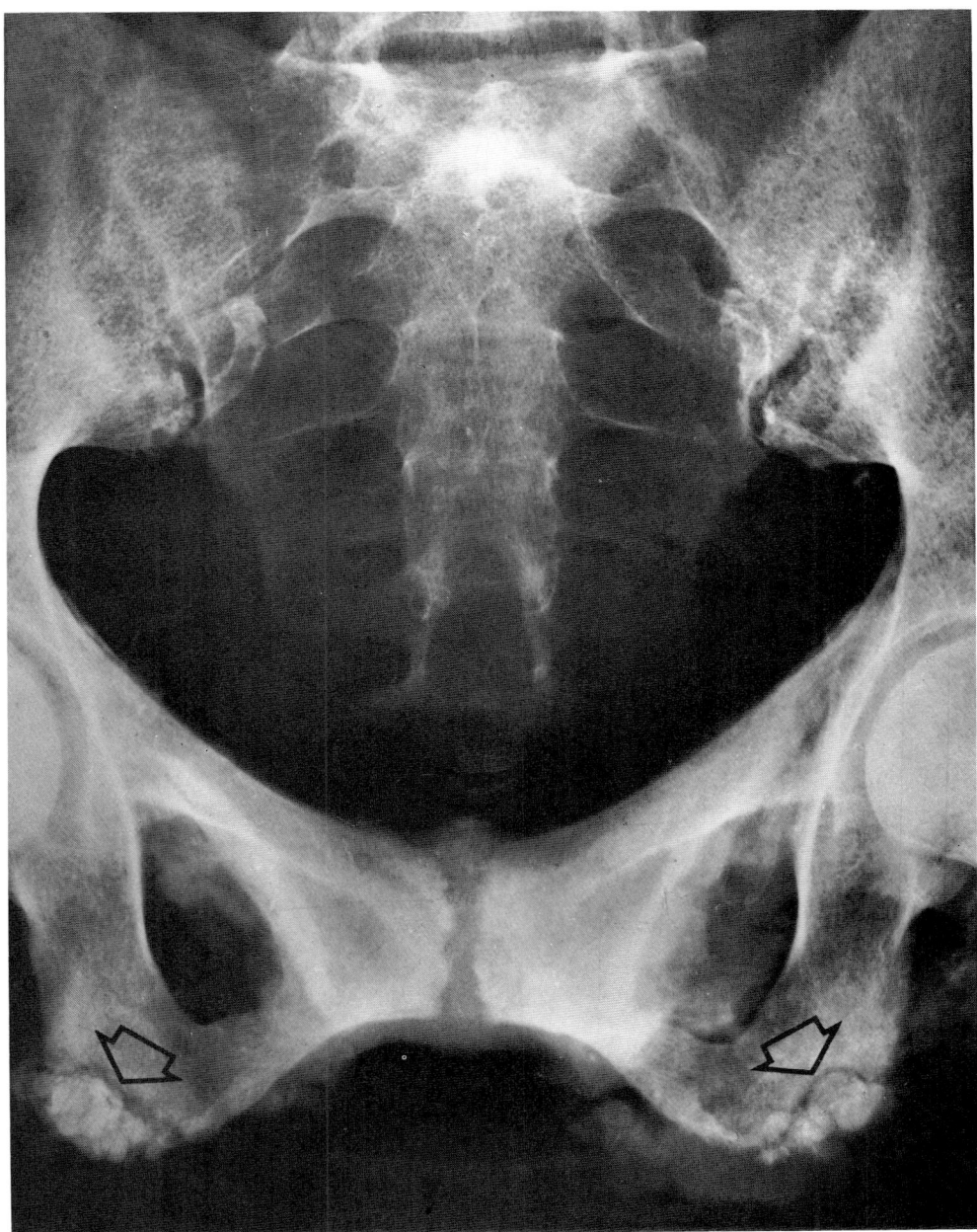

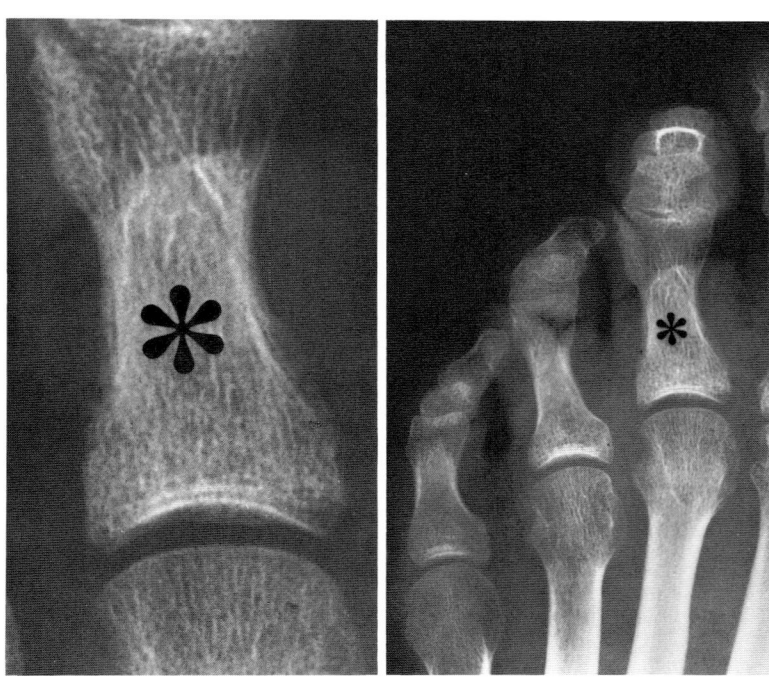

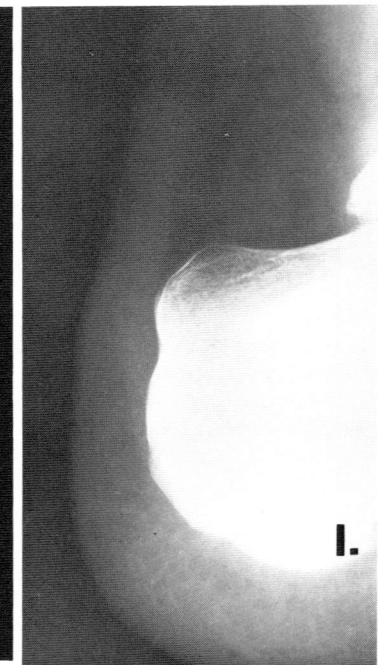

Abb. 414   **Erste pathologische Röntgenbefunde bei einer noch nicht klassifizierbaren seronegativen, HLA-B27-positiven Spondarthritis** mit linksseitiger subakuter Metatarsophalangealarthritis 3, s. die phalangeale, meta-diaphysäre Periostreaktion (✱), und mit *rechtsseitiger* Achillobursitis (➡), Betrachtung vor starker Lichtquelle).

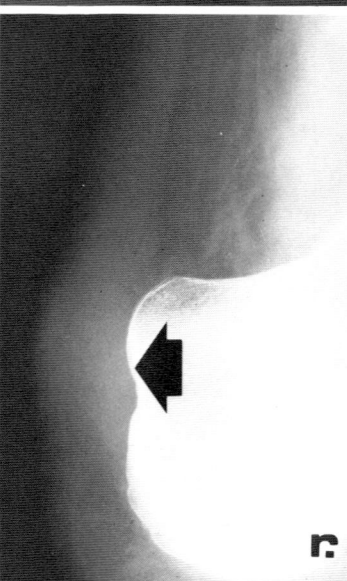

Abb. 415   **Sehr frühes Stadium der Achillobursitis** *(A)*, **die sich an einer sehr diskreten schmerzhaften Weichteilschwellung** *(B)* **und an einer zarten subkortikalen bandförmigen Entkalkungszone** *(C)* **— analog dem subchondralen bandförmigen arthritischen Kollateralphänomen — zu erkennen gibt.**

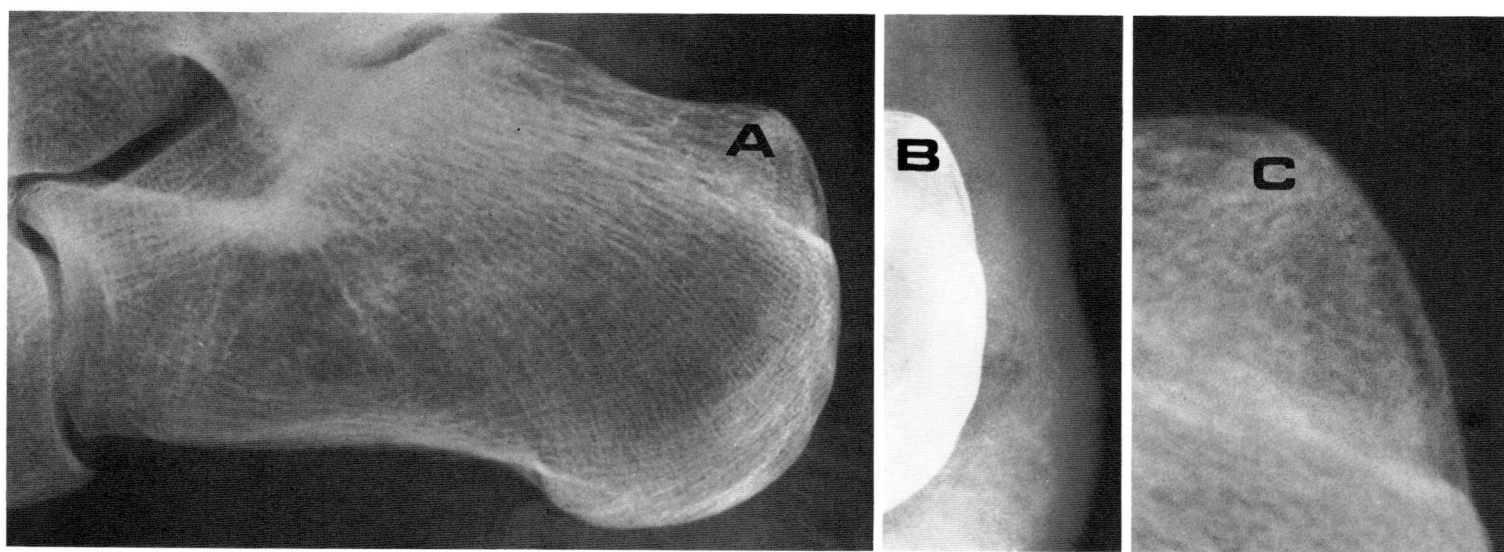

Abb. 416 **Aspekte der Calcaneopathia rheumatica.**
1, 2, 3: **Achillobursitis.** Die Bursa tendinis calcanei Achillis liegt zwischen Achillessehne und oberer Hinterkante des
Tuber calcanei. Wenn sie sich entzündet,
z. B. beim Reiter-Syndrom *(1)*, bei der
Arthritis psoriatica *(2)* oder bei der Spondylitis ankylosans *(3)*, so wölbt sie die
Achillessehne nach hinten vor und führt
außerdem mit der Zeit zur Arrosion des
Tuber bis hin zum typischen Achillobursi-
tisdefekt *(3)*.
1, 3: **Fibroostitis** – entzündlicher vorderer Fersensporn – an der Insertionszone
der Plantaraponeurose, des Lig. plantare
longum, der Mm. flexor digitorum brevis,
abductor hallucis und abductor digiti
minimi.
2: **Kalkaneusperiostitis** („Hahnen-
kamm" am Oberrand des Tuber calcanei
am besten erkennbar).

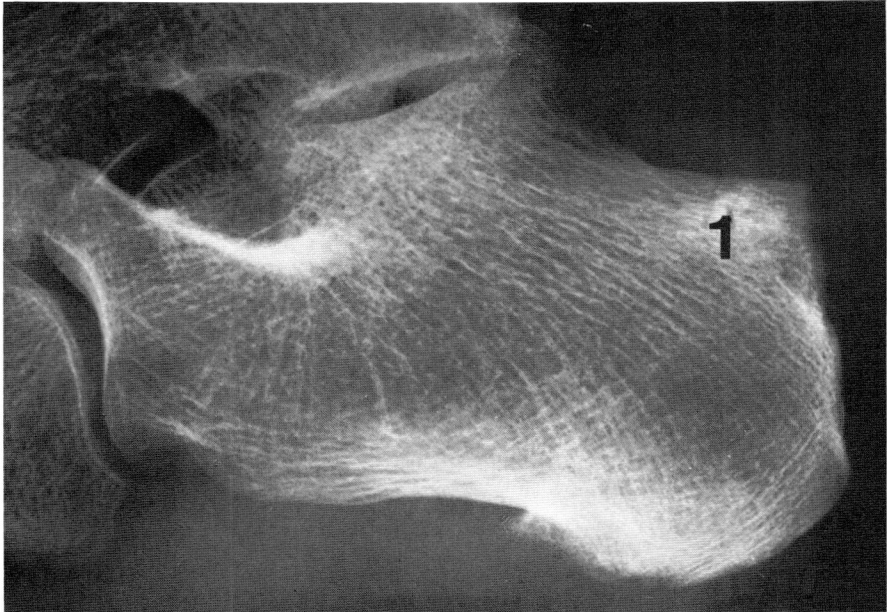

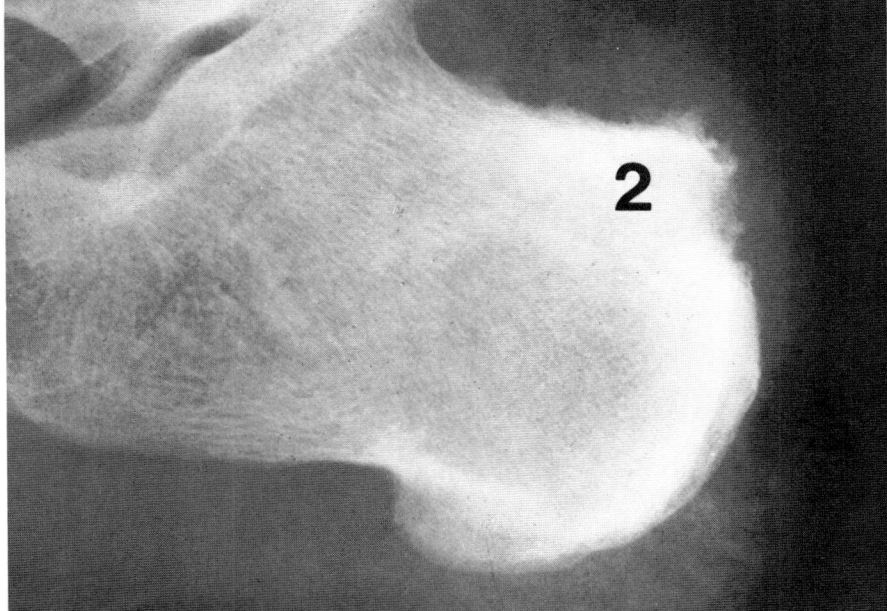

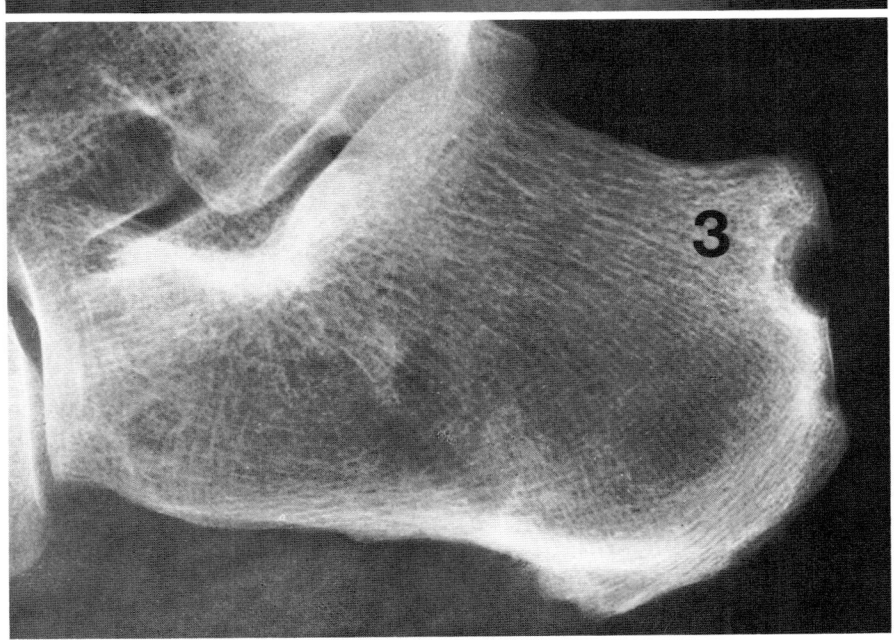

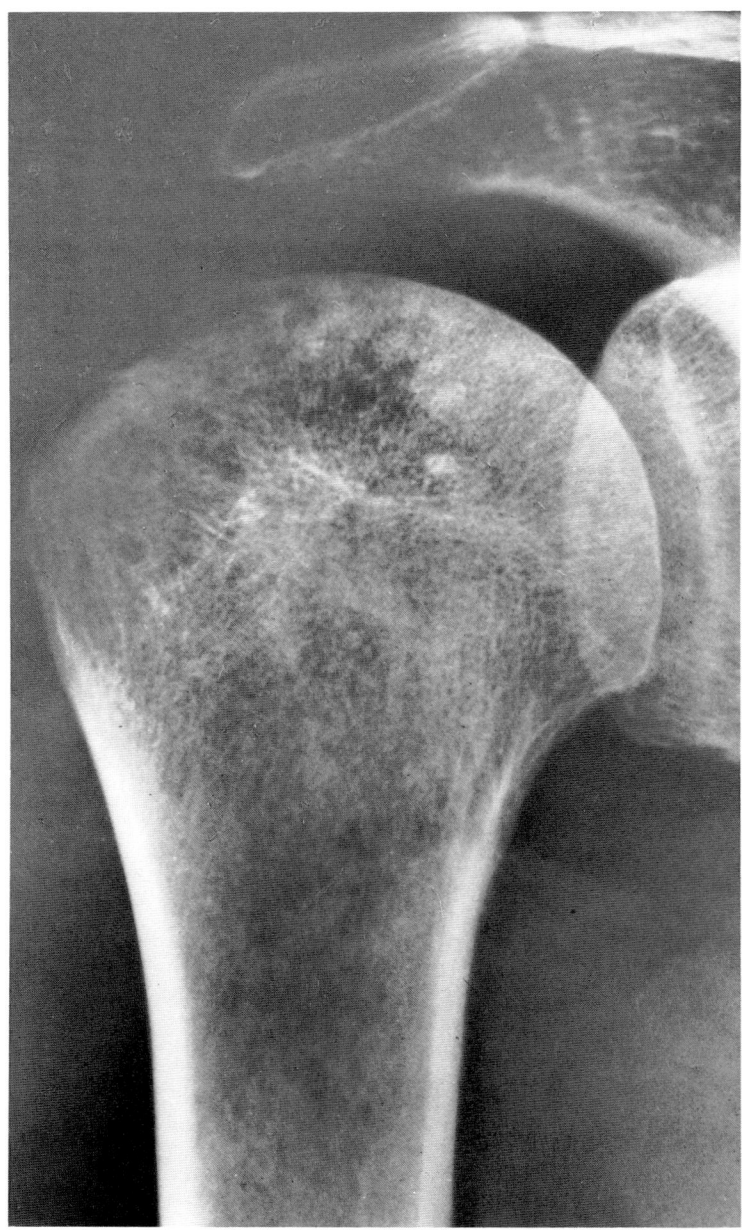

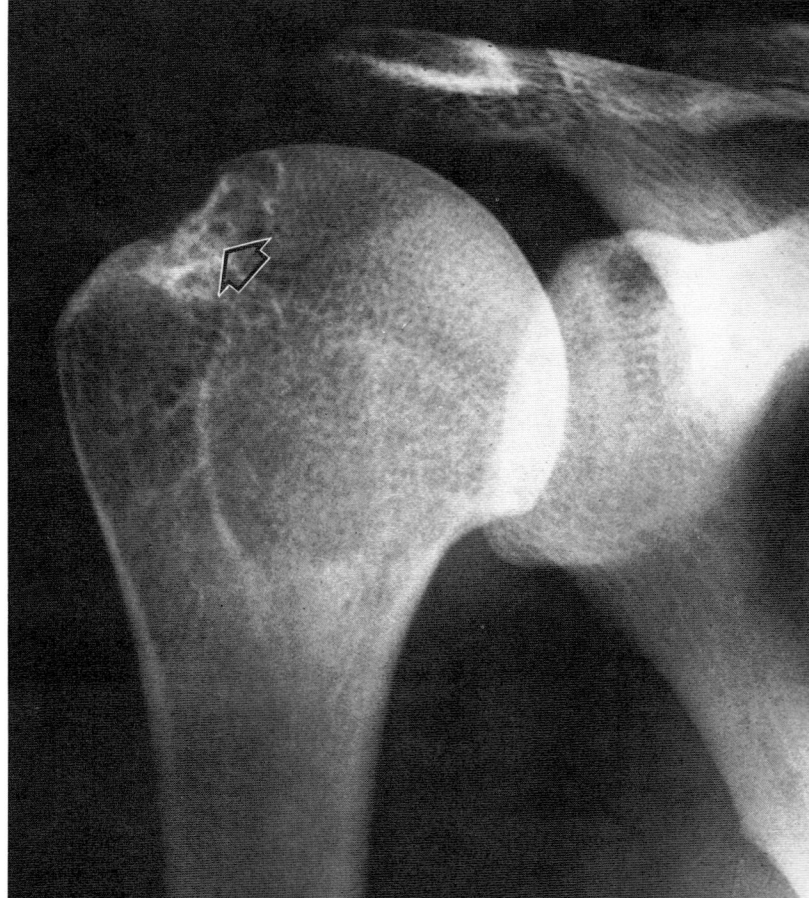

Abb. 417   Akute, vor 20 Tagen aufgetretene Periarthropathia humeroscapularis. Röntgenologisch sind keine Kalkablagerungen in der Rotatorensehnenmanschette, jedoch eine überwiegend fleckige Demineralisation im tuberkulären Quadranten des Humeruskopfes zu erkennen.

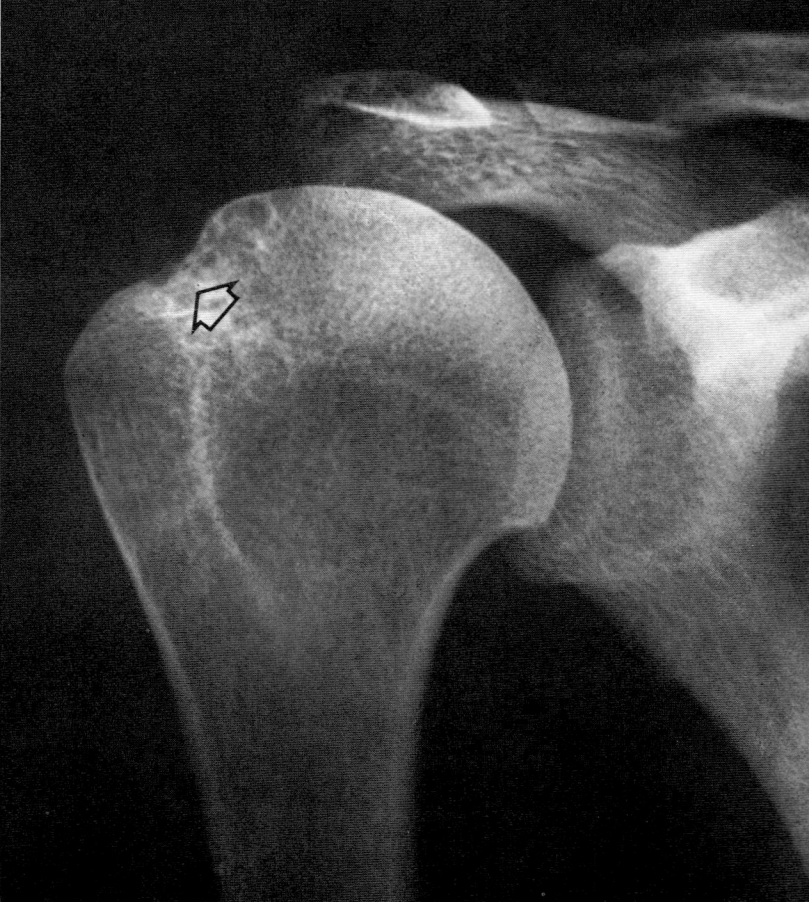

Abb. 418   Periarthropathische Erosion und Knochenstrukturveränderungen (▷) **bei 2 Patienten.** Die Patienten klagen seit etwa 9 Monaten über eine klinisch diagnostizierte Periarthritis humeroscapularis, keine entzündliche Serologie, keine klinischen Befunde, die eine Omarthritis anzeigen würden. Die Früherosionen der (rheumatischen) Omarthritis zeigen sich oft zuerst an der Kapselansatzzone kranial vom Tuberculum maius (vgl. Abb. 132 u. 134), daher röntgenologische Differentialdiagnose zwischen beiden krankhaften Alternativen stellen. Die hier bei beiden Patienten sichtbaren *Strukturstörungen der Spongiosa in der Erosionsumgebung* sprechen für eine Resorptionsgrube bei Periarthropathie.

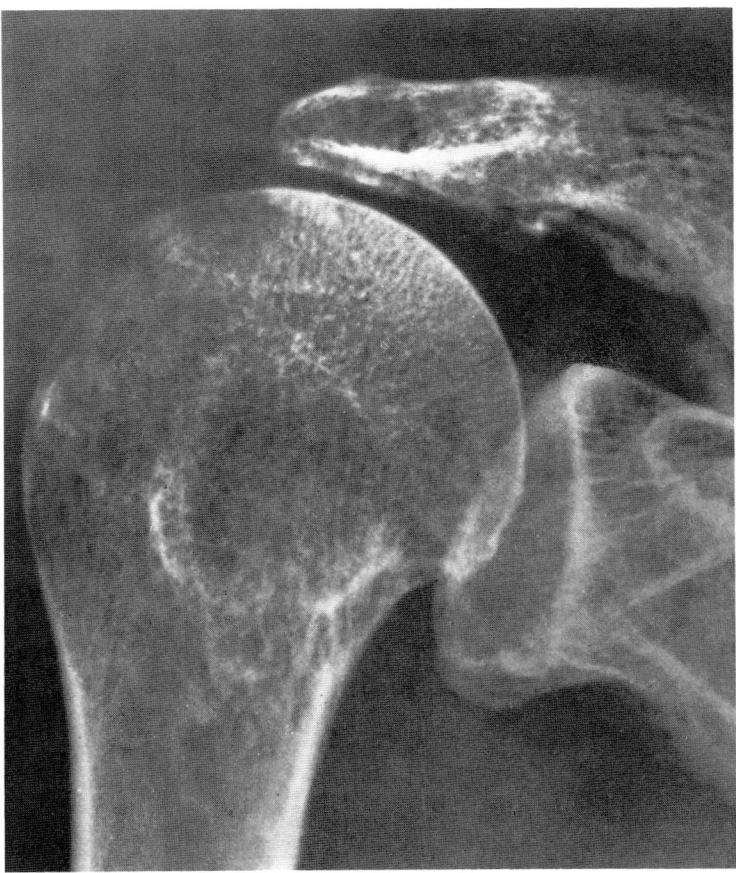

Abb. 419 **Der Humeruskopfhochstand in der Skapula-pfanne erweckt den begründeten Verdacht auf eine Ruptur der Rotatorensehnenmanschette.** Nach Manschettenruptur zieht nämlich der Eigentonus des De tamuskels den Oberarm-kopf nach kranial. Vor einem therapeutischen operativen Eingriff ist bei diesem Röntgenbefund die Schultergelenkarthrographie indiziert.

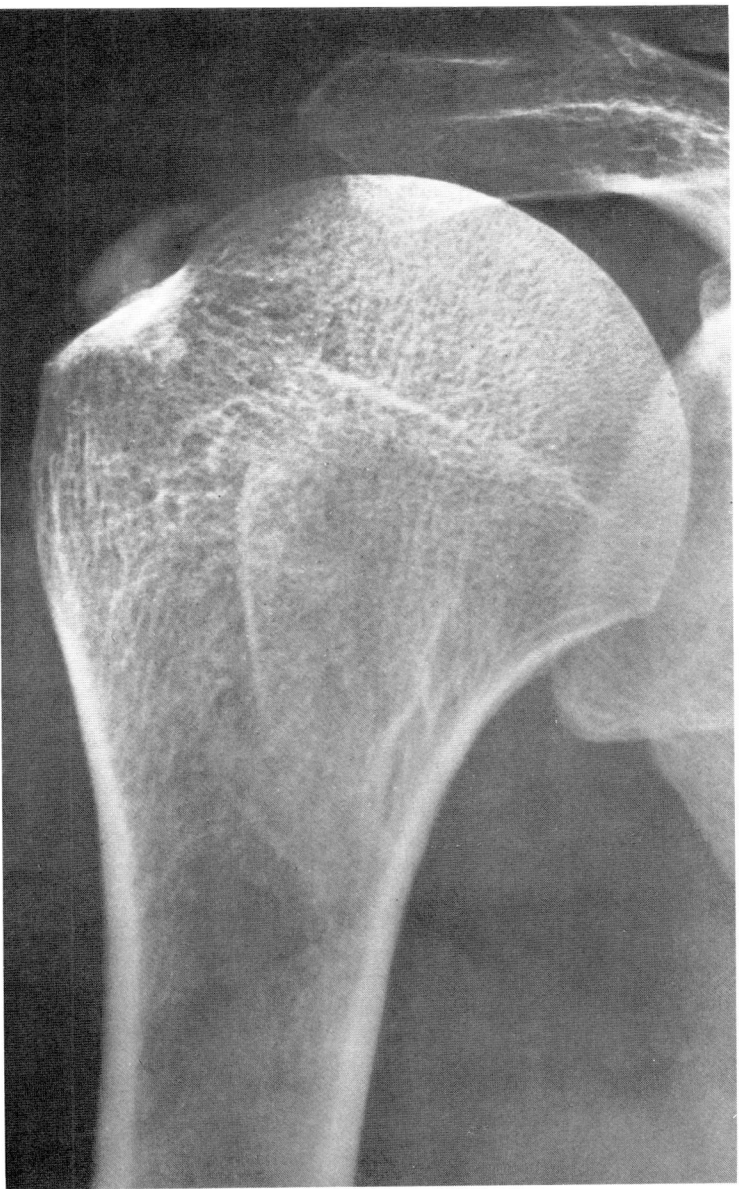

Abb. 420 **Charakteristischer Röntgenbefund bei der Peri-arthropathia calcificans humeroscapularis.** Die bandförmige Sklerosezone im Sehnenansatzgebiet des Tuberculum maius gehört auch zum Bild dieser Periarthropathie.

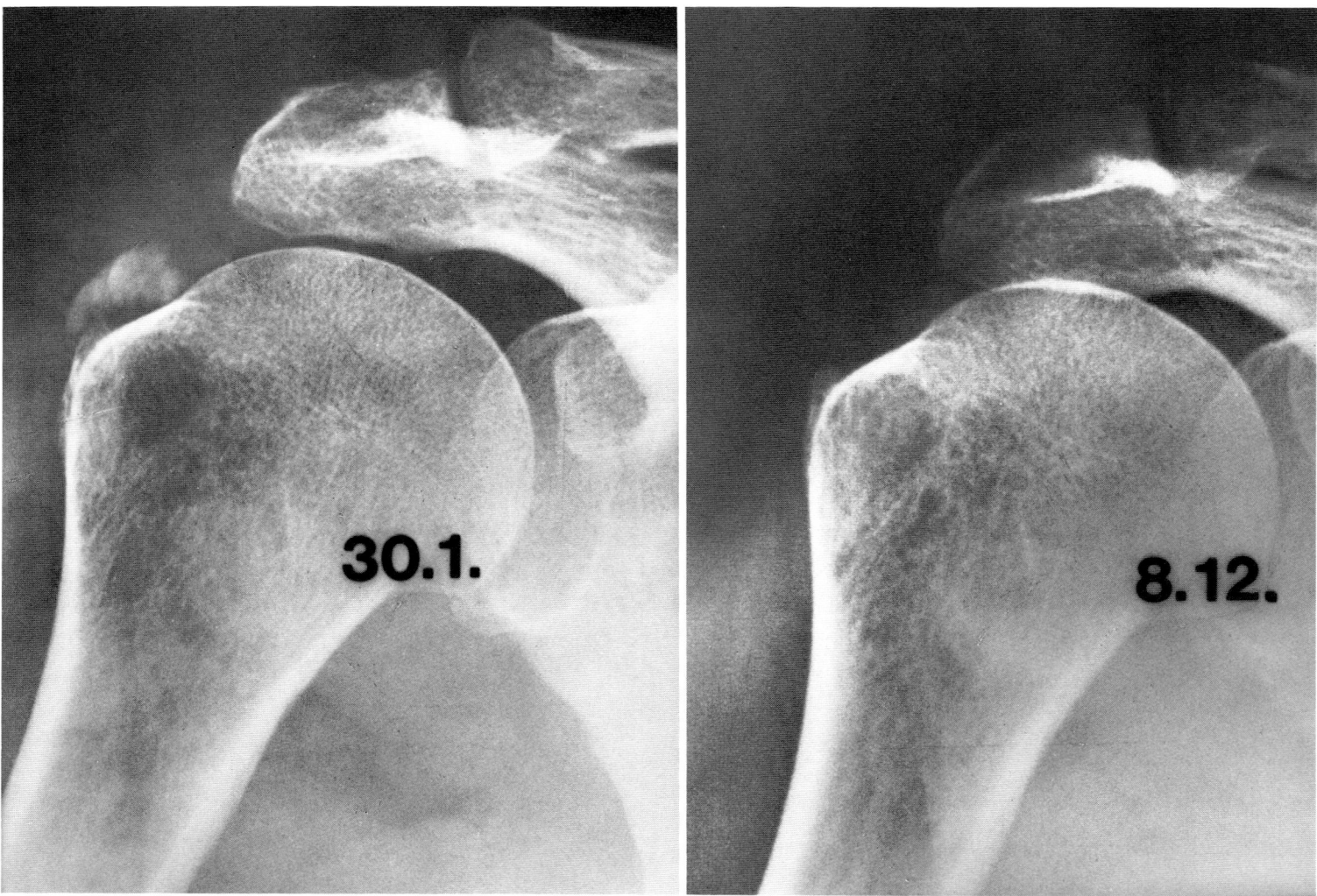

Abb. 421 **Resorption der Sehnenver-
kalkung im Verlauf einer Periarthropathia calcificans humeroscapularis.**

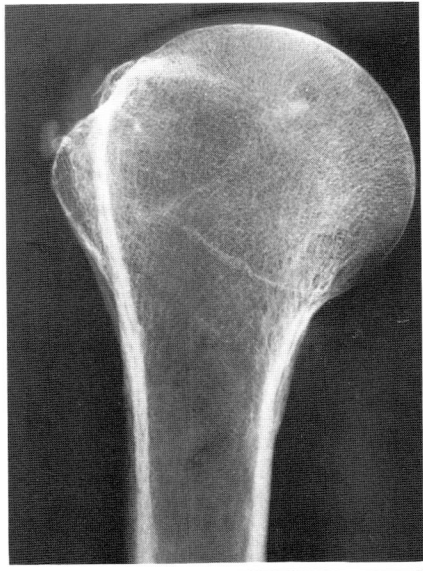

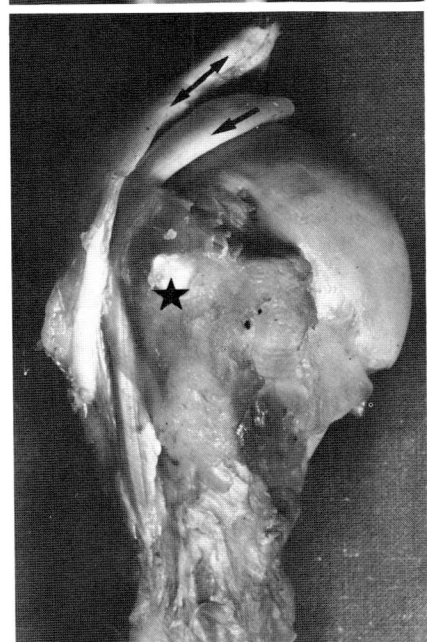

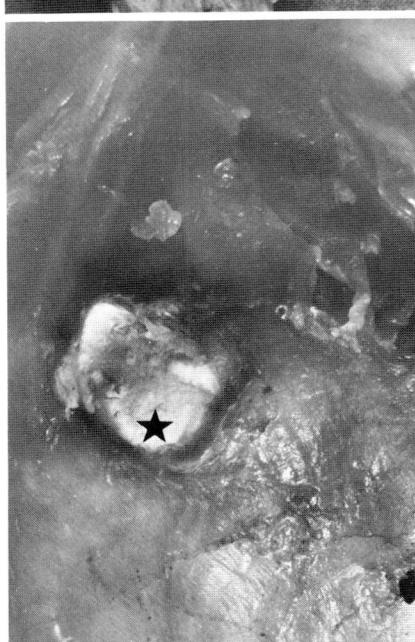

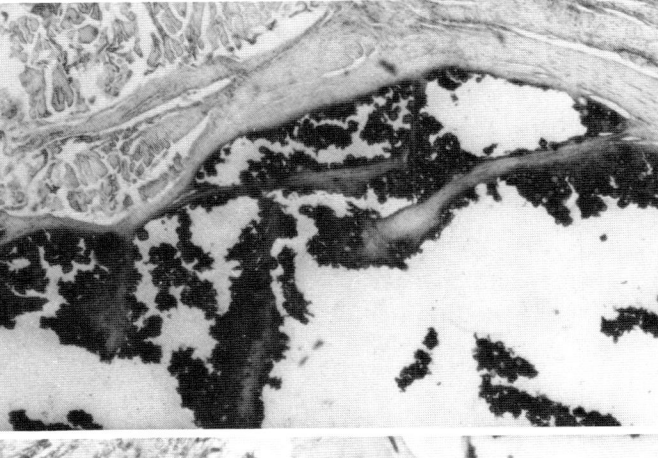

Abb. 422 **Periarthropathia calcificans der Subskapularissehne unmittelbar vor ihrem Ansatz am Tuberculum minus** (Autopsiepräparat; Röntgenaufnahme, Photo, Ausschnittphoto, Histologie: Hämatoxylin-Eosin, × 60, × 72, × 150). ★: kreidiges Kalkdepot; Sehne mit ⟷: Supraspinatussehne; Sehne mit ➝: Caput longum m. bicipitis brachii; in den histologischen Schnitten erkennt man Kalkablagerungen, die z. T. auskristallisiert sind und durch teilweise hyalinisiertes faseriges Bindegewebe „abgekapselt" sind, keine entzündliche zelluläre Reaktion.

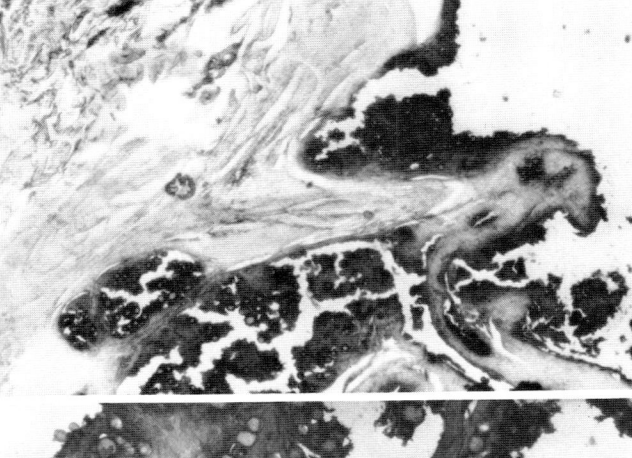

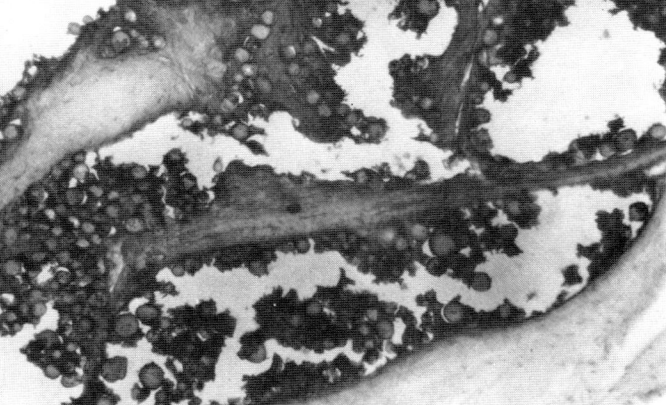

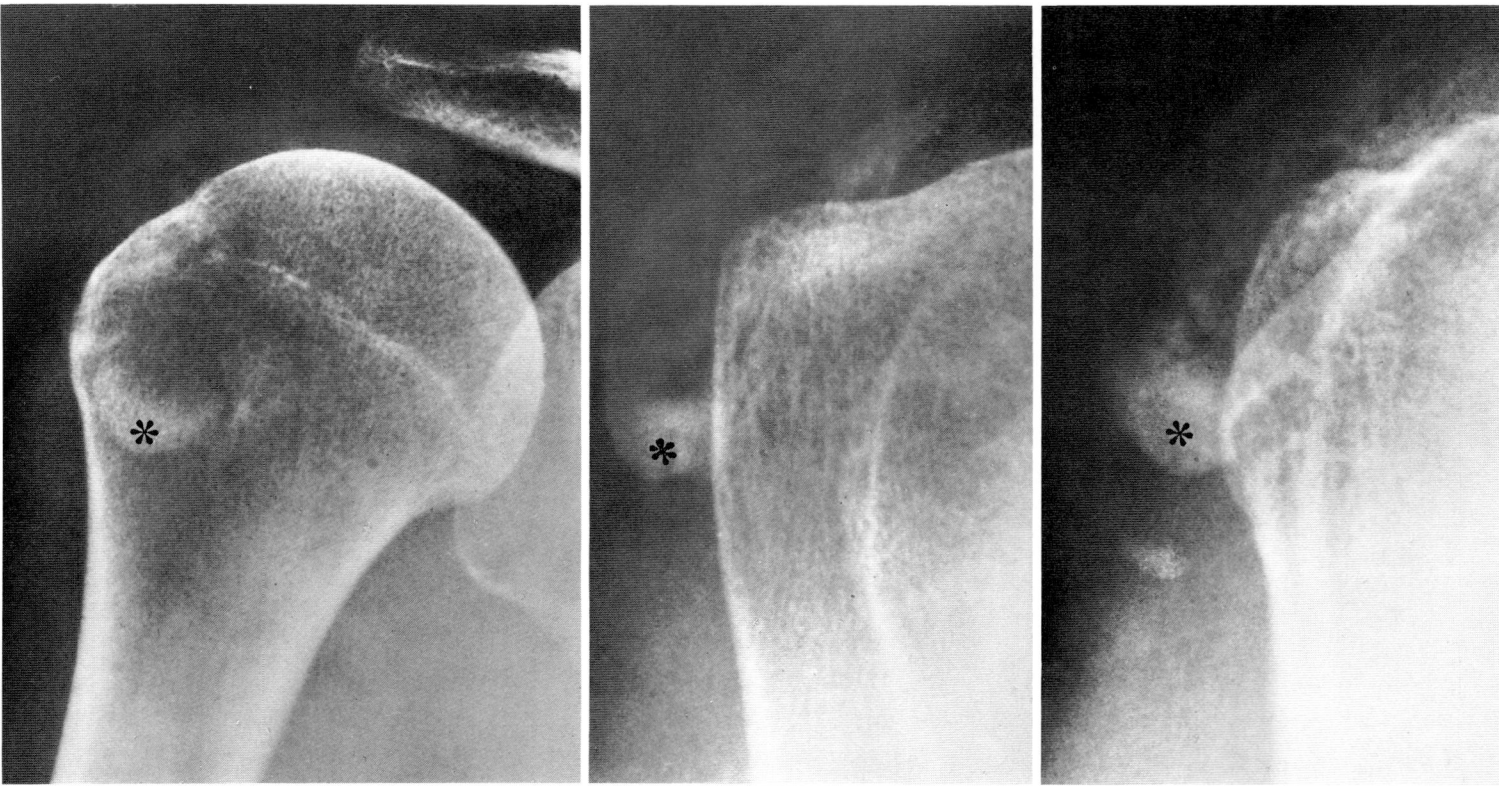

Abb. 423 **Periarthropathia calcificans humeroscapularis** *(Übersichts- und Zielaufnahmen)* **mit teilweisem Austritt der zahnpastaartigen Kalkmassen aus der Sehnenmanschette**

und Ansammlung derselben in der Bursa subdeltoidea (✳). Die Bursa wirkt als „Schlammfang".

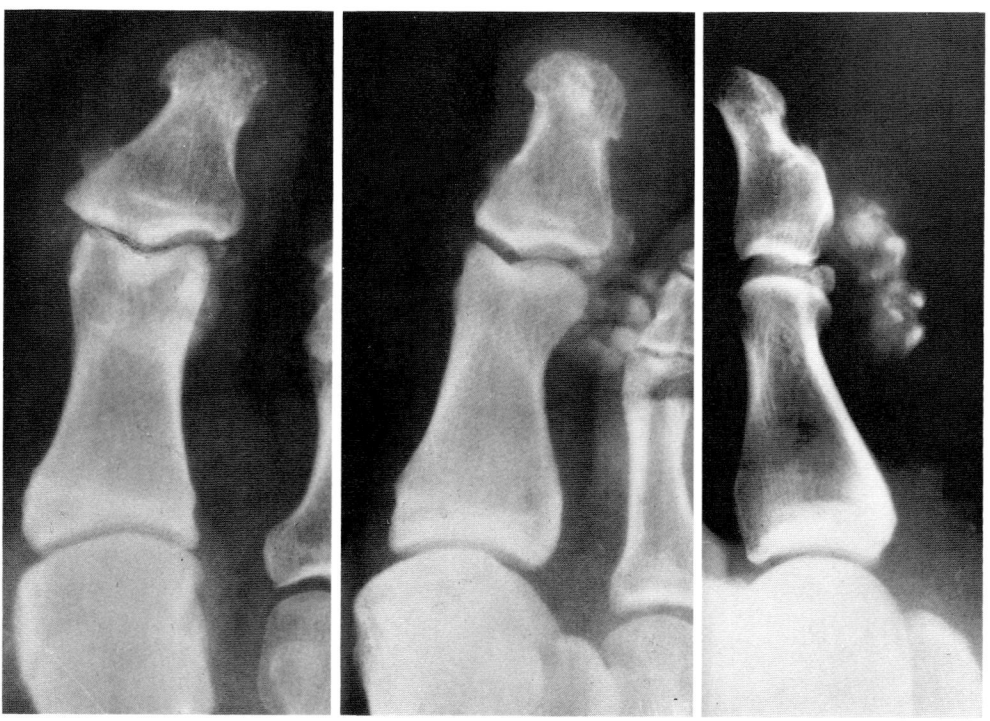

Abb. 424 **Periarthropathia calcificans plantar vom Interphalangealgelenk der Großzehe** (Röntgenaufnahmen in 3 Ebenen).

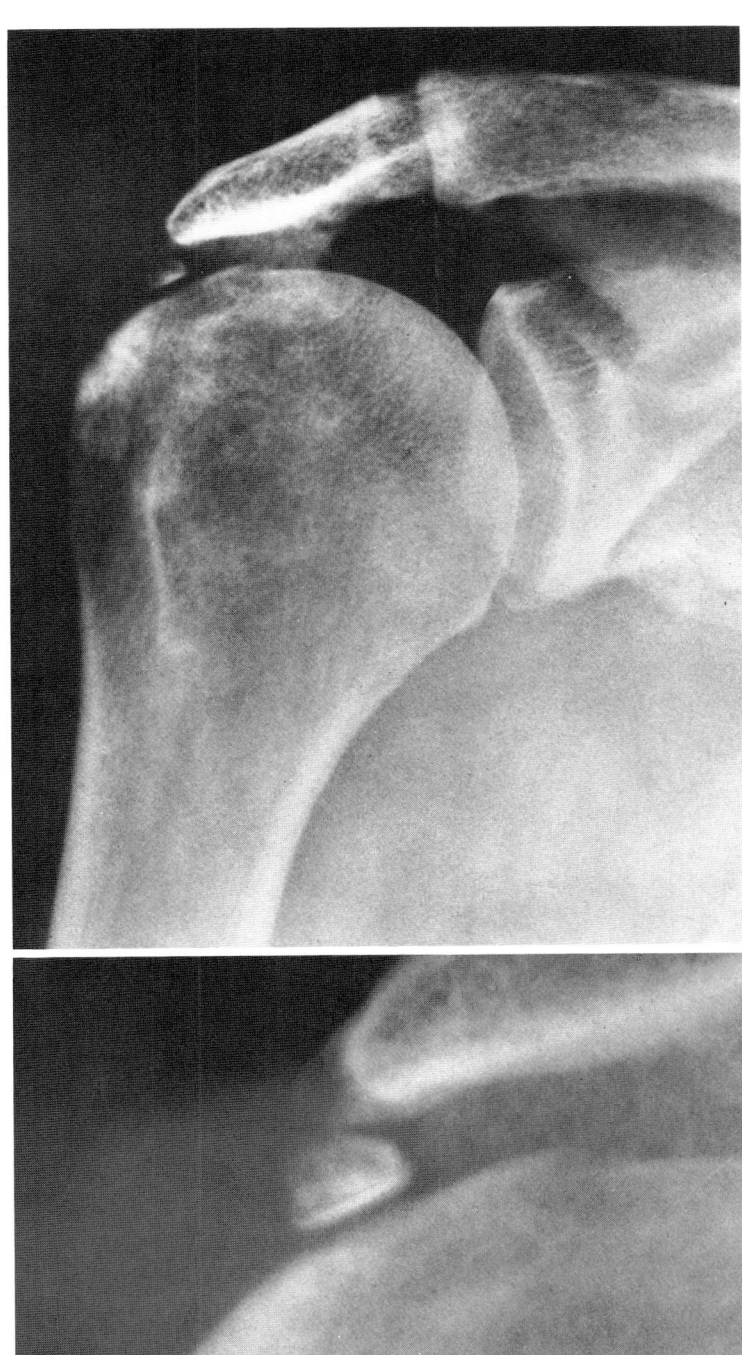

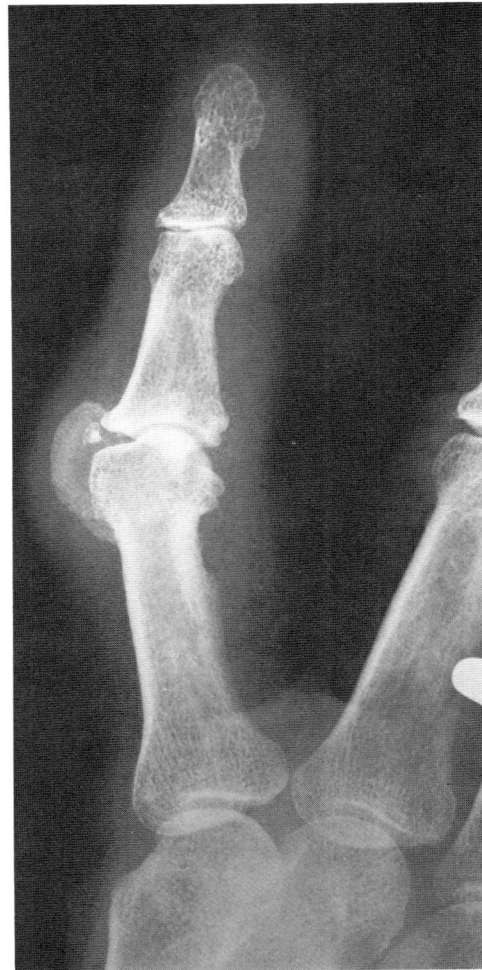

Abb. 426 **Akute, mit Schwellung und Hautrötung einhergehende Periarthropathia calcificans am PIP-Gelenk 2.**

Abb. 425 **Seltener Röntgenbefund einer Periarthropathia ossificans humeroscapularis,** s. die partielle „Kortikalisierung" des kleinen intratendinösen Knochenkörpers (Ausschnittvergrößerung).

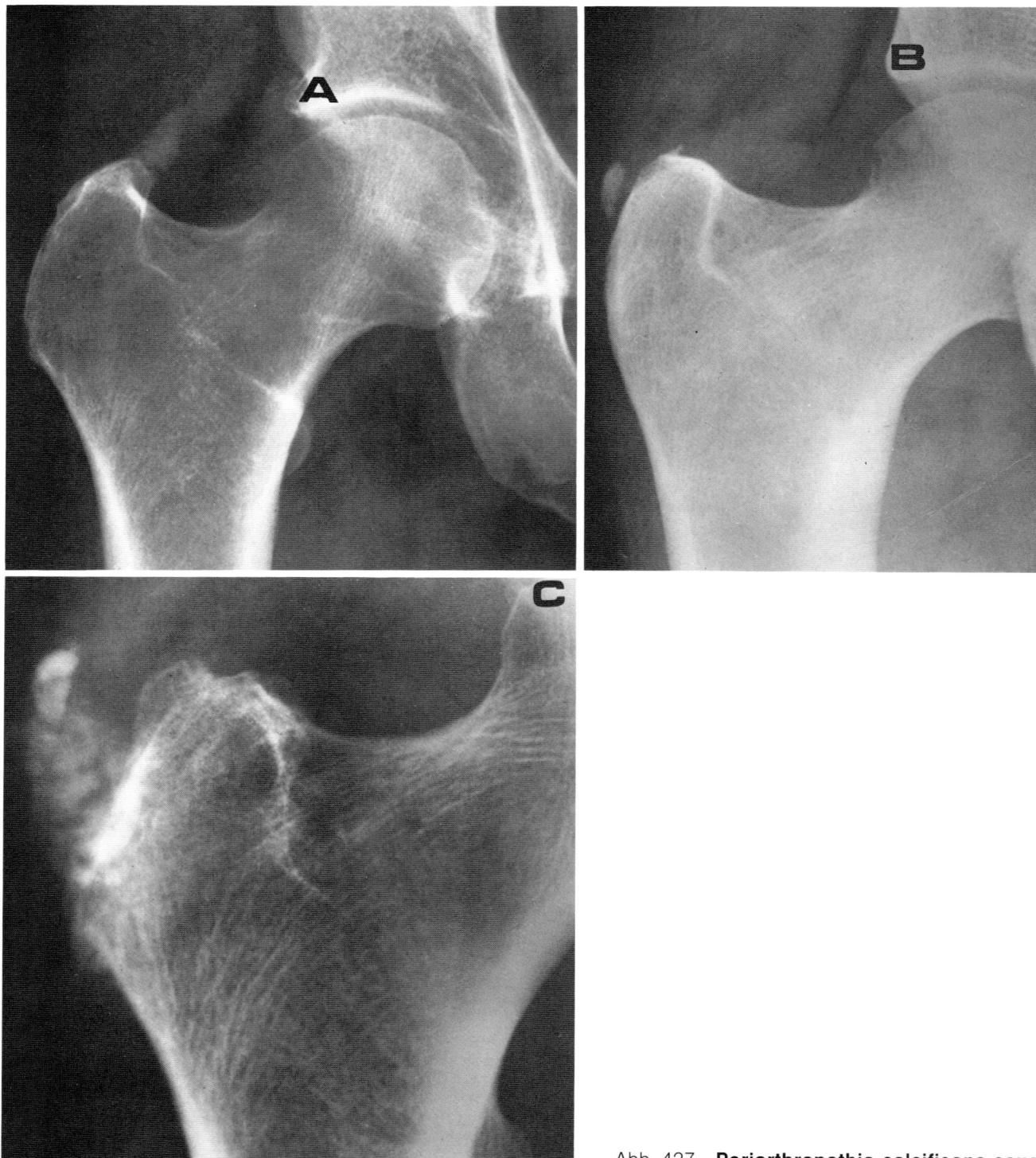

Abb. 427   **Periarthropathia calcificans coxae, Röntgenaspekt der Sehnen-** *(A, B)* **und Bursaverkalkung** *(C).*
Typisch für Schleimbeutelverkalkungen ist ihre „gelappte" Darstellung *(C).*

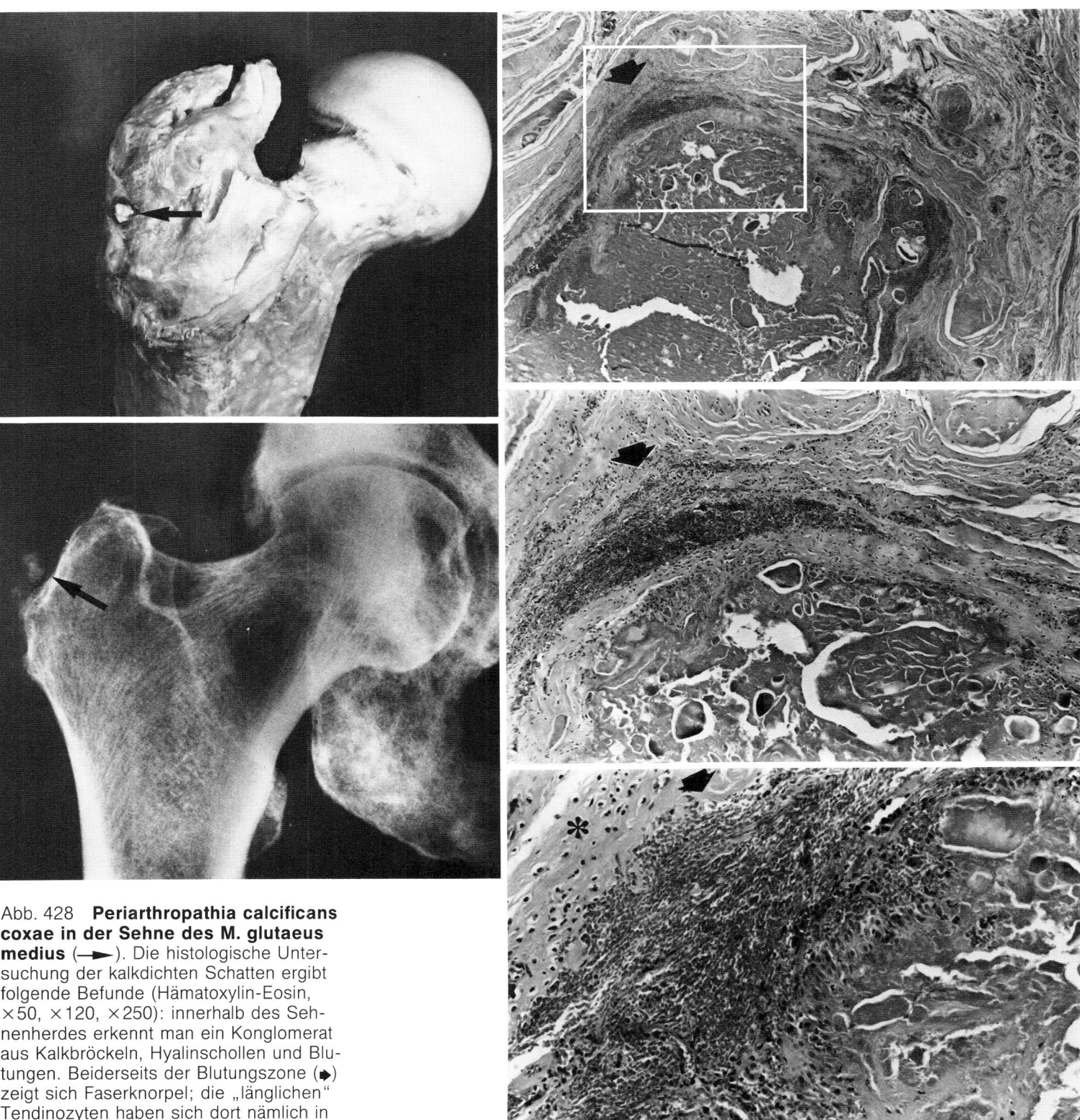

Abb. 428　**Periarthropathia calcificans coxae in der Sehne des M. glutaeus medius** (——►). Die histologische Untersuchung der kalkdichten Schatten ergibt folgende Befunde (Hämatoxylin-Eosin, ×50, ×120, ×250): innerhalb des Sehnenherdes erkennt man ein Konglomerat aus Kalkbröckeln, Hyalinschollen und Blutungen. Beiderseits der Blutungszone (►) zeigt sich Faserknorpel; die „länglichen" Tendinozyten haben sich dort nämlich in „kugelige" Chondrozyten (✱) umgewandelt (vgl. Anmerkung[37]).

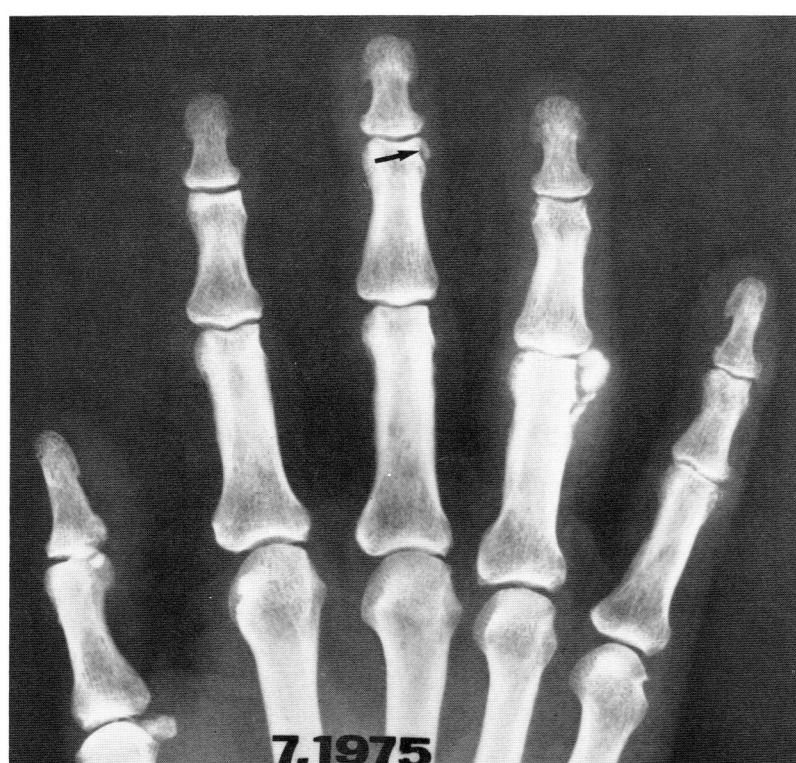

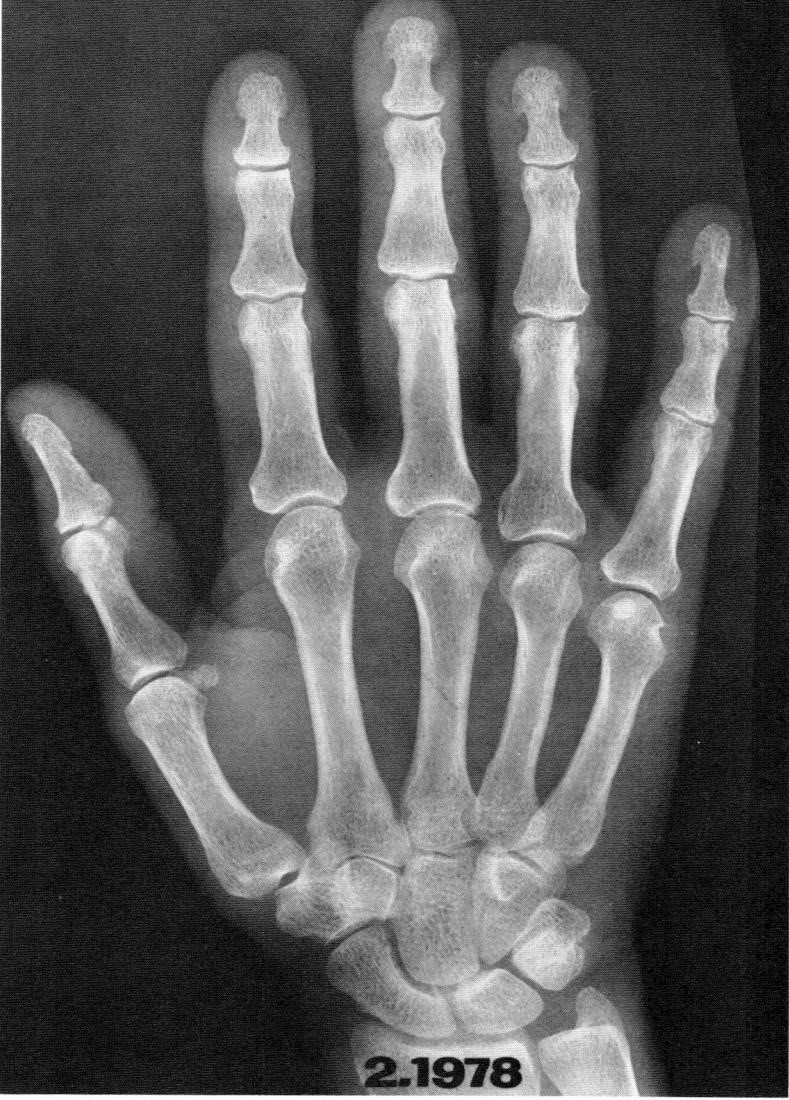

Abb. 429 **Verlaufsbeobachtung einer Periarthropathia calcificans am PIP-Gelenk 4 und DIP-Gelenk 3 (━►)**, die sich resorbieren; s. auch den Rückgang der periartikulären Weichteilschwellung am 4. Finger.

Gicht — Pseudogicht (Abb. 430—470)

Gicht (Abb. 430—453) nennen wir die Krankheitsmanifestation einer chronischen Hyperurikämie, die überhaupt nur entstehen kann, weil dem Menschen ein harnsäurespaltendes Enzym, die *Urikase* (in der Leber) fehlt. Der menschliche Organismus scheidet die im Stoffwechsel anfallende Harnsäure daher über die Nieren aus. Vermehrte Harnsäurebildung oder/und verminderte renale Harnsäureelimination lassen daher einerseits den Serumharnsäurespiegel ansteigen. Andererseits kann dadurch die Löslichkeit der Harnsäure und ihrer Salze im Blut und in der extrazellulären Körperflüssigkeit überschritten werden, und die Harnsäure kristallisiert als Mononatriumuratmonohydrat aus. Unter Berücksichtigung der normalen Körpertemperatur und des physiologischen pH-Wertes lösen sich bis zu 6,4 mg Harnsäure in 100 ml Blut und extrazellulärer Körperflüssigkeit. Die Auskristallisation der Harnsäure in den Körpergeweben ist aber nicht nur ein physikalisch-chemisches Problem, sondern wird auch von der Konstitution, vom Alter und vom Geschlecht (Gicht: ♂ ≫ ♀) beeinflußt. Außerdem hängt die Umwandlung einer symptomlosen Hyperurikämie in das Krankheitsbild Gicht von Umweltfaktoren ab, unter denen die Überernährung hervorgehoben sei — Gicht ist eine „Wohlstandskrankheit".

Der Kliniker kennt den *akuten Gichtanfall* (Abb. 13 u. 430), d. h. eine hochakute, sehr schmerzhafte Arthritis mit Hautrötung, Überwärmung und ausgedehnter, auch periartikulärer Weichteilschwellung, die den Patienten oft nachts überfällt. Das Metatarsophalangealgelenk 1 ist der häufigste Sitz — Podagra — des Erstanfalls und späterer Attacken. Im allgemeinen gilt, daß die Gelenke der unteren Extremitäten gegenüber den oberen Extremitäten bevorzugt an Gicht erkranken. Schleimbeutel und Sehneninsertionen können ebenfalls zum Sitz akuter Gichtentzündungen werden. Der akute Gichtanfall klingt meist nach einigen Tagen, seltener nach wenigen Wochen ab, und es folgt eine Phase des Wohlbefindens. Mit der Zeit werden jedoch die anfallsfreien Intervalle immer kürzer; die Synovialitis klingt nicht mehr ab; es entstehen Uratdepots in den Gelenken und ihrer Weichteilumgebung, im Knochenmark, in Bursen usw. Die Gicht hat das *chronische tophöse Stadium* erreicht.

Der Morphologe — Pathologe und Radiologe — sieht jedoch gichtige Gelenkmanifestationen, die über das klinische Bild der geschilderten akuten und chronischen Gicht hinausgehen. Der Gelenkknorpel autoptisch eröffneter Gelenke kann von Natriumurat puderzuckerartig überstäubt sein, das Gelenk jedoch röntgenologisch völlig normal erscheinen. Andere Gelenke zeigen ein typisches Arthrosebild, also eine Schädigung des Gelenkknorpels durch niedergeschlagenes Natriumurat. Es drängt sich daher der Gedanke auf, daß nicht nur das kristalline Uratsalz im Gewebe als pathogenes Agens wirkt, sondern der *Mengen-Zeit-Quotient der Uratpräzipitation* (Abb. 431) das morphologische Bild der Gicht mitbestimmt[38]:

Ein massiver Niederschlag des Urats in kurzer Zeit (1) — ein großer Mengen-Zeit-Quotient — führt zur hochakuten Gichtarthritis.

Erfolgt die Uratpräzipitation protrahiert, aber noch in höherer Konzentration (2), so kommt es zu chronischen Entzündungserscheinungen — der Mengen-Zeit-Quotient ist kleiner als im Fall 1. Schließlich löst eine sehr protrahierte Uratpräzipitation in geringer Konzentration (3), also ein kleiner Mengen-Zeit-Quotient, überhaupt keine entzündliche Reaktion der Synovialmembran mehr aus. Jedoch wird dadurch der Gelenkknorpel geschädigt; die Arthrose entwickelt sich (Abb. 432—434, 441 u. 446). Formal führen die nicht resorbierbaren Uratpräzipitationen — *Tophi* — zum Knochen*abbau* und zum Knochen*anbau*. Dadurch entstehen Röntgenbilder, die über die Merkmale der chronischen Gelenkentzündung hinausgehen. *Der Tophus prägt daher das Röntgenbild der chronischen Gicht* (Abb. 435—449 u. 451—453).

Lochdefekte: In kleinen Knochen sollen *runde* oder scharf begrenzte *ovale* Osteolysen mit einem Durchmesser über 5 mm grundsätzlich an einen Knochentophus denken lassen (z. B. Abb. 439 u. 442), wenn der Patient über Gelenkbeschwerden klagt.

Der überhängende Knochenrand (Abb. 439) entsteht durch einen subperiostalen Tophus, der das Periost abhebt und zur Knochenbildung anregt.

Die *Kolbenphalanx* bildet sich durch *protrahierte* diaphysäre subperiostale Uratdeposition, da die Periostapposition dann sogleich mit der Kompakta verschmilzt. Die Kolbenphalanx kann aber auch bei anderen Gelenkerkrankungen, die zu (protrahierten) Periostreaktionen neigen, entstehen, z. B. bei der Arthritis psoriatica.

Weichteiltophi (z. B. Abb. 439, 441, 443—445, 447—449 u. 452) geben infolge der Natriumkomponente des Harnsäuresalzes einen *dichteren* Schatten als der Gelenkerguß, das periartikuläre Ödem oder Synovialisproliferationen. Dies ist auf Röntgenaufnahmen von Zehen und Fingern zu erkennen. Weichteiltophi können die sogenannten *Tophusstachel* (Abb. 448) auslösen oder *Druckarrosionen* (Abb. 449) erzeugen oder zu *osteopla-*

[38] Dihlmann, W., H. J. Fernholz: Gibt es charakteristische Röntgenbefunde bei der Gicht? Dtsch. med. Wschr. 94 (1969) 1909—1911

stischen Verformungen kleiner Knochen führen (Abb. 449 u. 450). Große intraossäre Uratdepots rufen an (kleinen) Gelenken *Mutilationen* (Abb. 452) hervor, können Knochenteile auftreiben (Abb. 451) oder eine *Totalosteolyse* kleiner Knochen hervorrufen. Ausgedehnte Tophi (Natriumuratdepots) verkalken manchmal; es entsteht krümeliges *Kalziumurat*, das einen kalkdichten Schatten gibt (Abb. 453).

Pseudogicht und **Chondrokalzinose** (**Chondrocalcinosis articularis**, Abb. 454—470) sind Synonyme für eine Stoffwechselstörung des ubiquitären Pyrophosphats, das sich dann *extrazellulär* als Kalziumpyrophosphat-Dihydrat niederschlägt und die Gewebe schädigen kann (Abb. 431 u. 454). Diese Kalkniederschläge entstehen am häufigsten im Faserknorpel (Abb. 455—457, 459—464 u. 467—469, Menisci genus, Discus radioulnaris distalis, Symphysis pubica, Disci intervertebrales), werden aber auch — seltener — im hyalinen Gelenkknorpel (Abb. 454, 456—457 u. 462—466), in der Synovialmembran, in der fibrösen Gelenkkapsel, in Bändern — also in den Gelenkweichteilen (Abb. 456, 459 u. 462—465) — und in Sehnen und Faszien (Abb. 462 u. 463) beobachtet. Außer Kalziumpyrophosphat wurden in den Gewebsverkalkungen, z. B. in den Kniemenisken, Dikalziumphosphatdihydrat und Hydroxylapatit — ein tertiärer Kalziumphosphat-Komplex — nachgewiesen. Mengenmäßig dominiert jedoch das Kalziumpyrophosphat, so daß im Schrifttum auch von der **Kalziumpyrophosphat-Arthropathie** gesprochen wird.

Die Chondrokalzinose (Pseudogicht) tritt *hereditär* (familiär), *symptomatisch* (im Verlauf anderer Krankheiten, Abb. 122, 123 u. 464) und *sporadisch* (meist bei alten Menschen) auf. Die erbliche Form zeigt sich klinisch meist schon in der 3. oder 4. Lebensdekade. Die symptomatische Chondrokalzinose wurde bei verschiedenen endokrinen Krankheiten (z. B. Hyperparathyreoidismus, Diabetes mellitus, Hypothyreose) und Stoffwechselstörungen (z. B. idiopathische Hämochromatose, Wilsonsche Krank-

heit, Gicht) beschrieben. Dabei wird im Schrifttum allerdings nicht immer kritisch zwischen Koinzidenz und Kausalität unterschieden. Für die Praxis bedeutet dies, beim röntgenologischen Nachweis einer Chondrokalzinose bestimmte serologische Untersuchungen durchzuführen, nämlich zum Ausschluß oder Nachweis einer symptomatischen Chondrokalzinose bei unbekannter Grundkrankheit den Serumkalziumspiegel, die alkalische Serumphosphatase, den Blutzuckerspiegel, den Serumharnsäure-, Serumeisenspiegel (evtl. die Eisenbindungskapazität, Ferritinserumspiegel), Serummagnesium- und Serumkupferspiegel zu bestimmen und die Schilddrüsen- und Nierenfunktion zu prüfen.

Die Chondrokalzinose gibt sich *klinisch* unter vielfältigen Bildern zu erkennen:

1. Sie ist ein röntgenologischer Zufallsbefund ohne subjektiven Krankheitswert — *asymptomatische Chondrokalzinose*, oft (sporadisch) bei alten Menschen.

2. Intraartikuläre Kalziumpyrophosphatkristalle können eine Reaktion der Synovialmembran auslösen, die klinisch als *akute* oder *subakute Arthritis* — Pseudogicht (Abb. 457) — imponiert. Diese Attacken dauern gewöhnlich einige Tage bis Wochen (Schmerzen, Ergußbildung), werden von einem beschwerdefreien Intervall gefolgt, bis es wieder zu einem Relaps kommt.

3. Intraartikuläre Kalziumpyrophosphatniederschläge führen manchmal zu einer *subakuten* oder *chronischen entzündlichen Synovialisreaktion,* die einige Wochen bis Monate anhalten kann.

4. Die Chondrokalzinose schädigt den Gelenkknorpel. Das (Röntgen-) Bild der *Arthrosis deformans* ist die Folge.

5. Im Zusammenhang mit der Chondrokalzinose tritt eine *schmerzhafte schwere Gelenkdesintegration* auf (Abb. 467—470), die den Befunden bei neurogenen Osteoarthropathien (sogenannten Charcot-Gelenken) entspricht, ohne jedoch mit neurologischen Ausfallserscheinungen einherzugehen.

Die *vielfältigen* klinischen und morphologischen Erscheinungsbilder der Chondrokalzinose begründen die Arbeitshypothese, daß bei dieser Stoffwechselstörung mit intra- und periartikulären Kristallniederschlägen —

ebenso wie bei der Gicht — der Mengen-Zeit-Quotient der Kristallpräzipitation (Abb. 431, s. S. 343) die formale Pathogenese erklären kann[39]. Darüber hinaus haben die Beobachtungen bei der Gicht und Pseudogicht zur Entwicklung des pathogenetischen Konzepts von der *kristallinduzierten Synovialitis* (*Kristallsynovialitis, Kristallsynovitis*) geführt. Kristallablagerungen — welcher Art auch immer — in einem Kavum, das von Synovialgewebe ausgekleidet ist, können nämlich eine (heftige, äußerst schmerzhafte) Arthritis oder Bursitis oder Sehnenscheidenentzündung auslösen. Dieser Aspekt macht verständlich, daß die therapeutische intraartikuläre Injektion eines kristallinen Kortisonderivats oder der Durchbruch pastenartiger (kristalliner) Verkalkungen der humeroskapulären Rotatorenmanschette (Periarthropathia calcificans) in die Bursa subdeltoidea manchmal der Anlaß für lokale sehr schmerzhafte Zustände wird.

---

[39] Mohr, W., W. Dihlmann, W. Wilke, J. Hersener: Kalziumpyrophosphat-Arthropathie (CPPA). Diagnose und pathogenetische Bedeutung der Kristallablagerungen. Akt. Rheumatol. 6 (1981) 37—43.

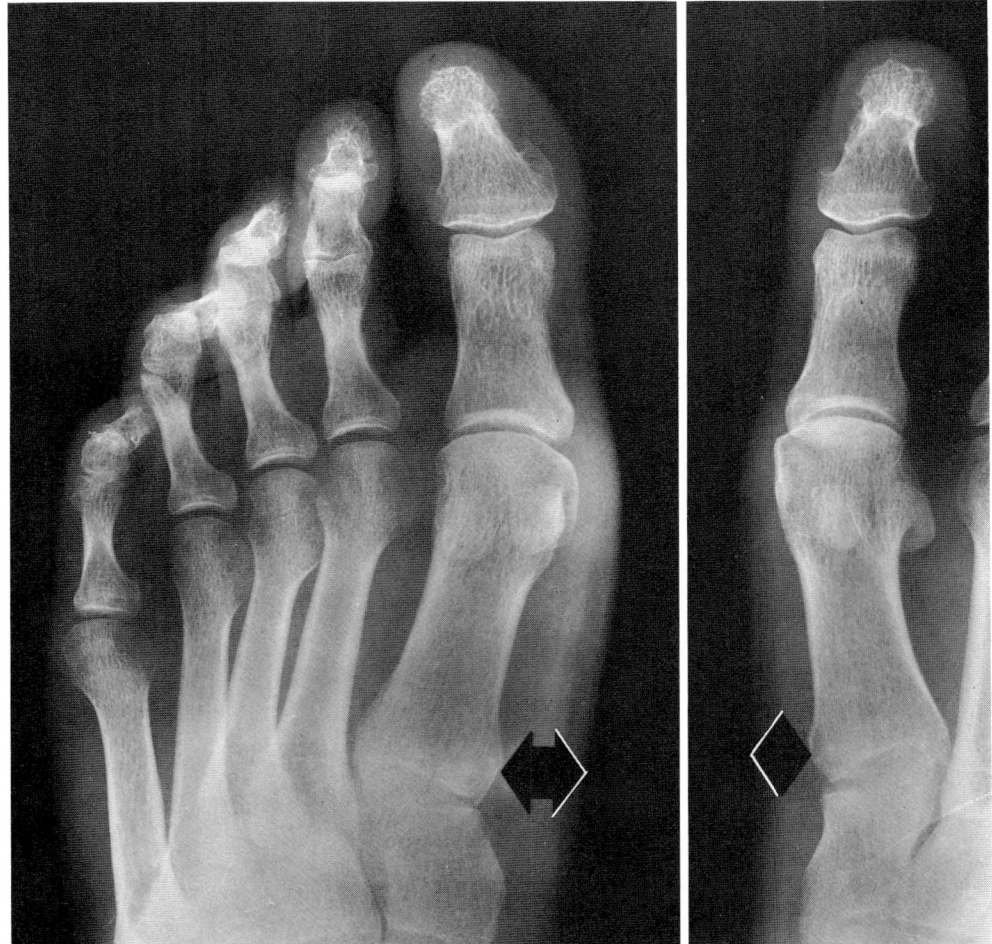

Abb. 430 **Akuter Gichtanfall im MTP-Gelenk 1 links mit ausgedehntem extraartikulärem Ödem** (vgl. die Markierung der Weichteildicke).

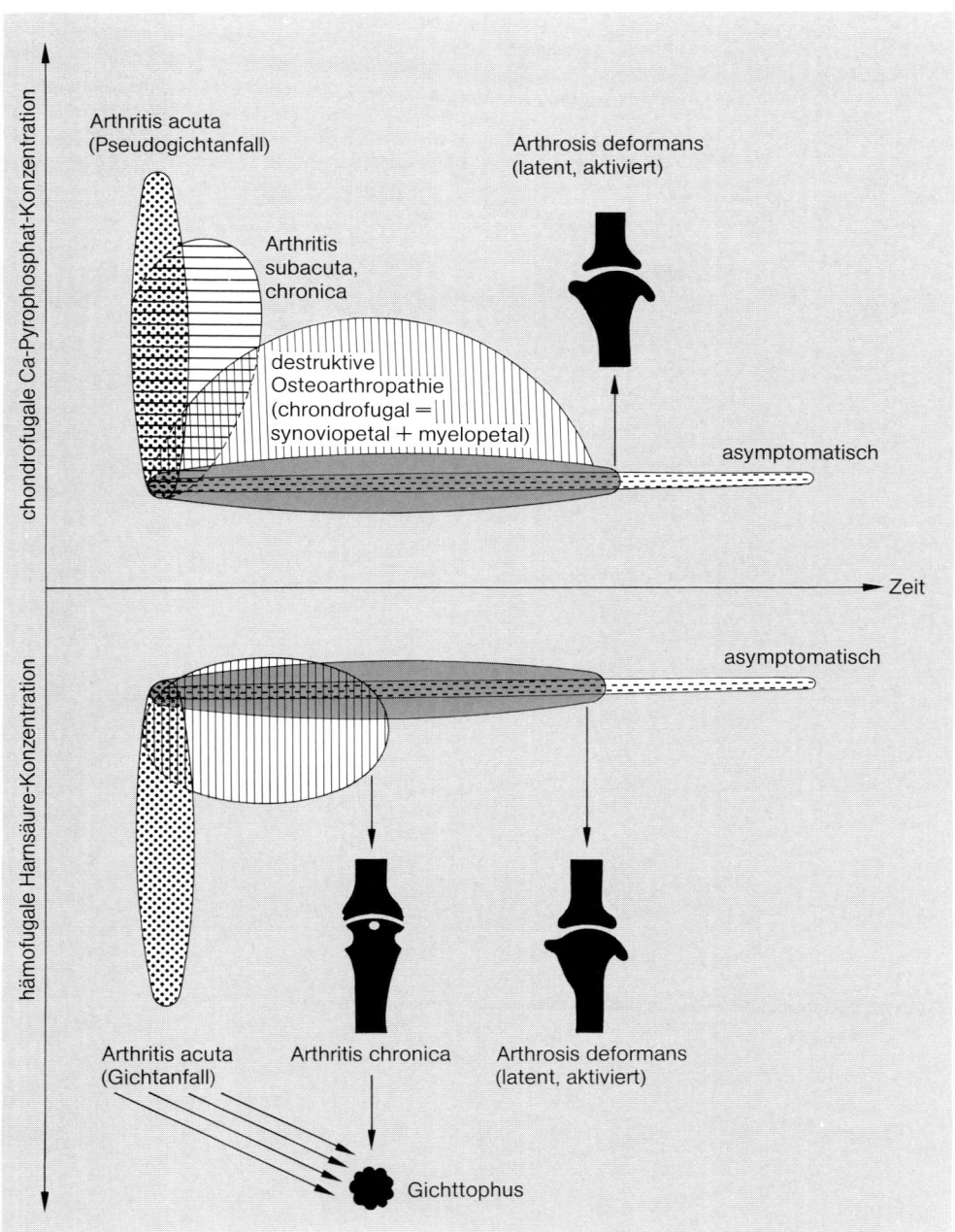

Abb. 431 **Graphische Darstellung der Arbeitshypothese über den Mengen-Zeit-Quotienten der Urat- und Pyrophosphatpräzipitation zur Erklärung der verschiedenen (röntgen-)morphologischen Bilder bei der Gicht und Pseudogicht (Chondrokalzinose),** s. S. 345f.

Beispiele: 1. *massive* intraartikuläre Kristallpräzipitation in *kurzer* Zeit (großer Mengen-Zeit-Quotient) = Gicht- bzw. Pseudogichtanfall (hochakute Arthritis).

2. Ablagerung *kleiner* Kristallmengen über *lange* Zeit (kleiner Mengen-Zeit-Quotient) = Arthrosis deformans; d. h. die Schwelle für die entzündliche Synovialisreaktion — Arthritis — wird nicht erreicht.

3. *protrahierte* Kristallausfällung in *höheren* Konzentrationen = chronische Arthritis („mittlerer" Mengen-Zeit-Quotient).

4. Kalziumpyrophosphat tritt über *längere* Zeit in *größeren* Mengen aus den Knorpelzellen in die Synovia aus *und* bricht auch in das Knochenmark ein = destruktive Osteoarthropathie bei Chondrokalzinose.

5. sehr *geringe* Kristallmengen lagern sich *ganz allmählich* ab (sehr kleiner Mengen-Zeit-Quotient) = asymptomatischer Vorgang, keine klinisch faßbaren Reaktionen.

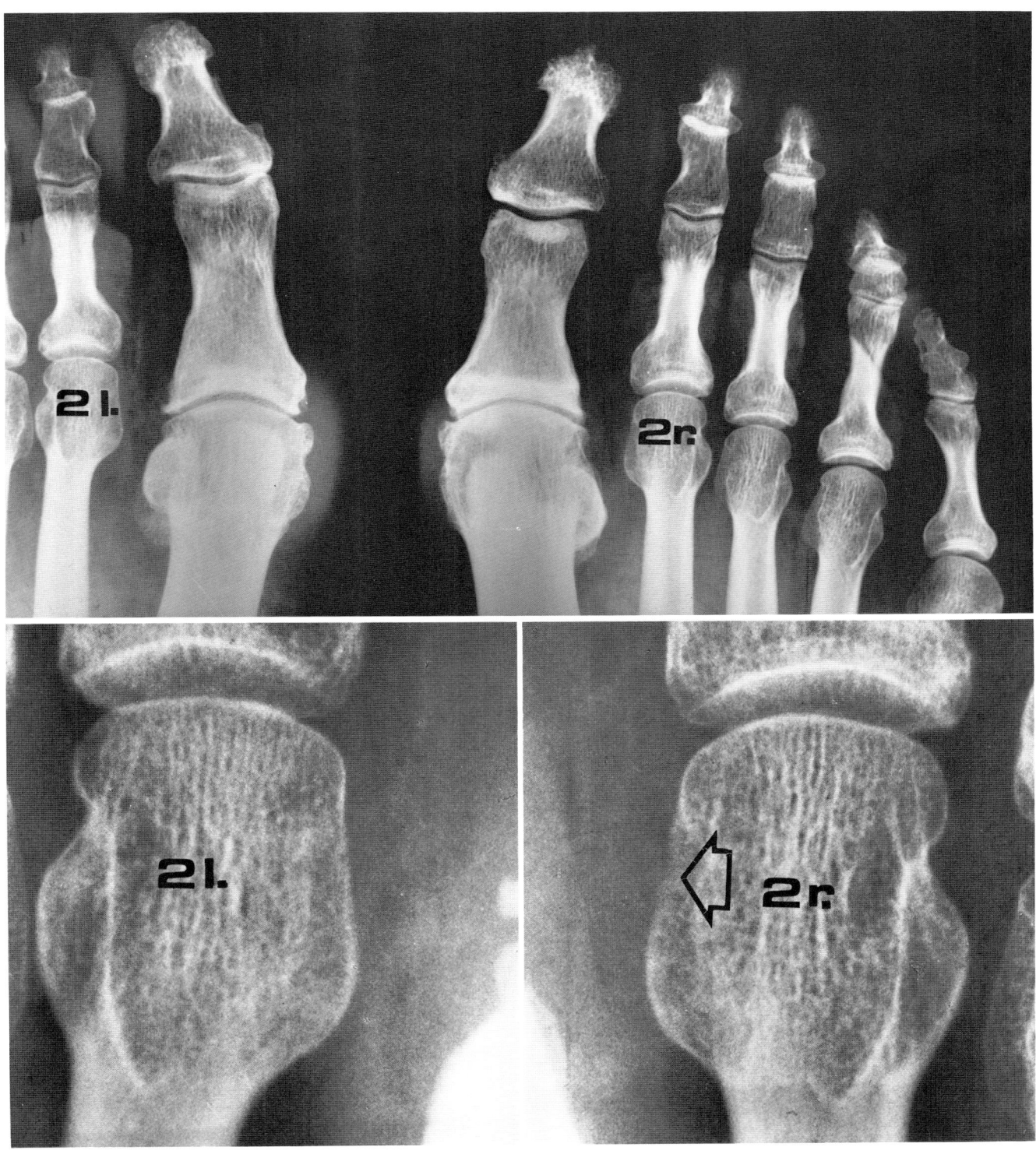

Abb. 432 **MTP-1-Arthrose beiderseits bei Gicht, darüber hinaus arthritischer umschriebener Abbau der subchon-** dralen Grenzlamelle am Metatarsuskopf 2 rechts (▷, vgl. die Ausschnittvergrößerungen).

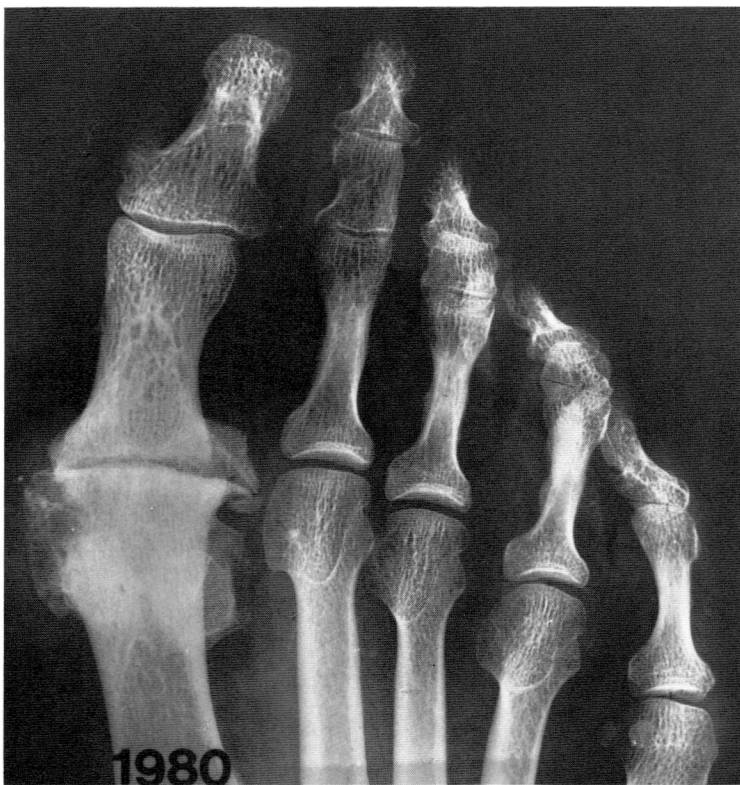
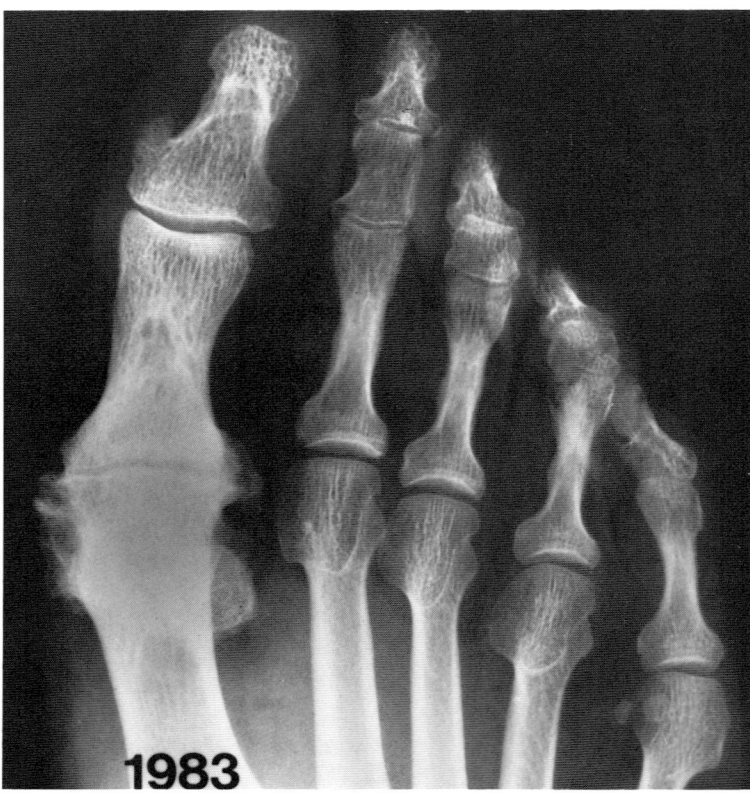

1980   1983

Abb. 433 Verlaufsbeobachtung einer schweren Großzehengrundgelenksarthrose bei chronischer Gicht, die zur knöchernen Ankylose führt *(1983).* Offenbar handelt es sich um eine schleichende chronische Arthritis, bei der die Sekundärarthrose im Vordergrund des Röntgenbildes steht. In seltenen Fällen können an kleinen Gelenken aber auch (primäre) Arthrosen zur knöchernen Ankylose führen (vgl. Abb. 443, Nr. 5).
Regel: beim Mann ist jede MTP-1-Ar- throse *ohne* Gelenkfehlstellung gichtverdächtig (Harnsäureserumspiegel bestimmen).

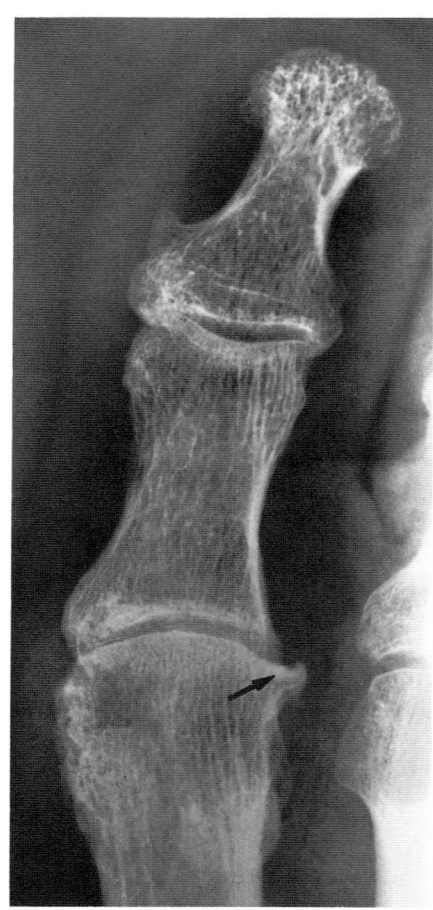
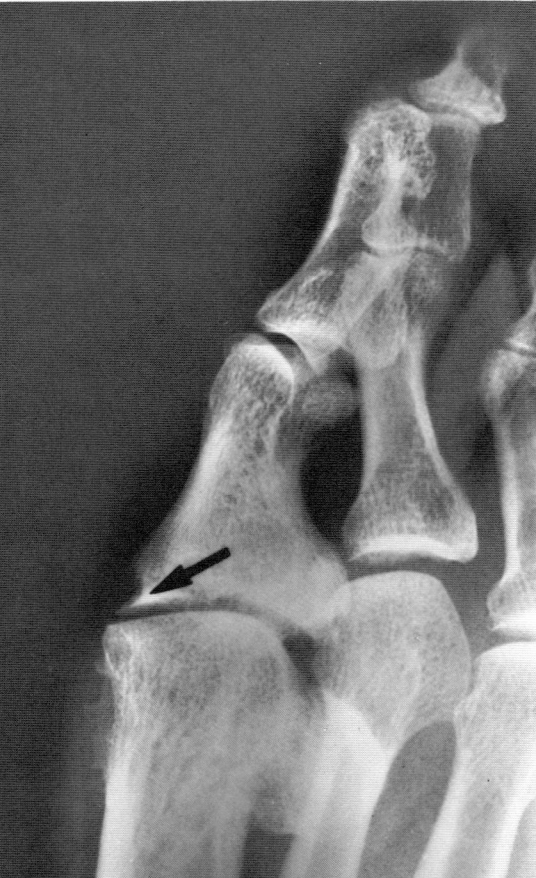

Abb. 434 Bei der Hallux-rigidus-Arthrose — s. die typisch lokalisierten marginalen, dornartigen Osteophyten (—►) — sollte immer die Gicht als Ursache dieser schleichend entstehenden Flexionskontraktur im Großzehengrundgelenk ausgeschlossen werden. Außerdem ist ein kleiner „Metatarsus-1-Erker" sichtbar (vgl. Legende Abb. 448).

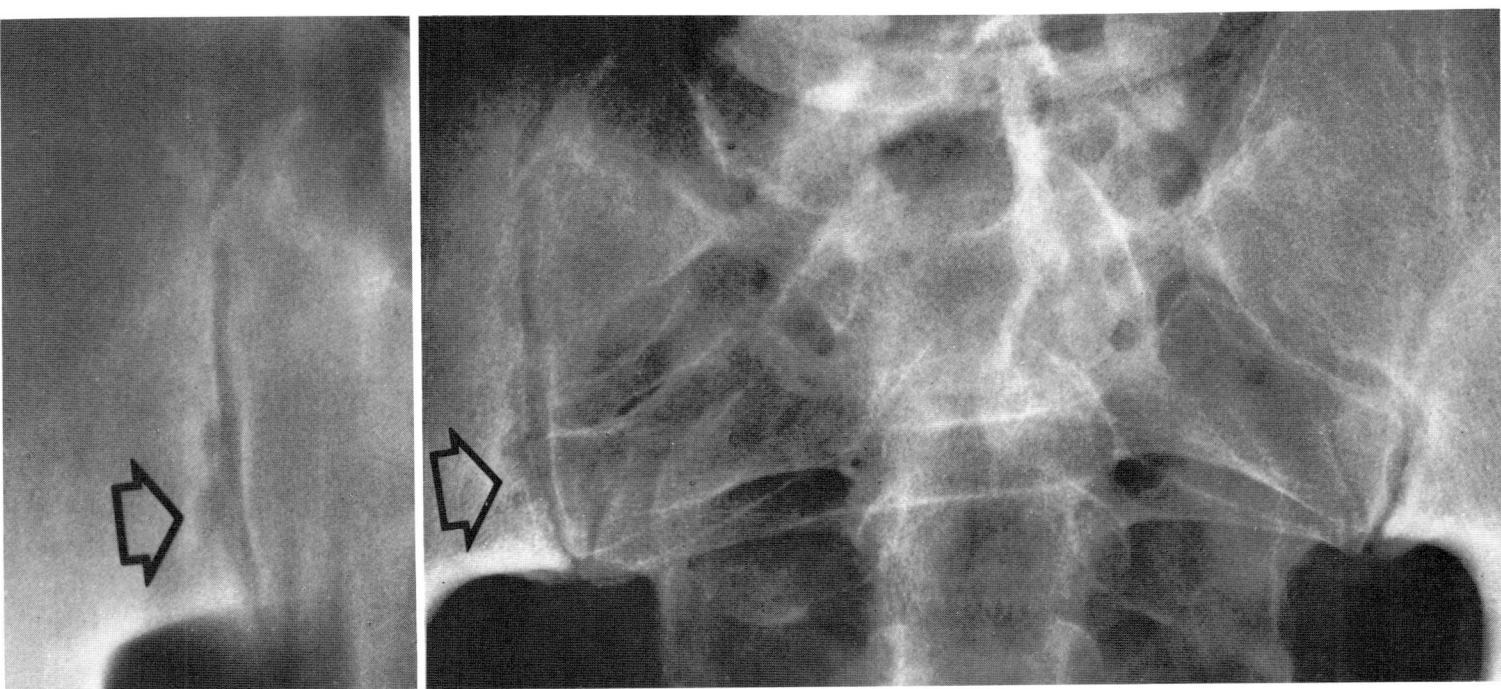

Abb. 435 **Gichterosionen (Tophi?) am rechten Sakroiliakalgelenk** (▷) (Übersichtsaufnahme und Tomogramm).

Abb. 436 **Ulzerierter Weichteiltophus medial vom Metatarsuskopf 1; s. den Ulkuskrater.**

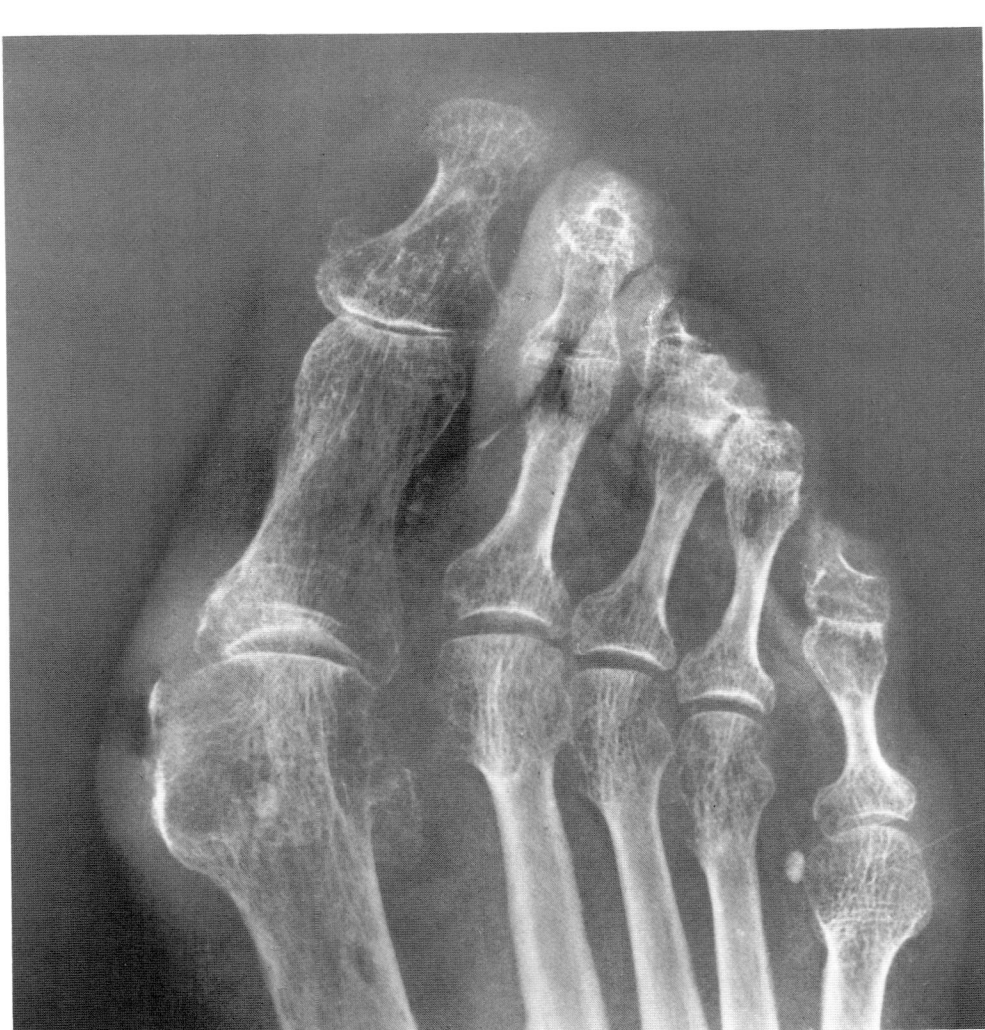

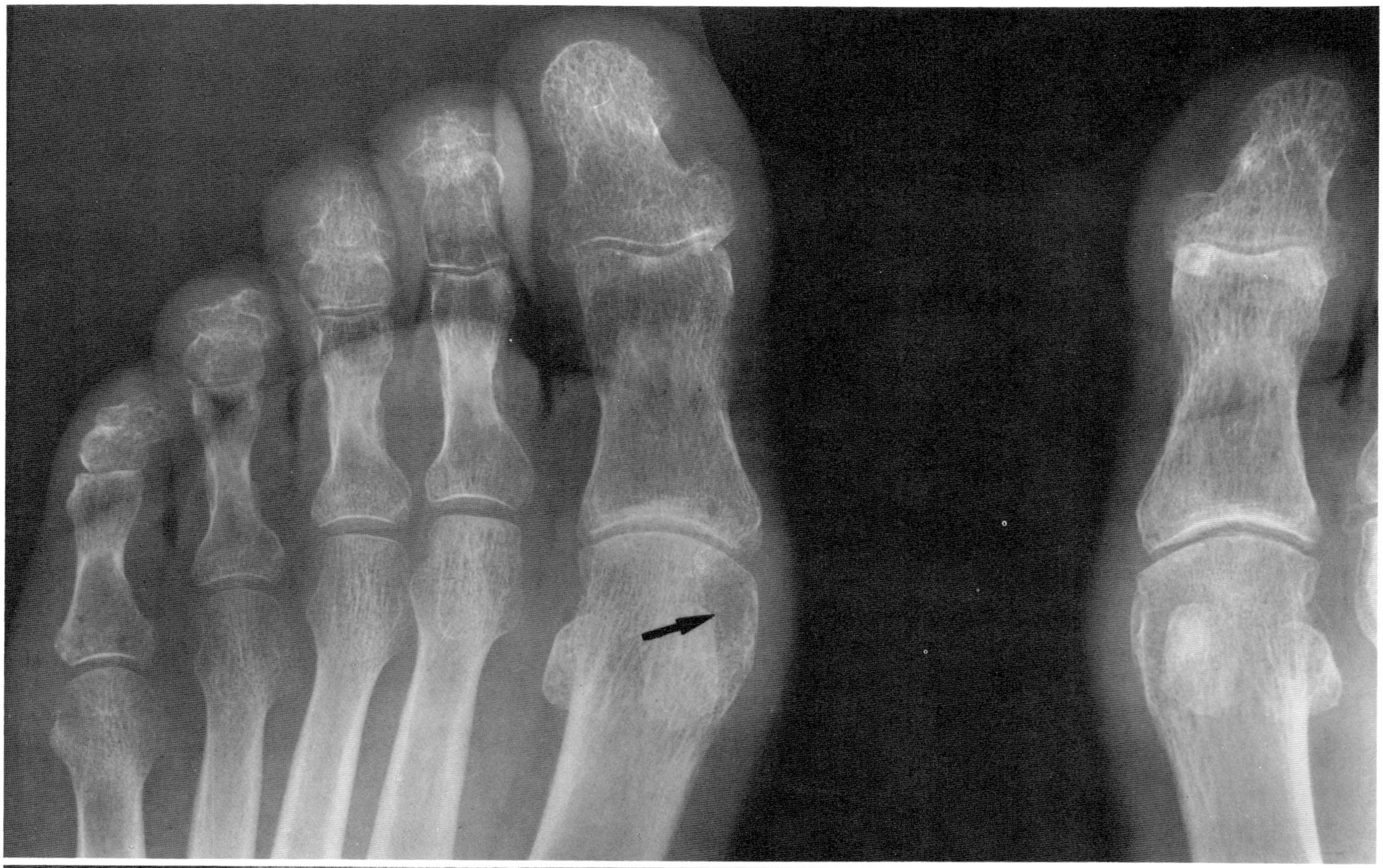

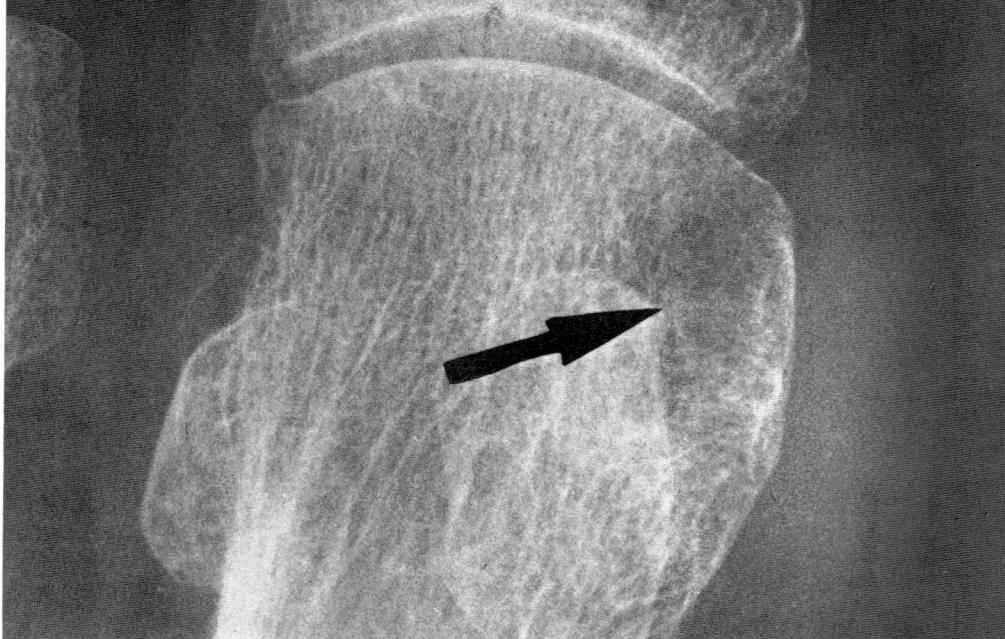

Abb. 437 **Frühes Stadium einer Tophusosteolyse am Metatarsuskopf 1 links (→) bei chronischer Gicht.** Man erkennt auf der Ausschnittvergrößerung die weitgehende Auslöschung der Spongiosatrabekel durch die Uratdeposition.

Abb. 438 **Die sogenannte zentrale Erosion am Metatarsuskopf 1 (→)** **erweckt Gichtverdacht,** da sie — wie bei diesem Patienten — durch einen subchondralen Tophus entstehen kann (s. das Tomogramm).

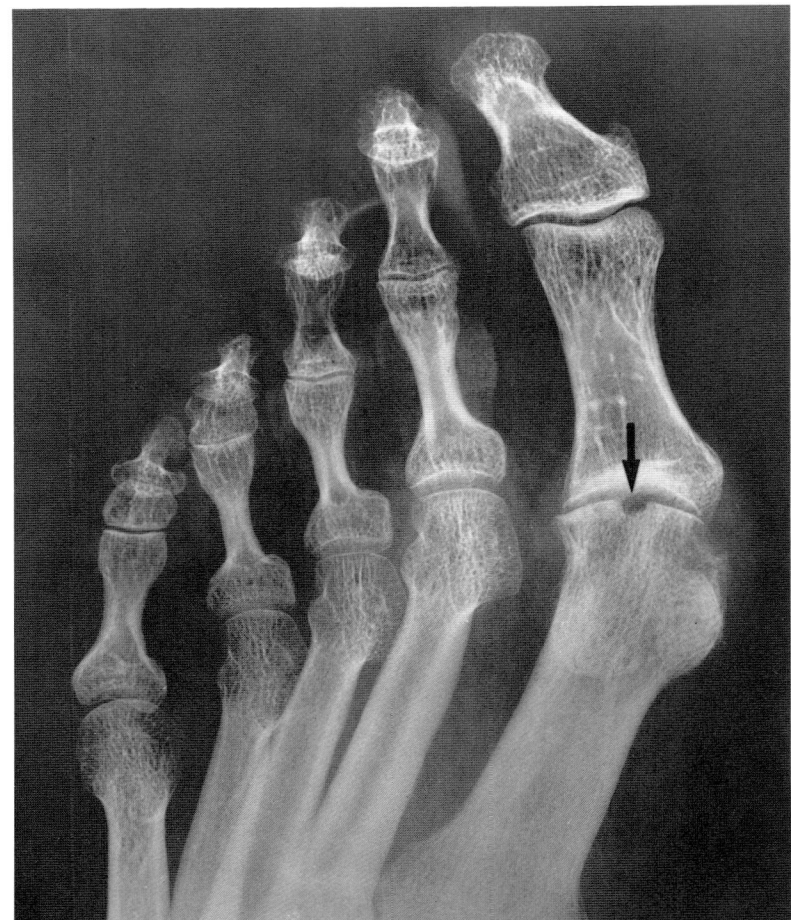
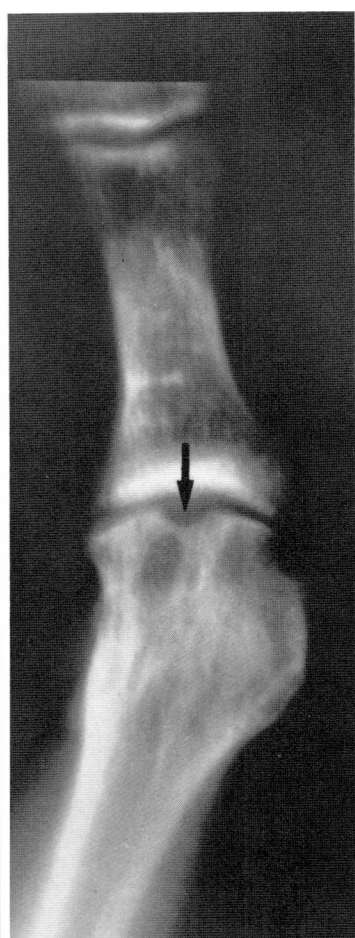

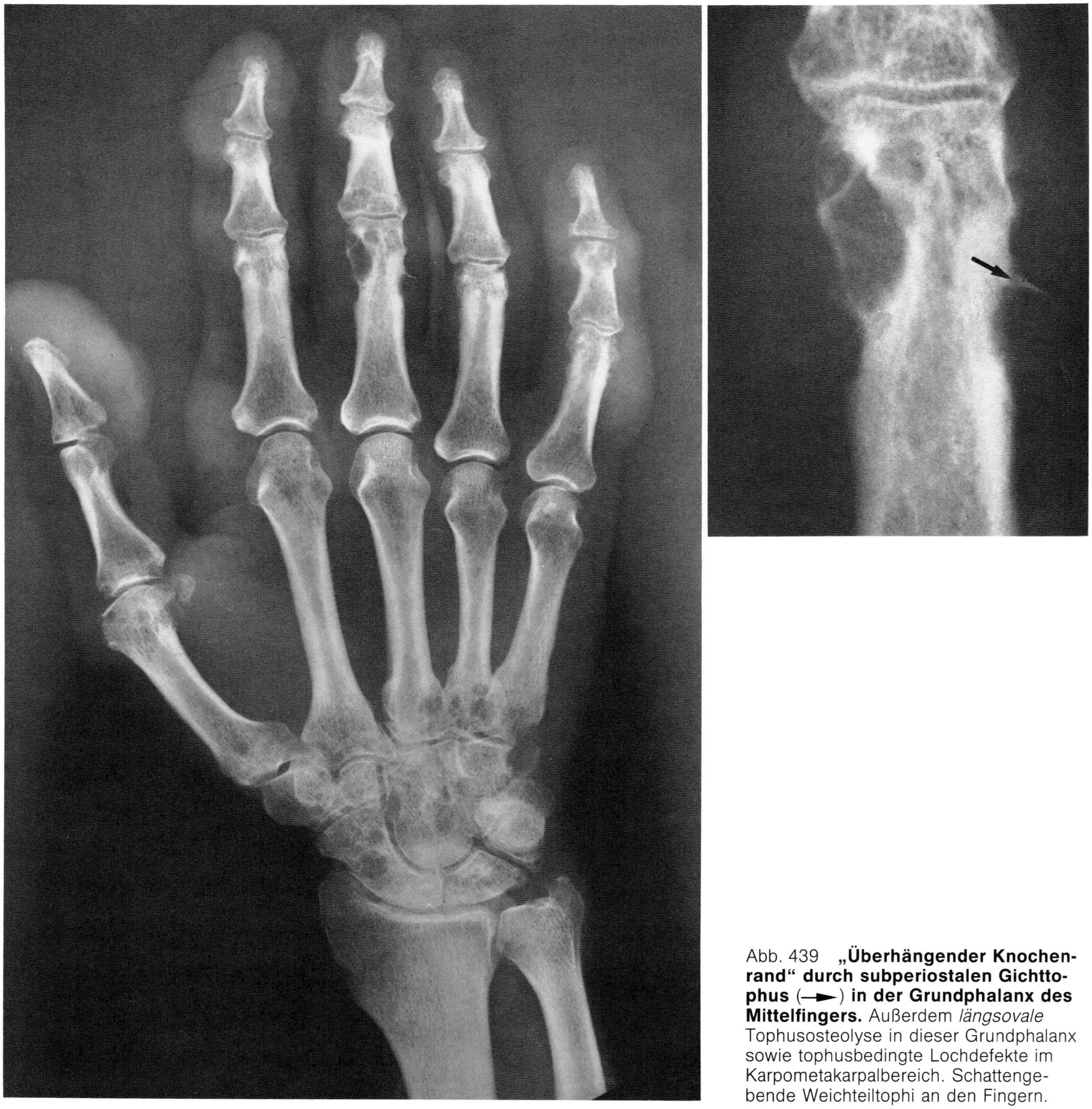

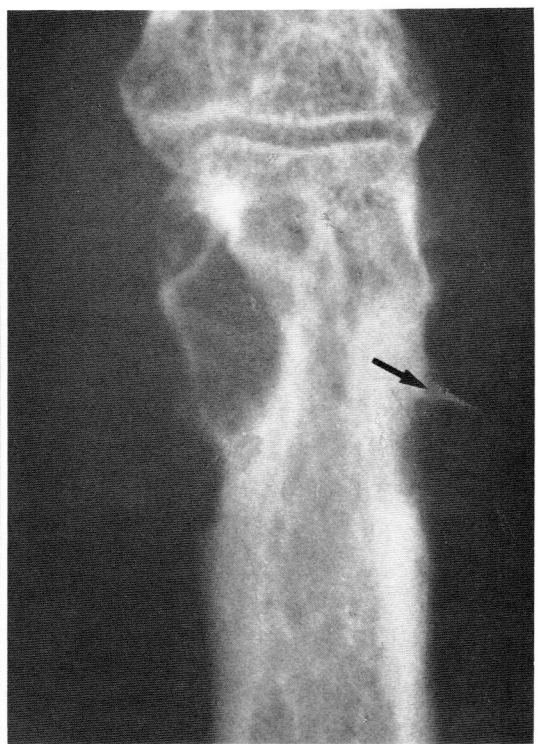

Abb. 439 „Überhängender Knochen-rand" durch subperiostalen Gichtto-phus (──►) in der Grundphalanx des Mittelfingers. Außerdem *längsovale* Tophusosteolyse in dieser Grundphalanx sowie tophusbedingte Lochdefekte im Karpometakarpalbereich. Schattenge-bende Weichteiltophi an den Fingern.

Abb. 440 **Längsschnitt durch einen Finger bei chronischer (tophöser) Gicht** (*oben* = Übersichtsphotographie, unten = Ausschnittvergrößerung). Die Pfeile (———) zeigen auf synoviale und periartikuläre Uratdepots.

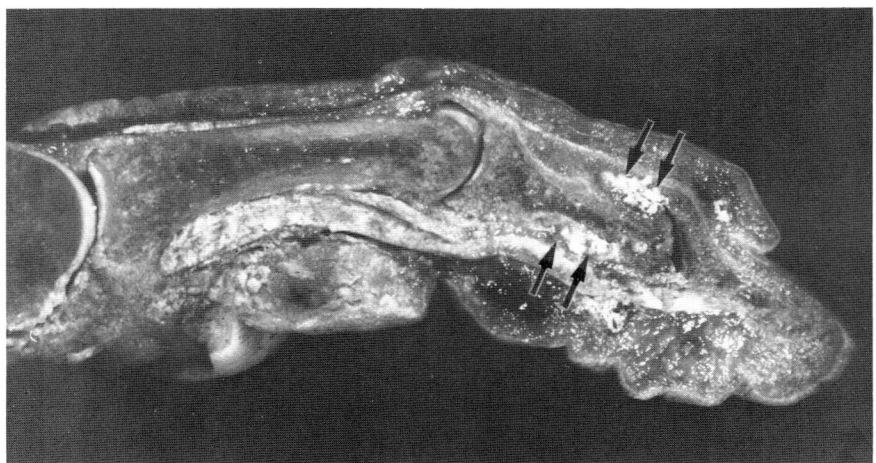

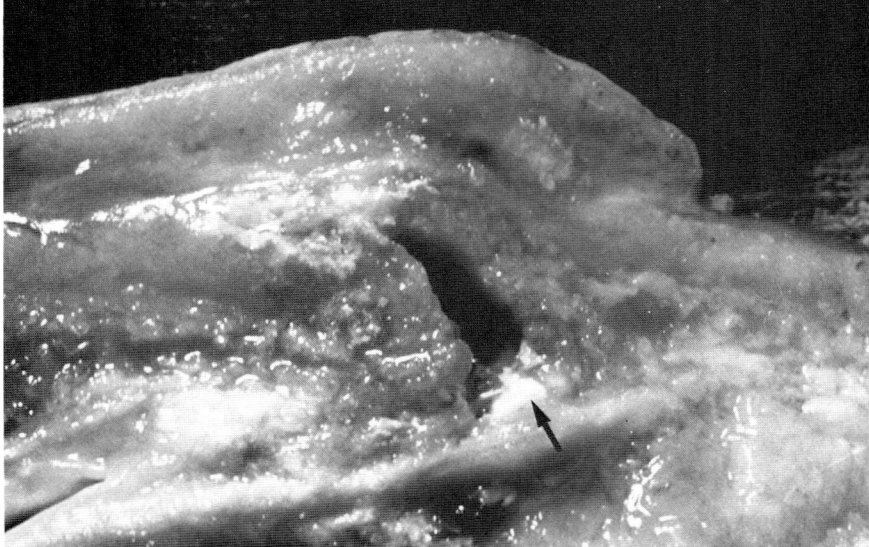

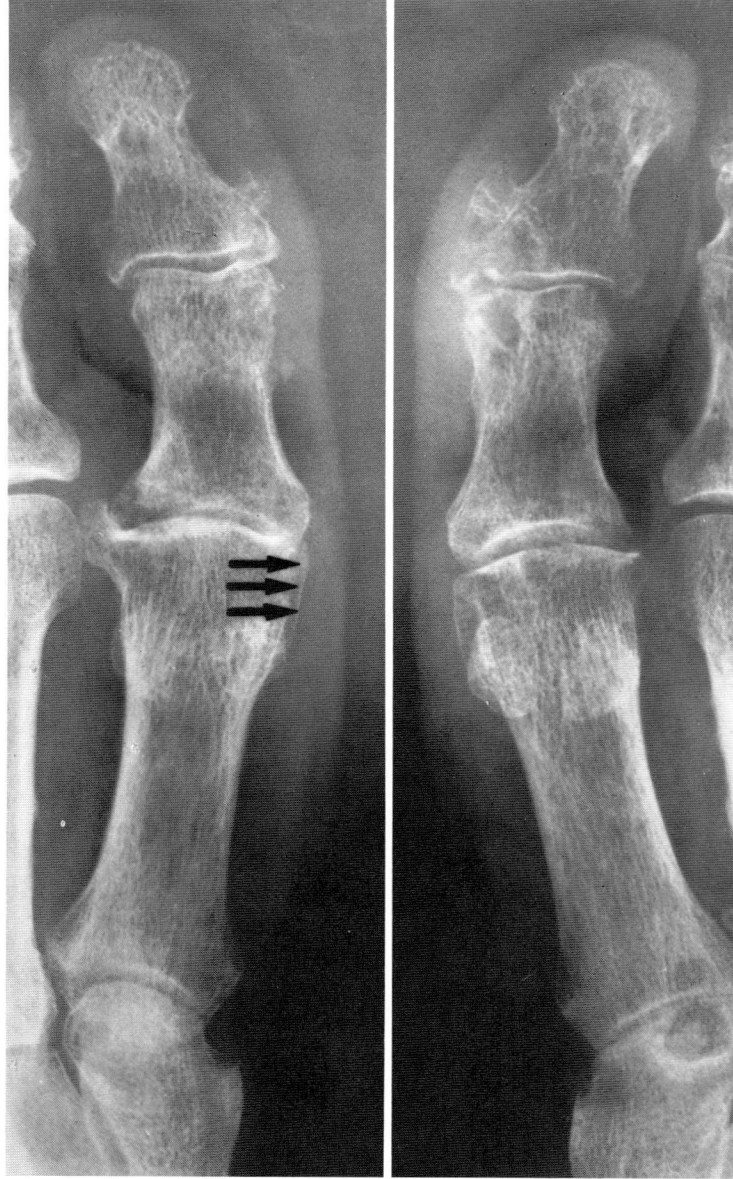

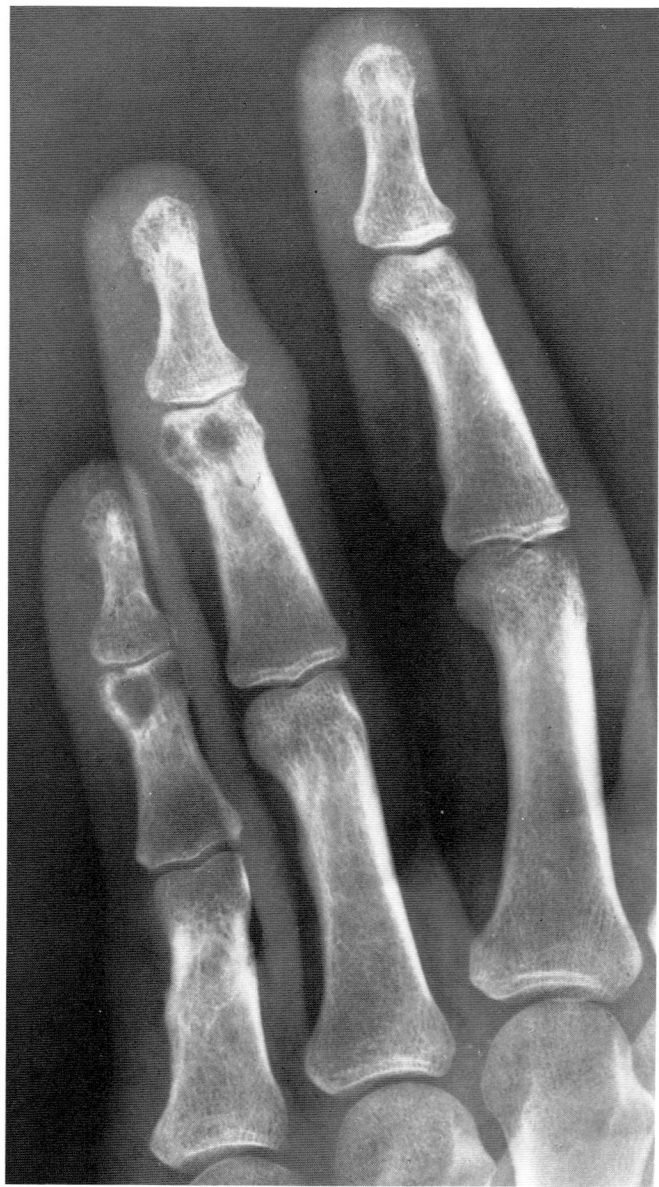

Abb. 441 Gichttophi in allen Knochen des 1. rechten Fuß-strahles. Auf der linken Seite röntgenologische Manifestation der Gicht als Halluxgrundgelenkarthrose und durch den „Meta-tarsus-1-Erker" (→, vgl. Legende Abb. 448). Im rechten medialen Kuneiforme liegt ein Sequester in der Tophus-osteolyse.

Abb. 442 Lochdefekte durch intraossäre Gichttophi. *Regel:* in *kleinen* Knochen erwecken runde oder ovale Osteo-lysen von 5 und mehr mm Durchmesser in der unmittelbaren Umgebung eines schmerzenden Gelenkes Gichtverdacht.

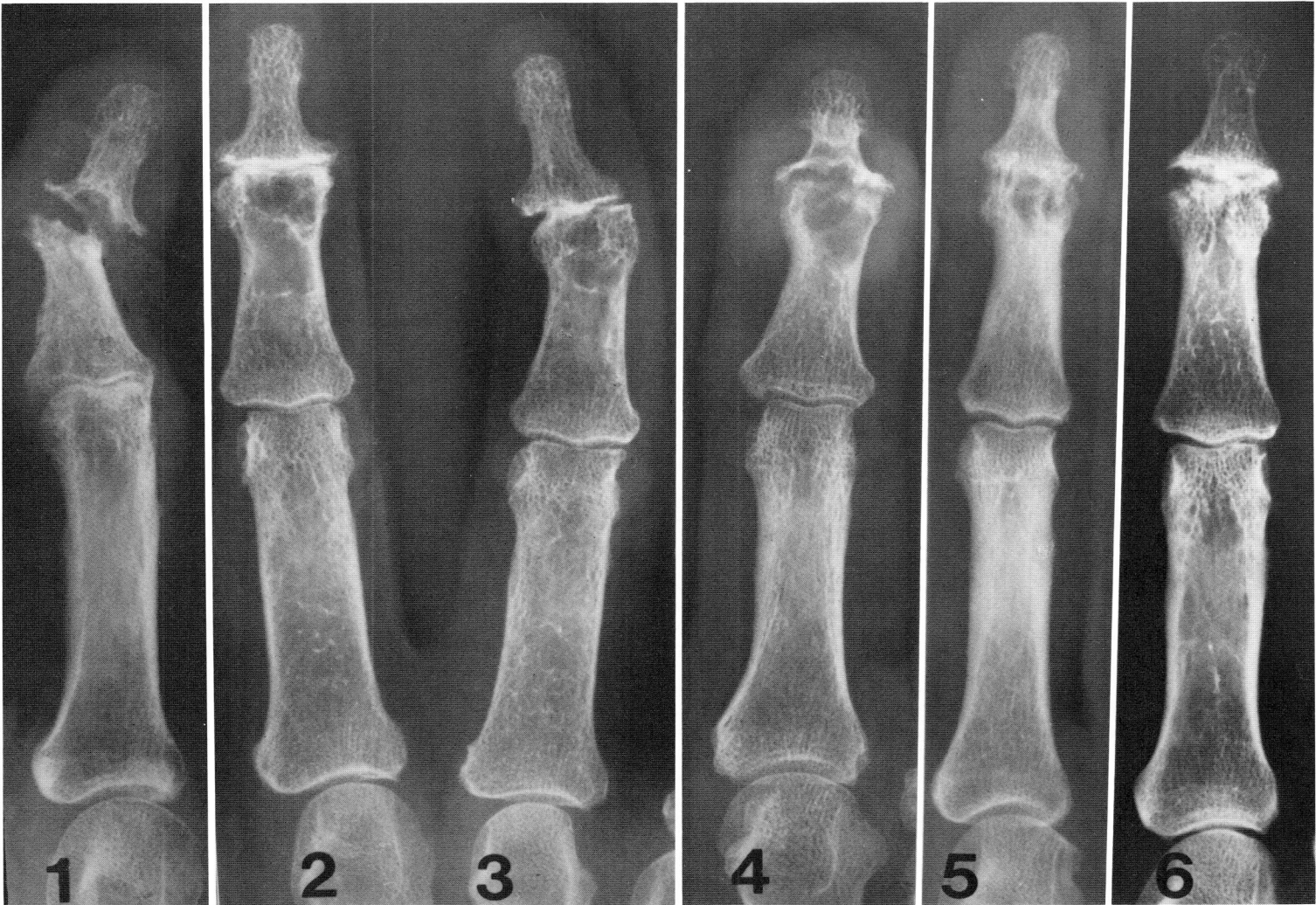

Abb. 443 **Möglichkeiten und Grenzen der Röntgendiagnostik bei Zerstörungen von DIP-Gelenken.**
1: Arthritis psoriatica (DIP-Prädominanz).
2, 3, 5, 6: Arthrosis deformans (*5* = knöchern ankylosierend, *6* = erodierend — erosive oder destruktive Arthrose genannt).
4: tophöse Gicht, s. den dichten Weichteilschatten durch die Natriumkomponente des Uratsalzniederschlags, der z. B. bei der Arthritis psoriatica und bei der Arthrose fehlt.

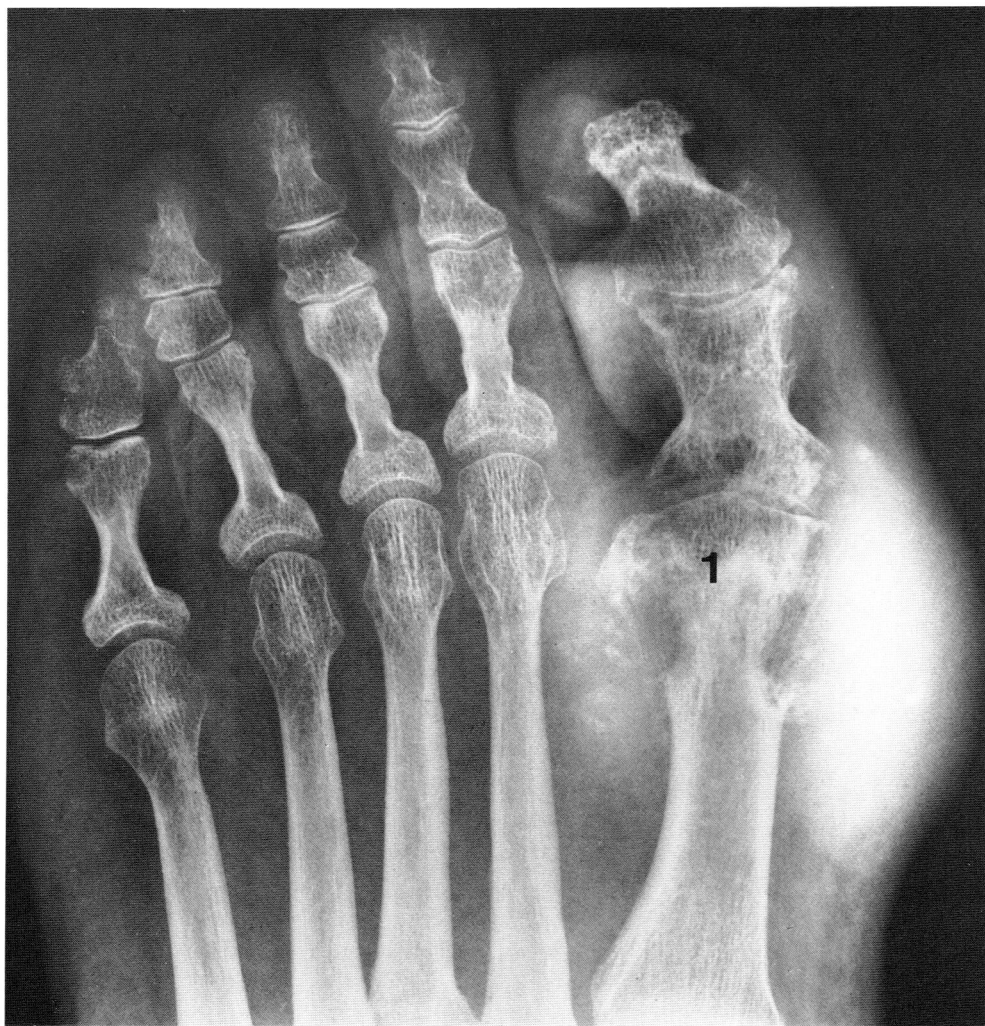

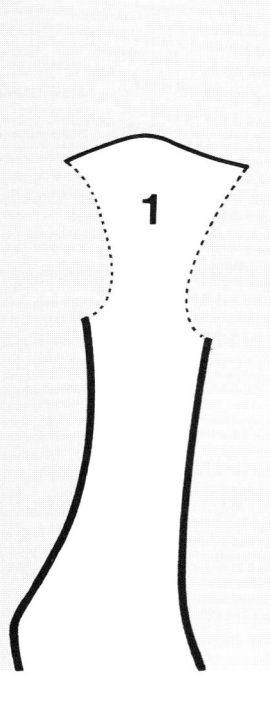

444

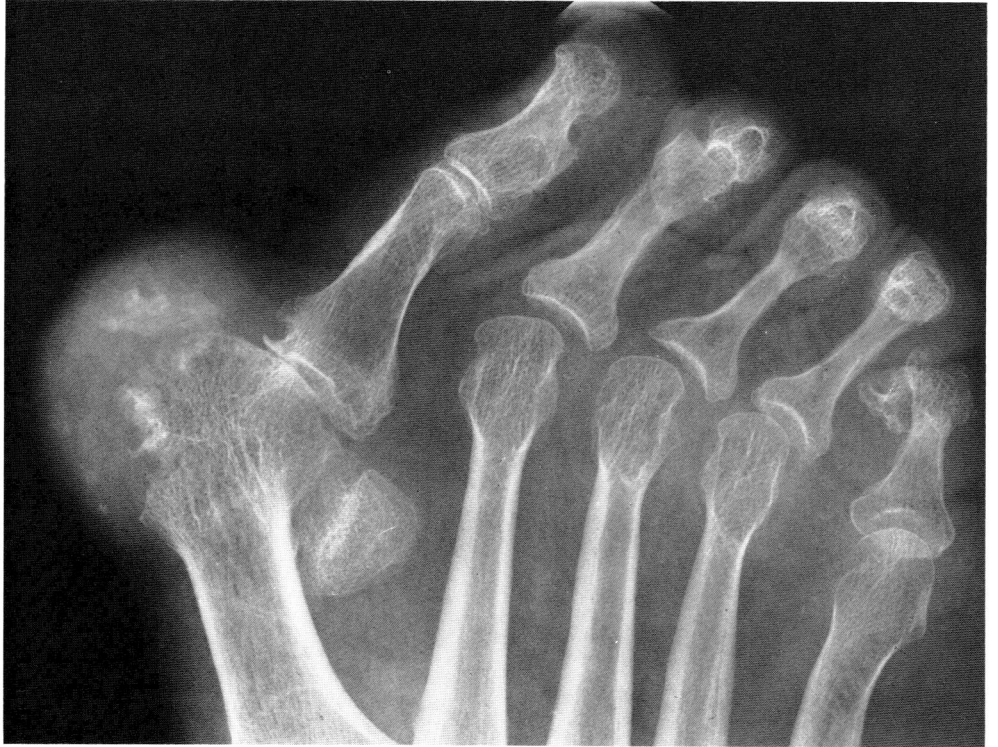

Abb. 444 **Tophusbedingte „Hellebardenform" des Metatarsuskopfes 1,**
d. h. der große periossäre Weichteiltophus arrodiert den Metatarsuskopf (von außen her). In der Grundphalanx der Großzehe erkennt man 2 „Lochdefekte" (intraossäre Tophi).

Abb. 445 **Tophöse Zerstörungen am Kopf des Metatarsus 1 (Erosionen, Dissektionen), vor allem aber auch an den Weichteilen dieses Gelenkes (valgisierende Destruktionsluxation).**

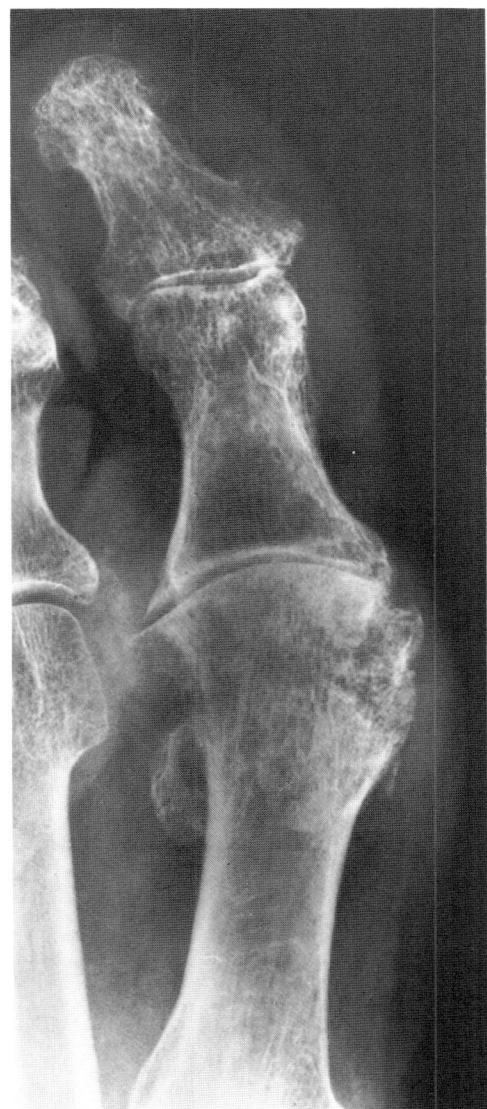

Abb. 446 **Die chronische Gicht äußert sich in diesem Fall als MTP-1-Arthrose (arthritische Sekundärarthrose?).** Kleine Lochdefekte am Interphalangealgelenk der Großzehe.

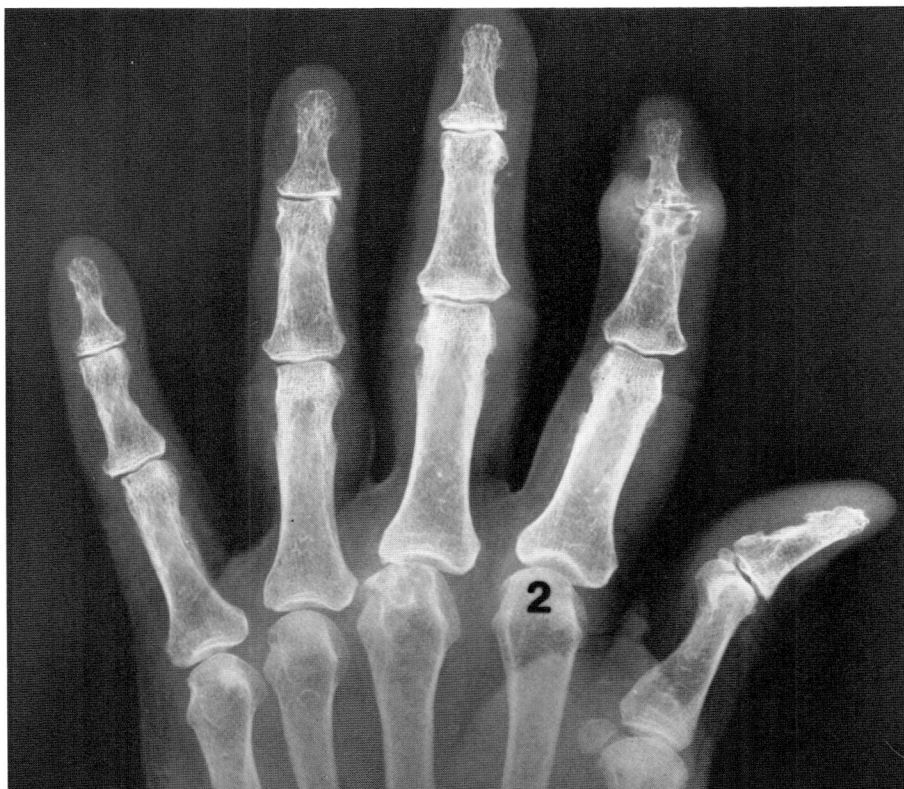

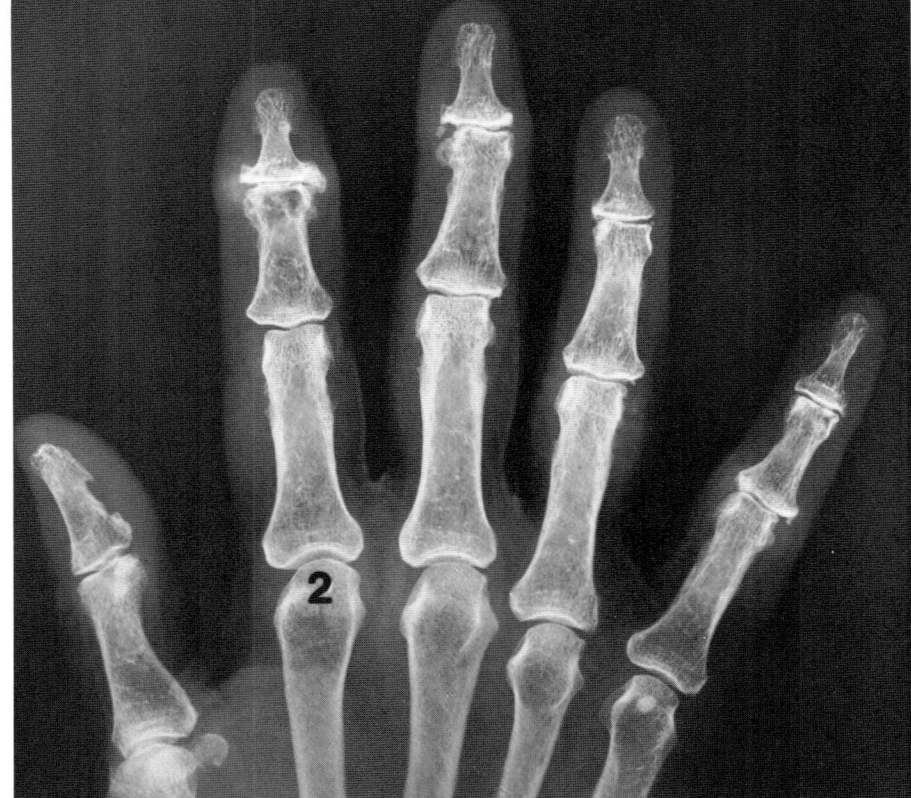

Abb. 447 **Gegenüberstellung des dichteren Natriumuratschattens eines Gichttophus am DIP-Gelenk 2** *(oben)* **und des weniger dichten periartikulären Schattens bei einer aktivierten DIP-2-Arthrose** *(unten).* Beim Röntgenbefund Arthrosis deformans unterscheidet man aus *klinischer* Sicht die klinisch stumme *latente* Arthrose von der mit entzündlicher Symptomatik einhergehenden *aktivierten* Arthrose. Das Aktivierungspotential ist der abgeschilferte (abgeschliffene) Gelenkknorpeldetritus. Die aktivierte Arthrose spiegelt also eine *Synovialitis (Synovitis) chondrodetritica* wider.

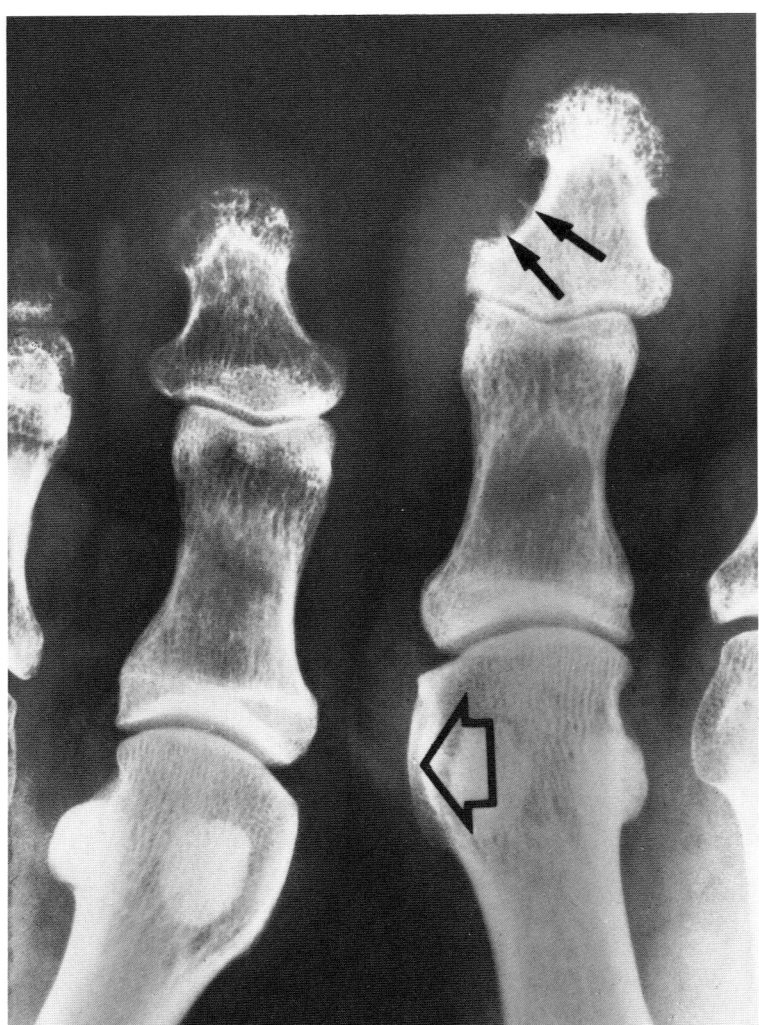

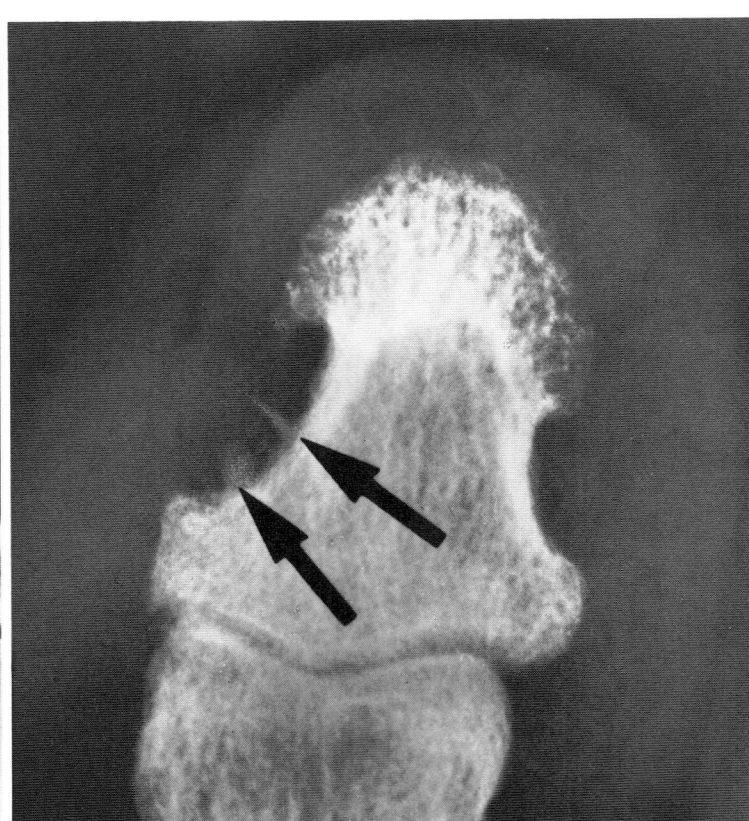

Abb. 448   **Periostale „Tophusstachel"**
(➡**) ragen in einen großen Weich-**
teiltophus hinein. Der **„Erker" am**
Metatarsus-1-Kopf (▷) ist ein Gichtver-
dachtszeichen und sollte – falls die Gicht
noch nicht diagnostiziert ist – Anlaß zu
einer Untersuchung des Harnsäreserum-
spiegels sein.

Abb. 449 Ein artikulärer und peri-artikulärer Gichttophus löst am PIP-Gelenk 2 die Röntgenzeichen der Arthrose, eine über die arthrotische Deformierung hinausgehende osteoplastische Knochenverformung und eine Druckarrosion (▷) aus.

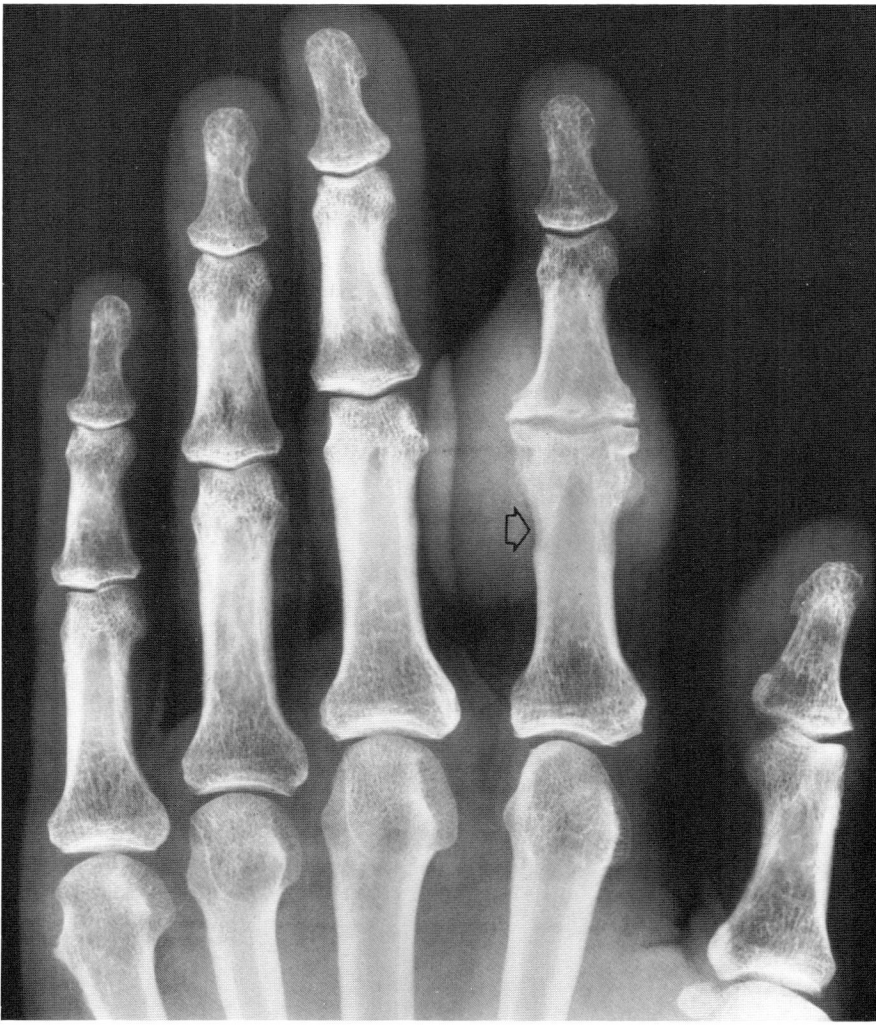

Abb. 450 Gichtinduzierte osteoplastische Verformung und Verschmelzung des Metatarsuskopfes 1 mit dem lateralen Sesambein (Anfangsstadium der sogenannten metatarsalen Pilzdeformität).
▽

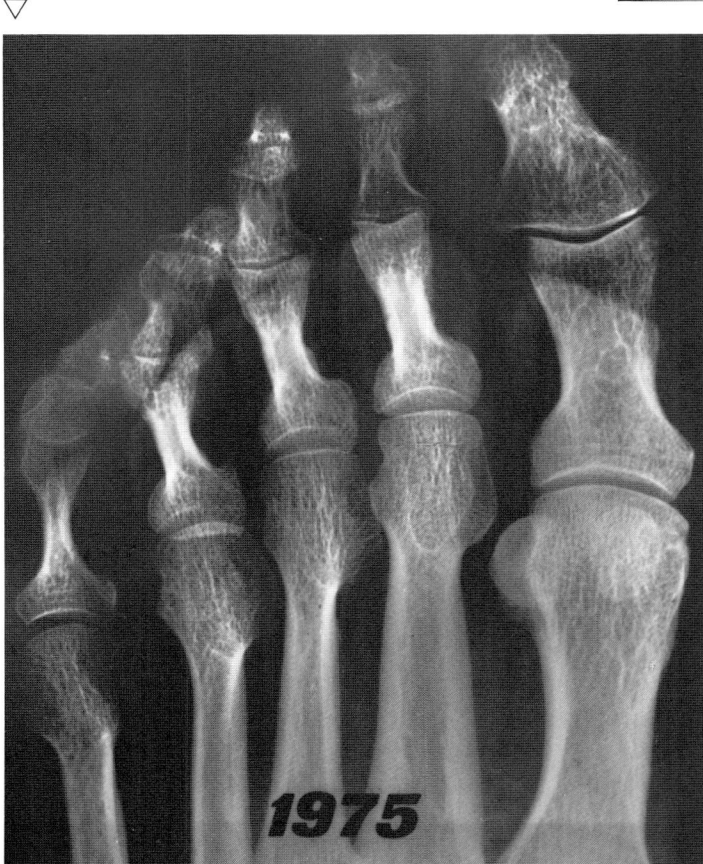

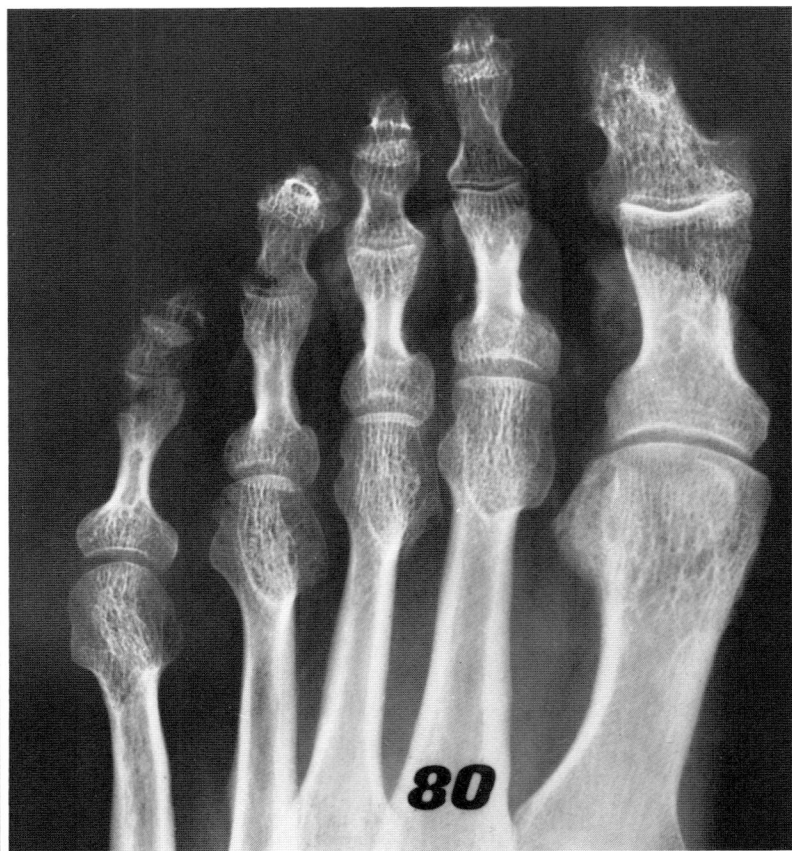

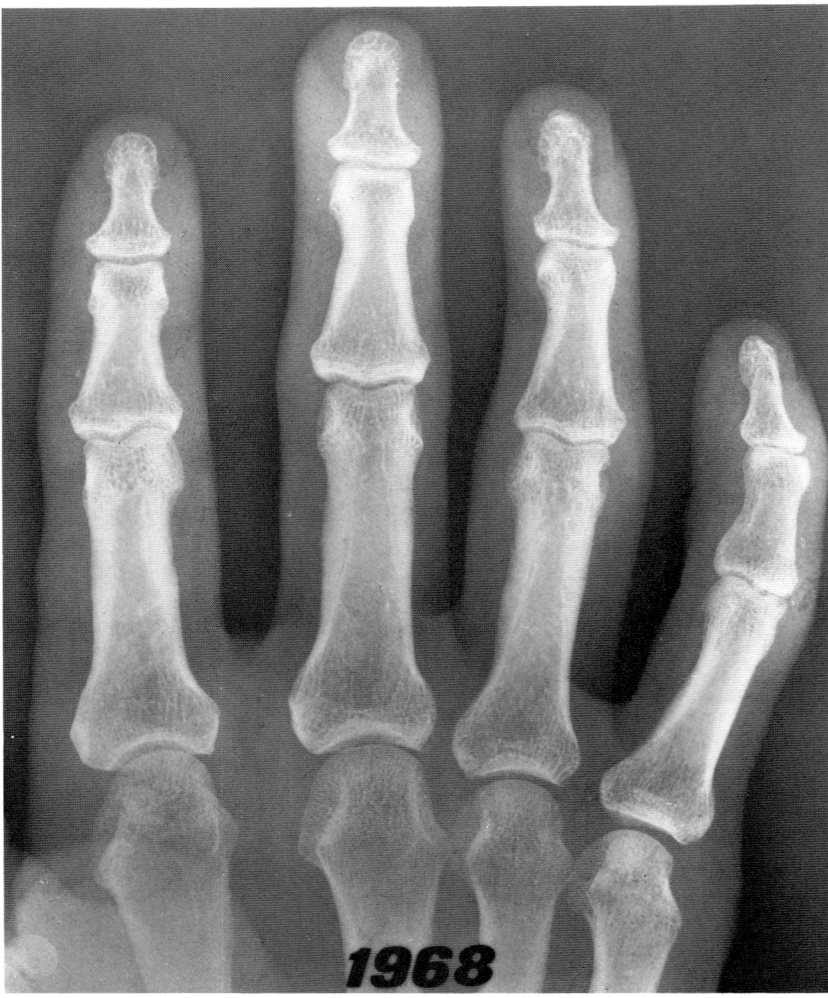

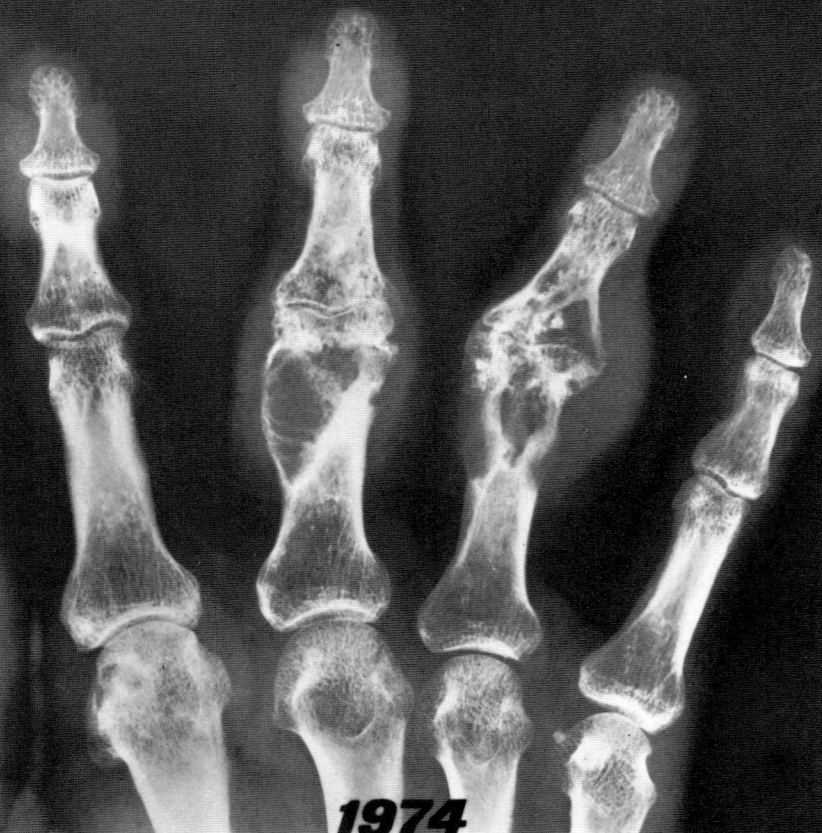

Abb. 451 **Verlaufsbeobachtung einer tophösen Gicht, die zu schweren Zerstörungen an Fingerknochen und -gelenken führt.** S. auch die Folgen (Knochenauftreibung) expansiver intraossärer Tophusvergrößerung.

Abb. 452 **Ausgedehnte Weichteiltophi am 1., 2., 3. und 5. Finger sowie schwere Zerstörungen an den DIP-Gelenken 2 und 5, in geringerem Maße auch am DIP-Gelenk 3.** Von der distalen Phalanx 2 ist nur noch ein knöcherner „Rahmen" erhalten.

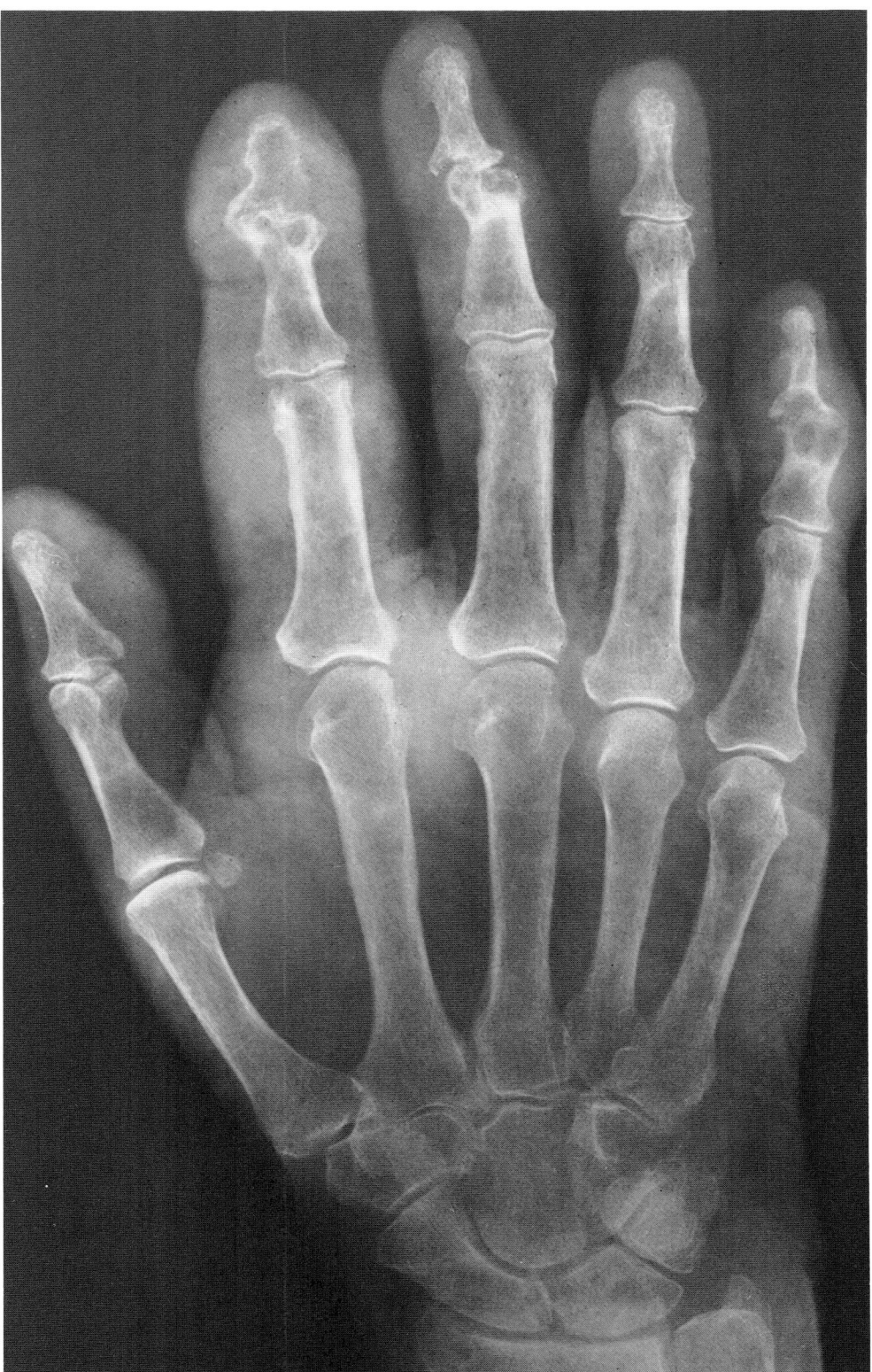

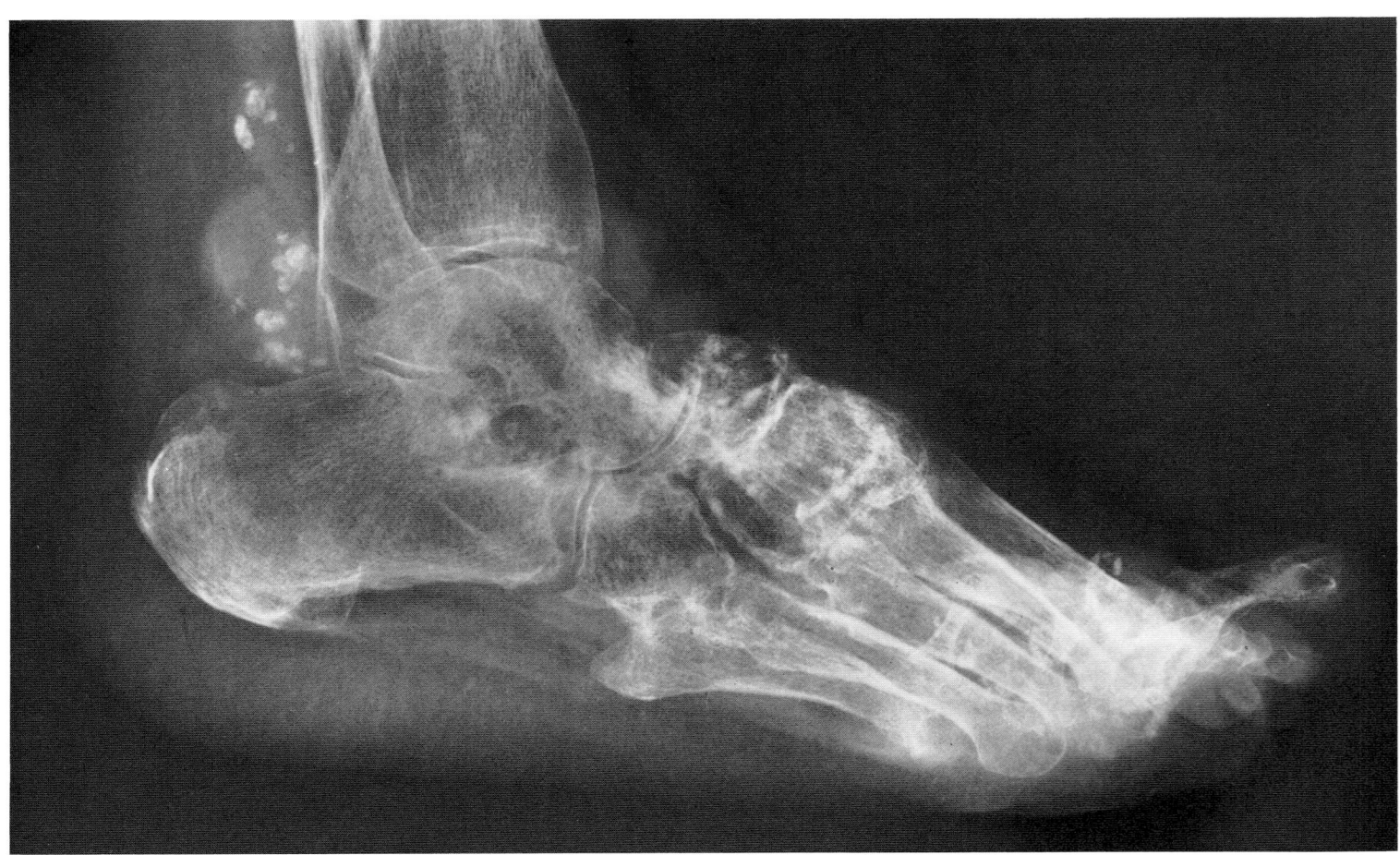

Abb. 453 **Weichteil- und Knochento-
phi im Fußbereich, die neben Natriumurat auch krümeliges Kalziumurat enthalten.**

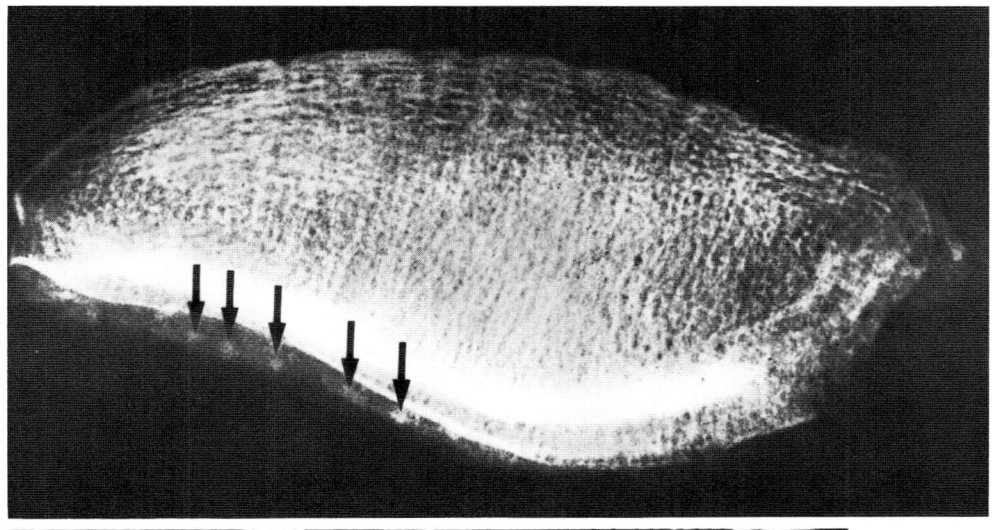

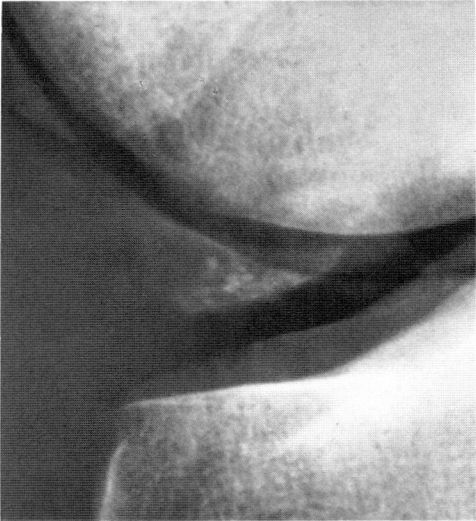

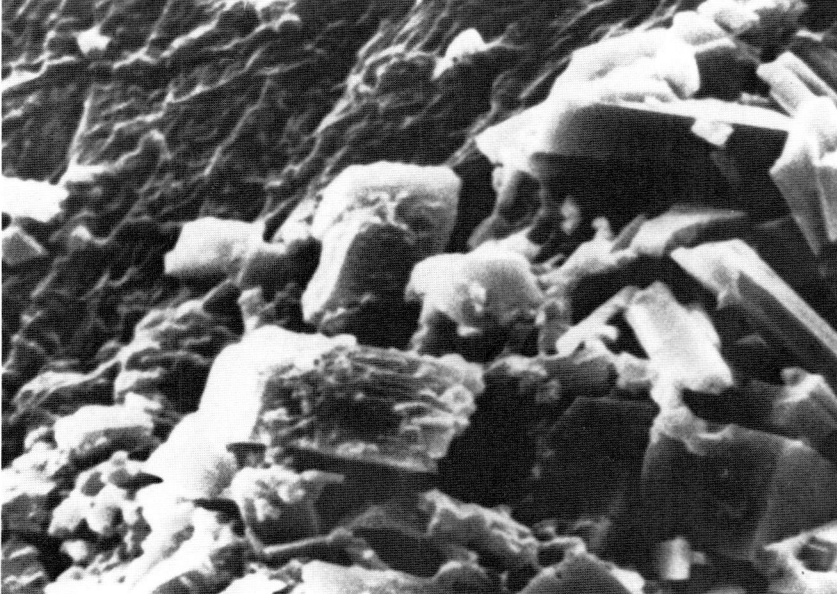

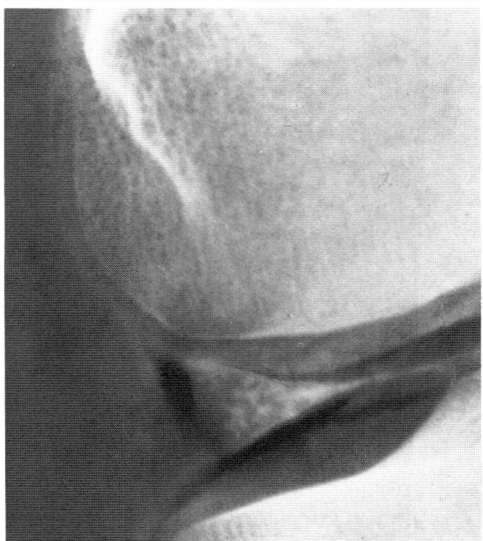

Abb. 454 Retropatelläre Chondrokalzinose (⟶) **(Röntgenaufnahme des Autopsiepräparates und rasterelektronenmikroskopische Aufnahme [×12000]).** Die Kalziumpyrophosphatkristalle stellen sich schollenartig („Steinbruch") dar; *links oben im elektronenmikroskopischen Bild:* Gelenkknorpel.

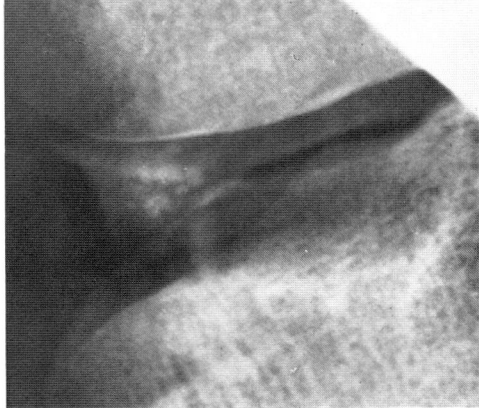

Abb. 455 Meniskus-Chondrokalzinose dargestellt im Kniearthrogramm.

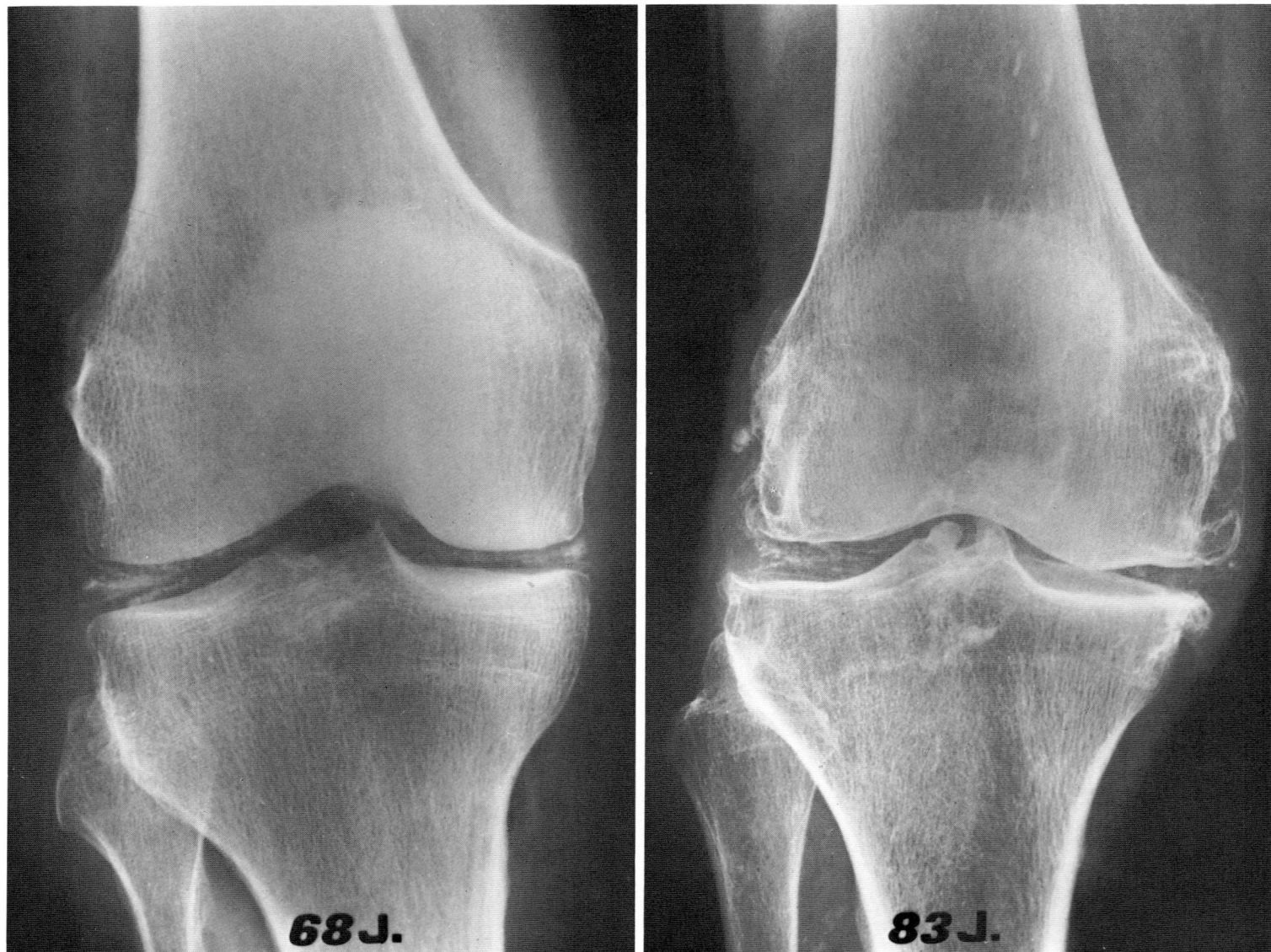

**Abb. 456 Chondrokalzinose ohne (68 J. alt)
und mit (83 J. alt) Gonarthrosis deformans.**
Bei beiden Patienten sind die Menisci,
der Gelenkknorpel und fibröse Strukturen verkalkt.

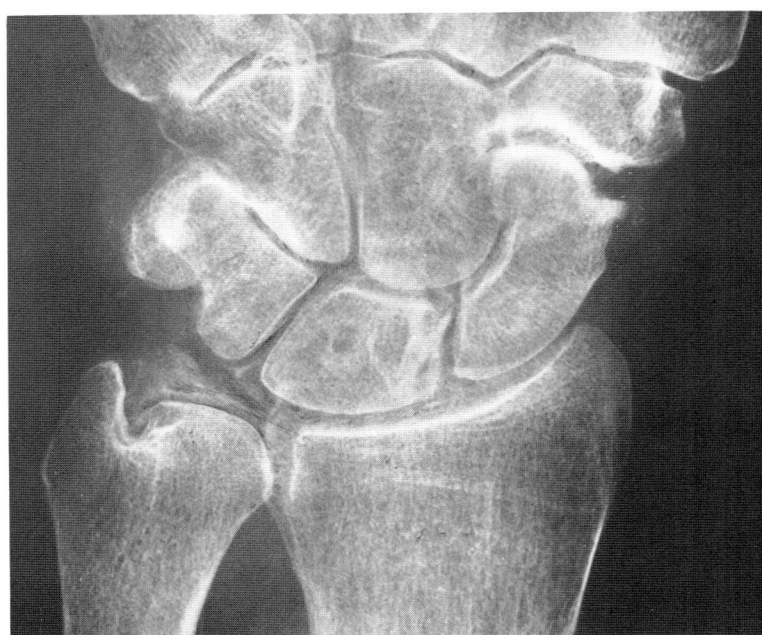
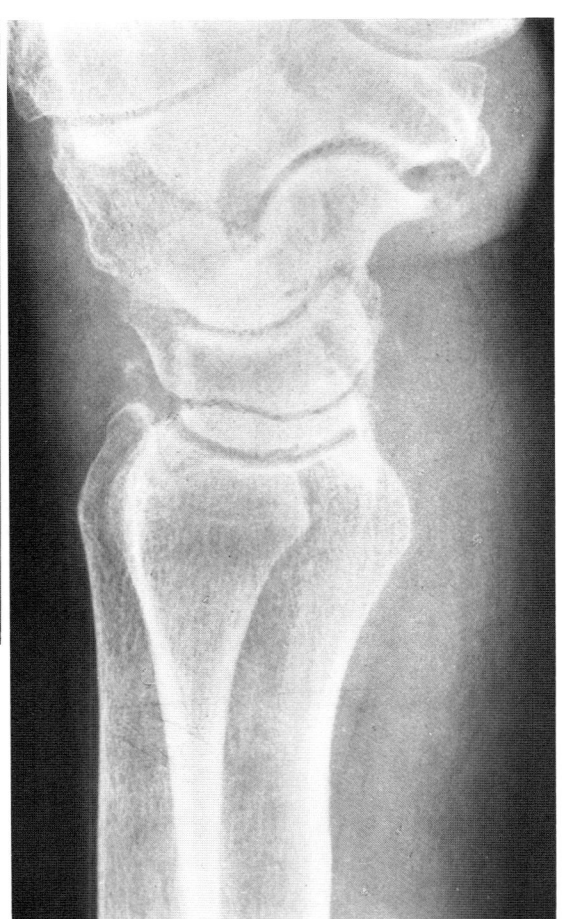

Abb. 457 **Die Karpalchondrokalzinose
(Diskus, Gelenkknorpel) offenbart sich
klinisch als akuter Pseudogichtanfall
mit starkem volarem Ödem, das den
Pronator-quadratus-Fettstreifen „ausgelöscht" hat** (vgl. Abb. 17 u. 18). **Trapez-Skaphoid-Arthrose.** Betrachtung der
seitlichen Aufnahme vor starker Lichtquelle.

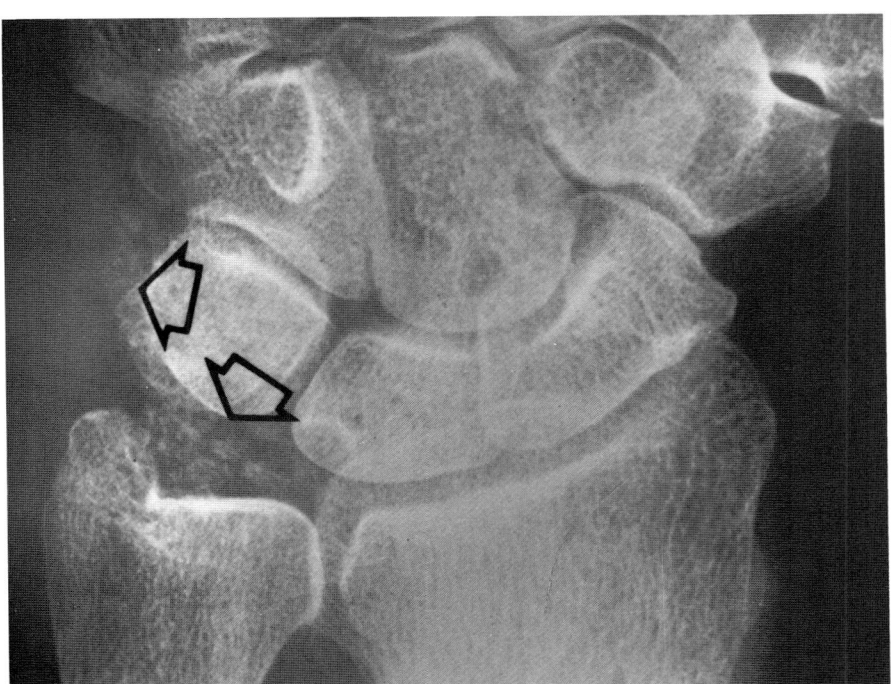
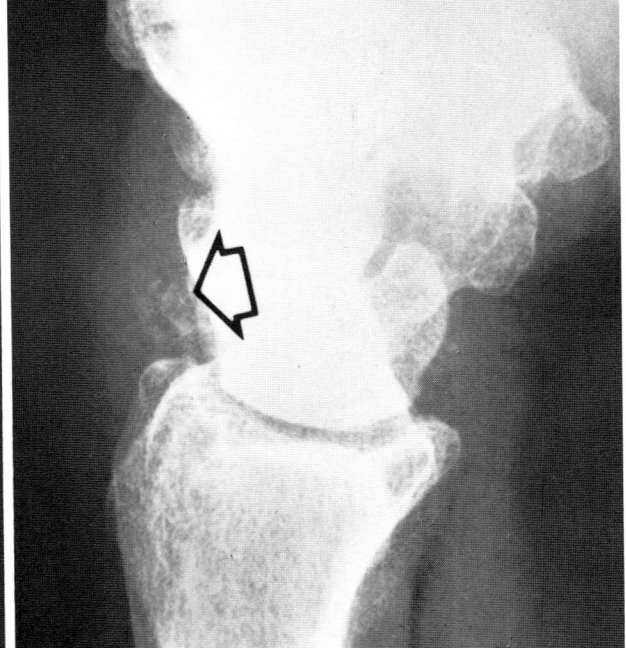

Abb. 458 **Neoplastische Synovialchondromatose (Morbus
Reichel) im Karpoulnarbereich** (▷) − **zur Differentialdia-** **gnose der Chondrokalzinose.** Betrachtung der seitlichen
Röntgenaufnahme vor einer starken Lichtquelle.

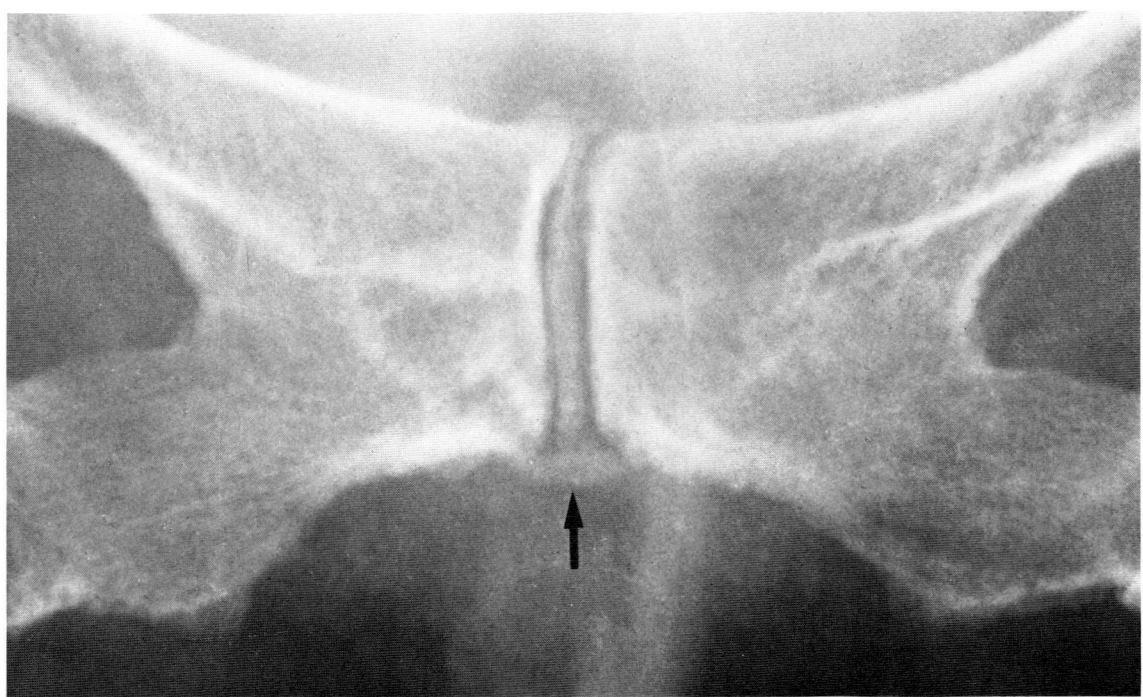

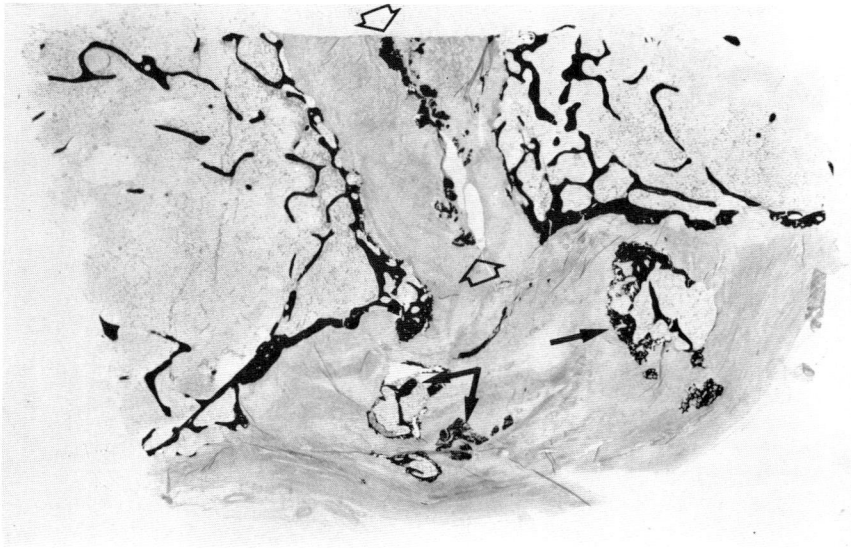

Abb. 459 **Chondrokalzinose des Faserknorpels der Schambeinfuge** (▷) **und des Lig. arcuatum pubis** (——▶). Histologische Darstellung: von-Kossa-Färbung.

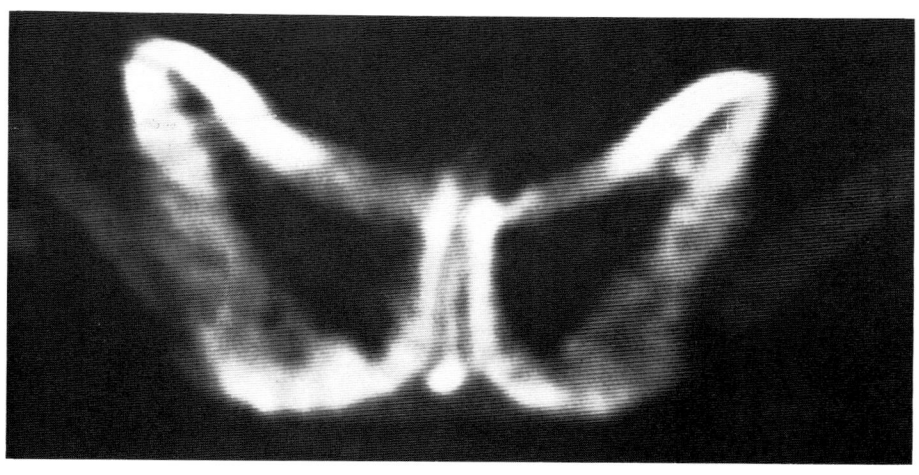

Abb. 460 **Symphysenchondrokalzinose im Computertomogramm.**

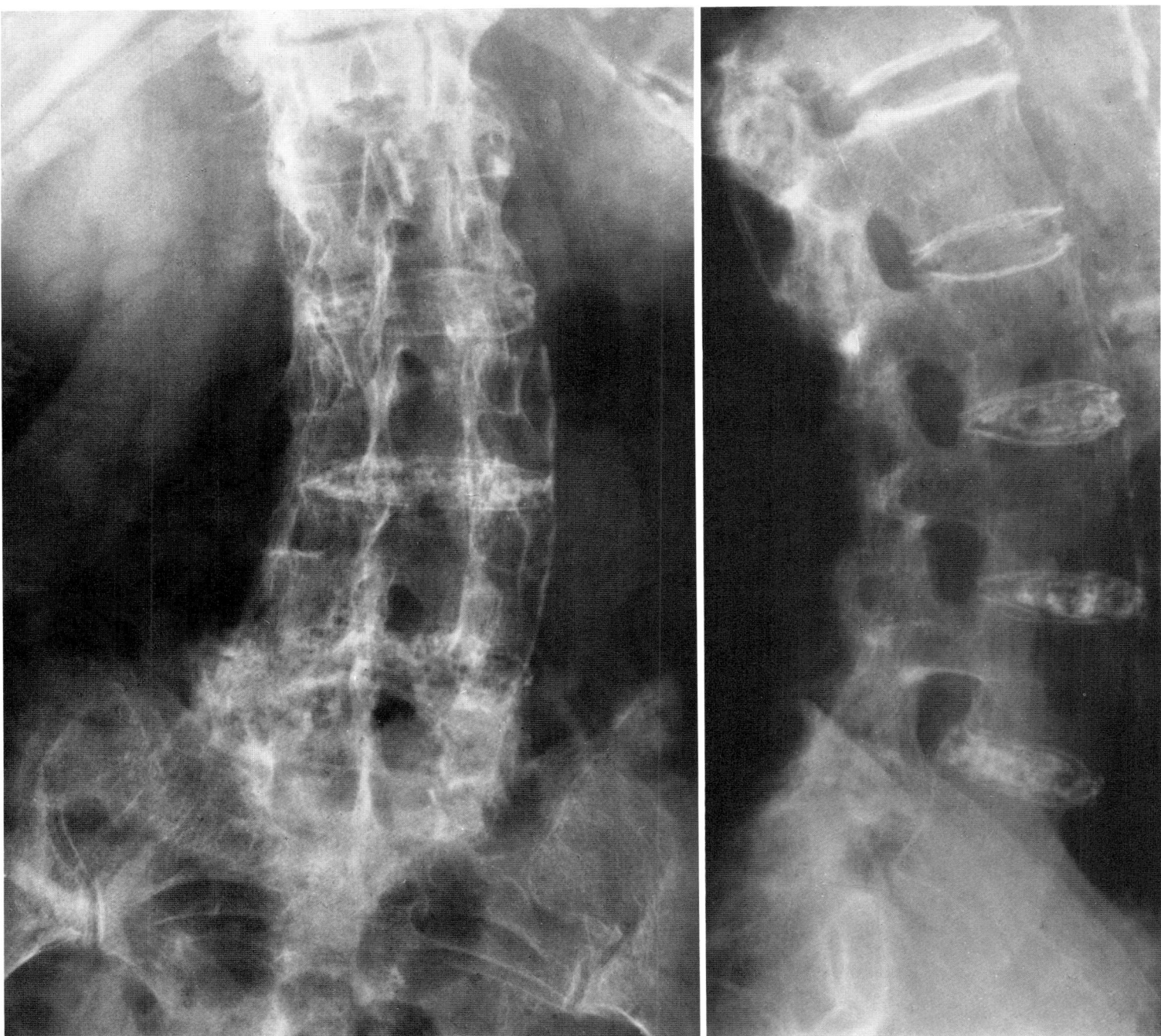

Abb. 461   **Chondrokalzinose dreier**
lumbaler Disci intervertebrales;
außerdem sind die lumbalen Interver-
tebralgelenke knöchern ankylosiert
(ankylosierende Chondrokalzinose?).
Klinisch und röntgenologisch, s. auch die
Sakroiliakalgelenke, kein Anhalt für Spondylitis ankylosans. 87jährige Frau.

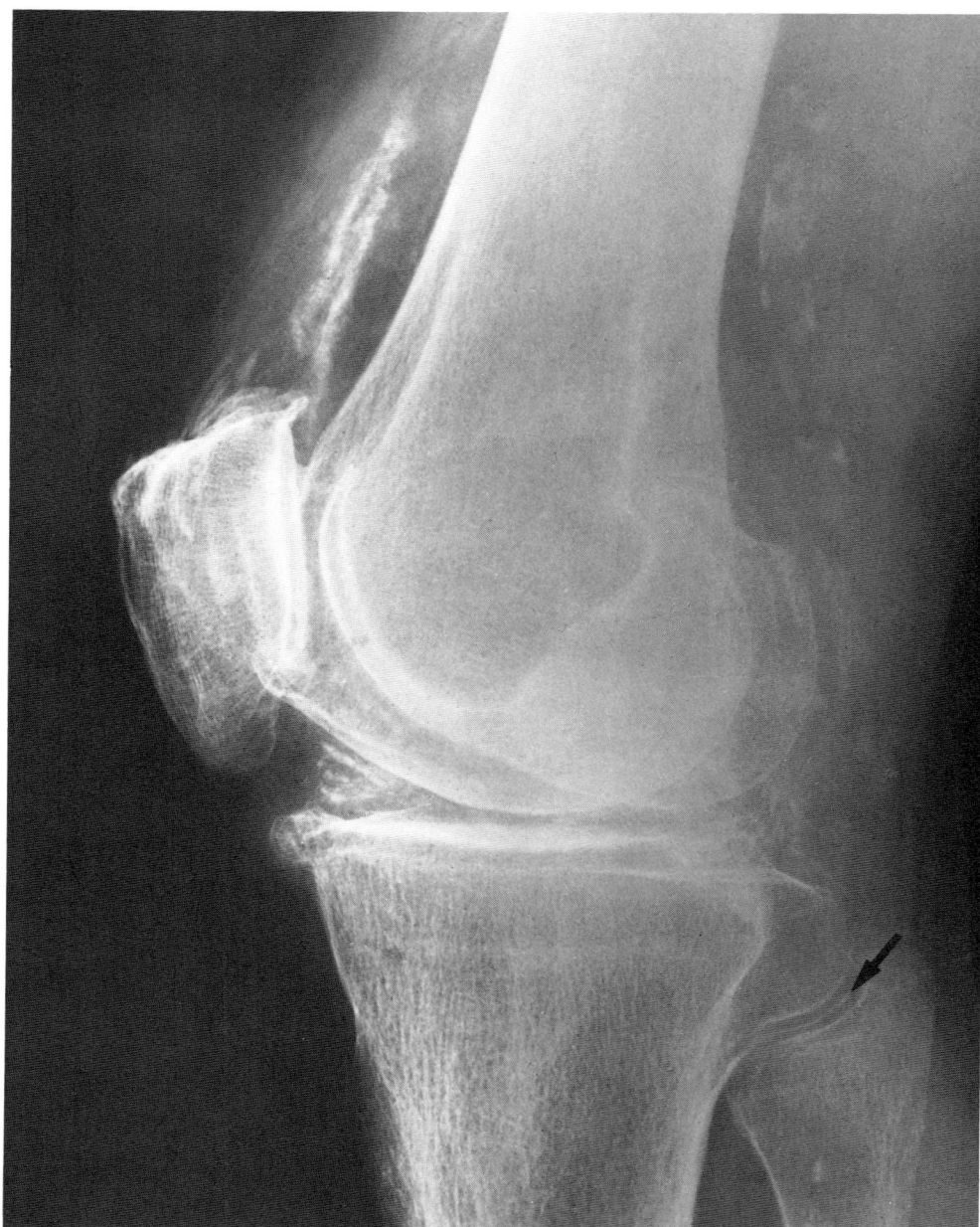

Abb. 462 **Chondrale und extrachondrale Chondrokalzinose des arthrotischen Kniegelenkes und des Tibiofibulargelenkes** (⟶).
Nebenbefund: arterielle Mediaverkalkungen, 83jähriger Mann.

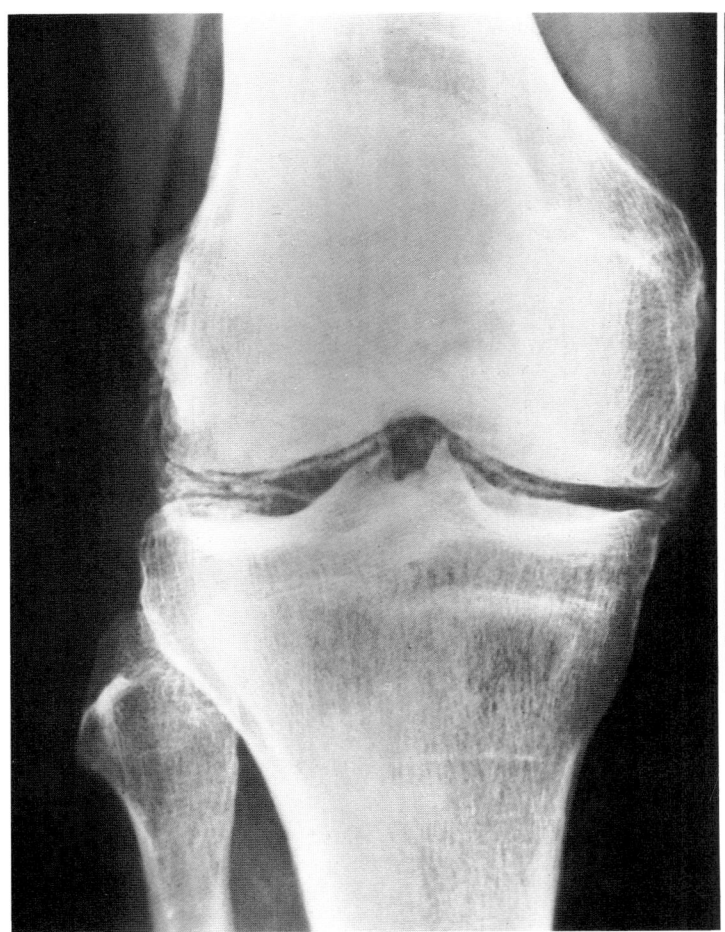
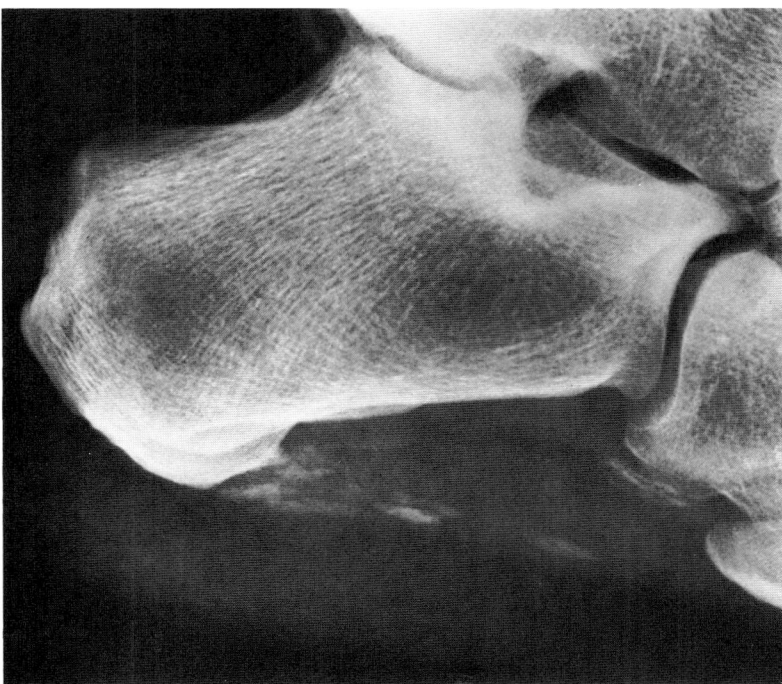

Abb. 463   **Schwere artikuläre Chondrokalzinose am Knie
und extraartikulär in der hinteren Plantarregion** (55jähriger
Patient).

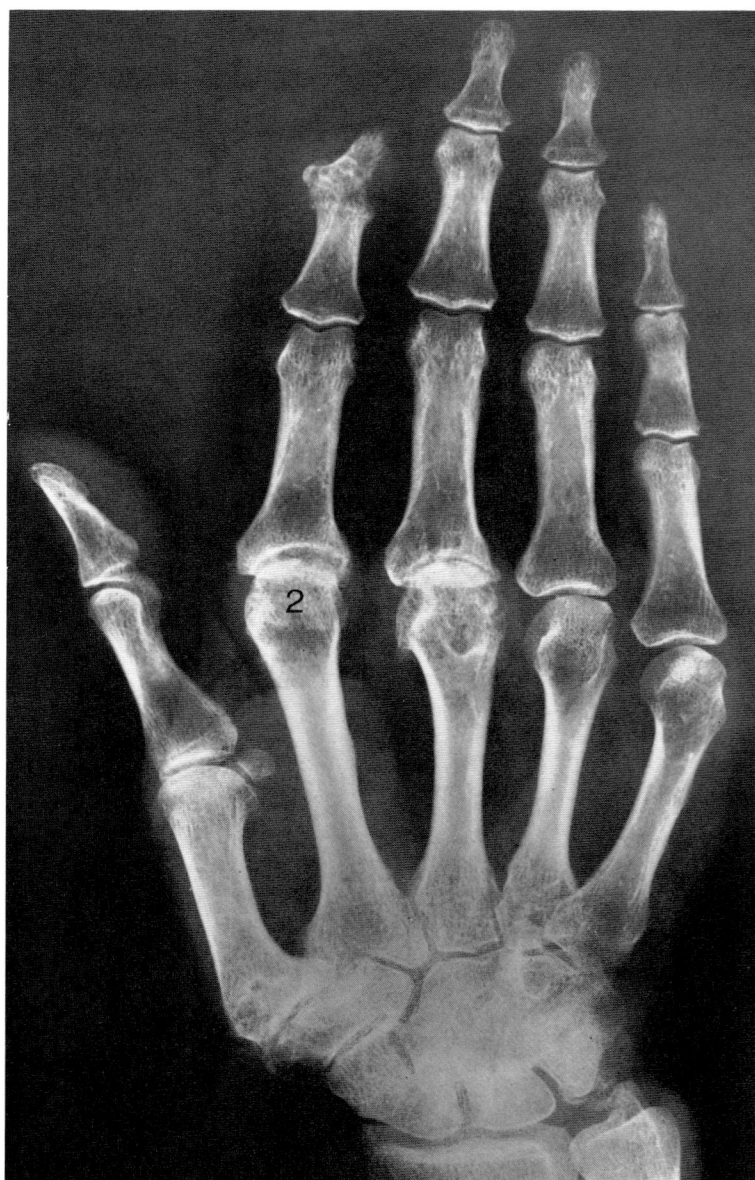

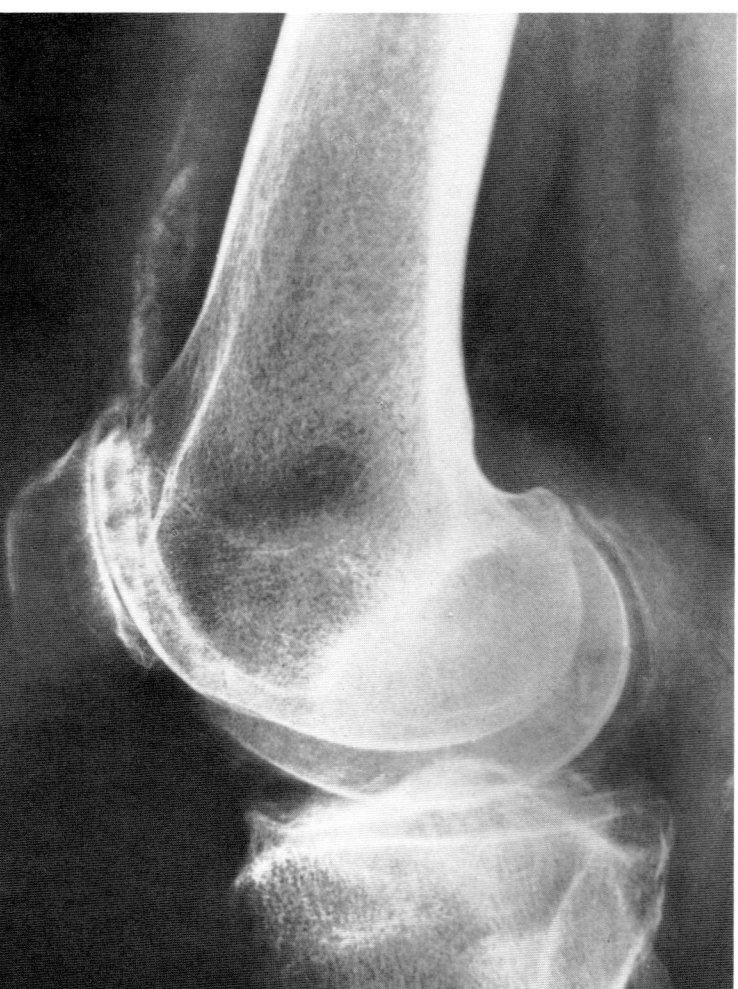

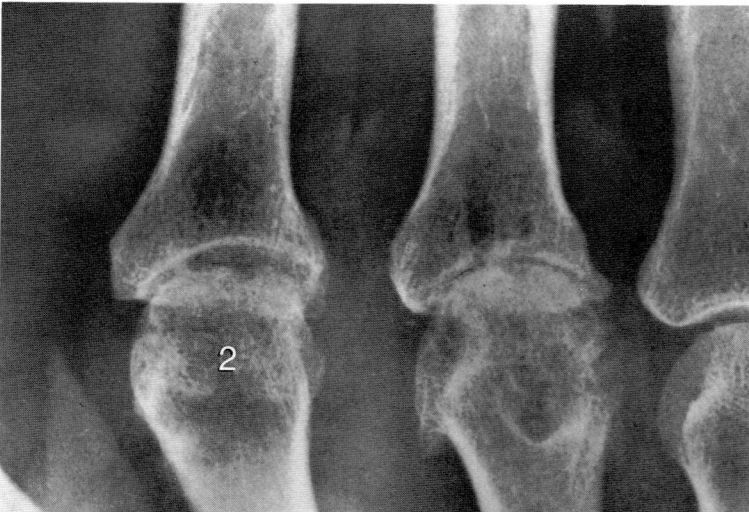

Abb. 464   48jährige Patientin mit idiopathischer Hämochromatose(arthropathie). *Kniegelenk:* symptomatische Chondrokalzinose (s. den Kondylusknorpel und die suprapatellare Bursa), schwere Femoropatellararthrose. *Hand:* MCP-2- und MCP-3-Arthropathie. Das Bild dieser metakarpophalangealen Hämochromatosearthropathie weicht vom Röntgenaspekt der MCP-Arthrose ab. Die Gelenkkonturen erscheinen nämlich wie „angeknabbert" oder erodiert, manchmal noch zusätzliche MCP-Chondrokalzinose (bei dieser Patientin allerdings nicht) und/oder Chondrokalzinose des Discus articularis zwischen Karpus und Ulna (wie hier). Jede „atypische" MCP-Arthrose (vgl. Abb. 123) und/oder MCP-Chondrokalzinose sollte der Anlaß sein, klinisch nach einer bisher unbekannten Hämochromatose zu fahnden; vor allem gilt dies für MCP-2 und MCP-3 (Prädilektionsstellen der Hämochromatosearthropathie). Gelegentlich tritt aber auch die Kombination „typische" MCP-Arthrose mit Karpalchondrokalzinose (Abb. 122) bei der Hämochromatose auf! *Weitere pathologische Befunde bei dieser Patientin:* Rhizarthrose, Mediokarpalarthrose, posttraumatische Veränderungen am DIP-Gelenk 2.

Abb. 465 Metakarpophalangeale Chondrokalzinose. Klinisch kein Anhalt für idiopathische Hämochromatose (vgl. Legende Abb. 464). 78jährige Patientin, s. auch die DIP- und PIP-Polyarthrose.

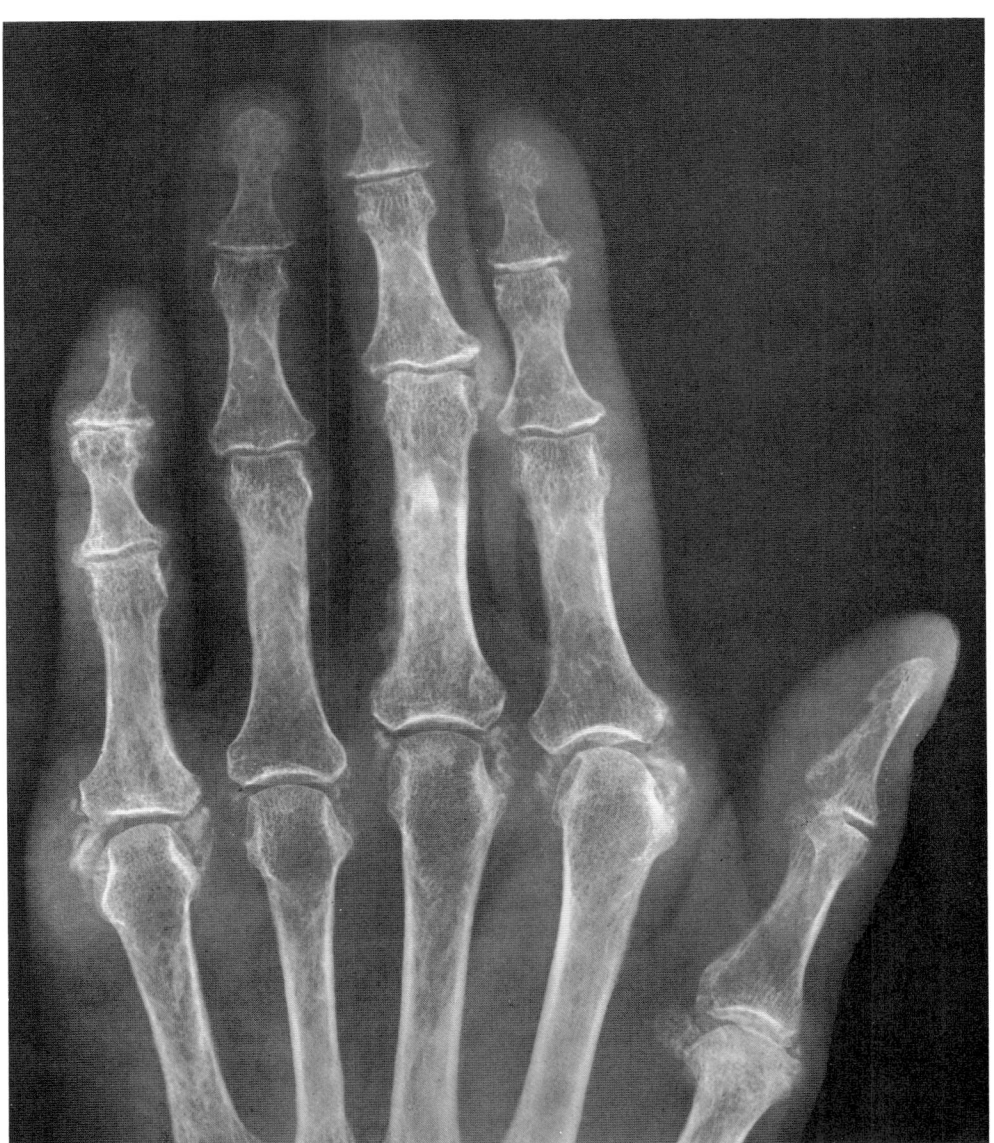

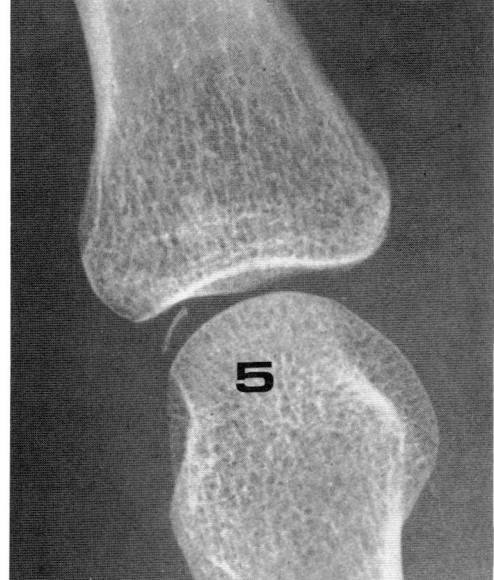

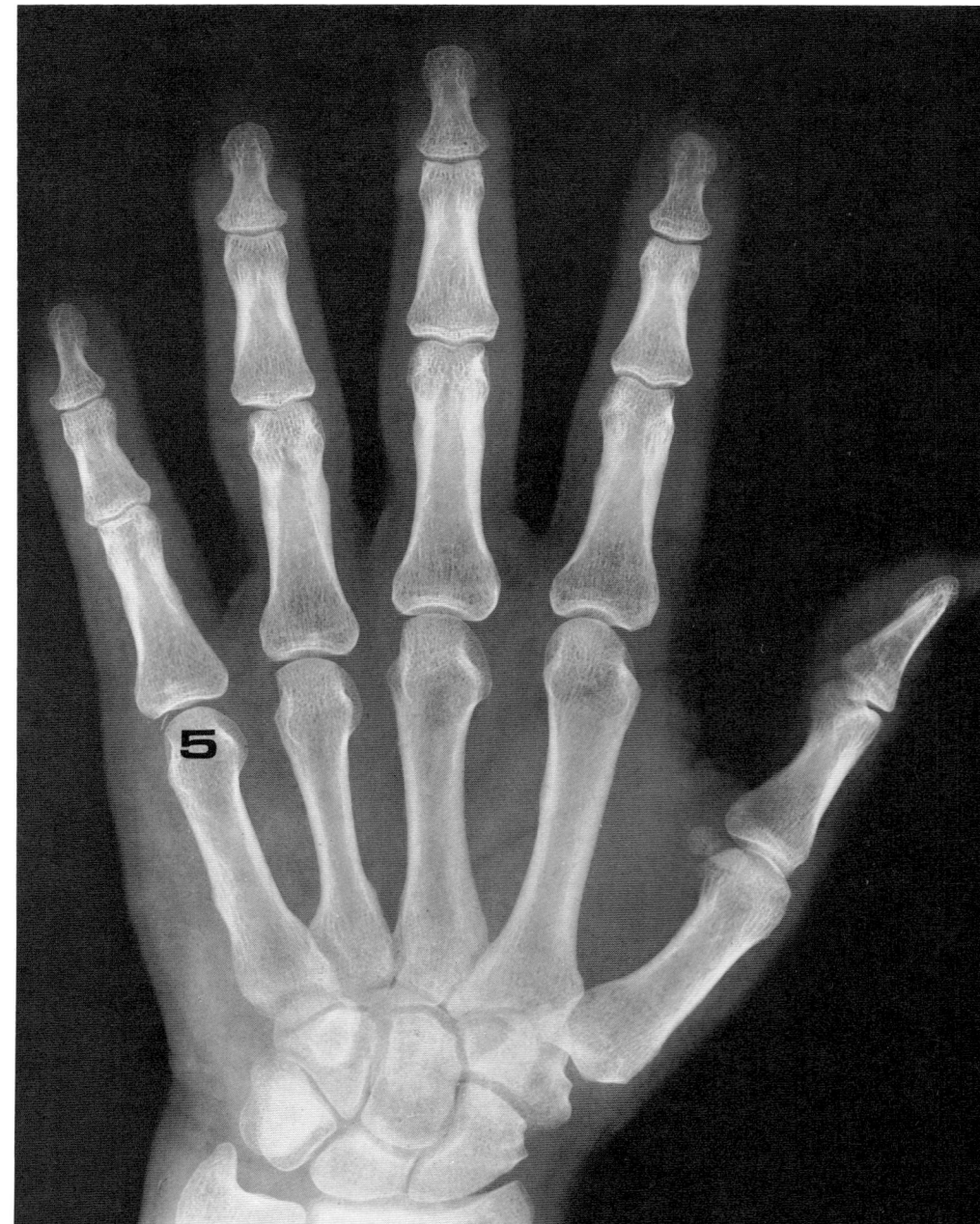

Abb. 466 **Sogenannter Distanztyp der Chondrokalzinose.** Klinisch heftige Entzündung in den PIP-Gelenken 3 und 4 links. Aufgrund der zarten Chondrokalzinose im MCP-Gelenk 5 — also „distanziert" von den entzündeten Gelenken (s. Ausschnittvergrößerung) — erfolgte Ergußaspiration aus dem PIP-Gelenk 4. Dadurch gelang der mikroskopische Nachweis von phagozytierten Kalziumpyrophosphatkristallen.

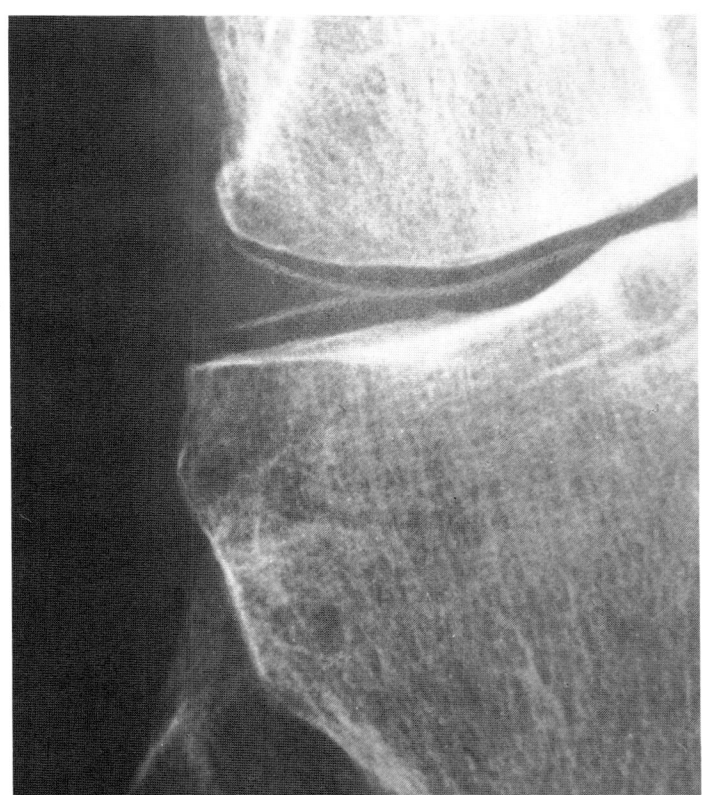

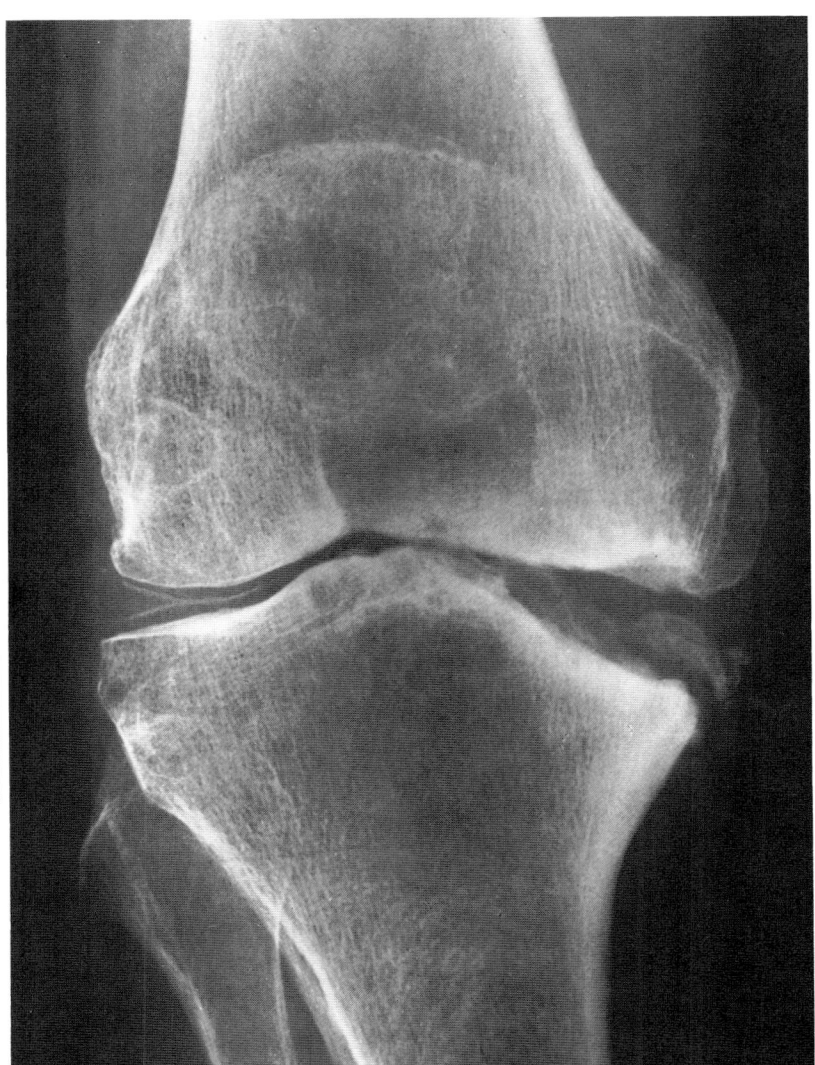

Abb. 467 **Charcotgelenkähnliche vari-
sierende Desintegration — destruktive
Osteoarthropathie — des rechten
Kniegelenkes bei Chondrokalzinose**
(s. die Ausschnittvergrößerung, 74jährige
Patientin).

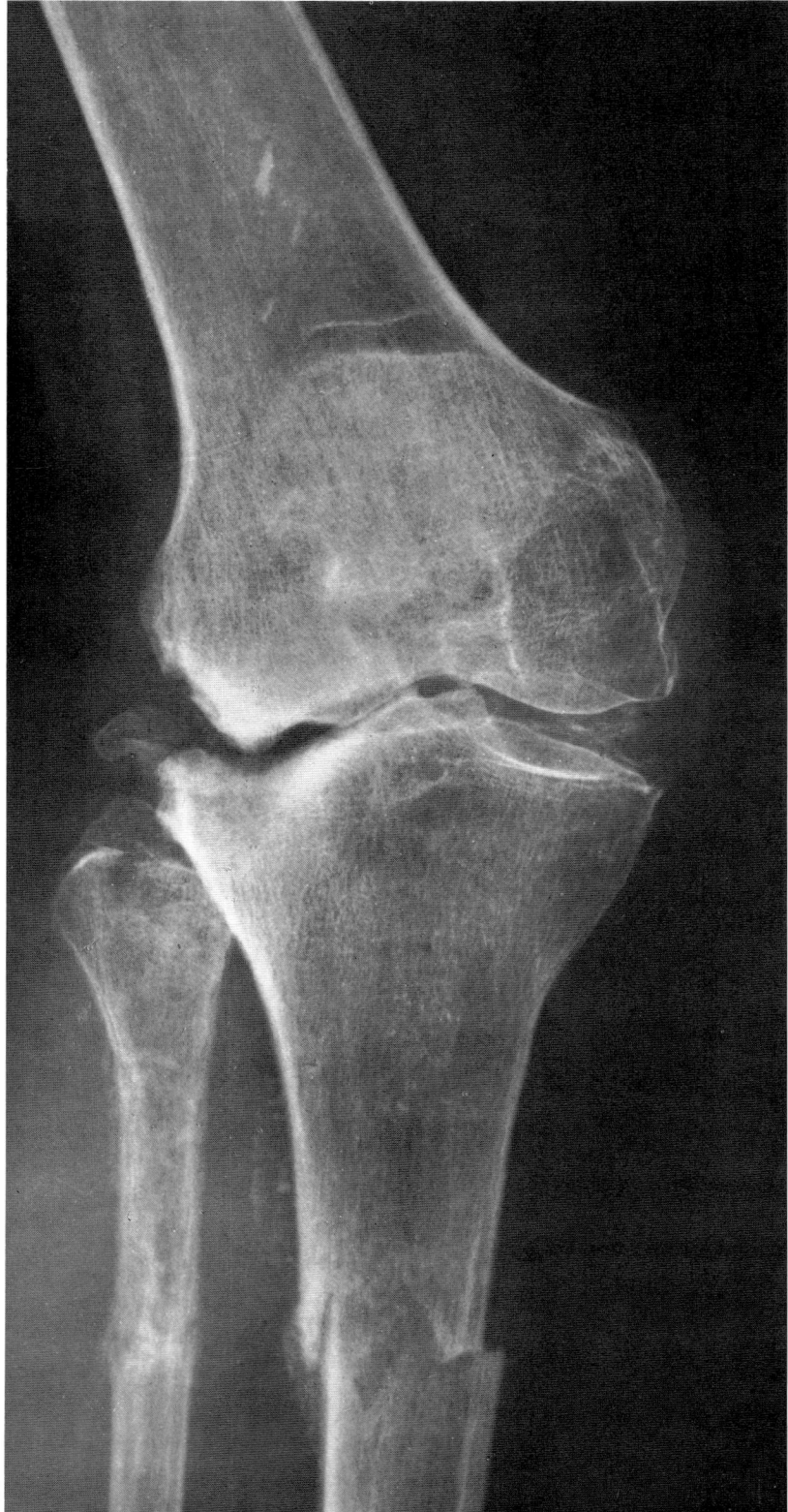

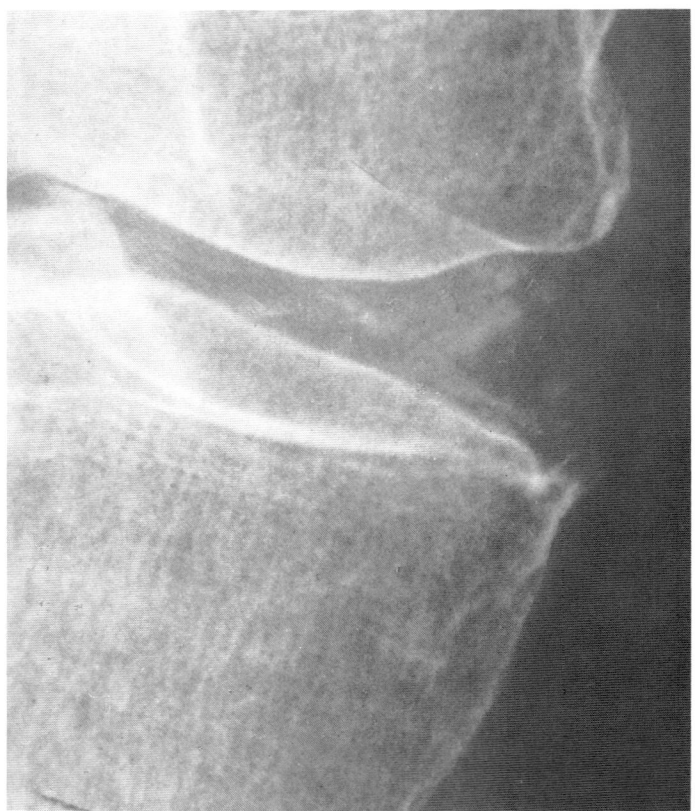

Abb. 468 **Destruktive valgisierende Osteoarthropathie bei Chondrokalzinose** (s. Ausschnittvergrößerung: Meniskuschondrokalzinose).
Nebenbefund: in Reparation befindliche proximale Unterschenkelfraktur.

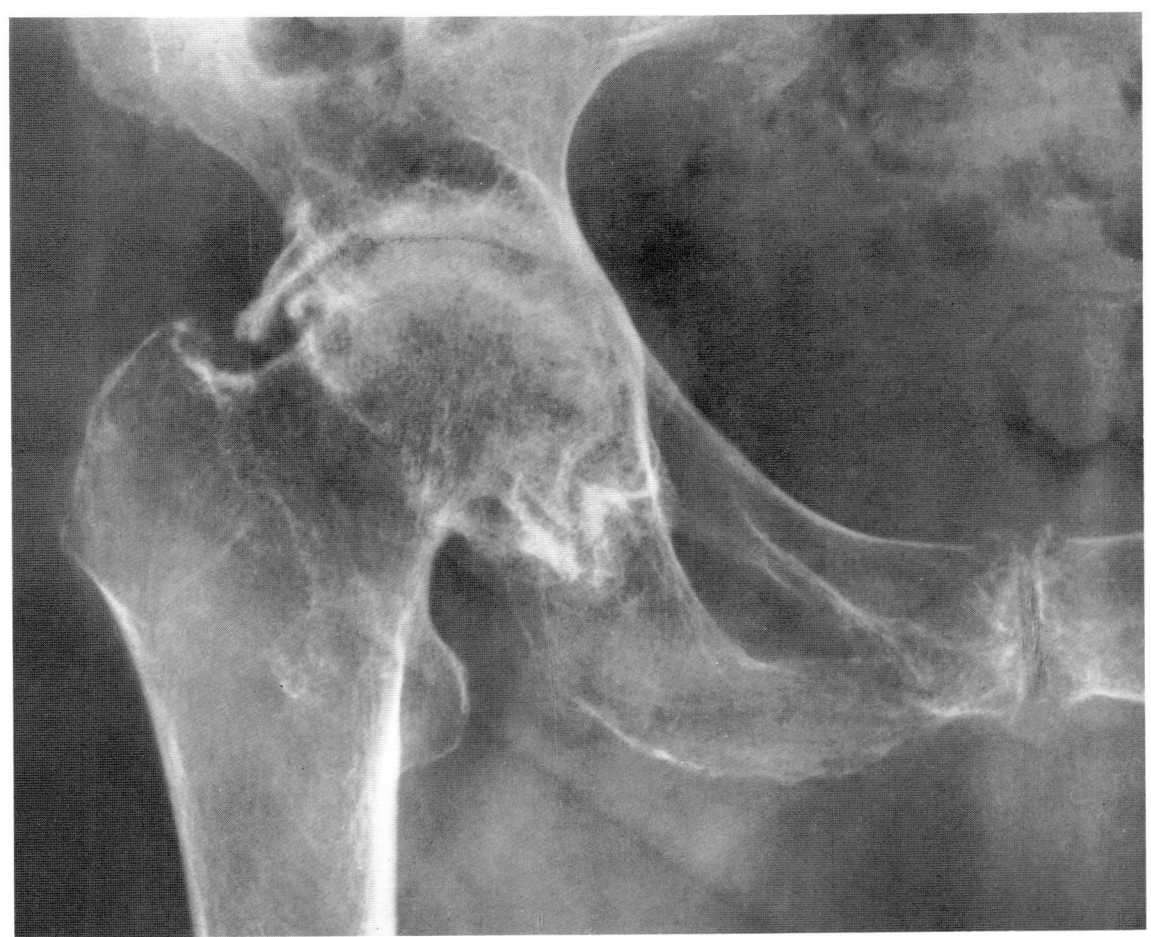

Abb. 469 **Atypischer Koxarthroseaspekt, s. die Erosionen, und Chondrokalzinose der Schambeinfuge,** außerdem bei- derseitige Kniegelenkchondrokalzinose (nicht abgebildet). De- struktive Chondrokalzinose-Osteoarthropathie des rechten Hüft- gelenkes?

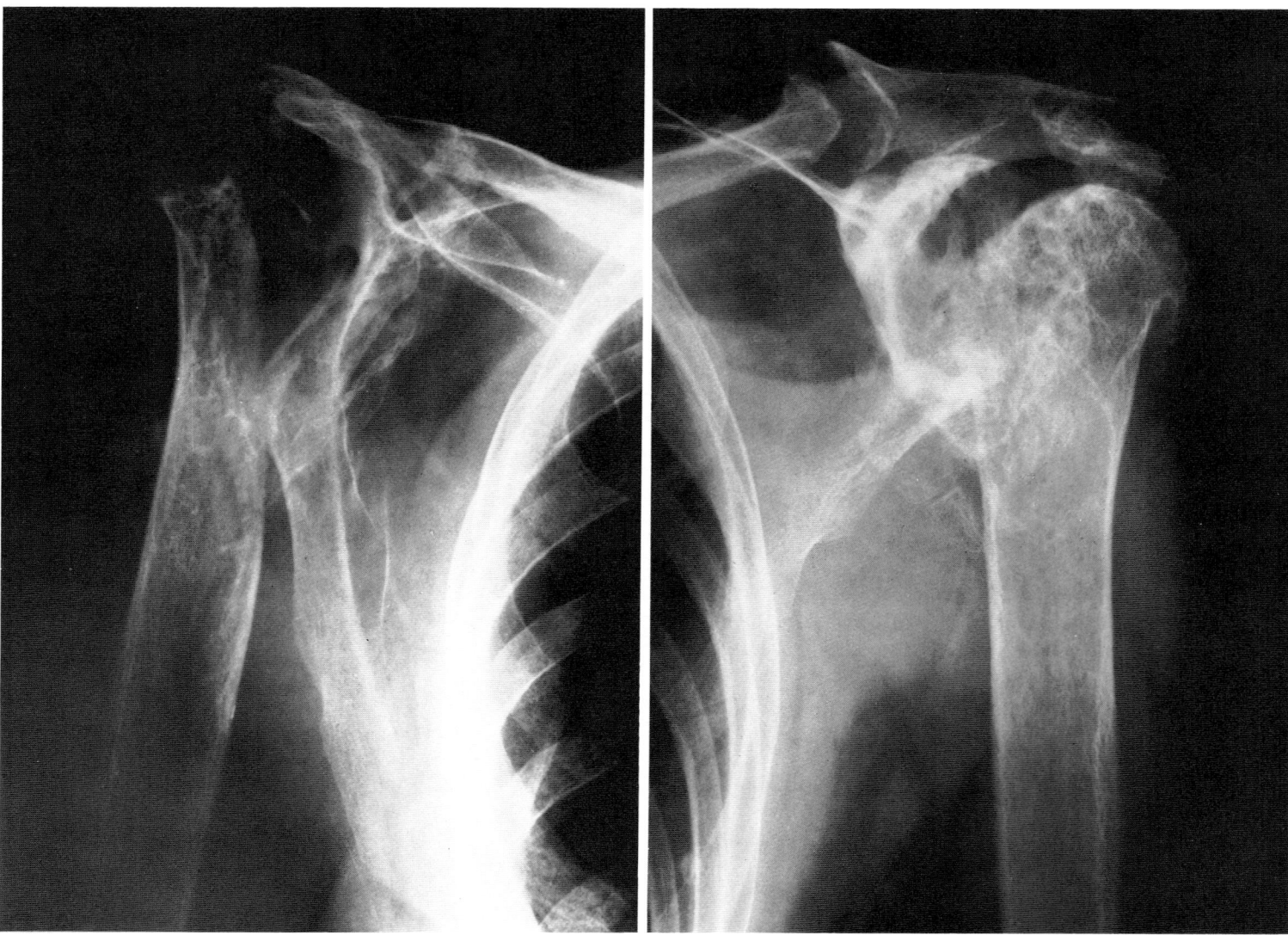

Abb. 470 **Röntgenaspekt der seiten-asymmetrischen fortgeschrittenen neurogenen Osteoarthropathie — Charcot-Gelenk — beider Schultergelenke.** Kein Anhalt für neurologische Ausfälle oder Befunde; außerdem klagt die 83jährige Patientin über *starke Schmerzen* — neurogene Osteoarthropathien verlaufen gewöhnlich schmerzfrei. In beiden Kniegelenken und an der Schambeinfuge (nicht abgebildet) ausgeprägte Chondrokalzinose, daher Annahme einer destruktiven Osteoarthropathie bei Chondrokalzinose (*„Ausschlußdiagnose"*).
Pseudoarthrose der linken Klavikula.

Sachverzeichnis

Kursive Seitenzahlen weisen auf die Abbildungen hin.